中华医学会结核病学分会　组织编写

中国结核病年鉴

（2018）

CHINESE YEARBOOK OF TUBERCULOSIS

主　编　唐神结　李　亮　高　文　许绍发

人民卫生出版社

图书在版编目（CIP）数据

中国结核病年鉴.2018／唐神结等主编.—北京：人民卫生出版社，2019

ISBN 978-7-117-28470-7

Ⅰ.①中… Ⅱ.①唐… Ⅲ.①结核病－防治－中国－2018－年鉴 Ⅳ.①R52－54

中国版本图书馆 CIP 数据核字(2019)第 081193 号

人卫智网	**www.ipmph.com**	**医学教育、学术、考试、健康，购书智慧智能综合服务平台**
人卫官网	**www.pmph.com**	**人卫官方资讯发布平台**

中国结核病年鉴（2018）

主　　编：唐神结　李　亮　高　文　许绍发
出版发行：人民卫生出版社（中继线 010-59780011）
地　　址：北京市朝阳区潘家园南里 19 号
邮　　编：100021
E - mail：pmph @ pmph. com
购书热线：010-59787592　010-59787584　010-65264830
印　　刷：北京画中画印刷有限公司
经　　销：新华书店
开　　本：787×1092　1/16　　**印张**：28
字　　数：681 千字
版　　次：2019 年 5 月第 1 版　2019 年 5 月第 1 版第 1 次印刷
标准书号：ISBN 978-7-117-28470-7
定　　价：79.00 元
打击盗版举报电话：010-59787491　E-mail：WQ @ pmph. com
（凡属印装质量问题请与本社市场营销中心联系退换）

中国结核病年鉴(2018)编辑委员会

前　言

一年一瞬间，不觉是猪年。《中国结核病年鉴》自 2015 年首次编纂至今已是第四年，虽依然年轻，但步履稳健，充满朝气。秉承年鉴目的要义，尽可能全面、系统、准确地记述上年度国内外结核病诊治与防控工作发展状况，力求资料权威、信息全面。发扬年鉴功能特点，尽可能汇集辞典、手册、书目、索引、文摘、统计、指南、便览等于一书，力求博采众长、实用齐全。是否妥当，惟读者评说；无论是否如愿，编者当努力不辍。

没有一种疾病像结核病如此影响人类生活，以致与政治、经济、文化、社会密切相关。千百年来，人类与结核病进行着艰苦而不懈的斗争，虽然成效卓著，曙光在前，但有变有没变，结核病这一“幽灵杀手”还一直在我们周围游荡，在一个长期阶段，仍将是严重威胁人类健康生存的疾病。世界卫生组织（World Health Organization，WHO）《2018 年全球结核病报告》让人继续震惊：2017 年全球估计有 1000 万新发结核病患者，其中 160 万人因结核病死亡。耐药结核病仍然是一场全球公共卫生危机，2017 年全球估算新发利福平耐药结核病（rifampicin-resistant tuberculosis，RR-TB）患者 55.8 万例，其中 82% 为耐多药结核病（multidrug-resistant tuberculosis，MDR-TB）。据估计，全球 23% 的人口（约 17 亿人）存在潜伏结核感染，在他们一生中存有发展为活动性结核病的风险。中国仍然是结核病重灾区，让情况显得更为严重的是，中国拥有世界上最庞大的耐多药结核病群体。要改变如此严峻的现实，又谈何容易，绝非一日之功。在 WHO 将全球结核病防治目标从“遏制结核病”转向“终止结核病”时，我们斗志昂扬、意气风发，但切不能被尚未取得的胜利冲昏头脑，忽视这场斗争的复杂与艰难，盲目乐观。结核病绝不会如我们希望的那样轻易地被终止、消灭，退出历史的舞台。当前似有一种现象，结核病时而被高调，更多又是被冷落。对这一人类重大、重点疾病，世界各地、社会各界的关注程度与其实际的重要程度并不完全适应匹配。如去年 10 月，*Lancet* 发表题为“UN High-Level meeting to end tuberculosis disappointing”的报道中，讲述了联合国大会首次就结核病举行的高级别会议，只有不到 20 位国家首脑出席，会议清冷，很多结核病专家都对此次会议表示失望。又如除了“3·24 世界防治结核病日”，平时很少见有媒体重视结核病的话题。准确评价、正确认识当前结核病防控形势，保持清醒与理智，并付诸足够的努力与投入，是全人类、全社会应有的姿态。如果说当前已是战胜结核病的关键决战期，决战决胜，那更是一个亟须方方面面高度重视的疾病。这也是《中国结核病年鉴》编写的出发点之一，连年为鉴，警钟长鸣，以实为鉴，时刻警醒。以年鉴标志结核病防控事业发展的活跃与重视，以年鉴对结核病防控事业加以连续推动和重大促进。

2018 年，是世界结核病防控发展进程中具有重要意义的一年。宏观管理方面，在 5 月举行的世界卫生大会上，通过了 2019—2023 年 WHO 总体工作规划，该规划以可持续发展目标为基础，包括与终止结核病策略相一致的 2023 年结核病防治目标，所有成员国均作出了高级别承诺，加快《终止结核病莫斯科宣言》中提出的遏制结核病的应对措施。WHO 东南亚区域各国部长在 2018 年 3 月在德里举办的终止结核病峰会上作出新的承诺，非洲领导人在同年 7 月的非洲联盟会议上亦作出新的承诺。2018 年 9 月 26 日，联合国在其总部纽约召开了首次结核病高级别会议，会议的主题是“联合起来终止结核病：紧急应对全球结核病流行”，强调需立即采取行动以推进 2030 年之前实现终止结核病流行的目标。会议通过的《关于防治结核病问题的政治宣言》要求全球各国要增加结核病防治可持续资金，加强研究和创新，以及建立问责制，加速全面推动各项目标的实现。会议清醒地认识到，人们往往以为消灭结核病只是高负担国家的事，只是卫生部门的事，只是防治技术方面的事，但这远远不够。全球对结核病的应对方式必须超越单纯的医疗或公共卫生领域，必须在各国政府领导下，通过与财政部门、社保部门、疾控机构、医疗机构、科研机构、企业、公益组织和国际组织等通力合作解决，特别是各级财政部门，都需要加大投入才能持续。为了支持各国缩小在结核病发现和治疗方面的差距，2018 年 WHO 与遏制结核病全球合作伙伴组织及“抗击艾滋病、结核病和疟疾全球基金”合作，发起了一项名为“发现、治疗、全部”的倡议，该倡议包括在 2018—2022 年发现并治疗 4000 万结核病患者的目标。WHO 还于 2018 年发布了相关的新指南，包括 4 月发布的“潜伏结核感染管理指南”、5 月发布的“异烟肼耐药结核病的治疗指南”等。WHO 于 2016 年 10 月发布“耐药结核病治疗指南”；在 2018 年 7 月召开的新指南修订小组会议上，在对耐药结核病治疗的最新证据系统评估后 WHO 发布了“MDR-/RR-TB 治疗重大变化”通报，12 月底 WHO 发布了“MDR-/RR-TB 治疗指南”最终版初稿。WHO 指出只有将结核病诊断、治疗和预防服务纳入全民健康覆盖进程中（universal health coverage，UHC），以及采取多部门联合行动来应对导致结核病流行的社会和经济因素，才有可能实现 2020 年和 2025 年的终止结核病策略的里程碑目标。诊治技术方面，新产品开发的进程不断推进，虽有可圈可点之处，目前有 20 种在研新药、12 种候选疫苗、若干诊断新技术、若干治疗方案，但进度缓慢。

2018 年，也是我国结核病防控发展进程中一个重要年份。宏观管理方面，2018 年 9 月 26 日，世界卫生组织结核病和艾滋病防治亲善大使彭丽媛教授作为抗击结核病杰出人士代表，应邀出席第 73 届联合国大会防治结核病问题高级别会议，并在会议开幕式上发表视频讲话，她表示，各国应携起手来，为改变千百万受结核病影响的人们的生活、为终结结核病流行竭尽全力。预防控制方面，结核病防控工作在自身发展方式转变的同时，在各级政府管理部门领导下，结核病防控应用领域不断扩展，为控制结核病奠定了良好的基础。结核病的发病率、死亡率均稳步下降，达到了历史最低点，结核病防控取得重大成就。诊治技术方面，加快新技术新方法的引进，同时加大自身科技创新力度，结核病诊治取得重大突破。2018 年 2 月我国首例 MDR-TB 患者服用了 50 年来的第一个抗结核新药贝达喹啉，标志着我国抗结核新药的研发与应用迈出重大步伐。结核病短程治疗方案的研究也取得初步的进展。2018年,我国的结核病学术活动空前活跃。由中华医学会、中华医学会结核病学分会主办的2018年全国结核病学术大会于2018年6月13—15日在山西省太原市圆满召开,参会人数超过2 300名,是国内结核病学领域规模最大、最权威、学术质量最高的学术会议之一。第四届"国际结核病论坛"暨"中国结核病临床试验合作中心(CTCTC)国际研讨会"吸引了来自20多个国家30多名国际学者以及来自国内近500名结核病专家前来就结核病防治及相关领域的多个热点问题进行了深入的探讨和交流。在WHO 7月召开的MDR-TB/RR-TB治疗新指南修订小组会议上,唐神结教授作为唯一的中国专家,以独立专家小组成员在会上发出了中国声音,贡献了中国智慧和中国方案。有超过50名中国专家参加了在荷兰海牙举行的第49届国际防痨和肺部疾病联合会全球肺部健康大会,并有多名专家做了口头报告、壁报展示等,在国际舞台传播着中国声音,诉说着中国成就。2018年,中华医学会结核病学分会组织撰写并在中华结核和呼吸杂志上发表了"利奈唑胺抗结核治疗专家共识""结核病重症加强治疗病房建设与管理专家共识(2018)""抗结核药物超说明书用药专家共识""抗结核新药贝达喹啉临床应用专家共识""分枝杆菌菌种中文译名原则专家共识""结核病病原学分子诊断专家共识"等,充分展示了我国结核病学术领域的繁荣与创新。全国结核病防治战线同道们用汗水谱写了属于我们自己的辉煌篇章,我国结核病防治事业正走在一条快速、健康、规范的发展道路上。

《中国结核病年鉴(2018)》继续沿用既往的风格,全景式反映了国内外结核病领域一年来的最新理论和研究成果、热点及前沿问题,同时总结了挑战与机遇,指出了困难与问题,包括尚存在争议、尚不成熟的内容,力争为读者开阔眼界。本书介绍了结核病领域的重要视点、政策法规、研究报告、调查数据和业界动态,收录了国内外指南共识和大事记,新添加了中华医学会结核病学分会第十七届委员会的2018年工作总结,完整地记录了结核病学分会在2018年的点点滴滴。本年鉴既报道国内动态,也介绍国际资讯,基本上囊括了世界结核病领域的方方面面。本卷记述时限为2018年1月1日至2018年12月31日,个别地方上溯下限有所放宽。全书共60余万字,从国内外数百种期刊中选出有关文献958篇,其中国内403篇,国际555篇。

为了保证年鉴的客观严谨,专门成立《中国结核病年鉴(2018)》编辑委员会,多次召开年鉴编辑工作会议。编写人员在全国范围内反复遴选后一年一聘,以保证年鉴的高质量出版。具体编撰工作继续由年鉴编写组承担,集中立题、分头撰写,再由多位专家审稿、修改而最终成稿。承担这样一项既需要学术研究功底又需要深入细致精神和复杂组织工作的工程,实属不易。经过半年多的努力工作,这本既有学术价值又富含史料的工具书终于与大家见面,我们感到十分欣慰。希望《中国结核病年鉴》这一全面反映中国及世界结核病诊治发展历程的学术性史书能够年复一年持续地编撰下去,并在促进中国结核病研究和发展方面发挥越来越重要的作用!《中国结核病年鉴(2018)》仍将会存留很多遗憾和不足,真诚欢迎大家提出宝贵的意见与建议。

天狗驱寒尽，宝猪带暖春。值此《中国结核病年鉴(2018)》出版之际，谨向辛勤付出、无私奉献的各位编者表示衷心的感谢。同时向关心、支持年鉴编撰工作的中华医学会结核病学分会、北京结核病诊疗技术创新联盟、首都医科大学附属北京胸科医院以及各界人士表示诚挚的谢意。感谢铜陵市卫生健康委员会朱友生教授，上海市肺科医院刘一典主任，首都医科大学附属北京胸科医院康万里医师、常蕴青博士研究生和梁晨硕士研究生，深圳市第三人民医院付亮博士研究生，中国科学院大学宁波华美医院张占军医师等所做的大量编辑与整理工作。顺祝广大读者朋友猪年诸事顺利，学术与实践珠联璧合；祝国内外结核病防治领域猪年珠圆玉润，朱门北启新气象，朱笔题名新飞跃。

尽管前进道路依旧困难，但我们无悔执着前行。

《中国结核病年鉴(2019)》再见。

唐神结　李　亮　高　文　许绍发

2019年2月于北京

目 录

概 要

结核病国内部分

结核病国际部分

附　录

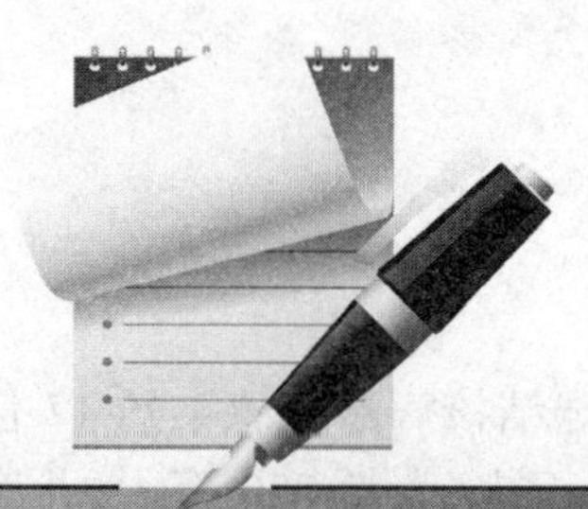

概　　要

2018 年，在国内外学者的不懈努力下，结核病防治方面取得了显著的成绩和丰硕的成果。联合国在其总部纽约召开了首次结核病高级别会议，会议的主题是“联合起来终止结核病：紧急应对全球结核病流行”，强调需立即采取行动以推进 2030 年之前实现“终止结核病流行”的目标。WHO 于 2018 年 7 月 16—20 日召开了指南修订小组会议，随后发布了《关于耐多药/利福平耐药结核病(multidrug-and rifampicin-resistant tuberculosis，MDR/RR-TB)治疗的重大变化》及《MDR/RR-TB 治疗指南(2018 年更新版)》，对 MDR/RR-TB 长程治疗的药物进行了新分类，并就长程治疗及短程治疗方案的定义、用药及疗程等均制定了新的标准。中华医学会 2018 年全国结核病学术大会在太原成功召开。《中国结核病年鉴(2017)》的出版发行确立了结核病专业学术领域的新高度。中华医学会结核病学分会组织结核病相关领域专家制定了多部专家共识。2018 年国内外结核病预防控制、基础和临床方面的研究均取得了可喜的成就和进展。

一、结核病预防控制

（一）结核病疫情

全球及中国结核病疫情总体呈持续缓慢下降态势。

2018 年，WHO 发布的全球结核病报告显示，估算 2017 年全球结核病潜伏感染约 17 亿人，感染率为 23%；新发结核病患者约 1 000 万人，其中男性 580 万人，女性 320 万人，儿童 100 万人，结核病发病率为 133/10 万。30 个结核病高负担国家的新发患者数占全球的 87%。印度(27%)、中国(9%)、印度尼西亚(8%)、菲律宾(6%)、巴基斯坦(5%)、尼日利亚(4%)、孟加拉国(4%)和南非(3%)8 个国家的新发患者约占全球的 2/3。2017 年全球估算 MDR/RR 结核病患者约为 55.8 万人，印度(24%)、中国(13%)和俄罗斯(10%)3 个国家耐多药/耐利福平结核发病例数近约占全球的一半。结核病仍然是全球十大死因之一。2017 年，HIV 阴性患者因结核病死亡例数为 130 万例，HIV 阳性患者因结核病死亡例数为 30 万例。

WHO 发布的 2018 全球结核病报告表明，中国结核病新发患者数为 88.9 万人，结核病负担居全球第 2 位，估算结核病发病率为 63/10 万。中国结核病死亡数为 3.7 万人，结核病死亡率为 2.6/10 万，结核病死亡率排在 30 个高负担国家中的第 29 位。

（二）结核病控制策略、措施和成果

2018 年是全球迈入 2030 年可持续发展目标时代、开启终止结核病策略的第 3 年，也是全球和各国共同应对结核病危害里程碑的一年。世界卫生组织(WHO)最新报告指出，由结核病造成的疾病负担在全球范围及大多数国家均呈下降趋势，但下降速度尚不足以达到实现终止结核病策略的第一个(2020 年)里程碑目标。各国政府高度重视，联合国召开了结核病问题高级别会议，会议通过的政治宣言是领导人最近在全球和区域层面所作承诺的最终结果。WHO 发布了《耐多药/利福平耐药结核病治疗指南(2018 年更新版)》，向各成员国专业技术人员通报如何提高对 MDR/RR-TB 的治疗与关怀。同时，各国在结核病患者发现、接触者筛查等方面做了积极的努力和创新性探索，取得了一定经验。

2018 年，我国结核病防治工作者积极探索患者发现方式，部分地区在改善肺结核患者的发现方面，积极探索患者发现环节中各机构间协调和配合机制，在被动发现的基础上，加强主动发现策略旨在提高发现率。此外，对于发现的活动性结核病患者及时进行合理治疗，提

高患者依从性，提高治愈率，仍是目前减少结核病传播、控制结核病流行最有效的公共卫生措施。另外感染控制仍较薄弱，有待进一步加强。在新型结核病防治服务体系下，部分地区在患者发现、治疗管理、感染控制及相关成本效益分析等方面开展了相关研究，并取得了显著成效。

二、结核病基础研究

（一）分子流行病学

随着分子生物学的发展，基于结核分枝杆菌基因组 DNA 的基因分型技术是研究结核病分子流行病学的基础。IS6110-限制性片段长度多态性（IS6110-RFLP）、间隔区寡核苷酸分型法（Spoligotyping）、可变串联重复序列分型法（MIRU-VNTR）以及单核苷酸多态性法（SNP）等技术均在国内外被广泛使用。近年随着全基因测序技术的推广使用，人们可以更精确地鉴定结核病在人群中的传播模式。通过对不同地区内结核病患者大队列的结核病分子流行病学的研究，可以了解结核分枝杆菌在区域流行的地理及空间分布差异状况，国际上对特殊人群结核病患者的分子流行病学的研究，更是极大丰富了对结核病传播的认识。此外，国内文献主要聚焦在结核分枝杆菌和耐药结核分枝杆菌分子流行病学特征的研究，以及不同基因分型技术在结核病分子流行病学中的应用，为制定结核病科学防治策略提供重要依据。

（二）抗结核新药及药物靶点

国际上，抗结核病药物的研究主要以小分子化合物的开发为主，尤其以苯咪唑喹唑啉类化合物及其衍生物的研究更为亮眼，显示了此类化合物在未来开发新型抗结核药物的可能性；同时针对药物靶点的研究也有众多新的发现，发现一些新的药物筛选靶点和开发目标，在药物构象模型的研发上亦有新的突破，可以为新药的研发提供新的模型和靶点。而国内主要集中在联合用药研究、中药抗结核药物的研究和临床应用，这些进展对于新型抗结核药物的开发和结核病的治疗与控制都有重要意义。

（三）结核病疫苗

WHO 发布的全球结核病报告显示，截至 2018 年 8 月，全球共有 12 个新型结核病疫苗临床试验正在开展。其中，处于Ⅰ期临床阶段有 4 种，包括两个病毒载体疫苗 Ad5 Ag85A 和 ChAd0x185A/MVA85A、亚单位疫苗 AEC/BC02、减毒疫苗 *MTB* VAC；处于Ⅱa 期的有 4 种，包括病毒载体疫苗 TB/FLU-04L、灭活菌体疫苗 RUTI、亚单位疫苗 ID93+GLA-SE 和 H56：IC31；处于Ⅱb 期的有 2 种，包括灭活疫苗 DAR-901、亚单位疫苗 M72+AS01E；处于Ⅲ期的有 2 种，分别为活菌疫苗 VPM 1002 和灭活疫苗微卡，其中一些临床试验已取得了阶段性进展。此外，诸多结核病疫苗的临床前研究也取得了一定成果，疫苗评价体系引入了更多技术及评价指标，新型佐剂及新的结核疫苗候选抗原蛋白的筛选等研究工作也推动了新型结核病疫苗的研发进程。2018 年国内科学家在结核病疫苗领域取得了一定成绩，由中国自主研发的治疗性疫苗微卡正在进行Ⅲ期临床试验阶段，另一种亚单位疫苗 AEC/BC-C02 也正在开展Ⅰ期临床试验，随着新技术的发展，新型结核疫苗抗原的发现手段逐渐优化，发现了一批候选抗原用于后续疫苗的研发，DNA 疫苗的临床前研究正在开展，国内新型结核病疫苗研发进度正在逐步加快，且逐步与世界接轨。

(四)结核分枝杆菌生理生化

结核病的主要致病菌是结核分枝杆菌(*Mycobacterium tuberculosis*,*MTB*),由于其自身的复杂性,以及特殊的生理生化特性,可通过多种方式躲避巨噬细胞的杀伤,进而在细胞内存活、增殖。近1年来,国外学者对*MTB*生理生化的相关研究诸多,并取得不少成果,研究内容主要包括多种抗原可通过不同方式影响*MTB*的细胞壁,影响其生长代谢;肝素结合血细胞凝集素(HBHA)是结核分枝杆菌的表面暴露毒力因子,其所在位置不同功能也不相同,当暴露于表面时可作为黏附素,当定位于细胞内时可将磷脂从质膜转运到ILI,参与ILI的产生;含有LytR-cpsA-Psr(LCP)结构域的蛋白质在细菌细胞壁合成中发挥重要作用,结核分枝杆菌基因Rv3484和Rv3267编码LCP蛋白,Rv3484对体内*MTB*毒力至关重要;*MTB*可以通过调节leuCD操纵子和毒素-抗毒素系统参与持留感染。国内学者发现,PPE蛋白在结核分枝杆菌致病性方面起重要的作用,结核分枝杆菌潜伏期蛋白Rv2623具有良好的免疫原性,并能诱导特异性免疫应答;Rv2387可以重塑细胞壁的结构,在分枝杆菌生理学中起重要作用;结核分枝杆菌新抗原Rv0432、Rv0674、Rvl566c、Rvl547-1和Rvl547-2具有良好的血清学检测价值,可作为结核病免疫学诊断的候选抗原;成功构建了噬菌体介导的结核分枝杆菌Rv2346c基因敲除株,筛选的RD14区功能性结核基因Rv1773c可能作为结核菌毒力因子,具备促进分枝杆菌入侵巨噬细胞的功能。此外,在毒素-抗毒素系统、MprAB和PhoPR双组分系统、缺氧休眠模型的构建以及结核分枝杆菌耐药的生理生化方面均进行了诸多研究。

(五)结核病免疫学

结核分枝杆菌诱导的免疫应答机制及参与因素十分复杂,近1年来,国外学者研究发现Ag85A肽产物减少引起的抗原处理受抑制,是造成体内BCG感染后淋巴结DCs抗原提呈时间短暂的主要因素;通过免疫荧光、单细胞RNA测序及全质谱指纹图谱的方法,发现了结核感染后单核细胞的不同亚群;发现hsp90b1调节人体T细胞而非单核细胞对结核分枝杆菌产生应答;NK细胞产生的IFN-γ在激活和增强肺NTM感染早期的固有免疫和适应性免疫应答中起着重要的作用;此外,对于AIDS/HIV、耐药结核等相关机制均进行了深入研究。国内学者就结核分枝杆菌诱导的免疫应答及参与因素,包括固有免疫应答、适应性免疫应答、免疫器官、免疫组织、免疫细胞、免疫分子以及免疫相关基因等方面的研究,也均取得了一些进展。

三、结核病诊断与治疗

(一)结核病诊断方面

1. 结核病的细菌学诊断　2018年,结核病的细菌学诊断在全球范围内继续使用并占有重要地位,许多资源有限的环境中,痰涂片镜检甚至是唯一可选择的实验室检查,世界卫生组织也建议在有条件的情况下,使用痰涂片镜检和培养检查来监测耐多药结核病的疗效。近1年来,国际上在细菌学诊断的计算机等辅助系统、痰标本的处理、其他样本的细菌学检出、各项细菌学诊断方式的评估和应用及质量保证方面进行了大量研究及探索,以期获得更高的阳性率及更好地服务结核病防控,临床医师应该根据当地条件及疫情、患者病情及经济条件等酌情选择诊断方式。

2018年国内科学家将结核病细菌学诊断的各种新旧方法应用于临床、科学研究及大样本统计调查,从而能更有效地指导临床、预防控制管理及公共卫生决策。

2. 结核病的影像学诊断　医学影像学已成为结核病尤其是肺结核诊断不可缺少的重要方法。病灶形态分析是结核病影像学诊断与鉴别诊断的重要方法，CT 增强扫描是病灶形态学诊断的重要补充方法，MRI 既是形态学诊断也是分子影像诊断的重要技术，正电子发射计算机体层摄影术-计算机体层摄影术（PET-CT）是重要的分子影像学诊断技术，在结核病的鉴别诊断和结核病灶活动性的评价方面具有重要意义。熟练掌握不同影像学技术，以及在肺结核诊断中应用的目的与意义，重视肺结核不典型影像表现和菌阴肺结核的影像诊断与鉴别，推进影像学形态分析和细菌学、病理学及免疫学等多学科联合诊断等，将是现在及未来的主要努力方向。2018 年国际学者对结核病影像学诊断的研究主要包括：①肺结核的影像诊断及鉴别（肺结核征象研究，肺结核的鉴别诊断）；②肺外结核影像诊断及鉴别（脊柱结核，腹腔结核，颅内结核，少见部位结核）；③影像检查在结核病中应用价值再肯定；④结核病诊断的新技术及分子探针的开发研究，包括手机 APP 结核菌素试验硬结图像的开发研究、肺部 CT 分割技术研究、结核病分子探针研究等。

2018 年国内学者研究包括：①肺结核征象研究，对于糖尿病罹患肺结核、非活动性肺结核、气管及支气管结核、继发性肺结核、结核性胸膜炎、菌阴肺结核、HIV 阳性粟粒性肺结核、耐药肺结核的影像学特征进行了总结归纳。②在肺外结核方面，对颈部淋巴结结核的四个类型进一步研究，并对好发部位进行了总结分析。在颅内结核方面，有学者发现 MRI 影像学动态监测对于评估抗结核药物的疗效很有帮助。③强调了^{18}F-FDG PET/CT 全身显像有利于显示肺外结核的病变部位、形态及代谢特点，对肺外结核的早期诊断和鉴别诊断有一定帮助。

3. 结核病的免疫学诊断　近 1 年来，国际学者在结核病的免疫学诊断方面取得了不少进展。γ-干扰素释放试验在潜伏结核感染和辅助诊断结核病方面的研究逐步深入。QFT-Plus 等新型 IGRA 技术的诊断价值也开始被研究者评估。IL-1Ra、IL-6、IP-10、IFN-γ、IL-2、MIP-3α、IL-13、IL-17A、IL-5 等新型生物标志物在结核病免疫学诊断的研究也取得不少的进展。

HIV 感染、糖尿病合并结核病、老年结核病、耐多药结核病的增多，有关结核免疫功能的研究面临越来越复杂的形势。2018 年，国内多项研究深入探讨了基于酶联免疫斑点（ELISPOT）技术的 γ-干扰素释放试验（IGRA）在潜伏结核感染、活动性肺结核、肺外结核、免疫低下人群结核、非结核分枝杆菌中的诊断及鉴别诊断价值，T-SPOT. TB 实验中结核分枝杆菌特异性抗原（TBAg）与植物血凝素（PHA）的比值对活动性结核及潜伏结核感染的区分提供了有力的帮助；而对 IFN-γ、IL-4、Notch1 mRNA、Th1 /Th2 细胞比、$CD4^+$、IL-7、IL-15、IL-2、IP-10、RANTES 和脂阿拉伯甘露聚糖等生物标记物的研究进一步深入扩大，免疫细胞及细胞因子领域研究的快速发展已成为诊断及鉴别诊断活动性结核，监控结核感染状态，评估治疗及判断预后的有效辅助手段。

4. 结核病的分子生物学诊断　2018 年，国际上在结核病分子生物学诊断方面取得了一些进步，但仍然以病原菌 DNA 的 Xpert *MTB*/RIF 检测技术为主，除了环介导等温扩增技术（LAMP）和线性探针技术外，还出现了一种无创检测人尿中结核分枝杆菌的 POC 平台，具有较高的敏感性、特异性和适用性，可用于发展中国家的常规检查。另外，DNA 生物传感器和核酸适配体技术在结核病诊断中应用初现端倪。

2018 年，国内学者在结核病的分子生物学诊断领域主要集中在病原菌的分子生物学诊断方面，且主要以检测结核分枝杆菌 DNA 为主，其中 Xpert *MTB*/RIF 技术仍然占据主导地位；此外，其他分子生物学诊断技术，如 LAMP 技术、PCR 技术等均取得了一些进展。而结核分枝杆菌 RNA 的检测，如 SAT 技术在结核病领域中的应用也越来越广。

5. 结核病的介入诊断　2018 年，Michael 等对 Papanicolaou 细胞病理学会发布的《肺和纵隔淋巴结细胞学取样技术指南》进行了解读，该指南包括支气管镜下毛刷、冲洗、超声内镜引导下的经支气管针吸活检（EBUS-TBNA）、细胞学取样技术的建议、推荐术语和分类方案、辅助试验、细胞术后管理和随访的建议。Papanicolaou 第二届委员会总结了用于从肺和纵隔淋巴结获取细胞和小块组织学标本的技术建议，包括快速现场评价，以及用于免疫细胞化学和分子研究的标本的分类。介入学诊断是辅助诊断结核病的重要手段之一。近 1 年来，随着支气管镜检查、B 超或 CT 引导下经皮肺穿刺活检术以及胸（腹）腔镜技术在结核病诊断中的广泛应用，极大提高了疑难病例病理标本的获取率，同时为结核病的诊断提供了帮助。研究表明，超声内镜引导下的经支气管针吸活检（EBUS-TBNA）及超声内镜支气管镜引导下细针抽吸活检（BEUS-FNA）是侵入性操作风险最小的明确成人纵隔淋巴结肿大病因的有效方式。EBUS-TBNA 可以提高胸内结核性淋巴结炎的诊断率。此外，CT 引导下经皮肺穿刺活检术（CT-TTNA）、支气管内超声引导下经支气管活检（EBUS-TBB）及电磁导航支气管镜检查均是诊断肺部外周病变的安全有效方法。

近 1 年来，国内学者在介入技术方面取得一些进步，包括：支气管镜检查在小儿呼吸系统疾病以及菌阴肺结核的诊断作用日益突出，证实了支气管内超声引导下经支气管针吸活检术（endobronchial ultrasound guided tranbronchial needle aspiration，EBUS-TBNA）对于纵隔疾病的诊断价值，强调了超声内镜引导下穿刺技术（endoscopic ultrasonography guided fine needle aspiration，EUS-FNA）对于不明原因纵隔和腹腔内病变的诊断意义，同时，超声下细针穿刺活检术在颈部淋巴结结核、胸膜结核瘤、肺部周围型病变等的诊断方面也得到了广泛的应用。此外，随着腔镜技术的日益完善，纵隔镜、胸腔镜、腹腔镜、宫腔镜以及输尿管镜对于结核病诊断的应用逐步增多。总之，依赖介入技术极大提高了疑难病例病理标本的获取率，为结核病的诊断提供了有益的帮助。

6. 结核病的病理学诊断　2018 年国际上关于结核病病理学诊断的报道主要在疑难性结核病的诊断与鉴别诊断、分子病理诊断以及结核病病因探索等方面。采用 Xpert *MTB*/RIF 技术和 PCR 与病理学技术相结合，大大提高了结核病的病理学诊断阳性率。质谱影像学也是结核病病理学诊断的研究热点。通过对结核性肉芽肿的深入研究，揭示结核病发病、免疫及治疗的相关机制。

病理学在疑难性结核病的诊断和鉴别诊断中起到非常重要的作用，2018 年我国开始实施的《肺结核诊断》（WS 288—2017）卫生行业标准被纳入病理学诊断作为确诊依据，病理学在结核病诊断中的地位进一步提升。2018 年国内结核病病理学的研究主要集中在痰菌阴性肺结核以及肺外结核病的诊断上，分子病理检测新技术为结核病病理学诊断注入了新的活力，不仅提高了诊断准确性，在某种程度上也实现了结核病病理学确诊。

（二）结核病治疗方面

1. 抗结核新药新方案　2018 年，国际学者们在抗结核新药研发、对现有抗菌药物新用法、抗结核新方案等领域探索的脚步从未停歇：新酰肼衍生物等化合物的抗结核活性正在进行临床前研究；儿童长期使用喹诺酮类药物及利奈唑胺抗结核的安全性和有效性得到临床证实;抗结核新药贝达喹啉和德拉马尼在结核性脑膜炎、RR-TB 中的疗效,以及两种药物联合使用治疗那些几乎没有治疗选择的患者的可行性都进行了临床验证;短程治疗潜伏结核及抗结核新方案也在逐一尝试。

近 50 年来第一个用于临床的抗结核新药贝达喹啉也已于 2016 年 11 月国内获批,2018 年 2 月我国首例 MDR-TB 患者服用了贝达喹啉,标志着我国抗结核新药的研发与应用迈出重大步伐。另一个新药德拉马尼也已于 2018 年 3 月 2 日在国内获批,预计 2019 年将正式进入我国临床使用。新药 PA-824 也将在中国进行Ⅱ期、Ⅲ期临床研究。在寻找新药物的同时,人们也在探讨现有抗菌药物的“超说明书”应用、中医药辅助抗结核、抗结核药物的重新组合及疗程等“新方案”,为结核病的治疗特别是耐药结核病的治疗提供新的选择。

2. 免疫治疗及治疗性疫苗　2018 年,国际上结核病的免疫治疗继续深入进行宿主导向治疗(HDT)的探索,诸如左旋咪唑、microRNA、维生素 D_3 的临床研究。在治疗性疫苗方面,进行了各种新型的 DNA 疫苗、亚单位疫苗、BCG 加强疫苗及重组 BCG 疫苗的研究,在开发新型的 *MTB* 抗原及 T 细胞抗原表位方面进行了全新的尝试,为今后结核病疫苗的研制提供了许多重要的实验依据。

近 1 年来,国内免疫治疗的研究主要集中在包括微卡、白细胞介素 2、胸腺五肽等辅助抗结核治疗方面。在治疗性疫苗方面,尤其是 DNA 疫苗方面取得了一定的进展,成功构建结核分枝杆菌自杀性 DNA 疫苗融合基因表达载体,融合抗原 Ag85B-Rv3425(A3)的慢病毒载体,pCMFO/DMT 疫苗,并进行了动物实验证实其可诱导特异性免疫反应。此外,进行了重组 AEC/BC02 疫苗免疫的抗结核效果评价。探讨水油微球与热灭活 BCG(heat-killed BCG, HKBCG)或无细胞 BCG(acellular BCG,ABCG)复合佐剂对结核分枝杆菌融合蛋白 PstS1-LEP 免疫原性的影响等。

3. 介入治疗　2018 年,国际上在肺结核、气管支气管结核、结核性胸膜病变的介入治疗方面取得了一些进展。活动性肺结核的患者中经常合并气管支气管结核,其中以中、青年患者更为常见。根据镜下支气管结核的常见表现,如黏膜充血、水肿、肥厚、糜烂、溃疡、坏死、肉芽肿、瘢痕、管腔狭窄、管壁软化及支气管淋巴结瘘等现象,将支气管结核分为 6 种类型,即炎症浸润型、溃疡坏死型、肉芽增殖型、瘢痕狭窄型、管壁软化型及淋巴结瘘型。在全身抗结核化学治疗基础上,针对气管支气管结核的不同类型可采用不同介入治疗措施,其进展包括消融术、支架术、球囊扩张术、机械清除、局部给药等的应用,重点在于中心气道狭窄的综合介入治疗。经支气管镜介入治疗在很大程度上已经取代了手术切除和支气管重建术。肺结核的介入治疗包括支气管动脉栓塞术、视频辅助胸腔镜手术等。结核性胸膜病变的介入治疗包括采用胸腔镜技术等。

2018 年,国内学者在结核病、其他良性气道病变介入治疗方面做了大量临床研究工作,针对气管支气管结核、肺结核及胸膜结核等结核病呼吸内镜介入治疗进行了报道。气管支气管结核作为国内良性气道狭窄常见类型,球囊扩张术仍是首选措施,联合其他介入治疗手段之综合介入治疗仍是发展方向,反复回缩性再狭窄仍是国内外学者继续探索课题。针对耐多药结核病(MDR-TB)、广泛耐药结核病(XDR-TB)、耐利福平结核病(RDR-TB)等耐药结核病,以及针对临床慢性纤维空洞型肺结核、空洞型肺结核等重症肺结核病,同时在新药研发、免疫治疗、中医中药、外科手术等综合治疗基础上,内镜介入治疗正发挥越来越重要的作用。此外,胸腔镜在结核性包裹性胸膜炎、结核性脓胸及结核性支气管胸膜瘘治疗的报道逐渐增多。

4. 外科治疗　结核病外科手术治疗的选择，根据不同地域、不同医疗条件及患者具体的病情而不同。国际上，手术切除治疗对于耐多药肺结核患者可以取得较好的疗效。而脊柱结核外科手术可以起到解除压迫脊髓，纠正后凸畸形，促进融合，并能更快地缓解疼痛等作用，应用比较广泛。其他肺外结核，如食管结核、乳腺结核、生殖器结核、结核性脑膜炎等的外科治疗也取得了一定的进展。

近1年来，国内结核病外科治疗方面取得了较大进展，需要外科手术治疗的结核病主要包括耐多药肺结核、支气管结核、结核性脓胸、结核性毁损肺、结核性支气管扩张、结核球及肺曲菌球、胸壁结核、脊柱关节结核、淋巴结核等。国内应用胸腔镜、支气管镜对于肺结核、支气管结核、结核性胸膜炎及结核性脓胸的治疗均可见报道，对于骨结核、脊柱结核的外科手术治疗也取得了不少的进展。

5. 耐药结核病治疗　2018年，国际上耐药结核治疗的最重要进展是WHO发布了“关于耐多药和利福平耐药结核病治疗重大变化”的技术文件，将长程MDR-/RR-TB方案中使用的抗结核药物按先后顺序重新划分为3组：①A组：首选药物，包括左氧氟沙星或莫西沙星、贝达喹啉和利奈唑胺。②B组：次选药物，包括氯法齐明、环丝氨酸/特立齐酮。③C组：A组和B组药物不能组成有效治疗方案时可添加的药物，包括乙胺丁醇、德拉马尼、吡嗪酰胺、亚胺培南-西司他汀、美罗培南、阿米卡星（链霉素）、乙硫异烟胺或丙硫异烟胺、对氨基水杨酸。同时，WHO推出了长程MDR-/RR-TB方案的药物组成及选药原则，并提出了短程MDR-/RR-TB方案的目标人群和排除标准，为全球耐药结核病的治疗提供了重要的指导。在耐药结核病的化学治疗方面，对含贝达喹啉方案、含喹诺酮类药物方案、含利奈唑胺方案、含德拉马尼方案、含环丝氨酸方案、含阿米卡星方案等进行了较为深入的研究。在耐药结核病的外科治疗方面也取得了一定的进展。

近1年来，为提高我国广大结核病防治工作者对MDR-TB的诊治能力，更好地掌握和实施MDR-TB化疗方案，中华医学会结核病学分会组织结核领域专家就MDR-TB化疗方案在中国的应用进行了广泛深入的研讨，制定了多部专家共识，包括：中国耐多药结核病短程治疗专家共识、利奈唑胺抗结核治疗专家共识、抗结核新药贝达喹啉临床应用专家共识、抗结核药物超说明书用法专家共识。我国研究人员在耐药结核病的化学治疗、外科手术治疗、免疫治疗、中医药治疗、儿童耐药结核病的治疗等方面进行了深入的研究。对于含贝达喹啉方案、含环丝氨酸方案、含左氧氟沙星和莫西沙星方案、含磺胺甲噁唑联合二线药物方案、含卷曲霉素和阿米卡星方案、含氯法齐明等方案的研究也均取得较好的临床验证。

6. 特殊人群结核病治疗　结核分枝杆菌（*MTB*）是HIV/AIDS患者最常见的机会性感染，也是HIV/AIDS患者死亡的主要原因。HIV/AIDS合并肺结核患者除接受抗反转录病毒治疗外，还需接受抗结核治疗。相对于非HIV患者，HIV/TB双重感染患者的治疗更为复杂：抗反转录病毒治疗（ART）和抗结核治疗之间存在相互影响，药物之间存在相互作用，发生叠加的药物不良反应；HIV/TB患者在ART过程中还可出现结核病相关性免疫重建炎症综合征（TB-IRIS）。2018年，国际上提出对于HIV感染者，启动ART的同时加强结核病筛查、排除活动性结核病后提供结核病预防性治疗非常重要，许多研究均着重于探讨HIV感染合并LIBI者的最佳预防治疗方案和疗程。同时，WHO推出了HIV感染者治疗LTBI的抗结核方案。对于TB/HIV患者的抗结核治疗、抗反转录病毒治疗的研究也有不少报道，在联合治疗中出现的药物不良反应以及结核病相关免疫重建炎症综合征均有深入研究。国内同道对于TB/HIV患者的抗结核治疗、抗反转录病毒治疗、联合治疗中出现药物不良反应、结核病相关免疫重建炎性综合征以及辅助外科手术治疗，均进行了较为深入的研究及探讨。

目前，老年结核病的发病率不断上升，其临床特征可能是非典型的，容易与其他老年病相混淆，且诊断和管理较为困难，治疗中可能出现药物不良反应。2018年，国际上对于老年结核病的研究较少，主要集中在制定老年结核病的预防和治疗策略以及老年人脊柱结核治疗的临床特点等方面的研究。国内主要关注含利福喷丁及阿莫西林克拉维酸钾方案的研究、老年耐药肺结核采用标准化疗方案疗效及不良反应的研究、声动力靶位药物传输联合全身化疗好转率及治愈率的研究、结核性脓胸的手术治疗方案的研究以及老年结核病预后影响因素的研究等方面。由于老年结核病患者常因合并症的治疗、药物不良反应发生的增加致死亡率、复发率升高，出现延误诊断及药物耐药从而导致预后不良，因此，对于老年结核病诊治的研究有待进一步加强。

2018年，儿童结核病方面的进展较为缓慢。国际上，对于儿童结核病的研究集中在儿童敏感结核病的治疗（药物剂量、固定剂量组合制剂、疗程、特殊情况用药、不良反应）、儿童耐多药结核病的治疗（药物、不良反应、患者支持与关怀）及儿童结核潜伏感染的预防性治疗（结核潜伏感染的治疗、耐多药结核分枝杆菌感染的治疗）等方面。国内主要关注儿童肺外结核病的治疗、儿童耐药结核病的治疗及儿童结核潜伏感染的预防性治疗等方面。

妊娠合并结核病是临床诊治的难点，治疗需兼顾患者和胎儿两方面因素，加之妊娠妇女的生理特点，使得治疗更为棘手。2018年，国际上主要集中在妊娠期敏感结核病的治疗（包括合并艾滋病毒感染的特殊情况）、耐药结核病的治疗、预防性抗结核治疗，以及患者关怀和支持。2018年，国内在这一领域的研究不多，主要集中在妊娠合并各个系统的结核病以及人性化护理等方面。

抗结核药物引起的不良反应（adverse drug reactions，ADRs）众多，常见的是药物性肝损伤（drug-induced liver injury，DILI）及肾功能损伤。DILI的危险因素主要包括老年、营养不良、酗酒、慢性丙型肝炎（chronic hepatitis C，CHC）和慢性乙型肝炎感染、既往肝病和艾滋病毒感染。晚期慢性肾病患者结核病发病率较高，应对此类患者进行潜伏性结核感染检测及预防性治疗。高龄或合并急性肾衰竭（acute renal failure，ARF）的泌尿生殖系统结核，易发展为慢性肾病。器官移植术后结核分枝杆菌感染率少见，但一旦感染，常表现为肺外和播散性结核，且与患者存活率显著相关，死亡率极高。国际上对于肝肾功能不全的结核病患者，更多的焦点聚集在发现高危因素积极预防以及对其临床治疗预后的分析，强调了积极发现抗结核药物所致肝肾功能损伤的高危因素，提前干预以防患于未然，并对其临床治疗预后进行了分析，以指导临床医师合理用药。2018年，国内同道对抗结核药物所致肝肾功能损伤的概况及高危因素、抗结核药物所致DILI的分子机制、处理措施均进行了总结与归纳，是指导临床实践的可靠依据。

全球糖尿病患者急剧增加，增加了结核病患病风险，且与抗结核治疗的复发、失败和死亡密切相关。近1年来，国际上主要关注结核病并发糖尿病的双向筛查，发现既往患有结核病的人群中患糖尿病的风险增加，随机血糖随后进行即时HbA1c检测的两步组合测试表现良好，可准确诊断结核病患者中的糖尿病；结核病并发糖尿病的抗结核治疗，提出TB-DM患者抗结核治疗的方案与非TB-DM患者基本一致；结核病并发糖尿病的降糖治疗，二甲双胍可用做 TB-DM 患者的联合治疗；糖尿病对结核病治疗转归的影响，发现肺部空洞的存在与肺结核患者是否合并糖尿病及 HbA1c 水平显著相关，TB-DM 患者更容易出现治疗不良的结局，且发生耐多药结核病的风险显著增加。国内主要致力于糖尿病与结核病的双向筛查，提出 T-SPOT. TB 检测糖尿病并发肺结核具有较高的阳性率、敏感度和特异度，可以作为糖尿病并发肺结核的一种辅助诊断方法，但较高的成本可能会阻碍该诊断方法在筛查中的应用；结核病并发糖尿病治疗及预后等方面的研究结果与国际上的发现相似。目前，糖尿病和结核病两种疾病双向关联的证据越来越多，有必要对结核病和糖尿病实施积极筛查和干预治疗，提高两病并存的治疗效果。

风湿病患者感染结核分枝杆菌的风险较高，接受生物治疗的患者甚至更高。WHO 相关指南建议，如果存在潜伏结核感染，应进行潜伏结核感染筛查，并开展预防治疗。2018 年，国际上重点关注风湿性疾病发生潜伏结核感染的风险与筛查，并对筛查方法进行了评价，针对风湿性疾病发生结核感染的预防性治疗进行了大量的研究，认为密切监测接受生物制剂的患者对早期发现不良事件至关重要，尤其是在检测为阴性患者中，同时可以有效降低筛查呈阳性的患者患结核病的风险。经过适当的 LTBI 筛查，对于需要生物药物治疗的风湿病患者，预防性抗结核治疗已被证明是有效的和耐受性良好的，可以降低结核病复发的风险。2018 年，国内学者着重关注风湿性疾病发生潜伏结核感染的风险和筛查，发现当临床遇到 SLE 患者皮肤损害和病情活动难以鉴别，加强免疫抑制治疗，反应仍不好转时更应警惕是否发生结核分枝杆菌感染；对伴有不明原因发热、盗汗、乏力、咳痰、咯血、呼吸困难，体检有难以解释的肺部浸润、淋巴结肿大、胸腔积液和腹水，经普通抗生素及大剂量激素治疗无效者，应当高度怀疑结核分枝杆菌感染，必要时行活组织检查或给予诊断性抗结核治疗。风湿免疫性疾病患者合并潜伏结核感染比例较高。利福平单药方案较异烟肼单药方案预防性抗结核治疗的治疗完成率较高，两种方案治疗的有效性和安全性较好。

纵观 2018 年，国内外结核病控制、基础和临床诊治方面取得了较多突破性进展。世界卫生组织出版并更新了一系列相关指南，为全球结核病的控制工作提供了全面的指导。在分子流行病学、抗结核新药及药物靶点、结核病疫苗、结核分枝杆菌生理生化、结核病免疫学等基础研究方面也取得了显著的进展。无论在结核病的细菌学诊断、影像学诊断、免疫学诊断、分子生物学诊断，还是在介入学诊断、病理学诊断等方面，一些新技术和新方法得到了推广与应用。在结核病临床治疗方面，抗结核新药新方案、免疫治疗及治疗性疫苗、介入治疗、外科治疗、耐药结核病治疗、特殊人群结核病的治疗等方面的研究进一步深入，一些新药、新方案和新手段在临床得到了应用。2018 年，国内外结核病学科发展迅猛，结核病学术领域繁荣与创新，让我们共同分享这些伟大的成果，为我国的结核病患者带去健康的福祉。

（唐神结　李亮　杜建　朱友生　常蕴青　张占军　梁晨）

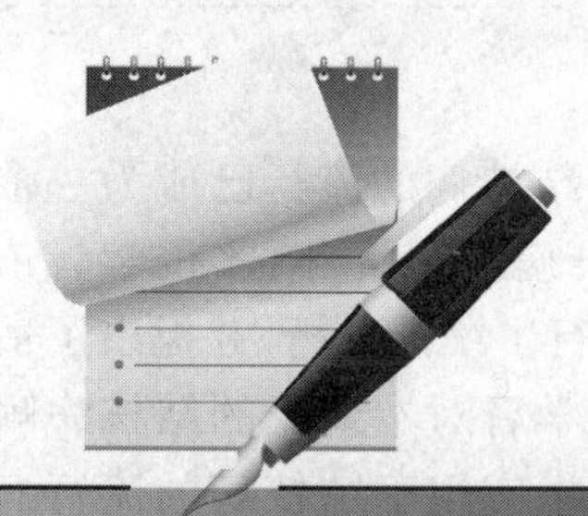

结核病

国内部分

上篇 结核病控制

第一章 结核病的流行

【摘要】结核病主要经呼吸道传播引起的全身慢性传染病。结核病的流行已成为一个社会关注的公共卫生问题。在我国肺结核是法定报告的乙类传染病。2018 年,多位学者依据"结核病管理信息系统"的报告数据,对本地区的结核病疫情进行了统计分析,并提出了适合于本地区的结核病控制措施。耐药结核病仍是研究重点,多位学者对本地区的结核病耐药情况进行了分析。随着空间信息技术的发展,有学者将 GIS 技术应用于结核病的流行病学研究。学校结核病疫情时有发生,应加强学校结核病预防控制工作,有效防范学校结核病疫情的传播流行,确保广大师生身体健康。结核病并发糖尿病、艾滋病也受到关注。结核潜伏感染是体内的结核菌能够产生持续的免疫应答,但是没有活动性结核的临床症状表现,有学者对结核潜伏感染进行了相关研究。非结核分枝杆菌的流行状况和危害性也受到关注。

【关键词】结核;流行病学;发病率;感染;耐药

结核病主要经呼吸道传播引起的全身慢性传染病。结核病的流行已成为一个社会关注的公共卫生问题。结核病流行病学是研究结核病在人群中的分布状况及影响因素,这样才能针对性地提出防控措施。以下对 2018 年中国结核病流行病学研究领域的一些新进展进行介绍。

一、结核病流行状况

WHO 发布的 2018 年全球结核病报告[1]表明,估算 2017 年中国结核发病数为 88.9 万例,占全球 9%;结核发病率 63/10 万,低于全球水平(133/10 万);耐多药/利福平耐药结核病(multidrug-and rifampicin-resistant tuberculosis,MDR/RR-TB)患者 7.3 万例。中国 HIV 阴性结核病死亡率为 2.6/10 万,结核病死亡率排在 30 个高负担国家中的第 29 位。

在我国肺结核是法定报告的乙类传染病。国家卫生健康委员会公布的全国法定报告传染病疫情情况[2]显示,2018 年 1 月我国报告肺结核 96 125 例,死亡 204 例;2 月报告肺结核 77 224 例,死亡 135 例;3 月报告肺结核 110 124 例,死亡 178 例;4 月报告肺结核 100 054 例,死亡 162 例;5 月报告肺结核 102 063 例,死亡 182 例;6 月报告肺结核 91 603 例,死亡 163 例;7 月报告肺结核 95 338 例,死亡 197 例;8 月报告肺结核 94 232 例,死亡 185 例;9 月报告肺结核 88 302 例,死亡 195 例;10 月报告肺结核 84 680 例,死亡 224 例;11 月报告肺结核

87 709例,死亡 197 例;12 月报告肺结核 83 205 例,死亡 214 例。肺结核报告发病数均居全国甲、乙类传染病第 2 位。

孙闪华等[3]从结核病管理信息系统收集 2005—2015 年北京市肺结核发病数据,以地理信息系统和空间分析为基础,在街道/乡镇水平上采用全局空间自相关和局部空间自相关统计量分析肺结核发病的空间聚集性,采用时空扫描统计分析时空聚集性。结果显示,在街道/乡镇水平上,北京市各年肺结核发病整体上呈现空间自相关性(Moran'sI 值均>0,$P<0.05$),高发病聚集区为门头沟区的军庄镇、王平办事处、永定镇、潭柘寺镇,房山区的阎村镇,丰台区的王佐镇,西城区的天桥街道和顺义区的天竺镇 8 个街道/乡镇。时空扫描统计结果显示,一级聚集区主要分布在朝阳区和顺义区,覆盖 17 个街道/乡镇,分别为朝阳区的崔各庄、麦子店、东风、太阳宫、左家庄、和平街、小关、香河园、东坝、将台、望京、金盏、酒仙桥、来广营、孙河,以及顺义区的后沙峪、天竺等街道/乡镇;聚集时间为 2005 年 1—12 月。作者得出结论,2005—2015 年北京市肺结核发病在街道/乡镇水平上呈现空间聚集性,且发病热点地区主要集中在中南部地区。

余佳薇等[4]收集 5 年内余姚市老年人群结核病病案及人口学资料,采用描述流行病学方法分析余姚市 60 岁以上老年人群结核病发病情况。研究发现,2012—2016 年余姚市老年人群报告发病 438 人,年均报告发病率为 45.15/10 万,5 年间每年老年人群报告发病率和涂阳报告发病率均高于全人群,70~79 岁组年均报告发病率最高(57.80/10 万),报告发病率男女比例为 2.73∶1,男性老年人群随着年龄增加报告发病率和涂阳报告发病率均升高。时间分布以第三季度最高,占累计发病例数的 31.96%。结果表明,余姚市老年人群发病率较高,需制定有针对性的防控措施。

陆涛等[5]收集结核病管理信息系统的报告数据,对 2012—2016 年南宁市≥65 岁老年结核病患者资料流行特征进行统计学分析。研究发现,2012—2016 年南宁市老年结核病报告病例共 5 821 例,占全市报告病例总数的 23.73%,痰检涂阳病例占全部涂阳病例总数的 21.82%;5 年间全人群发病率和痰菌涂阳的递减率分别为 11.98%和 44.98%;老年人发病率和痰菌涂阳的递减率分别为 9.67%和 27.79%;老年结核占全人群发病率呈逐年上升趋势($\chi^2=19.29$,$P<0.05$);男女发病性别比为 2.29∶1,男性发病人数明显多于女性;65~69 岁至 70~74 岁年龄组 4954 例,占 63.24%,为主要发病年龄组;农民占 71.0%,是主要发病人群;地区分布以兴宁区发病率最高,其次为江南区和西乡塘区。研究表明,南宁市老年结核防治形势依然严峻,应针对重点人群和重点地区加大力度,充分整合现有基本公共卫生服务和医疗保险项目,做好筛查和治疗工作,提高老年结核发现率和治愈率。

陆唤等[6]收集 2011—2015 年国家结核病信息管理系统中登记的上海市崇明区肺结核患者信息,并进行肺结核疫情分析。作者共收集肺结核患者 878 例,其中涂阳患者 337 例,涂阴患者 515 例,未痰检 26 例;涂阳登记发病率、涂阴登记发病率分别为 9.57/10 万(337/3 519 800)、14.63/10 万(515/3 519 800),5 年间肺结核的发病率差异无统计学意义($\chi^2=4.58$,$P=0.330$)。登记死亡率为 1.11/10 万(39/3 519 800),登记病死率为 0.44/10 万(39/878)。男性 662 例,女性 216 例;构成比分别为 75.40%(662/878)和 24.60%(216/878)。比较肺结核患者发现,方式构成比差异有统计学意义($\chi^2=38.54$,$P=0.001$),以“因症就诊”和“转诊”为主,各占 77.22%(678/878)、21.07%(185/878)。878 例患者中发病时间以 6 月最多,占 10.36%(91/878);2 月最少,占 5.92%(52/878)。5 年流动人口和户籍人口发病率分别为 13. 57/10 万（105/773 700）、28. 15/10 万（773/2 746 100），差异有统计学意义（χ^2 = 51. 44，P<0. 01）。肺结核发病例数在各年龄段构成比差异无统计学意义（χ^2 = 26. 84，P = 0. 310）；发病例数较高的年龄段是≥65 岁和 55～65 岁，各占 29. 84%（262/878）和 20. 27%（178/878）。职业分布以农民（27. 90%，245/878）和离退休人员（21. 07%，185/878）为主；涂阳 337 例中治愈 297 例，治愈率为 88. 13%；涂阴肺结核 541 例中治疗成功 496 例，治疗成功率为 91. 68%。作者得出结论，2011—2015 年崇明区肺结核防治效果略显成效；男性、户籍人口、中老年人发病率较高，为高危人群，应重点予以关注。

二、耐药结核病疫情分析及监测

潘虹等[7]对 2014—2017 年新余市所有涂阳肺结核患者痰标本进行培养，用比例法进行药敏试验。研究发现，新余市 2014—2017 年涂阳结核病标本 340 例，其中 6. 47%（22 例）为非结核分枝杆菌，93. 53%（318 例）为结核分枝杆菌。结核分枝杆菌的总耐药率为 20. 44%（65 例），单耐药率为 6. 60%（21 例），多耐药率为 4. 09%（13 例），耐多药率为 9. 75%（31 例）。初治患者耐药率为 15. 44%（42/272），复治患者耐药率为 50. 00%（23/46）。年龄（OR = 1. 023，95%CI：1. 006～1. 040）、吸烟史（OR = 2. 126，95%CI：1. 111～4. 067）、居住农村（OR = 0. 468，95%CI：0. 233～0. 938）和抗结核病治疗史（OR = 4. 580，95%CI：2. 291～9. 158）是新余市结核病发生耐药的主要影响因素。结果显示，新余市结核病耐药形势严峻，结核病耐药率和耐多药率均显著高于世界平均水平，耐多药结核菌株中以同时耐 6 种药物为主。应提高初治患者的治愈率和加强耐药结核病防控工作。

李美等[8]采用液体培养法对皖南医学院门诊及住院患者的痰标本进行结核培养和一线抗结核药物（INH、RFP、SM、EMB）的药敏试验。研究发现，204 株培养结核分枝杆菌的药敏结果中有 64 株耐药，总体耐药率为 31. 4%，单药耐药率为 8. 8%，多药耐药率 2. 9%。结核分枝杆菌对 4 种药物耐药率依次为 INH（29. 4%）> RFP（19. 6%）> SM（16. 7%）> EMB（12. 7%）。结果显示，本地区结核病一线抗结核药物的耐药性较高，且利福平耐药一定合并异烟肼耐药。因此，快速检测利福平耐药可以作为耐多药结核菌初步诊断的重要依据，为临床合理用药、有效治疗结核病和防止耐多药结核菌株出现及传播提供实验室依据。

马爱静等[9]综述了耐药结核病的流行和监测现状。作者从耐药结核病产生的原因、全球耐药结核病的流行和监测现状、我国耐药结核病的流行和监测现状、我国耐药结核病监测存在的问题等方面进行综述。为正确评估我国 DR-TB 的流行情况，掌握 DR-TB 流行的动态趋势、*MTB* 主要流行菌株的表型和基因型特征及其在人群中的传播规律，作者认为我国应：①强化结核病实验室网络建设，纳入具有全国代表性和区域代表性的结核病患者，同时进行耐药表型和基因型的系统研究；②综合应用地理信息系统与地图制图技术、信息可视化技术等，获得全国及各个省份活动性肺结核和耐药肺结核的流行规律和动态变化趋势；③阐述 MDR-TB 和广泛耐药结核病（XDR-TB）的流行特征及在不同人群中的分布情况，构建 DR-TB 发生、发展和流行的时间、空间、人间的三维立体模型，进一步提高 DR-TB 检测的可靠性、及时性和服务的可及性；④建立 *MTB* 耐药表型和基因型数据库；⑤描述非结核分枝杆菌（NTM）的流行规律和耐药谱特征，为控制传染源、遏制 TB 疫情扩散提供科学依据和技术支持；⑥进一步扩大 TB 耐药性监测点的范围，后续的监测将搜集和分析与患者流行病学暴露因素相关的 HIV 合并 TB 双重感染、糖尿病、病毒性乙型肝炎等慢性疾病相关的因素，研究和分析我国 TB 发病、传播以及防治效果等。

巫株华等[10]获取了广东省 32 个耐药监测点的活动性肺结核病例的药敏试验结果，对纳入耐药监测的涂阳痰标本进行分离培养并采用世界卫生组织和国际防痨和肺部疾病联合会推荐的比例法对分离培养物进行利福平、异烟肼、乙胺丁醇、链霉素、卡那霉素、氧氟沙星、卷曲霉素、丙硫异烟胺、对氨基水杨酸药物敏感试验。研究发现，在 2 911 例纳入耐药分析的患者中，总体耐药率为 23. 05%，耐多药率为 4. 09%；8. 4%的耐多药为广泛耐多药，广泛耐多药率为 0. 34%；非结核分枝杆菌感染 57 例，占总涂阳患者的 1. 85%；耐药的发生与患者的性别、年龄、居住地、是否感染乙型肝炎和(或)糖尿病等无相关关系。但耐药率在非常住人口、复治患者中高于常住人口及初治患者。所有的临床分离株中，链霉素的耐药率最高(14. 84%)，在复治患者的临床分离株中，异烟肼的耐药率最高(21. 69%)。作者得出结论，广东省的结核病尤其是耐药结核病的防控仍然面临较大的挑战，连续耐药监测系统的建立并扩大耐药监测的纳入范围对缓解疫情具有重大意义。

张琳等[11]对 2014 年 1 月—2017 年 3 月陕西省结核病防治研究所及中国人民解放军空军军医大学第一附属医院门诊新登记的 115 例复治涂阳肺结核患者的痰标本进行分枝杆菌分离培养及菌种鉴定。经培养分离出分枝杆菌 97 株，其中获得药物敏感性试验结果者 93 株，菌种鉴定为非结核分枝杆菌 2 株，结核分枝杆菌 91 株；将此 91 例肺结核患者作为研究对象，对 6 种抗结核药物[利福平(RFP)、异烟肼(INH)、链霉素(Sm)、乙胺丁醇(EMB)、左氧氟沙星(Lfx)、卡那霉素(Km)]进行药敏试验，分析耐药情况并进一步调查分析耐药形成的原因。研究发现，91 例复治涂阳肺结核患者总耐药率为 42. 86%(39/91)，单耐药率为 30. 77%(28/91)，多耐药率为 6. 59%(6/91)，耐多药率为 4. 40%(4/91)，广泛耐药率为 1. 10%(1/91)；单耐药率顺位由高到低依次为 Lfx(12. 09%，11/91)、Sm(7. 69%，7/91)、RFP(5. 49%，5/91)、INH(2. 20%，2/91)、EMB(2. 20%，2/91)、Km(1. 10%，1/91)。耐药原因分析发现，医源性因素占 57. 14%(16/28)，患者自身因素占 28. 57%(8/28)，药物因素占 14. 29%(4/28)。研究表明，115 例复治涂阳肺结核患者总耐药率较高，不规范的抗结核药物治疗是耐药形成的主要原因。

杨新宇等[12]采用回顾性调查方法，对 2014 年 1 月—2016 年 12 月北京市 14 家结核病防治机构和 6 家定点医院收治的 881 例疑似耐多药肺结核患者痰培养阳性的临床分离株进行初步菌种鉴定和药物敏感性试验(INH、RFP、Sm、EMB、Lfx、Am、Cm、Pto、PAS)，并分析、归纳北京市 3 年间疑似耐多药肺结核患者的耐药情况。881 例疑似耐多药肺结核患者菌株中，分离出结核分枝杆菌复合群占 88. 6%(781/881)，非结核分枝杆菌群占 11. 4%(100/881)。结核分枝杆菌复合群临床分离株的总耐药率为 33. 3%(260/781)，耐多药率为 17. 2%(134/781)；耐药菌株药敏试验显示，对 4 种一线抗结核药物(INH、RFP、Sm、EMB)的耐药百分比分别为 69. 0%(127/184)、57. 1%(92/161)、60. 5%(107/177)、31. 7%(19/60)。结果显示，对北京市疑似耐多药肺结核患者进行药敏试验非常必要，北京市面临的耐药结核病疫情仍十分严峻。

王彦富等[13]对 2008 年 1 月—2015 年 12 月《结核病信息管理系统》登记报告的黑龙江省新登记的 93 383 例涂阳肺结核患者，采用描述性统计分析的方法分析 8 年来全省 13 个地级市(区)新登记的涂阳肺结核患者的平均报告发病率、性别、年龄、职业等流行病学特征。研究发现：①2008—2015 年平均报告登记发病率为 30. 25/10 万。②2008—2015 年黑龙江省新登记涂阳肺结核患者中，男性登记发病率为 42.62/10 万，女性为 17.59/10 万，差异有统计学意义(χ^2=6086.28，P<0.05)。③随着年龄的增加，肺结核的发病例数不断升高，其中35~44 岁(20.78%)和 45~54 岁(23.28%)年龄组患者最多，不同年龄组比较差异有统计学意义(趋势 χ^2=46 828.26，P<0.05)。④患者的职业分布以农民最多，占总登记发病率的46.58%；其次是家政、家务及待业人员，占 28.67%。2008—2015 年黑龙江省新登记涂阳肺结核患者的统计显示，35~54 岁年龄组人群、男性、农民是今后防控工作的重点人群。

吴修均等[14]将 2004 年 2 月 1 日—2014 年 2 月 1 日间山东省 37 个结核病医院患者经痰培养及菌群鉴定后 9861 例标本分离出结核分枝杆菌作为纳入对象(其中新发患者 9 229 例，复治患者 632 例)，运用 WHO/IUATLD 推荐的比例法药敏试验来测定结核分枝杆菌分离株对利福平(RFP)、异烟肼(INH)、链霉素(SM)、乙胺丁醇(EMS)等 4 种常用一线抗结核药的敏感性。研究发现，患者的平均年龄为(47.72±20.02)岁，其中 40~60 岁患有结核病的例数最多；新发涂阳肺结核患者与复治涂阳肺结核患者的总耐药率为 22.50%(2 219/9 861)，全耐药率为 2.47%(244/9 861)，初治患者耐药率为 21.28%(1 964/9 229)，复治患者耐药率为40.35%(255/632)；总耐多药率为 6.62%(653/9 861)，初治患者耐多药率为 5.70%(526/9 229)，复治患者耐多药率为 20.09%(127/632)，复治患者耐多药率高于初治患者。结果表明，山东省肺结核耐药情况严重，需进一步采取更全面、更积极的干预措施来降低肺结核的耐药率。

任志盛等[15]对 2012 年 1 月—2013 年 12 月期间青岛市五区(市)新登记的涂阳肺结核患者进行流行病学调查，以了解结核病的耐药情况。结果显示，五区(市)总的耐药率为19.88%(67/337)，单耐药率为 11.87%(40/337)，多耐药率为 2.97%(10/337)，耐多药率为5.04%(17/337)；初治和复治患者多耐药率(2.19% vs. 16.67%)和耐多药率(4.08% vs. 22.22%)比较差异均有统计学意义(Fisher 精确检验，P=0.012；P=0.009)；337 株结核分枝杆菌药敏试验中，一线抗结核药物耐药率顺序为耐 H 41 例(12.17%)，耐 R 31 例(9.20%)、耐 Sm 19 例(5.64%)、耐 E 8 例(2.37%)。67 例耐药患者中，共有 11 种耐药谱，构成比较高的为耐 H(22.39%)、耐 R(19.40%)和耐 H+R(19.40%)；其中，初治患者中耐药率较高的为耐 H(21.67%，13/60)、耐 R(20.00%，12/60)、耐 H+R(20.00%，12/60)，复治患者中耐药率最高的为耐 H(28.57%，2/7)。单耐利福平肺结核患者占 19.40%(13/67)，耐多药肺结核患者占 25.37%(17/67)。作者得出结论，青岛五区(市)近年的结核病防控工作取得了一定的成效，但耐多药结核病疫情仍然严峻。

三、学生结核病疫情分析

庞艳等[16]利用 Excel 2007 建立重庆市学校结核病疫情监测及处置数据库，以辖区内学校为监测单位，收集重庆市 2016 年学校结核疫情处置信息，采用 SPSS 16.0 进行统计学分析。结果显示，2016 年重庆市 39 个区县 528 所学校发生了结核病疫情，其中 303 所学校发现 528 次散发病例，13 所学校发现 14 次聚集性疫情苗头，1 所学校发现 1 次聚集性疫情，主要集中在公办、寄宿制、高级中等教育阶段。筛查学校结核病患者的密切接触者 46 831 例，发现结核病患者 53 例，检出率为 0.11%，学生(0.11%)、教职工(0.05%)、家属(0.63%)接触者中结核病检出率差异有统计学意义(Fisher 精确概率法，P<0.001)。寄宿制学生、非寄宿制学生休学比例分别为 70.87%、80.83%，差异有统计学意义(χ^2=8.28，P=0.004)。学校

发生结核病疫情后开展结核病健康教育、培训、感染控制比例较低，分别为67.80%、56.44%、69.32%，不同教育阶段学校开展健康教育的比例不同，差异有统计学意义（$\chi^2=13.484$，$P=0.018$），其中学前教育、中等职业教育、高等教育比例较低，分别为42.86%、58.72%、58.82%。作者得出结论，2016年重庆市学校结核病疫情主要为散发病例，寄宿制高级中等教育阶段是学校结核病防控工作的重点，规范密切接触者筛查方式，加强休学管理，重视健康教育、培训、感染控制对学校结核病防控工作具有重要意义。

陈莉莉等[17]在2017年1月1日—12月31日，采用结核分枝杆菌特异性细胞免疫反应检测（酶联免疫法，QFT）对479例肺结核患者学生密切接触者的LTBI情况进行检测，同时收集性别、年龄、户籍、接触时间等信息并进行单因素和多因素分析。结果表明，479例学生密切接触者的平均年龄为（20.8±1.4）岁，QFT试验结果阳性47例。同寝室室友以及同楼层寝室且同班级的密切接触学生QFT阳性率（30.0%和12.5%）显著高于一般接触者（7.3%）。多因素分析结果显示，男生密切接触者发生LTBI的风险高于女生（OR=3.72，95%CI：1.06~12.99）；累计接触时间≥80小时的学生密切接触者发生LTBI的风险高于累计接触时间<40小时者（OR=3.33，95%CI：1.12~9.86）。作者得出结论，LTBI与接触程度和接触时间显著相关，其中同寝室室友以及同楼层寝室且同班级的密切接触学生是LTBI的高风险人群，应当在现有学校结核病防控的基础上增加对密切接触者的早期LTBI筛查，并尽早向LTBI者提供预防性治疗等。

陈慧娟等[18]以2017年3月贵州省某县某中学首发的确诊肺结核病例为中心，对该中学接触者进行分级，1级接触者进行胸部数字化摄影检查，有结核病变的痰涂片检查；2级和3级接触者进行结核菌素试验（PPD）试验，PPD试验强阳性进行胸部DR及痰涂片检查。共筛查1级接触者学生87人、教师17人，学生新发现2例患者，罹患率为2.2%，教师无病例；筛查2级和3级接触者学生841人、教师73人，在学生2级接触者中新发现1例患者，2级罹患率为0.6%；3级接触者中未发现新病例。PPD试验阳性率和强阳性率均随年级的升高呈递增趋势（χ^2值分别为15.093和39.139，P值均<0.01）。作者得出结论，病例集中在同一年级的楼层，通过分级筛查能及时发现学校结核病疫情波及的人群及范围。

陈慧娟等[19]收集贵州省2008—2015年“结核病管理信息系统”登记的学生肺结核病例资料并进行分析。结果显示，2008—2015年贵州省共登记治疗学生肺结核22 407例，年均登记学生肺结核2 800例，年均登记率为32.06/10万。全省学生肺结核登记治疗的高峰集中在3—5月，从空间分布来看以毕节市登记治疗的学生肺结核患者最多，占全省学生病例总数的29.85%；全省学生肺结核男女之比为1.30∶1，主要集中在15~19岁这个年龄段，占59.58%。新涂阳学生肺结核患者平均治疗成功率为95.78%、复治涂阳学生肺结核患者平均治疗成功率为92.72%。作者认为2008—2015年贵州省登记治疗的学生肺结核总体趋势较为平稳，对重点地区、重点年龄段的学生应加强防控。

徐红等[20]利用中国结核病管理信息系统和杭州市结核病地理信息系统收集萧山区报告的学生肺结核病例资料，对学生肺结核发病情况进行描述性流行病学分析。结果显示，萧山区2013—2017年累计报告学生肺结核病例91例，年均报告发病率为8.91/10万，各年份学生肺结核报告发病率差异无统计学意义（$P>0.05$）。第一、第二、第三和第四季度分别报告26例、26例、16例和23例学生肺结核病例；病例男女性别比为1.17∶1；学生肺结核报告发病率随学习阶段升高呈上升趋势（$P<0.05$）。病例发现，方式以因症就诊（46.15%）和转

诊(38.46%)为主。结论表明,萧山区学生肺结核发病处于较低水平,但应继续加强学校肺结核疫情防控,尤其是高校和高中学校。

张传芳等[21]利用2012—2017年中国结核病信息管理系统中登记的资料,统计分析湖南省学生结核病患者登记率及其流行特征。结果显示,2012—2017年湖南省发现学生肺结核患者7 940例,登记发病率为13.23/10万,涂阳肺结核患者2 203例,登记发病率为3.67/10万。2012—2017年学生活动性肺结核登记发病率比较,差异有统计学意义($\chi^2=80.079$, $P<0.001$);2012—2017年学生涂阳肺结核登记发病率比较,差异有统计学意义($\chi^2=112.213$, $P<0.001$)。第二季度学生肺结核登记人数最多(占32.2%),以男性为主(占60.8%),年龄以15~19岁为主(占61.8%)。2012—2017年各市州学生肺结核登记情况比较,差异有统计学意义($\chi^2=320.432$, $P<0.001$),累计登记总数居前3位的分别是长沙市、湘西州、衡阳市。2012—2017年登记学生肺结核患者来源以转诊为主(占38.8%),99.8%患者接受抗结核治疗,诊断治疗以涂阴患者、非重症、非耐药、初治患者为主,分别占67.9%、95.2%、99.5%、99.3%。作者得出结论,应加强学校结核病防治工作,加强对高中和大学入学新生的结核病筛查,定期开展学校结核病知识的宣传,提高学校结核病防治的意识。

张碧波等[22]收集黑龙江省2011—2017年传染病报告信息管理系统(简称“网络直报”系统)报告的学生肺结核疫情资料,并计算2011—2017年黑龙江省学生肺结核报告发病率和涂阳肺结核报告发病率,描述其发病趋势和流行特征。结果显示,2017年黑龙江省学生肺结核报告发病率为13.85/10万(729/5 263 189),与2011年的16.18/10万(1 056/6 526 400)相比下降了14.40%,总体呈下降趋势($\chi^2=51.54$, $P<0.01$)。2014年学生肺结核报告发病构成比第三季度较高(29.46%,274/930);2017年第四季度较高(27.98%,204/729),2011—2013年及2015—2016年均以第二季度报告患者所占构成比较高,分别为34.09%(360/1 056)、30.26%(332/1 097)、32.34%(293/906)及33.29%(235/706)、28.30%(212/749)。2017年全省发病率高居前3位的地区分别是鹤岗市(24.16/10万,30/124 181)、七台河市(22.88/10万,26/113 621)和鸡西市(20.58/10万,45/218 703)。以16~18岁年龄组发病构成比最高(40.88%,298/729),其次是19岁以上年龄组(36.49%,266/729)。作者得出结论,2011—2017年黑龙江省学生肺结核疫情呈总体下降趋势,除个别年份外,均以第二季度发病构成最高,鹤岗市、七台河市和鸡西市发病率最高,发病人群以高中阶段最多。

潘桂珍等[23]收集“中国疾病预防控制信息系统”的子系统——“结核病管理信息系统”登记的2011—2015年间来自广州市的2 756例学生结核病患者的相关资料,采用描述性统计分析方法分析学生结核病的流行状况,并对学生和全人群患者主要特征进行比较。结果显示:①2011—2015年间广州市学生结核患者登记率呈总体下降趋势,登记率由2011年的21.9/10万降为2015年的17.9/10万,下降幅度为18.3%,年递降率为4.9%。②涂阳肺结核患者986例,占登记患者的35.8%(986/2 756),涂阳患者登记率下降幅度为22.2%,年递降率为6.1%。③3—6月为登记发病高峰期,占总登记人数的45.4%(1 251/2 756),以4月为最高发(451/2 756)。④登记率较高集中在老城区人口密集地区,前5位分别是越秀区、天河区、海珠区、番禺区、白云区,分别为55.7%、12.4%、7.8%、6.1%、4.4%。⑤男性患者占58.7%(1 619/2 756),女性患者占41.3%(1 137/2 756),男女比例为1.4∶1。不同年份的患者性别构成比差异无统计学意义($\chi^2=6.493$, $P>0.05$)。⑥平均年龄(19.04±3.41)岁,以15~19岁年龄段患者所占比例最多[49.5%(1 364/2 756)]。⑦临床诊断分型以继发性肺结核为最多,占登记患者的 91. 7%(2 526/2 756)。⑧学生患者的发现方式以因症就诊所占比例最多[47. 7%(1 314/2 756)]。因症就诊的构成比从 2011 年的 39. 9%上升到 2015 年的 50. 8%(χ^2=79. 687,P<0. 05),转诊的构成比从 2011 年的 46. 9%下降到 2015 年的 32. 5%(χ^2=79. 687,P<0. 05)。⑨学生患者就诊延迟率是 41. 3%(1 138/2 756),低于全人群患者[48. 9%(27 872/57 038)](χ^2=60. 377,P<0. 05)。学生患者确诊延迟率为 29. 0%(799/2 756),高于全人群患者[25. 4%(14 516/57 038)](χ^2=17. 307,P<0. 05)。⑩学生涂阳患者中复治比例[2. 8%(28/986)]明显低于全人群患者[13. 0%(3 204/24 651)](χ^2=88. 788,P<0. 05)。⑪学生初治涂阳患者的总治愈率为 94. 9%(909/958),高于全人群患者[92. 7%(19 885/21 447)](χ^2=6. 460,P<0. 05)。学生复治涂阳患者总治愈率[89. 3%(25/28)]和全人群患者[85. 4%(2 735/3 204)]未见明显差异(χ^2=0. 100,P>0. 05)。作者得出结论,2011—2015 年广州市学生结核病疫情控制取得一定成效,学生仍是结核病防治的重点人群。今后学校结核病防控工作的重点应放在老城区人口密集地、15~19 岁人群、加强主动发现力度、降低诊断延误率等方面上。

四、流动人口结核病疫情、就诊意向分析

邓慈禧等[24]通过《中国疾病预防控制信息系统子系统——结核病信息管理系统(新)》收集广东省佛山市登记的初治涂阳肺结核患者资料,显示佛山市 2010—2016 年登记初治涂阳肺结核共发病 9 602 例,登记年平均发病率为 19. 29/10 万。登记患者中,男性 6 802 例,女性 2 800 例,男∶女=2. 43∶1;患者年龄主要集中在 15~54 岁,占 75. 05%(7 206/9 602);职业以工人为主(27. 60%,2 650/9 602),其次是家政、家务及待业(27. 14%,2 606/9 602),再次是农民(16. 15%,1 551/9 602);流动人口和户籍人口分别为 5 387 例和 4 215 例(1. 28∶1)。结果表明,男性青壮年人群、流动人口是佛山市今后结核病防控工作的重点。

刘胜兰等[25]于 2015 年 5—9 月,采用概率比例规模抽样方法,从东、中、西部各抽取 2 个省,依据方便抽样方法,选择流动人口从业比例较高的生产企业工人、建筑工人和服务业从业者三类流动人口作为研究对象,基于健康信念模式设计问卷,对 6 省 12 个城市共计 3 300 名流动人口进行问卷调查,收回有效问卷 3 294 份,有效率为 99. 8%。分析不同特征流动人口在出现结核病可疑症状时的就诊意向,以及不同就诊意向的流动人口健康信念模式各模块的得分情况。调查发现,3 294 名流动人口在出现轻度和中度结核病可疑症状时有延迟就诊意向的分别占 22. 8%(751/3 294)和 14. 9%(491/3 294),建筑业流动人口在轻度症状或中度症状的延迟就诊意向比率均最高,分别为 29. 7%(341/1 149)和 22. 2%(255/1 149);41~50 岁年龄组延迟就诊意向比率均最高,分别为 25. 6%(212/829)和 18. 9%(157/829);西部地区流动人口延迟就诊意向比率均最高,分别为 32. 7%(342/1 046)和 23. 0%(241/1 046)。未接受过结核病宣传教育的调查对象有延迟就诊意向的比率均高于接受过相关宣传教育的调查对象,前者出现轻度和中度结核病可疑症状时分别占 26. 2%(553/2 111)和 16. 5%(348/2 111),后者分别占 16. 7%(192/1 153)和 11. 7%(135/1 153)。健康信念模式各模块中,调查对象结核病知识平均分为(8. 51±3. 37)分,感知肺结核威胁平均分为(12. 28±2. 62)分,感知及时就诊益处平均分为(14. 27±1. 89)分,感知就诊障碍平均分为(13. 03±1. 12)分。提示因素平均分为(6. 45±1. 12)分。结果表明,流动人口有延迟就医意向的比率较高,需要大力开展健康教育,西部地区及建筑工人应是其中重点,开展健康教育时应以健康信念模式

为基础，将就诊益处及障碍纳入宣传内容。

五、结核病合并相关疾病

沈明等[26]收集2011—2015年龙岗区网络直报、专报系统登记的结核病患者的临床资料，分析肺结核并发糖尿病患者的流行病学特征和临床特点。研究发现，2011—2015年龙岗区共报告3 974例结核病患者，其中肺结核并发糖尿病(PTB-DM)102例(2.57%)。PTB-DM患者中，男性65例，女性37例；≥45岁的PTB-DM患者占85.29%(87/102)；92.16%(94/102)的PTB-DM患者通过因症就诊发现。了解糖尿病病史的患者91例(占89.22%)，不了解糖尿病病史的患者有11例(占10.78%)。结果显示，应加大筛查结核病患者并发糖尿病的力度，提高肺结核的治愈率，减少结核病的传播。

李素容等[27]收集了2015年1月—2016年3月接受检测并随访的120例结核分枝杆菌艾滋病病毒双重感染者的病例资料和随访信息，并对其临床基本信息、$CD4^+T$淋巴细胞水平及抗病毒治疗情况与死亡风险的相关性进行分析。结果显示，静脉吸毒方式感染艾滋病病毒患者病死率明显高于性传播感染者(34.09% vs. 14.47%，$\chi^2=5.967$，$P<0.05$)；年龄越小、文化程度越高，$CD4^+T$淋巴细胞水平越高的感染者其病死率越低($P<0.05$)；已婚或同居感染者的病死率(15.00%)明显低于未婚(25.00%)、离异或丧偶感染者(21.88%)($\chi^2=6.127$，$P<0.05$)；未采取抗病毒治疗的感染者病死率显著高于接受抗病毒治疗的感染者，接受抗病毒治疗越早，则感染者病死率越低($P<0.05$)。作者认为，年龄、文化程度、$CD4^+T$淋巴细胞水平、感染方式、是否接受抗病毒治疗、不同抗病毒治疗时间是结核分枝杆菌艾滋病病毒双重感染者死亡的风险因素。

六、感染控制和收益

张娟娟等[28]收集2011—2015年结核病控制项目报表和结核病信息管理系统的资料并进行统计分析。结果显示，2011—2015年宝安区活动性肺结核、涂阳肺结核和新发涂阳肺结核登记率呈逐年下降趋势(趋势χ^2分别为85.04、73.11、28.08，P值均<0.01)；转诊到位率、追踪到位率和总体到位率均明显提高(趋势χ^2分别为301.0、8 874.7、368.5，P值均<0.01)；初治涂阳患者2个月末痰检阴转率呈上升趋势(趋势$\chi^2=14.6$，$P<0.01$)；活动性肺结核成功治疗率呈上升趋势(趋势$\chi^2=12.23$，$P<0.05$)；2011—2015年通过结核病控制所减少的死亡人数达1 720例，避免了27 831名健康人受到结核分枝杆菌感染和2 783例新发肺结核患者的产生，通过避免新的患者所减少的直接医疗费用为194.4万元，社会间接经济效益达30亿元。每挽回1个伤残调整生命年(DALY)损失需要投入605元，每投入1元结核病防治经费，可产生128元的社会经济效益。作者得出结论，深圳市宝安区2011—2015年间结核病防治效果显著，结核病电子网络督导管理模式值得进一步推广，加强疑似肺结核的转诊工作仍将是今后本区结核病防治的重点。

高磊等[29]对结核病潜伏感染和控制进行了综述和分析。作者从*MTB*感染的多种结局、结核感染疾病进程中的个体差异、潜伏感染控制效果受再感染风险的影响等方面论述了结核潜伏感染的结核感染和发病的自然进程。作者认为，我国结核潜伏感染控制策略应该紧密结合国情和结核病疫情特点，可以借鉴但不能照搬国外方案。准确界定干预目标人群、探索适宜的干预手段、建立科学的管理和评价体系等，都需要系统性的基础研究和临床研究提供技术支撑。以结核潜伏感染干预为手段探索结核病防控的关口前移，将是落实"预防为主"综合防治策略的重要举措。

七、非结核分枝杆菌流行状况和危害性

潘建华等[30]采用对硝基苯甲酸（PNB）鉴别培养基和DNA微阵列芯片鉴定2012年1月—2017年7月长沙市中心医院分枝杆菌培养阳性菌株，并用绝对浓度法检测其耐药性。作者共分离10 779株分枝杆菌，其中NTM分离株867株，检出率8.04%。NTM检出率从2012年的6.2%上升到2017年的11.3%，呈逐年升高的趋势；867株NTM耐药率顺位依次为异烟肼（INH，99.88%）、对氨基水杨酸钠（PAS，99.77%）、吡嗪酰胺（PZA，99.42%）、乙硫异烟胺（TH，93.08%）、链霉素（SM，92.73%）、氧氟沙星（OFLX，83.85%）、利福平（RFP，76.27%）、乙胺丁醇（EMB，70.70%）、卡那霉素（KM，55.02%）。NTM对RFP、EMB和KM 3种药物的耐药率随年份有缓慢下降趋势；NTM种群分布达11种，占比居前3位的分别是胞内分枝杆菌（43.94%）、鸟分枝杆菌（24.11%）和龟或脓肿分枝杆菌（21.68%）。作者得出结论，长沙地区分枝杆菌中NTM检出率持续升高，以胞内分枝杆菌、鸟分枝杆菌和龟或脓肿分枝杆菌为主；长沙市NTM检出率低于全国第五次结核病流行病学调查结果，但仍属于较高疫情区域。

沙巍[31]等从NTM可能具有传染性、NTM对慢性肺部疾病患者的危害、NTM对免疫功能受损患者的危害、NTM造成的医院感染、NTM诊治困难的危害性等方面对非结核分枝杆菌的危害性进行了阐述。作者认为，在重点人群中及时筛查、早期诊断NTM感染，给予适当的治疗，预防院内NTM感染，研究新的诊断技术，加快新药的研制，才能降低NTM对社会的危害性。

（康万里　杜建　李亮　唐神结）

参考文献

1. World Health Organization.Global tuberculosis report 2018[R].Geneva：WHO，2018.
2. 中华人民共和国国家卫生健康委员会疾病预防控制局.2018年全国法定传染病疫情概况[EB/OL].（2019-04-24）[2019-04-25].http：//www.nhc.gov.cn/jkj/s3578/201904/050427ff32704a5db64f4ae1f6d57c6c.shtml.
3. 孙闪华，高志东，赵飞，等.北京市2005—2015年肺结核发病时空特征分析[J].中华流行病学杂志，2018，39（6）：816-820.
4. 余佳薇，何丽萍，章广儿.2012—2016年余姚市60岁以上老年人结核病流行特征分析[J].中国农村卫生事业管理，2018，38（3）：325-326.
5. 陆涛，陈文才.2012—2016年南宁市老年结核病流行特征与防治策略[J].职业与健康，2018，34（3）：352-355.
6. 陆唤，黄诚.2011—2015年上海市崇明区肺结核疫情分析[J].中国防痨杂志，2018，40（5）：548-552.
7. 潘虹，李腾根，周银古，等.2014—2017年新余市结核病耐药特征及影响因素分析[J].现代预防医学，2018，45（4）：725-728.
8. 李美，杨正海，李小宁.皖南地区结核分枝杆菌的流行病学与耐药状况的分析[J].锦州医科大学学报，2018，39（3）：74-76.

9. 马爱静，赵雁林.耐药结核病的流行和监测现状[J].中国抗生素杂志，2018，43(5)：502-506.
10. 巫株华，黎贞燕，李宇轩，等.广东省 2 911 例涂阳肺结核病患者的耐药疫情分析[J].广东医学，2018，39(2)：228-234.
11. 张琳，康健，鲜小萍.115 例复治涂阳肺结核患者耐药状况及耐药原因分析[J].中国防痨杂志，2018，40(3)：292-295.
12. 杨新宇，易俊莉，邢青，等.881 例疑似耐多药肺结核患者的耐药性分析[J].中国防痨杂志，2018，40(2)：183-188.
13. 王彦富，綦峥，杨微，等.2008—2015 年黑龙江省新登记涂阳肺结核患者的流行病学特征分析[J].中国防痨杂志，2018，40(2)：189-193.
14. 吴修均，李怀臣.山东省 2004—2014 年肺结核患者耐药情况分析[J].泰山医学院学报，2018，39(1)：24-27.
15. 任志盛，代晓琦，王忠东，等.青岛市五区(市)结核病耐药情况分析[J].中国防痨杂志，2018，40(6)：599-603.
16. 庞艳，刘英，汪清雅，等.2016 年重庆市学校结核病疫情流行概况分析[J].实用预防医学，2018，25(1)：10-13.
17. 陈莉莉，郭俊涛，李朋，等.上海市浦东新区大中专院校肺结核患者学生密切接触者结核潜隐感染现状及影响因素分析[J].上海预防医学，2018，30(3)：165-169，175.
18. 陈慧娟，田架荣，安北欧.贵州省某中学一起学校肺结核聚集性事件分析[J].中国学校卫生，2018，39(3)：460-462.
19. 陈慧娟，陈璞，黄爱菊.2008—2015 年贵州省学生肺结核疫情特征分析[J].现代预防医学，2018，45(4)：720-724.
20. 徐红，李琦，来优统，等.萧山区学生肺结核流行病学特征分析[J].现代预防医学，2018，30(6)：598-599.
21. 张传芳，唐益，徐祖辉，等.湖南省 2012—2017 年学生肺结核登记情况及流行特征[J].中国感染控制杂志，2018，17(11)：1008-1012.
22. 张碧波，王鑫，韩雪，等.2011—2017 年黑龙江省学生肺结核疫情特征分析[J].结核病与肺部健康杂志，2018，7(3)：176-179.
23. 潘桂珍，杜雨华，张晋昕，等.2011—2015 年广州市学生结核病流行状况分析[J].广东医学，2018，39(21)：3245-3250.
24. 邓慈禧，钟倩红，吴智龙.广东省佛山市 2010—2016 年初治涂阳肺结核流行特征分析[J].中国防痨杂志，2018，40(1)：114-118.
25. 刘胜兰，史宇晖，申洋，等.我国六省市流动人口结核病就诊意向分析[J].中国防痨杂志，2018，40(3)：296-301.
26. 沈明，李敏璐，张小其，等.2011—2015 年深圳市龙岗区肺结核并发糖尿病的流行特征分析[J].结核病与肺部健康杂志，2018，7(1)：71-73.
27. 李素容，何涛.结核分枝杆菌艾滋病病毒双重感染者死亡风险因素分析[J].中国病毒病杂志，2018，8(3)：200-203.
28. 张娟娟，胡方祥，王云霞，等.2011—2015 年深圳市宝安区结核病控制项目效果评价[J].职业与健康，2018，34(7)：946-949，953.
29. 高磊，金奇.关口前移：结核潜伏感染及其控制[J].中国防痨杂志，2018 年，40(8)：791-795.
30. 潘建华，石国民，彭雪峰，等.长沙地区 2012—2017 年非结核分枝杆菌流行状况分析[J].国际检验医学杂志，2018，39(20)：2496-2498.
31. 沙巍，肖和平.再议非结核分枝杆菌的危害性[J].中华结核和呼吸杂志，2018，41(2)：83-85.

第二章　结核病预防控制策略、措施和成效

【摘要】发现和治愈肺结核患者仍是当前控制结核病疫情的关键措施。部分地区在改善肺结核患者的发现方面,积极探索患者发现环节中各机构间协调和配合机制,在目前已被动发现的基础上,加强主动发现策略提高发现率。此外,对于发现的活动性结核病患者及时进行合理治疗,提高患者依从性,提高治愈率,仍是目前减少结核病传播、控制结核病流行最有效的公共卫生措施。另外感染控制仍较薄弱,有待进一步加强。在新型结核病防治服务体系下,部分地区在患者发现、治疗管理、感染控制及相关成本效益分析等方面开展了相关研究,并取得了显著成效。本章对患者发现及治疗管理等方面的经验及新进展进行了梳理和总结。

【关键词】结核;肺;预防和控制;发现;结核病管理;感染控制;成效

2018 年,我国结核病防治工作者积极探索患者发现方式,提高结核病的发现率。在患者管理、感染控制等方面也取得不少的成绩,积累了大量的经验。

一、患者发现

胡冬梅等[1]对 2011—2015 年结核病信息管理系统登记报告的活动性肺结核患者例数(4 268 687 例)和新涂阳肺结核患者例数(1 415 537 例)进行分析,结果表明 2011 年全国新涂阳肺结核患者登记例数占活动性肺结核登记例数的 41. 6%,2015 年占 26. 4%。2011 年活动性肺结核患者登记率为 67. 5/10 万,新涂阳肺结核患者登记率为 28. 1/10 万,2015 年两个登记率分别为 58. 4/10 万和 15. 4/10 万。2011—2015 年全国 31 个省(直辖市、自治区)活动性肺结核患者登记率环比统计结果显示,2012 年较 2011 年降低了 1. 2%,2013 年较 2012 年降低了 5. 0%,2014 年较 2013 年降低了 3. 4%,2015 年较 2014 年降低了 2. 6%;新涂阳肺结核患者登记例数环比结果显示,2012 年较 2011 年降低了 16. 1%,2013 年较 2012 年降低了 12. 8%,2014 年较 2013 年降低了 14. 6%,2015 年较 2014 年降低了 10. 7%。结果提示,“十二五”规划实施期间,全国活动性肺结核患者登记率稳步下降,新涂阳肺结核患者登记率下降迅速,需采取相应措施提高肺结核患者发现和登记工作。

李婷等[2]对 2012—2016 年四川省 9 个县(区)的抽样乡镇开展结核病主动筛查工作,主动发现方式共检出活动性肺结核患者 272 例,检出率为 498. 87/10 万(272/54 523),其中 71 例无症状者(26. 10%,71/272);被动发现方式在县级结核病防治机构共登记活动性肺结核患者 1 868 例,2014—2016 年的登记率为 67. 04/10 万(347/517 584)、78. 36/10 万(374/472 596)、63. 76/10 万(300/470 504),各年度间活动性肺结核患者登记率总体趋势差异无统计学意义。主动发现患者平均年龄高于被动发现的 1 868 例肺结核患者平均年龄。主动发现患者中年龄分布≥60 岁者和所在地为农村的患者明显高于被动发现中≥60 岁和农村患者;两组比较,差异均有统计学意义。主动发现患者中涂阳患者、空洞患者明显低于被动发现患者中的比例;两组比较,差异均有统计学意义。5 年间 9 个县(区)主、被动发现患者

构成比差异有统计学意义($\chi^2=90.000$，$P=0.000$)，农村调查点的被动发现患者构成比(79.65%，857/1 076)明显低于城镇调查点(95.02%，1 011/1 064)，差异有统计学意义($\chi^2=113.941$，$P=0.000$)。结果提示，主动发现策略可作为被动发现策略的有益补充，对于促进肺结核患者的发现，特别对农村地区和≥60 岁老年人群具有重要价值。

陆敏灵等[3]对 2006—2017 年西安电子科技大学学生肺结核发现情况进行分析，结果表明因症就诊是该校主要的肺结核发现方式，占 52.29%(137/262)，其次是新生入学体检，占 29.77%(78/262)。2006—2017 年该高校学生肺结核发病率、新生入学体检肺结核检出率及因症就诊肺结核检出率呈下降趋势，差异有统计学意义。密切接触者筛查肺结核检出率及毕业生体检肺结核检出率差异有统计学意义，但趋势性检验差异无统计学意义。结果提示，12 年学生肺结核发病率呈下降趋势，但仍有波动，防控工作仍需要加强。新生入学和毕业生离校体检、因症就诊、密切接触者筛查相结合是学校早期发现肺结核患者，防止疫情扩散的重要手段。

赵天祥等[4]对 2014—2017 年安徽省合肥市肥西县非结核病防治机构(简称“非结防机构”)与结核病防治机构(简称“结防机构”)对疑似肺结核患者转诊到位与追踪情况分析，其中 2014 年 1 月—2015 年 12 月 14 日期间非结防机构网络报告的 1 690 例疑似肺结核患者归为传统组，2015 年 12 月 15 日—2017 年 12 月期间非结防机构网络报告的 1 185 例疑似肺结核患者归为改进组。结果表明，2014—2017 年肥西县非结防机构网络报告应转诊疑似肺结核患者总体到位 2 705 例，总体到位率 94.1%；其中传统组患者总体到位率 93.3%，改进组患者总体到位率 95.3%，两组患者总体到位率差异有统计学意义。到位后诊断为肺结核患者 1 424 例，占到位患者的 52.6%；传统组和改进组到位患者诊断为活动性肺结核患者的比率分别为 50.9%、55.1%，两组比较差异有统计学意义。非结防机构网络报告疑似肺结核患者转诊到位 1 049 例，转诊到位率 36.5%，传统组和改进组转诊到位率分别为 27.3%(461/1 690)、49.6%(588/1 185)，两组比较差异有统计学意义。结防机构追踪到位患者 1 630 例，追踪到位率 90.6%；传统组和改进组追踪到位率分别为 90.6%、90.5%，两组比较差异无统计学意义。2014—2017 年肥西县非结防机构网络报告的疑似肺结核患者 2 875 例，经转诊追踪后到结防机构诊断为肺结核患者 1 424 例，占同期结防机构登记肺结核患者的 82.4%，传统组和改进组非结防机构发现肺结核患者占结防机构登记患者的构成比分别为 88.9%、75.2%，两组比较差异有统计学意义。结果提示，非结防机构网络报告疑似肺结核是发现肺结核患者的重要方式，实行“三位一体”结核病防治模式，更有利于疑似肺结核患者的发现和到位确诊。

孙宏英等[5]对 2008—2017 年绵阳市 9 个县(市、区)结核病防治机构(简称“结防机构”)登记的肺结核患者的资料进行回顾性分析(包括 5 个重灾区为对照组，4 个极重灾区)，结果表明 2008 年绵阳市极重灾区登记报告肺结核发病率 83.10/10 万，重灾区为 86.47/10 万，差异无统计学意义，2009—2016 年极重灾区登记报告肺结核发病率分别为 91.24/10 万、86.33/10 万、95.30/10 万、89.36/10 万、86.20/10 万、84.22/10 万、85.01/10 万、77.57/10 万，均高于重灾县的 83.79/10 万、76.30/10 万、84.48/10 万、74.99/10 万、80.50/10 万、76.14/10 万、75.20/10 万、72.00/10 万，差异均有统计学意义；到 2017 年，极重灾区结核病报告发病率为 77.45/10 万，与重灾县(72.68/10 万)趋于接近。结果提示，绵阳市结核病发病率较高，地震对结核病发现工作的影响长期存在；应该尽快恢复和发挥三级结核病防治网络作用,开展积极有效的筛查与结核病防治工作。

冯宗欣[6]对2011年1月—2016年1月在河南省濮阳市第五人民医院就诊登记的369例无症状疑似肺结核患者的发现途径及临床特征进行了回顾性分析。研究表明,发现途径分别为入学体检占49.32%,因其他疾病行肺部检查占20.60%,职工体检占18.70%,羁押人员体检占11.38%(42/369)。痰涂片抗酸杆菌(AFB)阳性患者占8.67%,涂阴培阴329例(89.16%),涂阳培阳32例(8.67%),涂阴培阳8例(2.17%),未发现非结核分枝杆菌及耐药菌。267例疑似活动性肺结核和26例占25.49%疑似非活动性肺结核患者在胸部CT复查后诊断为活动性结核病;该293例患者经规范的抗结核药物治疗(涂阴培阴者在知情同意情况下给予诊断性抗结核药物治疗),2个月末病灶明显吸收、空洞缩小率57.68%,涂阳阴转率82.35%,培阳阴转率77.50%(31/40);6个月末病灶完全吸收率47.78%、空洞影闭合率100.00%,涂阳阴转率100.00%,培阳阴转率100.00%。结果提示,无症状肺结核患者以体检时主动发现为主,胸部CT扫描在诊断与治疗后随访判断病灶有无好转方面有一定价值。

彭建明等[7]分析基于微信的《惠州市多功能肺结核防治管理信息系统》(简称"《信息系统》")使用前后的效果。结果表明,使用《信息系统》前(2016年)疑似肺结核患者转诊信息准确率为81.0%,使用《信息系统》后(2017年)为98.0%,两者比较差异有统计学意义;使用《信息系统》前疑似肺结核患者转诊信息1小时到达率为6.0%,使用《信息系统》后为97.0%,两者比较差异有统计学意义;使用《信息系统》前疑似肺结核患者追踪执行率为68.0%,使用《信息系统》后为97.0%,两者比较差异有统计学意义;使用《信息系统》前肺结核患者管理通知单推送准确率为85.0%,使用《信息系统》后为99.0%,两者比较差异有统计学意义;使用《信息系统》前肺结核患者管理通知单1小时到达率为55.1%,使用《信息系统》后为98.0%,两者比较差异有统计学意义。结果提示,基于微信的《信息系统》在结核病疑似肺结核患者转诊、肺结核追踪、肺结核患者推送方面效果显著。

二、患者治疗管理

许婕等[8]2017年9—12月对全国报告发病率最高的青海、贵州、广西、西藏、新疆5个省(自治区),各选择1个乡镇,对肺结核主动筛查项目中发现的149例肺结核患者,分别于诊断后进行10分钟的健康教育。结果发现,开展健康教育前主动发现的肺结核患者纳入治疗率为78.52%(117/149),10分钟健康教育后提高至85.23%(127/149)。经健康教育后,单因素分析结果显示:与贵州相比,青海、广西、新疆的患者纳入治疗的意愿较弱($\chi^2=18.13$, $P<0.001$);与<65岁患者相比,≥65岁患者纳入治疗的意愿较弱($\chi^2=6.83$, $P=0.009$);与往返定点医院时间≤30分钟的患者相比,往返时间>30分钟的患者纳入治疗的意愿较弱($\chi^2=5.97$, $P=0.015$)。多因素分析结果显示,年龄≥65岁的患者及往返定点医院所需时间>30分钟的患者纳入治疗的意愿较弱。结果提示,健康教育对提高患者纳入治疗率有明显效果,以村医入户方式效果较为明显;应重点关注65岁及以上老年人和往返治疗点时间较长患者的纳入治疗工作。

杨忠喜等[9]对黑龙江省7家结核病专科医院中收集2014年7月1日—2015年6月30日登记的耐多药肺结核患者796例患者信息。其中结核病防治机构(简称"结防机构")登记患者150例,结核病专科医院登记患者646例;从中筛选出地址详细的患者393例,结防机构及结核病专科医院分别为150例及43例，对同意接受调查的278例耐多药肺结核患者进行入户调查。结果发现，结防机构及结核病专科医院发现的耐多药肺结核患者登记并录入《结核病信息管理系统》的患者比例分别为100.0%及2.2%，差异有统计学意义。结防机构发现的患者接受治疗率为54.8%，结核病专科医院发现的患者接受治疗率为92.6%，差异有统计学意义。结防机构发现的患者和结核病专科医院发现的患者坚持治疗率分别为69.8%和78.1%，差异无统计学意义；导致患者未坚持治疗的主要因素是经济因素，结防机构和结核病专科医院的患者中分别占63.5%和75.1%，其次为取药不方便，分别占26.9%和8.3%。结果提示，结核病专科医院患者登记和信息录入比率较低，需要建立无缝衔接的医防合作机制；患者中断治疗的主要原因是经济因素，应争取当地医疗保险政策的支持，提高报销比率，减轻患者就医负担。

三、感染控制

王晓宁等[10]对我国12省212家结防机构的门诊和实验室结核感染控制中管理措施的实施情况进行调查，结果表明结防机构在结核病门诊提供结核感染控制宣传资料、为就诊者在就诊前进行常规咳嗽筛查和实验室优先收治疑似传染性肺结核患者标本这三个方面的实施率较高，分别为88.2%(187/212)、85.4%(181/212)和84.9%(180/212)。在咳嗽患者排队就诊时门诊有单独的候诊区和门诊放置带盖痰盂方面，被调查机构的实施率仅为54.2%(115/212)和47.6%(101/212)。管理措施主成分分析将指标由14个指标概括为7个主成分因子，分别为门诊对就诊者的隔离和优先就诊综合因子、门诊对患者早隔离措施因子、就诊者自我隔离措施因子、门诊健康宣传教育措施因子、实验室对传染性患者优先收取标本因子、门诊放置带盖痰盂因子和门诊指定留痰区域因子。结果提示，各级结防机构结核感染控制的管理措施实施还不到位；主成分分析方法能够将14个指标综合为7个主成分，综合反映结防机构结核病门诊和实验室结核感染控制中管理措施的实施情况，并根据主成分因子及其贡献率形成综合评价模型。

潘稚芬等[11]对2010年1月—2017年12月嘉兴市第一医院诊治的10 979例肺结核患者(包括53例机械通气患者)。其中，2010年1月—2012年12月收治的2 501例肺结核患者采用传统管理方法进行管理；2013年1月—2017年12月收治的8 478例肺结核患者采用PDC法进行管理。对比分析两种管理方法期间临床医护人员院内结核感染情况，结果表明2010年1月—2012年12月对照组3年间年均临床医护人员1 174名，其中10例医护人员感染肺结核；利用PDCA法改进痰液管理后，2013年1月—2017年12月5年间年均临床医护人员1 513名，全院临床医护人员均无院内结核感染发生，差异有统计学意义；传统管理期间医护人员满意度评分为(91.92±1.69)分、PDCA法管理期间医护人员满意度评分为(97.07±1.92)分，两者比较差异有统计学意义。结果提示，利用PDCA法管理可降低医护人员院内结核病感染的发生，提高医护人员对感染控制措施的满意度。

四、各地成效及经验

邓亚丽等[12]对陕西省新型结核病防治管理模式实施前后结核病防治能力建设及诊治效果进行评价，结果表明2014年和2017年全省设有结核病定点医院的数量分别为20家和107家，2017年较2014年增加了87家。2014年全省共有结核病防治人员923名，其中疾病预防控制中心(CDC)656名,定点医院267名。2017年全省共有结核病防治人员1 200名,其中CDC 403名,定点医院797名;与2014年相比,CDC人员减少了38.57%,定点医院人员增加了198.50%。2014年全省有3个地级市开展了分子生物学耐药检测,5.56%的县(区)开展了分子生物学检测,12.04%的县(区)开展了痰培养。2017年全省有8个地级市开展了分子生物学耐药检测,49.07%的县(区)开展了分子生物学检测,55.56%的县(区)开展了痰培养。新型防治模式实施前3年全省初诊查痰率为98.50%,发现肺结核患者63 892例,发现病原学阳性患者14 087例,病原学阳性率为23.56%。实施后3年全省初诊查痰率为95.00%,发现肺结核患者61 583例,病原学阳性患者10 588例,病原学阳性率为18.81%。新型防治模式实施前后初诊查痰率降低,病原学阳性率降低。实施前3年因症就诊发现肺结核患者占29.43%,转诊发现患者占43.90%。实施后3年因症就诊发现肺结核患者占25.38%,转诊发现患者占57.79%。转型后因症就诊发现患者的构成比下降,转诊发现患者的构成比上升。新模式实施前后3年非结核病防治机构报告患者总体到位率分别为93.18%和89.96%,实施后总体到位率下降。新模式实施前后患者治疗成功率分别为95.04%和94.97%,实施前后比较差异无统计学意义。结果提示,我省新型结核病防治管理模式推进顺利,防治能力加强,但部分患者诊治及管理指标有所下滑,实施质量仍需提升。

宁柱等[13]对2015—2017年四川省自贡市耐多药结核病(MDR-TB)分级诊疗的实施效果进行评价,结果表明医防联合体定点医疗机构模式和区县医院定点医疗机构模式下,结核病患者中MDR-TB的发现率分别为9.2%和5.4%;培阳患者开展传统药物敏感性试验的比率分别为93.9%和4.1%;MDR-TB患者的治疗覆盖率分别为13.0%和59.5%;差异均具有统计学意义。治疗成功率分别为71.4%和77.3%,差异无统计学意义。MDR-TB患者承担的人均直接经济负担分别为(28 006.90±2.83)元和(26 395.70±5.15)元,其中人均自付住院费用分别占41.8%和40.6%。结果提示,自贡市部分地区实施分级诊疗在MDR-TB诊治中的整体效果较好,建议重点加强转诊和追踪的管理,提高治疗覆盖率,强化医疗支付方式改革。

李建之等[14]回顾性对比分析泰安市"十一五"和"十二五"期间的成本-效益,结果显示,"十一五"期间,全市用于结核病防治工作的总经费为1 077.79万元;共登记免费治疗活动性肺结核患者14 936例,避免了64 426例感染、6 443例发病;估算节约医疗费用438.93万元,挽回社会经济总价值达153 561.27万元;政府每投入1元人民币,可产生142.89元的社会经济效益。"十二五"期间,全市用于结核病防治工作的总经费为1 350.74万元;共登记免费治疗活动性肺结核患者12 146例,避免了42 623例感染、4 263例发病;估算节约医疗费用360.40万元,挽回社会经济总价值达228 866.02万元;政府每投入1元人民币,可产生169.65元的社会经济效益。结果提示,泰安市实施"十一五"和"十二五"结核病防治规划的成本-效益显著,"十二五"期间获得的社会经济效益较"十一五"期间更好。

唐晓丽等[15]对密云区结核病患者健康管理纳入基本公共卫生服务项目(简称"公卫项目")对结核病预防控制工作的成效进行了分析和评价。结果表明,活动性肺结核患者发病率由2014—2015年的41.63/10万下降到2016—2017年的35.00/10万,下降了6.63/10万。涂阳患者发现率由2014—2015年的29.70%上升至2016—2017年的33.93%,提高了4.22个百分点,但差异无统计学意义。未查痰患者比率由2014—2015年的19.31%下降至2016—2017年12.50%,下降了6.81个百分点,差异有统计学意义。转诊到位率由2014—

2015 年的 67.81%上升至 2016—2017 年的 74.50%，上升了 6.69 个百分点，差异有统计学意义。总体到位率由 2014—2015 年的 93.29%上升至 2016—2017 年的 96.75%，上升了 3.46 个百分点，差异有统计学意义。新涂阳患者治愈率由 2014—2015 年的 87.78%上升至 2016—2017 年的 95.71%，上升了 7.93 个百分点，差异有统计学意义。结论提示，结核病患者健康管理纳入到公卫项目后，未查痰患者比率下降，患者转诊到位率、新涂阳患者治愈率等有所提高，对结核病疫情预防控制起到了促进作用。

（马艳　康万里　刘宇红　唐神结）

参考文献

1. 胡冬梅，徐彩红，李雪，等.2011—2015 年全国肺结核患者登记情况分析[J].中国防痨杂志，2018，40(6)：570-577.
2. 李婷，何金戈，李运葵，等.四川省九县(区)主动发现与被动发现结核病患者特征的对比分析[J].中国防痨杂志，2018，40(11)：1214-1220.
3. 陆敏灵，邓亚丽，李晓霞，等.2006—2017 年西安电子科技大学学生肺结核发现情况分析[J].中国防痨杂志，2018，40(9)：983-988.
4. 赵天祥，曹红.2014—2017 年肥西县疑似肺结核患者转诊到位与追踪情况分析[J].结核病与肺部健康杂志，2018，7(2)：104-108.
5. 孙宏英，段晋超，张昭，等.汶川地震后 10 年间绵阳极重与重灾区结核病患者发现情况分析[J].中国防痨杂志，2018，40(9)：979-982.
6. 冯宗欣.369 例无症状疑似肺结核患者的发现途径及临床特征分析[J].中国防痨杂志，2018，40(3)：336-339.
7. 彭建明，刘志东，钟球，等.基于微信的多功能肺结核防治管理信息系统应用效果评价[J].结核病与肺部健康杂志，2018，7(1)：74-76.
8. 许婕，王朝才，夏愔愔，等.我国高疫情地区主动发现的肺结核患者干预前后接受治疗的意愿及影响因素分析[J].中国防痨杂志，2018，40(10)：1099-1109.
9. 杨忠喜，于艳玲，闫兴录，等.黑龙江省耐多药肺结核患者登记治疗的管理现状分析[J].中国防痨杂志，2018，40(6)：578-582.
10. 王晓宁，何天伦，耿梦杰，等.我国 12 省结核病门诊和实验室感染控制管理措施实施现状的抽样调查及其主成分分析[J].中国防痨杂志，2018，40(5)：519-524.
11. 潘稚芬，陆锦琪，钱建萍，等.PDCA 管理循环在结核感染控制中的应用价值[J].结核病与肺部健康杂志，2018，7(2)：100-103.
12. 邓亚丽，张宏伟，张天华，等.陕西省新型结核病防治管理模式实施前后能力建设与诊治效果分析[J].中国防痨杂志，2018，40(12)：1341-1345.
13. 宁柱，杨林，史文佩，等.2015—2017 年四川省自贡市耐多药结核病分级诊疗实施效果初步评价[J].中国防痨杂志，2018，40(12)：1346-1349.
14. 李建之，李君，任婷，等.泰安市 2006—2015 年实施结核病防治规划的成本-效益分析[J].中国防痨杂志，2018，40(4)：429-433.
15. 唐晓丽，郭玉凤，蔡华立，等.北京市密云区结核病健康管理纳入公共卫生服务项目实施前后效果分析[J].中国防痨杂志，2018，40(7)：768-771.

中篇　结核病基础

第一章　结核病分子流行病学

【摘要】结核病是一种慢性呼吸道传染病，开展分子流行病学研究对于全面了解结核病在人群的传播模式，结核分枝杆菌的发生和进化过程具有重要意义。近年来，分枝杆菌多位点数目可变串联重复序列分析（MIRU-VNTR）、间隔区寡聚核苷酸分型技术（Spoligotyping）是比较常用的基因分型技术，而伴随着全基因组测序技术的广泛应用，可以更精确地鉴定结核分枝杆菌的流行传播规律。国内文献主要聚焦在结核分枝杆菌和耐药结核分枝杆菌分子流行病学特征的研究，以及不同基因分型技术在结核病分子流行病学中的应用，为制定结核病科学防治策略提供重要依据。

【关键词】结核分枝杆菌；分子流行病学；基因分型；传播；耐药

分子流行病学是应用先进的技术测量生物学标志的分布情况，结合流行病学现场研究方法，从分子或基因水平阐明疾病的病因及其相关的致病过程，并研究疾病的防治和促进健康的策略和措施的科学。本文对 2018 年国内结核病分子流行病学主要的研究进展进行总结。

一、结核分枝杆菌的分子流行病学

结核分枝杆菌基因组 DNA 的基因分型技术是研究结核分枝杆菌分子流行病学的重要基础，国内应用分型技术研究结核分枝杆菌在不同地区的流行与传播取得以下进展。

Xu 等[1]通过 MIRU-VNTR 分型技术对苏北地区流行的临床分离株进行鉴定，并探讨了其传播方式。对连云港市连续收治 912 例经培养确诊的肺结核病例菌株，利用 15 个位点的 MIRU-VNTR 分型对分离株进行基因分型。利用亨特-加斯顿判别指数（HGDI）对分子标记的识别能力和多样性进行了评价。结果在 741 株成功基因型分离株中，144 株（19.43%）形成 46 个簇，而 597 株（80.57%）具有独特的 MIRU 模式。所有 15 个基因座的总 HGDI 为 0.999。平均集群规模为 3（2~13）名患者。近期传播的估计比例为 13.34%。结论认为，最近结核病在研究地点传播的概率相对低，而这些病例主要是由先前的感染激活引起的，空间分析表明形成较大集群的菌株具有区域聚集特征。

Shi 等[2]使用 26 位点（经典 24 位点和其他 2 位点）的 MIRU-VNTR 和 Spoligotyping 对来自 2015 年期间河南省不同地区的 668 株结核分枝杆菌分离株进行分型分析。对结核分枝杆菌 Spoligotype 类型和耐药表型的相关性进行分析，结果发现河南省结核分枝杆菌具有高度的遗传多样性。河南地区结核分枝杆菌优势菌株是北京基因型（83.53%，$n=558$），其中典型北京基因型为主要亚型。668 株结核分枝杆菌通过 26 位点 VNTR 被分为 567 个不同的基因型，其中包括 38 个簇（每个簇包含 2~15 株菌）和 529 个独特的基因型。北京基因型与性别、年龄、治疗史无关，但与 4 种一线药的耐受性和耐多药表型密切相关。针对本次研究的样本，根据 Hunter-Gaston 分辨力指数，26 个位点中 15 个位点具有高度或适中的分辨能力。10 个分辨能力最强位点的组合分辨力能与 26 位点相当。结果表明，北京基因型是河南地区最主要的流行菌株，并且建立了适宜于河南省菌株分型的 10 位点组合。

Liu 等[3]基于 1 189 株北京地区收集的结核分枝杆菌菌株，利用 Spoligotyping 的方法区分北京基因型和非北京基因型，以及分析北京基因型是否与结核耐药性相关。结果表明，北京地区的主要流行的结核分枝杆菌菌种是以北京基因型为主，占所有菌株的 83.3%。北京基因型菌株在男性及 45~64 岁人群中的比例显著高于对照组，非北京基因型结核分枝杆菌与异烟肼耐药相关。

厦门大学 Zeng 等[4]开发了一种基于熔解曲线的 Spoligtyping 技术，通过对 DR 区域的分析，结果表明与传统杂交方法相比，一致率为 98%，并且其操作简便性显著优于传统手工杂交法。吴培丰等[5]采用熔解曲线间隔区寡核苷酸分型（melting curve Spoligotyping，McSpoligotyping）技术对广东口岸结核分枝杆菌复合群（*MTBC*）主要流行菌株及输入性菌株的分子流行病学特征进行分析，广东口岸 558 株 *MTBC* 菌株基因分型，分型结果与 SITVITWEB 数据库进行比对，获取间隔区寡核苷酸国际型别（Spoligotype international type，SIT）编号，并用 BioNumerics 7.6 进行聚类分析。结果显示 558 株 *MTBC* 菌株共分为 107 种基因型，其中 66 种归属于 8 种基因家族及 4 种家系。谱系 2 和谱系 4 共占菌株总数的 86.38%（482/558）。6 个主要流行簇分别为 SIT1、SIT53、SIT52、SIT50、SIT190 和 SIT19，其中 SIT1 为最大流行簇。17 株输入性 *MTBC* 包含北京、拉丁美洲和地中海等多个基因家族，其中包含 23.53%（4/17）的新基因型。分析认为，北京基因型菌株耐药率为 27.25%（106/389），非北京基因型菌株耐药率为 23.81%（40/168），差异无统计学意义（$\chi^2=0.72$，$P=0.40$）。典型北京基因型菌株耐药率为 26.03%（95/365），非典型北京基因型菌株耐药率为 45.83%（11/24），差异有统计学意义（$\chi^2=4.46$，$P=0.03$）。结论认为，广东口岸以谱系 2 和谱系 4 *MTBC* 为主要流行菌株，输入性菌株以来源地区流行的基因家族和新基因型为主，应加强对主要流行菌株及输入性菌株的分子流行病学监测。非典型北京基因型菌株与耐药性具有相关性。

一项来自上海地区的分子流行病学研究中纳入了 2009—2015 年 1 211 名上海松江地区流行结核病患者分离的菌株，并对其进行 VNTR 和 SNP 分型，结果表明与结核病患者空间距离较近的人群之间传播的风险显著高于空间距离较远的人群。同时存在流动人口和常住人口之间的结核病传播，这些研究结果提示空间数据与流行病学数据的整合有利于全面理解结核病的传播规律[6]。复旦大学 Liu 等[7]通过分析中国具有代表性的 4 578 株结核分枝杆菌菌株，发现 99.4%的菌株属于谱系 2 和谱系 4，提示当代流行的菌株大约在 1 000 年前进入中国，并且经过 12 世纪和 18 世纪的两次扩张，衍变成中国当代主要流行株。

二、耐药结核分枝杆菌的分子流行病学

中国一项通过大序列多态性和 15 个位点可变数重复串联对全国耐药结核病调查中获得的 3 929 株菌株进行了基因分型，结果发现 2 905 例（2 905/3 929，73.9%）属于谱系 2，主

要分布在东部和中部地区;975 例(975/3 929,24.8%)属于谱系 4,在西部地区流行率较高;36 例和 13 例分别属于谱系 3 和谱系 1。通过 logistic 回归探讨了谱系(谱系 2 与谱系 4)与临床特征之间的关系。对于谱系 2,患者危险因素为汉族人群和发热。然而,对于谱系 4,患者危险因素是职业(农民)和教育程度(非文盲)。充分了解结核分枝杆菌谱系的分布及其危险因素,对结核病的预防、控制和治疗具有重要意义[8]。

罗东等[9]调查了江西省耐多药结核分枝杆菌 MIRU-VNTR 分子特征及传播情况。对分离自江西地区的耐多药结核分枝杆菌 131 株,采用 15 位点 MIRU-VNTR 进行 RD105 片段缺乏(北京基因型)检测进行分型,计算等位点差异、分辨率、成簇率以及近期感染率的估算值。结果表明,江西地区人感染耐多药结核分枝杆菌中北京基因型占 83.21%。分离株结核分枝杆菌 15 位点 MIRU-VNTR 的 HGI 值为 0.994 7,北京家族菌为 0.992 3。131 株菌共分为 11 个基因簇和 98 个孤立基因型,成簇率为 25.19%,近期感染率估计值为 16.79%;北京家族株成簇率为 28.44%,近期感染率估计值为 19.27%。结论认为,15 位点 MIRU-VNTR 对包括北京基因型结核分枝杆菌的分辨率高,该方法适合于江西地区耐多药结核分枝杆菌的基因分型,江西省耐多药结核病的流行主要为内源性复燃,但近期传播仍不能忽视。

李妍等[10]对陕西 87 例耐药结核分枝杆菌进行分型研究,以了解不同基因型在陕西的流行情况及耐药相关性。通过收集陕西省结核分枝杆菌耐药菌株 87 株,采用 Spoligotyping 方法对结核分枝杆菌临床分离株进行基因分型。结果表明,87 株耐药结核分枝杆菌中北京基因型占 86.21%(75/87),非北京基因型占 13.79%(12/87);非北京基因型中,T 基因型(T1、T2、T2~3、T3)占 9.20%(8/87),Manu 基因型占 1.15%(1/87),新发现基因型占 3.45%(3/87)。北京基因型和非北京基因型的单耐药、多耐药、耐多药、其他类型的耐药比率分别为 38.67%(29/75)、13.33%(10/75)、42.67%(32/75)、5.33%(4/75)和 66.67%(6/9)、11.11%(1/9)、22.22%(2/9)、0(0/3),差异均无统计学意义($P>0.05$)。结论认为,陕西省结核分枝杆菌呈基因多态性,其主要流行基因型为北京基因型;北京基因型和非北京基因型的耐药性差异无统计学意义。

三、不同基因分型技术在结核病分子流行病学中的应用

段琼红等[11]综述了 MIRU-VNTR 方法应用于耐多药结核病分子流行病学的情况,认为 MIRU-VNTR 方法是一种简单快速的结核分枝杆菌基因分型方法,与其他分型方法结合,表现了与“金标准”RFLP 相似的分辨力,已逐渐成为耐多药结核病分子流行病学研究中的重要工具。MIRU-VNTR 主要应用于以下方面:①探索耐多药结核病传播机制;②接触者调查和暴发同源性调查;③区分再感染与复燃;④揭示结核分枝杆菌菌种多样性和群体遗传关系;⑤与 GPS 结合,描述各地结核病传播风险“热点”地图;⑥预测结核分枝杆菌耐药性。

陈昕昶等[12]对全基因组测序技术的研究方向及成果进行回顾,提出其局限性并展望其应用前景。认为传统的分型方法如基于 IS6110 的限制性片段长度多态性、间隔区寡核苷酸分型、分枝杆菌多位点数目可变串联重复序列分析的基因组信息仅为全基因组的 1%以下,全基因组测序可以鉴定菌株间的单核苷酸多态性,可以通过 SNP 鉴定其传播方向和传播链,观察到结核分枝杆菌的微进化与传播;还可根据 SNP 的差异和缺失可以将结核分枝杆菌菌株分为几个主要的谱系,明确 *MTB* 的宏观进化与种系发生;还可用于结核分枝杆菌耐药相关突变的检测,通过全基因组关联性分析(GWAS)研究 SNP 与表型之间的关系的研究已有

多篇发表。总之，全基因组测序技术已经大大提高了分辨率，推进了分子流行病学的研究，可以更好地监控结核病传播和鉴定传播源头；但现有的研究异质性很高，不同研究采用不同测序平台、分析流程等致使分析结果难以相互比较。

近年来分子流行病学研究结果显示，我国结核病近期传播率高，耐多药结核分枝杆菌（*MTB*）的外源性传播是导致我国 MDR-TB 传播和难以控制的原因之一。杨松等[13]对 *MTB* 基因分型及技术种类、国内 *MTB* 基因多样性与地理分布、世界其他地区 *MTB* 基因多样性与地理分布、*MTB* 耐药及其与 *MTB* 基因多样性的关系等内容进行了综述，认为全球许多国家或地区流行的 *MTB* 基因型存在多样性，广泛流行的北京基因型与耐多药性可能有关，该种系可能更易发生耐药基因突变。不同国家和地区 *MTB*、MDR 菌株基因型及其耐药基因突变特点存在地理差异和基因多样性，MDR-TB 或 XDR-TB 患者中分离的北京基因型和非北京基因型对一线、二线抗结核药物的耐药存在多样性。HIV 感染增加了 *MTB* 耐多药发生率和 MDR-TB 传播。未来 *MTB* 基因多样性及其与耐药性的关系研究定会更加深入和进展，为耐药结核病防治提供更多信息。

（刘一典　梁晨　逄宇　唐神结）

参考文献

1. XU G, MAO X, WANG J, et al. Clustering and recent transmission of Mycobacterium tuberculosis in a Chinese population[J]. Infect Drug Resist, 2018, 11: 323-330.
2. SHI J, ZHENG D, ZHU Y, et al. Role of MIRU-VNTR and spoligotyping in assessing the genetic diversity of Mycobacterium tuberculosis in Henan Province, China[J]. BMC Infect Dis, 2018, 18(1): 447.
3. LIU Y, ZHANG X, ZHANG Y, et al. Characterization of Mycobacterium tuberculosis strains in Beijing, China: drug susceptibility phenotypes and Beijing genotype family transmission[J]. BMC Infect Dis, 2018, 18(1): 658.
4. ZENG X, XU Y, ZHOU Y, et al. McSpoligotyping, a One-Step Melting Curve Analysis-Based Protocol for Spoligotyping of Mycobacterium tuberculosis[J]. J Clin Microbiol, 2018, 56(8). pii: e00539-18.
5. 吴培丰，温颖，陈嘉，等.广东口岸结核分枝杆菌复合群分子流行病学特征分析[J].中国防痨杂志，2018，40(9)：973-978.
6. YANG C, LU L, WARREN J L, et al. Internal migration and transmission dynamics of tuberculosis in Shanghai, China: an epidemiological, spatial, genomic analysis[J]. Lancet Infect Dis, 2018, 18(7): 788-795.
7. LIU Q, MA A, WEI L, et al. China's tuberculosis epidemic stems from historical expansion of four strains of Mycobacterium tuberculosis[J]. Nat Ecol Evol, 2018, 12(2): 1982-1992.
8. CHEN H, HE L, CAI C, et al. Characteristics of distribution of Mycobacterium tuberculosis lineages in China[J]. Sci China Life Sci, 2018, 61(6): 651-659.
9. 罗东，刘涛，熊光初，等.江西省 MDR-TB 的 MIRU-VNTR 分型研究[J].中国病原生物学杂志，2018，13(3)：217-220.
10. 李妍，曾小红，杨健，等.陕西省 87 株耐药结核分枝杆菌寡核苷酸基因分型和耐药性分析[J].现代预防医学，2018，45(9)：149-153.
11. 段琼红，陈军，王卫华.MIRU-VNTR 在耐多药结核病分子流行病学中的应用进展[J].公共卫生与预防医学，2018，29(5)：85-88.
12. 陈昕昶，张文宏.全基因组测序在结核病研究中的应用进展[J].中国防痨杂志，2018，40(2)：149-152.
13. 杨松，陈耀凯.结核分枝杆菌基因多样性及其耐药特点的研究进展[J].临床内科杂志，2018，35(3)：152-154.

第二章　抗结核药物及药物靶点

【摘要】本年度国内的抗结核药物研发和药物靶点研究又取得了不少进展，有众多新亮点，在吡啶类化合物治疗耐多药结核病研究方面有不少进展，胸腺肽和普通抗结核药物联合用药等治疗普通结核也有新的报道；同时在新的药物靶点的研究中也有新的发现，在中药抗结核机制和临床的应用上有不少进展，这些进展对于新型抗结核药物的开发和结核病的治疗和控制都有重要意义。

【关键词】结核病；药物靶点；中药；联合用药

结核分枝杆菌（*Mycobacterium tuberculosis*，*MTB*）耐药性的出现及其在全球和我国不断加剧的趋势为结核病的预防和控制提出了严峻的挑战，目前抗结核新药的研发和转化应用进度远远跟不上结核病的发病和日益严重的程度，因此抗结核新药和药物靶点的研发愈加迫切。2018 年对抗结核药物和药物靶点的研究有长足进展，主要集中在联合用药研究、中药抗结核药物的研究和临床应用、新型药物靶点研究等。本文对 2018 年主要的研究进展进行简单概括和总结。

一、抗结核候选药物的研究

1. 吡啶类化合物在抗耐多药结核领域的研究　尽管结核分枝杆菌已对异烟肼产生耐药性，但通过对此类化合物进行合理的修饰，或许会得到对耐药尤其是耐多药结核分枝杆菌均有效的新候选物。因此，近年来从吡啶类化合物中寻找抗结核药物已成为新药研发的热点方向。药物化学家对这类化合物进行了广泛的研究，发现了若干具有潜在抗耐多药结核活性的化合物。李川等[1]报道归纳了近年来吡啶类化合物在抗耐多药结核领域的最新研究进展，并总结出化合物 38 对临床分离 *MTB*、MDR-TB 和 XDR-TB 均具有良好的活性，极具进一步开发前景。探讨了此类化合物的构效关系，为科学家更合理的设计此类化合物提供帮助。谢舒枝等[2]使用环丝氨酸与抗结核药物联合治疗耐多药肺结核，研究分析抗结核药物联用的临床疗效及用药安全性。选用 96 例耐多药肺结核患者，两组患者治疗 3 个月、6 个月、9 个月、1 年、2 年后痰菌阴转率比较，差异均无统计学意义（$P>0.05$）。观察组患者不良反应发生率为 14.58%，明显低于对照组的 37.50%，差异具有统计学意义（$P<0.05$）。结果说明联合用药的效果虽无明显差异，但安全性较高，利于降低患者不良反应发生率。

胡春梅等[3]开展的贝达喹啉联合常规抗结核药物治疗耐多药肺结核患者的临床安全性、耐受性及长期疗效观察。在南京市胸科医院共选例 6 例，6 例中 5 例患者病灶达到显著吸收，痰结核菌培养均阴转，转阴时间分别为 8 周、8 周、12 周、12 周、36 周。1 例痰结核培养持续阳性，药敏结果证实为耐多药肺结核，影像学表现为右肺结核性毁损伴多个空洞。治疗中，不良反应主要集中在白细胞减少、肝功能异常、高尿酸血症、低钾血症、可以耐受的胃肠道反应、乏力、关节肌肉酸痛。结果表明，贝达喹啉联合常规方案治疗耐多药肺结核患者获得了较好的临床疗效且临床安全性较高，丰富了耐多药肺结核患者的临床药物选择，为耐多药肺结核患者的治疗提供了新的思路。复方磺胺甲噁唑（compound sulfamethoxazole, SMZ. Co）属于磺胺类抗菌药，是磺胺甲噁唑（sulfamethoxazole, SMZ）与甲氧苄啶（trimethoprim, TMP）的联合复方制剂，两者联用不仅增强了阻断细菌合成叶酸的作用，减轻了不良反应，同时也减轻了抗药性。近年来，国内外开展了多例 SMZ. Co 抗结核的研究，取得了较好疗效，但将 SMZ. Co 用于治疗耐多药结核病（MDR-TB）患者的报道目前较少。曹培明等[4]开展了磺胺甲噁唑联合二线药物治疗耐多药结核病的临床疗效分析，持续治疗 6 个月后发现，与对照组相比，增加 SMZ. Co 组患者咳嗽、咳痰率明显下降，差异有统计学意义（$P<0.05$），因此作者认为在抗结核治疗方案中联合使用 SMZ. Co 可有效减轻 MDR-TB 患者咳嗽、咳痰等症状。

2. 胸腺肽联合抗结核药物治疗的研究　胸腺五肽是在胸腺激素中分离以胸腺生成素为主要成分的药物，该药物对免疫系统有双向的调节作用，使免疫系统维持在稳定状态；同时该药物还能够对机体免疫细胞起到良好的调节作用。胸腺五肽可以加速人体分化 T 细胞，同时还能够与人体外周血 T 细胞受体进一步结合，提升肺结核患者细胞的 cAMP 值，加速一系列细胞反应。郭鑫等[5]报道了胸腺五肽联合常规抗结核药物治疗初治菌阳肺结核的效果研究，结果认为胸腺五肽联合常规抗结核药物治疗初治菌阳肺结核疗效确切，值得临床推广应用。胸腺五肽作为免疫增强剂的一种，能够刺激人体释放淋巴因子，对于人体的机体免疫功能有强化的作用，能够帮助肺结核患者改善各项肺功能指标；刘林涛等[6]也通过开展胸腺五肽联合常规抗结核药物治疗耐药性肺结核患者的疗效，发现将胸腺五肽与常规药物相结合能够促进患者病情改善，改善其病灶吸收、痰菌转阴情况，同时其生活质量和满意度也进一步提高。在针对耐多药结核病（MDR-TB）的治疗中，徐江涛等[7]的研究认为胸腺肽联合抗结核药物治疗，在耐多药肺结核中应用效果较佳，可显著改善其病情，促进痰菌转阴、肺部空洞闭合，且安全性较高、不良反应少，值得进一步推广使用。

李贵珍[8]的研究认为，抗结核药物联合胸腺肽 α1 能够改善肺结核伴糖尿病患者的 T 淋巴细胞亚群，减轻患者的症状，效果较好。石小软等[9]的研究表明，对老年结核性胸膜炎给予胸腺肽 α1 联合抗结核药物治疗可获得理想的疗效，且不良反应少，安全性高。观察组胸腔积液完全吸收时间短于对照组，胸腔积液完全吸收率高于对照组，差异均有统计学意义。研究者认为采用胸腺肽联合抗结核药物治疗老年结核性胸膜炎效果显著，可提高胸腔积液吸收率，临床应用价值较高。曹慧等[10]利用拉米夫定联合抗结核药物开展了治疗老年肺结核合并乙肝患者的研究，结果显示拉米夫定联合治疗组治疗后血清谷丙转氨酶（ALT）、谷草转氨酶（AST）、HBV-DNA 1g copies/ml 显著低于对照组的 1g copies/ml（$P<0.05$）。拉米夫定联合治疗组治疗后 T 淋巴细胞亚群 $CD4^+$、$CD4^+/CD8^+$ 分别为（42.95%±8.37%）与（1.79%±0.52%），显著高于对照组的（35.51%±8.76%）与（1.44%±0.69%）（$P<0.05$）。拉米夫定联合抗结核药物具有较佳抗结核效果，同时可以增强老年患者机体免疫功能，抑制乙肝病毒复制，减轻肝脏组织损伤，保证抗结核治疗顺利进行。河北北方学院的李秀琴等[11]开展了酞咪哌啶酮与抗结核药物并用治疗肺结核的效果观察，结果发现研究组患者的总有效率与对照组患者相比更高，$P<0.05$；研究组患者的不良反应发生率与对照组患者相比差异不显著，$P>0.05$。他们认为，对肺结核患者应用酞咪哌啶酮联合抗结核药物治疗，能够提高总有效率，且不会额外增加患者的不良反应发生率。

3. 中药抗结核作用研究　目前国家为消除结核病免费发放抗结核药物并实行规范管

理,但多数患者特别是中老年肺结核患者不能耐受其不良反应而自行停药,导致结核病蔓延传播。袁玉环等[12]利用百合固金汤加减联合结核药物治疗肺结核,取得较好的效果。他们研究认为,百合固金汤加减辅助治疗肺结核(肺肾阴虚证)能有效改善肺结核症状和药物的不良反应,缩短咳嗽消失时间,提高生活质量,疗效明显优于对照组,值得临床推广应用。

另有研究表明,中医药联合化疗药物治疗肺结核,能够增加化学药物的杀菌效果,并且还能增强药物的抑菌效果,减轻患病程度。茜草素正是这样一种中药,它本能有效的活血化瘀、止咳平喘、祛痰通经。但近年来又发现,该类药物能有效增强人体的免疫能力,起到保肝、抗癌、止痛消炎的作用。张哲等[13]的研究发现茜草素同样也能起到抑菌的作用,能有效抑制结核分枝杆菌的增长繁殖,极好地杀灭结核分枝杆菌,起到治疗结核的作用,在临床使用标准抗结核化疗方案配合茜草素治疗耐多药肺结核显示了较好的疗效,并且相比标准的治疗方法安全性更高,值得临床推广。

我国应用中药治疗肺结核历史悠久且效果较好,洋葱为草本药食同源植物,具有抗菌、抗癌、抗氧化、抗血小板聚集等功效。洋葱对广泛耐药结核菌具有一定的抗菌活性,含有黄酮类化合物。黄酮类化合物被认为是潜在的抗结核药物[8],但提取自洋葱的黄酮类化合物能否抑制结核分枝杆菌未见报道。王丽丽等[14]开展研究探讨洋葱中黄酮类化合物对结核分枝杆菌的抑菌作用,洋葱中黄酮类化合物对结核分枝杆菌有明显的体外抑菌作用,能够协同 INH、REP、EMB 及 SM 抑菌,还能促进巨噬细胞释放 γ-干扰素、IL-1β 等细胞因子,提高巨噬细胞吞噬结核分枝杆菌的能力,在≤280μg/ml 范围内,黄酮类化合物浓度越高作用越强,为未来开发黄酮类的抗结核药物奠定了一定的科学基础。

二、抗结核药物靶点的筛选和研究

1. 新型抗结核药物研发策略 微生物次级代谢产物是药物先导化合物的重要来源,面对结核分枝杆菌耐药严重的问题,重新发掘具有独特作用机制的天然药物显得势在必行。其中增强微生物的可培养性、把更多的未培养微生物转变成可培养的微生物将是意义十分重大的工作。其次,在微生物的合成途径中存在有大量的“沉默代谢途径”,如何激活这些代谢途径,产生结构类型更加多样的微生物次级代谢产物,挖掘和开发签字的药物资源,已经成为研究的热点。滕铁山等[15]开展的研究,系统阐述了微生物的非常规培养和沉默代谢途径激活的方法,他们通过限制性培养策略、原位仿生境培养策略和采用非常规的电子供体和电子受体来诱导微生物的次级代谢,产生多样的化合物。对沉默代谢途径的激活,他们采用稀土元素处理、改变微生物生长条件、混合培养、加入酶抑制剂或者遗传改造的等方法来激活微生物的沉默代谢途径,进而可以利用这些方法获得新型的抗结核天然产物,为新型抗结核药物的筛选奠定基础。

2. 新型抗结核候选药物潜力靶点的发现

(1)抗结核靶点的开发思路为研发更多新型抗结核药物提供了参考,陈瑞祥等[16]通过大规模筛选工作获得了一种具有抗结核分枝杆菌活性的化合物 HY-152E,他们利用药物亲和反应靶点稳定性(DARTS)技术并结合蛋白质谱技术,来分析与 HY-152E 相互作用的结核分枝杆菌潜在靶标蛋白。分别在相对分子质量 70 000 左右和 45 000~55 000 处观察到差异蛋白条带。利用蛋白质谱技术分析差异条带的蛋白信息,共获得 86 个蛋白信息。结合结核分枝杆菌数据库及蛋白功能信息,最终筛选到 9 个蛋白可能是 HY-152E 的抗结核作用潜在靶标。这 9 个靶标分别为 glnE、polA、dnaB、glfT、gltD、lgt、clpX、hisD 和 murA，这些潜在靶标的确定为后续研究 HY-152E 的抗结核分子机制和进一步开发抗结核药物奠定了基础。

（2）王阿鹏等[17]基于他们前期研究发现的具有抗结核药物潜力的化合物 IMB1701-1702 为基础，合成了众多的硝基呋喃-甲基化-N-杂环衍生物类的化合物，大多数化合物都显示了体外的抗 *MTB* H37Rv 的活性。其中，一个化合物 7 小时未显示细胞毒性，在用于敏感菌株和两株临床耐药菌株测试时，显示和药物 PBTZ169 具有相同的 MIC 值。因此，他们认为新设计合成的化合物 7 小时可能会作为有希望的抗结核候选药物。李林虎等[18]开发的来源于化合物 PBTZ169 衍生的苯基硝基噻唑类化合物也显示了很好的抗结核活性，不论是对敏感菌株还是对 MDR 菌株。王庭等[19]的研究也发现，以喹唑啉为骨架的类似化合物具有良好的抗结核活性。

（3）DosR 调节子在结核分枝杆菌（*MTB*）的休眠和感染宿主中扮演有关键的角色，报道认为 DosR 蛋白的 182 赖氨酸位点有可逆的乙酰化过程存在。毕京等[20]的研究认为 DosR 蛋白的 182 赖氨酸（K182）位点的乙酰化在 DosR 蛋白同核酸的结合中扮演重要角色，K182 位点的乙酰化会完全消除 DosR 和 DNA 的亲和力。他们通过实验证实了 DosR 乙酰化的变化在调控菌株生理功能的重要性上具有重要意义，尤其在低氧状态下乙酰化对 DosR 调控功能的影响，乙酰化同时也会改变 DosR 基因在转录水平上的表达，因此作者认为针对 DosR 乙酰化过程为靶标可能是一种可行的抗结核药物开发的策略。林等[21]也通过对分枝杆菌中的一种 GTP 依赖的原核细胞分裂蛋白——纤维原温度敏感蛋白 Z（FtsZ）的研究，通过表型筛选发现一种新的化合物 TB-E12，该化合物通过抑制分枝杆菌中 FtsZ 蛋白的 GTP 核酸酶活性来抑制分枝杆菌的生长。TB-E12 展示了优秀的抗结核活性，他们认为这些结果表明该化合物是一种有潜力的抗耐药结核的先导化合物。

（4）结核分枝杆菌 RNA 聚合酶区域提供新药设计靶点。细菌的 RNA 聚合酶（RNAP）是已知的有效抗菌药物设计靶标，而且 RNA 聚合酶的亚基序列高度保守。在结核分枝杆菌抗菌药物设计中更是如此，如针对 rpoB 基因的利福平（RFP）药物。但随着 MDR 菌株和 RFP 耐药菌株大量出现，在 rpoB 基因突变大量出现导致 RFP 药物失效，因此在 RNAP 位点发现新的 RFP 结合位点作为抗菌药物设计位点显得尤为必要。王庆彪等[22]为搜索新的潜在药物靶标，通过系统发育学分析比较了 13 株 *MTB* 菌株的 RNAP 相关基因位点，构建了最大相似公约树，继而进行阳性选择探测。他们的研究发现 sigG 基因显示了阳性选择标记，表明该基因重要的进化教授和有成为潜在抗菌药物设计靶标的可能；并且靠近此区域的 rpoB 基因上 933Cys 和 935His 位置也显示了明显的阳性选择标记，提示这些位点也有成为新的有吸引力的抗结核药物设计靶标的可能。

三、给药方式和技术的改进

1. 超声电导在结核病治疗中的应用　超声电导入技术是一种透皮靶向药物技术，运用生物闭合电路技术和低频磁场原理，药物快速推进，导入病灶深处，使组织细胞通透性增强，激活药物活性和药效，不损伤皮肤，无疼痛和胃肠道刺激等症状。超声电导靶位透药具有控释、导电、超声耦合多种性能，驱使已介入体内的药物在病变靶组织匀散，驱使已进入血液循环中的药物进入靶组织，促进药物分子由细胞外向细胞内转运，有效浓集可达 24 小时。设备中有智能三维定位系统和适时监测仿真模拟系统，可实现靶向给药过程的靶位调整、速度调整、范围调整和药量调整。王德翠[23]报道该项技术在胸壁结核的治疗中发挥了很好的疗效，在全身抗结核治疗同时，辅助给予超声靶位治疗胸壁结核病，认为靶位透药具有无痛、无创、安全、有效的特点，值得临床推广应用。同时，该项技术也显示了在治疗颈部淋巴结核中的良好疗效，吴艾军等[24]研究发现超声电导药物透入治疗颈部淋巴结结核的疗效良好，使得患者更充分地吸收药物，使药物的效果发挥到最大，可有效地提高疗效。张锦博等[25]也开展了经穴位超声电导入辅助化疗治疗肺结核临床研究，结果发现经穴位超声电导入辅助化疗治疗肺结核，是一种值得应用的中西医结合治疗结核病的安全、有效的方法。

2. 纤维支气管镜治疗支气管结核的应用　支气管结核是临床中多见的结核病类型之一，主要出现于气管、黏膜下层以及软骨等处，10%～40%活动性肺结核病例会伴有支气管结核，如果治疗不及时，会带来严重后果。在常规抗结核药物治疗无明显效果的条件下，往往选择手术将病变切除，不仅给患者带来较大的痛苦，同时也降低了患者的生活质量，不利于病情的康复。临床在全身抗结核治疗的基础上，往往对患者给予局部疗法，该方法主要包括纤维支气管镜注药以及雾化吸入。纤维支气管镜作为新型支气管疾病诊断、治疗手段，具有无创、可重复性、可视化操作等优点，郭鑫等[26]报道，纤维支气管镜注药联合雾化吸入效果理想，能够明显改善临床症状，且复发率低，有效地提高了患者的生活质量。付颖辉等[27]报道，抗结核药物经支气管镜灌注联合化疗治疗支气管结核清除结核分枝杆菌效果好、对预后改善明显，建议临床推广。

3. 鞘内给药治疗结核性脑膜炎的研究　结核性脑膜炎(tuberculous meningitis)是由结核分枝杆菌引起的脑膜和脊髓膜的非化脓性中枢神经系统感染，是TB中最严重的一种，由于部分结核药物受到血-脑屏障的阻碍作用，在脑脊液中不能达到有效的药物浓度，因此静脉或口服抗结核药物治疗结核性脑膜炎疗效不佳，患者的死亡率及致残率较高，为提高结核性脑膜炎的疗效，临床上多采用鞘内注射以提高脑脊液中抗结核药物的有效浓度，提高抗结核药物杀死结核分枝杆菌的强度。曾山等[28]回顾性分析当地医院收治的80例TBM患者临床资料，与对照A组比较，联合鞘内注射的B组药(异烟肼100mg+地塞米松2.5mg)和C组药(异烟肼100mg+地塞米松2.5mg+尿激酶10万U)总有效率均高于A组($P=0.021$；$P=0.001$)，且C组总有效率高于B组($P=0.034$)。因此，他们认为常规抗结核治疗联合鞘内注药治疗结核性脑膜炎能显著提高有效率，且常规鞘内注药加尿激酶能更好地提高有效率、减少并发症。

4. 胸腔内给药治疗结核性胸膜炎的研究　结核性胸膜炎是临床较为常见的一种肺外结核病，结核分枝杆菌感染进入胸腔膜产生炎症，增加胸膜通透性，形成胸腔积液，结核性胸腔积液是肺外结核的常见形式，李磊等[29]采取胸腔置管联合抗结核药物治疗，对其治疗效果进行回顾性分析，结果发现观察组患者治疗显效率(40.00%)和总有效率(93.85%)均明显高于对照组(24.62%和69.23%)($P<0.05$)，因此他们认为结核性胸膜炎合并胸腔积液患者胸腔置管注射抗结核药物能够提高治疗效果，减少不良反应，具有应用价值。傅秀慧等[30]也开展了类似的研究，使用内科胸腔镜联合尿激酶治疗结核性包裹性胸腔积液，结果发现治疗组在抽液总量，FEV_1和FVC水平明显高于对照组，而引流天数和胸膜厚度明显低于对照组，治疗组胸腔积液CA-125、ADA、IL-12、IL-18、IL-4和IL-10水平明显低于对照组，IFN-γ高于对照组，差异均有统计学意义($P<0.05$)。因此，他们认为内科胸腔镜联合尿激酶治疗结核性包裹性胸腔积能有效改善患者临床症状，缓解免疫因子紊乱。

5. 药物缓释技术的研究进展　药物缓释系统又称药物控释体系，是将高分子聚合物材料作为载体，再将药物包埋在聚合物载体中，制成平面、球形、圆柱体等形式，包埋在其中的药物随时间变化呈一定速度的释放，达到对疾病更有效治疗的目的。载抗生素骨水泥在预防、治疗人工关节置换后感染的研究及临床应用较多，然而有关载抗结核药物骨水泥的研究较少。抗生素骨水泥预防、治疗人工关节置换后感染得到普及。载抗结核药骨水泥具备提高病灶局部药物浓度和支撑植骨的双重作用，且释药持久、全身血药浓度低、不良反应小，有望成为人工关节置换治疗全关节结核术中的理想药物载体。袁虎成等[31]研究选取非抗生素 SimpLex P 骨水泥，分别与抗结核药吡嗪酰胺、异烟肼、利福喷丁、丙硫异烟胺、卷曲霉素、利福平、莫西沙星、阿米卡星混合，制备载抗结核药骨水泥。他们发现载抗结核药物骨水泥可增加病灶局部抗结核药物浓度，有效提高杀菌效率，缩短治疗周期，提高疗效，减轻患者的经济负担。同时认为吡嗪酰胺、阿米卡星、莫西沙星、卷曲霉素不影响骨水泥的机械强度，适于制备载抗结核药物骨水泥。综上所述，进一步全面、系统地探究载抗结核药物骨水泥的各项性能势在必行。鲍玉成等[32]可以开展了聚乳酸羟基乙酸（PLGA）-环丝氨酸缓释微球植入剂的制备及其体外释药性能的研究工作，微球具有良好的组织相容性、适宜的释药性能及相对简单的制备方式，在体内最终产物是二氧化碳和水，降解速度缓慢，故载抗结核药物的 PLGA 缓释微球研究具有一定的可行性。植入剂中聚乳酸羟基乙酸-环丝氨酸缓释微球无明显突释现象，50 天药物累计释放 65.62%；在室温、高温、高湿放置 1~2 个月后，聚乳酸羟基乙酸-环丝氨酸缓释植入剂微球的外观形态完整，载药量和突释量均无明显变化，质量稳定。结果表明，聚乳酸羟基乙酸-环丝氨酸缓释微球植入剂降解时间和药物释放结果符合骨恢复生长生物学要求。

（刘毅　李传友　唐神结）

参考文献

1. 李川，徐闫，解小兵，等.吡啶类化合物在抗耐多药结核领域的研究进展［J］.国外医药抗生素分册，2018，39（1）：43-49.
2. 谢舒枝，曹廷智，曾剑锋，等.环丝氨酸与抗结核药物联合治疗耐多药肺结核的疗效及安全性探析［J］.中国实用医药，2018，17（13）：129-131.
3. 胡春梅，方刚，张向荣，等.贝达喹啉联合常规抗结核药物治疗耐多药肺结核患者的长期疗效及安全性观察［J］.国际医药卫生导报，2018，24（5）：711-715.
4. 曹培明，严晓峰，沈明.复方新诺明联合二线药物治疗耐多药结核病的临床疗效分析［J］.重庆医学，2018，47（2）：186-192.
5. 郭鑫.胸腺五肽联合常规抗结核药物治疗初治菌阳肺结核的效果研究［J］.心理医生，2018，24（8）：144-145.
6. 刘林涛，曹丽.胸腺五肽联合常规抗结核药物治疗耐药性肺结核患者的疗效观察［J］.医学理论与实践，2018，31（11）：1612-1613.
7. 徐江涛，胡晓虹，王豫闽.胸腺肽联合抗结核药物治疗耐多药肺结核的临床效果评价［J］.中国当代医药，2018，25（8）：142-144.
8. 李贵珍.肺结核伴糖尿病患者采用抗结核药物联合胸腺肽 α1 治疗的临床疗效观察［J］.临床药学，2018，3（3）：28.
9. 石小软.胸腺肽联合抗结核药物治疗老年结核性胸膜炎效果观察［J］.河南医学研究，2018，27（2）：301-302.
10. 曹慧.拉米夫定联合抗结核药物治疗老年肺结核合并乙肝患者的疗效观察［J］.临床肺科杂志，2018，23

(5):925-928.

11. 李秀琴.酞咪哌啶酮与抗结核药物并用治疗肺结核的效果观察[J].心理医生,2018,24(7):149-150.
12. 袁玉环,赵文兵.百合固金汤加减联合抗结核药物治疗肺结核的临床观察[J].中目民间疗法,2018,26(3):55-56.
13. 张哲.标准抗结核化疗方案配合茜草素治疗耐多药肺结核疗效及安全性评价[J].系统医学,2018,3(3):48-53.
14. 王丽丽,石磊,范大鹏,等.洋葱中黄酮类化合物对结核分枝杆菌的抑菌作用研究[J].中国医学创新,2018,15(2):37-42.
15. 滕铁山,谢龙祥,谢建平.新型抗结核药物研发:微生物非常规培养与沉默基因激活策略[J].生物工程学报,2018,34(8):1306-1315.
16. 陈瑞祥,葛文雪,秦云贺,等.抗结核活性化合物 HY-152E 的作用靶点分析[J].微生物与感染,2018,13(1):21-26.
17. WANG A,LI W,WANG B,et al.Synthesis and evaluation of nitrofuranyl methyl N-heterocycles derivatives as novel antitubercular agents[J].Future Med Chem,2018,17(10):2059-2068.
18. LI L,LV K,YANG Y,et al.Identification of N-Benzyl 3,5-Dinitrobenzamides Derived from PBTZ169 as Antitubercular Agents[J].ACS Med Chem Lett,2018,9(7):741-745.
19. WANG T, TANG Y, YANG Y, et al. Discovery of novel anti-tuberculosis agents with pyrrolo[1, 2-a] quinoxaline based scaffold[J].Bioorg Med Chem Lett,2018,28(11):2084-2090.
20. BI J,GOU Z,ZHOU F,et al.Acetylation of lysine 182 inhibits the ability of Mycobacterium tuberculosis DosR to bind DNA and regulate gene expression during hypoxia[J].Emerg microbes infect,2018,7(1):108.
21. LIN Y,ZHANG H,ZHU N,et al.Identification of TB-E12 as a novel FtsZ inhibitor with anti-tuberculosis activity[J].Tuberculosis,2018,110:79-85.
22. WANG Q,XU Y,GU Z,et al.Identification of new antibacterial targets in RNA polymerase of Mycobacterium tuberculosis by detecting positive selection sites[J].Comput Biol Chem,2018,73:25-30.
23. 王德翠.超声电导经皮局部透药术在胸壁结核治疗中的应用[J].医药前沿,2018,19(8):236-237.
24. 吴艾军.超声电导药物透入治疗颈部淋巴结结核疗效观察[J].药物与临床,2018,15(9):48-51.
25. 张锦博,毋永峰,任郭侠,等.经穴位超声电导入辅助化疗治疗肺结核临床研究[J].陕西中医,2018,39(1): 113-115.
26. 郭鑫.经纤维支气管镜注药联合雾化吸入治疗支气管结核的疗效观察[J].中国继续医学教育,2018,11(10):122-123.
27. 付颖辉.抗结核药物经支气管镜灌注联合化疗治疗支气管结核的效果观察[J].中国医药指南,2018,16(2):51-52.
28. 曾山,熊彬.抗结核药联合鞘内注射不同药物治疗结核性脑膜炎的疗效分析[J].西南军医,2018,20(1):32-35.
29. 李磊.胸腔置管联合抗结核药治疗结核性胸膜炎患者胸腔积液的疗效分析[J].国际外科学杂志,2018,45(1):25-28.
30. 傅秀慧,赵磊,王瑜玲,等.内科胸腔镜联合尿激酶治疗结核性包裹性胸腔积液的疗效[J].河北医药,2018,40(4):523-530.
31. 袁虎成,石仕元,马文鑫,等.载抗结核药物聚甲基丙烯酸甲酯骨水泥的体外缓释性能观察[J].中国组织工程研究,2018,22(14):2133-2139.
32. 鲍玉成,张文龙,王勇,等.聚乳酸羟基乙酸一环丝氨酸缓释微球植入剂的制备及其体外释药性能研究[J].中国组织工程研究,2018,22(6):871-876.

第三章　结核病疫苗

【摘要】结核病依然威胁着人类健康，根据《全球结核病报告 2018》数据显示，我国 2017 年结核病总报告病例数为 778 390 例，估算发病率为 63/10 万，仍是结核病高负担国家。因此，迫切需要更高保护效果的疫苗出现，由我国自主研发的治疗性疫苗微卡正在进行Ⅲ期临床试验阶段，另一种亚单位疫苗 AEC/BC02 也正在开展Ⅰ期临床试验，随着新技术的发展，新型结核疫苗抗原的发现手段逐渐优化，发现了一批候选抗原用于后续疫苗的研发，DNA 疫苗的临床前研究正在开展，我国新型结核病疫苗研发进度正在逐步加快，且逐步与世界接轨。

【关键词】亚单位疫苗；病毒载体疫苗；DNA 疫苗；免疫原；佐剂

2018 年我国科学家在结核病疫苗领域取得了一定成绩，尤其是在亚单位疫苗、DNA 疫苗等的临床前研究，新型疫苗抗原的发现及表位分析，以及疫苗佐剂等方面均作出了一定的贡献。

一、亚单位疫苗

都伟欣等[1]利用豚鼠结核病模型评估了重组 AEC/BC02 联合化疗的抗结核效果。该研究首先通过皮下注射高剂量 *MTB* 给豚鼠，2 周后 ESAT6-CFP10（EC）变态反应原皮试阳性的豚鼠随机分成 4 组：生理盐水（NS）组、AEC/BC02 疫苗组、抗生素组、抗生素+AEC/BC02 疫苗组。抗生素+AEC/BC02 疫苗组接受异烟肼（isoniazid，INH）和利福喷丁（rifapentine，RFT）的联合化疗，1 次/周，共 3 次，给药结束后每只豚鼠开始肌内免疫 AEC/BC02 疫苗，共 6 次，间隔 10 天。AEC/BC02 疫苗组仅免疫 AEC/BC02 疫苗，抗生素组给药 INH 和 RFT。这两组给药剂量和程序同抗生素+疫苗组。NS 组以生理盐水作阴性对照。全部豚鼠于攻毒后第 14 周后对 4 组豚鼠治疗效果进行综合比较。抗生素+AEC/BC02 疫苗组脏器病变最轻，而 AEC/BC02 疫苗组与 NS 组比较，差异无统计学意义。抗生素+AEC/BC02 疫苗组脾脏活菌数最低，其他两组脾脏活菌载量与 NS 组相比，差异均无统计学意义。肺部病理组织切片，各组肺脏均出现不同程度的以肉芽肿为主的病理变化，病变程度也是抗生素+AEC/BC02 疫苗组最轻。因此，该研究认为 INH、RFT 和 AEC/BC02 疫苗联合使用优于抗生素和疫苗的单一治疗方式，能显著减轻动物脏器病变，降低脾肺活菌载量，从而提高对 *MTB* 感染豚鼠的治疗效。单一使用重组 AEC/BC02 疫苗多次免疫均无较好的治疗效果，但联合化疗时可获得较好疗效，为今后临床试验的开展奠定了一定基础。

中枢记忆性 T 细胞（central memory T cells，T_{CM}）被认为是提供抗结核长期保护的重要成员，而 IL-2 主要由 T_{CM}细胞分泌。但是接种亚单位疫苗后何时可以产生尚不清楚。为解决这一问题，Zhu 等[2]开展了一项研究，该研究基于亚单位疫苗 LT70，该疫苗可融合表达 ESAT6-Ag85B-MPT64（190～198）-*Mtb*8.4-Rv2626c，设计了 3 种接种方案分别为：①分别为第 0 周、第 3 周和第 6 周（0-3-6w）；②第 0 周、第 4 周和第 12 周（0-4-12w）；③第 0 周、第 4 周和第 24 周(0-4-24w)。研究发现,0-4-12w 和 0-4-24w 的两种方案都比 0-3-6w 免疫诱导更高水平的抗原特异性 IL-2、IFN-γ 和 TNF-α。其中,0-4-12w 可诱导最高水平的 IL-2,综合其他实验结果,该方案产生的 T_{CM} 细胞最多,T_{CM} 细胞免疫应答最强且保护效果最佳。该研究在一定程度上证实间隔接种亚单位疫苗可产生较强的 T_{CM} 细胞应答和抗结核效果,但该研究以 BCG 攻毒,未使用毒株或临床株进行攻毒实验,结果的可靠性有待进一步验证。

二、腺病毒载体疫苗

赵燕慧等[3]研究者构建了 3 种抗原(EAST6、Rv3407、RpfB)重组腺病毒载体疫苗 Ad5-TPA-3Ag(TPA 为信号肽),以滴鼻(intranasal injection, IN)和肌内注射(intramuscular injection, IM)两种方式免疫了 NIH 小鼠,初步评估了该疫苗的免疫原性。当免疫剂量为 8×10^7 IFU 时,IM 和 IN 免疫中 3 种抗原均能表现出良好的免疫原性。实验结果显示,Ad5-TPA-3Ag 疫苗的最佳免疫途径为肌内注射,最佳免疫剂量为 8×10^7 IFU。该研究认为,Ad5-TPA-3Ag 重组腺病毒载体疫苗为针对 *MTB* 潜伏感染的候选疫苗,这一结论有待商榷,本研究未对其免疫保护力进行实验分析,其作为 *MTB* 潜伏感染的候选疫苗也需要构建潜伏感染的动物模型的相关数据支持。

三、DNA 疫苗

Tian 等[4]构建了真核重组质粒 pCMFO(融合了 4 种 *MTB* 抗原,包括 Rv2875、Rv3044、Rv2073c 和 Rv0577),并以二甲基双十八烷基铵(dimethyldioctadecylammonium, DDA)为佐剂制备了 pCMFO/DDA 疫苗,以 DDA 结合两种模式识别受体激动剂单磷酰脂质 A 和海藻糖 6-6'二山嵛酸酯(trehalose 6,6'-dibehenate, TDB)为佐剂,简称 DMT,制备了 pCMFO/DMT 疫苗,并分析了两种 DNA 疫苗的物理化学性质,发现 DNA-DMT 复合物中的 DNA 比 DNA-DDA 脂质体更慢且更持久地释放。选用 C57BL/6 小鼠气溶胶感染模型比较了两者的免疫原性和保护力,发现 pCMFO/DMT 接种小鼠脾脏抗原特异性 $IL\text{-}2^+T_{CM}$ 细胞应答更强,其保护力更持久,这一现象有可能归因 DMT 佐剂的缓释作用。该研究表明,DNA 疫苗 pCMFO/DMT 有较好的应用前景,有待更多临床前试验和临床试验的进一步验证与评估。

自杀性 DNA 疫苗在动物体内表达外源基因后,随细胞凋亡而被机体清除,安全性较好,与常规 DNA 疫苗相比有一定优越性。潍坊医学院邵丽军等[5]构建了 pSCA1/Ag85B+Rv3407 自杀性重组 DNA 疫苗,并利用 ELISA 法检测了其在 BHK-21 细胞中的表达情况。但仍有待后续研究对该疫苗的保护力进行评估。

Yan 等[6]使用新型可溶解微针贴片(microneedle patch, MNP)通过皮肤免疫 Ag85BDNA 疫苗,与常规肌内注射(IM)进行比较,评估 Ag85B DNA 疫苗的免疫保护力。实验结果显示,当免疫剂量低(4.2μg)时,MNP 和 IM 免疫之间没有显著差异。然而,体液免疫检测结果发现,当使用高剂量(12.61μg)时,MNP 免疫可以较 IM 引起更强的抗体反应。通过检测脾脏产生的细胞因子,高剂量免疫时,MNP 组和 IM 组 IFN-γ 表达量高于其他对照组,而 MNP 高剂量免疫组 IFN-γ 表达量显著高于 IM 组;TNF-α 表达情况在高剂量免疫时,MNP 组和 IM 组表达量高于其他对照组,但这两组之间无统计学差异。通过细菌计数和分析存活率来评估。该研究表明,使用溶解微针对皮肤进行 DNA 疫苗接种可提供针对结核病的新策略。

四、新型结核分枝杆菌抗原表位分析

筛选新的结核抗原以及抗原表位深度分析是发展新型结核病亚单位疫苗的重要途径。

武汉轻工大学的余晓丽教授团队[7-9]利用 NetMHC、BIMAS 等生物信息学工具对 3 个结核分枝杆菌蛋白 Rv1166、Rv3607c、Rv0017c 的抗原表位进行了预测分析。研究发现，Rv1166 具有免疫原性，综合 $CD4^+T$ 和 $CD8^+T$ 细胞表位综合分析得到优势表位 RLWNMSTVL，该优势候选表位将作为结核特异诊断和多表位结核疫苗的研究基础。Rv3607c 是叶酸生物合成途径的关键酶，可催化 7,8-二氢酮转化为 6-羟甲基-7,8-二氢翼和乙醇醛，其与结核分枝杆菌复合群的同源性相当高，该团队利用人工神经网络分析方法同时综合了 SSPro、Bcepred 等多种软件对其 B 细胞表位进行了分析，发现了 3 个潜在的优势 B 细胞线性表位，肽段序列分别为：$GAEIADHVMDDQRVHA_{77\sim92}$、$AAEIVAGPPRKLIETV_{61\sim76}$、$GRHGVYDHERVAGQRF_{14\sim29}$。使用 EpiSearch 方案利用噬菌体展示肽序列自动检测得到优势构象性表位 1 个，即 G_9、T_{11}、G_{14}、G_{26}、R_{28}、V_{30}、D_{32}、A_{62}、I_{64}、A_{66}、I_{73}、E_{74}、T_{75}、A_{96}、D_{110}、V_{111}、A_{112}、V_{113}。该团队还预测了抗原 Rv0017c 的 T、B 细胞表位，该蛋白与细菌细胞壁形成和菌体生长有关，通过运用多种生物信息学工具分析发现了 Rv0017c 有 5 个 T 细胞表位和 6 个 B 细胞表位以及 2 个 T-B 细胞联合表位（$RLQAPVA_{104\sim110}$与 $GLTITWMSY_{414\sim422}$）。余晓丽教授团队对这 3 种抗原蛋白的表位分析，为构建新型结核病疫苗提供了新的候选抗原，但仍有待免疫学实验数据及动物免疫效果，进一步验证其成为疫苗的可能。

潍坊医学院伊正君和付玉荣教授团队[10~13]对 *MTB* 的 PKnG、Eis、BfrB 和 MCe4A 四种蛋白的抗原表位进行了分析，PKnG 为丝氨酸/苏氨酸蛋白激酶 G，是参与 *MTB* 逃逸溶酶体降解的关键因子，通过生物信息学分析预测其无信号肽和跨膜螺旋区，并含有 7 个 B 细胞抗原表位和 4 个 T 细胞抗原表位，具备成为结核病免疫治疗疫苗的潜力。BfrB 蛋白参与维持细胞内铁元素的动态平衡，影响巨噬细胞内 *MTB* 的生长，通过生物信息学预测 B 细胞、CTL 细胞及 Th 细胞抗原表位分别为 7 个、9 个、11 个。*MTB* 的 eis 基因只存在于致病性结核分枝杆菌中，其编码的产物 Eis 蛋白可增强菌体在巨噬细胞内的生存能力，且还可能与 *MTB* 耐药相关，通过生物信息学预测，该蛋白至少含有 6 个 B 细胞优势抗原表位和 14 个优势 CTL 表位，优势抗原表位数个。MCe4A 为哺乳动物细胞侵袭蛋白（mammalian cell-entry proteins，Mce），是 *MTB* 入侵和存活所必需的，而且参与诱导宿主细胞的凋亡，预测该蛋白共有 18 个 B 细胞抗原表位和 23 个 CTL 表位。该团队有针对性地选择了 PKnG、Eis、BfrB 及 MCe4A 四种抗原进行了表位分析，为进一步验证其疫苗开发价值奠定了基础。

此外，卢洋等[14]对 *MTB* 参与 PhoPR 双组分调控作用的 PhoP 蛋白进行抗原表位预测，发现潜在 B 细胞表位 21 个，CTL 表位 7 个。

以上多个 *MTB* 蛋白的抗原表位分析，均为生物信息学预测所得，结果的可靠性仍有待更多的实验数据支持。

五、疫苗佐剂

佐剂可提高疫苗的免疫效果，在研发过程中具有重要的作用。为了解水油微球/HKBCG 与水油微球/ABCG 复合佐剂的辅佐性，张文慧等[15]比较了两种复合佐剂对 *MTB* 融合蛋白 PstS1-LEP 免疫原性的影响。经皮下注射免疫 BALB/c 小鼠 3 次，间隔 2 周，末次免疫后2周采血,处死小鼠并无菌摘脾;ELISA法检测小鼠血清抗PstS1-LEP的IgG、IgG1和IgG2a抗体,ELISPOT法检测小鼠脾淋巴细胞经PstS1-LEP刺激分泌IFN-γ、IL-4和IL-17的斑点形成细胞数(spots forming cell,SFC)。结果发现,两种复合佐剂疫苗诱导的体液免疫无统计学差异;ABCG/PstS1-LEP疫苗免疫小鼠的IFNγ-SFC、IL-17-SFC及IL-17-SFC/IL-4-SFC值均高于HKBCG/PstS1-LEP疫苗组。因此,该研究结果表明ABCG/PstS1-LEP疫苗免疫小鼠更趋向于Th1和Th17型免疫应答,是否能改善疫苗的免疫保护力仍需进一步验证。

(王伟　李传友　唐神结)

参考文献

1. 苏城,卢锦标,沈小兵,等.豚鼠模型中结核菌素纯蛋白衍生物量效关系比较研究[J].微生物学免疫学进展,2018,3:8-12.
2. BAI C,HE J,NIU H,et al.Prolonged intervals during Mycobacterium tuberculosis subunit vaccine boosting contributes to eliciting immunity mediated by central memory-like T cells[J].Tuberculosis,2018,110:104-111.
3. 赵燕慧,赵辉,彭少丹,等.新型肺结核三抗原组分疫苗的开发和小鼠免疫原性研究[J].中国疫苗和免疫,2018,2:176-181.
4. TIAN M,ZHOU Z,TAN S,et al.Formulation in DDA-MPLA-TDB Liposome Enhances the Immunogenicity and Protective Efficacy of a DNA Vaccine against Mycobacterium tuberculosis Infection[J].Front Immunol,2018,9:310.
5. 邵丽军,李猛,伊正君.结核分枝杆菌Ag85B+Rv3407融合基因自杀性DNA疫苗的构建及鉴定[J].中国病原生物学杂志,2018,4:368-371.
6. YAN Q,CHENG Z,LIU H,et al.Enhancement of Ag85B DNA vaccine immunogenicity against tuberculosis by dissolving microneedles in mice[J].Vaccine,2018,36(30):4471-4476.
7. 李海波,王华林,张绍鹏,等.结核分支杆菌Rv1166的T细胞抗原表位预测分析[J].武汉轻工大学学报,2018,3:43-46.
8. 张露,郑辉,吴启航,等.结核分枝杆菌Rv3607c B细胞表位预测及分析[J].武汉轻工大学学报,2018,2:20-24.
9. 郑辉,张露,吴启航,等.结核分枝杆菌蛋白Rv0017c T、B的细胞表位分析[J].武汉轻工大学学报,2018,1:22-27.
10. 刘威,付玉荣,伊正君.结核分枝杆菌PKnG蛋白结构与功能的生物信息学分析[J].中国病原生物学杂志,2018,6:567-571.
11. 袁秋露,付玉荣,伊正君.结核分枝杆菌BfrB蛋白的生物信息学分析[J].中国病原生物学杂志,2018,2:131-134.
12. 张西燕,付玉荣,伊正君.结核分枝杆菌eis基因及其编码蛋白的生物信息学分析[J].中国病原生物学杂志,2018,2:140-151.
13. 吴姝,伊正君,付玉荣.结核分枝杆菌Mce4A蛋白结构与功能的生物信息学分析[J].中国病原生物学杂志,2018,7:704-708.
14. 卢洋,王新敏,董洪昌,等.结核分枝杆菌PhoP蛋白的生物信息学分析[J].中国病原生物学杂志,2018,6:575-579.
15. 何秀云,朱传智,李彬钰,等.水油微球/BCG复合佐剂对结核杆菌融合蛋白PstS1-LEP免疫原性的影响[J].中国生物制品学杂志,2018,3:230-235.

第四章　结核分枝杆菌的生理生化

【摘要】结核分枝杆菌为结核病的病原菌,深入了解结核分枝杆菌的生理生化特性,是预防控制结核病的基础。近 1 年来,国内学者在结核分枝杆菌抗原的免疫原性及抗原表位、毒力因子、持留以及耐药等方面取得了不少研究成果。

【关键词】结核分枝杆菌;免疫原性;抗原表位;毒力因子;持留感染;耐药

结核分枝杆菌(*Mycobacterium tuberculosis*,*MTB*)为缓慢生长菌,有分枝生长的倾向,由于细胞壁内含有大量的分枝菌酸,包围在肽聚糖的外面,而具有抗酸染色特性。*MTB* 生理生化的特殊性,不仅使其在自然环境中具有较强的抵抗力,如在阴湿处能生存 5 个月以上;*MTB* 还能通过多种逃逸机制而抵抗宿主细胞的杀伤。由此可见,深入研究 *MTB* 的生理生化特性,为更好地理解结核病的发病机制和防控提供有利的基础。

一、结核分枝杆菌抗原的免疫原性及抗原表位

MTB 的 PE/PPE 家族蛋白占结核分枝杆菌编码能力的 10%,根据 N 末端保守的脯氨酸-谷氨酸(Pro-Glu)和脯氨酸-脯氨酸-谷氨酸(Pro-Pro-Glu)序列的不同,可以分为 PE 和 PPE 两个亚家族。PE/PPE 蛋白家族共有 168 个成员,其中 PPE 蛋白有 69 个。PPE 家族在 N 端含有保守的 110~180 个氨基酸残基,C 端序列和大小是可变的。PPE36 属于 PE/PPE 蛋白家族成员,在非致病性的耻垢分枝杆菌中不含有 PPE36 同源基因,表明 PPE 蛋白在结核分枝杆菌致病性方面起重要的作用。王雪林等[1]将结核分枝杆菌 PPE36 蛋白异源表达于非致病性的耻垢分枝杆菌 MC2155,利用该重组菌感染小鼠巨噬细胞,结果显示 PPE36 能够增加耻垢分枝杆菌在小鼠巨噬细胞内的生存能力,诱导细胞的坏死,增加 TNF-α、IL-1β 的表达,减少 IL-6 的表达。上述说明,PPE36 表达于耻垢分枝杆菌之后能够促进细胞死亡,影响细胞因子分泌,增加在小鼠巨噬细胞内的持留。

随着基因组学、转录组学等技术发展,*MTB* 潜伏感染相关的蛋白也逐步引起关注,部分潜伏期蛋白已被作为结核潜伏感染的诊断靶标或构建新型疫苗组分。韩怀钦等[2]应用生物信息学方法分析结核分枝杆菌潜伏期 Rv2623 蛋白序列,PCR 扩增基因,克隆到 pET30b 载体上,在大肠埃希菌 BL21 菌株中以 IPTG 诱导表达重组蛋白。经 SDS-PAGE 及 Western blot 鉴定后,亲和层析法纯化蛋白。将重组 Rv2623 免疫 C57BL/6 小鼠,制备免疫小鼠脾细胞,ELISA 检测上清液特异性 IFN-γ 含量,流式细胞术联合胞内因子染色法,分析脾细胞中分泌 $TNF\text{-}\alpha^+$、$IFN\text{-}\gamma^+$ 的多功能 $CD4^+T$ 细胞水平。结果显示,成功构建、表达并纯化得到 31.7kDa 的重组 Rv2623 蛋白,SDS-PAGE 及 Western blot 分析表明表达产物正确。重组 Rv2623 蛋白免疫小鼠后,诱导其脾细胞分泌的特异性 IFN-γ 水平(121.9ρg/ml)高于 PBS 组(37.8ρg/ml),同时诱导高水平能分泌 $TNF\text{-}\alpha^+$、$IFN\text{-}\gamma^+$单阳或双阳的特异性多功能 $CD4^+T$ 细胞($P<0.05$)。上述表明,结核分枝杆菌潜伏期蛋白 Rv2623 具有良好的免疫原性,并能诱导特异性免疫应答。

DNA 的 G-四链体(G-quadruplex,G4)是由富含串联重复的鸟嘌呤(guanine,G)的核酸序

列折叠形成的四链体螺旋结构，目前认为其与基因表达调控和基因组稳定性有关。已有研究表明，*MTB* 的 espK(Rv3879c)是构成 ESX-1 分泌系统的一个重要元件，其蛋白序列具有串联重复的 GTPITP 氨基酸序列多态性。吕亮东等[3]经核酸序列比对分析，确定该氨基酸序列多态性区域对应的模板链上存在 G4 序列，且该 G4 序列仅存在于结核分枝杆菌复合群。通过比对结核分枝杆菌临床分离株 espK 基因的核酸序列，发现 espK 基因的高频 G1573C 突变位于 G4 序列。为研究该 G4 结构及基因表达调控功能，首先利用圆二色谱检测其核酸片段在钾离子存在条件下的光谱学特征，证实其可在体外形成具有顺式平行结构特征 G4，同义点突变 G4 会使其结构稳定性下降。采用重叠聚合酶链反应(overlapping polymerase chain reaction，overlapping PCR)构建含有 G4 突变的 espK 表达质粒，获得重组表达菌株。通过实时定量 PCR 测定 espK 重组表达菌株中基因转录水平变化，发现同义点突变 G4 后，其基因转录水平比野生型 espK 重组菌株提升 1.5 倍($P<0.05$)。此外，临床分离株中 espK 出现的高频率 G1573C 突变会破坏 G4 结构，但蛋白免疫印迹检测结果显示 espK G1573C 突变导致 EspK 蛋白表达水平上升。以上结果提示，espK 的 G4 结构具有表达调控功能，该 G4 区域的序列多态性可能通过影响 EspK 表达水平来调节 ESX-1 分泌系统的活性。

分枝杆菌具有独特的细胞壁结构，单个细胞壁组分影响多种分枝杆菌表型，如菌落形态、毒力和对外界环境的应急能力。Li 等[4]在耻垢分枝杆菌中异源表达了蛋白 Rv2387 的开放阅读框，发现表达了 Rv2387 的耻垢分枝杆菌的菌落形态和细胞壁脂质成分与野生型不同，抗酸能力显著降低。该研究表明，Rv2387 可以重塑细胞壁的结构，在分枝杆菌生理学中起重要作用。

结核病诊断缺乏有效特异方法是其防控的主要问题之一。血清学诊断由于简便、快捷、成本低、灵敏性和特异性较高，广泛用于结核病的早期诊断。李传友带领的团队[5,6]使用蛋白质组微阵列方法对健康对照(HC)、潜伏结核病感染(LTBI)和活动性肺结核(TB)中几乎所有 *MTB* 抗原的 IgG 和 IgM 抗体的血清谱进行了研究，并用 ELISA 方法对其不同的抗原进行验证，发现联合应用抗原 Rv2026c 和 Rv2421c 做为活动性 TB 诊断的灵敏度和特异性分别为 82.5%和 88.12%。ROC 分析显示，抗原 Rv2031c、Rv1408 和 Rv2421c 的曲线下面积(AUCs)分别为 0.8520、0.8152 和 0.7970，几种抗原有可能是 LTBI 和活跃的 TB 之间鉴别的血清生物标志物。罗巧等[7]克隆表达和纯化了蛋白 Rv0432、Rv0674、Rvl566c、Rvl547-1 和 Rvl547-2，各重组抗原用 ELISA 对 151 份待检血清(41 份健康组血清和 110 份细菌学阳性结核患者组血清)进行 IgG 抗体检测。结果显示，Rv0432、Rv0674、Rvl566c、Rvl547-1 和 Rvl547-2 的敏感性、特异性、阳性预测值、阴性预测值、约登指数和曲线下面积分别为 43.64%~92.73%、80.49%~92.68%、0.92~0.94、0.38~0.80、0.363~0.732 和 0.649~0.915。目的蛋白在结核组检测到的 IgG 抗体水平均大于健康组($P<0.0001$)。上述说明，结核分枝杆菌新抗原 Rv0432、Rv0674、Rvl566c、Rvl547-1 和 Rvl547-2 具有良好的血清学检测价值，可作为结核病免疫学诊断的候选抗原。

二、结核分枝杆菌的毒力因子

H37Rv 基因组中大量未知基因包括毒力相关基因的功能仍未被阐明。近年来在 *MTB* 的基因组中研究发现，位于 RD-7 区相对分子质量为 9900 的 Rv2346c(EsxO)，其结构特性与 6000 早期分泌型抗原靶点 Esat-6 十分相近，也属于 Esat-6 基因家族，但有关其在结核分枝杆菌致病过程中所起的作用尚不清楚。冯旰珠等[8]利用分枝杆菌噬菌体重组系统成功构建结核分枝杆菌 Rv2346c 基因敲除株，分别用野生株和敲除株体内感染小鼠 6~8 周，敲除株感染小鼠肺组织后，体外菌落形成数明显低于野生株感染[（15.0±0.8）vs.（90.0±1.5），t=23.0361，P<0.05]，小鼠肺组织炎性反应程度明显轻于野生株感染[（1040±89）vs.（1960±56），t=7.1016，P<0.05]，其小鼠总死亡率明显低于野生株感染（53% vs. 20%，χ^2=6.1112，P<0.05）。研究说明，成功构建了噬菌体介导的结核分枝杆菌 Rv2346c 基因敲除株，为 Rv2346c 基因功能的研究奠定了基础。

基因组比较显示，RD 区（region of deletion）是 BCG 基因组中相对于 *MTB* 标准株 H37Rv 或部分牛型分枝杆菌发生缺失的区域，BCG 缺失了 RD1~16 区域，共 129 个开放阅读框架，编码 129 个蛋白，其中 RD1~2 区研究较多。关于结核 RD 区基因对 *MTB* 侵入巨噬细胞的影响尚不清楚。章晓联等[9]将 H37RvRD 10~16 区的 18 个 *MTB* 基因构建到 pMV261 载体上，然后将重组 pMV261 质粒电转至耻垢分枝杆菌 M. smegmatis（Ms）中，并将各重组菌株命名为 rMs：Rvs。运用菌落计数法筛选功能性基因；采用流式细胞术 Flowcytometry（FCM）、动物实验验证该基因的功能。结果显示，菌落计数显示 rMs：Rv1773c 组菌落数最多，与对照组相比差异有统计学意义（P<0.05）。FCM 验证 Rv1773c 促进 Ms 入侵巨噬细胞能力较强，rMs：Rv1773c 组感染小鼠脾脏菌落数增多。研究说明，筛选的 RD14 区功能性结核基因 Rv1773c 可能作为结核菌毒力因子，具备促进分枝杆菌入侵巨噬细胞的功能。

三、结核分枝杆菌的持留

1. **毒素-抗毒素系统**　*MTB* 是一种包含大量毒素-抗毒素系统（toxin-antitoxin systems，TAS）的病原体，但其中大部分 TAS 的功能作用尚不清楚。毒素-抗毒素（TA）系统在外环境压力条件下，有利于细菌存活的遗传原件。张俊杰等[10]发现并证实了一种新的结核分枝杆菌 H37Rv 的 TA 系统命名为 mt-PemIK。此系统由抗毒素 mt-PemI 和毒素 mt-PemK（Rv3098A）组成。通过诱导表达毒素 mt-PemK 使耻垢分枝杆菌生长停滞，当同时表达毒素 mt-PemK 和抗毒素 mt-PemI 时，mt-PemK 的毒性被中和。mt-PemK 具有 pH 依赖性的核糖核酸内切酶活性。mt-PemK 和结核分枝杆菌其他的毒素-抗毒素蛋白一样可以被泛素化修饰，说明泛素化-蛋白酶体系统参与了 TA 系统的条件。这些研究结果有助于了解在应激条件下，结核分枝杆菌的生长调节机制。

细菌 TA 系统在调控细胞生理功能和抗生素靶标的筛选中发挥着重要作用。Xie 等[11]对 *MTB* 的未知毒素基因 Rv2872 的功能进行研究，在耻垢分枝杆菌（MS_Rv2872）中异源表达该基因，经过诱导表型与对照不同，如万古霉素抗性增加，生长速率变慢，细胞壁和生物膜结构也发生改变。由于纯化的 Rv2872 毒素蛋白可以切割参与上述表型的几种关键基因，所以这种表型改变可能是由 Rv2872 的 RNase 活性引起的。总之，本研究首次报道了毒素 Rv2872 参与抗生素应激反应，细胞壁结构和生物膜发育的核酸内切酶活性。

2. **双组分系统**　MprAB 和 PhoPR 是结核分枝杆菌中重要的双组分系统（TCS），MprAB 和 PhoPR 对 EspR（ESX-1 分泌系统的关键调节因子）均具有调节作用。虽然过去研究表明，调节因子 PhoP 不直接调节 mprA，但 MprAB 和 PhoPR 之间的相互作用仍不清楚。Cao 等[12]发现调节因子 MprA 可以与 phoP 启动子结合，启动子有两个预测的结合位点，含有 4 个重复序列 D1~D4，D1~D4 不含有已经报道的 MprA 结合保守序列，表明 MprA 可以识别更大范围的靶位点。D1~D2与先前报道的PhoP结合位点重叠,D1~D2的突变抑制与PhoP结合,而D3~D4位点是MprA结合所必需的。EMSA测定还表明MprA和PhoP竞争结合到phoP启动子区域,在转录水平和蛋白表达水平MprA正向调控phoP的表达,进而上调espR的表达。这些发现揭示了双重TCS对分枝杆菌主要TCS的复杂调节。

3. 缺氧休眠模型　*MTB*的显著特征是能够适应缺氧环境并进入休眠状态引起持续性感染,但*MTB*的缺氧反应如何受到调节仍然是个未知说。戈宝学等[13]在有氧和缺氧条件下,对*MTB*蛋白的乙酰化进行了定量分析:在缺氧条件下,*MTB*的269个蛋白中377个乙酰化位点发生了显著变化,特别是DosR在K182位点的去乙酰化增强其调控靶基因的转录表达,与DosRK182Q蛋白相比,DosRK182R蛋白的DNA结合活性增强。Rv0998是乙酰转移酶,催化DosR K182位点的乙酰化。用野生型*MTB*菌株和含有乙酰化缺陷的DosRK182R的*MTB*菌株分别感染小鼠,后者感染的小鼠组织病理学损伤较轻,细菌计数较少。研究结果表明,缺氧会诱导DosR的去乙酰化,从而增加其DNA结合促进靶基因的转录,使*MTB*由缺氧条件下转变为休眠状态。

对缺氧环境的适应在*MTB*持续感染中发挥着重要作用,但细菌从有氧状态到缺氧状态的转变是如何调控的尚不清楚。Rv0081是DosR调节子的成员,在缺氧的早期诱导,而Rv3334是持久的缺氧反应基因之一。Sun等[14]揭示了这两种转录因子之间的相互作用,RNA-seq分析显示ΔRv0081和ΔRv3334这两种突变体的基因表达谱高度相似。在缺氧条件下,Rv0081正向调节Rv3334的表达,而Rv3334抑制Rv0081的转录,Rv0081形成二聚体并与Rv3334的启动子区域结合。总之,这些数据表明Rv0081和Rv3334在相同的调节途径中起作用,Rv3334是持久缺氧反应基因的真正调节因子。

环二鸟苷酸(c-di-GMP)是一种细菌胞内的二级信使,通过调节胞内多种重要代谢途径,在细菌不同生长阶段发挥作用。c-di-GMP具有多种功能,如生物膜的形成和免疫调节等。同时,在慢生长*MTB*中c-di-GMP也发挥着调控休眠和毒力的作用。方海红等[15]通过基因序列比对,在*MTB*减毒菌株H37Ra的基因组序列中检索到一个含编码GAF-GGEDF-EAL的基因,基因编号是MRA_1362(简写为Ral362)。该基因编码c-di-GMP的二鸟苷环化酶(DGC)负责合成Cdi-GMP。通过敲除合成酶基因Ral362获得基因敲除株△Ral362,结果显示△Ral362株于痰液管中培养26天时已形成较厚的皱褶生物膜,形成生物膜的速度明显快于野生株5天;转录谱基因芯片和定量RT-PCR结果也显示,△Ral362株中19个与休眠相关基因的表达水平下调并能通过基因回补和外源添加c-di-GMP所补偿;在快速厌氧模型中发现,迟缓期过后△Ral362株对氧气的消耗比野生株组要快12小时,且细菌处于不能恢复正常生长的休眠状态。实验结果说明,Ral362基因通过控制c-di-GMP的合成调控*MTB*感应缺氧或者氧化还原压力,一方面调控生物膜的发育,另一方面在缺氧条件下通过调控DosR调节子基因的表达来调节细菌的休眠。

*MTB*基因组存在着一组包含48个基因的休眠存活调节子(DosR),这48个基因编码的蛋白控制着结核潜伏期的生理过程。高小玲等[16]对休眠存活调节子蛋白Rv2029c的功能进行了研究,采用原核表达的技术构建pET30a-Rv2029c重组质粒,并导入大肠埃希菌中进行表达。结果显示,由于缺乏营养物质和氧气,空质粒组大肠埃希菌在6小时进入平台期,而携带有pET30a-Rv2029c的重组质粒能够促进大肠埃希菌突破生长界限,维持快速对数生长期长达10小时。结果表明,结核DosR蛋白Rv2029c能够促进大肠埃希菌生长,突破其生

长界限，提高细菌应对低氧、营养物质缺乏等应激环境的能力，这可能与其在低氧环境下促进细菌的糖酵解能力有关。

四、结核分枝杆菌的耐药

使用抗生素的选择性压力是 *MTB* 耐药性相关的最重要风险因素之一。然而，在分子水平上潜在的耐药机制仍然部分不清楚。黄海荣等[17]对同一个耐多药患者的两个临床分离株（在治疗前和治疗后 1 年）的全基因组进行了测序，发现 6 个基因，包括 Rv1026、nc0021、Rv2155c、Rv2437、Rv3696c 以及 Rv2764c 和 Rv2765 之间的间隔区域出现的新的多态性位点。采用代谢组学方法分析发现，两种分离株之间存在明显的区别，共涉及 175 种代谢物，这些代谢产物主要参与氨基糖和核苷酸糖代谢、β-丙氨酸代谢、硫代谢和半乳糖代谢。治疗后 MDR-TB 菌株表现出对乙胺丁醇耐药性增加可能与遗传变异有关，这些变异影响了碳和能源相关的许多代谢物的合成。这可能是该分离株对乙胺丁醇抗性增加的主要因素。

近年来，随着生物、化学、软件开发领域的交叉发展，数据库的积累，越来越多的新型诊断方法开始走进临床诊断，尤其是蛋白标志物的诊断，其中高效液相色谱质谱法已经成为一种逐渐被认可的疾病标志物筛查方法。黎敬忠等[18]利用高效液相质谱非标记的方法（LC-MS）鉴定耐药结核分枝杆菌蛋白质类型，与临床敏感组相比，阿米卡星耐药组有 856 种差异性蛋白被发现，其中显著上调的有 332 种，明显下调的有 524 种；与临床敏感组相比，利福平耐药组有 726 种差异蛋白，其中有 441 种明显下调，285 种明显上调。阿米卡星耐药组与利福平耐药组相比，有 141 种差异性蛋白被发现，其中下调 67 种，上调 74 种。结果表明，耐多药结核分枝杆菌与临床敏感结核分枝菌株在蛋白种类与表达水平存在明显差异。

（任卫聪　李传友　唐神结）

参考文献

1. 梁丽娟，米友军，周明方，等.结核分枝杆菌 PPE36 蛋白增加耻垢分枝杆菌在小鼠巨噬细胞内生存及调节细胞因子的分泌[J].西安交通大学学报（医学版），2018，39（3）：371-374，395.
2. 梁锦屏，张京燕，陈少红，等.结核分枝杆菌 Rv2623 蛋白的表达、纯化及诱导特异性免疫应答研究[J].宁夏医科大学学报，2018，40（6）：681-684.
3. 韩昂轩，牛辰，吕亮东.结核分枝杆菌 espK 基因 G-四链体核酸序列多态性与表达调控功能研究[J].微生物与感染，2018，13（2）：77-83.
4. LV X，MA C Y，YAN Z F，et al.The Mycobacterium tuberculosis protein Rv2387 is involved in cell wall remodeling and susceptibility to acidic conditions[J].Biochem Biophys Res Commun，2018，503（2）：625-630.
5. CHEN Y，CAO S，LIU Y，et al.Potential role for Rv2026c-and Rv2421c-specific antibody responses in diagnosing active tuberculosis[J].Clin Chim Acta，2018，87：369-376.
6. CAO S H，CHEN Y Q，SUN Y，et al.Screening of serum biomarkers for distinguishing between latent and active tuberculosis using proteome microarray[J].Biomed Environ Sci，2018，31（7）：515-526.
7. 罗巧，李霜君，肖彤洋，等.结核分枝杆菌 4 种新抗原的克隆表达及血清学评价[J].中华流行病学杂志，2018，39（4）：514-518.
8. 陈晓林，陈思遐，姚静，等.噬菌体介导的结核分枝杆菌 Rv2346c 基因敲除株的构建及其毒力初步研究[J].中华传染病杂志，2018，36（8）：490-495.

9. 刘伟香,章晓联.结核分枝杆菌 Rv1773c 促进细菌侵入巨噬细胞的研究[J].中国病原生物学杂志,2018,13(4):330-335.
10. CHI X,CHANG Y,LI M,et al.Biochemical characterization of mt-PemIK,a novel toxin-antitoxin system in Mycobacterium tuberculosis[J].FEBS Lett,2018,592(24):4039-4050.
11. WANG X,ZHAO X,WANG H,et al.Mycobacterium tuberculosis toxin Rv2872 is an RNase involved in vancomycin stress response and biofilm development[J].Appl Microbiol Biotechnol,2018,102(16):7123-7133.
12. ZHANG P,FU J,ZONG G,et al.Novel MprA binding motifs in the phoP regulatory region in Mycobacterium tuberculosis[J].Tuberculosis(Edinb),2018,112:62-68.
13. YANG H,SHA W,LIU Z,et al.Lysine acetylation of DosR regulates the hypoxia response of Mycobacterium tuberculosis[J].Emerg Microbes Infect,2018,7(1):34.
14. SUN X,ZHANG L,JIANG J,et al.Transcription factors Rv0081 and Rv3334 connect the early and the enduring hypoxic response of Mycobacterium tuberculosis[J].Virulence,2018,9(1):1468-1482.
15. 丁晓娟,刘毅,孙涛,等.Ra136 调控环二鸟苷酸影响结核分枝杆菌 H37Ra 的生物膜发育和休眠[J].中国防痨杂志,2018,40(6):616-621.
16. 王永祥,张本忠,吴聪,等.结核分枝杆菌休眠存活调节子蛋白 Rv2029c 促进大肠埃希菌生长[J].检验医学与临床,2018,15(15):2221-2224.
17. SUN L,ZHANG L,WANG T,et al.Mutations of Mycobacterium tuberculosis induced by anti-tuberculosis treatment result in metabolism changes and elevation of ethambutol resistance[J].Infect Genet Evol,2018.pii:S1567-1348(18)30759-7.
18. 郭炽星,蒋敏慧,黎敬忠.不同耐药结核分枝杆菌蛋白 LC-MS 分析[J].医药前沿,2018,8(2):221-223.

第五章　结核病免疫学

【摘要】结核病是由结核分枝杆菌引起的慢性感染性疾病，其预防、感染、发病及预后等都与机体免疫功能息息相关。深入理解结核感染及发病过程中的免疫学机制，对于结核病的预防、诊断、治疗及新型结核疫苗的研发都具有十分重要的理论和临床意义。结核分枝杆菌诱导的免疫应答机制及参与因素十分复杂，主要涉及固有免疫及适应性免疫应答。

【关键词】固有免疫；适应性免疫；巨噬细胞；T 淋巴细胞；细胞因子

结核病是由结核分枝杆菌（*Mycobacterium tuberculosis*，*MTB*）感染所引起的传染病，是我国第二大传染性疾病。目前唯一用于预防结核病的疫苗——卡介苗，对于成人结核病的预防效果不佳，近一个世纪来无有效的新型结核疫苗；AIDS/HIV、结核并发糖尿病、耐药等因素，使得结核病的防控形势十分严峻。无论是结核疫苗研发，还是对于 AIDS/HIV、糖尿病、耐药结核病等控制，都需要对于结核病相关免疫学有更深入的研究。

一、固有免疫应答

固有免疫应答是机体对抗结核菌感染的第一道防线，在机体抗结核分枝杆菌感染过程中发挥非常重要的作用。结核菌感染机体后，结核分枝杆菌与固有免疫系统间相互作用，决定了结核分枝杆菌感染的结局及机体的免疫应答发展的方向。

PD-1/PD-L1 通路在某些病毒和细菌感染中发挥作用，PD-1/PD-L1/PD-L2 通路在肿瘤和某些感染性疾病中发挥免疫抑制作用，而在结核病中的免疫作用尚不明确。孙萌萌等[1]利用 PD-L1 单抗或与异烟肼共同作用，探究其对于 TNF-α 抗体诱导的结核复发的抑制作用。通过分析小鼠结核病急性感染期和复发期的荷菌量及病理病变，明确 PD-L1 抗体的作用。研究发现，结核急性感染经过异烟肼单独治疗及 PD-L1 单抗协同异烟肼治疗后，均可以明显降低荷菌量和减轻病变，虽然两者组间无显著性差异，但经 TNF-α 抗体诱导复发之后，可以看到 PD-L1 单抗联合异烟肼治疗组相比较单用异烟肼治疗组，可以显著降低复发期的荷菌量和病变。这表明 PD-1/PD-L1 通路在体内可能发挥免疫抑制作用，PD-L1 单抗阻断 PD-1/PD-L1 通路后，可能逆转该通路的免疫抑制作用，从而遏制复发期荷菌量上升而表现出免疫保护作用。

李良等[2]探讨了 Notch1 信号通路在结核菌脂阿拉伯甘露糖（LAM）诱导的结核免疫逃避中的作用，结果表明，经 LAM 刺激后的小鼠腹腔巨噬细胞 Notch1 受体的转录水平与表达水平均升高。IL-1β、IL-12、炎症介质分泌水平显著下降，LAM+Notch 通路抑制剂（GSI）干预能减弱 IL-1β、IL-12 的下降趋势；而 IFN-γ 分泌水平不受 LAM 以及 GSI 干预的影响。这些结果表明，Notch1 信号通路在 LAM 诱导的结核分枝杆菌免疫逃避中有着重要的作用，而基于 Notch 信号通路的治疗方法可能为潜伏结核感染（LTBI）患者或者难治性结核病患者提供新的治疗思路。

机体感染 *MTB* 后，外周血中的中性粒细胞可在 1～3 小时内迅速迁移至感染部位，吞噬结核分枝杆菌并发生自身活化，还能招募其他免疫细胞迅速向感染部位聚集。虽然中性粒细胞在机体抗结核免疫反应中的作用尚未完全明了，但越来越多的研究证实中性粒细胞及其相关细胞因子在此过程中不可或缺，不仅帮助机体控制结核分枝杆菌，还参与宿主病理损伤过程。结核分枝杆菌入侵后是否会被限制而使机体处于潜伏结核感染状态，取决于入侵的结核分枝杆菌与机体免疫反应之间复杂的相互作用。结核分枝杆菌感染机体后，中性粒细胞数量是否与结核病发病时间及疾病状态有关，目前尚未明确。因此，有必要对包括中性粒细胞在内的抗结核免疫反应中各免疫细胞和细胞因子的功能、变化及相关免疫机制进行深入系统的研究[3]。机体感染 *MTB* 后，巨噬细胞作为第一道防线在抗结核感染的过程中起着十分关键的作用，巨噬细胞通过吞噬 *MTB* 后，既可激活天然免疫信号通路参与杀伤病原菌，又可通过加工提呈抗原启动获得性免疫。*MTB* 在一定条件下会发生免疫逃逸，避免被杀伤而滞留在巨噬细胞内。巨噬细胞与 *MTB* 的相互作用机制十分复杂，直接影响着结核病的发生、发展、预后及转归。近年来，关于结核病免疫治疗的研究有增多的趋势，进一步研究巨噬细胞在抗结核感染中的防御机制及同 *MTB* 之间的复杂关系，有助于新型抗结核免疫制剂的研发，为结核病的预防和治疗奠定重要理论基础[4]。

中性粒细胞作为固有免疫系统的重要组成细胞，在宿主抗结核免疫应答过程中是一把双刃剑。机体感染结核分枝杆菌后早期，中性粒细胞向感染部位聚集，进而活化并分泌大量趋化因子，通过多种方式对抗感染：中性粒细胞吞噬结核分枝杆菌后迅速凋亡并被巨噬细胞吞噬，中性粒细胞凋亡有利于机体控制感染，也有利于免疫细胞新陈代谢迅速完成，避免死亡细胞产生的毒性物质对宿主组织的持续损伤；中性粒细胞抗结核分枝杆菌感染的另一个机制是形成中性粒细胞胞外陷阱（NET），NET 是区别于坏死和凋亡的另一种中性粒细胞死亡方式，其以死亡中性粒细胞释放的 DNA 为骨架，同时结合组蛋白、嗜天青颗粒、髓过氧化物酶、中性粒细胞弹性蛋白酶、组织蛋白酶 G 等，形成网状结构，可捕捉入侵的结核分枝杆菌，限制其扩散和传播，并能增加其中抗菌物质的有效浓度以促进机体杀菌。结核分枝杆菌感染诱导产生的 NET 还可有效隔绝结核分枝杆菌毒性成分与周围宿主组织直接接触，保护宿主组织不受侵害。此外，中性粒细胞分泌 TNF-α、IL-10、IFN-γ 等细胞因子参与形成肉芽肿，从而限制结核分枝杆菌的生长和传播；产生功能性细胞因子，调控宿主的抗结核免疫反应。另一方面，中性粒细胞还参与机体的病理损伤过程，甚至促进体内结核分枝杆菌的生长[5]。

成簇的规律间隔短回文重复序列及其相关蛋白（clustered regularly interspaced short palindromic repeats-CRISPR-associated proteins，CRISPR-Cas）系统是在结核分枝杆菌中发现的一种新型获得性免疫系统，在调控结核毒力基因表达、基因定向编辑以及基因组进化方面表现出显著作用，结核分枝杆菌的 CRISPR-Cas 系统属于Ⅲ-A 型。Ⅲ-A 型 CRISPR-Cas 系统作为获得性免疫系统，通过抵御外援干扰入侵使得结核分枝杆菌的生存能力增强。同时，其组成成分 CRISPR 基因位点以及 cas 基因在一定程度上有助于结核分枝杆菌的基因网络调控以及调节菌体毒力。虽然结核北京家族株中存在不完整的 CRISPR-Cas 系统，使人推测 CRISPRCas 防御系统会随着进化而消亡，但就目前的研究结果来看，这种基因组的进化是增强了 CRISPR-Cas 系统的作用，对 CRISPR-Cas 系统的某种基因功能或者基因之间相互作用进行深入研究，可能会找到治疗靶点或者寻找到免疫原性极高的诊断指标[6]。

张娟娟等[7]研究了调控巨噬细胞中 miR-20a 对结核菌诱导的细胞凋亡以及细菌清

除的影响，发现结核菌感染巨噬细胞后，宿主通过下调 miR-20a 诱发细胞凋亡进而清除结核菌。

王姣等[8]研究了 $CD277^{+/-}$备选抗原递呈细胞（APC）在 γδT 细胞识别抗原中的限制性递呈作用，结果发现，磷酸化抗原 HMBPP 或结核特异性多肽 E7 的体外刺激作用下，结核患者胸腔积液和脐带血中的 $CD277^{+/-}$备选抗原递呈细胞都可引起 γδT 细胞不同程度的活化增殖，且 $CD277^{+}$细胞的活化作用强于 $CD277^{-}$细胞，提示 CD277 分子对 γδT 细胞识别不同抗原有一定限制性递呈作用，但还需进一步研究相关分子机制。毛玲等[9]研究了外周血中 $CD14^{+}$单核-巨噬细胞在 γδT 细胞识别磷酸化抗原中的作用及其与治疗转归的关系。在结核患者外周血和脐带血中同时与 CD277 抗体、γδTCR 四聚体结合比例最大且结合力最强的细胞是 $CD14^{+}$单核-巨噬细胞，且在抗结核治疗 1 个月时达到最高峰值，该时段患者病情明显好转。$CD14^{+}$单核-巨噬细胞是 γδT 细胞识别磷酸化抗原的主要各类抗原呈递细胞。这为深入探讨 γδT 细胞限制性识别磷酸化抗原机制及同时参与固有免疫与适应性免疫提供了实验依据。

Toll 样受体（TLRs）是固有免疫中一种重要的模式识别受体，是激活固有免疫的一个开关，在识别病原体相关成分的过程中发挥关键作用。TLR1、TLR2、TLR4、TLR9 在结核分枝杆菌感染过程中对菌体相关成分进行识别从而促进固有免疫应答，其中 TLR1 基因的单核苷酸多态性位点 rs4833095、rs5743618、rs3923647，TLR2 基因的 rs57473708、rs3804099 位点，以及 TLR9 基因的 rs352139、rs5743836 等位点的变异在某些人群中与结核易感性密切相关，而 TLR3、TLR6、TLR7、TLR8、TLR10 基因多态性与结核易感性存在一定关系。TLRs 功能的正常发挥保证了机体对结核分枝杆菌正常免疫反应。TLRs 基因的多样性使不同个体应对相同的病原体产生不同的反应，对 TLRs 单核苷酸多态性位点与结核易感性关系的研究，可以预测某些人群的结核病易感倾向，提供药物新靶点[10]。

刘婷等[11]检测了耐多药肺结核患者外周血中性粒细胞（PMN）表达 Toll 样受体（TLR）2 的水平，发现药物干预前耐药组肺结核（PTB）患者外周血 PMN 培养上清液中 TLR2 的平均浓度低于非耐药组 PTB 患者外周血 PMN 培养上清液中 TLR2 的平均浓度；耐药组 TLR2 水平也低于正常对照组；药物干预前后，耐药组 TLR2 水平差异无统计学意义，而非耐药组患者外周血 PMN 上 TLR2 的水平与干预前相比有降低。因此，TLR2 可能在耐多药结核分枝杆菌对宿主产生免疫逃避上发挥了关键作用，但其具体机制仍需进一步研究。

二、适应性免疫应答

结核性胸膜炎即使经过规范抗结核治疗，仍有 20%～50% 的结核性胸膜炎发生胸膜增厚，皮质类固醇效果也并不理想。目前有关结核性胸膜炎胸膜增厚粘连的机制尚未明确，一般认为，结核性胸膜炎局部以 $CD4^{+}T$ 淋巴细胞介导的免疫反应为主，许多研究认为胸膜局部 Th1 细胞免疫增强可能导致免疫损伤而发生胸膜粘连。刘凌等[12]研究结合内科胸腔镜下具体的胸膜表现，测定了不同胸膜粘连程度的 Th1、Th2 细胞比例及相关细胞因子的水平，结果发现，结核性胸膜炎胸腔积液中 Th1 细胞比例及 INF-γ、TNF-α 含量越高，胸膜的粘连程度越明显，提示过度强烈的 Th1 型细胞免疫反应能够对胸膜组织造成病理性免疫损伤，与胸膜粘连严重程度相关，为结核性胸膜炎患者的免疫干预治疗提供了思路。

调节性 T 细胞(Tregs)是一群在体内外可发挥免疫调节作用的细胞亚群,与肿瘤、自身免疫性疾病、慢性感染性疾病的发生发展等都有显著相关。有关 Tregs 在结核感染中的作用,已有文献报道。何军兰等[13]通过对不同结核感或发病组别进行相关免疫指标对比发现,结核分枝杆菌感染者不同疾病阶段或病理状态下 Tregs 的比例发生变化,从而为临床结核病情提供判断。

朱春玲等[14]研究了肺结核患者外周血免疫细胞的表达及其临床意义,结果发现,肺结核患者免疫细胞 $CD4^+$、$CD8^+$、B 细胞和 NK 细胞数量均显著低于健康对照者,痰菌阳性的肺结核患者免疫细胞 $CD4^+$、$CD8^+$、B 细胞和 NK 细胞数量低于痰菌阴性的肺结核患者,老年肺结核患者免疫细胞 $CD4^+$、$CD8^+$、B 细胞数量低于年轻患者初治肺结核患者。因此,肺结核患者免疫细胞的水平下降,痰菌阳性以及老年肺结核患者降低尤为明显。

杨宜等[15]通过阻断小鼠体内 T 细胞免疫球蛋白黏蛋白分子 3(Tim3)/Galectin9 通路,研究 Tim3/Galectin9 通路在结核菌感染中的调控作用。结果发现,小鼠感染后,经 Tim3、Galectin9功能性单抗阻断 Tim3/Galectin9 通路的小鼠肺部肉芽肿病变明显减轻,脾脏和肺脏的荷菌量均较对照组低,$CD4^+$T 细胞的 IFN-γ 表达量相比对照感染对照组显著性增加,提示结核分枝杆菌感染中,通过功能性单抗阻断 Tim3/Galectin9 通路可缓解结核病理状态,有效提高机体免疫水平,抑制结核的发生发展。

三、细胞因子及其他免疫分子

章志华等[16]对比研究结核性胸膜炎患者、非结核性胸膜炎患者血清及胸腔积液中细胞因子 INF-γ、IL-2、IL-4、IL-5 和 IL-10 的含量,结果发现,结核性胸膜炎患者胸腔积液中细胞因子 INF-γ、IL-2、IL-4、IL-5 和 IL-10 的含量显著高于非结核性胸膜炎患者,而结核性胸膜炎患者和非结核性胸膜炎患者血清中 IFN-γ、IL-2、IL-4、IL-5 和 IL-10 的含量无显著差别。张艳丽等[17]利用 GM-CSF 和 IL-6 培养促进外周血单核细胞(PBMC)分化成功能性 $CD33^+HLA\text{-}DR^{low}$MDSC 样细胞,发现 $CD33^+HLA\text{-}DR^{low}$MDSC 的抑制功能依赖于程序性死亡-1/程序性死亡-1 配体-2(PD-1/PD-L2)途径并且需要直接的细胞接触。IFN-γ 通过抑制 PD-1/PD-L2 途径抑制 $CD33^+HLA\text{-}DR^{low}$MDSCs 的免疫抑制活性,表明 IFN-γ 与功能性 MDSC 扩增之间存在负反馈环,提示 IFN-γ 拮抗 MDSCs 抑制功能可增强对结核感染的免疫应答。

结核性胸膜炎是肺外结核常见病种,但目前临床上对于其诊断和鉴别诊断还存在很多问题。结核抗体、IFN-γ、IL-6 等在临床中的应用都非常广泛;Th17 细胞、Treg 细胞参与结核性胸膜炎的发病机制,与病程发展和治疗效果判断等都有关。IL-27、IL-31、Ag85A 抗体 IgG 表型、IP-10、MCP-1 等都有一定的临床应用价值,可一定程度上辅助诊断。不同标志物的优势还可联合应用,使优势与劣势互补,增强特异度和灵敏度,提高临床应用价值;对 sCD163、IL-1β、IL-1、IL-33 还需进一步研究,观察其诊断准确率,进一步评价其作为诊断结核性胸膜炎的价值[18]。安晓颖等[19]研究了 *MTB* 分泌蛋白抗原 85B(Ag85B)-早期分泌靶抗原 6(ESAT6)融合蛋白在结核性胸膜炎辅助诊断中的价值。结果发现,结核分枝杆菌 Ag85B-ESAT6 融合蛋白刺激外周血和胸腔积液后均明显提高结核特异性 IFN-γ 的含量,对结核性胸膜炎的辅助诊断有一定价值。蔡孝桢等[20]研究了共刺激分子 B7-H4 在结核性渗出性胸膜炎患者血清和胸腔积液的表达及其与调节性 T 细胞的相关性。结果表明,结核性渗出性胸膜炎患者外周血中表达B7-H4的mDC比例显著高于健康对照组，并且结核渗出性胸膜炎患者胸腔积液中的比例则显著高于其外周血（经过治疗后结核渗出性胸膜炎患者外周血B7-H4的mDC比例较治疗前下降明显，但仍高于对照组外周血的比例）。结核性渗出性胸膜炎患者中B7-H4的表达与Treg细胞数量呈正相关，治疗后B7-H4在患者外周血来源的mDC中的表达水平显著降低。因此，B7-H4在结核渗出性胸膜炎患者胸腔积液及外周血中高表达，而且与Treg细胞数量呈正相关，可反映机体受*MTB*感染后的免疫功能状态，其比例变化亦可影响结核渗出性胸膜炎的发展进程，可能成为结核性胸膜炎诊断的辅助指标。

IL-18最初被称为干扰素诱导因子，是IL-1配体族群中的一个成员，也是调节先天性与获得性免疫应答的一个重要细胞因子。梅亮亮等研究发现[21]，结核性胸膜炎患者的胸腔积液IL-18的平均水平显著高于非结核性胸膜炎患者，且结核性胸膜炎患者胸腔积液中IL-18水平在经抗结核治疗后逐渐下降。IL-18可能与结核性胸膜炎发生及病程相关，可能作为早期诊断炎性胸腔积液及观察治疗效果的免疫指标。

陈思达等[22]研究了IL-37、IFN-γ和IL-10在活动性肺结核患者中的表达水平。结果表明，活动性肺结核患者治疗前血清IL-37、IL-10水平较对照组升高，IFN-γ水平下降；活动性肺结核患者治疗后，IL-37、IL-10水平显著下降，IFN-γ水平显著上升，IL-37与IFN-γ呈负相关。血清IL-37、IFN-γ和IL-10水平呈现与活动性肺结核病情相关的动态变化，IL-37对抗结核免疫的负性调节可能与抑制IFN-γ分泌有关。

IL-7与IL-15是IL-2家族细胞因子，可调控T细胞分化与增殖及并在免疫记忆形成与维持过程中发挥重要作用。与IL-2相比，IL-7和IL-15在维持机体T淋巴细胞抗结核感染中可持续发挥作用，且在结核病发生、发展过程中发生动态变化，提高机体免疫记忆水平，可能在结核病的鉴别诊断及结核预防和治疗性疫苗研发中有一定价值。但正是由于IL-7和IL-15在结核病发生、发展过程中的表达水平变化不一，具体调节机制并未完全清楚。此外，虽然目前IL-7或IL-15作为免疫佐剂在预防性疫苗研发中已有应用，但机体免疫记忆水平的准确评估存在难度，一定程度上影响了其在疫苗上的应用[23]。

刘浩然等[24]分析了肺结核患者（TB）和肺癌患者胸腔积液中巨噬细胞迁移抑制因子（MIF）、孤核受体α（RORα）和孤核受体γ（RORγ）水平的差异，探讨其在肺结核与肺癌鉴别诊断中的价值。结果表明，肺结核患者胸腔积液中MIF水平高于肺癌患者，检测胸腔积液中MIF水平对肺结核与肺癌的鉴别有一定诊断价值；而胸腔积液中RORα及RORγ水平检测的价值仍有待进一步验证。

结核病是以T细胞免疫为主的细胞免疫，已有较多研究表明维生素D（VD）可以调节结核免疫。VD在肺结核发病及预后过程中均起着重要作用，参与结核患者细胞免疫，但临床研究结果不尽一致，可能由于研究过程中干扰因素较多，且维生素D水平在人体中的动态变化。既往研究对VD水平没有动态监测或者监测窗太长，不能真实反映VD水平，从而对研究结果产生影响；同时，没有一个明确的、公认的标志物能够准确反映VD在肺结核预后中的免疫功能，还需要进一步的研究证实[25]。

杨盛娅等[26]研究了肺结核合并医院感染患者外周血miR-29a-3p水平与巨噬细胞相关因子的相关性。LTBI组患者外周血miR-29a-3p表达量高于TBI患者表达水平；LTBI组患者IL-6及TNF-α水平低于TBI组患者，IL-10水平高于TBI组患者；pearson相关性分析表明，LTBI组与TBI组患者外周血中miR-29a-3p与IL-6及TNF-α均呈负相关，与IL-10呈正相关。因此,miR-29a-3p 可能参与巨噬细胞抗结核免疫反应,与结核病发病有一定关系。

(李丽　唐神结)

参考文献

1. 孙萌萌,秦川,唐军,等.阻断巨噬细胞介导的PD1/PD-L1通路对小鼠结核复发的抑制作用[J].中国比较医学杂志,2018,28(4):50-58.
2. 李良.结核菌脂阿拉伯甘露糖通过Notch1介导结核免疫逃避的实验研究[J].中国现代医生,2018,56(11):22-25.
3. 刘婷,赖惠婷.中性粒细胞及细胞毒T细胞在抗结核感染免疫中的作用[J].中国热带医学,2018,18(2):188-191.
4. 王雅,李传友,王伟,等.巨噬细胞在抗结核感染中的作用[J].中国防痨杂志,2018,40(2):218-221.
5. 熊坤龙,程训佳,张文宏,等.中性粒细胞在抗结核免疫中的作用[J].微生物与感染,2018,13(3):186-192.
6. 翟小倩,鲍朗.CRISPR-Cas系统及其在结核分枝杆菌中的研究进展[J].生物学杂志,2018,35(1):89-92.
7. 张娟娟,贺星,梁娟,等.巨噬细胞通过下调miR-20a诱发凋亡促进结核菌清除的机制[J].中国热带医学,2018,18(6):523-527.
8. 王姣,方毅敏,梅志雄,等.CD277+/-的备选抗原递呈细胞在γδT细胞识别不同抗原中的限制性递呈作用[J].热带医学杂志,2018,18(5):555-560.
9. 毛玲,梅志雄,涂晓欣,等.利用γδ TCR四聚体检测分析外周血中CD14+ CD277+单核-巨噬细胞的比例及其与治疗转归的关系[J].中华微生物学和免疫学杂志,2018,38(11):801-806.
10. 梁晨,刘毅,唐神结.Toll样受体家族基因多态性与结核易感性研究进展[J].中华流行病学杂志,2018,39(8):1130-1134.
11. 刘婷,赖惠婷,郭夏娜.Toll样受体2在耐多药肺结核患者外周血中性粒细胞上的水平及意义[J].中国热带医学,2018,18(6):614-616.
12. 刘凌,舒敬奎,武江海,等.Th1/Th2细胞及细胞因子和结核性胸膜炎粘连的相关性[J].实用医学杂志,2018,34(2):239-242.
13. 何军兰,王永斌,贾忠,等.结核杆菌感染过程中调节性T细胞功能变化研究[J].中西医结合心血管病电子杂志,2018,6(3):173-176.
14. 朱春玲,侯远沛,尤莲,等.肺结核患者外周血免疫细胞水平与临床意义分析[J].中国人兽共患病学报,2018,34(7):648-652.
15. 杨宜,杨芳,陈玲铭,等.阻断T细胞Tim3/Galectin9通路介导抗结核菌感染免疫保护[J].热带医学杂志,2018,18(6):708-711.
16. 章志华,付洪义,谢兰品,等.结核性胸膜炎患者血清及胸腔积液中炎性细胞因子比较[J].河北医药,2018,40(8):1140-1143.
17. 张艳丽,杨卫,武丽,等.IFN-γ通过下调PD-1和PD-L2信号通路拮抗CD33来干预肺结核发展的机制[J].实用医学杂志,2018,34(16):2663-2669.
18. 唐艺洋.结核性胸膜炎免疫指标研究进展[J].检验医学与临床,2018,15(9):1363-1365.
19. 安晓颖,杨永辉,朱桂云.MTB分泌蛋白抗原85B-早期分泌靶抗原6融合蛋白对结核性胸膜炎的辅助诊断价值[J].中国防痨杂志,2018,40(11):1164-1169.
20. 蔡孝桢,葛南海,荣蓉,等.B7-H4在结核性胸膜炎患者mDC中的表达与调节[J].国际医药卫生导报,2018,24(16):2409-2412.
21. 梅亮亮,丁贤.白细胞介素18在结核性胸膜炎中的应用研究[J].国际外科学杂志,2018,45(3):196-198.

22. 陈思达,卓宋明,李娜,等.IL-37 在活动性肺结核中的表达及其与 IFN-γ 和 IL-10 的相关性[J].中国热带医学,2018,18(7):723-725.
23. 刘冰靥,王德成,范小勇,等.白细胞介素 7 与 15 在抗结核感染中的作用及应用[J].中国防痨杂志,2018,40(4):425-428.
24. 刘浩然,张亚莉,任卫聪,等.三种细胞因子在肺结核与肺癌胸腔积液中的诊断价值[J].中国防痨杂志,2018,40(10):1046-1050.
25. 温友利,黎联.维生素 D 与肺结核病患者预后的关系[J].医药前沿,2018,24(8):195-196.
26. 杨盛娅,永艳,崔岩飞,等.肺结核患者医院感染后外周血 miR-29a-3p 水平与巨噬细胞因子的相关性研究[J].中华医院感染学杂志,2018,28(15):2253-2256.

下篇　结核病临床

第一章　结核病细菌学诊断

【摘要】细菌学检查仍是结核病诊断的重要辅助检查，主要包括抗酸染色镜检、分枝杆菌培养及表型药敏检测等，鉴于其简单、易行及经济实惠，国内基层医院均广泛开展。今年关于细菌学检查的应用及研究主要集中在对于抗酸染色的脱蜡方法探索、各种细菌学检查手段与分子诊断技术的比较，以及全国各地大样本的耐药情况分析。细菌学检查仍是临床上不可忽略的检查手段，但医院对检验的质量和医师的培训应严格把关，临床医师也应根据当地条件、患者病情酌情选择及推荐诊断方法，必要时联合应用多种检验方式可以大大提高结核分枝杆菌的阳性检出率。

【关键词】涂片镜检；分枝杆菌培养；药物敏感性试验；耐药情况分析；非结核分枝杆菌；药敏试验结果的判读

虽然目前结核分枝杆菌（*Mycobacterium tuberculosis*，*MTB*）的分子生物学诊断已被列作结核病确诊的一种重要方法，其检测的灵敏度与特异性均已达到较高的水平，但结核病细菌学诊断作为结核病诊断"金标准"的地位在我国一直未被撼动，但从方便、普及性等各方面来看，细菌学的诊断仍占据主导地位。抗酸染色涂片镜检因其价格低廉、易于开展，仍是各级医院与预防机构初筛结核病的主要手段；病理组织切片中找到 *MTB* 仍然是结核病诊断的"金标准"；*MTB* 培养为表型药敏检测提供了基础；表型药敏检测方法因可同时检测十几种一线和二线抗结核药物的单药和两种药物联合的耐受水平，简单、经济，适合基层。2018 年国内科学家将结核病细菌学诊断的各种新、旧方法应用于临床、科学研究及大样本统计调查，从而能更有效地指导临床、预防控制管理及公共卫生决策，现将相关研究结果总结归纳如下。

一、涂片镜检

不同的脱蜡剂会对抗酸染色的结果产生不同的影响，薛晓伟等[1]就分别选择环保型脱蜡剂和常规二甲苯脱蜡进行抗酸染色的使用效果进行比较，作者选取北京协和医院病理科 2010—2017 年间诊断的符合纳入标准的结核病例 40 例，进行回顾性抗酸染色研究。结果提示，使用常规二甲苯脱蜡的抗酸染色，其中阳性 35 例，可疑阳性 3 例，阴性 2 例；使用环保型脱蜡剂脱蜡的抗酸染色，阳性 36 例，可疑阳性 2 例，阴性 2 例，两者阳性率分别为 87.5%和

90%,差异无统计学意义。因此,作者认为环保型脱蜡剂为无色、无味的有机溶剂,不含芳香族化合物,具有较强的溶解石蜡的作用,对所要显示的组织和细胞无影响,并且与乙醇的相容性好,本次实验中将其试用于抗酸染色的过程中,结果显示其脱蜡效果较好,抗酸染色的结果与二甲苯脱蜡效果接近一致。

李玉雪等[2]通过选取肺结核确诊病例的痰标本共325份(其中涂阳标本81份),同时采用改良抗酸染色法、交叉引物恒温扩增(crossing priming amplification,CPA)技术、改良抗酸染色法联合CPA技术和Xpert *MTB*/RIF技术对标本进行检测,评估4种方式的阳性检出率。结果显示,81份涂阳标本中改良抗酸染色法、CPA、改良抗酸染色法联合CPA技术和Xpert *MTB*/RIF 4种方式的总体阳性检出率分别为91.4%(74/81)、93.8%(76/81)、95.1%(77/81)、98.8%(80/81),4组比较差异无统计学意义;244份涂阴标本,改良抗酸染色法、CPA、改良抗酸染色法联合CPA技术和Xpert *MTB*/RIF 4种方式的总体阳性检出率分别为20.1%(49/244)、46.7%(114/244)、54.9%(134/244)、54.5%(133/244),改良抗酸染色法阴性率低于CPA技术组、改良抗酸染色法+CPA技术组、Xpert *MTB*/RIF技术组,差异有统计学意义($P<0.05$),后3组比较差异无统计学意义($P>0.05$);改良抗酸染色法、CPA、改良抗酸染色法联合CPA技术和Xpert *MTB*/RIF 4种方式的总体阳性检出率分别为37.8%(123/325)、58.5%(190/325)、64.9%(211/325)、65.5%(213/325)。综上所述,改良抗酸染色法、CPA技术、改良抗酸染色法联合CPA技术和Xpert *MTB*/RIF技术对肺结核均具有良好的辅助诊断价值,诊断涂阳及涂阴肺结核时,改良抗酸染色法联合CPA技术可以有效替代高成本的Xpert *MTB*/RIF检测技术,在基层医院有良好的应用前景。

涂片镜检因操作方便、实验无需特别仪器、价格低廉,一直以来都是临床诊断结核病重要的诊断依据,但传统的涂片镜检法阳性率低,国内研究者对涂片镜检法进行改进和评估。西安市胸科医院杨翰等[3]探讨了胞内菌抗酸染色法检测体液标本结核分枝杆菌(*MTB*)的应用价值,共纳入1 236份疑似结核病患者的脑脊液(237份)、胸腹腔积液标本(999份)。结果显示,在胸腹腔积液中,MGIT 960培养法的敏感度(18.52%)高于胞内菌抗酸染色法(13.66%,$P<0.01$)和PCR法(6.94%,$P<0.01$);在脑脊液中,胞内菌抗酸染色法的敏感度(22.15%)高于MGIT 960培养法(12.03%,$P=0.02$)和PCR法(3.16%,$P=0.02$)。由此可见,胞内抗酸染色对体液标本中*MTB*的检验是一种经济、简单且可达到预期阳性率的检验方法。北京胸科医院Wu等[4]评估了Mono-Prep涂片镜检法(MPSM,一种双层膜过滤并自动涂片的方法)在结核病中的诊断价值,共纳入117份痰标本。结果显示,直接涂片法、MPSM法、固体培养法和Xpert的阳性率分别为27.4%、40.2%、35.9%、52.1%,但MPSM法的特异度(81.3%)较直接涂片法(90.7%)有所降低。由此可见,MPSM法可提高痰涂片的阳性率,但降低了特异度,该方法仍需进一步改进。杭州市红十字会医院岳永宁等[5]评估了半自动化结核分枝杆菌扫描仪与萋-尼法人工镜检对分枝杆菌的诊断价值,共纳入225份痰标本。结果显示,仪器镜检组的检测时间为(2.0±0.0)分钟,人工镜检组为(4.8±0.8)分钟,差异有统计学意义($P<0.01$)。以罗氏培养结果为“金标准”,仪器镜检与人工镜检的敏感度分别为55.31%和42.55%,特异度分别为95.51%和99.44%,尤登指数分别为0.51和0.42。半自动化*MTB*扫描仪镜检较人工镜检检测时间短、诊断效能高,具有很好的应用前景。由此可见,胞内菌抗酸染色法或改良抗酸染色法的敏感度高于传统涂片镜检法,半自动化结核分枝杆菌扫描仪可缩短检测时间、提高诊断效能,可为结核病提供良好的诊断依据。

二、分枝杆菌培养

分枝杆菌培养目前仍然是基层医院开展较多、诊断价值较高的细菌学诊断方法之一。高方方等[6]报道了内蒙古自治区二级以上医疗机构实验室结核病相关检测开展情况。作者选取2015年7—11月对全区12个盟市265家二级以上医疗机构进行问卷调查，内容包括医院的类别、规模、2014年实验室开展结核病相关检测项目及实际检测数量。共收回154家医疗机构的有效调查问卷，总体应答率为58.1%（154/265），其中三级医院占82.0%（41/50），二级医院占52.6%（113/215）。结果显示，三级医院各检测项目的开展率均优于二级医院，其中抗酸杆菌涂片镜检开展率分别为87.8%（86/41）和31.9%（36/113），*MTB*改良固体培养分别为24.4%（10/41）和9.7%（11/113），分子生物学检测分别为12.2%（5/41）和1.8%（2/113），γ-干扰素释放试验分别为31.7%（13/41）和1.8%（2/113），差异均有统计学意义（$\chi^2=37.83$，$P=0.000$；$\chi^2=5.49$，$P=0.019$；$\chi^2=7.54$，$P=0.006$；$\chi^2=0.67$，$P=0.000$）；含8家传染病医院在内的非综合医院*MTB*改良固体培养开展率（23.4%，11/47）优于综合医院（9.3%，10/107），差异有统计学意义（$\chi^2=5.48$，$P<0.05$）；8家传染病医院（三级5家，二级3家）结核病相关检测项目［抗酸杆菌涂片镜检（8/8）、*MTB*改良固体培养（7/8）、分子生物学检测（3/8）、γ-干扰素释放试验（6/8）］开展情况均较好。

王晶[7]则探讨了不同检验方法对肺结核患者痰液*MTB*的检验价值。作者选择2014年1月—2017年10月期间共100例确诊肺结核患者与100例健康志愿者，分别设置为肺结核组、对照组，所有受检者均接受痰液采集，行痰液*MTB*检验，分别采用痰涂片、快速培养法、荧光定量聚合酶链反应法测定痰中*MTB*，比较痰涂片、快速培养法、荧光定量聚合酶链反应法对肺结核组与对照组的*MTB*阳性检出率，并以痰快速培养法检测结果为参照，计算痰涂片、荧光定量聚合酶链反应法对*MTB*的检测灵敏度、特异度、准确性。结果显示，肺结核组经过3种检验方法检测的痰中*MTB*阳性检出率均显著高于对照组（$P<0.01$）。以痰快速培养法检测结果为参照，荧光定量聚合酶链反应法对*MTB*的检测灵敏度、准确性均高于痰涂片（$P<0.01$），但其特异度与痰涂片比较无统计学意义（$P>0.05$）；荧光定量聚合酶链反应法与痰快速培养法检测结果之间的一致性良好（Kappa＝0.745），痰涂片与痰快速培养法检测结果之间的一致性为中等（Kappa＝0.531）。综上所述，肺结核患者的痰中*MTB*多呈阳性表达，在肺结核病变早期诊断时，应采用痰涂片、痰快速培养法、荧光定量聚合酶链反应法联合测定痰中*MTB*，以提高肺结核的早期诊断准确性。

孙蕊等[8]探讨Xpert *MTB*/RIF法、痰涂片、固体培养对临床疑似肺结核诊断的应用价值。作者收集315例疑似肺结核患者痰样本，分别进行金胺荧光涂片镜检、固体培养、传统药敏、Xpert *MTB*/RIF检测，并将结果进行分析。结果提示，Xpert *MTB*/RIF检测的阳性率与结核分枝杆菌培养比较，差异并无统计学意义（$\chi^2=2.57$，$P=0.05$）。

*MTB*培养为结核病实验室诊断的“金标准”，培养阳性的菌株还可以进行后续的菌种鉴定和药敏试验，对临床的应用价值较高。很多因素可影响*MTB*的培养阳性率，国内研究者对影响因素进行了分析。重庆市公共卫生医疗救治中心袁婧等[9]分析了HIV/TB共感染患者中*MTB*血培养阳性率的影响因素，共纳入328例患者，血培养阳性率为17.7%，多因素分析显示发热时体温、发病后体重下降程度及低蛋白血症对血培养阳性率有明显影响（$P<0.05$）。在HIV/TB共感染者中，血液*MTB*培养对诊断结核病是一种有效的辅助诊断工具；

发热时体温越高、体重下降越明显、白蛋白越低，*MTB* 血培养阳性率越高。山东省聊城市中医医院孙宇航等[10]探讨了不同技术在脊柱结核标本 *MTB* 培养的阳性率，共纳入 262 例脊柱结核患者的脓液、肉芽组织、病灶壁标本。BacT/ALERT 3D 和改良罗氏培养的阳性率分别为 32.82%和 20.99%，差异有统计学意义（$P<0.05$）；BacT/ALERT3D 法中脓液、肉芽组织、病灶壁的阳性率分别为 34.17%、23.08%、15.58%，差异有统计学意义（$P<0.05$）；改良罗氏培养法中，上述 3 种标本的阳性率分别为 26.13%、12.43%、5.84%，差异有统计学意义（$P<0.05$）。由此可见，与改良罗氏培养法相比，BacT/ALERT3D 液体培养系统具有明显缩短检出时间、提高检出率的优势；脓液标本培养过程简单，且其培养阳性率高于结核肉芽组织及病灶壁，可作为脊柱结核标本培养的首选。北京结核病控制研究所中杨新宇等[11]分析了初治肺结核患者留取痰标本的质量对于细菌学检查结果的影响，每例患者留取 3 份痰标本进行涂片检查，并选取 2 份性状较好的痰标本同时进行培养检查，共留取痰标本 1 692 份，标本合格率为 67.3%；3 份标本均合格者 311 例，占 55.1%。涂片、固体培养、液体培养检测在合格痰标本中的阳性率分别为 21.1%、37.4%和 68.0%；在不合格痰标本中的阳性率分别为 3.4%、16.2%和 27.8%，差异均有统计学意义（P 值均<0.001）。由此可见，初治肺结核患者痰标本合格率较低，合格痰标本的 *MTB* 检出率明显高于不合格痰标本，故重视并提高留取痰标本的质量十分重要。泽普县人民医院卢为琴[12]探讨了痰液性状和保存条件对 *MTB* 培养阳性率的影响，干酪痰的培养阳性率（84%）显著高于黏液痰（44%）、血性痰（24%）和唾液（8%）（P 值均<0.05）。-18℃保存温度下 0 天、3 天、7 天、14 天、21 天各时间段内 *MTB* 的培养阳性率无统计学差异（$P>0.05$），其他温度环境下不同时间段内 *MTB* 的阳性培养率存在一定的差异。由此可见，应尽量选择干酪痰进行 *MTB* 培养，同时痰标本尽可能保存于-18℃的低温环境下并及早开展培养实验。因此，重视标本的质量和保存条件，并留取多种类型的标本进行 *MTB* 培养，可提高 *MTB* 培养的阳性率。

三、药物敏感性试验

表型药敏检测方法因可同时检测十几种一线和二线抗结核药物的单药和两种药物联合的耐受水平，被广泛应用于各地大样本的耐药情况分析总结，也因其简单、经济的特点在基层医院开展良好，同时在肺外结核、非结核分枝杆菌中也应用较多。

1. 药敏试验新方法　南通市第六人民医院陈俊林等[13]探讨了微孔板变色硅胶显色法快速检测 *MTB* 对利福平（RIF）耐药的临床应用价值，共纳入 50 株 *MTB*。以 Bactec MGIT960 法为“金标准”，微孔板变色硅胶显色法对涂阳痰标本 RIF 药敏检测灵敏度达 94.12%，特异度为 100%，准确度为 97.37%。结果提示，微孔板变色硅胶显色法可直接检测痰标本中 *MTB* 对 RIF 的药物敏感性。黑龙江省结核病预防控制中心陈丽等[14]探讨了直接法固体药物敏感性试验的应用效果，以比例法药敏试验结果为“金标准”，当直接法固体药敏试验以>1%的耐药百分比为耐药检测界限时，对 RIF 耐药检测的敏感度、特异度、一致率分别为 75.0%、82.9%、81.8%，两种方法一致性一般（Kappa=0.43）；对异烟肼（INH）耐药检测的敏感度、特异度、一致率分别为 64.9%、86.0%、83.7%，一致性较差（Kappa=0.39）。当直接法固体药敏试验以含药培养基上的菌落数多于 20 个为耐药检测界限时，对 RIF 耐药检测的敏感度、特异度、一致率分别为 75.0%、86.2%、84.7%，一致性一般（Kappa=0.49）；对 INH 耐药检测的敏感度、特异度、一致率分别为 64.9%、88.7%、86.1%，一致性一般（Kappa=0.43）。结果提示，直接法固体药敏试验与传统比例法药敏试验检测的耐药性结果差异较大，对耐药结核病的临床诊断效果不理想。

2. 药敏试验方法学评价　上海市疾病预防控制中心张阳奕等[15]评估了 MGIT 960 法、吡嗪酰胺酶（PZase）活性检测法和 pncA 基因序列分析法在检测 *MTB* 对吡嗪酰胺（PZA）耐药中的应用价值，共纳入 207 株 *MTB*。以 3 种方法结果完全一致或 2 种方法结果一致的 PZA 耐药性检测结果为参考，MGIT 960 法、PZase 活性检测法和 pncA 基因序列分析法的敏感性分别为 94.8%、100.0%和 94.8%，特异性分别为 93.3%、83.9%和 98.0%，与参考结果的一致性 Kappa 值分别为 0.85、0.74 和 0.93。结果提示，MGIT 960 法和 pncA 基因序列分析法具有较好的一致性。MGIT960 法存在假阳性，建议对 MGIT 960 法检测 PZA 耐药的样本进行 pncA 基因序列分析，若两者结果不符则进行 MGIT 960 法重复性试验，以提高 PZA 耐药性检测的准确性。

3. 药敏试验方法改良结果分析　淮安市疾病预防控制中心曹敏[16]分析了 *MTB* 罗氏培养基药敏试验结果的合理判读时间，共纳入 2 371 例肺结核患者。初治患者培养 4 周药敏试验结果准确率 INH（98.60%）、链霉素（95.22%）、RIF（96.54%）、乙胺丁醇（95.88%）与培养 6 周准确率（94.48%、96.54%、97.94%、97.24%）比较，差异均有统计学意义（$P<0.05$）。复治患者培养 4 周（98.30%）与培养 6 周（93.62%）INH 准确率差异具有统计学意义（$P<0.05$）；培养 4 周链霉素（94.89%）、利福平（96.60%）、乙胺丁醇（96.32%）药敏试验准确率与培养 6 周（95.74%、97.87%、97.02%）比较，差异均无统计学意义（$P>0.05$）。对于初治和复治患者，4 周和 6 周的准确率比较差异无统计学意义。结果提示，药敏试验结果准确性与判读时间存在一定联系。佛山市顺德区慢性病防治中心黄英河等[17]研究了比例法检测 *MTB* 药敏试验中的最适菌液浓度，共纳入 107 株 *MTB*。原对照组（1×10^{-2}g/L、1×10^{-4}g/L）、1 号实验组（2×10^{-2}g/L、2×10^{-4}g/L）、2 号实验组（4×10^{-2}g/L、4×10^{-4}g/L）、3 号实验组（8×10^{-2}g/L、8×10^{-4}g/L）在罗氏对照培养基上菌落生长合格率分别为 86.0%、100%、100%、100%；检测 RIF 耐药的正确率分别为 83.2%、99.1%、88.8%、83.2%。本研究中，比例法检测 *MTB* 药敏试验中的最适菌液浓度为 2×10^{-2}g/L、2×10^{-4}g/L。

4. 在肺外结核中的应用　袁阳等[18]分析了近年就诊于一所省级三甲综合医院肺外结核病的分布和耐药情况，作者收集 2013 年 1 月—2017 年 7 月就诊于遵义医学院附属医院的肺外结核病患者组织标本，经罗氏培养基培养、比例法进行 4 种一线抗结核药物的 DST，进行人口学和临床资料以及耐药情况分析。结果显示，获得的 84 例肺外结核病培养及药敏信息中，单纯肺外结核病 30 例，肺外结核合并肺结核 54 例。单纯肺外结核以泌尿系统结核最为常见，其次为颈部淋巴结结核和结核性胸膜炎；肺外结核合并肺结核以结核性胸膜炎和脑膜炎多见。30 例单纯肺外结核病中，初治 29 例，耐药率 13.8%（4/29）；复治 1 例，其耐 INH 和 Sm，耐药率 100%（1/1）；初治、复治中均无多药耐药病例。54 例肺外结核合并肺结核中，初治 51 例，耐药率 13.7%（7/51），耐多药 5.9%（3/51）；复治 3 例，其中无耐药病例。综上所述，单纯肺外结核病中，以泌尿系统结核最为常见，耐多药发生率低；肺外结核合并肺结核中，以结核性胸膜炎和脑膜炎多见，耐多药率较高。应加强肺外结核病组织标本的收集与耐药检测，以达早期诊断与合理治疗的目的。

5. 全国各地耐药情况分析　杨安文等[19]收集 2012—2016 年湖南省胸科医院住院诊疗的所有肺结核患者病历信息，以菌型鉴定证实为 *MTB* 且进行了一线 4 种抗结核药物（INH、

RFP、Sm、EMB）敏感度测试者为研究对象。结果显示，2012—2016 年共有 11 486 例患者纳入研究，其中男性 8 081 例（70.4%）、女性 3 405（29.6%）；平均年龄为（44.6±14.5）岁；户籍以农村患者为主，共 7 816 例（68.0%），城市 3 670 例（32.0%）；职业以农民为主，为 7 183 例（62.5%）。肺结核总耐药率为 30.6%，其中单耐药率为 7.0%，耐多药率为 16.4%，多耐药率为 7.2%；对 RFP、INH、Sm 和 EMB 的总耐药率分别为 22.3%、20.8%、8.5% 和 15.8%；对 RFP、INH、Sm 和 EMB 单耐药率分别为 1.9%、1.9%、1.4%和 1.8%。湘西、湘北、湘中等地区的耐药率及耐多药率高于其他地区（$\chi^2=36.295$，$P=0.000\ 1$；$\chi^2=50.970$，$P=0.000\ 1$）；2012—2016 年各年份耐药率分别为 35.2%、32.0%、34.4%、27.7%、24.7%，总体呈下降趋势（$\chi^2=91.792$，$P=0.000\ 1$），耐多药率分别为 18.9%、17.1%、18.5%、13.8%、14.3%，总体呈下降趋势（$\chi^2=60.933$，$P=0.000\ 1$）。

杨新宇等[20]分析了北京市结核病防治机构（简称“结防机构”）和结核病定点医院疑似耐多药肺结核（multidrug-resistant tuberculosis，MDR-TB）患者的耐药状况，采用回顾性调查方法，对 2014 年 1 月—2016 年 12 月北京市 14 家结核病防治机构和 6 家定点医院收治的 881 例疑似 MDR-TB 患者痰培养阳性的临床分离株进行初步菌种鉴定和药物敏感性试验（drug susceptibility testing，DST），包括 INH、RFP、Sm、EMB、Lfx、Am、Cm、Pro、PAS，并分析、归纳北京市 3 年间疑似 MDR-TB 患者的耐药情况。结果显示，881 例疑似 MDR-TB 患者菌株中，分离出 *MTB* 复合群占 88.6%（781/881），非结核分枝杆菌群占 11.4%（100/881）；*MTB* 复合群临床分离株的总耐药率为 33.3%（260/781），耐多药率为 17.2%（134/781）；耐药菌株药敏试验显示，对 4 种一线抗结核药物（INH、RFP、Sm、EMB）的高耐药百分比（>67.0%）分别为 69.0%（127/184）、57.1%（92/161）、60.5%（107/177）、31.7%（19/60）。

巫株华等[21]通过获取广东省 32 个耐药监测点的活动性肺结核病例的药敏试验结果，来研究广东省耐药结核病的疫情及相关的影响因素。通过对纳入耐药监测的涂阳痰标本进行分离培养，并采用世界卫生组织和国际防痨和肺部疾病联合会推荐的比例法对分离培养物进行 RFP、INH、EMB、Sm、卡那霉素（Kanamycin，Km）、氧氟沙星（Ofloxacin，Ofx）、卷曲霉素（Capreomycin，Cm）、丙硫异烟胺（Protionamide，Pto）、对氨基水杨酸（P-aminosalicylate，PAS）DST。结果显示，2 911 例纳入耐药分析的患者中，总体耐药率为 23.05%，耐多药率为 4.09%，8.4%的耐多药为广泛耐多药，广泛耐多药率为 0.34%；研究发现非结核分枝杆菌感染 57 例，占总涂阳患者的 1.85%；所有的临床分离株中，Sm 的耐药率最高（14.84%），在复治患者的临床分离株中，INH 的耐药率最高（21.69%）。

马爱静等[22]报道了中国西南地区肺结核患者的耐药状况。通过选取 2014—2015 年重庆市、四川省、云南省的 8 个国家耐药监测点收集的 610 例涂阳肺结核患者的 *MTB* 临床分离株，采用固体比例法 DST 对 INH、RFP、EMB、Sm 共 4 种一线抗结核药物及 Km、Ofx、Cm、Pto、PAS 共 5 种二线抗结核药物进行药敏试验检测。结果显示，*MTB* 分离株对 9 种抗结核药物的总体耐药率和耐多药率分别是 19.51%（119/610）和 5.74%（35/610）；各抗结核药物的耐药顺位由高到低依次为 INH（11.97%，73/610）、Sm（10.66%，65/610）、RFP（6.56%、40/610）、Ofx（6.56%、40/610）、PAS（2.62%，16/610）、Km（2.13%，13/610）、EMB（1.15%，7/610）、Cm（0.49%，3/610）、Pto（0.16%，1/610）。统计结果显示，西南地区 8 个监测点 *MTB* 临床分离株的耐多药率四川省通江县最高，为 10.91%（6/55）；INH 耐药率四川省通江县最高，为 23.64%（13/55）；Km 耐药率四川省通江县最高，为 10.91%（6/55）。不同年份之

间 *MTB* 临床分离株的总耐药率[2014 年为 20.08%(51/254);2015 年为 19.10%(68/356)]及耐多药率[2014 年为 4.72%(12/254);2015 年为 6.46%(23/356)]差异均无统计学意义($\chi^2=0.09$,$P=0.764$;$\chi^2=0.83$,$P=0.363$)。

周云等[23]收集 2014 年 1 月—2016 年 12 月期间海南省结核病医院收治的经痰分离培养 DST 鉴定为 MDR-TB 的菌株共 128 株,对其结果进行分析。结果显示,6 种抗结核药物耐药率由高到低依次为 Sm(54.69%)、Ofx(51.56%)、EMB(27.34%)、Km(10.94%)、Cm(5.47%)、Pto(1.56%);3 年间 EMB 耐药率差异有统计学意义($P<0.05$),2016 年 EMB 耐药率(42.50%)明显高于 2014(20.41%)和 2015(20.51%)年;3 年间 Sm、Ofx、Km、CPM、Pto 耐药率变化差异均无统计学意义($P>0.05$);耐多药组合模式有 18 种,前 3 顺位组合模式耐药率依次 20.31%(INH+RFP)、18.75%(INH+RFP+Sm)、14.84%(INH+RFP+Ofx);前 3 顺位耐多药种类耐药率依次为 35.94%(耐 3 种药)、25.00%(耐 4 种药)、20.31%(耐 2 种药)。

杭州疾病预防控制中心 Li 等[24]分析了杭州耐药结核的流行特征,共纳入 1 326 例患者,22.3%的患者对任一药物耐药,8.0%为 MDR;复治患者的耐药率显著高于初治患者。2011—2015 年间复治患者对 INH、RIF、乙胺丁醇、链霉素和 MDR 的耐药率显著下降,而初治患者对 RIF 的耐药率显著下降。由于 DOTS-Plus 策略的实施,获得性耐药呈下降趋势,但由传播引起的原始耐药率仍很高。上述提示,应通过加强耐药患者的治疗和管理降低耐药结核的传播。北京胸科医院 Huo 等[25]分析了 2005—2015 年间我国 *MTB* 对 RIF 耐药的趋势变化,共纳入 2005 年分离的 273 株和 2015 年分离的 269 株 *MTB* 临床株。2015 年 RIF(36.4%)、INH(39.0%)和左氧氟沙星(25.7%)的耐药率显著高于 2005 年(28.2%、30.0%和 15.4%,$P<0.05$)。基因型数据显示,2015 年 256 株(95.2%)为北京基因型,显著高于 2005 年(86.4%,$P<0.01$)。rpoB 基因的 RIF 耐药决定区的突变率在 2015 年(99.0%)也显著高于 2005 年(85.7%,$P<0.01$)。此外,2015 年(31.6%)携带补偿突变的菌株数显著多于 2005 年(7.8%),这些补偿突变主要发生在 rpoB 基因的 531 位(91.9%)。由此可见,在 2005—2015 年的 10 年间,RIF、INH 和左氧氟沙星的耐药率呈上升趋势,而且北京基因型菌株的流行也呈上升趋势。北京胸科医院 Zong 等[26]分析了新型噁唑烷酮类 delpazolid 与利奈唑胺在体外对 MDR-TB 和 XDR-TB 的 MIC 分布,并且对于耐噁唑烷酮类的菌株测定了其 23S rRNA、rplC 和 rplD 基因的突变情况。共纳入了 120 株 MDR-TB 和 120 株 XDR-TB 菌株,利奈唑胺和 delpazolid 的 MIC_{90} 分别为 0.25mg/L 和 0.5mg/L。利奈唑胺和 delpazolid 的流行病学 cut off 值(ECOFFs)分别设定为 1.0mg/L 和 2.0mg/L,尽管在 XDR-TB 菌株中利奈唑胺和 delpazolid 的耐药率差异不显著($P>0.05$),但在 MDR-TB 菌株中利奈唑胺耐药率显著高于 delpazolid($P=0.036$)。53.85%(7/13)的利奈唑胺耐药菌株在上述 3 个基因中存在突变。由此可见,delpazolid 的抗菌活性与利奈唑胺相当。上海市公共卫生临床中心郭倩等[27]分析了 HIV 感染者对一线药物的耐药特征,共纳入 HIV/*MTB* 共感染 154 例和单纯结核病 357 例。结果显示,HIV/*MTB* 共感染组总耐药率为 44.2%,初始耐药率为 42.2%,初始耐多药率为 13.3%,链霉素总耐药率为 31.8%,初始耐药率为 28.9%,显著高于单纯结核病组(33.9%、25.0%、3.8%、22.7%、11.4%,P 均<0.05)。INH、RIF、乙胺丁醇耐药率与单纯结核病组差异无统计学意义(P 均>0.05)。由此可见,HIV/TB 共感染者对一线抗结核药物耐药率和耐多药率较高。另外,还有多位专家对各市及医院的相关情况进行统计分析,各省市/医院报道的耐药情况分析有利于我们对全国各地的结核病耐药疫情有更直观的了解,为公共卫生决策提供数据及建议，同时指导耐药结核病的监测、临床治疗方案的合理选择。

6. 基因型与耐药的相关性　广州市胸科医院蔡杏珊等[28]研究了*MTB*不同基因型在广东省各地区的流行情况及其耐药相关性，共纳入504株菌株，其中386株为北京家族，118株非北京家族中T家族高达48株，其余是H3家族、EAI家族、MANU家族、AMBIGO家族、LAM家族以及新发基因型。504株菌株分为49种寡核苷酸类型，归类于30个簇，其主要流行簇依次为SIT1、SIT53、SIT52、SIT19、SIT523。SIT1基因型的INH、RIF、链霉素、乙胺丁醇、吡嗪酰胺、阿米卡星、左氧氟沙星耐多药、泛耐药的耐药率均高于SIT53、SIT52、SIT19，而SIT523在利福平、链霉素、乙胺丁醇MDR的耐药率方面高于SIT1。北京家族的INH、PZA、AMK的耐药率高于非北京家族，差异有统计学意义（$P<0.05$），其余药物的耐药性无显著性差异（$P>0.05$）。综上所述，广东省*MTB*呈基因多态性，北京基因型菌株为本省*MTB*主要流行株，而且与INH、吡嗪酰胺、阿米卡星耐药相关。内蒙古医科大学董文竹等[29]评价了MDR及XDR菌株对抗结核新药乙胺丁醇类似物SQ109的耐药性，共纳入109株MDR和114株XDR菌株。根据临床菌株对SQ109的MIC值频数分布情况，确定ECOFF值为1.0mg/L。XDR菌株耐药率为4.4%，MDR菌株中无耐药菌株。北京基因型菌株对SQ109耐药率为2.4%，非北京基因型菌株中未发现耐药菌株，两者差异无统计学意义（$P>0.05$）。EMB敏感菌株对SQ109耐药率为0.7%；EMB耐药菌株对SQ109耐药率为4.7%，两者差异无统计学意义（$P>0.05$）。综上所述，SQ109在体外药敏试验中表现出对MDR和XDR菌株具有良好的抑菌效果。菌株对EMB的耐药性及北京基因型菌株与SQ109耐药性无相关性。

我国结核病耐药情况依然严峻，加强药敏试验的开展，并改进或研发药敏试验新技术，以便更加快速、简便地诊断耐药，更好地控制结核病。

四、非结核分枝杆菌的检测

随着技术进步和医务工作者对NTM认识的提高，NTM的发现率呈上升趋势。国内研究者对我国NTM的菌种鉴定技术、菌种分布和药物敏感性等做了报道。

1. NTM菌种鉴定技术　广州中医药大学第二附属医院李松等[30]评价基质辅助激光解析电离飞行时间质谱（MALDI-TOF）技术对NTM的鉴定和分型能力，共纳入55株NTM。RPOB基因对55株NTM显示了很好的鉴定和分型能力；MALDI-TOF技术可将89.1%菌株鉴定到属，78.2%鉴定到种；对蛋白指纹图谱的聚类分析也显示出了良好的分型能力。由此可见，MALDI-TOF技术可以有效地对NTM进行鉴定和分型，其检测周期短、操作简便，在实验室中与RPOB基因联合应用有着很好的互补性。

2. NTM的菌种分布　云南省疾病预防控制中心结核病防治所陈涛等[31]分析了云南省NTM流行状况，优势流行菌种的前4位为胞内分枝杆菌、脓肿分枝杆菌、鸟分枝杆菌、偶发分枝杆菌，且肺结核疫情与NTM分离率呈负相关。由此得出结论，云南省NTM分离率低，肺结核疫情高的地区NTM分离率低，反之则高，地区差异明显，因此应加强NTM流行状况监测，同时结合优势菌种优化诊治流程。徐州医科大学研究生院潘永等[32]分析了NTM和下呼吸道病原菌分布及耐药性，共纳入152例NTM肺病患者，分离鉴定出7个NTM菌种，包括快速生长群64株（42.11%），以龟/脓肿分枝杆菌（78.13%）为主；缓慢生长群88株（57.89%），以鸟分枝杆菌复合群（68.18%）为主。152例NTM肺病患者下呼吸道样本共分离出病原菌88株，包括革兰阴性菌53株（60.23%），真菌32株（36.36%），革兰阳性菌3株

(3.41%)。革兰阴性菌以肺炎克雷伯菌(22.64%)为主,真菌以白色假丝酵母菌(84.37%)为主,革兰阳性菌均为金黄色葡萄球菌(100.00%)。由此可见,NTM 肺病患者 NTM 以缓慢生长群为主;下呼吸道病原菌以革兰阴性菌为主;临床应根据药敏试验结果合理选择抗菌药物。广州市胸科医院罗少珍等[33]分析了广州城市老区 NTM 的流行现状与特点。在 40 418 例样本中分离到 1 689 株 NTM,分离率为 4.18%。其中,2012—2016 年度的分离率分别为 4.05%、4.58%、3.24%、4.67%和 4.28%,2014 年明显低于其他年份;男、女的分离率分别为 3.64%和 5.18%,差异有统计学意义(P<0.001);青、中、老 3 个年龄组的分离率分别为 2.85%、5.16%和 7.37%,各年龄组两两之间比较差异有统计学意义(P<0.001);春、夏、秋、冬 4 个季节的分离率分别为 3.39%、4.72%、4.66%和 4.00%,两两比较除夏-秋之外,差异均有统计学意义(P 值均<0.05)。在进行菌种鉴定的 716 株 NTM 中,位列前 5 位的菌种为龟脓肿分枝杆菌(304 株)、鸟胞内分枝杆菌(172 株)、堪萨斯分枝杆菌(99 株)、戈登分枝杆菌(74 株)、偶然分枝杆菌(51 株)。由此可见,广州城市老区 NTM 流行菌种主要为龟脓肿分枝杆菌、鸟胞内分枝杆菌、堪萨斯分枝杆菌、戈登分枝杆菌和偶然分枝杆菌,NTM 在人群中的流行主要受性别、年龄和季节的影响。

3. NTM 的药物敏感性　北京胸科医院王淑琦等[34]分析了我国胞内分枝杆菌临床分离株的耐药谱及基因型特征,共纳入 150 株胞内分枝杆菌,克拉霉素(97.3%)、莫西沙星(94.0%)和阿米卡星(90.0%)对胞内分枝杆菌具有较好的抗菌活性;75.3%、64.0%、52.7%%和 8.7%的菌株对 RIF、利奈唑胺、卷曲霉素和乙胺丁醇敏感;3 种注射类抗结核药物的 MIC_{50} 与 MIC_{90} 值为阿米卡星 4mg/L 和 16mg/L,链霉素 4mg/L 和 16mg/L,卷曲霉素 8mg/L 和 16mg/L;5 种喹诺酮类药物的 MIC_{50} 与 MIC_{90} 值为莫西沙星 0.5mg/L 和 2mg/L,环丙沙星 1mg/L 和 8mg/L,左氧氟沙星 1mg/L 和 8mg/L,安妥沙星 2mg/L 和 16mg/L,氧氟沙星 2mg/L 和 16mg/L。采用 16 位点 VNTR 方法对胞内分枝杆菌进行基因分型,150 株胞内分枝杆菌共分为 21 个簇、121 种基因型,总 Hunter-Gaston 指数为 0.997。由此可见,克拉霉素、莫西沙星和阿米卡星在体外对胞内分枝杆菌具有较好的抗菌活性;16 位点 VNTR 方法对胞内分枝杆菌临床分离株的分辨率较高;胞内分枝杆菌的耐药谱与菌株是否成簇并无明显相关性。上海肺科医院 Li 等[35]研究了脓肿分枝杆菌对贝达喹啉的 MIC 值分布。贝达喹啉对于脓肿分枝杆菌具有较强的杀菌活性,MIC_{50} 和 MIC_{90} 分别为 0.062mg/L 和 0.125mg/L。全基因组测序显示未发生 atpE 基因突变,而在 6 株对贝达喹啉敏感性下降(MIC 值:0.5~1mg/L)的菌株中,3 株在 mab_4384 发生了非同义突变,该基因的编码产物可抑制外排泵 MmpS5/MmpL5。qRT-PCR 结果显示,与中等 MIC 值(0.125~0.5mg/L)和低 MIC 值(<0.062mg/L)菌株相比,贝达喹啉敏感性下降的菌株中 MmpS5/MmpL5 的表达量下降,但具有升高 MIC 值菌株的 MmpS5/MmpL5 表达量并未升高。该研究结果显示,MmpS5/MmpL5 与贝达喹啉的敏感性相关。

王斌等[36]对自贡市临床分离鉴定的 23 株非结核分枝杆菌分别进行 26 种抗生素的药物敏感试验,方法为采用微孔板阿尔玛蓝测定法测试每种药物对每株非结核分枝杆菌的最低抑菌浓度(MIC 值),通过 MIC 值判断该菌对此种抗生素是否耐药。结果显示,非结核分枝杆菌对大部分抗结核药物耐药,并且对部分药物的耐药存在种间差异。其中脓肿分枝杆菌耐药率达 84.6%,鸟分枝杆菌与胞内分枝杆菌分别达 53.8%与 52.3%,堪萨斯分枝杆菌耐药率最低为 38%。由此可见,对临床非结核分枝杆菌肺病(nontuberculous mycobacteria,NTM)

快速菌株鉴定及药敏试验是治疗的关键。

吴海燕等[37]对苏州地区 NTM 临床特点、耐药特点进行了分析总结。作者选取苏州市第五人民医院 2014 年 9 月—2016 年 9 月 64 例 NTM 患者为研究对象，对患者临床资料（包括年龄、性别、既往病史、症状、影像学）、实验室检查（包括 γ-干扰素释放实验、痰抗酸杆菌涂片、结核分枝杆菌 TB-DNA 痰液检测、痰结核分枝杆菌培养）、治疗方案选择、治疗期间药物不良反应及治疗效果进行回顾性分析。结果显示，NTM 以老年男性多见，通常合并基础肺病如支气管扩张、硅肺、慢性阻塞性肺疾病患者容易好发，临床症状及影像学表现与肺结核相似但病情进展较慢，γ-干扰素释放实验多为阴性（83.0%），痰抗酸杆菌涂片阳性率高（66.0%）及结核分枝杆菌 TB-DNA 痰液检测有助于早期诊断，耐药严重，耐药率由高到低分别 INH（98.4%）>PAS（95.3%）>SM（73.4%）>Lfx（82.8%）= RFP（82.8%）>Am（73.4%）>EMB（56.3%）>Pto（40.6%）。患者治疗期间药物不良反应大，治疗效果差。综上所述，对于老年患者，特别是合并基础肺疾病如支气管扩张、慢性阻塞性肺疾病等查痰涂片找抗酸杆菌阳性及常规抗结核后治疗效果差的肺结核患者，均需警惕 NTM 可能。因 NTM 与肺结核有很多相似点，早期易被误诊为肺结核，因此需及时关注早期疑似 NTM 患者的分枝杆菌培养报告及 DST 结果，并根据 DST 结果调整治疗方案。

细菌学检查仍是结核病诊断的重要辅助检查，鉴于其简单、易行及经济实惠，基层医院应广泛开展，但医院对检验的质量和医师的培训应严格把关，临床医师也应根据当地条件、患者病情酌情选择及推荐诊断方法，必要时联合应用多种检验方式可以大大提高结核菌的阳性检出率。

（王桂荣　贝承丽　常蕴青　唐神结）

参考文献

1. 薛晓伟，王德田，李星奇.环保脱蜡剂在抗酸染色中的使用效果比较［J］.诊断病理学杂志，2018，25（2）：157-161.
2. 李玉雪，万玲玲，梁芸，等.改良抗酸染色联合 CPA 在基层医院诊断肺结核的应用价值［J］.河北医药，2018，40（10）：1517-1523.
3. 杨翰，崔晓利，李爱芳，等.胞内菌抗酸染色法检测体液标本结核分枝杆菌的应用价值［J］.中国防痨杂志，2018，40（4）：372-377.
4. WU J，KONG C，HUO F，et al.The Mono-Prep system increases the detection rate of sputum smear microscopy for diagnosing tuberculosis［J］.J Int Med Res，2018，46（12）：5137-5142.
5. 岳永宁，张艳，胡钰卿，等.半自动化结核杆菌扫描仪与萋-尼法人工镜检对分枝杆菌的诊断价值［J］.浙江实用医学，2018，23（1）：24-25.
6. 高方方，张硕，苏云开，等.内蒙古自治区二级以上医疗机构实验室开展结核病相关检测项目的调查分析［J］.中国防痨杂志，2018，40（2）：194-199.
7. 王晶.不同检验方法对肺结核患者痰中结核分枝杆菌的检验价值分析［J］.临床检验杂志（电子版），2018，7（1）：43-44.
8. 孙蕊，王志锐，穆成，等.Xpert Mtb/RIF、痰涂片和培养在疑似肺结核诊断中的对比研究［J］.中国卫生检验杂志，2018，28（1）：10-12.
9. 袁婧，刘俊，金永梅，等.合并艾滋病的结核病患者血液结核分枝杆菌培养阳性率影响因素的分析［J］.临床肺科杂志，2018，23（7）：1175-1178.

10. 孙宇航,王骞,施建党,等.脊柱结核不同技术与病理标本结核分枝杆菌培养及药敏试验的比较[J].中国矫形外科杂志,2018,26(2):159-163.

11. 杨新宇,李波,赵琰枫,等.564 例肺结核患者痰标本质量对检测结果的影响[J].结核病与肺部健康杂志,2018,7(2):109-113.

12. 卢为琴.痰液性状和保存条件对结核菌培养阳性率的影响[J].中外女性健康研究,2018,1(1):32-33.

13. 陈俊林,黄飞,顾德林,等.微孔板变色硅胶显色法检测结核分枝杆菌利福平耐药性[J].重庆医学,2018,47(14):1912-1916.

14. 陈丽,邬剑,秦玉宝,等.涂阳肺结核患者痰标本直接法固体药物敏感性试验结果分析[J].结核病与肺部健康杂志,2018,7(1):33-36.

15. 张阳奕,江渊,武洁,等.实验室检测结核分枝杆菌对吡嗪酰胺耐药性的方法学评价[J].检验医学,2018,33(4):326-330.

16. 曹敏,丁守华.结核菌罗氏培养基药敏试验结果判读时间分析[J].中国热带医学,2018,18(5):500-508.

17. 黄英河,匡玉宝,梁海东,等.比例法检测结核杆菌药敏试验中最适菌液浓度的探讨[J].医学检验与临床,2018,29(3):21-24.

18. 袁阳,李瑜琴,陈玲,等.肺外结核病分布及耐药分析[J].中国临床研究,2018,31(4):103-105.

19. 杨安文,周亮,徐祖辉,等.湖南省肺结核四种一线抗结核药物耐药特征及影响因素研究[J].中国人兽共患病学报,2018,34(5):396-403.

20. 杨新宇,易俊莉,邢青,等.881 例疑似耐多药肺结核患者的耐药性分析[J].中国防痨杂志,2018,40(2):183-188.

21. 巫株华,黎贞燕,李宇轩,等.广东省 2 911 例涂阳肺结核病患者的耐药疫情分析[J].广东医学,2018,39(2):228-234.

22. 马爱静,段新福,侯萍,等.2014—2015 年中国西南地区结核分枝杆菌临床分离株耐药情况[J].中国防痨杂志,2018,40(4):384-391.

23. 周云,刘瑞,杜永国,等.海南省 2014—2016 年 128 株耐多药结核分枝杆菌药敏结果[J].中国热带医学,2018,18(6):551-554.

24. LI Q,ZHAO G,WU L,et al.Prevalence and patterns of drug resistance among pulmonary tuberculosis patients in Hangzhou,China[J].Antimicrob Resist Infect Control,2018,7:61.

25. HUO F,LUO J,SHI J,et al.A 10-Year Comparative Analysis Shows that Increasing Prevalence of Rifampin-Resistant Mycobacterium tuberculosis in China Is Associated with the Transmission of Strains Harboring Compensatory Mutations[J].Antimicrob Agents Chemother,2018,62(4).pii: e02303-17.

26. ZONG Z,JING W,SHI J,et al.Comparison of *In Vitro* Activity and MIC Distributions between the Novel Oxazolidinone Delpazolid and Linezolid against Multidrug-Resistant and Extensively Drug-Resistant Mycobacterium tuberculosis in China[J].Antimicrob Agents Chemother,2018,62(8).pii: e00165-18.

27. 郭倩,朱召芹,钱雪琴,等.人类免疫缺陷病毒/结核分枝杆菌双重感染者结核分枝杆菌分离株一线药物耐药特征[J].中华实验和临床感染病杂志(电子版),2018,12(5):434-439.

28. 蔡杏珊,许蕴怡,张院良,等.广东省地区结核分枝杆菌寡核苷酸基因分型及耐药相关性[J].中国人兽共患病学报,2018,34(7):643-652.

29. 董文竹,王政,文舒安,等.耐多药及广泛耐药 MTB 菌株对 SQ109 的耐药性及其与北京基因型的关系[J].中国防痨杂志,2018,40(5):506-511.

30. 李松,姚妍娇,屈平华,等.基质辅助激光解析电离飞行时间质谱技术对非结核分枝杆菌的鉴定与分型[J].中华检验医学杂志,2018,41(2):109-115.

31. 陈涛,许琳,杨慧娟,等.云南省非结核分枝杆菌流行状况及病原谱分析[J].中国热带医学,2018,18(9):863-865.

32. 潘永，潘修成，张瑞梅，等.非结核分枝杆菌肺病患者非结核分枝杆菌和下呼吸道病原菌分布及耐药性分析[J].实用心脑肺血管病杂志，2018，26(2)：72-75.
33. 罗少珍，罗春明，黄业伦，等.2012—2016 年广州两老城区结核病可疑症状者非结核分枝杆菌分离情况分析[J].国际医药卫生导报，2018，24(2)：1607-1673.
34. 王淑琦，姜广路，魏国梅，等.胞内分枝杆菌临床分离株耐药谱及基因型特征研究[J].中华结核和呼吸杂志，2018，41(7)：539-543.
35. LI B，YE M，GUO Q，et al.Determination of MIC Distribution and Mechanisms of Decreased Susceptibility to Bedaquiline among Clinical Isolates of Mycobacterium abscessus[J].Antimicrob Agents Chemother，2018，62(7).pii：e00175-18.
36. 王斌，李群，刘海灿，等.23 株非结核分枝杆菌药物敏感性试验分析[J].中国人兽共患病学报，2018，34(4)：372-375.
37. 吴海燕，吴妹英．苏州地区 64 例非结核分枝杆菌肺病临床分析[J]．临床肺科杂志，2018，23(4)：628-631.

第二章　结核病影像学诊断

【摘要】医学影像学在结核病的诊断和治疗中起着越来越重要的作用。在肺结核的影像学诊断方面，有学者对继发性肺结核及结核性胸膜炎提出了新的见解。还有学者提出，HIV阳性患者粟粒性肺结核有其独特的特征CT表现。CT有助于耐药肺结核的诊断，但在耐药程度和类型的鉴别上无明显特征性表现，仍需结合临床及实验室检查作出诊断。在肺外结核方面，有学者对颈部淋巴结的4个类型进一步研究，并对好发部位进行了总结分析。在颅内结核方面，有学者发现MRI影像学动态监测对于评估抗结核药物的疗效很有帮助。也有学者认为^{18}F-FDG PET/CT全身显像有利于显示肺外结核的病变部位、形态及代谢特点，对肺外结核的早期诊断和鉴别诊断有一定帮助。

【关键词】肺结核；气管、支气管结核；结核性胸膜炎；结核瘤；淋巴结结核；脑实质结核；胆囊结核

医学影像学已成为结核病尤其是肺结核诊断不可缺少的重要方法。病灶形态分析是结核病影像学诊断与鉴别诊断的重要方法，CT增强扫描是病灶形态学诊断的重要补充方法，MRI既是形态学诊断也是分子影像诊断的重要技术，正电子发射计算机体层摄影术-计算机体层摄影术（PET-CT）是重要的分子影像学诊断技术，在结核病的鉴别诊断和结核病灶活动性的评价方面具有重要意义。

一、肺结核的影像学诊断

（一）肺结核征象研究

糖尿病患者罹患肺结核时，临床和影像表现、治疗评估与正常免疫力肺结核患者均有所差别，一直被医学工作者关注中。Xia等[1]对2型糖尿病（T2DM）合并原发性肺结核（PTB）患者CT表现与糖化血红蛋白水平（HbA1c）的相关性进行研究。作者选择180例未经治疗的PTB合并T2DM患者，根据HbA1c水平，将患者分为三组：HbA1c水平<7%（Ⅰ组：32例），HbA1c水平为7%~9%（Ⅱ组：48例），HbA1c水平>9%（Ⅲ组：100例）。最终分析肺结核和T2DM治疗后CT表现和HbA1c的变化。结果显示，影像表现中，三组叶段性实变检出率分别为50%、56.2%和87%；支气管气象检出率分别为40.6%、47.9%和77%；“虫蚀状”空洞检出率分别为31.2%、45.8%和65%；厚壁空洞检出率分别为25%、31.2%和52%；多发空洞检出率分别为34.3%、50%和73%；支气管结核检出率分别为33.3%、21.8%和46%。统计学分析，Ⅲ组病变检出率明显高于Ⅱ组和Ⅰ组（$P<0.05$），差异有统计学意义（$P<0.05$）。治疗后，三组患者的糖化血红蛋白水平均达到对照指标（<7%），CT吸收改善率分别为100%、72.9%和56%。Ⅰ组疗效优于Ⅱ组（$P<0.01$），Ⅱ组疗效优于Ⅲ组（$P<0.05$）。作者得出结论，T2DM合并PTB的CT表现与HbA1c水平密切相关，当HbA1c水平<7%时效果较好，HbA1c水平在一定程度上能有效反映病情的严重程度和治疗效果，CT扫描可为临床成像提供重要信息；以上两项检查可指导临床医师及时制定适当的诊断和治疗方案。

（二）非活动性肺结核

目前关于非活动性肺结核的影像评价尚缺乏一致的认识，且往往难以准确界定，而影像学分析与评价肺结核的非活动性，对肺结核的临床治疗和流行病学控制等均具有积极的指导意义。因此，周新华等[2]综合多种文献观点总结了非活动性肺结核影像学评价：①肺结核病灶内大部分或部分钙化是陈旧性病灶的特征性表现；②局限性星芒状、细条状或粗条状影，边缘清楚者，可认为是纤维性病灶，是临床愈合的一种表现；③边缘清楚的结节，形态不规则，可认为是纤维性结节病灶，亦可认为是相对静止的结核病变；④薄壁空洞，壁厚在2mm以下，内壁光滑锐利，洞内无液体或坏死物，空洞周围无病灶或有多少不等的纤维性病灶，并长时间无变化者，可认为是净化空洞愈合形式；⑤肺硬变（属于纤维化范畴）是继发性肺结核的基本愈合阶段。在CT影像上，结核性肺硬变表现为边界相对清楚的亚段性、段性或大叶性软组织密度影，密度高于或略高于肌肉组织，病变内无空洞，亦无局限液化坏死区，肺部其他部位无病灶或呈纤维性及硬结性改变，并较长时间观察无变化。若病变内同时可见不同程度的钙化病灶，呈点状、条状、片状或多发结节状散在分布，即可确诊。

（三）气管、支气管结核

根据最新肺结核诊断标准[3]，气管支气管结核被认为是肺结核的其中一种类型，并且增加了支气管镜检查、支气管结核镜下表现，所以支气管结核更加受到重视。石广灿[4]探讨了不同分型支气管结核患者多排螺旋MSCT的影像学特征，该文献依据中华医学会结核病学分会拟定的《气管支气管结核诊断和治疗指南（试行）》，采用六分型：Ⅰ型为炎症浸润型，Ⅱ型为溃疡坏死型，Ⅲ型为肉芽增殖型，Ⅳ型瘢痕狭窄型，Ⅴ型为管壁软化型，Ⅵ型为淋巴结瘘型。结果显示，MSCT检测单侧病变、双侧病变、支气管病变数、病变气管等，检出率与临床诊断无显著差异（$P>0.05$）；MSCT诊断Ⅰ～Ⅵ型支气管结核患者的灵敏度依次为83.3%、94.7%、90.9%、95.7%、92.8%、100.0%，特异度依次为98.6%、97.3%、95.7%、95.2%、97.1%、98.6%，准确率依次为97.3%、96.7%、94.7%、95.3%、96.7%、98.7%。Ⅰ型MSCT表现为支气管管壁增厚、管腔狭窄；Ⅱ型表现为累及各层气管，可不伴闭塞征但出现肺炎、肺不张；Ⅲ型表现为管壁增厚并出现增生；Ⅳ型表现为支气管管腔明显狭窄，可伴有闭塞征；Ⅴ型表现为累及气管环，管腔狭窄，可不伴闭塞征；Ⅵ型表现为累及主支气管管腔，伴有结节并出现不同程度狭窄。最后得出结论，不同分型的支气管患者，其MSCT表现不一，临床可考虑使用MSCT检查其疾病严重程度、病变范围及疾病分期。

儿童原发肺结核常并发支气管结核，尤其多见于2岁以下儿童，其发生率可达55%。然而由于各种原因，儿童支气管结核的诊断会有误诊、漏诊的情况。胡春梅[5]总结了19例儿童支气管结核误诊情况，其中10例CT扫描表现为肺部大片状高密度影，其余9例有斑点斑片影；支气管镜下表现为溃疡坏死型8例，炎症浸润型6例，瘢痕狭窄型3例，肉芽增殖型2例。作者认为患儿在院外被误诊的主要原因如下：①临床症状缺乏特异性，主要表现为慢性咳嗽、胸闷气喘，易被误诊为慢性支气管炎、咳嗽变异性哮喘或支气管哮喘。②胸部影像学检查所见缺乏典型性，支气管结核因不同的发病时期和不同类型的病理改变，会有不同的影像学所见，缺少慢性炎性狭窄的典型特点，可表现为早期正常或斑片状阴影、肺不张、阻塞性肺炎等影像学无特异性的征象。③满足于常见病的诊断，临床上多给予止咳、平喘等对症治疗，症状和体征有所缓解就不再做进一步确诊性检查，忽略了胸部CT扫描、PPD皮肤试验和痰涂片找抗酸杆菌等相关检查，从而延误了诊断。④痰涂片查到抗酸杆菌的阳性率只有

20%左右。因为支气管结核的支气管黏膜充血、水肿，干酪样坏死物质及肉芽肿等阻塞支气管管腔，近端引流不畅，痰液不易排出，故痰找抗酸杆菌阳性率更低。⑤临床医师特别是非专科医师对支气管结核的认识不足，又顾忌儿童行支气管镜检查为有创性、患儿配合度较差，未常规开展支气管镜检查，这是导致儿童支气管结核误诊、漏诊的最重要因素。因此，作者认为支气管镜在支气管结核的诊断、治疗中具有非常重要的地位。支气管镜检查能直视局部病变，并能进行局部刷检、灌洗、活检等找抗酸杆菌，是诊断支气管结核最重要甚至是唯一的手段，对防止支气管结核误诊方面有很大的临床价值。总之，儿童支气管结核在临床症状、胸部影像学方面缺乏特异性，而痰找结核分枝杆菌有可能为阴性，从而易出现误诊、漏诊。目前，在行支气管镜检查的同时可以进行活检、刷检或肺泡灌洗液找抗酸杆菌，是早期诊断支气管结核的重要方法。如果临床上遇到长期慢性咳嗽、胸闷或气喘，查体可闻及局限性或一侧性哮鸣音，经抗感染及平喘治疗后症状仍反复，以及胸部 CT 扫描表现为大片状高密度影、斑片影或肺不张的患儿，要保持高度警惕。

对于支气管结核 CT 检查及诊断中，后处理重建技术具有辅助作用。申静等[6]等通过疑似支气管结核患者 122 例，采用 64 层螺旋 CTMPR 和 CTVE 检查，以纤维支气管镜（FOB）病理学诊断为"金标准"，衡量其诊断效能。结果显示，经 FOB 最终确定 108 例支气管结核，CTMPR 联合 CTVE 技术诊断的敏感度、特异度、阳性预测值、阴性预测值及准确率分别为 92.6%、71.4%、96.2%、55.5%及 90.2%。经 FOB 最终确定的病变类型包括充血水肿型 74 处、浸润增殖型 48 处、溃疡肉芽型 50 处、瘢痕狭窄型 46 处，共 218 处；CT 诊断相符的 204 处，符合率 93.6%，不同 FOB 病变分型的 CT 表现差异有统计学意义（$P<0.05$）。经 FOB 最终确定的并发症包括阻塞性肺不张 26 例、阻塞性肺炎 18 例、阻塞性肺气肿 15 例，共 59 例；CT 诊断相符的有 56 例，符合率 94.9%。因而得出结论，64 层螺旋 CTMPR 联合 CTVE 诊断支气管结核的准确率较高，是临床上重要的无创诊断技术。

（四）继发性肺结核

结核瘤是继发性肺结核的一种表现形式，影像上呈结节影，研究其特征性对诊断及鉴别具有临床价值。范俊飞等[7]回顾性分析 62 例临床及病理证实的肺结核瘤的 MSCT 资料，62 例肺结核瘤中，单发 60 例，多发 2 例，共 64 个病灶。MSCT 表现为圆形、类圆形、鸡蛋形及不规则的结节或肿块，边缘清楚，直径 2~3cm，空洞 31 例，钙化 25 例，胸膜凹陷征 45 例，胸膜尾征 12 例。该组研究结核瘤钙化率为 39.06%，其中斑点状钙化占 28.00%，斑片状钙化占 60.00%，病灶大部分或全瘤钙化占 12.00%。由此作者认为，肿块内多发斑片状钙化、全瘤钙化及偏肺门侧新月形空洞等，对疾病的正确诊断有临床价值。

当肺结核在影像学上表现为肿块样病变时，须与肺癌相鉴别，CT 的软组织分辨率低为其主要局限性，年轻患者和妊娠妇女中辐射暴露也不可忽视。因此，MRI 作为一种替代的无创分析方法，有助于鉴别肺部肿块或结节。Qi 等[8]回顾性分析 30 例肺结核和 26 例肺癌患者 MRI 资料，比较 T_2WI 和 T_1WI 中病变的成像特点，以及在 T_2WI 图像上纵隔淋巴结肿大的影像特征。结果显示，在 T_2WI 图像上，肺结核组（GTB）中含有低信号病变的比例高于肺癌组（GLC）（$P=0.004$）。GTB 中显示不均匀信号的病变明显大于 GLC（70.0% vs. 7.7%，$P=0.001$）。大约 92.3%的肺癌患者表现出高信号，这一比例明显高于 GTB（6.7%）。在 T_2WI 中，更多的病例显示 GTB 比 GLC 高信号（43.3% vs. 7.7%，$P=0.003$）。两组在 T_2WI 和 T_1WI 上病变与菱形肌的信号强度比有显著差异。在 T_2WI 和 T_1WI 上，GTB 病变的平均标差

(SD)明显大于 GLC。GTB 中,良性纵隔淋巴结在 T_2WI 图像上显示多种信号,而 80%的转移纵隔淋巴结显示轻微均匀的高信号,这两组之间的差异具有统计学意义。作者得出结论,平扫磁共振序列可以显示肿块样肺结核和肺癌的本质区别,有助于鉴别诊断。

（五）结核性胸膜炎

在临床上多见,早期诊断,才能早期治疗,并直接影响预后。实验室检查菌阳检出率较低,影像学检查对其诊断具有辅助作用。王东坡等[9]分析了 38 例结核性胸膜炎发病早期的 CT 征象及其动态演变的特点,作者认为 CT 检查发现单侧胸膜增厚且不光滑、叶间裂受累伴多发粟粒状改变及微结节,以及包裹性胸腔积液、胸膜下小叶间隔增厚及条索状影等征象,可作为结核性胸膜炎发病早期的诊断依据。尤其是胸膜下小叶间隔增厚及胸膜下纤细条索状影,可认为是结核性胸膜炎发病早期的间接 CT 征象。作者观察到的胸膜下小叶间隔增厚主要分布于肋胸膜下 3cm 范围内,增厚程度多均匀,无微结节状增厚,此征象可与癌性淋巴管炎相鉴别。小叶间隔增厚的原因是小叶间隔内存在肺内淋巴引流通路,脏层胸膜的淋巴管与肺内淋巴管吻合,引流入肺门淋巴结,由于结核性炎症,致肺内淋巴管引流不畅甚至障碍,从而产生小叶间隔增厚,并且能够被 CT 扫描所发现。而胸膜下条索状影,指的并不是因曾经的肺炎或结核等病变吸收后残余的纤维条索状影,后者在 CT 扫描时呈现为线、条状高密度影,同时可见肺内陈旧病灶及胸膜粘连,边缘清晰锐利,CT 随访检查基本无明显变化。本次研究所指的胸膜下条索状影,仅一端与胸膜相连,另一端延伸入肺野;形成原因考虑可能为增厚的胸膜及胸腔积液对肺产生压迫,导致线状肺不张,因压迫程度不同,出现的条索状影可由纤细线状至条带状不等。

胸膜结核瘤是指发生于胸膜腔内的球形结核病灶,多发生于结核性胸膜炎之后,是结核性胸膜炎的重要转归之一,须与肺结核球、肺内肿瘤及胸膜间皮瘤、转移瘤等鉴别。薛明等[10]通过观察 65 例的 CT 影像资料,并结合临床、病理分析胸膜结核瘤的形成机制及与肺、胸膜的关系。结果显示,青壮年男性居多,好发于右下部胸膜,病变边缘光滑,宽基底位于胸膜,增强扫描多数不均匀强化,边缘强化伴中心低密度影占较多比例。作者得出结论,胸膜结核瘤多数为结核性胸膜炎吸收过程中被纤维组织包裹的干酪样坏死球形团块或由肺内结核蔓延至胸膜所致,其具有一定的 CT 影像特征,对诊断及鉴别诊断具有重要的价值,结合临床病史,多可作出明确诊断。

（六）特殊表现肺结核

1. 菌阴肺结核　因肺结核的传染性,成为公共卫生的重要问题,菌阳肺结核容易被发现,能够尽早隔离,从而切断传播途径,但仍存在较多活动性肺结核患者痰涂片及痰培养呈阴性,给传染病的控制造成一定困难。因此,应重视菌阴肺结核的表现和诊断问题。周新华[11]认为,表现为密集粟粒状结节的肺结核 CT 影像学表现及进展方式,均明显不同于以多种形态共存的继发性肺结核的表现,是菌阴肺结核的一种特殊表现形式,值得重视。

2. HIV 阳性患者粟粒性肺结核　粟粒性肺结核影像学表现已为影像学者所熟悉,当患者免疫力低下时,表现有所不同,需注意诊断及鉴别。彭程等[12]通过 12 例艾滋病伴粟粒型肺结核和 40 例单纯粟粒型肺结核的 CT 资料,观察其 CT 特征及异同性。由此得出结论,艾滋病伴粟粒型肺结核与单纯粟粒型肺结核在结节分布、大小和密度、结节边缘、纵隔淋巴结肿大、浆膜腔积液、肺外结核等方面,螺旋 CT 表现特征明显不同,这些特征与它们的自身免疫功能活性有密切关系。

3. 老年人结核病　结核病的发病有向高龄老年人推进的迹象，曾谊[13]等认为老年肺结核具有病程长、免疫功能降低、并发疾病多等特点，其肺部影像学表现具有多发性、多形性、不典型性的表现。

（七）耐药肺结核

耐药肺结核因其危害性，始终是结核病研究的重点内容。李成海等[14]对照分析不同147例肺结核耐药类型及药物敏感肺结核患者的 CT 征象，147 例耐药患者根据药物敏感性试验结果分 4 组，分别为耐多药肺结核组（MDR-PTB 组）39 例，广泛耐药肺结核组（XDR-PTB 组）31 例，其他耐药肺结核组（DR-PTB 组）[包括单耐药肺结核（MR-PTB）41 例+多耐药肺结核（PDR-PTB）5 例]共 46 例，药物敏感肺结核（DS-PTB）组 31 例。对比分析显示，耐药肺结核患者病变分布范围广泛，累及 3 个肺叶及以上者多于药物敏感肺结核，其中 MDR-PTB 组为 84.6%，XDR-PTB 组为 83.9%，DR-PTB 组为 91.3%，而 DS-PTB 组为 51.6%；并且耐药肺结核患者比药物敏感组更容易累及肺结核的非常见部位，如上叶前段及下叶基底段，该研究中 MDR-PTB 组占 94.9%，XDR-PTB 组占 87.1%，DR-PTB 组占 95.7%，而 DS-PTB 组为 51.6%，但三组耐药类型之间病变肺叶分布数量及部位上差异均无统计学意义。另外征象对比分析显示，肺内出现结节、支气管管壁增厚在不同类型耐药肺结核患者中的发生率均明显高于药物敏感组；MDR-PTB 组分别为 100.0%和 87.2%，XDR-PTB 组分别为 100.0%和 87.1%，DR-PTB 组分别为 100.0%和 84.8%，而 DS-PTB 组 80.6%和 48.4%。但不同耐药类型肺结核组之间在支气管管壁增厚方面比较，差异均无统计学意义。耐药肺结核结节及实变内出现空洞的概率高于药物敏感性肺结核，XDR-PTB 组、DR-PTB 组发生空洞的概率分别为 87.1%、87.0%，明显高于 DS-PTB 组的 58.17%，差异均有统计学意义，但不同耐药类型肺结核组差异亦均无统计学意义。作者认为，CT 征象的特征性有助于耐药肺结核的诊断，但在耐药程度和类型的鉴别上无明显特征性表现，仍需结合临床及体外药敏试验结果等检查以作出诊断。

（八）PET-CT 在肺结核的应用

^{18}F-FDG-PET/CT 在肺癌、肺结核和结节病均表现出^{18}F-FDG 高摄取，因此，一种新的具有较高特异性的示踪剂在鉴别诊断中是必不可少的。Du 等[15]比较^{18}F-Alfatide Ⅱ PET/CT 在肺结核、肺癌、结节病患者的鉴别诊断价值，研究中纳入 4 例肺结核、3 例结节病、2 例常见炎症和 11 例肺癌患者。所有患者均在 2 周内接受^{18}F-FDG 和^{18}F-Alfatide Ⅱ PET/CT 检查，随后进行活检和手术，评估最大标准摄取值（SUVmax）和平均标准摄取值（SUVmean）。结果显示，活动性肺结核病灶中^{18}F-FDG 高摄取，但^{18}F-Alfatide Ⅱ 蓄积程度不同，包括阴性结果，^{18}F-Alfatide Ⅱ 在恶性病变中的 SUV 最大值明显高于肺结核[（4.08±1.51）vs.（2.63±1.34），P=0.007 8]，3 例结节病患者呈阴性。因而作者得出结论，与肺癌相比，结核病中 αv β3 的表达要低得多，即使在同一患者的病变中，^{18}F-Alfatide Ⅱ 的摄取也有不同。通过结节病患者的阴性结果，推测出 αv β3 在其病变中没有表达。

二、肺外结核的影像学诊断

（一）结核性纤维性纵隔炎

纤维性纵隔炎（FM）是一种罕见的疾病，其特征是纵隔内的过度纤维性反应，可导致纵隔结构的压迫，其中，结核是已知病因之一，特别在亚洲发展中国家，可能更为常见，但常常被低估。Liu 等[16]为探讨肺结核相关纤维性纵隔炎的临床和影像学特征，收集 33 名临床诊断为 FM 的患者的医疗记录，评估临床表现、治疗反应和影像学特征。结果显示，肺结核相关的 FM 在胸部 CT 上表现出独特的浸润模式，纤维炎症反应在纵隔广泛分布 4 例（12%），在肺门区分布 29 例（88%），其中 1 例患者（3%）病变位于左侧肺门，28 例患者（85%）表现为双侧肺门病变，因此，双侧受累和肺门部占优势。大多数患者因纵隔支气管血管结构压迫而出现非特异性呼吸症状。超声心动图发现，60%的患者有不同程度的肺动脉高压。虽然只有一部分患者对药物治疗有反应，但在随访期间很少出现恶化。作者认为，肺结核相关的 FM 表现出一些特定的影像学特征，反映了肺结核感染继发的免疫介导的纤维化反应。肺结核感染后纵隔纤维化的潜在进展并导致随后的呼吸功能障碍和肺动脉高压等，对早期诊断提出了挑战。

（二）淋巴结结核

肺外浅表淋巴结结核以颈部淋巴结结核最常见，临床上对于均匀强化型（Ⅰ型）、包膜强化型（Ⅱ型）的颈部淋巴结结核，通常予以抗结核药物治疗为主，边缘强化型（Ⅲ型）、不均匀强化型（或融合型；Ⅳ型）的颈部淋巴结结核多需要外科手术切除。因此，准确判断颈部淋巴结是否为结核性，确定病变及其所处的病理阶段，对治疗意义重大。任荣等[17]的研究表明，CT 增强检查可以明确显示淋巴结的部位、数目、形态、大小及病灶边缘情况，并可间接地反映病理学改变，具有较高的诊断价值。该研究总结了 66 例颈部淋巴结结核的病理分型特点，主发病灶以Ⅲ型及Ⅳ型最常见，分别为 51.5%、66.7%；其次为Ⅱ型，以Ⅱa 区、Ⅱb 区、Ⅲ区、Ⅳa 区、Ⅳb 区淋巴结为主发病灶好发部位，常伴有多个淋巴结同时存在。

淋巴结结核（LNTB）被认为是发展中国家最常见的肺外结核类型，估计发病率约为 28%。腮腺淋巴结结核极其罕见，并且容易误诊为腮腺肿瘤。Zhang 等[18]回顾性分析 25 例腮腺结核的影像资料，包括 CT（n=21）和 MR（n=7），研究其影像特征。结果显示，年轻患者（50 岁以下）占 72%。80%的患者无症状，无结核病史。根据临床和影像学发现，64%和 60%的患者被误诊为肿瘤。研究共发现 43 处病变，38 个（88.4%）病变累及浅叶，14（56%）例有多处损伤。腮腺筋膜有 4 种变化，包括局部增厚（40%，n=10）、局部破溃伴邻近皮肤增厚（28%，n=7）、局部隆起（20%，n=5）、无变化（12%，n=3）。25 例中，有 14 例（56%）出现颈部淋巴结病变。病变在 CT 图像上有 4 种增强模式，包括均匀增强（37.1%，n=13）、不规则囊肿样强化（37.1%，n=13）、厚壁环强化（14.2%，n=5）和花环样增强（11.4%，n=4）。在 MRI 上，病变在 T_1 加权图像上是等信号，在 T_2 加权图像上是高信号，扩散加权成像信号高，表观扩散系数图信号低。在冠状位磁共振图像上，可以清楚地识别出腮腺周围实质性水肿。综上所述，腮腺结核结节临床和放射学上与肿瘤容易混淆。TB 好发浅叶。年轻患者中 PPD 皮肤试验，CT 和 MRI 上颈部淋巴结病变、邻近病变的腮腺筋膜和腮腺实质性水肿的变化可能有助于诊断和鉴别诊断。

（三）脑及脑膜结核

中枢神经系统结核是活动性结核病中最严重的形式，并发症严重，病死率高，MRI 作为一种重要的影像学检查手段，在颅内结核的早期诊断及疗效随访方面具有重要作用。目前，国内学者们按照结核病的发病部位及临床特点，将颅内结核影像学分为脑膜结核、脑实质结核和混合型颅内结核。其中，脑实质结核的早期诊断及治疗比结核性脑膜炎更加困难。因此，丁爽等[19]探讨脑实质结核及混合型颅内结核抗结核治疗后的 MRI 影像学变化特点，旨在为早期治疗及治疗方案的确定,探讨脑实质结核抗结核治疗中的 MRI 影像学变化特点。研究纳入脑实质结核及混合型颅内结核患者 29 例,动态观察治疗前后不同时期结核病灶的 MRI 影像学特点及演变过程。根据文献,将结核病灶分为粟粒型、结节型及结核瘤型,采用卡方检验比较不同类型结核病灶的消失率。结果显示,29 例患者共 660 个病灶,粟粒型病灶 239 个(36.2%);结节型病灶 323 个(48.9%),其中 60.7%呈环形强化,39.3%呈实性强化;结核瘤型病灶 98 个(14.8%)。治疗后 1 个月内粟粒型、结节型病灶消失率分别为 41.0%(98/239)、15.5%(50/323),治疗后 3 个月内病灶消失率分别为 79.9%(191/239)、38.4%(124/323),治疗后 6 个月内病灶消失率分别为 97.1%(232/239)、52.9%(171/323)。治疗不同时间段的粟粒型病灶消失率均高于结节型((χ^2 值分别为 46.130、96.156、131.856,$P<0.05$);且结节型病灶中实性强化结节的消失率高于环形强化结节(χ^2 值分别为 5.344、20.318、24.673,$P<0.05$)。治疗中,3 例出现新发病灶。结论认为,准确分析脑实质结核不同 MRI 影像学分型病灶的动态变化,有利于预测及评估抗结核药物的疗效。

AIDS 患者并发中枢神经系统结核感染的发病率高,诊断困难,与 AIDS 并发其他颅内感染及淋巴瘤等不易鉴别,容易延误治疗,造成患者预后差。李晶晶等[20]分析 46 例 AIDS 并发颅内结核患者的临床及 MRI 图像,总结认为,AIDS 并发颅内结核的 MRI 表现与患者的 $CD4^+T$ 淋巴细胞计数密切相关。当 AIDS 患者 $CD4^+T$ 淋巴细胞计数<100 个/μl 时,颅内结核以脑实质型为主,病灶多分布于大脑皮质下;当 $CD4^+T$ 淋巴细胞计数≥100 个/μl 时,以脑膜结核为主,病变易累及基底池、外侧裂池和脑沟。颅内病灶直径<5mm 时,以点状强化为主;颅内病灶直径≥5mm 时,以环形强化为主。

(四)胆囊结核

胆囊结核作为一种肺外结核,临床表现不典型,容易与其他常见胆囊疾病混淆。张小博等[21]收集 300 例手术切除经病理证实的胆囊结核病例,观察其 CT 及 MRI 表现。结果显示,CT 检查敏感度为 95.86%(278/290),特异度为 80.00%(8/10),准确性为 95.33%(286/300),Kappa 值为 0.51;MRI 检查敏感度为 94.83%(275/290),特异度为 70.00%(7/10),准确性为 94.00%(282/300),Kappa 值为 0.41;MRI+CT 检查敏感度为 97.93%(284/290),特异度为 80.00%(8/10),准确性为 97.33%(292/300),Kappa 值为 0.65。CT 表现特点:①胆囊壁增厚,囊内密度均匀,与邻近肝脏界限清晰;经过增强扫描发现胆囊壁轻度强化。②胆囊壁增厚,但是囊内密度不均匀,与邻近肝脏界限模糊;经过增强扫描发现胆囊壁呈现不均匀强化,并且有分隔状强化影。MRI 表现特点:胆囊区存在卵圆形异常信号,结核中央表现出短 T_1 以及长 T_2 信号,病灶周围环绕带状短 T_2 与短 T_1 信号,并且外层呈现半环状短 T_1 以及长 T_2 信号。结论认为,胆囊结核在 CT 与 MRI 检查结果中具有特征性表现,CT、MRI 诊断方式具有较高准确性,结合患者临床资料,可为其诊治、预后评估提供重要指导。

(五)PET-CT 在肺外结核的应用

80%的 TB 在肺部,也可以通过血液、淋巴或消化道等途径播散到全身任何组织和器官形成 EPTB,^{18}F-FDG PET/CT 作为一种非侵入性全身影像学检查,可以发现更多的病灶,同时显示其部位以及多种形式的代谢改变。倪明等[22]对 23 例肺外结核的 PET-CT 检查资料进行回顾性分析,测量活性病灶 SUVmax,进行半定量分析。结果发现 41 处结核病灶,除了 1 处肝结核和 1 处颅内结核,其余均表现为^{18}F-FDG 代谢不同程度增高,SUV 值为 2.9~28.3,根据肺外结核的发病部位大致分为四大类:①淋巴结结核;②浆膜结核,包括胸膜和腹膜结核；③骨结核，均呈溶骨性骨质破坏改变，部分伴椎间盘受累及椎旁脓肿形成；④脏器结核，肝、脾结核可见软组织结节及肿块影，输尿管结核可见管壁增厚、继发肾积水，附件结核主要表现为软组织增厚、输卵管迂曲增粗，回盲部结核表现为肠壁环形增厚、肠腔变窄，颅内结核表现为颅内多发结节灶伴周围水肿。另有 1 例患者同时出现右侧臀部软组织肿块影。结论表明，^{18}F-FDG PET/CT 全身显像有利于显示肺外结核的病变部位、形态及代谢特点，对肺外结核的早期诊断和鉴别诊断有一定的临床价值。

结核病影像诊断学科的发展日新月异，应该准确把握肺结核的基本影像特点，重视肺结核不典型影像表现和菌阴肺结核的影像诊断与鉴别诊断，推进影像学形态分析与细菌学、病理学和免疫学等多学科联合诊断，熟练掌握不同影像学技术及其在肺结核诊断中应用的目的与意义。影像学诊断是显示病变形态特点和代谢特点的一种复合技术，临床医师准确把握各种技术的应用目的和意义，显然有助于进一步提高结核病的诊断水平。

（付亮　吕岩　侯代伦　唐神结）

参考文献

1. XIA L L, LI S F, SHAO K, et al. The correlation between CT features and glycosylated hemoglobin level in patients with T2DM complicated with primary pulmonary tuberculosis[J]. Infect Drug Resist, 2018, 11: 187-193.
2. 周新华，陈步东，吕岩，等.非活动性肺结核的影像学评价[J].中国防痨杂志，2018(3)：251-254.
3. 中华人民共和国国家卫生和计划生育委员会.肺结核诊断标准（WS 288—2017）[J].新发传染病电子杂志，2018，3(1)：65-67.
4. 石广灿.不同分型支气管结核患者多排螺旋 MSCT 影像学特征性表现分析[J].中国 CT 和 MRI 杂志，2018(4)：51-54.
5. 胡春梅，尹春阳，顾小燕，等.19 例支气管结核患儿的临床特征及误诊情况分析[J].中国防痨杂志，2018，40(3)：333-335.
6. 申静，纪俊雨，李雯，等.64 层螺旋 CT 多方位重组技术联合仿真内镜技术诊断支气管结核的应用价值[J].安徽医药，2018，22(10)：1909-1911.
7. 范俊飞，于武江，徐有学，等.肺结核瘤的 MSCT 征象分析[J].实用放射学杂志，2018，34(4)：526-528.
8. QI L P, CHEN K N, ZHOU X J, et al. Conventional MRI to detect the differences between mass-like tuberculosis and lung cancer[J]. J Thorac Dis, 2018, 10(10): 5673-5684.
9. 王东坡，杨新婷，吕岩，等.结核性胸膜炎发病早期的 CT 征象及其动态变化特点的分析[J].中国防痨杂志，2018，40(7)：677-681.
10. 薛明，李晶晶，吕志彬，等.胸膜结核瘤的 CT 影像特征分析及鉴别诊断的价值[J].医学影像学杂志，2018，28(7)：1120-1122，1129.
11. 周新华.重视菌阴肺结核影像学特点与诊断要点分析[J].中国防痨杂志，2018，40(7)：673-676.
12. 彭程，王立非，梁芳芳，等.比较 HIV 阳性和 HIV 阴性患者粟粒型结核 CT 征象[J].罕少疾病杂志，2018，25(4)：14-16.
13. 曾谊，侯代伦，张侠.老年肺结核的影像学表现[J].中国防痨杂志，2018，40(7)：772-775.
14. 李成海，周新华，吕岩，等.不同耐药类型及药物敏感肺结核患者的 CT 征象分析[J].中国防痨杂志，2018，40(7)：707-712.
15. DU X, ZHANG Y, CHEN L, et al. Comparing the Differential Diagnostic Values of ^{18}F-Alfatide Ⅱ PET/CT between Tuberculosis and Lung Cancer Patients[J]. Contrast Media Mol Imaging, 2018, 2018: 8194678.

16. LIU T,GAO L,XIE S,et al.Clinical and imaging spectrum of tuberculosis-associated fibrosing mediastinitis[J].Clin Respir J,2018,12(5):1974-1980.
17. 任荣,袁功玲,李敏,等.66 例颈部淋巴结结核的 CT 征象分析[J].中国防痨杂志,2018,40(7):713-718.
18. ZHANG D,LI X,XIONG H,et al.Tuberculosis of the parotid lymph nodes:clinical and imaging features[J].Infect Drug Resist,2018,11:1795-1805.
19. 丁爽,张志俊,李彤,等.脑实质结核抗结核治疗的 MRI 动态研究[J].中国医学计算机成像杂志,2018,24(1):1-5.
20. 李晶晶,闫铄,薛明,等.获得性免疫缺陷综合征并发颅内结核的 MRI 特征及与 CD4[+]T 淋巴细胞计数的关系[J].中国防痨杂志,2018,40(7):689-695.
21. 张小博,李艳会,马鹏飞,等.胆囊结核的 CT、MRI 表现特点分析[J].中国 CT 和 MRI 杂志,2018,16(8):104-106,117.
22. 倪明,汪世存,潘博,等.[18]F-FDG PET/CT 显像在肺外结核诊断中的应用价值[J].中国 CT 和 MRI 杂志,2018,16(9):26-29.

第三章　结核病免疫学诊断

【摘要】结核分枝杆菌是胞内寄生菌,机体的免疫功能是结核病发生、发展和转归的重要因素。多种免疫细胞亚群与细胞因子的协同作用参与了结核感染的免疫防御。结核病的体液免疫学及细胞免疫学诊断技术在临床上得到广泛使用,很多学者对此进行了深入的研究。γ-干扰素释放试验在诊断潜伏结核感染以及辅助诊断活动性结核病仍然具有重要价值,并继续得到了较为广泛的临床应用。新型生物标志物如 IFN-γ、IL-4、Notch1 mRNA、Th1/Th2 细胞比、$CD4^+$、IL-7、IL-15、IL-2、IP-10、RANTES 和脂阿拉伯甘露聚糖等,以及抗原检测、蛋白质组学、代谢组学等新方法不断被研究用于结核病的免疫诊断,为结核病的实验室诊断开辟了新的途径。

【关键词】免疫细胞;细胞因子;γ-干扰素;IL-12;诊断技术

HIV 感染、糖尿病合并结核病、老年结核病、耐多药结核病的增多,有关结核免疫功能的研究面临越来越复杂的形势,这也使得我们需要对于结核诱导免疫应答的多面性、阶段性及异质性有更清晰的认识。近 1 年来,多项研究深入探讨了基于酶联免疫斑点(ELISPOT)技术的 γ-干扰素释放试验(IGRA)在潜伏结核感染、活动性肺结核、肺外结核、免疫低下人群结核、非结核分枝杆菌中的诊断及鉴别诊断价值,T-SPOT. TB 实验中结核分枝杆菌特异性抗原(TBAg)与植物血凝素(PHA)的比值对活动性结核及潜伏结核感染的区分提供了有力的帮助;而对 IFN-γ、IL-4、Notch1 mRNA、Th1/Th2 细胞比、$CD4^+$、IL-7、IL-15、IL-2、IP-10、RANTES 和脂阿拉伯甘露聚糖等生物标记物的研究进一步深入扩大,免疫细胞及细胞因子领域研究的快速发展已成为诊断及鉴别诊断活动性结核,监控结核感染状态,评估治疗及判断预后的有效辅助手段。

一、γ-干扰素释放试验

潜伏结核感染(LTBI)是结核分枝杆菌(*MTB*)在体内的持留状态,其诊断依据为结核纯蛋白衍化物(PPD)皮肤试验或 γ-干扰素释放试验(interferon gamma release assay,IGRA)阳性,且无临床症状或影像学证据。其中,结核菌素试验(tuberculin skin test,TST)易受卡介苗(bacillus calmette-guerin,BCG)接种和非结核分枝杆菌(NTM)感染的影响。γ-干扰素释放试验(IGRA)克服了 TST 的不足,包括 QuantiFERON 和结核感染 T 细胞斑点试验(T-SPOT. TB)。其中,以 T-SPOT. TB 敏感性和特异性最高。2018 年,IGRA 用于辅助诊断活动性结核病,国内学者进行了较为深入的研究。

骆瑞琪等[1]分析了结核感染 T 细胞斑点试验在肺结核中的诊断价值。作者通过对 2015 年 10 月—2016 年 10 月在石河子大学第一附属医院疑诊为肺结核的 1012 例住院成年患者进行回顾性分析,依据最终诊断分为活动性结核组、陈旧性结核组、非结核患者组。所有患者均行 T-SPOT. TB 检测,诊断不明确且无卡介苗接种或陈旧性结核患者行结核菌素皮肤试验,根据 T-SPOT. TB 结果对 T 细胞斑点数进行比较分析。结果发现,活动性结核组 T

细胞斑点数中位数 67.0(32.8,133.5)显著高于陈旧性结核组的 5.0(1.0,18.5)和非 TB 组的 3.0(1.0,10.0)(P=0.000);肺结核组的 T 细胞斑点数中位数为 85.0(37.0,140.0),高于肺外结核组 40.4(8.0,106.0)(P=0.001)。T 细胞斑点数分布范围在各组之间有重叠。T-SPOT. TB 在肺结核中的灵敏度、特异度、阳性预测值、阴性预测值分别为 91.00%、68.49%、61.34%、93.26%。受试者工作特性曲线(ROC 曲线)分析显示,在活动性结核组中 T-SPOT. TB 的 ROC 曲线下面积(0.887)大于抗原 A(0.874)和抗原 B(0.868),以 T 细胞斑点数 25.5 作为区分活动性结核与潜伏性结核分枝杆菌感染(简称潜伏性结核感染)的最佳界值,其灵敏度和特异度分别是 79.9%和 79.4%。作者认为:①T 细胞斑点数可反映体内的结核分枝杆菌负荷;②T-SPOT. TB 在肺结核的诊断中具有较高的灵敏度和特异度;③以 T 细胞斑点数 25.5 作为区分动性结核与潜伏性结核感染的最佳界值,但需结合临床及其他检查结果。

谭毅刚等[2]收集 2013 年 7 月—2015 年 12 月广州市胸科医院收治的 197 例使用免疫抑制剂并发肺结核患者(简称"观察组")及同期住院的 200 例未使用免疫抑制剂的肺结核患者(简称"对照组")作为研究对象,比较两组患者血 T-SPOT. TB、抗酸杆菌金胺 O 荧光染色涂片镜检(简称"金胺 O 涂片镜检")、BACTEC MGIT 960 液体培养(简称"MGIT 960"),以及结核菌素纯蛋白衍生物试验(PPD 试验)检测阳性率的差异,采用 SPSS 19.0 软件对计数资料进行χ^2 检验,以 P<0.05 为差异有统计学意义。结果显示,观察组与对照组患者的血 T-SPOT. TB 检测阳性率[分别为 85.28%(168/197)、96.00%(192/200)]均明显高于金胺 O 涂片镜检[分别为 36.55%(72/197)、35.50%(71/200)](χ^2 值分别为 98.24、162.53,P 值均=0.000)、MGIT 960[分别为 53.81%(106/197)、57.50%(115/200)](χ^2 值分别为 46.06、83.06,P 值均=0.000)、PPD 试验[分别为 34.52%(68/197)、63.50%(127/200)](χ^2 值分别为 105.66、65.40,P 值均=0.000)。观察组患者 T-SPOT. TB、PPD 试验检测阳性率均明显低于对照组(χ^2 值分别为 13.50、33.36,P 值均=0.000),得出在使用免疫抑制剂患者并发肺结核时,采用血 T-SPOT. TB 技术进行检测仍具有较高的阳性率,较传统的检测方法具有更高的辅助诊断价值。

王雅等[3]回顾性分析了 2012 年 12 月—2015 年 11 月在北京胸科医院、苏州市第五人民医院、湖南省胸科医院、新疆维吾尔自治区胸科医院、河北省胸科医院、昆明市第三人民医院结核科住院的 207 例糖尿病并发肺结核及 95 例单纯糖尿病患者临床资料,其中糖尿病并发培养阳性肺结核患者组 141 例(简称"Ⅰ组")、糖尿病并发培养阴性肺结核患者组(简称"Ⅱ组")66 例、单纯糖尿病患者组(简称"Ⅲ组")95 例。方法为应用全血 T-SPOT. TB 试剂盒检测外周血淋巴细胞对 *MTB* 菌株早期分泌性靶抗原 6(ESAT-6)和培养滤液蛋白 10(CFP-10)的免疫反应。结果显示,T-SPOT. TB 检测在Ⅰ组、Ⅱ组、Ⅲ组患者中的阳性率分别为 92.9%(131/141,95%CI:87.3%~96.5%)、86.4%(57/66,95%CI:75.7%~93.6%)、48.4%(46/95,95%CI:38.0%~58.9%)。Ⅰ组的 T-SPOT. TB 检测阳性率高于Ⅲ组,差异有统计学意义(χ^2=59.91,P<0.01);Ⅱ组的 T-SPOT. TB 检测阳性率高于Ⅲ组,差异有统计学意义(χ^2=24.33,P<0.01)。Ⅰ组的 T-SPOT. TB 检测阳性率与Ⅱ组接近,差异无统计学意义(χ^2=2.31,P=0.129)。以肺结核临床诊断为"金标准",T-SPOT. TB 检测糖尿病并发肺结核的敏感度、特异度、阳性预测值、阴性预测值、诊断准确度分别为 90.8%(188/207,95%CI:86.0%~94.3%)、51.6%(49/95,95%CI:41.1%~62.0%)、80.3%(188/234,95%CI:74.7%~

85.2%）、72.1%（49/68，95% CI：59.9% ~ 82.3%）、78.5%（237/302，95% CI：73.4% ~ 83.0%）。T-SPOT.TB 检测糖尿病并发肺结核具有较高的阳性率、敏感度和特异度，可以作为糖尿病并发肺结核的一种辅助诊断方法。

Du 等[4]对 QFT-GIT 和 T-SPOT.TB 检测诊断活动性结核进行了前瞻性比较。T-SPOT.TB 和 QuiFron TB Gold In-Tube（QFT-GIT）试验作为两种血液分析商品，可用于诊断活动性结核（ATB），尚未完全验证。特别是，没有任何一篇报道是关于在中国同一人群中两种试验疗效的比较。作者在 4 家专门从事肺部疾病的医院进行了多中心前瞻性比较研究，共纳入 746 例疑似肺结核患者，其中确诊结核 185 例，怀疑结核 298 例，非结核 263 例。有 32 例不确定试验结果（ITRS）中，年龄、基础疾病与 ITRS 的发生率有关。此外，T-SPOT.TB 测定 ITRS 率低于 QFT-GIT（0.4% vs. 4.3%，$P<0.01$）。当排除 ITRs 时，T-SPOT.TB 和 QFT-GIT 诊断活动性结核的敏感性分别为 85.2%和 84.8%，特异性分别为 63.4%和 60.5%。两种检测方法的总符合率为 92.3%，但不同的检测方法检测 γ-干扰素释放水平之间的线性相关性较差（$r^2=0.086$）。虽然检测 γ-干扰素释放有一定的异质性，但 QFT-GIT 和 T-SPOT.TB 在诊断 ATB 上表现出高一致性。

Wang 等[5]评估了 T-SPOT.TB 实验中结核分枝杆菌特异性抗原（TBAg）与植物血凝素（PHA）的比值（TBAg/PHA 比值）在肺外结核（EPTB）的诊断和治疗监测方面的性能。2012—2017 年，华中科技大学同济医学院附属同济医院共入组了 734 名确诊 EPTB 的患者，并入组了 1 137 名怀疑 EPTB 但最终诊断为其他的患者作为非 EPTB 组。为了验证这项研究，还从华中科技大学同济医学院附属同济医院中法新城院区招募了另一组 EPTB 患者组与非 EPTB 对照组。EPTB 组与非 EPTB 组 T-SPOT.TB 检测的阳性率分别为 88.15%与 32.28%。对于 T-SPOT.TB 检测阳性的患者，T-SPOT.TB 的直接结果在区分这两组的价值是有限的。结果显示，通过进一步计算 T-SPOT.TB 实验中 TBAg/PHA 比值可以提高各种 EPTB 患者的检测性能。如果以 0.20 作为 TBAg/PHA 比值的阈值，在区分 EPTB 组与非 EPTB 组的灵敏度和特异性分别为 70.79%和 91.55%。验证结果也表明，TBAg/PHA 比值在区分这两种情况时表现较好，灵敏度和特异性分别为 81.82%和 97.56%。与直接使用 T-SPOT.TB 结果相比，TBAg/PHA 比值受免疫抑制的影响较小。此外，PHA 的值还反映了免疫抑制情况，因此有助于判断 T-SPOT.TB 检测结果在不同免疫状态的 EPTB 患者中的可信度。TBAg/PHA 比值在抗结核治疗过程中显著降低，这表明它可以用于治疗效果的监测。这些数据为 T-SPOT.TB 检测在结核病中的应用提供了新的见解，而 TBAg/PHA 比值可能会成为 EPTB 诊断和治疗监测的有用工具。

Wang 等[6]的一项研究纳入 3 727 名结核病患者，其中 204 名患者同时接受了 T-SPOT.TB 和 IGRA-ELISA 检测，1 794 名患者仅使用 T-SPOT.TB 测试，1 729 名患者仅使用 IGRA-ELISA 检测。研究分析了两种检测方法的一致性，以及它们对诊断活性成分的敏感性和特异性结核病进行了比较。结果显示，T-SPOT.TB 试验（25.8%）与 IGRAELISA（28.6%）阳性率无显著差异（$P=0.065$）。两种检测方法高度一致，Kappa 值为 0.852（$P<0.000\ 1$），总符合率为 92.7%。T-SPOT.TB 试验对于活动性肺结核诊断的敏感性和特异性分别为 82.9%（107/129）和 78.6%（1 309/1 665），IGRA-ELISA 试验分别为 81.7%（94/115）和 75.2%（1 214/1 614）。灵敏度没有显著差异，但 T-SPOT.TB 试验的特异性略高于 IGRA-ELISA（$P=0.023$）。

朱琳等[7]通过选择华中科技大学同济医学院附属同济医院感染科 2014 年 1 月—2015 年 2 月因 FUO 入院的病例，统计患者一般状况、实验室检查包括 T-SPOT. TB、血常规、降钙素原（procalcitonin，PCT）、超敏 C 反应蛋白（high sensitivity C-reactive protein，hs-CRP）、红细胞沉降率（erythrocyte sedimentation rate，ESR）、乳酸脱氢酶（lactate dehydrogenase，LDH）和铁蛋白等炎症指标以及最终诊断，并进行统计学分析。结果显示，395 例 FUO 患者中，最终确诊为活动性结核 36 例（9. 11%，其中肺结核 7 例，肺外结核 29 例）、其他细菌感染 189 例（47. 85%）、病毒感染 50 例（12. 66%）、真菌感染 4 例（1. 01%）、肿瘤性疾病 20 例（5. 06%）、自身免疫性疾病 51 例（12. 91%）、其他疾病 25 例（6. 32%）、诊断不明 20 例（5. 06%）。T-SPOT. TB 在 FUO 患者中诊断活动性结核的灵敏度为 80. 56%（95%CI：63. 43%～91. 20%），特异度为 83. 57%（95%CI：79. 23%～87. 16%），阳性预测值为 32. 95%（95%CI：23. 52%～43. 89%），阴性预测值为 97. 72%（95%CI：95. 16%～99. 00%。活动性结核组患者与细菌感染组患者相比，LDH［187（141，255）U/L vs. 209（160，343）U/L］及铁蛋白［296. 2（191. 3，494. 8）μg/L vs. 528. 1（281. 1，1 022. 0）μg/L］的差异均有统计学意义（H＝13. 442；H＝16. 142，P 值均<0. 05）；T-SPOT. TB 联合多项炎症指标诊断效能最高，曲线下面积为 0. 866。活动性结核组与病毒感染组患者相比，ESR［31（15，78）mm/h vs. 10（6，19）mm/h］、中性粒细胞比例［（71. 17%±12. 59%）vs.（57. 08%±20. 38%）］的差异均有统计学意义（H＝32. 797；F＝6. 171，P 值均<0. 05）；T-SPOT. TB 联合多项炎症指标的诊断效能最高，曲线下面积为 0. 926。因此，利用 T-SPOT. TB 联合多项炎症指标分析有助于 FUO 中活动性结核的鉴别诊断。

李洪等[8]探讨结核 γ-干扰素释放试验酶联免疫试管法（QFT）和结核菌素皮试试验（TST）对结核高流行地区（海南地区）行维持性血液透析（MHD）合并结核［包括隐性结核（LTBI）和结核病］患者的诊断、预后判断价值。研究纳入 2013—2015 年在海南省人民医院血液净化中心行 MHD 时间>3 个月的患者 198 例，收集患者的一般资料，进行 QFT 和 TST，评估其对 MHD 合并结核的诊断和预后判断价值。采用多因素 logistic 回归分析分析 QFT 阳性和 TST 阳性的影响因素，观察患者 3 年的预后情况，绘制生存曲线，采用 Cox 比例风险模型分析其预后影响因素。结果显示，最终 156 例患者完成研究，其中男性 109 例、女性 47 例，平均年龄为（54. 4±16. 6）岁，平均透析龄为（1. 9±0. 4）年。MHD 患者 QFT 阳性率为 34. 6%（54/156），TST 阳性率为 67. 9%（106/156），TST 与 QFT 结果无一致性（Kappa 值＝0. 053，P＝0. 405）。多因素 logistic 回归分析显示，在校正其他因素的情况下，性别［OR＝0. 345，95%CI（0. 144，0. 828），P＝0. 017］、有无卡介苗接种瘢痕［OR＝0. 345，95%CI（0. 144，0. 828），P＝0. 017］是 QFT 阳性的影响因素；性别［OR＝2. 836，95%CI（1. 120，7. 177）；P＝0. 028］、淋巴细胞分数［OR＝3. 573，95%CI（1. 410，12. 295），P＝0. 043］是 TST 阳性的影响因素。37 例 LTBI 患者中，11 例转为肺结核（29. 7%）。本组患者 3 年结核患病率为 42 948. 7/10 万。MHD 患者 1 年、2 年、3 年生存率分别为 89. 7%、77. 6%、69. 9%，粗死亡率（CDR）为 301. 3/1 000。Cox 比例风险模型分析发现 QFT 阳性、C 反应蛋白升高是生存的不利因素；抗结核治疗、前清蛋白升高是生存的有利因素（P<0. 05）。由此得出结论，在海南地区，男性 MHD 患者 QFT 阳性率较高；TST 与 QFT 对 MHD 合并结核的诊断无一致性。QFT 阳性、C 反应蛋白升高是生存的不利因素，抗结核治疗、前清蛋白升高是生存的有利因素。

王欣俞等[9]选取并分析河北燕达医院血液科 342 例白血病患者进行 T-SPOT. TB 测定，

将 T-SPOT. TB 检测结果与最终临床诊断进行比较，以敏感性、特异性、阳性预测值、阴性预测值为评价指标。结果显示，11 例患者最终诊断为活动性结核病，其中 3 例细菌学确诊的活动性结核病患者中 3 例 T-SPOT. TB 结果阳性，敏感性为 100%，特异性为 100%；8 例诊断肺外结核病组的患者中 6 例 T-SPOT. TB 结果阳性，敏感性为 75%，特异性为 25%；在 331 例排除活动性结核病诊断的患者中，328 例患者 T-SPOT. TB 检测结果为阴性，3 例为阳性，其敏感性为 0. 91%，特异性为 99. 1%。T-SPOT. TB 测定在该项研究中阳性预测值为 75%，阴性预测值为 99. 4%，三组比较无显著性差异（P=0. 581）。作者得出结论，白血病患者作为免疫缺陷的特殊人群，活动性结核病发病率明显较正常人群高，发病后临床特征不典型，病原学依据难以获取给诊断带来困难，本研究显示较高的 T-SPOT. TB 阴性预测值，提示阴性结果有助于排除白血病合并活动性结核病的诊断，可更好地辅助临床医师进行诊断，有助于提高结核病的发现率和治愈率，提升对结核病的综合防控能力。

尹洪云等[10]结核感染 T 细胞斑点试验在不同患者群中的检测结果。收集 2014 年 5 月—2015 年 4 月同济大学附属上海市肺科医院共1 537例住院患者的临床资料。以《临床诊疗指南：结核病分册》的标准，将患者分为临床诊断结核病组（1 159例）和临床诊断非结核病组（378 例）；再经病原学诊断及随访，排除不能作出最终诊断的 39 例患者后，将患者分为结核病组（1 103例：包括经分枝杆菌培养及菌种鉴定确诊的 229 例和最终临床诊断的 874 例）和非结核病组（395 例：包括既往有结核病史或肺部存在陈旧性病灶者 94 例，无病史者 301 例）。1 103例结核病组患者中，肺结核 557 例，结核性胸膜炎 107 例，淋巴结结核 16 例，骨关节结核 51 例，脑结核 7 例，多组织器官结核 363 例，其他肺外结核 2 例；395 例非结核病组患者中，经分枝杆菌培养及菌种鉴定确诊的非结核分枝杆菌 NTM 感染患者 93 例。回顾性分析临床诊断结核病组和结核病组患者 T-SPOT. TB 检测结果的敏感度、特异度，结核病组与非结核病组患者 T-SPOT. TB 检测反应强度，不同结核病类型 T-SPOT. TB 检测阳性率，以及 NTM 感染患者与结核病患者的年龄差异。结果显示：①临床诊断结核病组 T-SPOT. TB 检测的敏感度为 81. 97%（950/1 159），特异度为 53. 44%（202/378）；结核病组 T-SPOT. TB 检测的敏感度为 83. 77%（924/1 103），特异度为 54. 43%（215/395）；结核病组中抗酸染色阳性患者 T-SPOT. TB 检测阳性率为 90. 73%（235/259）；培养阳性患者 T-SPOT. TB 检测阳性率为 92. 58%（212/229）。②非结核病组有结核病史或肺部显示陈旧性结核病灶的患者与无病史者 T-SPOT. TB 检测的阳性率分别为 69. 15（65/94）和 38. 21%（115/301），两组间差异有统计学意义（χ^2=27. 65，P=0. 000）。③结核病组与非结核病组 T-SPOT. TB 检测结果以斑点计数表示反应强度，结核病组对 A、B 抗原刺激出现阳性反应（斑点数≥1）的患者中，明显阳性及超强阳性（斑点数≥11）的比率分别为 69. 81%（652/934）和 69. 67%（627/900），明显高于非结核病组[分别为 46. 83%（96/205）和 46. 63%（83/178）]。经曼-惠特尼秩和检验，差异有统计学意义（Z 值分别为-14. 20、-14. 63，P 值均<0. 01）。④1103 例结核病组患者中 T-SPOT. TB 检测阳性率以淋巴结结核（87. 50%，14/16）为最高，随后依次为多组织器官结核（87. 33%，317/363）、肺结核（86. 54%，482/557）、结核性胸膜炎（74. 77%，80/107），脑结核（57. 14%，4/7）和骨关节结核（50. 98%，26/51）相对低。⑤T-SPOT. TB 检测阳性的 NTM 感染患者的平均年龄[（53. 61±18. 43）岁]较 T-SPOT. TB 检测阳性的确诊结核病患者[（44. 98±18. 88）岁]高，差异有统计学意义（t=-2. 63，P=0. 009）。作者认为，T-SPOT. TB 检测结果受结核病诊断依据、痰菌量、既往结核病史或肺部陈旧性结核病灶、NTM 感染、结

核病灶存在的部位等多种因素的影响。T-SPOT. TB 检测用于指导结核病诊断时,需综合考虑各项因素。

张艳丽等[11]探讨了胸腔镜胸膜活检、外周血结核感染 T 细胞斑点试验(T-SPOT. TB)单独及联合用于结核性胸膜炎的诊断价值。纳入 2014 年 1 月—2017 年 1 月保定市传染病医院呼吸内科收治的疑似结核性胸膜炎患者 93 例为研究对象,回顾性分析其诊断资料。所有患者均接受胸腔镜胸膜活检及外周血 T-SPOT. TB 试验,并以《临床诊疗指南:结核病分册》中相关标准为"金标准"诊断结核性胸膜炎,以此为依据,评价胸腔镜胸膜活检、T-SPOT. TB 单独或联合诊断结核性胸膜炎的效能。结果显示,胸腔镜胸膜活检与"金标准"检测结果缺乏一致性(Kappa = 0. 273, P = 0. 007);T-SPOT. TB 实验与"金标准"检测结果一致性尚可(Kappa=0. 590, P<0. 001);联合检测于"金标准"检测结果一致性尚可(Kappa = 0. 588, P< 0. 001)。联合检测方案的诊断敏感度、阴性预测值明显高于单一方案,差异有统计学意义(P<0. 05),且诊断准确率最高,为 82. 8%。作者认为,胸腔镜胸膜活检、T-SPOT. TB 单独诊断结核性胸膜炎的可靠性均有待提升;联合 2 种方案则有助于大幅提升诊断敏感度、阴性预测值,从而提升早期诊断效能。

田瑞雪等[12]分析了 γ-干扰素释放试验对老年肺结核的辅助诊断价值。回顾性分析 2015 年 6 月—2016 年 6 月首都医科大学附属北京胸科医院、北京市海淀医院收治已经确诊的 196 例肺结核患者与 249 例非肺结核患者临床资料,按照年龄将纳入人群分为老年组和中青年组。研究分析 T-SPOT. TB 对老年组和青年组的诊断效能及 T-SPOT. TB 对菌阴、菌阳肺结核的诊断效能。结果提示,老年组 T-SPOT. TB 检测的敏感度、特异度均低于中青年组,差异具有统计学意义(P<0. 05)。T-SPOT. TB 的敏感度、特异度与年龄呈负相关(r= -0. 211;r=-0. 233, P 值均<0. 05)。老年组菌阳肺结核和菌阴肺结核的敏感度分别为 85. 00%、69. 33%,两个亚组差异具有统计学意义(P<0. 05)。中青年组菌阳肺结核和菌阴结核检测的敏感度分别为 96. 29%、76. 92%,两个亚组差异有统计学意义(P<0. 05)。由此得出结论,IGRAs 对老年肺结核诊断效能较低,尤其是菌阴性老年肺结核,但其诊断的敏感度高于其他结核病相关检测方法,对老年肺结核的辅助诊断仍具有一定的应用价值。

刘佳文等[13]探讨了结核抗体检测联合结核感染 T 细胞斑点试验(T-SPOT. TB)在结核病诊断中的应用价值。作者选择 2016 年 1 月 1 日—2017 年 4 月 12 日就诊于北京老年医院的 961 例结核病患者[结核病组:包括 364 例菌阳肺结核患者(通过细菌学诊断确诊)和 597 例菌阴肺结核患者(通过临床进行诊断)]和非结核病的 1 046 例患者(对照组)。所有患者同时使用 2 种结核抗体金标试剂(分别为 TB-DOT、ASSURE TB 试剂盒)检测血清中的结核抗体。961 例结核病组中的 574 例及 1 046 例对照组中的 664 例患者同时使用 T-SPOT. TB 试剂盒和 2 种结核抗体金标试剂进行检测。对两组患者采用 3 种实验室技术进行检测或联合检测(包括串联与并联),对检测结果的敏感度、特异度进行统计学分析。结果发现,TB DOT 和 ASSURE TB 检测结核病组和对照组患者的敏感度和特异度分别为 52. 86%(508/961)、74. 95%(784/1 046)和 45. 99%(442/961)、76. 00%(795/1 046)。TB DOT 和 ASSURE TB 对菌阳和菌阴肺结核患者检测的敏感度分别为 64. 84%(236/364)、62. 09%(226/364)和 45. 56%(272/597)、36. 18%(216/597);菌阳肺结核患者 TB DOT 和 ASSURE TB 检测的敏感度均高于菌阴肺结核患者,差异均有统计学意义(χ^2 值分别为 60. 99、33. 69, P 值均<0. 05)。结核病组和对照组患者在 2 种结核抗体金标试剂和 T-SPOT. TB 试剂盒的串联联合检测中,

敏感度为24.04%(138/574)，但特异度达到89.91%(597/664)；并联联合检测中，特异度为21.23%(141/664)，但敏感度达到89.55%(514/574)。结核病组和对照组在TB-DOT、ASSURE TB和T-SPOT.TB3种检测方法中，均为阳性和均为阴性两种谱型的构成比分别为24.04%(138/574)、10.09%(67/664)和10.45%(60/574)、21.23%(141/664)，差异均有统计学意义(χ^2值分别为43.37和26.32，P值均<0.05)。作者认为，2种结核抗体与T-SPOT.TB行串联联合检测能够提高检测特异度，并联联合检测能够提高检测敏感度；串联联合检测时，3种检测方法结果均为阳性和均为阴性两种谱型在临床上对结核病血清学诊断具有辅助诊断价值。

杨静等[14]对多种实验方法在诊断结核性胸膜炎的临床应用价值中进行了比较。作者对河北省胸科医院2014年1月—2015年9月收治的胸腔积液患者102例，进行了外周血单个核细胞(PBMC)T-SPOT.TB检测、胸腔积液ADA、结核抗体、结核分枝杆菌培养、涂片抗酸染色等，探讨各种诊断方法的敏感性、特异性。结果显示，102例胸腔积液患者中，71例(69.61%)为结核性胸膜炎，31例(30.39%)为非结核性胸膜炎(包括肺癌16例，细菌性胸膜炎15例)。T-SPOT.TB灵敏度和特异性分别为：PBMC(≥6个斑点)为84.51%和70.97%，结核分枝杆菌培养、涂片抗酸杆菌染色灵敏度仅为4.23%、2.82%；结核抗体、ADA灵敏度分别为52.1%、71.83%。上述证明，外周血T-SPOT.TB检测是诊断结核性胸膜炎一项有效的辅助诊断方法。

综上所述，不少研究深入探讨了IGRA对老年结核病、儿童结核病、免疫低下人群活动性结核病的诊断价值及其对结核性胸膜炎、结核性脑膜炎、骨结核等肺外结核的诊断意义；部分研究也评估了IGRA对结核性与恶性胸腔积液、活动性结核与非结核分枝杆菌感染等的鉴别诊断意义；一些成本低、收效高的新型IGRA如QB-SPOT、TS-SPOT等试验技术的诊断价值被初步评估。不过，Kang等[15,16]研究发现，IGRA在结核病高流行背景国家诊断活动性结核病的作用有限，同时，他们还发现老年人和低蛋白血症是T-SPOT.TB呈阴性结果的独立影响因素。

二、其他生物标志物的检测

其他生物标志物主要包括抗原、抗体、细胞因子、酶、蛋白质等，主要用于诊断活动性结核病。

1. 抗体　黄芳等[17]探讨了应用结核抗体IgG检测试剂盒辅助诊断结核病的价值。选择2013年1月—2016年12月在西安市胸科医院明确诊断为结核病的患者795例(TB组)、非结核分枝杆菌病的患者36例(NTM组)，以及除外TB与NTM的其他肺部疾病的患者185例(对照组)。回顾性分析所有患者采用结核抗体检测的结果，以临床诊断及结核分枝杆菌培养结果为标准计算结核抗体检测的敏感度、特异度、阳性预测值、阴性预测值等，TB组与NTM组、对照组阳性率的比较采用卡方检验，评价结核抗体检测的应用价值。结果显示，以临床诊断为标准，结核抗体IgG检测的敏感度、特异度、阳性预测值、阴性预测值、漏诊率、误诊率、患病率、准确度、约登指数分别为42.01%(334/795)、82.81%(183/221)、89.78%(334/372)、28.42%(183/644)、57.99%(461/795)、17.19%(38/221)、78.25%(795/1 016)、50.89%(517/1 016)、0.25；以结核分枝杆菌培养结果为标准，结核抗体检测的敏感度、特异度、阳性预测值、阴性预测值、漏诊率、误诊率、患病率、准确度、约登指数分别为

51.12%(160/313)、69.84%(491/703)、43.01%(160/372)、76.24%(491/644)、48.88%(153/313)、30.16%(212/703)、30.81%(313/1 016)、64.07%(651/1 016)、0.21。TB 组、NTM 组、菌阳肺结核、菌阴肺结核、结核性脑膜炎、结核性胸膜炎和(或)腹膜炎、结核性心包炎的结核抗体检测的阳性率分别为 42.01%(334/795)、61.11%(22/36)、50.00%(80/160)、41.99%(97/231)、46.43%(13/28)、38.76%(138/356)、30.00%(6/20),各类结核病结核抗体检测阳性率差异无统计学意义($\chi^2=7.41$,$P=0.128$)。而 TB 组(42.01%,334/795)、NTM 组(61.11%,22/36)、对照组(8.65%,16/185)中以 NTM 组结核抗体检测阳性率最高,三组差异有统计学意义($\chi^2=81.63$,$P=0.000$)。作者认为,应用结核分枝杆菌抗体 IgG 检测的敏感度、准确度均较低,漏诊率、误诊率均较高,不建议临床继续应用。

杨松等[18]评价了结核抗体检测对活动性肺结核的诊断价值。作者收集 2016 年 8 月—2017 年 8 月在重庆市公共卫生医疗救治中心结核科住院的 495 例活动性肺结核患者(观察组)和 158 例非结核呼吸道疾病患者(对照组),均为综合患者的临床表现、胸部影像、痰细菌病原学检测或诊断性抗结核药物治疗有效等资料临床确诊后进行血清学诊断。研究分析血清 *MTB* 免疫球蛋白 G(immunoglobulin G,IgG)、免疫球蛋白 M(immunoglobulin M,IgM)、脂阿拉伯甘露聚糖(lipoarabinomannan,LAM),相对分子质量 1 600(以下采用“16kD”表示)和相对分子质量 38 000(以下使用“38kD”表示)的蛋白抗体的检测资料,以及单独及联合检测不同结核抗原(LAM、38kD 和 16kD)的结果,评价两组患者结核抗体检测的敏感度、特异度、阳性预测值、阴性预测值,以及对活动性肺结核的诊断效能。结果显示,495 例观察组患者血清结核抗体检测阳性率[68.7%(340/495)]明显高于 158 例对照组患者[34.8%(55/158)],差异有统计学意义($\chi^2=57.50$,$P<0.01$);菌阴肺结核患者血清结核抗体检测阳性率[64.0%(210/328)]明显低于菌阳肺结核患者[77.8%(130/167)],差异有统计学意义($\chi^2=9.83$,$P<0.01$)。观察组 340 例结核抗体阳性患者中,LAM、38kD、IgG 抗体联合检测同时均阳性的患者最多[61.8%(210/340)];对照组 55 例结核抗体阳性患者中,单一 IgG 抗体阳性最高[67.3%(37/55)]。以临床诊断为标准,血清结核抗体对活动性肺结核的诊断敏感度、特异度、阳性预测值、阴性预测值、总符合率、约登指数分别为 68.75%(340/495)、65.2%(103/158)、86.1%(340/395)、39.9%(103/258)、67.8%(443/653)、0.34。上述证明,血清结核抗体检测活动性肺结核患者具有较高的阳性率和敏感度,对诊断活动性肺结核具有一定的辅助价值,其中菌阳肺结核患者的检测阳性率高于菌阴肺结核,LAM、38kD 和 IgG 联合检测可提高活动性肺结核的诊断阳性率。

安晓颖等[19]通过研究 2014 年 1 月—2015 年 1 月于河北省胸科医院住院的结核性胸膜炎(结核组)患者 45 例,非结核性胸膜炎(非结核组)患者 26 例,以及体检健康人群(健康组)25 名。应用流式细胞仪分别检测结核分枝杆菌 Ag85B-ESAT6 融合蛋白刺激前后结核组、非结核组外周血、胸腔积液及健康组外周血中 γ-干扰素(IFN-γ)的含量,采用免疫组织化学染色法检测结核组与非结核组患者组织(通过手术或穿刺活检获得的胸膜组织)中 $CD4^+$ 和 $CD8^+$ 细胞的表达水平。采用 SPSS 13.0 软件进行统计学处理,数据符合正态分布的组间比较采用 *t* 检验,以 $P<0.05$ 为差异有统计学意义。结果显示,*MTB* Ag85B-ESAT6 融合蛋白刺激前后,结核组外周血中 IFN-γ 的含量分别为(42.63±10.51)pg/ml 和(401.90±72.54)pg/ml;非结核组分别为(38.97±7.08)pg/ml 和(40.04±6.80)pg/ml;健康组分别为(39.61±7.28)pg/ml 和(39.86±6.97)pg/ml。结核组胸腔积液中 IFN-γ 的含量分别为(411.91±

41.56)pg/ml 和(1 342.67±167.96)pg/ml;非结核组分别为(47.99±11.49)pg/ml 和(48.76±11.25)pg/ml。刺激前结核组胸腔积液中 IFN-γ 的含量明显高于非结核组,两组比较差异有统计学意义(t=-55.194,P=0.000);刺激后结核组外周血单个核细胞产生的 IFN-γ 含量相对于刺激前及刺激后的其他两组比较,差异均有统计学意义(t=32.879、33.211 和 33.204,P 值均为 0.000);刺激后结核组与刺激前及非结核组刺激前后胸腔积液中 IFN-γ 的含量比较,差异均具有统计学意义(t=36.085、51.478 和 51.499,P 值均为 0.000)。免疫组织化学染色结果显示,结核组与非结核组患者胸膜组织中的 $CD4^+$ 和 $CD8^+$ 积累光密度值(结核组:16 349.91±2 376.36 和 10 525.77±1 164.86;非结核组:1 853.64±670.40 和 1 327.15±175.55)差异均具有统计学意义(t=14.381 和 19.127,P 值均为 0.000)。作者认为,结核分枝杆菌 Ag85B-ESAT6 融合蛋白刺激外周血和胸腔积液后,均明显提高结核特异性 IFN-γ 的含量,对结核性胸膜炎的辅助诊断有较高的临床应用价值。

唐天弼等[20]通过收集 2013 年 11 月—2017 年 4 月入住张家口市传染病医院的继发性肺结核患者 296 例,依据肺实质病灶是否侵及胸膜的关系将患者分为侵及胸膜组(207 例)和未侵及胸膜组(89 例)。采用化学发光免疫分析检测血清 CA125 和 SF 水平,以中位数(四分位数:Q1,Q3)表示;并进行痰菌检查[包括抗酸杆菌染色涂片镜检(萋-尼染色法)、结核分枝杆菌培养(MGIT 960 快速液体培养,简称"MGIT 960 培养")]、γ-干扰素释放试验(IGRA)、超敏 C 反应蛋白(hs-CRP)和各营养指标[包括血红蛋白(Hb)、白蛋白(ALB)、血清前白蛋白(PA)]的实验室相关检查。采用 Mann-Whitney U 检验、χ^2 检验、spearman 相关分析、logistic 逐步回归分析并建立新变量[logit(P)](由 CA125、SF、痰菌检查三组指标数据计算得出)回归方程和受试者工作特征曲线(ROC)及最佳临界值,探索 CA125、SF、hs-CRP、痰结核分枝杆菌、IGRA 和 Hb、ALB、PA 的变化原因及与肺结核浸润病变侵及胸膜间的关系。结果显示,侵及胸膜组与未侵及胸膜组患者的检查结果中,CA125[31.55(18.45,71.80)kU/L;16.15(9.55,23.15)kU/L]、SF[234.68(128.27,504.12)μg/L;127.39(86.31,201.76)μg/L]、hs-CRP[47.50(16.00,82.55)mg/L;3.40(0.78,7.73)mg/L]和痰菌检查阳性率(32.85%,68/207;11.24%,10/89)差异均有统计学意义(Z 值分别为-5.84、-4.87、-6.34,χ^2=296.00,P 值均=0.000)。两组患者的 CA125、SF、hs-CRP 指标与是否侵及胸膜经 spearman 相关性分析存在明显相关性(r 值分别为 0.38、0.32、0.64,P 值均=0.000)。logistic逐步回归分析,CA125、SF、痰菌检查结果与是否侵及胸膜具有相关性(OR=1.11,P=0.001;OR=1.01,P=0.005;OR=5.89,P=0.025)。新变量 logit(P)的 ROC 曲线下面积(AUC,0.88)高于 CA125 和 SF 指标(均为 0.78),具有明显预测概率(P 值均=0.000)。经 spearman 相关性分析,CA125、SF 指标与侵及胸膜面积(Y)存在明显相关性(r 值分别为 0.69、0.55,P 值均=0.000);进一步经回归模型 anova 分析,InCA125、InSF 与侵及胸膜存在明显相关性(F 值分别为 68.65、29.45,P 值均=0.000)]。作者得出结论,肺结核痰结核分枝杆菌检查阳性及血清 hs-CRP、CA125 和 SF 指标升高与肺实质浸润病变侵及胸膜呈正相关,IGRA 与肺实质浸润病变侵及胸膜无相关性。肺结核患者 CA125、SF 指标升高与肺结核病变侵及胸膜面积呈正相关。

2. 细胞因子　一些重要的细胞因子在抗结核免疫应答中起到了不可或缺的作用,与抗结核免疫的调节密切相关。在抗结核免疫应答中密切相关的细胞因子分为 2 类:一类具有促进结核分枝杆菌清除的作用,如 IFN-γ、TNF-α、IL-12、IL-15、IL-2、IL-6、IL-18、IL-17、IL-13;

另一类具有抑制结核分枝杆菌清除的作用，如IL-4、IL-10、TGF-α、TGF-β。

牛文一等[21]探究了活动性肺结核（PTB）患者外周血$CD4^+$T细胞中Toll样受体4（TLR4）与γ-干扰素（IFN-γ）、白细胞介素4（简称白介素4、IL-4）的关系。作者选取新乡医学院第一附属医院收治的95例活动性PTB患者为研究对象，将本组患者根据疾病严重程度分为轻度组、中度组和重度组，同期选取30例体检健康者为对照组。研究分别检测各组患者外周血$CD4^+$T细胞中TLR4表达情况和血清IFN-γ、IL-4水平。结果显示，PTB轻度、中度、重度组$CD4^+$T细胞TLR4 mRNA表达量明显高于对照组，重度组也明显高于轻度和重度组（$P<0.05$）；轻度、中度和重度组血清IFN-γ水平均显著低于对照组，其中重度组明显低于其他两组（$P<0.05$）；轻度、中度和重度组血清IL-4水平均显著高于对照组，其中重度组明显高于其他两组（$P<0.05$）；pearson相关性分析，肺结核患者$CD4^+$T细胞TLR4 mRNA表达情况与血清IFN-γ水平呈负相关（$P<0.05$）；与IL-4水平呈正相关（$P<0.05$）。由此可以说明，PTB患者外周血$CD4^+$T细胞TLR4表达显著升高，且与血清IFN-γ、IL-4水平有显著相关性，推测外周血$CD4^+$T细胞TLR4表达可能参与PTB的发生、发展，这也为临床诊断结核病提供依据。

李奇凤等[22]探讨了Notch1受体与结核病（TB）患者外周血中Th1/Th2比例关系。作者收集40例肺结核患者（TB）组、18例结核菌素试验阴性（TST^-）组和18例潜伏感染者（LTBI）组外周血，应用人淋巴细胞分离液分离PBMCs，应用实时荧光定量PCR法检测Notch1 mRNA，流式细胞术法检测Th1和Th2细胞比例，pearson法分析肺结核患者外周血中Notch1与Th1或Th2细胞占$CD4^+$T细胞比例的相关性。结果发现，TB组Notch1 mRNA相对表达量分别高于TST^-组和LTBI组，差异有统计学意义（$P<0.001$；$P<0.001$）；pearson分析显示，Notch1与Th2细胞比例呈正相关（$r=0.466$，$P=0.002$）；Notch1与Th1细胞比例不相关（$r=-0.095$，$P=0.553$）。结论提示，Notch1可能参与肺结核患者外周血中Th1/Th2比例变化，尤其与Th2细胞比例异常升高相关。

钟国庆等[23]探究通过对T淋巴细胞亚群联合Th1/Th2细胞因子诊断肺结核患者中的应用价值进行分析，作者选取2014年1月—2017年6月期间在南阳市第一人民医院接受诊治的60例肺结核患者作为研究组，均经病理诊断确诊；另选取同期在我院接受健康体检的60例正常人员作为对照组，无肺结核等疾病。T淋巴细胞亚群应用流式细胞仪抗体双标法检测，于流式细胞仪上选择$CD4^+$、$CD8^+$，并准确计算$CD4^+/CD8^+$值。血清细胞因子应用双抗体夹心酶联免疫吸附法检测；以IFN-γ、IL-4表达水平表示Th1、Th2细胞，对Th1/Th2比值进行准确计算。结果显示，研究组患者的T淋巴细胞亚群指标$CD4^+$、$CD8^+$、$CD4^+/CD8^+$水平均低于健康对照组，且Th1、Th1/Th2细胞因子表达水平均低于对照组，Th2表达水平高于对照组，提示T淋巴细胞亚群、Th1/Th2细胞因子表达水平与肺结核的发生、发展及治疗存在相关性，联合检测T淋巴细胞亚群、Th1/Th2细胞因子表达水平有利于临床诊断肺结核，便于及时制定有效的治疗措施，减缓或控制病情进展。

章志华等[24]探讨结核性胸膜炎患者的细胞免疫状况及其在结核性胸膜炎发生、发展的重要作用，为该疾病的临床诊治和预防提供实验依据。作者选择2014年1—5月住院患者65例为研究对象，根据临床诊断分成结核性胸膜炎组和非结核性胸膜炎组，其中结核性胸膜炎组50例为结核性胸膜炎患者，非结核性胸膜炎组15例为非结核性胸膜炎患者，另选同期体检者15例为对照组。采用流式细胞仪检测健康人群外周血、结核性胸膜炎以及非结核性胸膜炎患者(肿瘤激发感染患者)外周血和胸腔积液中 IFN-γ、IL-2 的含量。结果显示,结核性胸膜炎组、非结核性胸膜炎组和对照组外周血中 IFN-γ、IL-2 含量比较无明显差异(P>0. 05)。结核性胸膜炎组与非结核性胸膜炎组胸腔积液中 IFN-γ、IL-2 含量比较差异有统计学意义(P<0. 01)。结论提示,结核性胸膜炎患者胸腔积液中细胞因子 IFN-γ、IL-2 水平明显增高,提示局部免疫反应增强。通过检测 IFN-γ、IL-2 细胞因子的水平,可以为结核性胸膜炎的诊断和鉴别诊断以及预后提供参考。

刘浩然等[25]通过简单随机抽样,将已确诊为肺结核和肺癌的冻存胸腔积液样本进行编号,抽取样本各 80 例,总结研究对象的基本信息,采用酶联免疫吸附法检测各样本中的 MIF、RORα 及 RORγ 水平,采用 SPSS 20. 0 软件进行统计学对比分析,本研究中两组计量资料不符合正态分布,采用“Mann-Whitney U 检验”,以 P<0. 05 为差异有统计学意义。结果显示,肺结核组和肺癌组胸腔积液中的 MIF 水平中位数(四分位数)[M(Q1,Q)]分别为 5. 83(2. 41,16. 43)ng/L、2. 79(0. 91,11. 12)ng/L,差异有统计学意义(U=2 314. 50,P<0. 01);肺结核组和肺癌组胸腔积液中 RORα 水平[M(Q1,Q3)]分别为 0. 63(0. 37,1. 66)ng/L、0. 63(0. 57,2. 16)ng/L,差异无统计学意义(U=3 525. 00,P>0. 05);肺结核组和肺癌组胸腔积液中 RORγ 水平[M(Q1,Q3)]分别为 3. 23(1. 82,5. 26)ng/L、3. 44(1. 94,7. 11)ng/L,差异无统计学意义(U=3 431. 50,P>0. 05)。作者得出结论,肺结核患者胸腔积液中 MIF 水平高于肺癌患者,检测胸腔积液中 MIF 水平对肺结核与肺癌的鉴别有一定诊断价值;而胸腔积液中 RORα 及 RORγ 水平检测的价值仍有待进一步验证。

刘冰醑等[26]认为, IL-7 与 IL-15 作为 IL-2 家族细胞因子,近年来由于其调控 T 细胞分化与增殖及其在免疫记忆形成与维持过程中的重要作用而备受关注。IL-7 和 IL-15 均具有与 IL-2 相似的异三聚体结构,共同参与两面神激酶(Janus kinase,JAK;是一类非跨膜型的酪氨酸激酶)/信号转导子和转录激活子(signal transducer and activator of transcription,STAT)信号通路,并参与调节辅助性 T 淋巴细胞(Th)1/Th2 型细胞因子的平衡。相对于 IL-2,IL-7 和 IL-15 在维持机体 T 淋巴细胞抗结核感染中可持续发挥作用,且在结核病发生发展过程中的动态变化使其有望实现对结核病的鉴别诊断。此外,IL-7 和 IL-15 能提高机体二次免疫应答的水平,因而在结核病预防或治疗性疫苗研究方面发挥的作用亦值得期待。

Zhao 等[27]探讨了 IP-10 和 RANTES 血浆水平是否可用于肺结核(PTB)的诊断和监测。研究使用 Bio-Plex®多重细胞因子检测系统在含有 457 名临床疑似 PTB 患者的队列中测量血浆细胞因子/趋化因子水平,包括训练集(n=41)和两个独立的测试集 A(n=242)和 B(n=174)。结果显示,PTB 患者血浆 IP-10 和 RANTES 水平显著高于健康对照组(P<0. 05)。与其他组合相比,IP-10 和 RANTES 的组合具有最佳性能,AUC 为 1. 0。该模型的性能特征在独立测试集 A 中成功验证,尽管该组合仅导致独立测试集 B 中 AUC 值的略微改善。血浆 IP-10 和 RANTES 水平与血糖浓度呈弱正相关。此外,IP-10 水平与 PTB 患者的 CRP 和 ESR 呈正相关。此外,在治疗的反应中,IP-10 和 RANTES 水平在 6 个月内均显著下降(P<0. 001)。研究可见,IP-10 和 RANTES 的组合可以潜在用于 PTB 管理中的诊断和监测生物标志物。

何宝明等[28]用 qRT-PCR 检测结核分枝杆菌感染后巨噬细胞中 miR-221 的表达;用 miR-221 模拟物和 miR-221 抑制物转染结核分枝杆菌感染的巨噬细胞,采用酶联免疫吸附测定(ELISA)法和 Griess 法分别检测炎症因子表达和 NO 分泌;双荧光素酶报告基因、qRT-

PCR 和 Western blot 法检测 miR-221 和 Rho 相关蛋白激酶 1(ROCK1)的靶向关系。结果显示,miR-221 在结核分枝杆菌感染的巨噬细胞中低表达;miR-221 模拟物上调巨噬细胞 miR-221 的表达水平,抑制巨噬细胞肿瘤坏死因子 α(TNF-α)、IL-1β、IL-6 和 NO 的分泌;miR-221 抑制物下调巨噬细胞 miR-221 的表达水平,促进巨噬细胞 TNF-α、IL-1β、IL-6 和 NO 的分泌;miR-221 可作用于 ROCK1 的 3′-UTR,并抑制其表达($P<0.05$)。结论提示,miR-221 通过靶向抑制 ROCK1 的表达,从而抑制结核分枝杆菌感染巨噬细胞后的炎症因子的表达。

张艳丽等[29]探究 IFN-γ 通过下调 PD-1 和 PD-L2 信号通路拮抗 CD33 来干预肺结核发展的机制。本研究采用 GM-csf 和 IL-6 培养促进外周血单核细胞(PBMC)分化成功能性 $CD33^+HLA\text{-}DR^{low}$ MDSC 样细胞的方法,探究受 IFN-γ 培养的 $CD33^+HLA\text{-}DR^{low}$ MDSC 对减少包括 IFN-γ 产生在内的 T 细胞应答具有较小的抑制潜力。结果显示,$CD33^+HLA\text{-}DR^{low}$ MDSC 的抑制功能依赖于程序性死亡-1/程序性死亡-1 配体-2(PD-1/PD-L2)途径并且需要直接的细胞接触。IFN-γ 通过抑制 PD-1/PD-L2 途径,抑制 $CD33^+HLA\text{-}DR^{low}$ MDSCs 的免疫抑制活性,表明 IFN-γ 与功能性 MDSC 扩增之间存在负反馈环。结论提示,IFN-γ 降低 MDSCs 抑制功能的新机制,提示 IFN-γ 拮抗 MDSCs 抑制功能可增强对结核感染的免疫应答。

彭章丽等[30]探讨在肺结核治疗过程中白介素 17A(IL-17A)、骨桥蛋白(OPN)水平的变化及意义。通过 82 例肺结核患者均接受临床常规抗结核药物治疗,记录其治疗前、治疗 12 个月后 IL-17A、OPN 水平检测结果变化情况。结果显示,82 例肺结核患者均顺利完成 12 个月 3HREZ/9HRE 抗结核方案治疗,治疗后其血清 IL-17A、OPN 水平检测值均较之前显著下降($P<0.05$)。作者认为,OPN、IL-17A 在肺结核治疗过程中具有显著的免疫调节机制,通过掌握治疗前后上述指标变化情况,有利于判断患者临床疗效及预后。

李奇凤等[31]探讨结核病(TB)患者外周血 Notch1 基因表达对 γ-干扰素 (IFN-γ)和白介素 4(IL-4)调控作用。方法为收集 TB 患者外周血标本 30 例,淋巴细胞分离液分离外周血单个核细胞(PBMCs),siRNA-Notch1 和 pcDNA3.1(+)NICD1 质粒通过 Lipofectamine(R)2000 Reagent 分别转入到 PBMCs,应用流式细胞术和 Western Blot 法检测 Notch1 基因表达,双抗体夹心酶联免疫吸附试验法检测培养上清液中 IFN-γ 和 IL-4 表达。结果显示,siRNA 下调 T 细胞上 Notch1 基因表达($P<0.05$),细胞培养上清液中 IL-4 表达明显降低($P<0.05$);pcDNA3.1(+)-NICD1 转染 TB 患者 PBMCs,Notch1 表达上调($P<0.05$),细胞培养上清液中 IL-4 表达明显增加($P<0.05$),但 IFN-γ 的表达不受影响($P>0.05$)。作者认为在 TB 患者体内,Notch1 信号的活化与 T 细胞分泌 IL-4 相关,与 IFN-γ 的分泌无关。

3. 超氧化物歧化酶(SOD)　刘秋月等[32]分析了超氧化物歧化酶(SOD)及临床常用生物标志物用于诊断继发性肺结核并发呼吸衰竭的应用价值。收集首都医科大学附属北京胸科医院 2017 年 3—12 月确诊为继发性肺结核的 143 例患者的外周血标本,其中,继发性肺结核患者(肺结核组)71 例,继发性肺结核并发呼吸衰竭患者(呼吸衰竭组)73 例。检测并分析研究对象外周血标本 SOD、超敏 C 反应蛋白、红细胞沉降率(N 末端-前脑钠肽 proBNP)水平。结果提示,呼吸衰竭组的 SOD 水平为(524.16 ± 225.97)mg/ml,低于肺结核组的(725.34 ± 325.63)mg/ml;HCRP 水平为(68.51 ± 43.6)mg/ml,高于肺结核组的(56.07 ± 39.56)mg/ml;ESR 水平为(50.05 ± 29.03)mm/h,高于肺结核组的(37.13 ± 27.58)mm/h;NT-proBNP 水平为(882.19 ± 182.36)ng/L,高于肺结核组的(360.26 ± 73.99)ng/L;差异均有统计学意义（t 值分别为 3.90、1.78、2.69、22.78，P 值均<0.05）。经 logistic 多因素分析显示，肺结核患者的 SOD 水平≥300mg/ml 时发生呼吸衰竭的风险是 SOD<300mg/ml 时的 89%（OR=0.89，95%CI：0.76~0.92）；肺结核患者的 NT-proBNP 水平≥80ng/L 时发生呼吸衰竭的风险是 NT-proBNP 水平<80ng/L 时的 1.21 倍（OR=1.21，95%CI：1.21~1.28）。SOD、ESR、HCRP、NT-proBNP 在预测肺结核患者是否易发生呼吸衰竭的受试者工作特征曲线分析显示，SOD 的曲线下面积（AUC）值最高为 0.862，敏感度为 73.2%，特异度为 93.1%，临界值（cut off 值）为 478.51mg/ml。NT-proBNP 的 AUC 值为 0.764，敏感度为 72.5%，特异度为 82.7%，cut off 值为 340.20ng/ml。由此可以说明，继发性肺结核患者血浆中 SOD 及 NT-proBNP 水平对患者是否并发呼吸衰竭具有良好的辅助诊断价值。

4. 其他生物标志物的检测　田云武[33]对肺结核患者及健康体检者分别进行腺苷脱氨酶（ADA）、C 反应蛋白（CRP）、癌胚抗原（CEA）、糖类抗原 CA125（CA125）的检查，比较两组人群的指标值，为肺结核患者早期诊断提供指导。作者选取 2012 年 6 月—2016 年 12 月于鞍山市传染病医院住院治疗的肺结核患者 90 例作为观察组；另选取同期行常规性体检的健康体检者 90 例作为对照组。检测患者血 ADA、CRP、CEA、CA125 并进行比较、分析。结果显示，观察组的血清 ADA、CRP、CEA、CA125 水平均高于对照组，差异有统计学意义（P<0.05）。上述说明，ADA、CRP、CEA、CA125 检查结果可为早期诊断结核感染提供参考依据，实现结核病患者早发现、早治疗。

闫红保[34]总结并归纳 ADA、CysC 在胸腔积液和血清中的比值对结核性胸腔积液的诊断价值。作者选取 2017 年 11 月—2018 年 2 月齐齐哈尔市结核病防治院检查的 40 例结核性胸膜炎患者为分析组研究对象，纳入同期 40 例健康体检者为对照组研究对象。回顾性分析两组对象的临床资料，检查 ADA、CysC 在两组患者胸腔积液和血清中的水平，并进行组间比较。结果发现，分析组 ADA、CysC 在胸腔积液和血清中的水平与对照组均有明显差异（P<0.05），数据从统计结果思考，具有参考价值；分析组 PADA/SADA 和 PCysC/SCysC 均明显高于对照组，两者之间相差较大（P<0.05），数据从统计结果思考，具有参考价值。由此说明，在结核性胸膜炎患者和健康体检者的血细胞分析结果中，ADA、CysC 在胸腔积液和血清中的水平及其比值均有明显差异，可作为结核性胸腔积液的诊断标准，具有重要的诊断价值。

戚明等[35]选择 2016 年 3 月—2017 年 10 月收治的 43 例结核性胸膜炎患者（A 组）、41 例恶性胸腔积液患者（B 组）及 45 例细菌性肺炎患者（C 组），采用酶联免疫吸附法检测患者胸腔积液上清中 TLR2 和 TLR4 水平及肿瘤坏死因子（TNF）-α、基质金属蛋白酶（MMP）-1 及单核细胞趋化因子（MCP）-2 水平，分析结核性胸膜炎胸腔积液上清 TLR2、TLR4 与 TNF-α、MMP-1、MCP-2 的相关性及 TLR2 与 TLR4 的相关性，探讨 TLR2 和 TLR4 水平对结核性胸膜炎的诊断价值。结果显示，A 组胸腔积液上清 TLR2 水平显著高于 B 组和 C 组（P<0.05），三组胸腔积液上清 TLR4 水平差异无统计学意义（P>0.05）；A 组胸腔积液上清中 TNF-α、MMP-1、MCP-2 水平均显著高于 B 组和 C 组（P<0.05）。A 组胸腔积液上清 TLR2 分别与 TNF-α、MMP-1、MCP-2 呈显著正相关（r=0.845、0.753、0.712，P=0.000、0.000、0.000）；A 组胸腔积液上清中 TLR2 和 TLR 呈显著正相关（r=0.759，P=0.000）；TLR2 诊断结核性胸膜炎的 ROC 曲线下面积（AUC）为 0.774，明显高于 TLR4 的 AUC 的 0.537（P<0.05）。作者认为，TLR2 在结核性胸膜炎患者胸腔积液中水平明显升高，与胸腔积液中 TLR4、TNF-α、

MMP-1、MCP-2水平相关,可能参与病情的发生、发展,对结核性胸膜炎具有较好的诊断价值。

李晶晶等[36]回顾性分析2014年1月—2017年12月首都医科大学附属北京地坛医院收治的46例AIDS并发颅内结核患者的临床资料,总结其MRI特点,采用Mann-Whitney U检验脑实质结核与脑膜结核患者$CD4^+T$淋巴细胞计数的差异;采用χ^2检验比较$CD4^+T$淋巴细胞计数≥100个/μl和<100个/μl患者间MRI特征的差异,包括病灶部位、范围、大小、形态、强化方式,以及并发其他脏器结核情况等,并统计$CD4^+T$淋巴细胞计数与病变大小和强化方式之间的关系。结果显示,46例AIDS并发颅内结核患者中,脑实质型结核患者的$CD4^+T$淋巴细胞计数[47(20.5,131.5)个/μl]低于脑膜型结核[153(130.5,228.5)个/μl]($Z=-2.37$,$P=0.018$)。$CD4^+T$淋巴细胞计数≥100个/μl的患者脑膜型结核(19.6%,9/46)、累及基底池(17.4%,8/46)、外侧裂池(13.0%,6/46)和脑沟(13.6%,6/46)较<100个/μl[分别为4.3%(2/46)、2.2%(1/46)、2.2%(1/46)、2.2%(1/46)]更常见($\chi^2=7.62$,$P=0.006$;Fisher精确概率检验,P值分别为0.001、0.008和0.008),而分布于大脑皮质下(19.6%,9/46)较<100个/μl(47.8%,22/46)更少见(Fisher精确概率检验,$P=0.037$),病变直径3~5mm(136个病灶,47.1%)者呈点状强化,>5mm(89个病灶,30.8%)者呈环形强化,差异有统计学意义($\chi^2=105.36$,$P<0.001$)。脑实质结核组病变多位于大脑皮质下,增强扫描呈点状或环形强化(88.6%,31/35);脑膜结核以基底池脑膜增厚强化为主(81.8%,9/11);且脑实质[17.4%(8/46)]及脑膜结核灶[21.7%(10/46)]均易呈簇集状分布,差异有统计学意义($\chi^2=4.13$,$P=0.042$),作者认为AIDS并发颅内结核的MRI表现与患者的$CD4^+T$淋巴细胞计数密切相关,当AIDS患者$CD4^+T$淋巴细胞计数<100个/μl时,颅内结核以脑实质型为主,病灶多分布于大脑皮质下;当$CD4^+T$淋巴细胞计数≥100个/μl时,以脑膜结核为主,病变易累及基底池、外侧裂池和脑沟。颅内病灶直径<5mm时,以点状强化为主;颅内病灶直径≥5mm时,以环形强化为主。

毛玲等[37]应用3种γδ TCR四聚体对肺结核患者外周血和新生儿脐带血单个核细胞进行流式染色,分析各类抗原呈递细胞(APC)所占比例,根据临床病例分析其与治疗转归的关系。结果显示,在结核患者外周血和脐带血中同时与CD277抗体、γδ TCR四聚体结合比例最大且结合力最强的细胞是$CD14^+$单核-巨噬细胞,其百分率中位数(P50)值在抗结核治疗1个月时达到最高峰值,综合临床病症结果显示该时段患者病情明显好转。结论提示,$CD14^+$单核-巨噬细胞在γδ T细胞识别磷酸化抗原的各类提呈细胞群中所占比例最大,为深入探讨γδ T细胞限制性识别磷酸化抗原机制及同时参与固有免疫与适应性免疫提供了实验资料。

罗巧等[38]以结核分枝杆菌实验室标准参照菌株H37Rv全基因组DNA为模板PCR扩增Rv0432、Rv0674、Rv1566c基因的完整序列,Rv1547基因分为两段(Rv1547-1和Rv1547-2)扩增,与PET-32a表达载体构建重组质粒,重组蛋白利用亲和层析的方法进行纯化,待检测血清和BL21(DE3)菌体蛋白孵育进行预处理。各重组抗原用ELISA对151份待检血清(41份健康组血清和110份细菌学阳性结核患者组血清)进行IgG抗体检测。检测结果用受试者工作特征曲线对其诊断效能进行分析和评价。采用t检验比较目的蛋白在结核患者组和健康组的差异性。结果显示,成功克隆表达和纯化了蛋白Rv0432、Rv0674、Rv1566c、Rv1547-1和Rv1547-2,ELISA结果显示Rv0432、Rv0674、Rv1566c、Rv1547-1和Rv1547-2的敏感性、特异性、阳性预测值、阴性预测值、约登指数和曲线下面积分别为43.64%~92.73%、

80.49%~92.68%、0.92~0.94、0.38~0.80、0.363~0.732 和 0.649~0.915。目的蛋白在结核组检测到的 IgG 抗体水平均大于健康组（$P<0.000\,1$）。作者得出结论，结核分枝杆菌新抗原 Rv0432、Rv0674、Rv1566c、Rv1547-1 和 Rv1547-2 具有良好的血清学检测价值，可作为结核病免疫学诊断的候选抗原。

杨宜等[39]通过阻断小鼠体内 T 细胞免疫球蛋白黏蛋白分子 3（Tim3）/Galectin9 通路，研究 Tim3/Galectin9 通路在结核菌感染中的调控作用。利用 Tim3 和 Galectin9 功能性单抗阻断 Tim3/Galectin9 通路，1.0×106CFU H37Rv 经腹腔注射感染 C57BL/6 雌性小鼠，感染 4 周后观察肺部大体情况和肺组织病理改变；流式细胞术检测小鼠外周血中 Th1 细胞 γ-干扰素（IFN-γ）等细胞因子的表达情况；采用平板计数法计算脾脏和肺脏组织荷菌数 CFUs。结果显示，小鼠感染后，经 Tim3、Galectin9 功能性单抗阻断 Tim3/Galectin9 通路的小鼠肺部肉芽肿病变明显减轻，脾脏和肺脏的荷菌量均较 IgG 对照组低，流式细胞术结果显示 $CD4^+$T 细胞的 IFN-γ 表达量相比 IgG 对照组增多，差异有统计学意义（$P<0.05$）。结论提示，结核分枝杆菌感染中，通过功能性单抗阻断 Tim3/Galectin9 通路可缓解结核病理状态，有效提高机体免疫水平，抑制结核的发生、发展。

综上所述，新型生物标志物如 IFN-γ、IL-4、Notch1 mRNA、Th1/Th2 细胞比、$CD4^+$、IL-7、IL-15、IL-2、IP-10、RANTES 和脂阿拉伯甘露聚糖等，以及抗原检测、蛋白质组学、代谢组学等新方法不断被研究用于结核病的免疫诊断。我们相信，随着细胞因子的深入探讨以及更多新型生物标志物的发现，更多的免疫学诊断新方法学将投入应用，从而使结核病的诊断水平得到大大提高。

（陈禹　常蕴青　唐神结）

参考文献

1. 骆瑞琦，季榕.探讨结核感染 T 细胞斑点试验在肺结核中的诊断价值［J］.中国现代医生，2018，56（10）：12-16.
2. 谭毅刚，李嫣红，郑闽莉.结核感染 T 细胞斑点试验对使用免疫抑制剂患者并发肺结核的诊断价值［J］.中国防痨杂志，2018，40（9）：954-958.
3. 王雅，吴妹英，杨坤云，等.结核感染 T 细胞斑点试验在糖尿病并发肺结核诊断中的价值［J］.中国防痨杂志，2018，40（8）：846-853.
4. DU F，XIE L，ZHANG Y，et al.Prospective Comparison of QFT-GIT and T-SPOT.TB Assays for Diagnosis of Active Tuberculosis［J］.Sci Rep，2018，8（1）：5882.
5. WANG F，YU J，ZHOU Y，et al.The Use of TB-Specific Antigen/Phytohemagglutinin Ratio for Diagnosis and Treatment Monitoring of Extrapulmonary Tuberculosis［J］.Front Immunol，2018，14（9）：1047.
6. WANG L，TIAN X D，YU Y，et al.Evaluation of the performance of two tuberculosis interferon gamma release assays（IGRA-ELISA and T-SPOT.TB）for diagnosing Mycobacterium tuberculosis infection［J］.Data Brief，2018，21：2492-2495.
7. 朱琳，许东，陈韬，等.结核感染 T 淋巴细胞斑点试验及炎症指标在不明原因发热患者中对活动性结核的诊断价值［J］.中华传染病杂志，2018，36（4）：200-205.
8. 李洪，徐明芝，陈汝满，等.结核 γ 干扰素释放试验酶联免疫试管法和结核菌素皮试试验对行维持性血液透析合并结核患者的诊断和预后判断价值研究［J］.中国全科医学，2018，21（36）：4464-4470.
9. 王欣俞，杨艳辉，孙斌，等.结核感染酶联免疫技术在白血病合并活动性结核病感染诊断中的应用［J］.检验医学与临床,2017,14(A02):29-32.
10. 尹洪云,TAN W L,冯永红,等.结核感染T细胞斑点试验在不同患者群中的检测结果分析[J].中国防痨杂志,2018,40(4):358-364.
11. 张艳丽,武丽,杨卫.胸腔镜胸膜活检、T- SPOT.TB试验单独及联合用于结核性胸膜炎的诊断价值[J].临床肺科杂志,2018,23(8):1505-1508.
12. 田瑞雪,马丽萍,张丽萍,等.γ-干扰素释放试验对老年肺结核的辅助诊断价值[J].实用老年医学,2018,32(2):140-143.
13. 刘佳文,吕红艳.结核抗体检测联合结核感染T细胞斑点试验的临床诊断价值[J].中国防痨杂志,2018,40(1):26-30.
14. 杨静,王东,王庆,等.多种实验方法在诊断结核性胸膜炎的临床应用价值的比较[J].临床肺科杂志,2018,23(7):1187-1190.
15. KANG W L,WU M Y,YANG K Y,et al.Factors associated with negative T-SPOT.TB results among smear-negative tuberculosis patients in China[J].Sci Rep,2018,8:4236.
16. KANG W L,WANG G R,WU M Y,et al.Interferon-gamma release assay is not appropriate for the diagnosis of active tuberculosis in high-burden TB settings:retrospective multi-center investigation[J].CMJ,2018,131(3):268-275.
17. 黄芳,党丽云.结核抗体检测辅助诊断结核病的价值研究[J].中国防痨杂志,2018,40(1):41-46.
18. 杨松,严晓峰,郭建琼,等.结核抗体检测对活动性肺结核的诊断价值评价[J].中国防痨杂志,2018,40(1):47-52.
19. 安晓颖,杨永辉,朱桂云,等.MTB分泌蛋白抗原85B-早期分泌靶抗原6融合蛋白对结核性胸膜炎的辅助诊断价值[J].中国防痨杂志,2018,40(11):1164-1169.
20. 唐天弼,王建萍,武栋,等.血清糖类抗原125和铁蛋白等检测水平与肺结核病灶侵及胸膜的相关性分析[J].中国防痨杂志,2018,40(4):404-410.
21. 牛文一,李明瑛,万勇敢.活动性肺结核患者外周血$CD4^+$ T细胞中TLR4与血清IFN-γ、IL- 4的关系[J].临床肺科杂志,2018,23(8):1509-1519.
22. 李奇凤,赵晶,孙荷,等.Notch1表达水平与肺结核患者外周血Th1/Th2比例的相关性[J].热带医学杂志,2018,18(6):729-732.
23. 钟国庆,杨庆平.T淋巴细胞亚群联合Th1/Th2细胞因子诊断肺结核患的应用价值分析[J].中国实验诊断学,2018,22(5):830-831.
24. 章志华,付洪义,吴树才,等.细胞因子IFN-γ和IL-2含量与结核性胸膜炎的相关性研究[J].河北医药,2018,40(12):1835-1841.
25. 刘浩然,张亚莉,任卫聪,等.三种细胞因子在肺结核与肺癌胸腔积液中的诊断价值[J].中国防痨杂志,2018,40(10):1046-1050.
26. 刘冰靥,王德成,范小勇.白细胞介素7与15在抗结核感染中的作用及应用[J].中国防痨杂志,2018,40(4):425-428.
27. ZHAO Y,YANG X,ZHANG X,et al.IP-10 and RANTES as biomarkers for pulmonary tuberculosis diagnosis and Monitoring[J].Tuberculosis(Edinb),2018,111:45-53.
28. 何宝明,柏莹,李艳琴.miR-221对结核分枝杆菌感染巨噬细胞后炎性因子表达的影响[J].中国医药导报,2018,15(24):14-17,29.
29. 张艳丽,杨卫,武丽,等.IFN-γ通过下调PD-1和PD-L2信号通路拮抗CD33来干预肺结核发展的机制[J].实用医学杂志,2018,34(16):2663-2669.
30. 彭章丽,闫静.白细胞介素-17A及骨桥蛋白在肺结核治疗过程中免疫调节机制研究[J].世界最新医学信息文摘,2018,70(18):159.

31. 李奇凤,张慧,余亮,等.结核病患者T细胞Notch1基因表达对IFN-γ和IL-4调控作用[J].国际呼吸杂志,2018,38(13):972-977.
32. 刘秋月,骆宝建,李琦,等.超氧化物歧化酶及常用生物标志物检测对继发性肺结核并发呼吸衰竭的诊断价值[J].中国防痨杂志,2018,40(1):68-72.
33. 田云武.腺苷脱氨酶、C-反应蛋白、癌胚抗原、糖类抗原CA125在肺结核诊断中的价值[J].中国冶金工业医学杂志,2018,35(3):361-362.
34. 闫红保.ADA、CysC在胸腔积液和血清中的比值对结核性胸腔积液的诊断价值分析[J].世界最新医学信息文摘,2018,54(18):165-167.
35. 戚明,门浩,李成伟,等.TLR2和TLR4在结核性胸膜炎患者胸腔积液中的检测[J].中国临床研究,2018,31(11):1508-1511.
36. 李晶晶,闫铄,薛明,等.获得性免疫缺陷综合征并发颅内结核的MRI特征及与$CD4^+$T淋巴细胞计数的关系[J].中国防痨杂志,2018,40(7):689-695.
37. 毛玲,梅志雄,涂晓欣,等.利用γδ TCR四聚体检测分析外周血中$CD14^+CD277^+$单核-巨噬细胞的比例及其与治疗转归的关系[J].中华微生物学和免疫学杂志,2018,38(11):801-806.
38. 罗巧,李霜君,肖彤洋,等.结核分枝杆菌4种新抗原的克隆表达及血清学评价[J].中华流行病学杂志,2018,39(4):514-518.
39. 杨宜,杨芳,陈玲铭,等.阻断T细胞Tim3/Galectin9通路介导抗结核菌感染免疫保护[J].热带医学杂志,2018,18(6):708-711,839.

第四章　结核病分子生物学诊断

【摘要】2018 年,在结核病的分子生物学诊断领域主要集中在病原菌的分子生物学诊断方面,且主要以检测结核分枝杆菌 DNA 为主,其中 Xpert *MTB*/RIF 技术仍然占据主导地位;此外,其他分子生物学诊断技术,如 LAMP 技术、PCR 技术等均取得了一些进展。而结核分枝杆菌 RNA 的检测,如 SAT 技术在结核病领域中的应用也越来越广。

【关键词】分子生物学;诊断;DNA;RNA

在结核病分子生物学诊断方法中,病原菌的分子生物学诊断在结核病诊断中占据重要地位。病原菌 DNA 检测是本年度的核心,所使用的技术包括 Xpert *MTB*/RIF 技术(简称 Xpert)、环介导等温扩增技术(LAMP)、PCR 技术;RNA 检测技术为 RNA 恒温扩增实时荧光检测技术(SAT)。相关分子生物学诊断技术的应用值得临床医师进一步学习及借鉴。

一、结核分枝杆菌 DNA 检测技术

1. Xpert *MTB*/RIF 技术　Xpert 技术对于结核病患者的初步诊断具有一定的应用价值。王蔚等[1]在对浙江省嘉兴市第一医院就诊的初诊疑似肺结核患者 361 例采用不同的方法检测,结果显示,Xpert 检测的阳性率[32.41%(117/361)]明显高于涂片镜检[22.71%(82/361)](χ^2=8.49,P<0.05);184 例肺结核患者中,Xpert 检测的阳性率[63.59%(117/184)]高于涂片镜检[36.41%(67/184)]和液体培养[48.91%(90/184)](χ^2=27.17,P<0.01;χ^2=8.05,P<0.05);117 例阴肺结核患者的 Xpert 检测阳性率[42.74%(50/117)]高于液体培养[24.79%(29/117)](χ^2=8.43,P=0.004)。以临床诊断为标准,Xpert 检测初诊疑似肺结核患者的敏感度为 63.59%(117/184),特异度为 100.00%(177/177),正确指数为 0.64。以固体比例法药物敏感性试验结果为“金标准”,Xpert 检测利福平耐药的敏感度为 4/5,特异度为 97.70%(85/87),正确指数为 0.97。由此可见,Xpert 在初诊疑似肺结核患者,尤其是涂阴肺结核患者中,检测结核分枝杆菌感染及对利福平耐药具有较高的效能。

刘荣梅等[2]选择首都医科大学附属北京胸科医院 261 例疑似肺结核的住院患者进行检测,结果以临床诊断参考标准为“金标准”,Xpert 和 Hain *MTB*DRplus 的敏感度分别为 83.1% 和 72.3%,特异度分别为 94.7% 和 100%。以痰罗氏培养为“金标准”,Xpert 诊断肺结核的敏感度为 81.7%;Hain *MTB*DRplus 诊断肺结核的敏感度为 74.4%。以绝对浓度法药敏结果为“金标准”,Xpert 检测利福平耐药的敏感度为 77%,Hain *MTB*DRplus 检测利福平和异烟肼的敏感度分别为 78.4% 和 80.5%。应用 NRI 比较 Xpert 和 Hain *MTB*DRplus 两种检测技术的诊断能力,NRI=0.055。由此得出,痰 Xpert 和 Hain *MTB*DRplu 检测结核分枝杆菌的敏感度和特异度高,可用于肺结核的早期诊断及其耐药性检测。

贾晨光等[3]应用 Xpert 系统对 168 例疑似脊柱结核术中脓液标本进行检测。研究发现,168 例脊柱结核患者术中脓液标本中,134 例 Xpert 检测结核分枝杆菌阳性,其中利福平耐药 25 例。以临床诊断为“金标准”,Xpert 检测结核分枝杆菌的敏感度为 79.76%(134/168),特

异度为96.87%(47/50)。在134例脊柱结核脓液标本中,存在利福平耐药突变基因25例,耐药突变率为18.66%。168例脊柱结核患者脓液标本中,抗酸染色阳性51例,结核分枝杆菌快速培养阳性70例。由此可见,Xpert *MTB*/RIF是一种能够同时对脊柱结核行结核分枝杆菌与利福平耐药性检测的分子检测技术,在脊柱结核的快速诊断中具有较高的诊断价值。

除此之外,Xpert Ultra检测是由WHO提出的一种新方法。王淑琦等[4]指出,该方法与Xpert检测相比,对含菌量少的标本检测敏感度更高,如肺外结核、TB并发艾滋病、儿童结核病等,对于正确选择治疗药物、制定合格的治疗方案有重要的意义。

2. LAMP技术　140例临床诊断为肺结核患者的痰标本检测结果显示[5],1 401例痰标本中,抗酸染色涂片及LAMP法的阳性检出率分别为29.3%(41/140)和45.0%(63/140)。与抗酸染色涂片法比较,LAMP法的灵敏度为97.6%(40/41)、特异度为76.8%(76/99),总体一致率82.9%(116/140)。两种方法一致性相比,差异有统计学意义(Kappa=0.642,$P<0.05$),两者一致性良好。在检测时间上,与涂片法相比,大批量标本检测中LAMP法所用时间较短。

樊丽超等[6]收集沈阳市胸科医院疑诊结核性脑膜炎病例109例进行检测,结果显示,109例患者中确诊为结脑的病例为81例,脑脊液抗酸杆菌涂片法、脑脊液MGIT 960液体培养法、脑脊液LAMP法阳性检出率分别为4.94%(4/81)、28.40%(23/81)、58.02%(47/81),LAMP法诊断结核性脑膜炎的敏感度为58.02%,特异度为100%,阳性预测值为100%,阴性预测值为45.16%,约登指数为0.58。由此可见,LAMP法诊断结核性脑膜炎的敏感度和特异度较高,对结核性脑膜炎的早期诊断有一定的临床价值。

吴丹丹等[7]用RT-LAMP、LAMP、L-J法检测100名结核病患者和22名来自无结核病患者痰标本中的结核分枝杆菌测试灵敏性;对浓度为1ng/标准株进行对倍比稀释用于RT-LAMP极限检测实验。结果得出,RT-LAMP、LAMP、L-J方法的阳性率分别为100%、92%和88%;RT-LAMP和L-J、RT-LAMP和LAMP差异均有统计学意义;RT-LAMP的灵敏度比LAMP高10倍;RT-LAMP不仅可以识别活菌,并且能够重复检测*MTB*的单一拷贝。结论为RT-LAMP检测效果优于LAMP及L-J,适于基层医院结核病诊断的推广和应用。

同时,王少华等[8]比较CPA、恒温核酸扩增荧光检测(RealAmp)法与Xpert *MTB*/RIF法对肺结核诊断的效果,通过对3 193例疑诊肺结核患者检测分析,提出CPA、RealAmp与Xpert *MTB*/RIF检测痰标本的敏感度和特异性相似,但CPA与RealAmp检测快速、简便,更适于基层实验室对肺结核的诊断。

3. PCR技术　对新疆维吾尔自治区胸科医院的976例疑似结核病患者,刘艳等[9]运用探针荧光PCR溶解曲线法检测结核分枝杆菌及其对利福平、异烟肼的耐药突变情况。结果显示,以MGIT 960液体培养结果为标准,荧光PCR溶解曲线法鉴定结核DNA的敏感度为85.44%(135/158),特异度为94.01%(769/818),Kappa值为0.75,诊断符合率为92.62%(904/976)。以MGIT 960液体药敏试验结果为标准,荧光PCR溶解曲线法对异烟肼耐药突变检测的敏感度为83.33%(20/24),特异度为94.59%(105/111),Kappa值为0.76,诊断符合率为92.59%(125/135);荧光PCR溶解曲线法对利福平耐药突变检测的敏感度为95.83%(23/24),特异度为95.50%(106/111),Kappa值为0.86,诊断符合率为95.56%(129/135)。由此得出,荧光PCR溶解曲线法检测速度快,对利福平和异烟肼耐药突变检测结果具有良好的敏感度和特异度,可用于临床上对结核分枝杆菌利福平和异烟肼耐药情况的快速筛查。

寿娟等[10]通过荧光 PCR 的方法检测胸腔中游离的 DNA,检测结核组 103 例,cfDNA 法阳性 65 例,阴性 38 例,其中 3 例初次实验为弱阳性,重复实验后为阳性,灵敏度为 63.11%;细胞块 DNA 法阳性 24 例,阴性 79 例,其中 4 例初次实验为弱阳性,重复实验后为 3 例阳性,1 例阴性,灵敏度为 23.30%;抗酸法阳性 12 例,阴性 91 例,灵敏度为 11.65%;cfDNA 法灵敏度高于细胞块 DNA 法及抗酸法(χ^2 值分别为 18.293 及 7.329,$P<0.05$)。研究指出,荧光 PCR 检测胸腔积液中结核分枝杆菌 cfDNA 能够很大程度上提高检测阳性率,其在胸腔积液结核分枝杆菌的病原学诊断方面比起检测细菌细胞内 DNA 更具优势,作为结核病的诊断手段具有重要的理论和实践意义。

李自慧等[11]设计合成 IS6110 和 IS1081 扩增引物和检测探针,建立 ddPCR 检测体系。应用该体系检测分枝杆菌、痰和血浆 3 种 DNA 样本中靶标拷贝数,进行统计学分析。该体系具有较好的重复性($r>0.95$),以非结核分枝杆菌为对照,检测结核分枝杆菌的灵敏度和特异度均为 100%。在痰和血浆 DNA 样本检测中,2 个靶标拷贝数在肺结核组均显著高于对照组。由此可见,该系统可用于肺结核患者临床分离株、痰和血浆样本的微量核酸检测,对提高结核病病原学诊断能力有重要意义。

二、结核分枝杆菌 RNA 检测技术

廖鲁燕等[12]选取聊城市传染病医院收治的有胸腔积液的患者 210 例作为研究对象,比较了各检测方法的检测效能。结果显示,SAT-TB 检测的敏感度、特异度、阳性预测值、阴性预测值分别为 36.36%(52/143)、98.51%(66/67)、98.51%(52/53)、42.04%(66/157)。SAT-TB 检测的敏感度明显高于涂片法[3.50%(5/143)]及罗氏培养法[20.28%(29/143)],差异均有统计学意义($\chi^2=19.08$,$P=0.021$;$\chi^2=9.12$,$P<0.01$)。SAT-TB 法检测完成时间为 1~2 小时,罗氏培养法完成时间为 6~8 周。由此可见,SAT-TB 法能快速检测胸腔积液中的结核分枝杆菌,敏感度高于涂片法和罗氏培养法。

许蕴怡等[13]研究发现,对疑似肺结核患者的痰液 169 份、支冲液 151 份进行 SAT 法检测,以 BD960 法为参考标准,SAT 法对肺结核患者在痰液、支冲液标本的敏感度、特异度、阳性预测值、阴性预测值分别为:84.00%、93.06%、91.80%、62.04%;51.82%、94.29%、96.61%、42.39%;51.55%、95.83%、94.34%、59.48%;33.64%、90.24%、90.24%、33.64%。由此可见,SAT-TB 法检测痰液和支冲液标本中的结核分枝杆菌具有快速、敏感度高的优点,可提高结核分枝杆菌的检出率。

除了单独使用以上技术检测结核病外,王桂荣等[14]收集了 1 955 例诊断为结核性胸膜炎的患者,研究了不同技术联合检测痰液和胸腔积液对结核性胸膜炎的诊断价值,最终得出的结论为:联合检测痰液和胸腔积液中结核分枝杆菌的阳性检出率高于单独检测,对于疑似结核性胸膜炎的患者,应尽量进行标本检测,以提高对结核性胸膜炎的参考价值。

世界卫生组织结核病数据库中我国结核病发病率等指标的分析结果显示,整体上中国结核病发病率和新发患者数均呈现逐年递减趋势[15]。但若不采取其他更强有力的措施,很难达到世界卫生组织提出的 2035 年终止结核病战略的目标。

综上所述，以 Xpert 为主的分子生物学诊断技术得到进一步应用，国内结核病分子诊断技术的应用取得了一些进展，但与此同时，为实现 2035 年终止结核病战略的目标，仍需要不断提高结核病诊断技术，以实现最终目的。

（孙照刚　常蕴青　唐神结）

参考文献

1. 王蔚，吕青山，郁勤龙，等.GeneXpert MTB/RIF 在疑似肺结核患者诊断中的应用价值[J].中国防痨杂志，2018，40(5)：543-547.
2. 刘荣梅，马丽萍，高孟秋，等.Xpert MTB/RIF 与 HainMTBDRplus 检测技术快速诊断肺结核及其耐药性的临床应用价值[J].中国医刊，2018，53(5)：553-556.
3. 贾晨光，高建国，姚晓伟，等.Xpert MTB/RIF 技术在疑似脊柱结核早期诊断及利福平耐药检测中的价值研究[J].河北医科大学学报，2018，39(9)：1031-1033，1048.
4. 王淑琦，黄海荣，王桂荣.Xpert MTB/RIF Ultra 与 Xpert MTB/RIF 检测技术的临床应用及研究进展[J].中国防痨杂志，2018，40(7)：776-780.
5. 陈伊，黄文焰，邓君丽.LAMP 技术检测结核分枝杆菌的临床时效性分析[J].国际检验医学杂志，2018，39(13)：1622-1624，1628.
6. 樊丽超，陈宇，朱雅娟.环介导等温扩增技术对结核性脑膜炎的早期诊断价值[J].临床研究，2018，28(16)：30.
7. 吴丹丹，李保胜，亢继文，等.RT-LAMP 与 LAMP 法检测结核分枝杆菌的效果比较[J].中国人兽共患病学报，2018，34(3)：248-253.
8. 王少华，郑丹薇，朱岩坤，等.两种恒温扩增分子检测法与实时荧光定量核酸扩增法对肺结核诊断价值的比较[J].中华结核和呼吸杂志，2018，41(2)：105-110.
9. 刘艳，古丽比克・木拉提，玛力亚木・阿布力提甫，等.荧光 PCR 熔解曲线法检测结核分枝杆菌耐药基因的结果分析[J].中国防痨杂志，2018，40(9)：959-963.
10. 寿娟，谢青梅，龙昭玲，等.胸水游离 DNA 的结核杆菌检测在结核病诊断中的价值[J].中华病理学杂志，2018，47(6)：465-467.
11. 李自慧，吕翎娜，杜博平，等.结核分枝杆菌 IS6110 和 ISl081 微滴数字 PCR 检测体系的建立和应用[J].北京医学，2018，40(4)：314-317，322.
12. 廖鲁燕，赵明伟，杨国峰.RNA 恒温扩增实时荧光检测技术对结核性胸腔积液的诊断价值[J].中国防痨杂志 2018，40(1)：84-86.
13. 许蕴怡，蔡杏珊，谭耀驹，等.SAT 技术检测结核杆菌 rRNA 对肺结核的快速诊断价值[J].实用医学杂志，2018，34(2)：297-300.
14. 王桂荣，王淑琦，姜广路，等.不技术联合检测痰液和胸腔积液对结核性胸膜炎的诊断价值[J].中国防痨杂志，2018，40(4)：365-371.
15. 赵飞，杜昕，李涛，等.基于世界卫生组织公共数据库的中国结核病流行趋势与预测[J].临床药物治疗杂志，2018，16(4)：1-3，8.

第五章　结核病介入学诊断

【摘要】随着介入技术的改善和提高，以及介入设备的不断更新换代，当前利用介入方法辅助诊断结核病的作用日益凸显，成为结核病诊断领域不可或缺的重要手段之一。近1年来，支气管镜检查在小儿呼吸系统疾病以及菌阴肺结核的诊断作用日益突出，证实了支气管内超声引导下经支气管针吸活检术（endobronchial ultrasound guided tran bronchial needle aspiration，EBUS-TBNA）对于纵隔疾病的诊断价值，强调了超声内镜引导下穿刺技术（endoscopic ultrasonography guided fine needle aspiration，EUS-FNA）对于不明原因纵隔和腹腔内病变的诊断意义。同时，超声下细针穿刺活检术在颈部淋巴结结核、胸膜结核瘤、肺部周围型病变等的诊断方面也得到了广泛应用。此外，随着腔镜技术的日益完善，纵隔镜、胸腔镜、腹腔镜、宫腔镜以及输尿管镜对于结核诊断的应用逐步增多。总之，依赖介入技术极大提高了疑难病例病理标本的获取率，为结核病的诊断提供了有益的帮助。

【关键词】结核病；支气管镜；支气管针吸活检术；支气管内超声引导下针吸活检术；经皮肺穿刺活检术；胸（腹）腔镜技术

近1年来，随着介入诊断新技术的广泛开展，支气管镜检查、EBUS-TBNA、EUS-FNA、经皮肺穿刺活检术以及各种腔镜技术为结核病的诊断提供了更多获取标本的机会，是诊断结核病的重要辅助手段。

一、常规支气管镜

支气管结核是指发生在气管支气管黏膜、黏膜下层，以及平滑肌、软骨和外膜的结核病，是结核病的特殊临床类型，属于下呼吸道结核。儿童支气管结核早期临床表现常缺乏特异性，胸部X线片甚至胸部CT检查早期可能正常，单纯从症状和体征上很难确诊，其临床漏诊、误诊、误治率高。胡春梅等[1]收集2010年1月—2016年12月南京市胸科医院结核科确诊的支气管结核患儿共19例，对其胸部影像学表现、发病部位及支气管镜检查结果进行回顾性分析，所有患儿入院前均曾被误诊，对其误诊情况进行总结。19例患儿中，10例胸部CT表现为肺部大片状高密度影，其余9例有斑点斑片影；支气管镜下表现为溃疡坏死型8例，炎症浸润型6例，瘢痕狭窄型3例，肉芽增殖型2例；支气管结核位于上叶10例，下叶基底段4例，背段支气管3例，左主支气管2例；主要症状为慢性咳嗽17例，存在胸闷不适11例；因症状不典型，入院前曾被误诊为支气管炎7例，咳嗽变应性哮喘4例，支原体肺炎3例，支气管哮喘2例，上气道咳嗽综合征2例，感染后咳嗽1例。作者认为，儿童支气管结核临床特征缺乏特异性，临床诊疗中易被误诊，需要提高警惕，尽早行气管镜相关检查。

喘息性疾病在小儿呼吸系统疾病中较为常见，疗效差、喘息反复发作或迁延不愈的患儿往往病因复杂，存在气道发育异常等情况，临床极易误诊或漏诊。郝芮等[2]用电子支气管镜对反复喘息患儿进行检查，以探讨引起反复喘息的病因，指导临床治疗。作者收集2015年1月—2017年1月在昆明市儿童医院因反复喘息住院并应用电子支气管镜诊疗的196例患儿的临床资料，通过镜下直视及支气管肺泡灌洗液病原学检查结果分析患儿病因构成，给予相关治疗，评判其疗效和并发症发生情况。结果发现，196 例反复喘息患儿通过电子支气管镜检查后表现如下：单纯性支气管内膜炎 105 例（53.6%），支气管狭窄 48 例（24.5%），支气管软化 21 例（10.7%），气道畸形（环形气管、气管支气管开口异常、气管支气管）13 例（6.6%），支气管异物 7 例（3.6%），支气管内膜结核 2 例（1%）。镜下炎性改变明显、分泌物黏稠、痰栓阻塞患儿经电子气管镜支气管肺泡灌洗，咳喘明显减轻，取得较好疗效。作者考虑，电子支气管镜检查在病因诊断困难、治疗效果不佳的儿童反复喘息性疾病中的作用非常重要，能有效降低儿童呼吸道疾病的漏诊、误诊率。

为了对比分析常规胸部 X 线片与电子支气管镜对肺结核的诊断价值，梁丹等[3]选取 2016 年 11 月—2018 年 4 月柳州市妇幼保健院收治的 30 例患者分别行胸部 X 线片及电子支气管镜检查，比较两组结核检出率。结果发现，电子支气管镜诊断肺结核的阳性率较胸部 X 线片明显升高，$P<0.005$，组间存在差异，有统计学意义。作者认为，肺结核患者应用电子支气管检查阳性率镜检查较胸部 X 线片更为显著。因此，临床中诊断肺结核可将多种检查结果相结合，减少肺结核的漏诊与误诊率。

世界卫生组织推荐 Xpert *MTB*/RIF 作为诊断肺结核的一线快速检测方法，然而，中国并不常规使用该检测方法，部分原因是缺乏足够数量的系统评价。Pan 等[4]综合评估 Xpert *MTB*/RIF 单独或联合检测对中国成人肺结核的诊断效能。对 190 例疑似肺结核的成年患者采用支气管肺泡灌洗液（BALF）进行 Xpert *MTB*/RIF 检测，同时，使用相同的 BALF 样本进行常规检测。使用两种不同的参考标准，评价 Xpert *MTB*/RIF、常规检测方法及其联合检测的效能。结果发现，以分枝杆菌培养物为参照物，Xpert *MTB*/RIF 在检测结核分枝杆菌方面优于显微镜涂片法。当以临床标准作为最终诊断标准时，Xpert *MTB*/RIF 具有更高的准确性（72.1%）、敏感性（61.1%）、特异性（96.6%）。通过痰培养或痰涂片镜检未发现的肺结核病例，Xpert *MTB*/RIF 也显示了一种更强的诊断效能。痰抗酸杆菌涂片和 Xpert-*MTB*/RIF 联合检测是诊断肺结核最准确的早期预测指标。Xpert *MTB*/RIF 显示利福平耐药性与表型抗生素敏感性试验略有偏离，需要更大样本的进一步研究予以证实。双中心前瞻性研究强调了 BALF Xpert *MTB*/RIF 对中国成人肺结核的诊断价值，可能有助于优化目前中国肺结核的诊断。

二、支气管镜检测新技术

1. 支气管内超声引导下经支气管针吸活检术　支气管内超声引导下经支气管针吸活检术（endobronchial ultrasound guided tranbronchial needle aspiration，EBUS-TBNA）是一种诊断纵隔疾病安全、高效的检查方法。近年来 EBUS-TBNA 在临床上得到广泛运用，偶有出血、张力性气胸及纵隔感染等并发症的报道。罗莉等[5]通过报道 3 例淋巴结结核患者行 EBUS-TBNA 后气管内多发炎性息肉的少见并发症，认为 EBUS-TBNA 是一项安全的检查，广泛运用于纵隔疾病的诊断，但当临床医师对考虑诊断纵隔淋巴结结核的患者实施 EBUS-TBNA 检查时，需要考虑会发生支气管炎性息肉这种少见并发症的可能，在检查后注意支气管镜随访。常炜等[6]总结分析新疆维吾尔自治区胸科医院胸外中心 2016 年 2—5 月 33 例实施 EBUS-TBNA 患者的临床资料，分析该检测诊断上皮性癌、胸内结核的敏感性、特异性、阳性预测值和阴性预测值以及技术操作的相关数据。结果显示，33 例共穿刺淋巴结 74 组，平均穿刺 2.24 组，每组淋巴结平均直径为(2.5±3.8)mm(1.1~35mm)，其中穿刺 1 组淋巴结 6 例，穿刺 2 组淋巴结 14 例，穿刺 3 组淋巴结 12 例，穿刺 4 组淋巴结 1 例。平均每组淋巴结平均穿刺次数为(3.1±0.5)次(2~5 次)，平均穿刺时间为(14.1±4.7)分钟(2~25 分钟)，穿刺成功率为 100%，无并发症。上皮性癌诊断准确率为 91.7%，敏感性为 90%，特异性为 100%，阳性预测值为 100%，阴性预测值为 66.7%；肺结核诊断的准确率为 85.7%，敏感性为 66.7%，特异性为 100%，阳性预测值为 100%，阴性预测值为 50.0%。结论提示，EBUS-TBNA 技术操作简易、微创，可穿刺淋巴结区域广，在非小细胞肺癌纵隔淋巴结分期诊断中具有很高的敏感性、特异性，同时对于胸内淋巴结结核的诊断中也具有一定的临床价值。

2. 超声内镜引导下穿刺技术　超声内镜引导下穿刺技术(endoscopic ultrasonography guided fine needle aspiration，EUS-FNA)可获得胰腺病变组织标本，进行细胞学及细菌培养等检查，提供病理学及病原学依据，明确胰腺病变性质。王兵兵等[7]报道 3 例胰腺感染患者发病时均无胰腺炎临床表现及相关病史，影像学检查无胰腺坏死，发病前均无引起胰腺感染的常见感染途径。有 2 例患者行 EUS-FNA 检查，细胞学检查显示 1 例为胰腺结核，1 例见细菌菌团，但均未行病变细菌培养，缺乏感染病原学证据。本研究 3 例原发性胰腺感染患者均经内科抗感染治愈，1 例为胰腺结核，因特殊病原体，疗程为 1 年；另 2 例抗感染疗程约 1 个月。总之，原发性胰腺感染临床上较少见，胰腺为原发感染灶，好发于中青年，临床表现无特异性，影像学多提示为胰腺占位。EUS-FNA 有助于明确诊断，避免临床误诊。

纵隔囊性病变约占纵隔肿块的 15%~20%，由于影像表现相似，鉴别诊断十分困难。Zhao 等[8]通过 EUS-FNA 联合囊肿液参数分析来鉴别纵隔囊性病变。对 37 例纵隔囊性病变患者进行为期 8 年的评估，囊肿液通过 EUS-FNA 收集，应用细胞学和生化技术进一步检查。根据细胞学、外科病理学和(或)临床随访确定最终诊断。根据病理报告或长期随访的结果，诊断为良性囊肿 19 例，良性或恶性肿瘤 14 例，结核 2 例，脓肿 1 例，胰腺假性囊肿 1 例。CT 或 MRI 将 8 例患者误诊为实性肿块(27.03%)，但超声心动图显示有囊性特征。进一步检测囊肿液中癌胚抗原和乳酸脱氢酶(LDH)，发现良性囊肿组和恶性囊肿组没有统计学差异，但恶性囊肿组的平均 LDH 值明显高于良性囊肿组。EUS-FNA 结合影像学和细胞学检查对纵隔病变的鉴别诊断具有很大的潜力。囊肿液 LDH 值升高可作为诊断恶性肿瘤的辅助指标。

为了探讨 EUS-FNA 对于不明原因纵隔和腹腔内淋巴结病变的诊断价值，Wang 等[9]回顾性分析了 2010 年 2 月—2015 年 3 月 154 例纵隔和腹腔内淋巴结病变患者的临床资料。EUS-FNA 对恶性肿瘤的诊断准确率为 90.8%，对良性淋巴结病的诊断准确率为 85.6%，结合流式细胞仪(FCM)检查结果，EUS-FNA 对于淋巴瘤的诊断准确率为 94.2%。在恶性淋巴结病中，80 例由转移引起，19 例由淋巴瘤引起，1 例由髓系白血病引起。在 53 例良性病例中，27 例为非特异性炎症，21 例为肺结核，5 例为 Castleman 病。与恶性淋巴结病相关的因素包括患者的性别和年龄，以及肿大淋巴结的位置和大小。尤其是腹腔轴淋巴结病与恶性肿瘤相关(恶性肿瘤 23.0%，良性淋巴结病 3.8%)。另外，EUS-FNA 结果显示，腹腔轴的恶性淋巴结更易由淋巴瘤(42.1%，8/19)引起，而不是转移所致(18.8%，15/80，$P=0.039$)。相比之下，纵隔内发现的恶性淋巴结更易由转移引起(47.5%，38/80)，而淋巴瘤仅占 10.5%(2/19，$P=0.004$)。结果表明，EUS-FNA 能准确区分恶性和良性淋巴结病。因此，EUS-FNA 联合 FCM 分析作为一种微创、高度敏感的工具，可用于淋巴瘤的鉴别诊断，能够提高老年男性腹腔肿大淋巴结的恶性诊断率。

三、经皮穿刺活检术

1. 超声下细针穿刺活检术　颈部淋巴结结核需与肿瘤和炎症鉴别，目前主要通过临床体检、病理学检查和影像学检查等方法来确定颈部肿大淋巴结的性质。蒋炜[10]探讨了超声下细针穿刺活检术对于颈部淋巴结结核诊断的临床意义。选取航空工业三六三医院412例疑似颈部淋巴结结核患者，分为对照组（超声下粗针穿刺活检术）166例、观察组（超声下细针穿刺活检术）246例，统计两组的阳性检出率。结果发现，观察组和对照组结核检出率分别为92.2%和73.5%，差异显著（$P<0.05$），无穿刺部位感染，观察组穿刺部位皮肤瘀斑面积较对照组小。作者认为，针对诊断颈部淋巴结结核患者，超声下细针穿刺活检术效果良好，安全可靠，可推广应用。

胸膜结核瘤的早期诊断是临床的一个难点，特别是不伴有胸腔积液时仅依据影像学诊断难以确诊。近年来发展迅速的超声造影技术可实时动态观察病灶内血流灌注，提高常规超声辨别病变活动区与非活动区的能力，引导更为精确的靶向穿刺活检，现已逐步用于贴壁周围型肺病灶及肺外结核病的诊断。孙雯雯等[11]选择临床拟诊胸膜结核瘤的患者行超声造影引导下穿刺活检术，旨在探讨超声造影技术在胸膜结核瘤早期诊断中的价值。选取同济大学附属上海市肺科医院于2017年1月—2018年1月收治入院且临床拟诊胸膜结核瘤的患者87例。所有患者均行超声造影及超声引导下穿刺活组织检查，标本进行病理、抗酸杆菌涂片培养和结核分枝杆菌聚合酶链反应检测。收集所有患者的临床资料，并对超声造影结果、最终诊断阳性率及不良反应发生情况进行分析。结果显示，87例患者取材成功率为100%，确诊结核病70例、恶性肿瘤7例、其他感染4例，未得到阳性结果的6例患者经诊断性抗结核治疗及胸腔镜活组织检查确诊为结核病5例、胸膜间皮瘤1例。87例患者中最终确诊为结核病者75例，其中直接通过超声造影引导下活组织检查确诊70例（93.33%）。超声造影病灶增强强度是胸膜结核瘤与恶性肿瘤的重要鉴别点，胸膜结核瘤以低增强为主（66/75），恶性肿瘤多为高增强（4/7）。5例患者在穿刺过程中发生出血和（或）咯血，3例发生胸膜反应，对症处理后均缓解。作者认为，超声造影引导下穿刺活组织检查对胸膜结核瘤的早期诊断具有较高价值，阳性率高、创伤小、重复性好，值得临床推广。

目前对肺部周围型病变的诊断主要通过经皮肺穿刺活组织检查的方法确定其病变性质，其能提供可靠的细胞学与病理学依据，已被广泛应用于肺部占位性病变诊断与鉴别诊断中。目前临床上应用较多的经皮肺穿刺活组织检查是CT引导下经皮肺穿刺活组织检查，而超声引导下经皮肺穿刺活组织检查相对少。江思等[12]比较经超声引导与经CT引导穿刺活组织检查方法对周围型肺结节的诊断价值。对139例周围型肺结节患者行穿刺活组织检查，其中超声组55例，CT组84例，比较两种穿刺方法的穿刺取材成功率、并发症发生率及相关影响因素。结果显示，经病理学诊断，恶性肿瘤101例，良性病变38例。超声与CT引导穿刺取材成功率分别为94.5%、96.4%。超声引导组并发气胸1例，咯血3例，胸痛1例；CT组并发气胸12例，咯血4例，咳嗽3例，胸痛3例，肿瘤出血2例，差异有统计学意义（$P<0.05$）。因此，超声引导下经皮肺穿刺安全、简便、有效且易操作，是诊断周围型肺结节的首选方法。

2. CT引导下经皮肺穿刺活检术　CT引导下经皮肺穿刺活检术，因可以从肺内目标靶病灶获取组织，其准确性及安全性已被临床所肯定，但在肺结核诊断的应用及研究很少。周震等[13]分析了 CT 引导下经皮肺穿刺活检术诊断菌阴肺结核时取材部位的病灶形态、密度与诊断阳性率的关系，以提高菌阴肺结核的诊断准确率。纳入首都医科大学附属北京胸科医院 2017 年 1—12 月收治的 103 例经穿刺活检病理证实或临床试验性治疗确诊的菌阴肺结核患者，回顾性分析经 CT 引导下穿刺活检时各类病灶 CT 征象与诊断阳性率之间的关系。结果提示：①病变形态：磨玻璃样影穿刺活检阳性率 33.33%(1/3)。结节、实变、空洞、团块病灶穿刺活检阳性率分别为 91.67%(33/36)、94.74%(18/19)、100.00%(21/21)、75.00%(18/24)，该 4 种形态病灶穿刺活检阳性率差异有统计学意义($\chi^2=8.918$，$P=0.030$)；两两比较，结节组与实变组、空洞组、团块组比较($\chi^2=0.174$，$P=0.677$；$\chi^2=1.847$，$P=0.174$；$\chi^2=3.137$，$P=0.077$)，实变组与空洞组、团块组比较($\chi^2=1.134$，$P=0.287$；$\chi^2=3.031$，$P=0.082$)，空洞组与团块组比较($\chi^2=8.058$，$P=0.014$)，差异无统计学意义。②病变密度：纵隔窗不可测量组 3 例，病灶穿刺活检阳性率 33.33%(1/3)。0~20HU 无强化组、>20HU无强化或强化不明显组、>20HU 且强化明显组的穿刺活检阳性率分别为 96.88%(31/32)、94.34%(50/53)、60.00%(9/15)，差异有统计学意义($\chi^2=17.790$，$P=0.000$)，该 3 种密度病灶穿刺阳性率两两比较，0~20HU 无强化与>20HU 且强化明显组比较，差异有统计学意义($\chi^2=10.956$，$P=0.001$)。>20HU 无强化或强化不明显组与>20HU 且强化明显组比较，差异有统计学意义($\chi^2=12.005$，$P=0.001$)。0~20HU 无强化与>20HU 无强化或强化不明显组比较差异无统计学意义($\chi^2=0.286$，$P=0.593$)。③病理检测：HE 染色阳性 33 例、抗酸染色阳性 87 例、TB-DNA 检测阳性 91 例，HE 染色阳性率 32.04%(33/103)、抗酸染色阳性率 84.47%(87/103)、TB-DNA 检测阳性率 88.35%(91/103)比较，差异有统计学意义($\chi^2=94.084$，$P=0.001$)。因此，作者认为 CT 引导下经皮肺穿刺活检术对菌阴肺结核诊断具有重要价值，正确选择取材病灶的形态、密度进行穿刺能够提高穿刺活检的阳性率。

CT 引导下经皮肺穿刺活检术因具有定位准确、成功率高等优点，已成为周围性肺病变广泛应用的诊断方法。一直以来，肺内孤立性小结节的诊断与鉴别诊断都是临床和影像学医师研究讨论的焦点，随着 CT 引导下经皮肺穿刺活检术的发展，为该疾病的诊断提供了可靠的技术支撑。刘振宇等[14]探讨了 CT 引导下活组织检查术对肺内孤立性结节的临床诊疗价值。回顾性分析 73 例 CT 下发现的肺内孤立性结节行 CT 引导下穿刺活检病例。结果发现，73 例患者中恶性病例 55 例，其中鳞癌 23 例，腺癌 19 例，肺泡癌 8 例，转移癌 3 例，无法分型癌细胞 2 例；良性 18 例，其中结核球 9 例，炎性肉芽肿 6 例，错构瘤 2 例，神经源性肿瘤 1 例。作者认为，肺内孤立性结节是指直径<4cm 类圆形病灶，其定性诊断直接决定临床的治疗方向和患者的预后，CT 引导下活组织检查，可以明确结节的病理性质，为肺内孤立性结节的诊断及治疗指明了方向。韩鹏[15]也研究了 CT 引导下肺穿刺对肺小结节的诊疗价值，纳入 47 例肺内小结节患者，在 CT 引导下行穿刺针吸活检，行病理学检查。分析阳性率及病理学资料，观察患者术后气胸、出血等并发症。结果发现，穿刺活检病例穿刺成功 45 例，穿刺失败 2 例，其中恶性肿瘤 29 例，良性病变 12 例，异型细胞 3 例，交界性肿瘤 1 例。恶性肿瘤病例中，腺癌 14 例，鳞癌 1 例，小细胞肺癌 2 例，低分化癌 9 例，转移瘤 3 例；良性病变病例中，错构瘤 1 例，炎症 8 例，结核 3 例。失败 2 例是因为在穿刺过程中产生气胸，无法取得有效组织。穿刺并发症有气胸 4 例，咯血 1 例，无其他严重并发症。因此，CT 引导下肺穿刺可以为肺内小结节病灶的患者提供可靠的病理学和细胞学诊断，确诊率高，并发症少，为临床制定治疗方案提供了可靠依据。

DSA 类 CT 成像可形成横断位、矢状位及冠状位-三维立体角度来观察病变大小、形态、结构以及与周边组织关系，从而有效地提高胸部肿物穿刺术的阳性诊断率。黄英杰等[16]比较 DSA 类 CT 与传统 CT 引导下经皮胸部穿刺活检在胸部肿物的临床应用价值。分析 2015 年 4 月—2017 年 3 月期间 200 例入院患者，胸部 CT 提示周围型肺部及纵隔肿物，在纤维支气管镜检查未提示明确病理诊断，需行穿刺活检明确病理性质。其中 100 例作为在 DSA 类 CT 引导组，另外 100 例作为传统 CT 引导组。术前、术中及术后均行 DSA 类 CT 扫描或常规 CT 扫描。对比两组穿刺活检耗时、一次穿刺活检准确率以及并发症发生率。结果发现，观察组中恶性 82 例，包括鳞癌 30 例、腺癌 49 例、小细胞癌 2 例、大细胞癌 1 例；良性 18 例中，结核 7 例，慢性炎症且部分伴肉芽肿形成 11 例。对照组中，恶性 80 例，包括鳞癌 28 例、腺癌 48 例、小细胞癌 2 例、大细胞癌 2 例；良性 20 例中，结核 10 例，慢性炎症且部分伴肉芽肿形成 10 例。所有病例均进行普通病理及免疫组化进一步确诊。观察组的穿刺活检耗时和一次穿刺活检准确率明显优于对照组（$P<0.05$）；两组的并发症发生率无统计学差异，并且均无需特殊处理而自愈。因此，DSA 类 CT 引导下经皮胸部穿刺活检术是一种安全、高效的诊断方法，对胸部肿物的病理确诊有较大价值，也为后续临床治疗提供可靠依据。

四、胸（腹）腔镜技术

1. 电视纵隔镜技术　近年来随着支气管超声内镜引导下穿刺活检术（EBUS-TBNA）等新兴检查技术的逐渐广泛应用，对于不明原因纵隔淋巴结肿大的确诊率越来越高。但由于电视纵隔镜检查技术在安全性和准确性等方面的独特优势，至今依然是诊断这类疾病的“金标准”。刘安帮等[17]探讨电视纵隔镜检查术在诊断不明原因纵隔淋巴结肿大方面的应用。回顾性分析 2006 年 1 月—2017 年 7 月哈尔滨医科大学附属第二医院胸外科行电视纵隔镜术病例 156 例，其中男性 86 例，女性 70 例。行颈部纵隔镜淋巴结活检术 146 例，胸骨旁纵隔镜淋巴结活检术 10 例。结果表明，恶性疾病共 83 例（占 53.2%），其中肺鳞癌 13 例、肺腺癌 28 例、肺小细胞癌 35 例、霍奇金淋巴瘤 2 例、弥漫性大 B 淋巴瘤 2 例、腺鳞癌 1 例、非小神经内分泌癌 1 例、印戒细胞癌 1 例；良性疾病共 66 例（占 42.3%），其中结核 38 例、结节病 17 例、淋巴结反应性增生 11 例。有 7 例患者经电视纵隔镜淋巴结活检术后病理回报阴性，其中有 3 例在胸腔镜下行肺叶切除、淋巴结清扫术，2 例行开胸肺叶切除、淋巴结清扫术，2 例未继续行手术诊治。有 1 例术中右无名静脉出血，2 例出现切口感染。作者认为，电视纵隔镜手术是一种安全可靠、敏感性高的手术方式，仍是诊断不明原因纵隔淋巴结肿大的“金标准”。

2. 胸腔镜技术　近年来，由于肿瘤患者年轻化及结核病表现不典型，结核性胸膜炎的临床确诊十分困难，而内科胸腔镜检查作为一种安全、经济、微创的胸膜疾病诊断技术，能够全面检查胸膜腔，观察病变形态特征、分布范围及邻近器官受累情况，且可在直视下多处活检，对胸膜疾病的诊断具有重要意义。陈慧敏等[18]探讨内科胸腔镜在不明原因胸腔积液诊断中的临床应用价值及结核性胸腔积液的镜下表现特征。回顾性分析安徽医科大学第一附属医院 49 例住院患者不明原因胸腔积液胸腔镜下表现特征、活检病理结果、胸腔积液腺苷脱氨酶（adenosine deaminase，ADA）、癌胚抗原（carcino-embryonic，CEA）和血 CEA 的结果。作者发现，49 例不明原因胸腔积液中确诊 46 例，确诊率达 93.88%，其中结核性 29 例，确诊率 93.55%。结核性胸腔积液镜下主要表现为胸膜充血水肿（20 例）、粟粒样结节（16 例）、纤维素样粘连带(15 例)、包裹性积液(7 例)、干酪样坏死(4 例),其中结核组与恶性组于干酪样坏死表现差异无统计学意义(P>0.05)。研究提示,内科胸腔镜对不明原因胸腔积液具有较高的诊断价值,特别是对难以诊断的结核性胸腔积液确诊率高,结核性胸腔积液具有特征性的胸腔镜下表现。

张艳丽等[19]探讨了胸腔镜胸膜活检、外周血结核感染 T 细胞斑点试验(T-SPOT. TB)单独及联合用于结核性胸膜炎的诊断价值。纳入疑似结核性胸膜炎 93 例患者为研究对象,回顾性分析其诊断资料。所有患者均接受胸腔镜胸膜活检及外周血 T-SPOT. TB 试验,评价胸腔镜胸膜活检、T-SPOT. TB 单独或联合诊断结核性胸膜炎的效能。结果表明,胸腔镜胸膜活检与"金标准"检测结果缺乏一致性(Kappa = 0. 273,P = 0. 007);T-SPOT. TB 实验与"金标准"检测结果一致性尚可(Kappa = 0. 590,P<0. 001);联合检测于"金标准"检测结果一致性尚可(Kappa = 0. 588,P<0. 001)。联合检测方案的诊断敏感度、阴性预测值明显高于单一方案,差异有统计学意义(P<0. 05),且诊断准确率最高为 82. 8%。作者认为,胸腔镜胸膜活检、T-SPOT. TB 单独诊断结核性胸膜炎的可靠性均有待提升;联合 2 种方案则有助于大幅提升诊断敏感度、阴性预测值,从而提升早期诊断效能。

为了评价内科胸腔镜胸膜活检组织标本研磨悬液行结核分枝杆菌 GeneXpert *MTB*/RIF 检测对结核性胸膜炎的诊断价值,李成俊等[20]选择 2017 年 1 月 1 日—12 月 31 日在沈阳市胸科医院行内科胸腔镜检查的不明原因胸腔积液患者 51 例,均未经过抗结核药物治疗。所有患者胸膜活检组织标本一部分行常规病理检查,另一部分研磨处理后制成悬液,行 BACTEC MGIT 960 分枝杆菌液体培养(简称"MGIT 960 培养")及 Xpert 检测。结果显示 51 例患者中有 34 例确诊为结核性胸膜炎,其中通过 MGIT 960 培养阳性并菌种鉴定为结核分枝杆菌而确诊者 20 例(39. 2%,20/51),通过胸膜组织活检病理阳性而确诊者 17 例(33. 3%,17/51),其中 3 例患者被 2 种检测方法同时确诊;17 例(33. 3%)诊断为非结核性胸腔积液。以最终诊断结果为"金标准",Xpert 法、MGIT 960 培养法、病理检查诊断的敏感度和特异度分别为 64. 7%(22/34)和 100. 0%(17/17)、58. 8%(20/34)和 100. 0%(17/17)、50. 0%(17/34)和 100. 0%(17/17);Xpert 法检测的敏感度高于 MGIT960 培养法和病理诊断,但差异无统计学意义(χ^2 = 1. 53,P = 0. 466)。通过内科胸腔镜直视下取胸膜组织活检标本,研磨后使其液化,再行结核分枝杆菌 Xpert 检测,敏感度及特异度均较高,对结核性胸膜炎的确诊具有一定的临床意义。唐书福等[21]探讨了胸腔镜联合胸腔积液 GeneXpert *MTB*/RIF 检查在结核性胸膜炎诊断中的价值。选择遵义医学院附属医院呼吸二科收治的疑似结核性胸膜炎患者 86 例,入组患者均行常规检查而不能确诊,所有患者均行胸腔镜下胸膜活检、胸腔积液 Gene-Xpert 检查,计算胸腔镜下胸膜活检、胸腔积液 Gene-Xpert 检查及胸腔镜下胸膜活检联合胸腔积液 Gene-Xpert 检查诊断结核性胸膜炎的特异度、敏感度。结果显示,86 例患者经胸腔镜下胸膜活检有 66 例确诊为结核性胸膜炎,胸腔积液 Gene-Xpert 检查 40 例检测出结核分枝杆菌,胸腔镜下胸膜活检联合胸腔积液 Gene-Xpert 均提示结核者 28 例,胸腔镜下胸膜活检提示慢性炎症改变而胸腔积液 Gene-Xpert 检测出结核分枝杆菌者 12 例。胸腔镜下活检联合胸腔积液 Gene-Xpert 诊断结核性胸膜炎的敏感度为 81. 94%,特异度为 71. 43%,准确度为 80. 23%。特异度和准确度均高于胸腔镜下活检和胸腔积液 Gene-Xpert 单独诊断。72 例结核性胸膜炎患者给予抗结核规范治疗,随访未再复发。作者认为,针对临床常规诊断方法难以确诊的结核性胸膜炎疑似患者行胸腔镜下活检联合胸腔积液 Gene-

Xpert 检查，可快速、准确得到确诊，可有效指导结核性胸膜炎患者及早开展抗结核化疗，提升患者预后质量。

为了探讨解剖标志及三维 CT 无创定位在亚厘米肺结节胸腔镜手术中的临床应用价值，郭清奎等[22]根据解剖标志及三维 CT 资料在无创条件下判断病灶部位，决定电视胸腔镜手术（VATS）需要切除的肺组织范围，对 38 例亚厘米肺结节进行无创定位及 VATS 治疗，效果满意。作者认为，解剖标志及三维 CT 无创定位在亚厘米肺结节胸腔镜手术中实现肺部亚厘米结节便捷精准的无创定位，可以减少创伤、避免放射损伤以及有创定位的不良反应，值得临床推广。

食管结核发病比较罕见，临床报道较少，一般难以明确诊断，极易误诊为食管平滑肌瘤和食管癌。周家田等[23]报告 1 例术前诊断为食管平滑肌瘤的患者，后行胸腔镜辅助下食管良性肿物切除术，术中探查发现和术后病理检查证实为食管结核，同时术后给予抗结核治疗后，患者症状完全缓解。该病例提示，应用电视辅助胸腔镜手术可以提高食管结核确诊率并迅速解决吞咽困难，加强对食管结核诊断及鉴别诊断的认识，对于提高诊断水平、减少误诊以及改善患者预后起着重要的作用。

图像引导下的胸膜活检（即超声引导或 CT 引导）已成为诊断胸膜积液的常用方法。特别是超声引导下的胸膜活检，比 CT 引导下的胸膜活检具有一定的实际优势，但其对结核性胸膜炎的诊断价值尚未见报道。Zhou 等[24]进行了一项前瞻性、随机、对照试验，旨在比较超声引导下胸膜活检与胸腔镜下胸膜活检对于胸腔穿刺术后不确定结核性胸膜炎的诊断敏感性和安全性。选取抗酸杆菌（AFB）涂片阴性的渗出性胸腔积液临床疑似结核性胸膜炎的患者 196 例，受试者随机分为两组：超声引导切开针胸膜活检（$n=96$）和胸腔镜胸膜活检（$n=96$）。对两组患者结核性胸膜炎的总诊断率、诊断敏感性和术后并发症进行统计学比较，结果发现超声引导下胸膜活检总诊断率为 83%，胸腔镜胸膜活检总诊断率为 86%（$\chi^2=1.88$，$df=1$，$P=0.17$）。最终诊断为结核性胸膜炎的患者有 127 例，结核性胸膜炎患病率为 65%（超声组为 66%，胸腔镜组为 63%，$P>0.05$）。超声引导下胸膜活检对结核性胸膜炎的检出率为 82%，而胸膜活检的检出率为 90%（$\chi^2=1.05$，$df=1$，$P=0.30$）。根据胸膜增厚的程度，这两种方法的敏感性无统计学差异（$P>0.05$），术后并发症都很小。因此，超声引导胸膜活检和胸腔镜下胸膜活检对胸腔穿刺术后不确定胸膜积液总的诊断率均很强（>80%），无统计学差异。两种方法对于结核性胸膜炎诊断的敏感性也很强（>80%），且无统计学差异。

为了探讨医用胸腔镜检查对未确诊胸腔积液的诊断价值，Chen 等[25]对 2012 年 5 月—2013 年 11 月陕西省人民医院进行胸腔镜检查的 86 例未确诊胸腔积液患者的临床资料进行了回顾性研究。在 86 例患者中，79 例胸腔积液经内科胸腔镜活检确诊，诊断率为 91.9%。在这 79 例确诊患者中，37 例胸膜转移（43.0%），20 例为结核性胸膜炎（23.3%）。最常见的恶性肿瘤是肺癌，占胸膜转移患者的 86.5%。16~35 岁患者组结核性胸膜炎常见，36~65 岁及 65 岁以上患者组恶性肿瘤常见。值得注意的是，总诊断分布与性别或吸烟史几乎没有联系。接受医学胸腔镜检查的患者既无死亡，也无严重并发症。总之，医学胸腔镜检查是一种安全、有效的检查方法，对不明胸腔积液有重要的诊断价值。

3. 腹腔镜技术　目前研究发现，生殖器结核是导致女性不孕症的主要因素之一，近年来结核菌素试验强阳性的不孕症发病率日益增加，宫腔镜、腹腔镜凭借其切口小、痛苦少、术后粘连轻等优势，被广泛引用于妇科领域，现已成为诊治不孕症的主要临床手段之一。陈超等[26]探讨女性生殖器结核(female genital tuberculosis,FGT)的临床表现,以及在腹腔镜、宫腔镜检查的表现特点,提高临床对FGT的诊断和鉴别诊断能力。选择首都医科大学附属北京妇产医院妇科微创中心进行腹腔镜和(或)宫腔镜检查,并经抗酸染色法和(或)活组织病理学检查,以及腹水培养病原学检查确诊为FGT的33例患者为研究对象。其年龄为17~73岁,平均为(31.4±5.6)岁。回顾性分析患者的不孕、腹部异常症状、月经改变等临床表现,胸部X线片、CT检查等影像学辅助检查结果,以及腹腔镜探查、宫腔镜检查、活组织病理学检查结果,并进行统计学分析。对于患者的不孕、腹部异常症状、月经改变等临床表现发生率,以及腹腔镜、宫腔镜检查结果所占比例等计量资料,采用率(%)表示。结果表明,33例FGT患者的临床表现中,以不孕最为多见,为21例(63.6%,21/33)。其他临床表现包括下腹胀痛为7例(21.2%,7/33),腹水为5例(15.2%,5/33),盆腔包块为5例(15.2%,5/33),月经量过少或闭经为4例(12.1%,4/33),月经不规律为2例(6.1%,2/33),痛经为1例(3.0%,1/33),绝经后出血为1例(3.0%,1/33);33例FGT患者中,经活组织病理学检查确诊为FGT者为26例,其中17例确诊为输卵管结核,3例确诊为输卵管结核合并卵巢结核,6例确诊为子宫内膜结核,病理学诊断FGT阳性率为78.8%(26/33);1例(3%,1/33)抗酸染色结果呈强阳性,确诊为输卵管结核;4例(12.1%,4/33)经腹片检查确诊为输卵管结核;2例(6.1%,2/33)经诊断性抗结核治疗后,确诊为输卵管结核;33例FGT患者的影像学辅助检查结果提示,该检查对诊断FGT的符合率为21.2%(7/33);33例FGT患者的腹腔镜检查结果显示,合并腹水者为7例(21.2%,7/33),腹膜粟粒样改变者为16例(48.5%,16/33),输卵管积水与周围组织包裹成团者为10例(30.3%,10/33),输卵管增粗且呈串珠样、腊肠样改变者为13例(39.4%,7/33),输卵管伞端有黄色脓液流出者为1例(3.0%,1/33),卵巢呈苍白样改变、质硬者为2例(6.1%,2/33),盆、腹腔内可见干酪样坏死物者为13例(39.4%,13/33),输卵管伞端有黄色脓液流出者为1例(3.0%,1/33),卵巢呈苍白样改变、质硬者为2例(6.1%,2/33),盆、腹腔内可见干酪样坏死物者为13例(39.4%,13/33);33例FGT患者中,25例因合并不孕或月经改变,接受腹腔镜检查的同时进行管腔镜检查的结果显示,6例(24.0%,6/25)宫角局部子宫内膜增厚不平,输卵管开口细小;1例(4.0%,1/25)子宫内膜变薄,呈不规则苍白样改变;4例(16.0%,4/25)为宫腔粘连,其中1例(4.0%,1/25)可见干酪样钙化灶;其余14例(56.0%,14/25)宫腔镜检查结果均为正常宫腔形态。作者认为,腹腔镜和(或)宫腔镜检查可清晰显示FGT病灶的部位、大小、形态及病变周围情况,对于FGT的诊断和鉴别诊断具有重要意义。

刘彩霞等[27]也探讨了宫腹腔镜联合诊断在结核菌素试验强阳性不孕症患者中的治疗价值。选取郑州市妇幼保健院78例结核菌素试验强阳性不孕症患者作为研究对象,按照治疗方式分为观察组(宫腹腔镜联合诊断治疗,$n=39$)与对照组(腹腔镜诊断治疗,$n=39$),对两组诊断结果和治疗效果进行回顾性分析。结果提示,对照组腹腔结节病例确诊结核结节4例;盆腔结节病例确诊结核结节8例;盆腔炎性疾病10例,其中包括单、双侧输卵管积水和输卵管周围组织粘连、输卵管伞部闭锁及走行异常扭曲等;子宫肌瘤7例;子宫内膜异位7例;多囊卵巢综合征2例,卵巢肿瘤3例;内生殖器发育异常2例;子宫内膜息肉3例;子宫内膜结核5例。观察组腹腔结节病例确诊结核结节2例;盆腔结节病例确诊结核结节7例;盆腔炎性疾病17例,其中包括单、双侧输卵管积水和输卵管周围组织粘连、输卵管伞部闭锁及走行异常扭曲等;子宫肌瘤9例;子宫内膜异位12例;多囊卵巢综合征3例,卵巢肿瘤4

例；内生殖器发育异常2例；宫腔镜下检查子宫纵隔3例；子宫黏膜下子宫肌瘤1例；子宫内膜结核8例；子宫腔内粘连4例；子宫内膜息肉15例。术后随访24个月，观察组有效率显著高于对照组（56.41% vs. 30.77%），差异有统计学意义（$\chi^2=5.2139$，$P=0.0224$）。综上所述，作者认为对结核菌素试验强阳性不孕症患者采用宫腹腔镜联合诊断和治疗，可以显著提高患者妊娠率，值得临床推广应用。

胰腺结核（TB）是一种罕见的肺外结核形式，是医师面临的一个诊断挑战。胰腺结核的临床表现无特异性体征和症状，可能与恶性肿瘤相似。然而，胰腺结核很少见于儿童患者。Zhang等[28]报道了首例儿童胰腺结核病例，该患儿5岁，由于血清CA-125水平明显升高，不能排除恶性肿瘤，但结核分枝杆菌DNA检测阳性，因此，给予患者诊断性抗结核治疗，1年后恢复，支持结核诊断。该病例提示临床医师在面对胰腺病变时应注意排除胰腺结核，并注意腹腔镜腹膜活检联合TB-PCR可为确诊提供新的方法和思路。

4. 输尿管镜技术 不典型泌尿系结核的临床表现缺乏特异性，多数患者发现较晚，而且病原学检测方法中，尿沉渣找结核菌，肾盂尿结核菌培养的灵敏度不高，易导致该病的漏诊、误诊，错过最佳治疗时机。张彤等[29]通过探讨输尿管结核微创诊治的可行性，并回顾性分析北京市普仁医院4例输尿管结核的临床资料，患者均为输尿管下段狭窄，1例行后腹腔镜下肾输尿管全长切除术，1例行输尿管狭窄内切开支架置入术，2例行输尿管内支架置入术，均行T-SPOT检测。结果发现，3例输尿管镜黏膜活检病理诊断结核，1例T-SPOT结核检测和肾输尿管切除病理诊断结核，术后抗结核治疗，4例结核病灶稳定，增强CT显示肾功能正常。随访6~20个月，平均15个月，肾积水消失，输尿管通畅。作者认为，输尿管镜检查及组织活检是确诊输尿管结核的依据，输尿管镜技术结合T-SPOT结核检测有助于输尿管结核的诊断，治疗可根据输尿管病变程度的不同和肾功能情况采用不同的微创治疗方式。

纵观2018年，经过国内同道的不懈努力，利用介入方法辅助诊断结核病的作用日益凸显，介入技术已经成为结核病诊断领域不可或缺的重要手段之一。无论支气管镜对于小儿呼吸系统疾病、菌阴肺结核的诊断，还是EBUS-TBNA和EUS-FNA对于不明原因纵隔和腹腔内病变的诊断，均显示了介入技术对于结核病诊断的重要作用。此外，随着超声下细针穿刺活检术以及各种腔镜技术（纵隔镜、胸腔镜、腹腔镜、宫腔镜、输尿管镜）的日益完善，极大改善了复杂疑难病例病理标本的获取率，进一步提高了结核病的诊断率。展望未来，我们相信介入技术一定会常规应用于疑难结核病患者的诊断流程中，会更好地造福于广大结核病患者。

（常蕴青 唐神结）

参考文献

1. 胡春梅，尹春阳，顾小燕，等.19例支气管结核患儿的临床特征及误诊情况分析[J].中国防痨杂志，2018，40(3)：333-335.

2. 郝芮，谭力，李明，等.电子支气管镜在儿童反复喘息性疾病中的应用研究[J].国际儿科学杂志，2018，45(9)：740-742.

3. 梁丹，张文强.电子支气管镜与胸片在肺结核诊断中的效果对比分析[J].临床医药文献电子杂志，2018，91(5)：9，11.

4. PAN X，YANG S，DEIGHTON M A，et al.A Comprehensive Evaluation of Xpert MTB/RIF Assay With Bron-

choalveolar Lavage Fluid as a Single Test or Combined With Conventional Assays for Diagnosis of Pulmonary Tuberculosis in China:A Two-Center Prospective Study[J].Front Microbiol,2018,9:444.

5. 罗莉,肖阳宝.支气管内超声引导下经支气管针吸活检并发支气管炎性息肉三例[J].中华结核和呼吸杂志,2018,41(8):662-664.

6. 常炜,李媛媛,刘志刚,等.经气管镜超声引导针吸活检术在纵隔淋巴结疾病诊断中的初步应用[J].新疆医科大学学报,2018,41(4):423-426,431.

7. 王兵兵,张磊,刘晓昌.原发性胰腺感染临床病例分析[J].安徽医学,2018,39(7):893-894.

8. ZHAO Y, WANG R, WANG Y, et al. Application of endoscopic ultrasound-guided-fine needle aspiration combined with cyst fluid analysis for the diagnosis of mediastinal cystic lesions[J]. Thorac Cancer, 2019, 10(2): 156-162.

9. WANG J,CHEN Q,WU X,et al.Role of endoscopic ultrasound-guided fine-needle aspiration in evaluating mediastinal and intra-abdominal lymphadenopathies of unknown origin[J].Oncol Lett,2018,15(5):6991-6999.

10. 蒋炜.超声下细针穿刺活检术应用于颈部淋巴结结核诊断意义分析[J].四川医学,2018,39(3):357-359.

11. 孙雯雯,王茵,朱惠铭,等.超声造影引导下穿刺活组织检查对胸膜结核瘤的早期诊断价值[J].第二军医大学学报,2018,39(10):1077-1081.

12. 江思.超声引导与 CT 引导穿刺活组织检查对周围型肺结节的诊断价值[J].临床与病理杂志,2018,38(2):324-328.

13. 周震,吕岩,吕平欣,等.CT 引导下经皮肺穿刺活检术诊断菌阴肺结核的应用研究[J].中国防痨杂志,2018,40(7):696-701.

14. 刘振宇,白海潮,陈彦芳.CT 引导下活组织检查对肺内孤立性结节的诊断价值[J].实用医技杂志,2018,25(5):502-503.

15. 韩鹏.CT 引导下肺穿刺对肺小结节的诊疗价值[J].医学影像与临床检验,2018,21(5):259-260.

16. 黄英杰,秦梓良.DSA-类 CT 与传统 CT 引导下胸部肿瘤穿刺活检术中的对比临床应用[J].哈尔滨医药,2018,38(2):139-140.

17. 刘安帮,张春岩,鲁煜,等.电视纵隔镜在诊断纵隔淋巴结肿大中的应用[J].哈尔滨医科大学学报,2018,52(2):149-152.

18. 陈慧敏,徐轲,闫雪波,等.内科胸腔镜对不明原因胸腔积液诊断价值及结核性胸腔积液镜下表现特征分析[J].临床肺科杂志,2018,23(6):980-983.

19. 张艳丽,武丽,杨卫.胸腔镜胸膜活检、T-SPOT.TB 试验单独及联合用于结核性胸膜炎的诊断价值[J].临床肺科杂志,2018,23(8):1505-1508.

20. 李成俊,孙炳奇,孙娇,等.GeneXpert MTB/RIF 检测内科胸腔镜活检组织研磨悬液诊断结核性胸膜炎的价值[J].中国防痨杂志,2018,40(8):840-845.

21. 唐书福,刘权贤,张建勇,等.胸腔镜联合胸水 Gene-Xpert 在结核性胸膜炎中的诊断评价[J].中华医院感染学杂志,2018,28(22):3434-3437.

22. 郭清奎,郑敏,徐烨,等.解剖标志及三维 CT 无创定位在亚厘米肺结节胸腔镜手术中的作用[J].实用医学杂志,2018,34(10):1751-1752.

23. 周家田,尚观胜,梁卫东.食管结核误诊为食管平滑肌瘤一例[J].新医学,2018,49(8):611-614.

24. ZHOU X,JIANG P,HUAN X,et al.Ultrasound-Guided versus Thoracoscopic Pleural Biopsy for Diagnosing Tuberculous Pleurisy Following Inconclusive Thoracentesis:A Randomized,Controlled Trial[J].Med Sci Monit,2018,24:7238-7248.

25. CHEN R L,ZHANG Y Q,WANG J,et al.Diagnostic value of medical thoracoscopy for undiagnosed pleural effusions[J].Exp Ther Med,2018,16(6):4590-4594.

26. 陈超,王金娟,袁静.女性生殖器结核的临床表现及腹腔镜与宫腔镜检查特点分析[J].中华妇幼临床医学杂志(电子版),2018,14(1):62-67.
27. 刘彩霞,郭宝芝,周新华,等.宫腹腔镜联合诊断在结核菌素试验强阳性不孕症患者中的治疗价值分析[J].国际医药卫生导报,2018,24(1):32-34.
28. ZHANG Y,TAO Y.Pediatric Pancreatic Tuberculosis:A Case Report and Review of the Literature[J].Case Rep Pediatr,2018,2018:5215128.
29. 张彤,梁磊,郭二卫.以单侧肾积水为表现的输尿管结核4例临床分析[J].中国微创外科杂志,2018,18(8):690-693.

第六章　结核病病理学诊断

【摘要】病理学诊断是确诊结核病的重要途径,尤其是在痰菌阴性肺结核、肺外结核的诊断与鉴别诊断中发挥了重要作用。目前,国内结核病的病理学诊断主要依靠传统病理学,但免疫组化方法以及分子病理诊断新技术的采用,不仅可以显著提高结核病的检测阳性率,还可提高耐药结核病的检出率,为结核病患者精准治疗提供重要依据。

【关键词】结核病;病理诊断;分子病理学;荧光定量 PCR 技术;免疫组织化学;耐药

病理学在疑难性结核病的诊断和鉴别诊断中非常重要,2018 年开始实施的《肺结核诊断》卫生行业标准纳入病理学诊断作为确诊依据,病理学在结核病诊断中的地位进一步提升。2018 年国内结核病病理学的研究主要集中在痰菌阴性肺结核以及肺外结核病的诊断上,分子病理检测新技术为结核病病理学诊断注入了新的活力,不仅提高了诊断准确性,在某种程度上也实现了结核病病理学确诊。

一、传统病理学诊断

2018 年 WHO 全球结核病报告显示,我国肺结核细菌学确诊率为 32%,远低于世界平均水平,病理学诊断在痰菌阴性肺结核以及肺外结核的诊断及鉴别诊断中发挥着重要作用,对痰菌阴性肺结核患者行支气管镜检查或经皮肺穿刺后获取的组织标本,进行病理形态学观察、抗酸感染以及 TB-DNA 检测,可以提高肺结核的检出率。魏树全等[1]对 459 例临床怀疑肺结核而痰涂片镜检结核菌阴性患者行支气管镜检查,包括刷检、支气管肺泡灌洗和经支气管活检,标本分别进行涂片抗酸染色、结核菌培养或组织病理检查,其中 378 例经支气管镜检查可以明确诊断,378 例中有肺结核患者 238 例(63.0%),238 例肺结核中有 152 例经支气管镜活检病理组织学确诊,其诊断灵敏度为 56.93%,特异度为 98.97%。周震等[2]对 103 例确诊的痰菌阴性肺结核患者的病理检测结果进行回顾性分析,所有患者的穿刺标本均进行常规 HE 染色、抗酸染色及 TB-DNA 检测。依据病理形态学改变分为三组:Ⅰ组为具有典型慢性肉芽肿性炎伴坏死结构的结核结节;Ⅱ组为慢性肉芽肿性炎,未见明确坏死;Ⅲ组为大量坏死组织,未见明确肉芽肿。Ⅰ组 33 例,抗酸染色和 TB-DNA 均呈阳性;Ⅱ组 18 例,其中 4 例抗酸染色阳性,8 例 TB-DNA 阳性;Ⅲ组 52 例,其中 50 例抗酸染色阳性,50 例 TB-DNA 阳性。抗酸染色的总阳性率 84.47%(87/103),TB-DNA 总阳性率 88.35%(91/103)。抗酸染色和 TB-DNA 检测阳性率Ⅰ组(100%,100%)>Ⅲ组(96.2%,96.2%)>Ⅱ组(22.2%,44.4%)。

李文飞等[3]对 129 例诊断为淋巴结结核患者的临床资料进行回顾性分析,其中 106 例行病理检查(19 例行淋巴结细针穿刺术,87 例行淋巴结活检术),其中 100 例病理检查可见干酪样坏死性肉芽肿性炎、朗汉斯巨细胞和大量淋巴细胞浸润等结核样表现,病理诊断阳性率为 94.3%(100/106),其中 79 例行抗酸染色,抗酸染色阳性率 8.9%(7/79)。淋巴结结核症状不典型,早期易误诊、漏诊,淋巴结活检组织病理检查是最有效的诊断方法,临床上怀疑淋巴结结核时,应尽早行病理学检查明确诊断。

脊柱结核是常见的骨结核,病理诊断在其确诊中发挥着重要作用。脊柱结核的组织病理标本可经穿刺或术中切取获得,相关组织的结核分枝杆菌培养是诊断结核病的“金标准”,而不同病理标本中结核分枝杆菌培养阳性率不同。孙宇航等[4]对262例脊柱结核患者的522份病理标本(脓液标本199份,结核肉芽组织标本169份,病灶壁标本154份)进行了分析研究,发现:①BacT/ALERT3D法比改良罗氏培养法培养结核分枝杆菌的阳性率高,阳性率分别为32.82%和20.99%,差异有统计学意义;②两种培养方法在脓液标本、结核肉芽组织标本、病灶壁标本中的阳性率分别为34.1%、23.08%、15.58%和26.13%、12.43%、5.84%,脓液的阳性率均高于结核肉芽组织及病灶壁组织;③对78份结核菌培养阳性的结核菌落进行药敏试验,异烟肼、利福平、链霉素、吡嗪酰胺、乙胺丁醇的敏感率分别为87.18%、89.74%、98.72%、98.72%、97.44%。在获取病理标本时,CT引导下穿刺活检术起到了重要作用,姚晓伟等[5]对80例接受CT引导下经皮穿刺活检患者的临床资料进行回顾性分析,其中77例患者接受手术治疗,其穿刺活检结果与手术病理结果相符75例,穿刺活检的准确率为97.4%(75/77),其中考虑脊柱结核11例,1例穿刺病理为炎性细胞浸润伴坏死,但最终手术病理结果为结核感染,2例穿刺结果为慢性炎症伴坏死,但术中脓液送检培养到结核分枝杆菌。

结核性心包炎是一种死亡率高的肺外结核病,有心包积液、缩窄性心包炎、渗出-缩窄性心包炎等三种表现形式,80%以上的结核性心包炎为血性心包积液,早期诊断较为困难。钱孟佼等[6]报道了2例结核性心包炎患者的情况,其中1例患者诊断考虑血行播散型肺结核合并结核性心包炎,行心包开窗引流及心包部分切除活检,术中见壁层心包明显增厚,纤维素样渗出物附着脏层心包表面,淡红色浆液被囊性分隔包裹,活检病理见上皮样结节性肉芽肿性炎伴干酪样坏死,术后抗结核及糖皮质激素治疗,尿激酶20万U间断冲洗心包腔,治疗2周后患者结核中毒症状控制,心包积液明显减少,半年后患者心包积液无增加,双肺结核病灶较前吸收,心包厚度无增厚以及钙化斑形成。

谢慧芬等[7]报告了2例鼻咽结核病例,其中1名患者2次鼻咽组织活检见溃疡改变伴有黏膜鳞状上皮乳头状增生,最终鼻咽分泌物抗酸染色查见抗酸杆菌,确诊为继发性鼻咽结核。其中1名患者鼻咽肿物活检可见由上皮样细胞和多核巨细胞构成的肉芽肿,局部可见灶性坏死、黏膜灶性糜烂,考虑为结核,该患者同时有颈部肿块,此处活检可见慢性肉芽肿性炎,诊断考虑鼻咽结核、颈部淋巴结结核,行抗结核治疗,随访1年无复发。鼻咽结核根据其内镜下表现可分为增生型和溃疡型,以前者多见,前者的病理常为增殖型,后者的病理常为干酪渗出型。结核分枝杆菌在侵犯鼻咽部后,可以经淋巴管引起颈部淋巴结肿大,此为鼻咽结核最多见的症状,且常首发。

食管结核在临床上较少见,病理诊断是重要的诊断依据,魏薇等[8]对12例在北京协和医院确诊的食管结核患者的临床资料进行回顾性分析,食管中段是食管结核最常累及的部位,临床症状以胸骨后疼痛不适(11例,91.7%)和吞咽困难(6例,50.0%)为主,结核中毒症状不明显,内镜下表现以溃疡型病变较多见(7例,58.3%),其次为隆起型病变5例,其中1例为局限性隆起,4例为隆起型伴有溃疡形成,内镜活检病理见干酪样坏死性肉芽肿1例,上皮样肉芽肿11例,8例行抗酸染色,均为阴性。其中8例患者接受了抗结核治疗(HREZ/Lfx),总疗程6~24个月,所有接受抗结核治疗的患者治疗后均有症状缓解,其中7例患者复查胃镜提示病变好转。食管结核与食管癌的鉴别诊断较为困难,相关组织的病理学检查在其诊断和鉴别诊断中起到了重要作用。王丹[9]报告了1例食管结核,该患者胸部及腹部增强CT见食管中段管壁增厚,管腔变窄,考虑为食管癌可能性大,胃镜见食管中段散在白色豆腐渣样物质附着,距门齿约31cm至齿状线可见新生物阻塞管腔,触之易出血,病理活检见(食管距门齿约31cm至齿状线)肉芽肿性炎,形态学较符合结核。给予HRZE诊断性抗结核治疗8天后患者症状改善,复查胃镜见全程食管见大量白色斑块状样物质附着,刮取食管表面白色斑块状样物质行结核耐药基因检测,提示结核分枝杆菌感染,且异烟肼和利福平均敏感。

病理学检查在肠结核的诊断以及鉴别诊断中也起到重要作用。陈玲等[10]对60例肠结核患者的临床资料分析发现,肠结核的病变部位以回盲部为主,其次为升结肠、横结肠、降结肠,活检病理均提示为慢性炎症,其中抗酸杆菌阳性7例,24例患者发现干酪样坏死结节,其中手术治疗的5例,术后病理证实均为肠结核。高翔等[11]的研究也发现,肠结核最常见的发病部位为回盲部(80.6%),溃疡型、增生型、混合型肠结核的发生率分别为51.6%、22.6%和25.8%,31例肠结核患者中,其中24例患者行纤维结肠镜以及组织活检,6例患者发现干酪坏死性肉芽肿而确诊(其中1例病理切片抗酸染色发现抗酸杆菌),肉芽肿性炎症13例,黏膜慢性炎症伴坏死5例,11例患者行手术治疗,术后切除标本送检,均经病理诊断为肠结核(其中合并结肠恶性肿瘤1例)。肠穿孔是肠结核的严重并发症,赵东等[12]对11例肠结核合并肠穿孔患者的临床资料分析后发现,11例患者中弥漫性腹膜炎者9例,局限性腹膜炎者2例,术中发现穿孔部位均在回肠,且穿孔处肠管局部增厚狭窄,病理学表现为肠壁全层的慢性炎症、溃疡较深、肠壁或肠淋巴结干酪样坏死、黏膜下层闭锁及黏膜肌层破坏,并可见结核样结节,抗酸染色阳性。

二、免疫组织化学以及分子生物学检测方法的应用

2018年,国内外多项研究均证实基于核酸扩增技术的分子生物学检测方法在结核病病理诊断中的广泛应用,提高了病理学诊断的敏感性和特异性,缩短了诊断时间,为结核病的诊断和鉴别诊断提供了可靠依据,大大提高了结核病诊断的准确性[7]。

免疫组织化学方法检测的是蛋白,与检测结核分枝杆菌菌体的抗酸染色法相比,具有更好的敏感度。董宇杰等[13]比较了免疫组化染色、荧光定量PCR和抗酸染色法在淋巴结结核标本的检测效能,该研究对48例淋巴结结核患者的病理组织和21例非淋巴结结核患者的淋巴结病理组织,应用自制抗体Ag85B进行免疫组化染色、荧光定量PCR和抗酸染色法检测,结果显示免疫组化染色、荧光定量PCR及抗酸染色法检测淋巴结结核的敏感度分别为52.1%(25/48)、60.4%(29/8)及27.1%(13/48),两者检测淋巴结结核的敏感度均高于抗酸染色,差异均有统计学意义(P值分别为0.012、0.001),免疫组化染色、荧光定量PCR及抗酸染色法检测非结核组均为阴性,特异度均为100%(21/21)。

肠结核和克罗恩病具有相似的临床、影像和内镜下表现,病理均见慢性肉芽肿性炎,但治疗方法截然不同,延误诊治或误诊都会给患者带来不良后果,结核菌素试验、抗酸染色、结核分枝杆菌培养、结核感染T细胞检测可用上述疾病的诊断和鉴别诊断,但上述检测手段都有一定局限性,结核分枝杆菌PCR(聚合酶链反应)是一种直接检测结核分枝杆菌的病原学诊断方法,其样本直接来源于病变的肠道黏膜,对病变部位的定位诊断具有一定意义,且其

作为一种分子生物学诊断方法，具有快速、高效、准确等优点，在肠结核和克罗恩病的鉴别诊断中有着很好的应用前景[14]。罗方云等[15]应用TB-PCR技术检测49例肠结核患者（ITB组）和121例克罗恩病患者（CD组）的肠黏膜组织标本结核分枝杆菌DNA（*MTB*-DNA）高度重复的IS6110序列，ITB组TB-PCR阳性率为28.6%，CD组为5.8%，两组比较差异有统计学意义（$P<0.05$），且有肺结核、肉芽肿性炎、环形溃疡、腹盆腔肠系膜钙化的ITB患者TB-PCR阳性率较高，TB-PCR检测的敏感性（28.6%）明显高于抗酸染色（12.2%）和病理表现干酪样坏死（0.0%），且其特异性为94.2%，阳性预测值为66.7%，阴性预测值为76.5%。

马梦兰等[16]报道了2例长期未确诊的足部疣状皮肤病损，最终通过病理组织学及组织标本TB-DNA检测，确诊疣状皮肤结核。一例为男性，37岁，左足底先后发红斑、角化性丘疹、斑块30年，加重伴溃疡、疼痛1年余。皮肤组织病理检查：表皮不规则增生，真皮浅、深层及脂肪小叶内可见大小不等、形态不规则、结节状的上皮样细胞肉芽肿，其内可见异形多核巨细胞，其周围可见淋巴细胞、浆细胞浸润。肉芽肿内可见小灶性坏死区，皮损组织PCR结核分枝杆菌DNA（+）。另一例为男性，42岁，左掌趾部持续出现角化性斑块，伴溃疡、疼痛10余年，加重2年。组织病理发现真皮中上部见由大量淋巴细胞、浆细胞、组织细胞及较多中性粒细、多核巨细胞呈弥漫性浸润的肉芽肿性炎，部分肉芽肿呈结节状，组织PCR结核分枝杆菌DNA（+）。2例患者病程分别长达30余年及10余年未确诊，组织病理发现肉芽肿性炎，结合病原学检查均诊断为疣状皮肤结核，经抗结核治疗1年后基本痊愈。

穆晶等[17]对97例颈部淋巴结结核患者（结核组）和20例其他淋巴结病变患者（非结核组）的石蜡包埋标本进行萋-尼（Z-N）抗酸染色法以及荧光定量聚合酶链式反应（FQ-PCR），检测结核分枝杆菌特异基因序列IS6110，以临床最后诊断为标准，比较两种方法的检测效能。FQ-PCR检查结果为阳性且结核分枝杆菌DNA含量满足耐药突变检测下限的标本，以探针熔解曲线法检测利福平*rpoB*基因，异烟肼*ahpC*启动子区（-44～-30、-15～3位点）、*inhA*94密码子、*inhA*启动子区（-17～-8位点）、*katG315*密码子突变情况。结核组抗酸染色法和FQ-PCR的检测敏感度分别为22.7%（22/97）、67.0%（65/97），FQ-PCR技术检测敏感度显著高于抗酸染色法（$\chi^2=38.533$，$P<0.001$）。抗酸染色和FQ-PCR检测非结核组标本均为阴性，特异度均为100.0%（20/20）。对41例FQ-PCR阳性且*MTB*-DNA含量满足耐药突变检测下限的标本中，利福平和异烟肼可评估标本分别为10例和27例，其中利福平耐药1例，异烟肼耐药13例。TB-PCR检测底限一般为500～1 000copies/ml，而利福平耐药需要的检测下限为20 000copies/ml，异烟肼耐药需要的检测下限为10 000copies/ml，所以在TB-PCR阳性样本中，会遇到耐药试剂无法评估的样本。

PCR法检测石蜡组织标本中的结核分枝杆菌，在结核病的诊断中有着重要作用，褚明亮等[18]采用优化改良PCR法检测石蜡组织标本中结核分枝杆菌，结果显示：①上样体积增加到4μl，既增加了小组织标本总DNA上样量，又不影响原有PCR体系；②上样量控制在1 000ng左右，既最大限度地增加潜在的结核分枝杆菌DNA上样量，也不会对PCR反应产生抑制；③由于石蜡组织标本中的结核分枝杆菌数量少，必须将所有的组织标本消化完全，才有可能释放出标本中的所有结核分枝杆菌，采用过夜（12～16小时）时间进行消化，可以增加结核分枝杆菌的检测阳性率。在石蜡组织标本的脱蜡过程中，不同脱蜡剂会对抗酸染色的结果产生不同影响，环保型脱蜡剂是国内自主研发的无色、无味有机溶剂，不含芳香族化合物，具有较强的溶解石蜡的作用，对所要显示的组织和细胞无影响，且与乙醇的相容性好。薛晓伟等[19]对环保型脱蜡剂和常规二甲苯脱蜡后的染色效果进行比较，40 例确诊为结核病的病理标本，使用常规二甲苯脱蜡的抗酸染色阳性率为 87.5%（阳性 35 例，可疑阳性 3 例，阴性 2 例），使用环保型脱蜡剂的抗酸染色阳性率为 90%（阳性 36 例，可疑阳性 2 例，阴性 2 例），差异无统计学意义。在石蜡组织的抗酸染色过程中，苯酚碱性品红法（抗酸染色）是一种传统方法，具有简单、成本低、特异性高等优点，但其灵敏度较低。赵杰等[20]研究发现，与传统自配制苯酚碱性品红法相比，商品化试剂（BASO 抗酸染液）提高了碱性品红浓度，增强了染色性能，从而使其染出的菌体呈亮红色，立体感强，边界清楚，且其染色后的背景着色较浅，呈淡蓝色，与菌体对比鲜明，在较低倍数物镜下也易观察，大大缩短染色时间和镜检观察时间。

结核分枝杆菌侵犯骨组织时发生骨结核病，与一般的软组织不同，骨组织是一种坚硬的结缔组织，由黏多糖和一些胶原纤维样骨胶纤维构成的骨样组织及沉着于其中的无机盐形成，骨组织及钙化病灶经 10% 中性甲醛溶液固定后，必须先将钙盐除去使组织软化，才能进行后续制片、免疫组化及分子检测等，10% 的硝酸脱钙迅速、完全可靠、作用强、时间短、效果好。涂贵兰等[21]研究发现，用 10% 硝酸脱钙 4 小时内的骨标本结核 PCR 阳性检出率（67.3%）明显高于脱钙 24 小时内的标本（14.3%），差异有统计学意义（$P<0.001$）。这是由于脱钙 24 小时内的标本脱钙时间越长，骨组织侵蚀越严重，提取组织中的 DNA 质量越差，从而严重影响骨组织中结核分枝杆菌的检测，且组织在较长的脱钙液中浸泡后会发黄，浸泡时间越长，骨组织发黄现象越严重，硝酸与组织蛋白质苯环结合形成黄蛋白反应，如果组织蛋白质含量太高也会导致组织发黄，这样的骨组织进行 PCR 检测常为阴性。

三、结核病发病机制的病理学研究

结核性创面是一种迟发型超敏反应的难愈合性创面，其特征性病变是结核肉芽肿，结核肉芽肿在结核性创面的转归过程中起到双向调节作用，早期结核肉芽肿形成可有效包裹结核分枝杆菌，阻止其短期内迅速扩散，起到杀菌作用，但结核分枝杆菌通过自身毒力因子可改变结核肉芽肿局部微环境，逃避巨噬细胞的攻击，在巨噬细胞胞内潜伏，随着巨噬细胞全身播散，当机体免疫功能下降时，使病灶结核肉芽肿坏死液化、破溃。动物模型是研究人类结核性创面发生、发展规律的桥梁，汪毅平等[22]成功构建结核性创面大鼠模型，大鼠经 MP 弗氏完全佐剂致敏后，二次攻毒后可成功构建大鼠结核性创面模型，苏木精-伊红染色病理结果可见典型的结核性创面发生发展动态演变过程，可观察到明显的炎症反应、坏死液化及破溃，镜下可观察到结核肉芽肿结构，为结核肉芽肿的形成和干酪样坏死组织提供病理研究模型，也为巨噬细胞相关免疫机制的研究建立直观的动物模型。

王宇轩等[23]研究发现肺结核患者肺部微生物组成在坏死区、肉芽肿区和正常肺区中有一定的分布规律，而致病菌结核分枝杆菌主要存在于坏死区中，结核病患者肺部自坏死区、肉芽肿区到正常肺的组织变化中，*Sphingomonas*、*Enhydrobacter*、*Kocuria* 和 *Mycobacterium* 的相对丰度整体呈下降趋势，而 *Ochrobactrum* 和 *Sphingobacterium* 的相对丰度总体呈上升趋势，该研究认为不同病变区域微生物组群落差异与肺结核疾病的发生和发展可能有一定的相关性。

传统病理学、免疫组化方法以及分子病理学方法在痰菌阴性肺结核和肺外结核病的诊断、鉴别诊断以及耐药性诊断中发挥着重要作用。随着“精准医学”理念的发展，结核病的诊治模式也在逐渐发生变化，从传统经验医学的模式越来越多地采用循证医学观念，并向精准医学时代迈进。分子病理学新技术的推广和普及，势必促进结核病诊断水平更上一层楼，成为结核病精准治疗不可或缺的诊断手段。

（车南颖　张占军　穆晶　常蕴青　唐神结）

参考文献

1. 魏树全，钟维农，谭锦文，等.支气管镜检查在疑诊肺结核痰菌阴性患者中的诊断价值[J].中国感染与化疗杂志，2018，18(1)：6-10.
2. 周震，吕岩，吕平欣，等.CT 引导下经皮肺穿刺活检术诊断菌阴肺结核的应用研究[J].中国防痨杂志，2018，40(7)：696-701.
3. 李文飞，陈鸿杰，吴帅，等.129 例首次诊断淋巴结结核的回顾性分析[J].中华传染病杂志，2018，36(4)：213-217.
4. 孙宇航，王骞，施建党，等.脊柱结核不同技术与病理标本结核分枝杆菌培养及药敏试验的比较[J].中国矫形外科杂志，2018，26(2)：159-163.
5. 姚晓伟，贾晨光，付琳，等.CT 导航穿刺活检术在脊柱不明确病变诊断中的应用价值[J].解放军医药杂志，2018，30(3)：77-79，87.
6. 钱孟佼，彭旭光，苗蔚，等.2 例特殊结核渗出-缩窄性心包炎患者的诊治体会并文献复习[J].当代医学，2018，24(9)：1-4.
7. 谢慧芬，邓泽义，苗湘琬，等.鼻咽结核 2 例报告并文献复习[J].临床耳鼻咽喉头颈外科杂志，2018，32(8)：624-626.
8. 魏薇，李晓青，费贵军.食管结核的临床分析(附 12 例报告)[J].北京医学，2018，40(1)：12-14.
9. 王丹.食管结核 1 例报告[J].医药前沿，2018，13(8)：210-211.
10. 陈玲，董秋华.60 例肠结核患者临床特征及诊治体会[J].西南国防医药，2018，28(8)：758-760.
11. 高翔，常家聪.31 例肠结核临床诊断分析[J].中国现代医学杂志，2018，28(22)：126-128.
12. 赵东，陶红光，李红春，等.肠结核并发急性消化道穿孔的诊治分析[J].安徽医学，2018，39(1)：37-39.
13. 董宇杰，张莉，王宇轩，等.免疫组织化学及 PCR 技术在淋巴结结核病理诊断中的应用价值[J].中国防痨杂志，2018，40(4)：348-352.
14. 王策，刘欢，王娜，等.PCR 技术鉴别肠结核病和克罗恩病的应用及进展[J].国际检验医学杂志，2018，39(7)：863-867.
15. 罗方云，黄晨恺，李弼民，等.结核分枝杆菌聚合酶链反应技术检测在肠结核与克罗恩病鉴别诊断中的价值[J].南昌大学学报(医学版)，2018，58(2)：14-18.
16. 马梦兰，黄永初，曹育春.2 例长期未确诊的足部疣状皮肤结核分析[J].内科急危重症杂志，2018，24(1)：12-15.
17. 穆晶，刘子臣，宋婧，等.分子病理学诊断颈部淋巴结结核及其耐药性的应用价值[J].中国防痨杂志，2018，40(11)：1170-1175.
18. 褚明亮，易韦，胡建军，等.优化改良 PCR 法检测石蜡组织标本中结核分枝杆菌[J].临床与实验病理学杂志，2018，34(2)：224-226.
19. 薛晓伟，王德田，李星奇.环保脱蜡剂在抗酸染色中的使用效果比较[J].诊断病理学杂志，2018，25(2)：157.
20. 赵杰，刘影，郑细闰，等.商品化抗酸染色液在石蜡病理切片中的应用[J].诊断病理学杂志，2018，25(8)：589-590.
21. 涂贵兰，褚明亮，易伟，等.病理骨组织脱钙时间对结核 PCR 的影响[J].临床与实验病理学杂志，2018，34

(7):805-806.

22. 汪毅平,刘真,张亚洁,等.结核性创面大鼠模型中巨噬细胞极化改变[J].中华损伤与修复杂志(电子版),2018,13(1):30-36.

23. 王宇轩,王冲,董宇杰,等.肺结核患者肺组织微生物组特征研究[J].中国防痨杂志,2018,40(11):1152-1158.

第七章　抗结核新药与新方案

【摘要】随着抗结核新药的研发,2018 年贝达喹啉已在国内进入临床应用中,同时国内专家对结核药物中的 ABCD 组药物、中医药及肺结核、耐多药结核病及广泛耐药结核病的治疗、超短程化疗方案及新给药方式等诸多方面的研究及探索,均旨在获得更好的抗结核疗效、更短的疗程及更少的不良反应。

【关键词】抗结核新药;喹诺酮类药物;环丝氨酸;利奈唑胺;贝达喹啉;德拉马尼;中医药;新方案;新疗程;新给药方式

结核病仍然是比任何其他单一传染病造成死亡更多的疾病,由于新药研发缓慢,20 世纪 90 年代以来耐药结核病成为主要的公共卫生问题。对于部分耐药病例,很难根据药敏试验结果确定至少 4 种疗效确切的药物,因此,寻找新的抗结核药物迫在眉睫。近 50 年来,第一个用于临床的抗结核新药贝达喹啉也已于 2016 年 11 月国内获批,2018 年 2 月我国首例 MDR-TB 患者服用了贝达喹啉,标志着我国抗结核新药的研发与应用迈出重大步伐。另一个新药德拉马尼也已于 2018 年 3 月 2 日在国内获批,预计 2019 年将正式进入我国临床使用。新药 PA-824 也将在中国进行Ⅱ期、Ⅲ期临床研究。在寻找新药物的同时,人们也在探讨现有抗菌药物的“超说明书”应用、中医药辅助抗结核、抗结核药物的重新组合及疗程等“新方案”,为结核病的治疗特别是耐药结核病的治疗提供新的选择。现将 2018 年国内治疗结核病的新药及新方案研究总结如下。

一、抗结核新药专家共识

1. 利奈唑胺共识　利奈唑胺的抗结核作用已经得到了肯定,在《利奈唑胺抗结核治疗专家共识》[1]中,其适应证为:RR-TB,MDR-TB,XDR-TB 和耐药、重症及难治性结核性脑膜炎。成人的耐多药结核病中利奈唑胺可使用降阶梯疗法或中低剂量疗法,疗程 9~24 个月;儿童则需要根据体重调整剂量;在重症结核性脑膜炎中,利奈唑胺则是短程应用不超过 2 个月。在利奈唑胺长期应用的患者,需特别注意骨髓抑制、周围神经炎、视神经炎和二重感染的可能。需监测血常规、视力、症状等变化。

2. 贝达喹啉共识　贝达喹啉在国内的应用经验较少,为在国内规范地应用,中华医学会结核病学分会制定了《抗结核新药贝达喹啉临床应用专家共识》[2]。贝达喹啉在我国还处于保护性应用阶段,目前的适应证是:MDR-TB 和 RR-TB 在不能组成有效的化疗方案时,对于 XDR-TB 则强调在加入贝达喹啉后能组成有效方案时方可使用。贝达喹啉通过肝脏中 CYP3A4 酶代谢,因此与 CYP3A4 酶的诱导剂联用可降低其疗效,而与 CYP3A4 酶的抑制剂联用有增加不良事件的风险。贝达喹啉的半衰期长达 5.5 个月,因此在停药后仍需持续观察药物的不良反应。贝达喹啉的不良反应较轻,但是需注意心电图的变化。目前贝达喹啉应用在成人中,对妊娠妇女、哺乳期妇女、65 岁以上老年人使用经验较少,为相对禁忌证。

3. 超说明书共识　由于抗结核新药开发与研制非常缓慢,可选药物有限。上市的药物中,一方面基于药物说明书的传统治疗方案需要改进,另一方面某些抗感染药物具有高效抗结核作用,部分药物已经被 WHO 及我国指南推荐为治疗结核病和耐药结核病的药物。然而,由于超出了说明书的用药范围,有些又没有相关的指南或共识可以参考,临床医师会冒着较大的风险。在《抗结核药物超说明书用法专家共识》[3]中,作者对氨基糖苷类、异烟肼、利福平、喹诺酮类、利奈唑胺、氯法齐明、β-内酰胺类、克拉霉素等药物的超适应证应用、超剂量用法、超用药途径给予详细说明。

二、抗结核新药

1. 贝达喹啉　胡春梅等[4]观察了 2010 年 3 月—2013 年 3 月期间,南京市胸科医院参加了“贝达喹啉作为多重耐药结核病治疗方案一部分治疗痰检阳性的耐多药肺结核患者的全球多中心Ⅱ期临床、开放性试验研究”,并在疗程结束停药后随访 3 年的患者。结果全球共招募 225 例耐多药肺结核患者,南京市胸科医院作为中国的 5 个研究分中心之一,共选例 6 例,其中男性 4 例,女性 2 例,年龄 21~65 岁,无脱组,完成整个治疗周期 96 周和为期 3 年的随访周期。6 例中 5 例患者病灶达到显著吸收,痰结核菌培养均阴转,转阴时间分别为 8 周、8 周、12 周、12 周、36 周。1 例痰结核培养持续阳性,药敏结果证实为耐多药肺结核,影像学表现为右肺结核性毁损伴多个空洞。治疗中不良反应主要集中在白细胞减少、肝功能异常、高尿酸血症、低钾血症、可以耐受的胃肠道反应、乏力、关节肌肉酸痛。作者认为贝达喹啉联合常规方案治疗耐多药肺结核患者获得了较好的临床疗效且临床安全性较高,丰富了耐多药肺结核患者的临床药物选择,为耐多药肺结核患者的治疗提供了新的思路。

2018 年 2 月 24 日,在首都医科大学附属北京胸科医院,“抗结核新药引入和保护机制项目”(NDIP 项目)第一例纳入项目的患者服用了贝达喹啉。此后,国内多家医院加入了这个项目。中华医学会也为此制定了《抗结核新药贝达喹啉临床应用专家共识》,规范了药物的使用。随着使用经验和使用患者的增多,贝达喹啉会有更多的临床使用报道。

2. 环丝氨酸　韩莉[5]观察了莫西沙星联合环丝氨酸治疗 MDR-TB 的临床疗效。方法选取 2014 年 3 月—2016 年 1 月陕西省结核病防治院收治的 MDR-TB 患者 120 例,采用随机数字表法分为对照组与观察组,每组 60 例。在常规化疗方案基础上,对照组患者予以莫西沙星治疗,观察组患者在对照组基础上予以环丝氨酸治疗。比较两组患者临床疗效,治疗 3 个月、6 个月、9 个月、12 个月、20 个月痰菌阴转率,治疗后 T 淋巴细胞亚群及治疗期间不良反应发生情况。结果显示,观察组患者临床疗效优于对照组($P<0.05$)。治疗 3 个月、6 个月、9 个月两组患者痰菌转阴率比较,差异无统计学意义($P>0.05$);治疗 12 个月、20 个月观察组患者痰菌转阴率高于对照组($P<0.05$)。治疗后观察组患者 $CD3^+$细胞计数、$CD4^+$细胞计数、$CD8^+$细胞计数、$CD4^+/CD8^+$细胞比值高于对照组($P<0.05$)。两组患者治疗期间不良反应发生率比较,差异无统计学意义($P>0.05$)。结论为莫西沙星联合环丝氨酸治疗 MDR-TB 的临床疗效确切,可有效提高远期痰菌转阴率,改善患者免疫功能,且安全性较高。

李杨等[6]评估环丝氨酸在 MDR-TB 化学治疗中的应用价值,为进一步优化中国 MDR-TB 化学治疗方案提供依据。方法为收集 2014—2016 年杭州市红十字会医院及温州市中心医院共 143 例 MDR-TB 患者的治疗转归等临床资料,所有患者的治疗符合《世界卫生组织耐药结核病治疗指南(2016 年更新版)》中含环丝氨酸的标准治疗方案,总结患者治疗结果、痰菌阴转、药物不良反应发生等情况。结果示 143 例患者经过含环丝氨酸的标准治疗方案后,总体治疗成功率达到69.2%(99/143);81.1%(116/143)的患者在强化期内实现痰菌阴转。13例患者出现环丝氨酸相关的药物不良反应(9.1%,13/143),包括头晕、头痛7例,四肢麻木3例,肢体抽搐2例,情绪低落1例;所有不良反应在药物减量或者加用对症药物后均缓解。结论提示,含环丝氨酸的标准治疗方案对MDR-TB患者进行治疗后,患者总体治疗成功率较高,药物耐受性较好,值得在临床上推广应用。

3. 利奈唑胺　中华医学会结核病学分会在2018年组织全国相关领域专家对利奈唑胺抗结核治疗有关方面的问题进行研讨,制定了“利奈唑胺抗结核治疗专家共识”[1]。张宏等[7]选取广州市胸科医院肺结核科2014年10月1日—2017年3月20日使用含利奈唑胺的化疗方案治疗MDR-TB患者共47例,对治疗过程中利奈唑胺所致的药物不良反应(adverse drug reactions,ADR)及处置结果进行分析,为临床合理用药提供参考。结果发现,47例患者利奈唑胺用药中位时间为150(30~730)天,共37例(78.7%)患者发生61例次ADR。主要累及神经系统、消化系统、血液系统及皮肤,具体表现为周围神经炎24例(51.1%,24/47)、恶心15例(31.9%,15/47)、视力下降11例(23.4%,11/47)、头痛3例(6.4%,3/47),以及失眠、头晕、骨髓抑制、皮疹及瘙痒各2例(均为4.3,2/47)。用药0~6个月内发生周围神经炎(45.9%,17/37)及恶心(29.7%,11/37)的患者例数较多,用药0~8个月内发生视力下降(27.0%,10/37)的患者例数较多,8个月后上述3种ADR的新发患者例数均随用药时间的延长而逐渐降低。发生ADR的患者可采取对症(47例)、减量(11例)、暂停用药(3例)及停药(11例)等临床治疗措施,其中停药者包括周围神经炎5例、视力下降4例、骨髓抑制1例、恶心1例;37例发生ADR的患者经上述处置后,最终22例(59.5%)好转,14例(37.8%)不变,1例(2.7%)加重。作者因此认为利奈唑胺疗程较长,发生ADR的比率较高,但只要及时处理,利奈唑胺的使用仍是安全的。

朱烽烽等[8]回顾性分析了2012年1月—2015年12月诊治的Ⅱ级和Ⅲ级重症TBM患者资料,以分析利奈唑胺治疗危重TBM的效果及对患者脑脊液神经生长因子(nerve growth factor,NGF)及其受体的影响,作者选取160例患者分为抗结核治疗组($n=80$)和利奈唑胺+抗结核治疗组($n=80$),比较两组患者治疗后脑脊液指标、格拉斯哥昏迷评分(Glasgow coma scale,GCS)、脑脊液NGF和内皮素及其受体和白介素水平。结果提示,抗结核治疗组和利奈唑胺+抗结核治疗组患者脑脊液糖/同步血糖、神经生长因子及其受体、GCS评分水平均明显升高($P<0.05$),而脑脊液白细胞计数、内皮素及其受体、白介素水平均明显降低($P<0.05$),且利奈唑胺+抗结核治疗组患者变化较抗结核治疗组更显著($P<0.05$)。结论提示,利奈唑胺对危重TBM患者脑脊液指标及GCS评分有显著改善作用,可能与其调控患者脑脊液中NGF和内皮素及其受体、白介素蛋白水平有关。

陈晓红等[9]报道了1例利奈唑胺治疗难治性耐药TBM患者的临床表现、影像所见、治疗和预后,并复习相关文献进行讨论。该患者为青年女性,临床表现为发热、头痛,影像学提示“双肺弥漫性粟粒性阴影、脑实质弥漫性结节影、脑积水”,脑脊液培养结核分枝杆菌阳性,药敏提示耐多药,应用利奈唑胺后,患者临床症状逐渐缓解,肺部阴影吸收,脑脊液多次培养均阴性,随访至文章收稿日未再复发。作者认为,利奈唑胺在耐药TBM中可能有较好的应用前景。

4. 氯法齐明　李荣珍等[10]探讨氯法齐明联合方案治疗耐多药肺结核的疗效及安全性,作者选取2015年1月—2016年2月焦作市疾病预防控制中心治疗的MDR-TB患者54例,采取简单随机化分组法分为观察组和对照组，每组 27 例。对照组患者采用莫西沙星、帕司烟肼、吡嗪酰胺及阿米卡星治疗 6 个月，随后应用莫西沙星、帕司烟肼及吡嗪酰胺治疗 9 个月；观察组患者在对照组基础上加用氯法齐明，2 组患者均治疗 15 个月。比较两组患者治疗 3 个月、6 个月、9 个月、12 个月及 15 个月后的痰菌阴转率、病灶治疗有效率、空洞闭合率及不良反应发生情况。结果显示，治疗 3 个月、6 个月、9 个月、12 个月及 15 个月后，观察组患者的痰菌阴转率、病灶治疗有效率及空洞闭合率均明显高于对照组，差异均有统计学意义（$P<0.05$）；两组患者不良反应发生率的差异无统计学意义（$P>0.05$）。作者认为采用氯法齐明联合方案治疗 MDR-TB，可在不明显增加不良反应的情况下提高患者的痰菌阴转率、病灶有效率及空洞闭合率，疗效较好，安全性较高。

5. 喹诺酮类药物　郭存炳等[11]探讨莫西沙星干预治疗对 MDR-TB 患者血清 miRNA-99b、miRNA-125b、miRNA-155 水平的影响，作者将收录的 150 例 MDR-TB 患者随机等分为莫西沙星组（75 例）和对照组（75 例），于入组前（T0）、治疗后 3 个月（T1）和 9 个月（T2）3 个时间点检测 3 种结核相关 miRNA（miR-99b、miR-125b、miR-155）水平变化。结果显示，T1 时，莫西沙星组 miR-99b 明显低于对照组（$P<0.05$）。T2 时，两组患者 3 种结核相关 miRNAs 较 T0 和 T1 时均明显下降（$P<0.05$）；莫西沙星组 miR-99b、miR-125b 和 miR-155 明显低于对照组（$P<0.05$）。T1 时，莫西沙星组可见有效亚组患者 miR-99b 水平明显下降（$P<0.05$），有效亚组 miR-99b、125b 均明显低于无效亚组（$P<0.05$）；莫西沙星有效亚组 miR-99b 水平明显低于对照组有效亚组（$P<0.05$）。T2 时，莫西沙星组可见有效亚组患者 miR-99b、miR-125b 和 miR-155 较 T0 和 T1 时水平明显下降（$P<0.05$），莫西沙星有效亚组 miR-99b 和 miR-155 水平均明显低于对照组有效亚组（$P<0.05$）。莫西沙星干预治疗与 miR-99b △3、miR-125b △3 和 miR-155 △3 呈负相关。结论提示，miR-99b、miR-125b 和 miR-155 3 种结核相关 miRNA 可能参与莫西沙星的抗结核作用，提高 MDR-TB 患者化疗疗效。

刘长利等[12]等选取 2016 年 2 月—2017 年 2 月该院收治的初治肺结核患者 98 例为研究对象，采用回顾性分析法分析所有患者的临床资料，旨在探讨莫西沙星联合 HRZE 方案治疗初治肺结核患者的临床疗效及安全性。作者按照资料中其治疗方法的不同将 98 例患者分为对照组和观察组每组 49 例，对照组给予常规抗结核方案治疗，观察组在对照组的基础上加用莫西沙星治疗，观察并比较两组患者的痰菌阴转情况、肺部病灶及空洞变化情况，以及不良反应情况；统计分析发现两组患者化疗 2 个月末、6 个月末时痰转阴率比较差异具有统计学意义（$P<0.05$），影像学检查结果显示观察组病灶吸收有效率（91.84%）明显高于对照组（73.47%）（$P<0.05$）。观察组肺空洞变化有效率（77.55%）较对照组（69.39%）高，但比较差异无统计学意义（$P>0.05$），两组患者不良反应发生率比较差异无统计学意义（$P>0.05$）。结论提示，莫西沙星联合 HRZE 方案治疗初治肺结核患者可以提高痰转阴率，提高病灶吸收有效率，且不增加不良反应的发生率，安全性可靠，值得临床推广应用。

韩平[13]探讨了莫西沙星联合卷曲霉素治疗 MDR-TB 的效果以及对患者肝功能和免疫功能的影响。选择收治的 MDR-TB 患者 95 例，采用随机数字表法分为对照组 45 例与观察组 50 例。对照组给予左氧氟沙星联合卷曲霉素化疗，观察组给予莫西沙星联合卷曲霉素治疗，比较两组的治疗效果、细胞免疫功能、肝功能影响。结果观察组患者治疗总有效率 96.0%，显著高于对照组的 80.0%（$P=0.001$），且细胞免疫与体液免疫功能在治疗结束后都显著恢复且优于对照组，差异有统计学意义（$P<0.05$）。两组患者在肝功能上治疗后优于治

疗前，但差异无统计学意义（$P>0.05$）。结论提示，莫西沙星联合卷曲霉素治疗 MDR-TB 效果明显，能有效改善患者的免疫功能，无严重不良反应，安全、可靠，值得临床借鉴。

6. β-内酰胺类药物　陈旋等[14]通过归纳总结近年来的实验室及临床研究，从 *MTB* 对β-内酰胺类药物的耐药机制、美罗培南抗 MDR-TB 和 XDR-TB 的实验研究、美罗培南/克拉维酸治疗耐药性肺结核的临床研究，以及美罗培南/克拉维酸在耐药 TBM 治疗中的应用等多方面阐述。结果显示，将克拉维酸加入含有敏感的二线药物方案中治疗 MDR/XDR-TB，可提高痰涂片及痰培养的转阴率，对 MDR-TB 或 XDR-TB 的治疗效果较好，且美罗培南血-脑屏障穿透率高，中枢神经系统不良反应发生低，在耐药 TBM 治疗中具有一定优势。

三、中医药

吴立群等[15]系统评价了百合固金汤治疗肺结核的临床疗效及对肺部病灶的影响。检索中国期刊全文数据库（CNKI）、万方（Wanfang）、维普数据库（VIP）和中国生物医学文摘数据库（CBM），收集百合固金汤联合西药治疗肺结核的随机或半随机对照试验（RCTs or CCTs），采用 Cochrane 风险偏倚评估工具对所纳入文献进行偏倚风险评估，并对临床总有效率、病灶吸收率、痰菌转阴率、空洞闭合有效率进行 Meta 分析。结果显示，纳入 28 篇文献，共 2 844 例患者，Meta 分析结果显示，治疗组临床总有效率［RR = 1.28，95% CI（1.23，1.33）］，病灶吸收率［RR = 1.28，95% CI（1.20，1.36）］，痰菌转阴率［RR = 1.21，95% CI（1.12，1.30）］，空洞闭合率［RR = 1.23，95%CI（1.10，1.37）］均优于对照组，且不良反应少。结论提示，百合固金汤联合西药治疗肺结核可提高临床疗效和改善肺部病灶情况，由于纳入文献研究方法学和报告质量较低、样本量少，仍需要严格、多中心、大样本的随机双盲对照试验加以验证。

张琪等[16]选取 152 例肺结核咯血患者为研究对象，随机分为对照组（$n=76$）与研究组（$n=76$）。对照组采用垂体后叶素治疗，研究组在对照组基础上应用益气养阴摄血汤治疗，观察益气养阴摄血汤治疗肺结核咯血的临床疗效。结果提示研究组临床疗效总有效率、不良反应发生率、止血时间、住院时间分别为 93.42%（71/76）、3.95%（3/76）、（2.85±1.16）天、（12.22±2.38）天，均优于对照组 80.26%（61/76）、14.47%（11/76）、（3.88±1.07）天、（16.47±3.89）天，差异均有统计学意义（$P<0.05$）；与治疗前比较，治疗后两组中医证候积分下降，而生存质量评分上升，且治疗后研究组中医证候积分、生存质量评分均优于对照组，差异均有统计学意义（$P<0.05$）。结论提示，益气养阴摄血汤治疗肺结核咯血患者，可显著提高临床疗效，缓解临床症状，减轻痛苦，缩短止血及住院时间，降低不良反应的发生，促进身体快速恢复，提高生存质量。

高敏等[17]将 80 例肠结核患者随机分为两组，对照组 40 例给予抗结核化疗方案治疗，观察组 40 例在此基础上加用健脾活血中药治疗，以观察探讨健脾活血中药联合抗结核化疗方案治疗肠结核疗效及对 T 淋巴细胞亚群、肠黏膜屏障功能的影响。两组治疗后腹痛腹胀、便秘、食欲下降、面黄消瘦、盗汗及发热积分均显著低于治疗前（P 均<0.05），且观察组治疗后各项积分均显著低于对照组（P 均<0.05）；两组治疗后 C 反应蛋白、肿瘤坏死因子 α、白介素 10、D-乳酸及二胺氧化酶水平均显著降低（P 均<0.05），且观察组治疗后各项指标水平均显著低于对照组（P 均<0.05）；对照组治疗前后 $CD3^+$、$CD4^+$ 及 $CD8^+$ 水平比较差异均无统计学意义（P 均>0.05），观察组治疗后 $CD3^+$ 和 $CD4^+$ 水平均显著提高（P 均<0.05）、$CD8^+$ 水平显

著降低($P<0.05$),且观察组治疗后各项指标改善情况均显著优于对照组(P 均<0.05);观察组近期治疗总有效率显著高于对照组($P<0.05$),不良反应发生率显著低于对照组($P<0.05$)。作者得出结论健脾活血中药联合抗结核化疗方案治疗肠结核可有效减轻临床症状体征,降低机体炎症反应水平,改善免疫系统功能和肠黏膜屏障功能且安全。

王茂军[18]探讨胸腺五肽联合左氧氟沙星对复治菌阳性肺结核患者炎性因子、细胞免疫的影响,分析其可能作用机制。方法为该院收治的复治菌阳性肺结核患者 60 例,采用随机数字表法分为观察组和对照组各 30 例,均给予 3HRZE/6HRE 常规抗结核治疗方案,对照组加用盐酸左氧氟沙星胶囊,观察组在对照组基础上联合应用胸腺五肽,治疗 8 周后,比较血清炎性因子、细胞免疫功能、不良反应、临床疗效等指标。结果显示,观察组痰菌转阴率、病灶吸收率、空洞闭合缩小率、临床症状改善率均高于对照组;血清白介素 6(IL-6)、白介素 10(IL-10)、肿瘤坏死因子 α(TNF-α)等含量低于对照组;$CD3^+$、$CD4^+$、$CD4^+/CD8^+$高于对照组($P<0.05$);两组不良反应比较差异无统计学意义($P>0.05$)。结论提示,胸腺五肽联合左氧氟沙星有助于提高复治菌阳性肺结核患者临床疗效,可能与缓解患者炎症状态、改善免疫等因素有关。

张哲[19]评估标准抗结核化疗方案配合茜草素治疗耐多药肺结核的疗效。作者选择 2016 年 12 月—2017 年 11 月期间收治的 122 例多重耐药结核患者为对象,随机分组,对照组标准抗结核化疗方案治疗,试验组加用茜草素治疗,比较两组临床疗效。结果显示,试验组总有效率为 90.16%,空洞总吸收率为 65.57%,显著高于对照组 80.32%、49.18%,差异有统计学意义($\chi^2=9.641, 10.557, P<0.05$)。试验组药物不良反应发生率为 14.75%,显著低于对照组 24.59%($\chi^2=8.001, P<0.05$)。作者认为,标准抗结核化疗方案配合茜草素治疗耐多药肺结核的治疗效果好且安全性高。

王姬等[20]观察康复新液联合标准化疗方案治疗空洞型肺结核并发咯血的临床疗效。采用单盲、前瞻性对照研究,将 2013 年 1 月—2016 年 6 月浙江省宁波市奉化区人民医院诊治的 182 例初治涂阳空洞型肺结核并发咯血患者随机分成两组,治疗组 93 例,对照组 89 例。对照组予标准化疗方案 2HRZE/4HR 加安慰药治疗,治疗组予标准化疗方案加康复新液治疗。治疗 2 个月末,治疗组咯血症状的缓解率 100.00%,优于对照组 92.13%,差异有统计学意义($P<0.01$)。治疗组 2 个月、5 个月和 6 个月末的痰菌阴转率分别为 88.17%、95.70%和 100.00%,均高于对照组同期的 76.40%、87.64%和 95.51%($P<0.05$)。在治疗 2 个月末和 6 个月末,治疗组病灶吸收总有效率分别为 90.32%、98.92%,高于对照组同期的 78.65%、92.26%($P<0.05$)。两组患者药物不良反应发生率差异无统计学意义。作者认为,康复新液联合标准化疗方案治疗空洞型肺结核并发咯血临床疗效好,对控制咯血、促进病灶吸收及空洞闭合、痰菌阴转有显著作用,安全可靠。

朱英斌等[21]评价结核丸联合常规抗结核方案治疗老年肺结核合并颈部淋巴结核的临床疗效。2012 年 1 月—2014 年 1 月共纳入河北省胸科医院胸三科 103 例合并颈部淋巴结核老年肺结核患者,将患者随机分为常规抗结核方案组(对照组)51 例和结核丸联合常规抗结核方案组(治疗组)52 例。两组均先采用标准化抗结核药物治疗 4 周后,行颈淋巴结结核病灶摘(清)除术,脓肿性结节行切开引流术。结果显示,治疗组病灶吸收率为 78.85%(41/52),显著高于对照组的 58.82%(30/51)($\chi^2=4.439, P<0.05$);空洞闭合率为 62.86%(22/35),也显著高于对照组的 35.48%(11/31)($\chi^2=3.893, P<0.05$)。治疗组 2 个月、4 个

月、6个月末累计痰菌阴转率显著高于对照组(χ^2 值分别为 5.343、5.067 和 4.118，P 均<0.05)。治疗组治疗后表达 NKG2A 的 CD8 细胞显著低于同组治疗前和对照组治疗后，表达 NKG2D 的 CD8 细胞显著高于同组治疗前和对照组治疗后。两组血清 IL-6、TNF-α 水平均较同组治疗前下降，且治疗组治疗后低于对照组治疗后。两组血清 IL-10 水平均明显高于同组治疗前，且治疗组治疗后高于对照组治疗后。治疗组淋巴结核有效率(46/52，88.5%)高于对照组(33/51，64.7%)($\chi^2=6.855$，$P<0.01$)。作者认为，结核丸联合常规抗结核方案治疗可提高患者的免疫功能及痰菌阴转率，促进病灶吸收。

李华等[22]探讨百合固金片辅助治疗初治继发性肺结核(肺肾阴虚证)的有效性及安全性。作者采用随机、双盲、安慰剂平行对照、多中心临床研究，将 96 例初治肺结核患者随机分为研究组 72 例和对照组 24 例，两组受试者均采用 2HREZ/4HRE 方案进行抗结核治疗，研究组加用百合固金片，对照组加用百合固金片模拟剂。结果显示，治疗 2 周末研究组和对照组的中医证候愈显率差异无统计学意义；治疗 4 周及 8 周末，两组愈显率之间差异均有统计学意义。治疗 2 周和 4 周末，研究组的有效率分别为 93.06%(67/72)、98.61%(71/72)，对照组的有效率分别为 66.67%(16/24)、83.33%(20/24)，两组之间差异均有统计学意义，治疗 8 周末研究组和对照组的有效率两组之间差异无统计学意义。研究组和对照组的咳嗽消失时间分别为 20.5 天和 28 天，差异有统计学意义。研究组未出现中药相关的不良反应。作者认为，百合固金片辅助治疗初治继发性肺结核可有效改善结核中毒症状，并有效缩短咳嗽消失时间、安全性好。

四、抗结核新方案

蔡青山等[23]探讨了莫西沙星(M)替代异烟肼(H)的 4MRZE 超短程化疗方案治疗初始肺结核的临床疗效。作者选择 2013 年 11 月—2016 年 1 月收治的 80 例初治肺结核且痰涂片或痰培养阳性患者为研究对象，按照随机数字表法分为观察组[4MZRE 化疗方案：M+利福平(R)+吡嗪酰胺(Z)+乙胺丁醇(E)化疗，疗程 4 个月]和对照组[2HREZ/4HR 化疗方案：H+R+Z+E 化疗，疗程 6 个月(强化期 2 个月、巩固期 4 个月)]，每组 40 例。治疗期间每个月随访患者，观察指标包括痰菌转阴率、胸部 X 线病灶吸收有效率、不良反应发生率。结果显示，两组患者依从性良好，均无失访。治疗期间第 1 个月、2 个月、3 个月、4 个月及疗程结束时，两组患者痰菌转阴率、胸部 X 线病灶吸收有效率比较，差异均无统计学意义($P>0.05$)。与对照组比较，观察组总不良反应发生率较低，差异有统计学意义($P<0.05$)；但每种不良反应发生率比较，两组差异均无统计学意义(P 值均>0.05)。结论提示，治疗初始肺结核采用 M 替代 H 的超短程化疗方案(4MRZE)，与传统化疗方案(2HRZE/4HR)的疗效差异不明显，同时可降低不良反应发生率。

五、新给药方式

张亮等[24]探讨了雾化吸入阿米卡星治疗气管支气管结核的疗效。将 38 例确诊为气管支气管结核的成年患者随机分为治疗组和对照组，各 19 例，治疗组每日静脉注射阿米卡星加雾化吸入；对照组仅静脉用药。分别收集血液和痰液，用 HPLC 法测定其中的阿米卡星药物质量浓度。比较两组的总有效率和痰菌阴转率，发现观察组痰液中阿米卡星峰质量浓度[(345.2±85.46)μg/ml]显著高于对照组[(0.0946±0.0345)μg/ml]；观察组总有效率

(95%)高于对照组(58%);观察组转阴率(89%)高于对照组(53%),差异有统计学意义($P<0.05$)。结论提示,雾化吸入阿米卡星可作为治疗气管支气管结核的一种安全、有效的方法。

抗结核药物的研发仍然任重道远,需要制药企业、政府部门、医疗行业共同努力,开发出更多更好的抗结核药物、评估出更有效的新方案,但新药及新方案的临床疗效和不良反应评估,需严格的临床试验设计、规范的实施和专业的统计分析,才能获得可信服的结论,为最终战胜结核病而努力。

(姚岚　贝承丽　常蕴青　谭守勇　唐神结)

参考文献

1. 中华医学会结核病学分会.利奈唑胺抗结核治疗专家共识[J].中华结核和呼吸杂志,2018(1):14-19.
2. 中华医学会结核病学分会,抗结核新药贝达喹啉临床应用专家共识编写组.抗结核新药贝达喹啉临床应用专家共识[J].中华结核和呼吸杂志,2018,41(6):461-466.
3. 中华医学会结核病学分会,抗结核药物超说明书用法专家共识编写组.抗结核药物超说明书用法专家共识[J].中华结核和呼吸杂志,2018,41(6):447-460.
4. 胡春梅,方刚,张向荣,等.贝达喹啉联合常规抗结核药物治疗耐多药肺结核患者的长期疗效及安全性观察[J].国际医药卫生导报,2018,5:711-715.
5. 韩莉.莫西沙星联合环丝氨酸治疗耐多药肺结核的临床疗效[J].实用心脑肺血管病杂志,2018,26(4):136-138.
6. 李杨,王飞,吴琍敏,等.环丝氨酸在耐多药结核病化学治疗中应用价值的探讨[J].中国防痨杂志,2018,2:168-172.
7. 张宏,邝浩斌,覃红娟,等.利奈唑胺所致47例耐多药肺结核患者不良反应分析[J].中国防痨杂志,2018,40(1):73-79.
8. 朱烽烽,沈兴华.利奈唑胺治疗危重结核性脑膜炎的效果分析及对患者脑脊液神经生长因子及其受体的影响研究[J].临床和实验医学杂志,2018,17(5):503-506.
9. 陈晓红,吴国兰,林剑东,等.利奈唑胺治疗难治性耐药结核性脑膜炎1例及文献复习[J].临床药物治疗杂志,2018,16(4):29-34.
10. 李荣珍,赵智慧,李涛.氯法齐明联合方案治疗多重耐药肺结核的疗效及安全性[J].中国医院用药评价与分析,2018,3:320-322.
11. 郭存炳,李辉,郑淑兰.莫西沙星干预治疗对耐多药肺结核患者血清 miRNA-99b、125b、155 水平的影响[J].实用药物与临床,2018,21(1):47-50.
12. 刘长利,南琴,石海平.莫西沙星联合 HRZE 方案治疗初治肺结核临床疗效及安全性分析[J].中国煤炭工业医学,2018,21(1):20-24.
13. 韩平.莫西沙星联合卷曲霉素治疗耐多药肺结核的疗效及对免疫功能、肝功能的影响[J].河北医药,2018,40(6):925-927.
14. 陈旋,张炜.美罗培南联合克拉维酸对耐多药和广泛耐药结核分枝杆菌的作用[J].中华结核和呼吸杂志,2018,41(1):51-54.
15. 吴立群,黄睿,廖柳,等.百合固金汤加减治疗肺结核及改善肺部病灶情况的系统评价[J].中医药导报,2018,24(9):104-109.
16. 张琪,李大成,熊亚军.益气养阴摄血汤治疗肺结核咯血的临床研究[J].中医药导报,2018,24(3):88-91.
17. 高敏.健脾活血中药联合抗结核化疗方案治疗肠结核疗效及对T淋巴细胞亚群、肠黏膜屏障功能的影响[J].现代中西医结合杂志,2018,27(3):308-311.

18. 王茂军.胸腺五肽联合左氧氟沙星治疗对复治菌阳性肺结核实验室指标及临床疗效的影响[J].实用医院临床杂志,2018,15(2):66-68.
19. 张哲.标准抗结核化疗方案配合茜草素治疗耐多药肺结核疗效及安全性评价[J].系统医学,2018,3(3):48-49, 53.
20. 王姬,谢固雅,冯马龙.康复新液联合标准化疗方案治疗空洞型肺结核并发咯血 93 例[J].医药导报,2018,37(4):429-433.
21. 朱英斌,吴海良,韩永峰.结核丸联合常规抗结核方案治疗老年肺结核合并颈部淋巴结核的疗效观察[J].中华中医药学刊,2018,7:16-20.
22. 李华,谢兰品,康继玲,等.百合固金片辅助治疗初治肺结核的随机对照临床研究[J].中国防痨杂志,2018,1:87-93.
23. 蔡青山,朱敏,陈园园,等.莫西沙星替代异烟肼的 4MRZE 超短程化疗方案治疗初始肺结核的临床疗效[J].浙江医学,2018,40(4):365-367.
24. 张亮,杨燕,丁红梓,等.阿米卡星不同给药途径对气管支气管结核疗效的影响[J].西北药学杂志,2018,1:103-106.

第八章　结核病的免疫治疗及治疗性疫苗

【摘要】2018年,国内免疫治疗的研究包括微卡、白介素2、胸腺五肽等辅助抗结核治疗方面。在治疗性疫苗方面,尤其是DNA疫苗方面取得了一定的进展,成功构建结核分枝杆菌自杀性DNA疫苗融合基因表达载体,融合抗原Ag85B-Rv3425(A3)的慢病毒载体,pCMFO/DMT疫苗,并进行了动物实验证实其可诱导特异性免疫反应。此外,进行了重组AEC/BC02疫苗免疫的抗结核效果评价。探讨水油微球与热灭活BCG(heat-killed BCG,HK-BCG)或无细胞BCG(acellular BCG,ABCG)复合佐剂对结核分枝杆菌融合蛋白PstS1-LEP免疫原性的影响等。

【关键词】免疫治疗;治疗性疫苗;DNA疫苗;亚单位疫苗;BCG

近1年来,我国结核病免疫治疗及治疗性疫苗的研究取得了不少的进展。对微卡、白介素2、胸腺五肽等辅助抗结核治疗方面进行了较为深入的研究。在治疗性疫苗方面,尤其是DNA疫苗方面取得了一定的进展。现总结如下。

一、免疫治疗

结核病的免疫治疗是指使用免疫制剂旨在提高宿主抗结核分枝杆菌(*Mycobacterium tuberculosis*,*MTB*)的免疫保护效应,从而提高化学治疗的疗效、缩短疗程,还能减少结核潜伏感染者转变成活动性结核病的风险。

临床已使用的免疫制剂如微卡(M. vaccae,母牛分枝杆菌菌苗)、IL-2、胸腺肽等用来辅助结核病的化疗。国内毕占友等[1]探讨微卡联合化学药物治疗耐多药结核病的临床疗效,选取收治的耐多药结核病患者80例,随机分为单独化学组和免疫辅助治疗组,每组各40例,对比两组的痰菌阴转率、空洞闭合率和免疫指标的变化,结果发现免疫辅助治疗组的痰菌转阴情况率和空洞闭合率优于化学组,免疫组血清$CD4^+$水平、$CD8^+$水平及$CD4^+/CD8^+$水平均高于化学组,该研究认为微卡联合化疗治疗对多耐药结核病的疗效确切,可有效改善患者的痰菌阴转、促进病灶愈合、提高患者的免疫功能。除了微卡,国内洪茵等[2]观察了不同生物免疫制剂在耐多药结核病(MDR-TB)治疗中的临床疗效,将204例MDR-TB患者随机分为母牛分枝杆菌、草分枝杆菌、卡介苗多糖核酸3个治疗组和对照组,每组各51例,治疗组以阿米卡星、丙硫异烟胺、乙胺丁醇、左氧氟沙星、帕司烟肼分别联合母牛分枝杆菌、草分枝杆菌和卡介菌多糖核酸治疗;对照组仅以上述化疗方案治疗,疗程均为18个月,结果发现204例患者均完成化疗疗程,3个月末的痰菌转阴率:3个治疗组分别为49.0%、45.1%和43.1%,对照组仅为33.3%;6个月末的痰菌转阴率治疗组分别为76.5%、72.5%和70.6%,对照组仅为41.2%;18个月疗程结束时的痰菌转阴率3个治疗组分别为88.2%、84.3%和80.4%,对照组为56.9%,以上阶段治疗组均高于对照组。空洞闭合率3个治疗组及对照组分别为86.3%、82.4%、78.4%以及54.9%,治疗组高于对照组。作者认为,免疫制剂可作为治疗MDR-TB的有效辅助手段。

国内尝试进行细胞因子诱导的杀伤细胞疗法作为耐多药肺结核的辅助疗法。有报道，1名耐多药结核病患者在抗结核治疗下痰培养持续阳性。其在2014年7月—2015年2月期间接受了8个疗程的细胞因子诱导的杀伤(CIK)细胞为基础的过继性细胞免疫治疗，同时给予二线抗结核药物治疗，在细胞免疫治疗下培养阴转，且随访2年无复发。作者认为，CIK免疫疗法是一种很有希望的辅助治疗方法，与有效的化疗方案联合使用可提高耐多药结核病的疗效[3]。

都伟欣等[4]尝试通过用豚鼠模型初步评价抗生素联合卡介苗治疗结核病的可行性。用高剂量*MTB*皮下攻击豚鼠2周后，将重组ESAT6-CFP10(EC)变态反应原皮试阳性的豚鼠随机分成4组：NS组、BCG组、化疗组、化疗+BCG组。抗生素+BCG组接受异烟肼(isoniazid，INH)和利福喷丁(rifapentine，RFT)的联合化疗，BCG组每只豚鼠仅皮下BCG免疫，NS组给予生理盐水作为阴性对照。全部豚鼠于攻毒13周后安乐死解剖，结果显示NS组、BCG组、化疗组和化疗组加BCG组的脏器评分，BCG组与NS组差异无统计学意义，化疗组和化疗联合BCG组与NS组差异均有统计学意义，两组与BCG组比较，差异均有统计学意义，但化疗组与化疗联合BCG组差异无统计学意义。病理组织切片显示各组病变程度由重到轻依次为BCG组>NS组>化疗组联合+BCG组≈化疗组。因此，该动物使用表明化疗后免疫给予1针BCG的治疗效果较差，多针次的BCG免疫效果还需进一步研究。

白介素2(IL-2)是由活化的T细胞分泌的细胞因子，Zhang等[5]探讨了重组人白介素2(rhuIL-2)作为结核病辅助免疫疗法的治疗效果。研究rhuIL-2作为治疗结核病(TB)的辅助免疫治疗剂已显示出不同的结果，然而，尚未确定rhuIL-2在TB患者中的真实疗效。在2018年6月8日之前发表的文献中，确定了探讨应用rhuIL-2的结核病免疫治疗与结果(痰培养阴转、痰涂片阴转、影像学改变和白细胞表型变化)之间关联的已发表的论文系统评价。由2名研究人员独立提取和分析数据，共筛选了2 272条记录，最后纳入了包括656名肺结核患者的四项随机对照实验(RCT)。在至少3个月的抗结核治疗和痰涂片转换后，rhuIL-2治疗可显著改善TB的痰培养阴转率($RR=1.18$；95%CI：1.03±1.36；$I^2<0.01$；$P=0.019$)。抗结核治疗期间用rhuIL-2治疗耐多药结核病(MDR-TB)可改善痰培养阴转率($RR=1.28$；95%CI：1.05±1.57；$I^2<0.01$；$P=0.016$)和涂片阴转率($RR=1.28$；95%CI：1.09±1.51；$I^2<0.01$；$P=0.003$)。同时，基于rhuIL-2的辅助免疫疗法可以增加$CD4^+$和自然杀伤(NK)细胞的增殖和转化。纳入的三项研究表明，使用rhuIL-2作为佐剂免疫疗法无法改善影像学。基于第一次meta分析，rhuIL-2的辅助免疫疗法似乎增强了$CD4^+$和NK细胞的增殖和转化，并改善了结核患者痰培养(3个月及以后)和痰涂片阴转率。

在2018年度，国内学者较多地探讨了胸腺五肽在结核病治疗中的应用。廖辉燕等[6]探讨胸腺五肽辅助治疗涂阳肺结核患者的临床疗效。选取2015年8月—2017年8月该院收治的146例涂阳肺结核患者，将其分为观察组(74例)与对照组(72例)，两组均给予标准抗结核治疗，观察组在此基础上加用胸腺五肽，观察治疗前后两组患者痰找抗酸杆菌转阴情况、肺部空洞转归情况及不良反应情况。观察组患者治疗后1个月、2个月、6个月痰菌转阴率均明显高于对照组，差异均有统计学意义($P<0.05$)。观察组患者空洞闭合率明显高于对照组，差异有统计学意义($P<0.05$)。两组均无明显不良反应发生。胸腺五肽辅助治疗涂阳肺结核患者能够加速痰菌转阴，促进空洞闭合，且无明显不良反应发生。国福云等[7]探讨胸腺五肽联合2HRZE/4HR方案治疗初治肺结核的临床效果及对肺功能和免疫功能的影响。

选取 2016 年 2 月—2017 年 4 月收治的 88 例初治肺结核患者,根据治疗方案不同,将患者分为对照组和观察组,每组 44 例。对照组采用 2HRZE/4HR 方案治疗,观察组采用胸腺五肽联合 2HRZE/4HR 方案治疗。比较两组临床疗效、治疗前后肺功能、T 淋巴细胞亚群和免疫球蛋白水平变化情况,并记录不良反应发生情况。治疗 2 个月、4 个月和 6 个月后,对照组痰菌转阴率明显低于观察组($P<0.05$)。治疗 6 个月后,观察组病灶吸收情况明显优于对照组($P<0.05$)。治疗后,两组用力肺活量、最大呼气峰流速百分比和第 1 秒用力呼气容积水平高于治疗前,观察组高于对照组($P<0.05$)。治疗后,两组 $CD3^+$、$CD8^+$ 水平升高,$CD4^+$ 水平降低($P<0.05$);且观察组上述指标变化幅度高于对照组($P<0.05$)。两组治疗前后以及组间 IgG、IgM、IgA 水平比较差异无统计学意义($P>0.05$),且两组不良反应总发生率比较差异无统计学意义($P>0.05$)。胸腺五肽联合 2HRZE/4HR 方案治疗初治肺结核临床效果显著,可有效改善患者肺功能、T 淋巴细胞亚群及免疫球蛋白水平。黄彩转等[8]观察胸腺五肽联合含利福喷丁化疗方案治疗肺结核的临床疗效,并探讨其对细胞免疫功能、炎性因子的影响。选取 2016 年 1 月—2017 年 9 月海南医学院第二附属医院收治的肺结核患者 98 例,根据随机分组设计分为对照组和观察组,每组 49 例。对照组患者采用含利福喷丁化疗方案进行治疗,观察组患者在对照组基础上加用胸腺五肽治疗;2 个月为 1 个疗程,两组患者均连续治疗 3 个疗程。比较两组患者临床疗效、病灶吸收情况,治疗 1 个月、3 个月、6 个月痰菌转阴率,治疗前后细胞免疫功能指标、炎性因子;并观察两组患者治疗期间不良反应发生情况。结果显示:①观察组患者临床疗效和病灶吸收情况优于对照组($P<0.05$)。②观察组患者治疗 1 个月、3 个月、6 个月痰菌转阴率高于对照组($P<0.05$)。③治疗前两组患者 $CD3^+$ 细胞分数、$CD4^+$ 细胞分数、$CD8^+$ 细胞分数及 $CD4^+/CD8^+$ 细胞比值比较,差异无统计学意义($P>0.05$);治疗后观察组患者 $CD3^+$ 细胞分数、$CD4^+$ 细胞分数、$CD8^+$ 细胞分数及 $CD4^+/CD8^+$ 细胞比值均高于对照组($P<0.05$)。④两组患者治疗前血清白介素 10(IL-10)、γ-干扰素(IFN-γ)、转化生长因子 β1(TGF-β1)水平比较,差异无统计学意义($P>0.05$);观察组患者治疗后血清 IL-10、TGF-β1 水平低于对照组,血清 IFN-γ 水平高于对照组($P<0.05$)。⑤观察组患者治疗期间不良反应发生率低于对照组($P<0.05$)。胸腺五肽联合含利福喷丁化疗方案治疗肺结核的临床疗效确切,能有效促进病灶吸收及痰菌转阴,改善细胞免疫功能,降低血清炎性因子水平,且安全性较高。曹思哲等[9]研究胰岛素、利福平综合疗法联合胸腺肽 α1 对肺结核合并糖尿病患者的疗效及 $CD3^+$、$CD4^+$、$CD8^+$ 的影响。选取肺结核合并糖尿病患者 84 例,按照随机数字表法分成观察组与对照组各 42 例。对照组患者予以胰岛素、利福平综合疗法,观察组则在对照组的基础上予以静脉滴注胸腺肽 α1 治疗。分别对比两组治疗后痰菌阴转率、病灶吸收率以及空洞吸收率,治疗前后 $CD3^+$、$CD4^+$、$CD8^+$ 水平变化情况,治疗前后血清 IgA、IgG 以及 IgM 水平变化情况,不良反应发生情况。结果显示,观察组痰菌阴转率、病灶吸收率以及空洞吸收率分别为 92.86%(39/42)、97.2%(41/36)、69.05%(29/42),均显著高于对照组 76.19%(32/42)、85.71%(36/42)、47.62%(20/42),差异均有统计学意义(P 均<0.05)。治疗后观察组 $CD3^+$、$CD4^+$ 水平分别为(68.8%±2.5%)、(43.7%±5.2%),均显著高于对照组的(56.6%±2.3%)、(29.2%±3.8%),而 $CD8^+$ 水平为(22.4%±3.1%),显著低于对照组的(29.7%±4.1%),差异均有统计学意义(P 均<0.05)。治疗后观察组血清 IgG 水平为(19.0±3.1)g/L,显著高于对照组的(13.6±2.9)g/L,差异有统计学意义($P<0.05$)。观察组头晕、胃肠道反应以及呕吐发生率分别为 0(0/42)、2.38%(1/42)、0(0/42),与对照组

的 2.38%（1/42）、4.76%（2/42）、2.38%（1/42）相比不明显，差异均无统计学意义（*P* 均>0.05）。结论提示，胰岛素、利福平综合疗法联合胸腺肽 α1 治疗肺结核合并糖尿病的疗效显著，有利于改善患者免疫功能。

李志强等[10]综述了外泌体在肺结核中的研究进展。外泌体的发现为胞内寄生菌 *MTB* 与免疫细胞的相互作用方式提供了新思路，不仅开阔了免疫调节方式的新视野，也为新型结核疫苗和结核病诊断方法的开发提供了新方向，但仍存在许多问题亟待解决，如外泌体中引起机体特异性免疫的抗原蛋白尚未被全面了解，外泌体中各种相关的脂质，蛋白和核酸与受体细胞的作用机制尚不清楚，外泌体相关疫苗和诊断的临床应用仍处于起步阶段。外泌体同时具有促进或抑制免疫调节的作用，可加强宿主免疫防御或有助于 *MTB* 的免疫逃逸，这需要更深层次理解外泌体与 *MTB* 的关系。

Sabir 等[11]综述了结核病中的 miRNA：诊断和宿主导向治疗的新途径。结核病（TB）是最致命的传染病之一，也是死亡的主要原因，其中 95%的死亡发生在发展中国家。致病因子结核分枝杆菌（*MTB*）具有完善的能力，能够规避宿主免疫系统，在细胞内存活。微小 RNA（miRNA）是小的非编码 RNA，其在转录后水平具有重要功能，并且通过调节免疫细胞中表达的基因库来参与重塑免疫。最近的研究确定，针对 TB 的先天免疫应答受 miRNA 的显著调节。此外，*MTB* 感染中 miRNA 的差异表达可以反映疾病进展，并可能有助于区分活动性和潜伏性 TB 感染（LTBI）。这些发现鼓励应用 miRNA 作为潜在的生物标志物。类似的，miRNA 在调节针对 *MTB* 的自噬和凋亡反应中的积极参与，开启了利用 miRNA 作为针对 TB 宿主导向疗法（HDT）的令人兴奋的途径。已经报道了纳米颗粒介导的 miRNA 的递送以治疗各种疾病，并且该技术具有用于 TB 的巨大潜力。实际上，miRNA 作为生物标志物以及参与 HDT 的开发仍然处于初期阶段，并且更多的研究使用模拟人类 TB 的动物模型来评估 miRNA 作为生物标志物和治疗靶标的作用。其试图总结 miRNA 在 TB 中作为免疫调节剂的作用的最新进展，miRNA 在区分活动性和潜伏性 TB 方面的能力，以及最终使用 miRNA 作为 TB 的治疗靶点。

二、治疗性疫苗

治疗性疫苗接种的对象是结核潜伏感染或活动性结核患者，也可作为结核病的免疫治疗。目前全新的结核病疫苗大部分既能预防结核病的发生，也能作为治疗性疫苗治疗已经感染 *MTB* 的人群。

（一）DNA 疫苗

Yao 等[12]研发了 *MTB* 新型的抗原 Rv2346c，其是 *MTB* 早期分泌的分子量为 6kD 抗原靶蛋白家族的成员，已知该家族蛋白通过抑制宿主免疫应答来促进巨噬细胞内的细菌生长，然而，RV2346C 参与 *MTB* 发病机制尚不清楚。国内学者重组合成 Rv2346c 蛋白，并用于治疗 BCG 感染的巨噬细胞，研究结果表明 Rv2346c 可抑制 BCG 感染巨噬细胞的增殖，提高 BCG 在巨噬细胞中的存活率。在感染的巨噬细胞中，NF-κB 可诱导 TNF-和 IL-6 的表达上调，而在 RV2346C 作用下使得 NF-κB 的诱导下调。此外，miR155 和 miR-99 对 NF-κB 有抑制作用，p38 促进了这些 miRNA 的表达，Rv2346c 则可降低 NF-B 的活化、增强 p38 的磷酸化以及 miR155 和 miR-99 的表达。在 *MTB* 感染的小鼠中，RV2346C 可增加小鼠体内的细菌载荷量和肺损伤，降低 TNF-α 和 IL-6 的表达，因此，研究结论认为 Rv2346c 是结核分枝杆菌感染的重要毒力因子，可作为结核病 DNA 疫苗研究的重要靶点。

目前大部分疫苗的研发是增强宿主 $CD4^+$T 细胞的免疫效应，国内一项研究旨在提高细胞毒性 T 淋巴细胞（CTL）的抗 *MTB* 的作用，Bai 等[13]研究使用生物信息学方法预测了受 HLA-A_2 限制的 Rv2629 的 CTL 表位肽。通过流式细胞术检测这些肽与 HLA-A_2 分子结合的亲和力和稳定性。在来自健康未感染受试者、潜伏性结核病（LTBI）受试者和体外结核病患者的外周血单核细胞（PBMC）中测定了它们诱导 CTL 功能的能力。通过乳酸脱氢酶（LDH）释放测定法测试由表位肽诱导的细胞毒活性，研究结果发现了四种新的 CTL 表位肽，即 Rv2629-p190-2L、Rv2629-p190-1Y2L、Rv2629-p274 和 Rv2629-p315，它们与 T 细胞具有高亲和力和结合的稳定性，在诱导 CTL 的能力最高，可诱导 CTL 产生特异性细胞毒活性。这些表位肽在结核病患者中显示出更高的免疫原性，并有可能成为 TB 治疗的候选疫苗。赵燕慧等[14]构建了高效表达 *MTB* 菌的 ESAT6、rv3407、RpfB 三个显性抗原基因（3 antigens，3Ag）的重组人 5 型腺病毒（adenovirus5，Ad5）载体疫苗，在小鼠模型中初步完成药效学研究。使用腺病毒载体系统构建重组质粒 pAd5-3Ag，经 Pac I 线性化后转染 AD293 细胞获得表达 3Ag 融合蛋白的 Ad5-TPA-3Ag；采用免疫印迹法检测腺病毒载体中融合蛋白的表达；将纯化的病毒颗粒以肌内注射和滴鼻两种方式免疫小鼠，含 3Ag 基因的重组腺病毒载体构建成功，实验证实了 Ad5-TPA-3Ag 在小鼠模型中可以诱导良好的免疫应答，可能成为一种新型的针对 *MTB* 潜伏感染的候选疫苗。邵丽军等[15]采用 PCR 方法从 *MTB* 基因组中扩增 Ag85B 基因和 Rv3407 蛋白基因，再以两者的混合物为模板扩增 Ag85B 及 Rv3407 的融合基因，构建真核表达载体 Pcsa1/Ag85B+Rv3407，以 ELISA 法检测其在 BHK-21 细胞中的瞬时表达。该项研究成功地构建了 *MTB* 自杀性 DNA 疫苗融合基因表达载体。

DNA 疫苗具有预防和治疗结核病的作用，但其免疫原性较弱，阻碍了其研究应用。DMT 是由二甲基十二烷基铵（DDA）和两种模式识别受体激动剂单磷酸脂 A 和海藻糖 6,6-二苯酸酯（TDB）组成的新型脂质体佐剂。Tian 等[16]为阐明 DMT 的作用机制，提高 DNA 疫苗诱导的免疫效果，构建了一个新的重组真核表达质粒 pCMFO，该质粒可融合 4 种结核分枝杆菌多阶段抗原（Rv2875、Rv3044、Rv2073c、Rv0577），制备了 pCMFO/DDA 和 pCMFO/DMT 配合物，并对它们的理化性质进行了分析。比较疫苗接种小鼠的免疫原性和对 *MTB* 感染的保护作用。结果发现 DNA 和两种激动剂在 DDA 脂质体中的组合降低了 zeta 电位，但增加了储存的稳定性，这导致 DNA-DMT 复合物释放 DNA 的速度比 DNA-DDA 脂质体慢，持续时间长。与 pCMFO/DDA 和 pCMFO 组比较，除 Th1 偏向反应外，pCMFO/DMT 疫苗接种的小鼠脾脏中 CFMO 特异性 IL2+中央记忆细胞反应更为显著，并且对 *MTB* 菌气溶胶感染提供更强更持久的保护。因此，DMT 佐剂可以缓慢释放 DNA 和激动剂，这可能归因于 DMT 佐剂疫苗保护性的提高。pCMFO/DMT 是一种非常有前途的结核疫苗，值得进一步的临床前和临床试验。

另一个新型结核病疫苗 T-BioVax，吴智远等[17]将其与聚肌胞苷酸 Poly（I：C）和二甲基三十六烷基铵（dimo-thylidioctylammonium bromide，DDA）佐剂配伍后，进行了免疫效果的初步评价，实验在 BALB/c 小鼠中进行。该研究结果提示结核病疫苗 T-BioVax 与 Poly（I：C）、DDA 佐剂配伍后，免疫原性得到了增强，诱导小鼠的体液免疫和细胞免疫应答都得到了提高，体外分枝杆菌生长抑制试验结果也显示疫苗对 *MTB* 生长的抑制效果得到了提高，与体液免疫和细胞免疫结果相一致，初步表明该方法建立成功。

Su 等[18]合成了多阶段 DNA 疫苗 A39，其含有早期抗原 Ag85A 和 Rv3425 以及潜伏相关蛋白 Rv2029c，其在预致敏小鼠模型中赋予保护性免疫。此外，与对照组相比，*MTB* 致敏后使用 A39 疫苗接种抑制了再激活并显著降低了小鼠肺和脾中的细菌负荷。随后研究了 Rv2029c 对先天免疫的影响，采用 iTRAQ 蛋白质组学和生化分析探究该蛋白质与宿主相互作用的分子机制。Rv2029c 激活巨噬细胞，引发促炎细胞因子分泌，并促进 Toll 样受体/丝裂原活化蛋白激酶（TLR/MAPK）依赖性的巨噬细胞凋亡。此外，Rv2029c 处理增强牛分枝杆菌（BCG）感染的巨噬细胞向体外 $CD4^+$T 细胞呈递抗原的能力，可能与 MHC-Ⅱ表达的增加相关。最后，Rv2029c 处理巨噬细胞可激活 T 细胞，有效极化 $CD4^+$T 和 $CD8^+$T 细胞，分泌 IFN-γ 和 IL-2，并特异性扩增 $CD44^{high}CD62L^{low}CD4^+/CD8^+$效应/记忆细胞群，表明 Rv2029c 作为特异性回忆抗原，有助于 T 细胞免疫中的 Th1 极化。这些结果表明 Rv2029c 和 A39 有希望成为下一代临床 TB 治疗性疫苗的靶标。

卢锦标等[19]评价豚鼠感染结核分枝杆菌（*Mycobacterium tuberculosis*，*MTB*）后，抗生素治疗联合重组 AEC/BC02 疫苗免疫的抗结核效果。高剂量结核分枝杆菌皮下攻击豚鼠 2 周后，将重组 ESAT6-CFP10（EC）变态反应原皮试阳性的豚鼠随机分成 4 组：生理盐水（NS）组、AEC/BC02 疫苗组、抗生素组、抗生素+AEC/BC02 疫苗组，抗生素+AEC/BC02 疫苗组接受异烟肼（isoniazid，INH）和利福喷丁（rifapentine，RFT）的联合化疗，1 次/周，共 3 次，给药结束后每只豚鼠开始肌内免疫 AEC/BC02 疫苗，1 只/次，共 6 次，间隔 10 天，AEC/BC02 疫苗组仅免疫 AEC/BC02 疫苗；抗生素组给药 INH 和 RFT，这两组给药剂量和程序同抗生素+疫苗组 . NS 组给予生理盐水作为阴性对照，全部豚鼠于攻毒后第 14 周安乐死解剖，评价肝、脾、肺的脏器综合病变指数，计算脾脏活菌载量（lgCFU），并对肝、脾、肺脏器做组织病理检查。结果显示，NS 组、AEC/BC02 疫苗组、抗生素组、抗生素+AEC/BC02 疫苗组的脏器评分分别为 83±8、77±22、45±28 和 19±14，其中抗生素+AEC/BC02 疫苗组脏器病变最轻，与抗生素组、AEC/BC02 疫苗组和 NS 组比较，差异均有统计学意义（分别为 $P<0.05$、$P<0.01$、$P<0.01$），抗生素组与 AEC/BC02 疫苗组和 NS 组比较，差异均有统计学意义（P 均<0.01）；而 AEC/BC02 疫苗组与 NS 组比较，差异无统计学意义。抗生素+AEC/BC02 疫苗组脾活菌数最低，为（2.50±1.26）lgCFU，与 NS 组的（4.92±0.52）lgCFU、AEC/BC02 疫苗组的（4.78±0.84）lgCFU 以及抗生素组的（4.39±0.50）lgCFU 比较，差异均有统计学意义（P 均<0.01），抗生素组和 AEC/BC02 疫苗组的脾脏活菌载量均较高，与 NS 组比较，差异均无统计学意义。肺病理组织切片：各组肺脏均出现不同程度的以肉芽肿病灶为主的病理变化，病变程度由重到轻为 AEC/BC02 疫苗组、NS 组、抗生素组和抗生素+AEC/BC02 疫苗组。结论提示，INH、RFT 和 AEC/BC02 疫苗联合使用优于抗生素和疫苗的单一治疗方式，能显著减轻动物脏器病变，降低脾肺活菌载量，从而提高对 *MTB* 感染豚鼠的治疗效果。

（二）亚单位疫苗

Huang 等[20]构建了融合表达抗原 Ag85B-Rv3425（A3）的慢病毒载体重组质粒，并对其免疫原性和治疗作用进行了评价。结果表明，与 A3 重组蛋白相比，该质粒能适当表达 A3，诱导小鼠产生较高的肿瘤坏死因子和白介素 2。此外，表达 A3 的重组质粒对小鼠的急性结核感染具有耐药性，其特点是肺和脾脏中的细菌负荷减少，以及肺组织中结核病灶减轻。这些结果表明，基于表达 A3 的慢病毒载体重组质粒，是治疗结核感染的一种有效且有前途的治疗制剂。

MTB 的抗原 85B(Ag85B)和 6kDa 早期分泌抗原靶标(ESAT-6)蛋白,被列为针对 *MTB* 的一些候选亚单位疫苗。ESAT-6 作为 *MTB* 中的毒力因子和差异基因,在动物模型中显示出不足的免疫原性。为了研究改善 ESAT-6 免疫原性的方法,Lu 等[21]通过皮下和肌肉内途径用不同的佐剂免疫 ESAT-6。发现单独免疫的 ESAT-6 在两种免疫途径中均未诱导明显的体液免疫,然而,ESAT-6 加不完全弗氏佐剂的皮下免疫可诱导显著的体液免疫反应,增强脾细胞增殖并提高 IFN-γ 的分泌,ESAT-6 加佐剂铝盐或聚(I∶C)的肌内免疫不会增强体液和细胞免疫应答。因此,可以得出结论,皮下注射 ESAT-6 加弗氏不完全佐剂可诱导更强的体液和细胞免疫应答,这可被视为 ESAT-6 作为进一步研究结核病的亚单位疫苗。另一项 Tang 等[22]研究结核病 DNA 疫苗 BER^{opt},其含有密码子优化的融合抗原 Ag85B-ESAT-6-Rv2660c,用于增强哺乳动物细胞表达和免疫原性,通过体内电穿孔方法在 BALB/c 小鼠中进行的 BER^{opt} 免疫,在外周血中诱导出高频率的 Ag85B 四聚体+$CD8^+$T 细胞,并在脾细胞中诱导分泌 IFN-γ 的 $CD8^+$T 细胞,同时,BER^{opt} DNA 疫苗可诱导长期的 T 细胞免疫保护,使得 BALB/c 小鼠免受表达成熟 Ag85B 蛋白(MVTT-m85B)的改良痘苗病毒天坛菌株和毒性 *MTB* H37Rv 气溶胶的攻击。由于 BER^{opt} DNA 疫苗不会诱导抗载体免疫,因此这种新型 DNA 疫苗具有很强的免疫原性和保护功效,因此可以保证其未来的 *MTB* 预防和免疫治疗的发展,从而减轻全球结核病的负担。

(三)BCG 加强疫苗

BCG 仍然是目前临床广泛使用的结核病疫苗,但其在宿主体内诱导的免疫活性存在一定的局限性。Hu 等[23]研究使用一种新的仙台病毒载体疫苗 SeV85 AB,发现该疫苗能够增强 BCG 诱导的免疫保护,该项研究展示了接种 BCG 后给予 SeV85AB 强化接种产生的抗原特异性 $CD4^+$ 和 $CD8^+$T 细胞免疫反应的增强,在脾脏,由 SeV8AB 增强的 $CD4^+$T 细胞应答主要表现在 IL-2 诱导增强,而在肺中则表现在分泌 IFN-γ 和 TNF-α 的 $CD4^+$T 细胞的数量增加更多。在 $CD8^+$T 细胞中,虽然脾和肺中 IFN-γ 的含量增加,但 IL-2+TNF-α+$CD8^+$T 亚群仅在肺中被增加。*MTB* 感染后,T 细胞的 IL-2 应答水平显著高于对照组,相比之下,SeV8AB 几乎不能促进 IFN-γ 的产生。因此,研究结论为 BCG 强化疫苗 SeV85AB 诱导的免疫保护与增强抗原特异性 IL-2 介导的 T 细胞应答的能力有关,将此仙台病毒作为载体系统将能成为一种有前途的疫苗候选物,作为异源 BCG 疫苗强化接种方案策略之一。

陈晨等[24]检测 BCG 感染小鼠模型外周血和肺组织中产生 IL-35 单核细胞,分析其在结核病免疫机制及病理、病程中发挥的作用,探讨其临床意义。用 BCG 感染 C57BL/6 小鼠,于不同时间处死小鼠,取肺组织进行载菌量和组织病理学分析,取外周血与肺组织,并采用流式细胞术检测 IL-35 两个亚基 P35 与 EBI3 在单核细胞中的表达,分析 IL-35 与小鼠载菌量的相关性。结果显示,BCG 感染小鼠外周血和肺组织中不同时间点单核细胞 P35、EBI3 表达量明显高于对照组,且实验组外周血在感染 4 周时显著增加,肺组织表达 EBI3 在 4 周、8 周有显著升高趋势,且 P35 与 EBI3 的表达成正相关,肺组织 IL-35 的表达与荷菌量成负相关。外周血和肺部 IL-35 表达水平在 2 周、4 周均有显著增加,而第 8 周时仅肺部升高明显。BCG 感染小鼠单核细胞中 IL-35 高表达,可能参与抗结核免疫调节作用。

张正玲等[25]研究了卡介苗对结核性胸膜炎的免疫保护作用。结核性胸膜炎是结核病中最为常见的类型,为了解接种卡介苗后是否对结核胸膜炎有一定的预防保护作用,对卡介苗的防护作用作更进一步认识,为新型结核疫苗类似的评估提供一定理论依据。通过严格排除影响因素后按标准入选，患者分为两组，一组为接种卡介苗组，一组为未接种卡介苗组。通过比较，对接种卡介苗与未接种卡介苗患者的结核性胸膜炎其 T 淋巴细胞斑点数（T-SPOT）、胸腔积液细胞总数、胸腔积液生化、胸腔积液量及严重程度、治疗效果及预后等方面进行综合分析，了解接种卡介苗与未接种卡介苗的两组之间是否存在差异。两组进行对比，未接种卡介苗组结核性胸膜炎患者的 TSPOT 斑点数、胸腔积液细胞总数、胸腔积液生化、血沉、C 反应蛋白（CRP）等均较接种卡介苗组结核性胸膜炎患者显著增高，而其受教育程度低、大多来自农村，需要有效的抗结核治疗时间延长，两组之间差异有统计学意义（$P<0.05$）。贵州地区接种卡介苗对结核性胸膜炎具有一定的免疫保护作用。

此外，熊月侨等[26]对 1 999 例 0~2 岁儿童 BCG 接种情况及影响因素分析，收集母亲妊娠期管理在常营社区卫生服务中心、分娩日期为 2015 年 1 月 2 日—2016 年 12 月 31 日在北京分娩且预防接种 BCG 的儿童相关接种资料及母亲围产保健资料，计算研究对象 BCG 接种率和及时率，使用 logistic 回归分析影响接种率和及时接种率的因素。结果显示，北京市常营社区 0~2 岁儿童 BCG 接种率为 98.8%，及时接种率为 86.84%，2016 年出生、早产、低出生体重、剖宫产是影响 BCG 接种率的危险因素；早产、低出生体重、产时有并发症以及剖宫产是影响 BCG 及时接种率的危险因素。

（四）疫苗相关研究

针对佐剂的设计进行，何秀云等[27]探讨水油微球与热灭活 BCG（heat-killed BCG，HK-BCG）或无细胞 BCG（acellular BCG，ABCG）复合佐剂对 *MTB* 融合蛋白 PstS1-LEP 免疫原性的影响。方法是制备水油微球/HKBCG、水油微球/ABCG 复合佐剂 PstS1-LEP 疫苗，经皮下注射免疫 BALB/c 小鼠、处死小鼠并无菌摘脾；ELISA 法及 ELISPOT 检测小鼠血清抗 PstS1-LEP 的 IgG、IgG1 和 IgG2a 抗体、IFN-γ、IL-4 和 IL-17 的斑点形成细胞数，研究结果发现，水油微球/ABCG 复合佐剂 PstS1-LEP 疫苗诱导偏向 Th1 和 Th17 型细胞免疫，使用该佐剂的疫苗更有利于诱导 Th17 型细胞免疫漂移。刘娜等[28]为了预测 *MTB* 潜伏感染相关蛋白 α 晶体蛋白（Rv2031c）的抗原表位。BLAST 在线分析 Rv2031c 与人类蛋白的同源性，利用 DNAStar 软件包中的 Protean 模块预测其 B 细胞和 T 细胞抗原表位；在线预测辅助性 T（Th）细胞抗原表位，并预测细胞毒性 T 淋巴细胞（CTL）表位。结果发现 Rv2031c 与人类蛋白同源性较低，有 8 个潜在的 B 细胞抗原表位，7 个候选 Th 细胞抗原表位和 3 个候选 CTL 表位。因此，研究认为 Rv2031c 含有较多潜在的人类 B 细胞、Th 细胞和 CTL 抗原表位，可作为新的结核病疫苗研发的候选靶蛋白。类似的，袁秋露等[29]应用生物信息学软件分析及预测 *MTB* 的 RV3841 基因编码蛋白 BfrB 的结构与功能。结果发现 RV3841 编码的 BfrB 蛋白具有 181 个氨基酸残基，平均疏水系数为-0.227，为亲水性蛋白。BfrB 蛋白无信号肽序列及跨膜区域，二级结构中 α 螺旋约占 65.19%，β 折叠 6.63%，β 折角 4.97%，预测的 B 细胞、CTL 细胞及 Th 细胞抗原表位分别为 7 个、9 个、11 个。使用生物信息学方法预测 BfrB 蛋白为亲水性蛋白，具有潜在的 B、T 细胞抗原表位，可作为研发新的结核病疫苗靶标。

（范琳　唐佩军　常蕴青　朱友生　唐神结）

参考文献

1. 毕占友，郝军，陈忠建，等.微卡联合化学药物治疗多耐药结核病临床疗效分析［J］.陕西医学杂志，2018，

47(4):509-511.

2. 洪茵,林宪和,陈晓晶.抗结核药联合不同生物免疫制剂治疗 MDR-TB 疗效分析[J].海峡预防医学杂志,2018,24(1):96-98.
3. XU P,PANG Y,XU J,et al.Cytokine-induced killer cell therapy as a promising adjunctive immunotherapy for multidrug-resistant pulmonary TB:a case report[J].Immunotherapy,2018,10(10):827-830.
4. 都伟欣,苏城,沈小兵,等.抗生素联合卡介苗治疗结核病的动物模型评价[J].微生物学免疫学进展,2018,46(2):9-14.
5. ZHANG R,XI X,WANG C,et al.Therapeutic effects of recombinant human interleukin 2 as adjunctive immunotherapy against tuberculosis:A systematic review and meta-analysis[J].PLoS One,2018,13(7):e0201025.
6. 聂丽珠.联合胸腺五肽治疗涂阳肺结核的临床疗效[J].现代医药卫生,2018,34(18):2886-2888.
7. 国福云,景凤英.胸腺五肽联合 2HRZE/4HR 方案治疗初治肺结核的临床效果及对肺功能和免疫功能的影响[J].解放军医药杂志,2018,30(9):69-72.
8. 黄彩转,吴丽群,黄远江,等.胸腺五肽联合含利福喷丁化疗方案治疗肺结核的临床疗效及其对细胞免疫功能、炎性因子的影响[J].实用心脑肺血管病杂志,2018,26(9):96-99.
9. 曹思哲,郭玉琪.胰岛素、利福平联合胸腺肽 α1 治疗肺结核合并糖尿病疗效及对患者 $CD3^+$、$CD4^+$、$CD8^+$ 的影响研究[J].陕西医学杂志,2018,47(9):1178-1180,1184.
10. 李志强,张俊爱.外泌体在肺结核中的研究进展[J].国际检验医学杂志,2018,39(9):1107-1112.
11. SABIR N,HUSSAIN T,SHAH S Z A,et al.miRNAs in Tuberculosis:New Avenues for Diagnosis and Host Directed Therapy[J].Front Microbiol,2018,9:602.
12. YAO J,DU X,CHEN S,et al.Rv2346c enhances mycobacterial survival within macrophages by inhibiting TNF-α and IL-6 production via the p38/miRNA/NF-κB pathway[J].Emerg Microbes Infect,2018,7(1):158.
13. BAI X,WANG D,LIU Y,et al.Novel epitopes identified from Mycobacterium tuberculosis antigen Rv2629 induces cytotoxic T lymphocyte response[J].Immunol Lett,2018,203:21-28.
14. 赵燕慧,赵辉,彭少,等.新型肺结核三抗原组分疫苗的开发和小鼠免疫原性研究[J].中国疫苗及免疫杂志,2018,24(2):176-181.
15. 邵丽军,李猛,伊正,等.结核分枝杆菌 Ag85B+Rv3407 融合基因自杀性 DNA 疫苗的构建及鉴定[J].中国病原生物学杂志,2018,13(4):368-371.
16. TIAN M,ZHOU Z,TAN S,et al.Formulation in DDA-MPLA-TDB liposome enhances the immunogenicity and Protective Efficacy of a DNA Vaccine against *Mycobacterium tuberculosis* infection[J].Front Immunol,2018,9:310.
17. 吴智远,张怡田,王婷,等.新型结核病疫苗 T-BioVax 与 Poly(I :C)和 DDA 配伍后的免疫效果初步评价[J].微生物学免疫学进展,2018,6:1-7.
18. SU H,ZHU S,ZHU L,et al.Mycobacterium tuberculosis Latent Antigen Rv2029c from the Multistage DNA Vaccine A39 Drives TH1 Responses via TLR-mediated Macrophage Activation[J].Front Microbiol,2017,8:2266.
19. 卢锦标,杨蕾,苏城,等.重组 AEC/BC02 疫苗联合化疗在豚鼠模型中的抗结核效果[J].中华微生物学和免疫学杂志,2018,38(6):414-419.
20. HUANG H,WANG F,YANG E,et al.Assessment of recombinant plasmid expressing fusion antigen Ag85B-Rv3425 in management of acute tuberculosis infection in mice[J].Exp Ther Med,2018,15(3):3034-3039.
21. LU Y,KANG J,NING H,et al.Immunological characteristics of Mycobacterium tuberculosis subunit vaccines immunized through different routes[J].Microb Pathog,2018,125:84-92.
22. TANG J,CAI Y,LIANG J,et al.In vivo electroporation of a codon-optimized BER opt DNA vaccine protects mice from pathogenic Mycobacterium tuberculosis aerosol challenge[J].Tuberculosis(Edinb),2018,113:

65-75.

23. HU Z,GU L,LI C L,et al.The Profile of T cell responses in Bacille calmette-guérin-Primed Mice Boosted by a novel sendai Virus Vectored anti-Tuberculosis Vaccine[J].Front Immunol,2018,9:1796.

24. 陈晨,张俊爱,刘雨晴,等.BCG 感染小鼠模型中产 IL-35 单核细胞的检测及其意义[J].中国免疫学杂志,2018,34(2):172-176.

25. 张正玲,张翊玲,姚红梅,等.卡介苗对结核性胸膜炎的免疫保护作用[J].广东医学,2018,39(18):2754-2757.

26. 熊月侨,刘民,闫红梅,等.1999 例 0~2 岁儿童 BCG 接种情况及影响因素分析[J].中华疾病控制杂志,2018,22(6):635-639.

27. 何秀云,朱传智,李彬钰,等.水油微球/BCG 复合佐剂对结核杆菌融合蛋白 PstS1-LEP 免疫原性的影响[J].中国生物制品学杂志,2018,31(3):230-235.

28. 刘娜,孟祥英,李恒,等.结核分枝杆菌 α 晶体蛋白(Rv2031c)的 T、B 细胞抗原表位在线分析[J].细胞与分子免疫学杂志,2018,34(5):408-413.

29. 袁秋露,付玉荣,伊正君,等.结核分枝杆菌 BfrB 蛋白的生物信息学分析[J].中国病原生物学杂志,2018,13(2):131-134.

第九章 结核病的介入治疗

【摘要】肺结核、气管支气管结核、结核性胸膜病变的介入治疗在近年来有所发展。介入治疗在耐药空洞结核病、肺结核合并大咯血等疾病治疗中正发挥越来越重要作用，也为结核性包裹性胸膜炎、脓胸、顽固性自发性气胸，尤其是支气管胸膜瘘等难题的临床治疗提了帮助。在全身抗结核化学治疗基础上，针对气管支气管结核的不同类型（尤其是中心气道狭窄）采用不同介入治疗措施，其进展包括：冷冻术、热消融术、支架术、球囊扩张术、局部给药，以及多种手段综合介入治疗。经支气管镜介入治疗在很大程度上已经取代了手术切除和支气管重建术。肺结核的介入治疗包括：局部给药、电子胸腔镜手术、支气管动脉栓塞术。结核性胸膜病变的介入治疗包括：内科胸腔镜。随着新技术、新方法的不断涌现，胸部结核病介入治疗技术显现出愈发广阔的应用前景。

【关键词】支气管结核；肺结核；胸膜；气道狭窄；支气管镜；胸腔镜；介入治疗

现有的资料显示，在活动性肺结核的患者中10%～40%并发有气管支气管结核，其中以中、青年患者更为常见，男：女通常为1：3～1：2，特别是青年女性为好发人群[1]。根据镜下支气管结核的常见表现，如黏膜充血、水肿、肥厚、糜烂、溃疡、坏死、肉芽肿、瘢痕、管腔狭窄、管壁软化及支气管淋巴结瘘等现象，将支气管结核分为6种类型，即炎症浸润型、溃疡坏死型、肉芽增殖型、瘢痕狭窄型、管壁软化型及淋巴结瘘型[1]。近年来，随着支气管镜技术的临床普及，特别是支气管镜介入技术的不断进展，对于气管支气管结核患者，临床上除通常可以选用抗结核药物注入病变局部组织外，还可进行病变局部的钳夹活检、冷冻、热消融术；对于支气管结核所导致的支气管变形狭窄还可反复进行高压球囊扩张术及支气管临时支架置入术等方法，这样既可以使药物快速直接到达病灶局部区域，提高病变局部药物浓度，还可通过上述的介入处理尽快去除病变组织，促进病变吸收，既可有效地杀菌、抑菌，加快痰菌阴转，同时也可显著促进病灶吸收，大大降低远端完全或不完全肺不张的发生率[1]。

一、气管支气管结核介入治疗

气管支气管结核治疗原则是在全身抗结核化学治疗基础上针对气管支气管结核临床不同类型采用不同介入治疗措施（气道局部给药术、球囊扩张术、冷冻术、热消融术、支架置入术）。气管支气管结核作为国内良性气道狭窄常见类型，球囊扩张术仍是首选措施，联合其他介入治疗手段的综合介入治疗仍是发展方向，反复回缩性再狭窄仍是国内外学者继续探索的课题。王婷等[2]采用回顾性分析法展示了中国成人瘢痕性气道狭窄的特点，选取2013年1月—2016年6月间18家三级医院瘢痕性气道狭窄患者，分析了瘢痕性气道狭窄的原因、部位和长度，并对介入性支气管镜治疗的效果进行分析评估。结果显示，最终研究队列包括392例患者，支气管结核是最常见的病因，中国成人瘢痕性气道狭窄（305/392，77.8%），年轻女性发病率较高，左主支气管常见，且结核后气道瘢痕狭窄长度多为1.1～2.0cm。平均介入支气管镜治疗中国瘢痕性气道狭窄临床成功率60.5%。8.7%气道狭窄进行了支架置入。结论提示，瘢痕性气道狭窄在中国具有特异性，介入支气管镜是一种有用的检查方法，也是一种安全的治疗方法。

1. 球囊扩张术　高压球囊扩张术通常用于支气管结核所致的严重气道狭窄，通过反复进行球囊的加压充气、充液等方式膨胀，致使狭窄的支气管得以迅速的扩张，特别适用于中心性气道结核所致狭窄的治疗[1]。球囊扩张术是包括结核在内的良性气道狭窄介入治疗的首选措施，扩张狭窄气道并维持气道开放是治疗的根本策略。气管支气管狭窄是支气管结核的常见并发症。尽管有抗结核和类固醇治疗，支气管狭窄的发展通常是不可逆的，需要通过支气管镜或手术治疗来恢复气道通畅。

2. 冷冻术　冷冻治疗的原理主要是：一方面超低温导致局部结核肉芽肿组织及结核分枝杆菌菌体因组织细胞内的水分迅速结晶成冰、细胞停止分裂并溶解坏死；另一方面通过冷冻引起病变局部血流停止及微血栓形成，从而使得病变局部产生慢性病理过程直至坏死。该项技术主要适用于肉芽增殖型及溃疡坏死型支气管结核，冷冻联合局部药物灌注治疗气管支气管结核淋巴结瘘型也取得了较好的疗效[1]。冷冻治疗术是临床常用的消融治疗措施之一，术式分为冷冻融融术（冻融术）、冷冻切除术（冻切术）及冷冻喷雾术（冻喷术）3 种方式。冷冻治疗并发症较少见，尤其是与热消融疗法相比较治疗后不留瘢痕，所以其在气管支气管结核介入治疗中的作用越来越受到重视，已为业界公认。

为探讨电凝支气管镜冷冻联合球囊扩张术治疗瘢痕狭窄型气管支气管结核（TBTB）气道阻塞的疗效和安全性，秦林等[3]自 2008 年 12 月—2016 年 5 月，通过微生物学、组织病理学、CT、支气管重建和支气管镜检查，确诊 98 例 TBTB 瘢痕狭窄引起的气道阻塞。所有患者均通过支气管镜进行常规抗结核化疗和冷冻治疗。气道重新开放的患者随后通过支气管镜进行球囊扩张。通过包括临床疗效、改良医学研究委员会（mMRC）呼吸困难量表和并发症在内的指标评估治疗效果。结果显示，98 例患者中，87 例气道阻塞通过冷冻治疗成功重新开放（10±4）次，随后通过支气管镜进行球囊扩张（7±3）次。治疗后 3 个月和 12 个月总有效率分别为 76.53%和 72.45%。对不同疗效患者的病程分析显示，治愈病例中位病程 3 个月，有效病例 5 个月，无效病例 9 个月。在疾病过程中无效和总有效病例之间存在显著差异（$t=-15.012$，$P<0.01$）。mMRC 评分的平均值从手术前的（3.8±0.5）变为（1.1±0.7）、（1.2±0.7）和（1.2±0.7），立即 3 个月和 12 个月后治疗。治疗前后评分之间的差异显著（$t=30.398 \sim 31.058$，$P<0.01$），但治疗后 3 个评分之间无差异。在所有病例中，均未观察到严重并发症。结论提示，冷冻治疗结合气囊扩张电子支气管镜是治疗气管支气管结核瘢痕狭窄引起气道阻塞的一种安全、有效的方法。病程缩短可带给患者更多获益。

3. 热消融术　热消融术通常指通过使用微波、高频电刀、氩气刀、激光等各种热效应工具来毁损病变组织，从而达到治疗的目的。现有的经验表明，因热消融术易刺激支气管黏膜病变，导致肉芽组织增生，特别是对于支气管结核病变有较明显的刺激作用，故对气管支气管结核的患者临床上应慎用；通常在支气管黏膜结核病变巨大时可适当辅以热消融术，其目的是迅速切除较大的病变组织，打通气道，改善患者的临床症状，而激光消融术通常用于气道完全闭锁而远端肺组织功能良好的患者，目的是将闭锁的气道打通[3]。

热消融术介入治疗结核性等良性气道病变方面的价值是临床争议较多的话题之一，既往文献报道认为仅适用于气道较大肉芽肿，若使用热消融术需联合冷冻术修复损伤的黏膜下层，既往指南依次推荐使用针形激光刀、针形高频电刀。

程超等[4]为探讨氩等离子体凝固治疗在溃疡坏死型气管支气管结核早期治疗中的临床价值。回顾性分析了2013年1月—2015年10月于我院诊断为溃疡坏死型气管支气管结核100例患者,其中对照组为经支气管镜下冷冻+活检钳清理及局部注药患者50例,实验组为在对照组治疗基础上早期加用氩等离子体凝固治疗患者50例,比较两组经气管镜介入治疗1个月后疗效,同时记录至支气管结核病变稳定时,镜下介入治疗总次数。结果发现,与对照组比较,实验组在临床症状、镜下病灶、影像学改变均显著改善,差异有统计学意义($P<0.05$);至气管支气管结核病灶稳定时,实验组总治疗次数显著低于对照组,差异有统计学意义($P<0.05$)。结论提示,氩等离子体凝固治疗早期干预,可提高溃疡坏死型气管支气管结核患者疗效、减少气管镜介入治疗次数且安全性高,值得临床推广。

4. 支架术　支气管支架置入术则是利用支架的支撑作用,来重建变形的支气管气道管壁,临床常用的为金属支架,近年来硅酮支架临床上应用也逐渐增多。因支架对支气管黏膜来说是异物,长期放置极易对黏膜产生刺激,造成肉芽组织增生,同时也易因支架的松动、滑动而移位,甚至部分患者因支架断裂而产生大出血、支气管瘘等并发症。因此,现在临床上少有支气管结核患者长期应用支气管支架,仅有部分患者因病情需要临时置入支架,通常置入1~3个月,待支气管塑形完全后应及时取出支架,避免长期置入所带来的肉芽组织增生[1]。

气道支架置入是治疗气道狭窄最有效的方法之一,其对恶性病变的作用已非常明确,对良性病变的效果也是肯定的,但存在着一定的并发症,是如何发挥其作用,减少或避免并发症的发生,是临床呼吸内镜介入工作者所关注的重点,气道内支架置入术在气管支气管结核等良性疾病气道狭窄中的应用一直都为学者们所关注,也是历年争议最多的话题。

王婷等[5]报道了第20届世界支气管镜和介入呼吸病学大会简介,其中关于支架的过去、现在和未来,支架的改进和研发是临床关注的问题。来自法国的Herve Dutau教授回顾了气管支架近30年来的使用经验,结论是不管放置支架的潜在病因是什么、病变是局限还是弥漫、狭窄是结构性还是动力性,抑或是用来封堵瘘口,支架永远都是一种姑息治疗。因此,只有当考虑到患者能够通过放置支架获益时,才可以考虑这种治疗手段。关于不同支架的对比和并发症比较,其实意义不大。因为目前在此领域多为一些专家共识和回顾性研究,证据级别较低,永远无法进行前瞻对照研究。而最理想的支架,其实就是不放任何支架。即便是对于恶性疾病,如果必须置入支架,术者必须有能力取出支架。目前世界各中心使用气管支架的数量都在不断减少,这是普遍认同的趋势。但如何进一步改进支架,仍然是需要进行的工作,个体化剪裁是未来的方向。来自德国的Lutz Freitag教授介绍了他实验室进行个体化支架制作的流程,首先通过临床和CT数据分析,建立模型,通过3D技术使用不同的材质(如多聚物、硅酮等)进行打印,然后使用激光切割进一步成形,最后进行个性化药物涂层(如抗生素、抗增殖药物等),整个过程可以在数天甚至数小时内完成。但个体化支架目前仅在小范围尝试使用,临床经验有限,且使用数量少,难以实现商业化生产是面临的一个问题。来自西班牙的Antomi Rosell教授对气管支架的载药研究进行了总结和探讨。根据所载药物的起效部位,分为局部起效和远处起效。局部起效的药物分为2大类,一类是防止支架局部的并发症,如生物被膜形成或肉芽组织增生;另一类是促进局部愈合,如瘢痕修复和瘘口生长。远处起效的药物分为肺内和肺外2大类,对于肺内起效的药物,主要针对慢阻肺、哮喘和细菌感染等;肺外起效药物,目前主要是吸入性胰岛素,针对糖尿病患者。

5. 局部给药　气道内局部给予抗结核药物疗效是肯定的。既往共识指南指出气道局部给药品种必须与全身抗结核药物应用相一致，即一方面，初治结核不能使用二线抗结核药物局部应用，尽管有时可能取得一定效果；另一方面，复治耐药患者也不能使用一线抗结核药物局部应用。

吕志芳等[6]探讨了经纤支镜下气管内局部注入抗结核药物治疗气管支气管结核的疗程。选取自2014年1月—2016年12月在安徽医科大学附属安庆医院呼吸内科确诊的初治气管支气管结核（Ⅰ~Ⅲ型）患者共82例，采用随机数字表法将其分为两组，观察组42例，对照组40例，两组患者全部给予2HREZ/10HRE全身化学治疗方案，同时观察组患者在治疗开始给予连续8周的经纤支镜气管内局部注入利福平（0.3克/支）、异烟肼（0.1克/支）各一支，而对照组给予连续4周的经纤支镜气管内局部注药治疗。观察并比较两组患者的不良反应发生率（胃肠道反应及肝功能损害、过敏反应）、治疗2个月末痰菌阴转率、疗程结束后气管狭窄发生率及肺功能下降率差异有无统计学意义。结果显示，两组患者在胃肠道反应、肝功能损害及过敏反应发生率上差异均无统计学意义（$P>0.05$）。观察组治疗2个月末痰菌阴转率较对照组相比明显升高，差异有统计学意义（$P<0.05$），气管狭窄发生率及肺功能下降率分别较对照组低，差异有统计学意义（$P<0.05$）。结论提示，全身化疗联合经纤支镜气管内局部注药8周治疗气管支气管结核较局部注药4周疗效显著，并发症少，值得在临床工作中推荐使用。

为了分析支气管镜局部注射化疗在支气管结核患者治疗中的应用价值，李庆伟等[7]选取2011年8月—2016年7月收治的支气管结核患者90例为研究对象，根据治疗方法不同分为实验组（$n=45$）和对照组（$n=45$），对照组患者给予支气管结核常规2RHZE/10RHE化疗方案，实验组患者在对照组化疗基础上进行经支气管镜局部注射（H 0.1g、阿米卡星0.1g、左氧氟沙星0.1g、0.9%氯化钠溶液5ml的混合药液）辅助治疗，均连续治疗4周，观察两组痰菌转阴情况、浸润病灶吸收效果，进行特异性指标检测，并评估治疗的安全性。结果发现，实验组治疗后3个月、6个月、12个月痰菌转阴率为44.44%、75.56%、93.33%明显高于对照组的26.67%、53.33%、77.78%（$P<0.05$）；实验组浸润病灶吸收率84.44%明显高于对照组的64.44%（$P<0.05$），且两组浸润病灶吸收效果分布比较差异有统计学意义（$P<0.05$）；两组治疗前血清、支气管肺泡灌洗液中腺苷脱氨酶（ADA）、乳酸脱氢酶（LDH）浓度比较无统计学意义（$P>0.05$），治疗后血清、支气管肺泡灌洗液中ADA、LDH浓度均显著下降（$P<0.05$），且实验组治疗后血清、支气管肺泡灌洗液中ADA、LDH浓度均显著低于对照组（$P<0.05$）；两组不良反应均较轻微，发生率均较低，比较无统计学意义（$P>0.05$）。结论提示，应用支气管镜局部注射治疗支气管结核，可明显提高患者痰菌阴转率，促进病灶吸收，且安全性高。

张亮等[8]探讨了雾化吸入阿米卡星治疗气管支气管结核的疗效。将38例确诊为气管支气管结核的成年患者随机分为治疗组和对照组，各19例，治疗组每日静脉注射阿米卡星加雾化吸入；对照组仅静脉用药。分别收集血液和痰液，用HPLC法测定其中的阿米卡星药物质量浓度。比较两组的总有效率和痰菌阴转率，使用χ^2检验差异有无统计学意义。结果显示，观察组痰液中阿米卡星峰质量浓度[（345.2±85.46）μg/ml]显著高于对照组[（0.094 6±0.034 5）μg/ml]；观察组总有效率（95%）高于对照组（58%）；观察组转阴率（89%）高于对照组（53%），差异有统计学意义（$P<0.05$）。结论提示，雾化吸入阿米卡星可

作为治疗气管支气管结核的一种安全、有效的方法。

6. 综合介入治疗 在全身抗结核化学治疗基础上,针对各类型气管支气管结核,球囊扩张术、热消融术、冷冻消融术、支架置入术等经支气管镜介入治疗术联合应用仍是目前临床上介入治疗气管支气管结核等良性中心气道狭窄多采用的介入手段。

探讨高频电凝联合冷冻消融治疗肉芽增殖型支气管结核的有效性及安全性。秦林等[9]选取2012年5月—2016年9月首都医科大学附属北京胸科医院收治的146例肉芽增殖型气管支气管结核患者,所有患者支气管镜下所见肉芽肿均超过正常支气管管径的1/2,均为初治患者,其中49例采用冷冻消融治疗,48例采用高频电凝治疗,49例采用高频电凝联合冷冻消融治疗,所有患者均接受全身"2HRZE/10HRE"抗结核治疗及"H"雾化吸入治疗,介入治疗结束后镜下局部注药"HR"治疗,观察三组患者治疗次数、近远期疗效评估、并发症等情况。结果显示,高频电凝联合冷冻消融组共治疗(1.40±0.59)次,少于冷冻消融组的(6.58±1.72)次($P<0.0167$),但与高频电凝组的(1.55±0.59)次之间无显著统计学差异;治疗结束时高频电凝联合冷冻消融组总有效率为97.96%(48/49),高于冷冻消融组的总有效率81.63%(40/49),但与高频电凝组间无显著统计学差异(97.96% vs. 95.83%);治疗结束1个月及6个月后复查,高频电凝联合冷冻消融组总有效率均高于高频电凝组,但与冷冻消融组无显著统计学差异;并发症方面,治疗结束时、治疗结束后1个月及治疗结束后6个月高频电凝组肉芽肿再生率均高于冷冻消融组及高频电凝联合冷冻消融组,而冷冻消融组及高频电凝联合冷冻消融组间无统计学差异。高频电凝组1例患者出现气道管壁软化。三组均未见其他严重并发症。结论提示,针对肉芽肿超过正常管径1/2的肉芽增殖型支气管结核,高频电凝联合冷冻消融治疗具有较好的有效性和安全性。

为探讨电子支气管镜介入治疗气管支气管结核急性期、慢性期的临床效果及不良反应,张红红等[10]回顾性分析山西医科大学第一医院经电子支气管镜下介入治疗的95例气管支气管结核患者,包括临床急性期74例、临床慢性期30例(包括由急性期治疗无效转变为慢性期9例)的治疗效果。结果显示,95例患者均顺利完成治疗,74例临床急性期患者以冷冻为主介入治疗后显效率为6.8%,有效率为76.7%,总有效率为82.4%,并发症发生率为16.2%;30例临床慢性期患者以球囊扩张为主介入治疗后显效率为6.7%,有效率为80%,总有效率为86.7%,并发症发生率为30%,均未出现严重并发症。结论提示,采用电子支气管镜下介入治疗气管支气管结核,具有良好的疗效及较高的安全性,可推广用于气管支气管结核全身药物治疗的辅助治疗。

为评价支气管镜介入治疗对气管支气管淋巴结瘘型结核的临床疗效,梁丽丽等[11]对2013年1月—2017年12月收治的112例经支气管镜确诊为气管支气管淋巴结瘘型结核患者的临床资料进行回顾性分析,其中男性52例,女性60例。根据痰、肺泡灌洗液或脓液结核菌培养及药敏结果分为敏感组52例(一线抗结核药物均敏感)和耐多药组60例(一线抗结核药物中同时对异烟肼和利福平耐药)。对比两组抗结核治疗联合气管镜介入治疗的次数、时间及疗效。结果显示,112例气管支气管淋巴结瘘型结核患者中处于破溃期的84例,处于破溃后期的28例,敏感组52例介入治疗中位次数为6.5(2~13)次,中位治疗时间49.5(14~119)天;耐多药60例介入治疗中位次数为13(5~25)次,中位治疗时间92.5(48~225)天。112例患者共211个瘘口,敏感组与耐多药组治疗2个月瘘口愈合数分别为53个(69.7%)和30个(22.2%),治疗4个月瘘口愈合数分别为76个(100.0%)和96个

(71.1%),治疗6个月瘘口愈合数分别为76个(100.0%)和126个(93.3%),两组总有效率100%。两组患者在介入治疗次数和治疗时间上差异有统计学意义(P<0.05)。结论提示,支气管镜介入治疗淋巴结瘘型气管支气管结核安全、有效。

二、肺结核介入治疗

针对耐多药结核病(MDR-TB)、广泛耐药结核病(XDR-TB)、耐利福平结核病(RDR-TB)等耐药结核病,针对临床慢性纤维空洞型肺结核、空洞型肺结核等重症肺结核病,在新药研发、免疫治疗、中医中药、外科手术等综合治疗基础上,内镜介入治疗正发挥越来越重要的作用。

1. 局部给药　为观察纤维支气管镜介入治疗对肺结核的效果及对痰菌阴转率的影响,汪晓芹等[12]选择肺结核患者60例,随机分为研究组和对照组各30例。两组化疗方案均为2HRZE/4HR,强化期:异烟肼(H)、利福平(R)、吡嗪酰胺(Z)、乙胺丁醇(E),1次/天,共2个月;继续期:异烟肼(H)、利福平(R),1次/天,共4个月;研究组另外经纤维支气管镜导管介入病灶内注药。观察两组体重等临床症状、病灶情况及痰菌阴转率。结果显示,两组患者治疗前体重比较无统计学差异(P>0.05);在第2个月和第6个月结束时,两组体重均增加,但无统计学差异(P>0.05);对照组平均痰菌阴转时间(52.5±24.5)天,而研究组为(40.6±22.5)天,研究组患者在痰菌阴转时间方面比例明显高于对照组患者(P<0.05),差异具有统计学意义;研究组患者治疗后显著吸收13例,吸收10例,不变2例,恶化1例,在病灶吸收率方面优于对照组(显著吸收12例,吸收9例,不变6例,恶化2例),两组比较差异有统计学意义(P<0.05)。结论提示,纤维支气管镜介入治疗肺结核痰菌阴转率增高,疗效确切。

为探究支气管镜下药物注射对复治涂阳空洞型肺结核的疗效,赵新国等[13]选取2016年6月—2017年12月收治的复治涂阳空洞型肺结核患者164例,按随机数字表法分为两组,各82例。对照组行常规治疗,观察组行康复新液联合支气管镜下药物注射治疗。比较两组临床疗效、治疗前后肺功能变化及临床症状改善。结果显示,观察组治疗临床疗效高于对照组,差异有统计学意义(P<0.05);观察组FEV_1、FEV_1/FVC、PEF指标优于对照组,差异有统计学意义(P<0.05);观察组并发症发生率均低于对照组,差异有统计学意义(P<0.05)。结论提示,支气管镜下药物注射治疗复治涂阳空洞型肺结核患者可显著提高临床疗效,改善肺功能,促进临床症状转归,值得推广应用。

为探讨纤维支气管镜药物灌注联合莫西沙星在耐多药肺结核中的应用效果,王哲等[14]选取其医院97例耐多药肺结核患者,按照随机数字表法分组,对照组48例,观察组49例,均给予常规药物治疗,对照组加用左氧氟沙星治疗,观察组加用莫西沙星联合纤维支气管镜药物灌注治疗,观察比较两组治疗3个月、6个月、9个月痰菌转阴率及治疗9个月后病灶吸收率,并统计两组T淋巴细胞亚群($CD4^+$、$CD3^+$、$CD8^+$)及血清降钙素原(PCT)水平变化情况、不良反应发生率。结果显示,观察组治疗6个月、9个月痰菌转阴率分别为73.47%(36/49)、85.71%(42/49),均高于对照组54.17%(26/48)、66.67%(32/48),差异具有统计学意义(P<0.05);观察组病灶吸收率为87.76%(43/49),高于对照组64.58%(31/48),差异具有统计学意义(P<0.05);治疗9个月后观察组血清$CD4^+$及$CD3^+$水平均高于对照组,差异具有统计学意义(P<0.05);治疗9个月后观察组血清PCT水平低于对照组,差异具有统计学意义(P<0.05);观察组不良反应发生率为14.29%(7/49),对照组为12.50%(6/48),组间

对比差异无统计学意义($P<0.05$)。结论提示,莫西沙星结合纤维支气管镜药物灌注可提高耐多药肺结核患者痰菌转阴率及病灶吸收率,改善血清T细胞亚群、PCT水平,且安全性高。

2. 电子胸腔镜　为分析内科胸腔镜治疗结核性胸膜炎的临床意义,唐晓媛等[15]收集40例诊断为结核性胸膜炎的患者,其中由内科胸腔镜下确诊结核性胸膜炎患者为20例,纳为治疗组;由常规胸腔穿刺后通过胸腔积液化验、结核菌素试验而临床诊断为结核性胸膜炎患者20例,纳为对照组;两组诊断后均给予了相同抗结核方案治疗。计算两组患者住院天数,统计治疗组、对照组住院期间共行的胸腔穿刺数;测量两组患者治疗12个月后的胸部CT上胸膜肥厚度。结果显示,治疗组和对照组的平均住院天数分别为(9.55±1.63)天和(13.60±3.59)天,治疗组明显短于对照组,两组比较差异有统计学意义($P<0.05$);治疗组与对照组平均行胸腔穿刺术次数为(1.50±0.76)次和(2.80±0.99)次,治疗组明显少于对照组,两组比较差异有统计学意义($P<0.05$)。治疗组与对照组治疗12个月后的胸膜CT上平均胸膜肥厚度分别为(0.15±0.09)mm和(2.30±0.13)mm,治疗组明显薄于对照组,两组比较差异有统计学意义($P<0.05$)。结论提示,使用内科胸腔镜下确诊结核性胸膜炎的患者,可减少住院日,减少胸腔穿刺频次,减少胸膜肥厚度。临床上若疑诊结核性胸膜炎者,建议优先考虑行内科胸腔镜诊治。

为探讨单操作孔电视胸腔镜手术(uniportal video-assisted thoracoscopic surgery,UVATS)治疗肺结核合并支气管扩张的可行性,钱鼎烽等[16]对其医院2014年10月—2017年6月29例肺结核合并支气管扩张行UVATS。操作孔位于腋前线附近第4或5肋间,应用切口保护器,不使用肋骨牵开器,观察孔位于腋后线附近第7或8肋间,行解剖性肺叶切除术或肺段切除术。结果显示,手术均顺利,未增加操作孔或中转开胸手术。手术时间为(160.7±46.2)分钟,术中出血量为(253.5±101.7)ml。术后第1天疼痛视觉模拟评分为(2.2±0.9)分,术后拔管时间为(2.9±0.7)天,术后胸腔引流量为(557.2±193.8)ml,术后住院时间为(4.9±1.2)天。术后发生肺复张不全1例,肺持续漏气1例,切口愈合不良1例,并发症发生率为10.3%(3/29),经保守治疗后均痊愈。29例术后平均随访20.8个月(4~36个月),19例术前痰检阳性者术后均转阴,无结核播散,薄层高分辨率CT未见复发或新发病灶。结论提示,UVATS治疗肺结核合并支气管扩张安全、有效、可行,值得临床推广。

3. 支气管动脉栓塞术　为研究介入治疗对肺结核合并糖尿病患者大咯血的临床效果与安全性,韩平等[17]采用随机数字表法将85例肺结核合并糖尿病患者随机分为对照组(45例)与观察组(40例),所有患者均出现大咯血症状,对照组给予控制血糖+抗结核+内科用药控制咯血,观察组给予控制血糖+抗结核+支气管动脉栓塞术介入治疗控制咯血,比较两组治疗效果、症状改善及不良反应。结果显示,观察组治疗总有效率为90.0%(36/40)显著高于对照组的73.3%(33/45)($\chi^2=3.850, P=0.050$),两组治疗第3天、第5天、第7天后的咯血量均明显减少,但观察组降低幅度相比对照组更为显著($P<0.01$),且不良反应发生率明显少于对照组($P<0.01$)。结论提示,采用支气管动脉栓塞术介入治疗肺结核合并糖尿病患者大咯血的临床效果确切,能有效控制患者的咯血症状,减少咯血量,同时无严重不良反应发生,安全可靠,值得临床推荐应用。

三、结核性胸膜病变介入治疗

结核性胸膜病变包括结核性渗出性胸膜炎、结核性包裹性胸膜炎、结核性脓胸及结核性支气管胸膜瘘等，结核性包裹性胸膜炎、结核性脓胸及结核性支气管胸膜瘘的治疗仍是临床医务工作者所面临的难题，胸腔镜治疗为解决上述难题提供了帮助。

为探讨内科胸腔镜联合尿激酶治疗结核性包裹性胸腔积液临床疗效及其对 CA-125、ADA 以及 Th1/Th2 细胞因子的影响，傅秀慧等[18]将 120 例结核性包裹性胸腔积液患者随机分为治疗组和对照组，每组 60 例。两组均给予抗结核药物治疗，对照组给予超声引导下胸膜腔注入尿激酶，治疗组给予内科胸腔镜联合尿激酶治疗，观察两组临床治疗效果及治疗前后胸腔积液 CA-125、ADA 和 Th1/Th2 细胞因子水平变化情况。结果显示，治疗组在抽液总量，FEV_1 和 FVC 水平明显高于对照组，而引流天数和胸膜厚度明显低于对照组，治疗组胸腔积液 CA-125、ADA、IL-12、IL-18、IL-4 和 IL-10 水平明显低于对照组，IFN-γ 高于对照组，差异均有统计学意义（$P<0.05$）。结论提示，内科胸腔镜联合尿激酶治疗结核性包裹性胸腔积能有效改善患者临床症状，缓解免疫因子紊乱。

为观察分析胸腔镜下胸腔内清理治疗非结核性脓胸的临床疗效，王庆等[19]选取 2015 年 1 月—2017 年 6 月于该院就诊的非结核性脓胸患者 48 例，根据治疗方式，分为观察组（$n=24$）与对照组（$n=24$），观察组患者给予胸腔镜下胸腔内清理治疗，对照组患者给予传统开胸术治疗，对比两组患者的治疗效果。结果观察组患者的手术时间、术中出血量、引流时间、住院时间均明显少于对照组（$P<0.05$）；治疗前，两组患者的用力肺活量（FVC）、第一秒用力肺活量（FEV_1）、肺总量（TLC）对比差异无统计学意义（$P>0.05$）；治疗后，两组患者的 FVC、FEV_1、TLC 均明显增加（$P<0.05$），且观察组患者的 FVC、FEV_1、TLC 明显高于对照组（$P<0.05$）。两组患者治疗后氧分压（PO_2）、二氧化碳分压（PCO_2）及白细胞计数（WBC）明显优于治疗前，且观察组治疗后患者 PCO_2（80.30 ± 9.26）mmHg、PCO_2（45.53 ± 4.27）mmHg 及 WBC（8.85 ± 3.62）g/L 指标明显优于对照组的 PO_2（70.33 ± 8.75）mmHg、PCO_2（51.61 ± 5.40）mmHg 及 WBC（10.81 ± 4.00）g/L，差异有统计学意义（$P<0.05$）。结论提示，胸腔镜辅助下行胸腔内清理治疗非结核性脓胸的创伤小，术后患者恢复快。

如何有效针对不同类型支气管结核，选择合适的介入治疗方法，目前尚缺乏公认的全国相对统一的操作规范。结核病的介入治疗是一个涉及多学科的过程，包括结核科、呼吸科、胸外科、耳鼻喉科、介入科、麻醉科等，同时还涉及护理、呼吸治疗以及语言恢复等多方面，不能局限于结核病介入一个领域内。对于结核病的介入治疗，应遵循以下原则：介入医师不能只顾眼前，必须着眼远期预后。所做任何操作，应该考虑到近期和远期的影响。亟需全国同道对此继续开展广泛深入的研究，以期早日形成合理、安全、有效、公认的诊疗规范，不断提高支气管结核的发现率、治愈率，造福于更多的结核病患者。

（丁卫民　蔡青山　付亮　吴琦　唐神结）

参考文献

1. 林明贵.重视气管支气管结核的综合诊治——《WS 196—2017 结核病分类》标准解读[J].中国防痨杂志，2018，40(3)：247-250.

2. WANG T, ZHANG J, QIU X J, et al. Scarring Airway Stenosis in Chinese Adults: Characteristics and Interventional Bronchoscopy Treatment[J].Chin Med J(Engl)，2018，131(3)：276-281.

3. 秦林，丁卫民，张建英，等.冷冻联合球囊扩张术治疗瘢痕狭窄型支气管结核气道闭塞的有效性及安全性

[J].中华结核和呼吸杂志,2018,41(11):857-862.

4. 程超,吕莉萍.氩等离子体凝固治疗在溃疡坏死型气管支气管结核早期治疗中的临床价值[J].临床肺科杂志,2018,8:1494-1497.
5. 王婷,张杰,邱小建,等.第20届世界支气管镜和介入呼吸病学大会简介[J].中华结核和呼吸杂志,2018,41(11):907-910.
6. 吕志芳,潘青.经纤支镜下局部注药治疗气管支气管结核的疗程研究[J].中华全科医学,2018(8):1283-1285.
7. 李庆伟,孔祥臣,刘莹,等.支气管镜局部注射化疗在支气管结核患者治疗中的应用[J].临床肺科杂志,2018,5:929-933.
8. 张亮,杨燕,丁红梓,等.阿米卡星不同给药途径对气管支气管结核疗效的影响[J].西北药学杂志,2018,1:103-106.
9. 秦林,郭洋,王文洁,等.高频电凝联合冷冻消融治疗肉芽增殖型支气管结核的有效性及安全性[J].临床肺科杂志,2018,23(11):1950-1954.
10. 张红红,吴世满.电子支气管镜介入治疗气管支气管结核的临床分析[J].国际呼吸杂志,2018,6:424-427.
11. 梁丽丽,张国龙,刘新,等.支气管镜介入治疗淋巴结瘘型气管支气管结核[J].中国热带医学,2018,6:603-605.
12. 江晓芹,杜超英,阳绪容,等.纤维支气管镜介入治疗肺结核疗效观察及对痰菌阴转率影响研究[J].陕西医学杂志,2018,3:317-319.
13. 赵新国,陈惠芬,曹维宁,等.支气管镜下药物注射对复治涂阳空洞型肺结核的疗效[J].实用医学杂志,2018,8:1351-1354.
14. 王哲,贾海玉.纤维支气管镜药物灌注联合莫西沙星对耐多药肺结核的疗效分析[J].内蒙古医科大学学报,2018,1:40-44.
15. 唐晓媛,左慧敏,陈国峰,等.内科胸腔镜治疗结核性胸膜炎的意义[J].中国内镜杂志,2018,24(7):1-3.
16. 钱鼎烽,尚军,韩琼,等.单操作孔电视胸腔镜手术治疗肺结核合并支气管扩张[J].中国微创外科杂志,2018,6:541-544.
17. 韩平.支气管动脉栓塞介入治疗肺结核合并糖尿病大咯血的疗效与安全性分析[J].安徽医药,2018,22(4):718-720.
18. 傅秀慧,赵磊,王瑜玲,等.内科胸腔镜联合尿激酶治疗结核性包裹性胸腔积液的疗效[J].河北医药,2018,4:523-525.
19. 王庆,周洪顺.内科胸腔镜下胸腔内清理治疗非结核性脓胸的临床研究[J].中国内镜杂志,2018,4:73-76.

第十章　结核病的外科治疗

【摘要】结核病的外科治疗仍然是治疗结核病及控制结核病传染源的重要手段之一。对比传统肺结核外科手术治疗，通过电视胸腔镜下肺结核肺切除术具有创伤小、术后恢复快的特点，是值得推广的方法。同时电视胸腔镜无论内科胸腔镜还是外科胸腔镜对结核性脓胸均有很好的治疗效果。骨关节结核的外科治疗主要是脊柱结核的外科治疗，儿童脊柱结核的外科治疗也受到关注。

【关键词】肺结核；脓胸；胸壁结核；脊柱结核；胸腔镜；外科治疗

结核病的外科治疗已有百年历史，外科手术治疗在我国仍然是结核病治疗及控制结核病传染源的重要手段之一。需要外科手术治疗的结核病主要包括耐多药肺结核、支气管结核、结核性脓胸、结核性毁损肺、结核性支气管扩张、结核球及肺曲菌球、胸壁结核、脊柱关节结核、淋巴结核等。近1年来，国内应用胸腔镜、支气管镜对于肺结核、支气管结核、结核性胸膜炎及结核性脓胸的治疗均可见报道，对于骨结核、脊柱结核的外科手术治疗也取得了不少的进展，值得学习及推广。

一、胸部结核病的外科治疗

1. 肺结核及支气管结核　对于结核性毁损肺、结核性支气管扩张、结核球及肺曲菌球等患者仍然需要手术治疗，对比传统的开胸手术方法，胸腔镜手术能够缩短手术时间、减少出血、提高患者生活质量，不少学者认为其在临床上有推广应用的价值。

徐磊[1]对胸腔镜下肺叶切除术治疗肺结核的疗效及并发症发生率进行了分析，选取收治的60例肺结核患者，随机分成对照组与观察组，各30例。对照组采用常规开胸肺叶切除术，观察组实施胸腔镜下肺叶切除术，观察比较两组患者手术时间、住院时间、手术出血量、胸管留置时间，分析两组患者手术前后血清CRP水平、疼痛评分变化以及并发症发生率。结果显示，观察组手术时间、住院时间、手术出血量、胸管留置时间均明显低于对照组，差异有统计学意义（$P<0.05$）；观察组手术后第1天、第4天血清CRP水平明显低于对照组，差异有统计学意义（$P<0.05$）；观察组手术后第1天、第4天疼痛评分变化明显优于对照组，差异有统计学意义（$P<0.05$）；观察组并发症发生率显著低于对照组（$P<0.05$）。结论提示，胸腔镜下肺叶切除术治疗肺结核，能够显著缩短治疗时间，减小创伤面积，提高患者恢复速度，降低并发症发生率，值得临床推广。梁勋斯[2]随机抽取2015年1月—2017年12月在该院行手术治疗的50例肺结核球患者，分为对照组，为常规开胸手术，及观察组为胸腔镜手术，进行研究。结果发现，在术中出血量、手术时间、置管时间、住院时间等手术各项指标上，观察组均优于对照组，差异有统计学意义（$P<0.05$）；而治疗总有效率观察组优于对照组，有统计学意义（$P<0.05$）。其认为在肺结核球手术治疗中应用胸腔镜，能够有效缩短手术时间和住院时间，减少术中出血量，提高治疗总有效率，可以在肺结核球手术治疗中广泛应用胸腔镜。

应用胸腔镜对肺结核合并支气管扩张的患者进行手术治疗也获得了不错的效果。钱鼎烽等[3]对2014年10月—2017年6月29例肺结核合并支气管扩张行单操作孔电视胸腔镜手术(UVATS)。操作孔位于腋前线附近第4或5肋间,应用切口保护器,不使用肋骨牵开器,观察孔位于腋后线附近第7或第8肋间,行解剖性肺叶切除术或肺段切除术。结果显示,手术均顺利,未增加操作孔或中转开胸手术。手术时间为(160.7±46.2)分钟,术中出血量为(253.5±101.7)ml。术后第1天疼痛视觉模拟评分为(2.2±0.9)分,术后拔管时间为(2.9±0.7)天,术后胸腔引流量为(557.2±193.8)ml,术后住院时间为(4.9±1.2)天。术后发生肺复张不全1例,肺持续漏气1例,切口愈合不良1例,并发症发生率为10.3%(3/29),经保守治疗后均痊愈。29例术后平均随访20.8个月(4~36个月),19例术前痰检阳性者术后均转阴,无结核播散,薄层高分辨率CT未见复发或新发病灶。研究认为,UVATS治疗肺结核合并支气管扩张安全、有效、可行,值得临床推广。河北省胸科医院齐海亮等[4]在2014年1月—2018年2月采用全胸腔镜下解剖性肺段切除治疗结核性支气管扩张症46例,亦采用单操作孔进行手术,术后同样得出胸腔镜下解剖性肺段切除术治疗结核性支气管扩张症安全、有效,术后并发症少,值得临床推广的结论。Chen等[5]对拟手术的结核性毁损肺手术区域进行局部动脉栓塞术以减少手术出血。32例结核性毁损肺患者,先进行局部肺动脉栓塞治疗,栓塞后1周至2个月内行胸膜肺切除术。患者术中出血量为(625.6±352.6)ml。操作的持续时间为(120.3±75.2)分钟。6例患者报告有轻度至中度胸痛,2例发热,支气管胸膜瘘和脓胸3例(9.4%)。由此可见,肺切除术前局部动脉栓塞是一种安全可靠的栓塞方法,可以减少患者术中出血量,缩短手术时间。电视胸腔镜手术还可以应用于治疗肺结核合并自发性气胸患者,王华中[6]对比了传统开胸手术和电视胸腔镜对肺结核合并自发性气胸的疗效及不良反应。将102例肺结核合并自发性气胸患者作为研究对象,所有患者诊治时间均为2014年5月—2018年5月,随机、单盲法分为两组,分别给予传统开胸手术治疗施(对照组)和电视胸腔镜手术治疗(观察组)。结果发现,两组手术情况、引流管的引流量比较,观察组与对照组的手术时间差异无统计学意义($P>0.05$),而观察组与对照组的术中出血量和引流管的引流量相比,观察组的术中出血量和引流管引流量更少,具有统计学意义($P<0.05$)。观察组与对照组的下床时间和住院时间相比,观察组的下床时间和住院时间更短,差异具有统计学意义($P<0.05$)。电视胸腔镜手术治疗肺结核合并自发性气胸患者能够改善术中出血量,引流管的引流更通畅,同时缩短住院时间,值得临床推广。

随着支气管镜介入技术的发展,支气管结核的治愈率越来越高,但也有经药物及内镜治疗失败的患者需要手术治疗。阮军忠等[7]对36例诊断明确且造成支气管狭窄或肺不张的支气管结核患者,给予药物及内镜腔内治疗无效而进行外科治疗,术前规律抗结核治疗6个月以上,术后继续抗结核治疗9~12个月。其中全肺切除8例,肺叶切除23例,袖状肺叶切除5例。结果显示36例患者均治愈,无手术死亡,6例患者术后出现并发症,给予对应治疗痊愈出院,无支气管胸膜瘘及结核播散。随访1年以上无复发。笔者认为对于药物及内镜治疗无效,伴有肺内不可逆病变的支气管结核患者应考虑积极手术。

2. 结核性胸膜炎及结核性脓胸　结核性胸膜炎如不及时治疗,易发展为包裹性胸腔积液,甚至结核性脓胸,使治疗难度增加,今年来随着胸腔镜技术的发展,结核性胸膜炎及结核性脓胸的治疗有了很大进展。闫晓洲等[8]对胸腔镜早期干预治疗结核性渗出性胸膜炎患者临床疗效及术后恢复进行了研究,纳入2016年1月—2017年12月期间该院收治的62例结核性渗出性胸膜炎患者为研究对象,采用随机数字表法将其分为治疗组($n=32$)与对照组

(n=30)，对照组行胸腔负压闭式引流术治疗，治疗组行胸腔镜早期干预治疗，观察两组患者经不同治疗方式后的治疗效果。结果治疗组临床总有效率(93.75%)显著高于对照组(70.00%)，两组比较，差异有统计学意义($\chi^2=5.984$，$P=0.038$)，治疗组胸腔积液吸收时间、血沉恢复正常时间、体温恢复正常时间及住院时间均显著短于对照组，两组比较，差异有统计学意义；术前，两组胸腔积液量比较差异无统计学意义，术后治疗组胸腔积液量显著低于对照组，两组比较，差异有统计学意义($t=8.455$，$P=0.000$)。因此，认为胸腔镜早期干预治疗对结核性渗出性胸膜炎患者的临床疗效显著，在显著缩短其术后恢复时间的同时，还能明显降低其胸腔积液量。唐晓媛等[9]探讨了内科胸腔镜治疗结核性胸膜炎的意义。收集了40例诊断为结核性胸膜炎的患者，其中由内科胸腔镜下确诊结核性胸膜炎患者为20例，纳为治疗组；由常规胸腔穿刺后通过胸腔积液化验、结核菌素试验而临床诊断为结核性胸膜炎患者20例，纳为对照组；两组诊断后均给予了相同抗结核方案治疗。计算两组患者住院天数，统计治疗组、对照组住院期间共行的胸腔穿刺数；测量两组患者治疗12个月后的胸部CT上胸膜肥厚度。结果显示，治疗组和对照组的平均住院天数分别为(9.55±1.63)天和(13.60±3.59)天，治疗组明显短于对照组，两组比较差异有统计学意义($P<0.05$)；治疗组与对照组平均行胸腔穿刺术次数为(1.50±0.76)次和(2.80±0.99)次，治疗组明显少于对照组，两组比较差异有统计学意义($P<0.05$)。治疗组与对照组治疗12个月后的胸膜CT上平均胸膜肥厚度分别为(0.15±0.09)mm和(2.30±0.13)mm，治疗组明显薄于对照组，两组比较差异有统计学意义($P<0.05$)。研究提示，使用内科胸腔镜下确诊结核性胸膜炎的患者，可减少住院日，减少胸腔穿刺频次，减少胸膜肥厚度。临床上若疑诊结核性胸膜炎者，建议优先考虑行内科胸腔镜诊治。

结核性胸膜炎一旦形成包裹性胸腔积液，会给治疗带来困难，甚至会发展为结核性脓胸，预后不佳，同时也是外科适应证之一。不管是内科胸腔镜还是外科胸腔镜，对结核性包裹性胸腔积液的治疗效果较好，近年来这方面的研究比较多。

陈化专[10]将电视胸腔镜与开胸手术治疗早期结核性包裹性胸膜炎的病例进行对照研究。随机选取2016年1月—2017年9月山东菏泽市传染病医院收治的100例早期结核性包裹性胸膜炎患者作为研究对象，按照治疗方式的不同，将患者分成观察组($n=50$)和对照组($n=50$)，观察组采用电视胸腔镜进行治疗，对照组采用开胸手术进行治疗，对比分析两组患者的手术情况、治疗效果和并发症发生情况。结果发现，两组患者在住院时间和带管时间方面差异无统计学意义($P>0.05$)；观察组患者的手术出血量为(158.4±72.3)ml、手术时间为(102.4±26.2)分钟、疼痛评分为(2.8±1.7)分；对照组患者的手术出血量为(257.1±90.7)ml、手术时间为(126.7±36.8)分钟、疼痛评分为(5.2±2.3)分，观察组患者上述3项指标均低于对照组，差异有统计学意义($P<0.05$)；观察组的血沉均数、FEV_1均值、FVC均值、MVV均值明显优于对照组，差异有统计学意义($P<0.05$)；观察组的并发症发生率(12%)低于对照组，差异有统计学意义($P<0.05$)。研究结果显示，电视胸腔镜对于早期结核性包裹性胸膜炎有着更好的治疗效果，值得应用。刘宝帅等[11]和苗晓慧[12]也做了相关的研究，得出了相似的结论，电视胸腔镜手术治疗早期结核性包裹性胸膜炎患者，具有创伤小、失血少、术后易恢复等优势，且可较好改善患者肺功能；而胸腔镜联合其他方法治疗结核性包裹性胸腔积液也取得了一定的进展。

在临床上，胸腔镜基础上联合治疗结核性包裹性胸腔积液的研究也有很多的进展，王瑜玲等[13]回顾2013年1月—2017年5月石家庄市第五医院收治的结核性包裹性胸腔积液患者203例,根据治疗方案不同区分为治疗组(内科胸腔镜联合微卡菌苗组)、对照1组(内科胸腔镜组)、对照2组(尿激酶溶隔组),观察3组临床症状消失时间、胸腔积液总量、置管天数、转手术例数、胸膜增厚程度、肺功能及免疫情况。结果显示,治疗组在临床症状消失时间、置管天数、胸膜增厚程度、肺功能分度、免疫指标方面均优于对照1组及对照2组($P<0.05$)。王传才等[14]通过综合平衡法划分赣州市第五人民医院2016年2月—2017年2月收治包裹性结核性胸膜炎患者70例为对照组和观察组,各35例。对照组采用胸腔穿刺抽液(或胸腔置管引流术)+胸腔内注入尿激酶,观察组采用胸腔镜粘连松解术联合口服糖皮质激素治疗,观察并对比两组不同治疗效果。结果显示,观察组有效率明显高于对照组($P<0.05$),且全身中毒症状缓解时间、胸腔积液吸收时间及住院时间均明显较短($P<0.05$)。研究认为,包裹性结核性胸膜炎患者经胸腔镜粘连松解术与糖皮质激素联合早期干预,临床效果突出,提升治疗总有效率,改善临床症状明显,恢复快。傅秀慧等[15]对内科胸腔镜联合尿激酶治疗结核性包裹性胸腔积液的疗效进行了分析,也得出了内科胸腔镜联合尿激酶治疗结核性包裹性胸腔积能有效改善患者临床症状,缓解免疫因子紊乱的结论。高辉等[16]将82例结核性包裹性胸腔积液患者随机分为观察组和对照组,每组41例。对照组患者给予常规抗结核及胸腔镜下冷冻治疗,观察组患者在对照组治疗基础上给予优福宁胶囊口服。检测2组治疗前及治疗3个月后肺功能指标[肺活量(FVC)、1秒用力呼气容积(FEV_1)及呼气峰流速(PEF)]、氧化应激指标[谷胱甘肽过氧化物酶(GSH-Px)、总抗氧化能力(T-AOC)、超氧化物歧化酶(SOD)及总抗氧化态(TAS)]和治疗前、治疗1个月、治疗2个月、治疗3个月后血清PON1水平并进行比较,记录两组胸腔积液吸收时间、住院时间及治疗3个月后胸膜厚度,统计两组治疗3个月后临床疗效及治疗期间出现的并发症和不良反应。结果显示,治疗3个月后,两组患者FVC、FEV_1、PEF、SOD、GSH-Px、T-AOC及TAS均明显增高(P均<0.05),且观察组均明显高于对照组(P均<0.05);观察组治疗1个月、2个月、3个月后血清PON1水平均明显高于本组治疗前与同期对照组(P均<0.05),对照组则治疗2个月、3个月后明显高于治疗前(P均<0.05);观察组胸腔积液吸收时间及住院时间均明显短于对照组(P均<0.05),治疗3个月后胸膜厚度明显低于对照组($P<0.05$);观察组总有效率明显高于对照组($P<0.05$)。治疗期间两组患者均未出现严重并发症及不良反应。结果提示,优福宁胶囊联合胸腔镜下冷冻治疗结核性包裹性胸腔积液疗效更好,可明显改善肺功能,且安全性较高,可能与增强机体抗氧化应激能力有关。栾念旭等[17]采用配对比较法将本科2015年7月—2018年5月收入的100例结核性包裹性胸腔积液患者分为两组,观察组50例接受内科胸腔镜下氩气刀联合尿激酶注入治疗,对照组50例接受胸腔闭式引流术置管联合尿激酶胸膜腔内注射治疗,对两组临床疗效进行观察与比较。结果观察组疗效优于对照组,胸腔积液消失时间及住院时间短于对照组,胸膜厚度小于对照组,肺功能优于对照组,差异均有统计学意义($P<0.05$);两组并发症发生率相比较,差异无统计学意义($P>0.05$)。结论提示,胸腔镜下氩气刀可在直视下对纤维增生病变进行清除,联合尿激酶膜腔内注入可进一步清除残留纤维包裹带、减轻胸膜肥厚、控制胸腔积液产生,临床疗效值得肯定,建议在今后临床治疗工作中推广应用。

慢性结核性脓胸的外科手术治疗也是大家一直关注的焦点。采用外科手术的方式对慢性结核脓胸进行治疗,可有效保障临床对于该症的综合治疗效果[18]。张瑛等[19]收集2015

年4月—2017年8月在朝阳市第四医院施行电视胸腔镜手术的59例慢性结核性脓胸患者，对本组患者行慢性结核性脓胸清除及纤维板剥脱术的临床资料进行分析，对临床疗效进行评价，并重点阐述了“流程优化”手术方法及效果。流程优化手术方法是笔者通过自身临床实践，为克服电视胸腔镜手术治疗慢性结核性脓胸的诸多技术难点而设计的新手术方法。主要包括改变胸腔镜手术切口布局顺序，改进胸腔镜操作空间建立技术，统一纤维板剥脱顺序流程，独特的胸腔引流管放置方法等流程优化方法。结果发现，59例患者均顺利完成电视胸腔镜手术。手术持续时间为60~180分钟，平均[中位数（四分位数），M（Q1，Q3）]110（90，140）分钟；术中出血为150~2 000ml，平均[M（Q1，Q）]700（550，800）ml；引流管留置时间为4~22天，平均[EM（Q1，Q）]7（5，10）天；术后住院时间6~24天，平均[EM（Q1，Q）]9（7，12）天。术后并发症发生率为23.3%（14/60），包括切口延期愈合5例、肺持续漏气5例、乳糜胸1例；3例切口再次感染形成慢性窦道，经正确处理切口均得到愈合。术后随访3~36个月，平均随访[EM（Q1，Q）]16（8，22）个月，患者均无脓胸复发。结论提示，采用流程优化完全电视胸腔镜手术方法治疗慢性结核性脓胸效果良好，安全可靠。

王成等[20]回顾性分析2006年1月—2016年12月山东大学附属山东省胸科医院采用胸腔镜辅助小切口施行胸膜剥脱术治疗的164例患者的临床资料。其中男性103例，女性61例；年龄6~65岁，平均（31.0±3.7）岁；病史3~18个月，平均（5.0±1.7）个月。对患者术中情况、术后并发症处理，以及治疗转归进行总结分析。结果分现，164例患者均经一次手术治愈，无围术期死亡患者。13例患者出现不同程度的心律失常，经对症处理后治愈；15例发生迁延性肺漏气，经过继续胸腔闭式引流后治愈；9例切口愈合不良，经过换药护理治愈。结论提示，胸腔镜辅助小切口对慢性包裹性结核性脓胸的手术治疗，较好地兼顾了微创、效率和安全性，是可选择的一种较为合理的手术方式。

对于胸壁结核，外科手术同样可以起到很好的治疗效果。王保平[21]研究了2014年8月—2016年10月住院治疗的胸壁结核患者50例，以外科手术治疗方式为依据，分为两组，对照组患者单独采用胸壁结核软组织病灶清除术治疗，观察组患者联合应用行病灶清除、肋骨切除、肌瓣填塞术治疗，对比两组患者的临床疗效。结果显示，观察组患者治愈率、复发率分别为100%、4%，对照组分别为100%、12%，两组对比，差异不存在统计学意义；观察组患者住院时间、疼痛时间、手术时间均长于对照组。结论提示，对胸壁结核患者进行外科手术治疗时，应该将患者实际情况作为依据，合理选择手术方式对其进行治疗，在有肋骨破坏情况出现时，应联合病灶清除、肋骨切除、肌瓣填塞术治疗。

二、骨关节结核的外科治疗

作为最常见的肺外结核病灶，骨与关节结核占所有结核病例的1%~2%，其中脊柱结核约占骨与关节结核的50%。脊柱结核常导致寒性脓肿形成、脊柱骨质破坏、脊柱畸形和瘫痪等严重并发症，这也是脊柱结核目前治疗的重点和难点。并非所有的脊柱结核都需要手术治疗。手术治疗脊柱结核应以清除结核病灶、解除神经压迫和重建脊柱稳定性为目的。目前公认的脊柱结核的手术绝对指征包括骨质破坏影响脊柱稳定性、神经组织受压进行性加重甚至瘫痪，进行性加重的后凸畸形。相对手术指征包括寒性脓肿、流注形成、较大死骨、椎体空洞和经久不愈的结核窦道[22]。

高永建[23]对胸腰椎脊柱结核的外科治疗及进展进行了综述。笔者广泛查阅国内外关于胸腰椎脊柱结核外科治疗的文献，对胸腰椎结核手术入路、固定节段、融合范围、植骨方式和植骨材料的研究进展进行分析总结，前路或前后路联合手术治疗胸腰椎结核疗效确切，为大多数学者推崇。近年来单纯后路手术取得了满意临床疗效。固定节段以短节段或病椎间固定为主，植骨融合范围和方式以病椎间植骨融合为佳，植骨材料以自体髂骨或填塞自体松质骨的钛笼疗效最为满意。然而胸腰椎脊柱结核的最佳治疗策略尚无定论，对于不同患者的个体化治疗需要进一步研究。Cao 等[24]研究了贵州省脊柱结核的治疗和预后。研究纳入从 2006—2017 年住院的脊柱结核患者 863 名，进行了标准化的四联抗结核治疗。其中 80 名患者因联系信息变化或依从性差未完成随访，其余 783 名患者完成了随访。平均随访时间为(20.33±8.77)个月(范围为 6~38 个月)。在这些患者中，有 145 例患者接受了保守治疗，638 例患者接受手术治疗。手术组所有患者均接受病变切除、骨移植融合和内固定治疗。术前和术后均给予标准四联抗结核治疗。根据红细胞沉降率(ESR)、C 反应蛋白(CRP)、视觉模拟量表(VAS)、后突畸形矫正、神经功能恢复、体内移植骨融合等进行临床疗效评价。共 608 人达到临床治愈。143 例患者的症状、体征、血液检测和影像学等方面有好转，20 例成为难治性脊柱结核，12 例患者局部结核复发。提示保守和外科治疗是脊柱结核的主要治疗方法。标准化的抗结核治疗应贯穿治疗始终，同时根据患者的个人条件，个体化地选择手术治疗，以达到最有效的治疗效果。Yin 等[25]对 20 例多节段胸腰椎结核(CMTSTB)患者进行了手术治疗研究，通过病灶清除、经椎弓根固定、融合和局部引流、局部化学药物治疗等方法治疗，这些患者的后凸角畸形纠正、骨融合、神经功能恢复、红细胞沉降率(ESR)等方面指标均有改善。随访无结核复发，结果表明，双侧横切手术和局部持续化疗是可行和有效的 CMTSTB 的治疗方法。

脊柱结核术后复发及局部窦道形成均是脊柱结核治疗的难点。Wang 等[26]对复发性脊柱结核伴窦道形成的患者进行了研究，单因素分析显示，有 7 个因素，包括：是否有耐药结核分枝杆菌的存在，标准的术后化疗，完整性病灶清创，脊柱稳定性重建，营养状况，合并其他部位结核病，手术时机等与术后复发有显著相关性。提示在复杂性脊柱结核治疗中应关注这些方面。

路坦[27]尝试采用胸腔镜下微创治疗胸椎结核得到了较好的治疗效果。耿攀[28]收集遵义医学院脊柱外科 2015 年 12 月—2017 年 4 月行胸腔镜辅助小切口胸椎结核病灶清除植骨融合内固定手术的病例 8 例，其中男性 3 例，女性 5 例，平均年龄 48.5 岁，病变累及 2 个胸椎的有 7 例，仅累及 1 个胸椎的有 1 例。通过观察收集手术时间、术中出血量、胸腔闭式引流管放置时间、住院时间、术后并发症，术前及术后 1 周、1 个月、3 个月、6 个月的视觉模拟评分(visual analog scale，VAS)评分，术前及术后 1 个月、3 个月、6 个月的血沉(erythrocyte sedimentation rate，ESR)，术后半年改良 Macnab 疗效评定，术后半年及术后 1 年 Frankel 等级改善情况，植骨融合率等，来阐述该手术的术后恢复情况。结果显示，所有手术均顺利完成，8 例患者均得到 1 年左右的随访。各项指标均有明显好转，且术后 6 个月复查影像学检查提示植骨均骨性愈合，植骨融合率 100%。认为胸腔镜辅助小切口治疗胸椎结核为胸椎结核的治疗提供了一种较为安全、有效、实用的微创手术方法。

上颈椎结核占脊柱结核的 0.3%~1.0%，发生率虽低，但其部位特殊，造成该区域骨和韧带的广泛破坏，进而导致的压迫和不稳定严重威胁到延髓、脊髓，引起神经和呼吸功能障碍。闫应朝等[29]对上颈椎结核外科手术诊疗进展进行了归纳总结。近年来各种病灶清除术、植骨术、固定术和微创手术的应用有效解除了上颈椎结核病灶的压迫，带来了局部稳定性，为植骨融合创造了良好的条件。但以上术式均有其各自适应证及优缺点，术者应根据患者年龄，身体状况，有无寒性脓肿、病理骨折、寰枢椎脱位及脊髓压迫等选择合适的病灶清除方法、植骨方法和固定方法。开放手术治疗枕颈交界区结核的死亡率和复发率仍较高，对于大多数病例来说，非手术多药抗结核治疗仍是首选。遵照最新治疗指南，对不同类型上颈椎结核患者根据 DST 结果选择敏感的化疗药物，对患者早期康复及避免严重并发症至关重要。此外，微创技术引领着 21 世纪脊柱外科疾病的治疗方向，且微创术式是脊柱外科医师不断追求的方向。CT 引导下引流化疗和腔镜下病灶清除偶有报道，但碍于上颈椎复杂的解剖与病理结构、较大的病灶清除难度和较高的手术风险，目前上颈椎结核微创治疗方法有限，还需要广大脊柱外科同道不断地探索。

对于小儿脊柱结核外科手术治疗，Zhang 等[30]评价了小儿脊柱后路手术及适形钛网网箱置入手术方法的疗效。研究纳入 2011 年 1 月—2013 年 7 月，22 名儿童，其中 10 例为胸椎节段，4 例为胸腰椎节段，8 例为腰椎节段。采用后置钛网架治疗。结果显示，平均手术时间为 163 分钟（120~200 分钟），失血量为 210~550ml，平均 300ml，平均随访时间为 41.1 个月。在最后的随访中，所有患者均表现为牢固的骨融合，无感染复发。平均骨融合时间为 6.2 个月。局部段后凸角的平均校正量为 6.9°。在最后的随访中，这些患者的矫正角度损失最小，红细胞沉降率、局部节段后凸角畸形矫正和神经功能在所有儿童的最后一次随访中均有显著的临床改善。因此，认为小儿脊柱结核单纯后路入路应用异形钛网架可获得良好的疗效。

三、腹腔结核的外科治疗

腹腔结核，主要是发生于腹腔腹膜及各脏器之间的结核，常见病变器官主要是小肠、结肠、腹膜以及肠系膜等。腹腔结核的治疗亦是以抗结核药物治疗为主，当出现肠管狭窄、肠粘连甚至肠梗阻时需要外科手术治疗。李俊[31]等对昆明市第三人民医院选择 2016 年 3 月—2017 年 3 月期间就诊于该院内科的腹腔结核患者 118 例，根据病情不同，分成 A（肠道管腔缩窄甚至闭锁 45 例）、B（肠粘连 38 例）、C（肠梗阻 35 例）3 组，并分别实施小肠切除以及吻合、结肠切除以及吻合、肠粘连松解术，统计、评价其治疗后的疾病转归情况以及生活质量。结果显示，3 组患者经外科手术治疗后，其疾病情况与日常生活质量均明显改善。结论提示，对于部分腹腔结核患者而言，采用外科手术治疗具有重要临床意义。

2018 年，外科手术在结核病治疗中继续发挥着重要作用，强调了介入技术对于肺结核、支气管结核、结核性胸膜炎以及结核性脓胸的治疗价值，同时外科手术对于肺外结核的治疗也有着不容忽视的重要地位，值得同道学习及借鉴。

（宋言峥　郝晓辉　廖勇　常蕴青　王军　高文　许绍发　唐神结）

参考文献

1. 徐磊.胸腔镜下肺叶切除术治疗肺结核的疗效及并发症发生率分析[J].吉林医学，2018，39（1）：154-155.

2. 梁勋斯.胸腔镜在肺结核球手术治疗中的应用分析[J].临床医药文献杂志，2018，17（5）：70-73.

3. 钱鼎烽，尚军，韩琼.单操作孔电视胸腔镜手术治疗肺结核合并支气管扩张[J].中国微创外科杂志，2018，18（6）：541-544.

4. 齐海亮,李明珠,杜秀然.全胸腔镜解剖性肺段切除术治疗结核性支气管扩张症[J].中国微创外科杂志,2018,18(9):802-805.
5. CHEN G,ZHONG F M,XU X D,et al.Efficacy of regional arterial embolization before pleuropulmonary resection in 32 patients with tuberculosis-destroyed lung[J].BMC Pulm Med,2018,18(1):156.
6. 王华.电视胸腔镜手术治疗肺结核合并自发性气胸的临床效果探讨[J].血管外科杂志(电子版),2018,7(6):326.
7. 阮军忠,张天辉,李福根.支气管结核的外科治疗[J].中国肺癌杂志,2018,21(4):320-322.
8. 闫晓洲,付晓东,赵子明.胸腔镜早期干预治疗对结核性渗出性胸膜炎患者临床疗效及术后恢复的应用探讨[J].系统医学,2018,8(3):1-3,21.
9. 唐晓媛,左慧敏,陈国峰.内科胸腔镜治疗结核性胸膜炎的意义[J].中国内镜杂志,2018,24(7):1-4.
10. 陈化专.电视胸腔镜与开胸手术治疗早期结核性包裹性胸膜炎的病例对照分析[J].临床医学,2018,24(3):105-107.
11. 刘宝帅,姜传述.电视胸腔镜与开胸手术治疗早期结核性包裹性胸膜炎的疗效观察[J].中国医药指南,2018,16(2):61.
12. 苗晓慧.电视胸腔镜手术在早期结核性包裹性胸膜炎患者治疗中的应用效果[J].医疗装备,2018,31(5):12.
13. 王瑜玲,秦焕,赵旭兰.内科胸腔镜联合不同方案对结核性包裹性胸腔积液的疗效影响[J].河北医药,2018,40(10):3097-3099.
14. 王传才,廖开福,邝光志.胸腔镜粘连松解术联合糖皮质激素对包裹性结核性胸膜炎早期干预疗效临床研究[J].当代医学,2018,24(7):99-101.
15. 傅秀慧,赵磊,王瑜玲.内科胸腔镜联合尿激酶治疗结核性包裹性胸腔积液的疗效[J].河北医药,2018,40(2):523-530.
16. 高辉,董小帅,刘莉莉.优福宁胶囊联合胸腔镜下冷冻治疗结核性包裹性胸腔积液疗效及对氧化应激指标、PON1的影响[J].现代中西医结合杂志,2018,36(27):3995-3998.
17. 栾念旭,王毅,刘菁,等.内科胸腔镜下氩气刀联合尿激酶注入治疗结核性包裹性胸腔积液的疗效观察[J].中国医师杂志,2918,20(11):1727-1729.
18. 徐亮亮.外科手术治疗慢性结核脓胸的效果评价[J].中国医药指南,2018,16(5):65.
19. 张瑛,朱文,刘俊婷.流程优化完全电视胸腔镜手术治疗慢性结核性脓胸(附59例报告[J].中国防痨杂志,2018,40(12):1262-1266.
20. 王成,金锋.胸腔镜辅助小切口在慢性包裹性结核性脓胸手术中的应用[J].中国防痨杂志,2018,40(12):1267-1270.
21. 王保平.50例胸壁结核的外科手术疗效观察[J].世界最新医学信息文摘,2018,81(18):70-73.
22. 宋滇文.脊柱结核规范化外科治疗:争议与共识[J].脊柱外科杂志,2018,16(8):193-194.
23. 高永建,欧云生,权正学.胸腰椎脊柱结核外科治疗的研究进展[J].中国修复重建外科杂志,2018,32(1):1-3.
24. CAO G,RAO J,CAI Y,et al.Analysis of Treatment and Prognosis of 863 Patients with Spinal Tuberculosis in Guizhou Province[J].Biomed Res Int,2018,2018:3265735.
25. YIN X,YAN L,YANG M,et al.Bilateral costotransverse and local continuous chemotherapy approach for debridement,fixation,and fusion of contiguous multisegmental thoracic spinal tuberculosis.A retrospective study[J].Medicine(Baltimore),2018,97(41):e12752.
26. WANG B,KONG L,ZHU Z,et al.Recurrent complex spinal tuberculosis accompanied by sinus tract formation:causes of recurrence and clinical treatments[J].Sci Rep,2018,8(1):6933.
27. 路坦.胸腔镜下微创治疗胸椎结核的临床分析[J].临床研究,2018,26(10):62-63.

28. 耿攀.胸腔镜辅助小切口治疗胸椎结核的临床疗效观察[D].贵州:遵义医学院,2018.
29. 闫应朝,章增杰,王向阳.上颈椎结核外科手术诊疗的研究进展[J].脊柱外科杂志,2018,16(4):242-247.
30. ZHANG H,GUO Q,WANG Y,et al.The efficiency of the posterior-onlyapproach using shaped titanium mesh cage for the surgical treatment of spine tuberculosis in children:A preliminary study[J].J Orthop Surg(Hong Kong),2018,26(3):2309499018806684.
31. 李俊,包靖宇,张雪阳.外科治疗腹腔结核的研究[J].当代医学,2018,24(5):57-59.

第十一章 耐药结核病的治疗

【摘要】耐药结核病的治疗仍然是广大结核病防治工作所面临的难题。近1年来，为提高我国广大结核病防治工作者对MDR-TB的诊治能力，更好地掌握和实施MDR-TB化疗方案，中华医学会结核病学分会组织结核领域专家就MDR-TB化疗方案在中国的应用进行了广泛深入的研讨，制定了多部专家共识。我国研究人员在耐药结核病的化学治疗、外科手术治疗、免疫治疗、中医药治疗等方面进行了深入的研究。含贝达喹啉方案、含环丝氨酸方案、含左氧氟沙星和莫西沙星方案、含磺胺甲噁唑联合二线药物方案、含卷曲霉素和阿米卡星方案、含氯法齐明方案等取得较好的临床效果。

【关键词】结核病；耐药；药物疗法；手术治疗；免疫治疗；中医治疗

近1年来，为提高我国广大结核病防治工作者对MDR-TB的诊治能力，更好地掌握和实施MDR-TB化疗方案，中华医学会结核病学分会组织结核领域专家就MDR-TB化疗方案在中国的应用进行了广泛深入的研讨，制定了多部专家共识。同时，我国研究人员在耐药结核病的化学治疗、外科手术治疗、免疫治疗、中医药治疗等方面进行了深入的研究。

一、耐药结核病相关专家共识

1. 中国耐多药结核病短程治疗专家共识[1]　耐多药结核病(multidrug resistant tuberculosis,MDR-TB)仍然是全球严重的公共卫生问题。近年来，9~12个月短程MDR-TB方案在一些国家进行了研究，并取得了良好的治疗效果，且疗程短、不良反应少、治疗费用低。基于以上研究结果，2016年WHO更新了耐药结核病治疗指南，推出了MDR-TB短程化疗方案。我国是MDR-TB高负担国家之一，应该积极贯彻WHO的策略和方针，尽快对MDR-TB采用短程化疗方案进行治疗，以提高患者疗效、降低治疗费用。为提高我国广大结核病防治工作者对MDR-TB的诊治能力，更好地掌握和实施MDR-TB短程化疗方案，中华医学会结核病学分会组织结核领域专家就MDR-TB短程化疗方案在中国的应用进行了广泛深入的研讨，制定了"中国耐多药结核病短程治疗专家共识"，供国内同道借鉴。

2. 利奈唑胺抗结核治疗专家共识[2]　利奈唑胺(Linezolid)为噁唑烷酮类抗菌药物，是继磺胺类和喹诺酮类后上市的又一类全新合成抗菌药物，该药以其独特的作用机制、良好的抗菌活性而备受关注。近年的研究结果表明，利奈唑胺具有良好的抗结核分枝杆菌(*Mycobacterium tuberculosis*,*MTB*)作用，对耐药菌株也显示了强大的抗菌活性，利奈唑胺治疗MDR-TB和XDR-TB也取得了较为满意的临床疗效。2016年世界卫生组织在"耐药结核病治疗指南"中将利奈唑胺归为MDR-TB的核心治疗药物。目前，在耐药结核病治疗药物十分匮乏的情况下，不得不采用利奈唑胺治疗难治性MDR-TB和XDR-TB。目前我国尚无利奈唑胺临床应用的规范或指南可供参考，临床医师在实际工作中有许多问题或困惑需要解决。为此，中华医学会结核病学分会组织全国相关领域专家对利奈唑胺抗结核治疗有关方面的问题进行研讨，于2018年年初制定并发布了"利奈唑胺抗结核治疗专家共识"，供国内同道借鉴。

3. 抗结核新药贝达喹啉临床应用专家共识[3]　贝达喹啉(Bedaquilin)是近50年来第1个上市的抗结核新药,其作用机制独特、抗结核分枝杆菌(*Mycobacterium tuberculosis*,*MTB*)活性强、临床疗效较好。2012年12月,美国食品药品监督管理局加速批准了贝达喹啉上市用于成人MDR-TB的治疗。2016年12月,我国食品药品监督管理总局批准贝达喹啉在中国有条件的上市。2013年6月世界卫生组织颁布了“贝达喹啉治疗耐多药结核病暂行策略指导”,2017年世界卫生组织再次更新了“贝达喹啉治疗耐多药结核病指南”。我国贝达喹啉临床使用经验极少,也未制定相关的共识和指南。为此,中华医学会结核病学分会组织国内相关领域的专家撰写并发布了“抗结核新药贝达喹啉临床应用专家共识”,供国内同道参考借鉴。

4. 抗结核药物超说明书用法专家共识[4]　由于抗结核新药开发与研制非常缓慢,耐药结核病尤其是MDR-TB和XDR-TB的治疗非常困难,临床疗效差、治疗费用高、不良反应大。在这种情况下,一方面基于药物说明书的传统治疗方案需要改进,另一方面国内外学者对其他抗结核以外的抗感染药物在抗结核分枝杆菌作用方面也进行了较为深入的研究,遴选出了一些具有高效抗*MTB*作用的药物,并进行了大量的临床试验研究,取得了较好的临床疗效,弥补了抗结核药物研发缓慢的不足,部分药物已经被WHO及我国指南推荐为治疗结核病和耐药结核病的药物,但因超出了说明书的用药范围,有些药物又没有相关的指南或共识可以参考,临床应用证据不足,因此,对于抗结核药物超说明书用药有必要达成共识。超说明书用法也称未注册用法,其内容包括超适应证、超剂量、超疗程、超适应人群及改变说明书中规定的用药途径与用药间隔时间等。基于此,中华医学会结核病学分会组织全国相关领域专家撰写并发布了“抗结核药物超说明书用法专家共识”,以更好地指导临床医师用药。

二、化学治疗

1. 含贝达喹啉方案　胡春梅等[5]进行了贝达喹啉联合常规抗结核药物治疗耐多药肺结核患者的临床安全性、耐受性及长期疗效的观察。2010年3月—2013年3月期间,南京市胸科医院参加了“贝达喹啉作为多重耐药结核病治疗方案一部分治疗痰检阳性的耐多药肺结核患者的全球多中心Ⅱ期临床、开放性试验研究”,并在疗程结束停药后随访3年。结果表明,全球共招募225例耐多药肺结核患者,南京市胸科医院作为中国的5个研究分中心之一,共选例6例,其中男性4例,女性2例,年龄21~65岁,完成整个治疗周期96周和为期3年的随访周期。6例中5例患者病灶达到显著吸收,痰结核菌培养均阴转,转阴时间分别为8周、8周、12周、12周、36周。1例痰结核分枝杆菌培养持续阳性,药敏结果证实为耐多药肺结核,影像学表现为右肺结核性毁损伴多个空洞。治疗中不良反应主要集中在白细胞减少、肝功能异常、高尿酸血症、低钾血症、可以耐受的胃肠道反应、乏力、关节肌肉酸痛。作者认为,贝达喹啉联合常规方案治疗耐多药肺结核患者获得了较好的临床疗效且临床安全性较高,丰富了耐多药肺结核患者的临床药物选择,为耐多药肺结核患者的治疗提供了新的思路。

2. 含环丝氨酸方案　环丝氨酸(Cs)早在20世纪50年代就被用于临床,具有良好的抗结核作用和较低的耐药率,但由于其药物不良反应较大及新型抗结核药物的出现,使其被暂停使用。但是,随着抗结核药物耐药的发生和发展,Cs越来越受到临床的重视。2011年,WHO推荐Cs用于治疗MDR-TB。李杨等[6]评估环丝氨酸在耐多药结核病化学治疗中的应用价值，为进一步优化中国耐多药结核病化学治疗方案提供依据。收集2014—2016年杭州市红十字会医院及温州市中心医院共143例耐多药结核病患者的治疗转归等临床资料，所有患者的治疗符合《世界卫生组织耐药结核病治疗指南(2016年更新版)》中含环丝氨酸的标准治疗方案，总结患者治疗结果、痰菌阴转、药物不良反应发生等情况。143例患者经过含环丝氨酸的标准治疗方案后，总体治疗成功率达到69.2%(99/143)；81.1%(116/143)的患者在强化期内实现痰菌阴转。13例患者出现环丝氨酸相关的药物不良反应(9.1%，13/143)，包括头晕、头痛7例，四肢麻木3例，肢体抽搐2例，情绪低落1例；所有不良反应在药物减量或者加用对症药物后均缓解。因此，含环丝氨酸的标准治疗方案对耐多药结核病患者进行治疗后，患者总体治疗成功率较高，药物耐受性较好，值得在临床上推广应用。

文新民等[7]也分析138例耐多药肺结核患者使用环丝氨酸的精神、神经系统不良反应发生情况。回顾性分析2012年7月1日—2014年6月30日湖南省胸科医院耐药科收治的138例耐多药肺结核患者的临床资料，对采用含环丝氨酸方案治疗的患者不良反应发生情况和处理对策进行总结分析。结果138例耐多药肺结核患者使用环丝氨酸后有18例(13.04%)患者出现精神、神经系统不良反应，有7例(5.07%)患者停用环丝氨酸，采用6Cm(Am)-Lfx(Mfx)-Pto-PAS-Z/18Lfx(Mfx)-Pto-PAS-Z方案继续进行治疗，未再出现精神、神经系统症状；其余11例(7.97%)患者增加维生素B_6剂量，维持原方案进行抗结核治疗后未再出现精神、神经系统症状。作者认为，在掌握适应证与密切监测下，使用含环丝氨酸方案治疗耐多药肺结核是相对安全的。

王敬等[8]分析含环丝氨酸(Cs)化疗方案治疗耐多药肺结核患者发生药物不良反应的情况。选取2013年1月—2016年6月全国11家单位纳入全球基金第五轮耐多药结核病防治项目、符合选例标准的耐多药肺结核患者作为研究对象，共计623例。所有患者均采用标准化治疗方案，即6PZA-Am(Cm)-Lfx(Mfx)-Pto-Cs/18PZA-Lfx(Mfx)-Pto-Cs；替代方案：PAS替代Pto，Cm替代Am，Mfx替代Lfx(PZA：吡嗪酰胺；Am：阿米卡星；Cm：卷曲霉素；Lfx：左氧氟沙星；Mfx：莫西沙星；Pto：丙硫异烟胺；Cs：环丝氨酸；PAS：对氨基水杨酸钠)。收集患者在治疗过程中的药物不良反应发生情况，分析药物不良反应的临床特征、严重程度、发生时间、持续时间、处理方法及预后，并判定其与药物之间的相关性。结果显示，623例研究对象中有316例(50.7%)发生至少一种药物不良反应，36例(5.8%)患者由于药物不良反应停服药物或者更改治疗方案。最常见的药物不良反应为高尿酸血症(22.8%，142/623)和肝功能异常(18.8%，117/623)；出现与Cs很可能相关的中枢神经系统或精神症状者有27例(4.3%)，发生时间的中位数(四分位数)[$M(Q_1,Q_3)$]为3(2,6)个月，对患者进行停用Cs或心理辅导等处理后，症状消失。总之，应用含Cs的标准化疗方案进行治疗的耐多药肺结核患者中，发生中枢神经系统或精神症状与Cs有关，在对患者使用含Cs方案治疗期间需密切监测其中枢神经系统或精神系统症状。

3. 含左氧氟沙星和莫西沙星方案　莫西沙星属于新一代的喹诺酮类抗生素，其凭借渗透性强、吸收性高、不良反应少等特质在临床治疗耐多药结核病中应用广泛。卷曲霉素属于环多肽类药物，能有效抑制细菌的DNA复制，杀灭结合分歧杆菌。通常将上述两种药物联合使用，能有效提高治疗效果，起到协同作用。韩平[9]探讨了莫西沙星联合卷曲霉素治疗耐多药肺结核的效果以及对患者肝功能和免疫功能的影响。选择收治的耐多药肺结核患者95例，采用随机数字表法分为对照组45例与观察组50例。对照组给予左氧氟沙星联合卷曲霉素化疗，观察组给予莫西沙星联合卷曲霉素治疗，比较两组的治疗效果、细胞免疫功能、肝功能影响。结果显示，观察组患者治疗总有效率96.0%显著高于对照组的80.0%（$P=0.001$），且细胞免疫与体液免疫功能在治疗结束后都显著恢复且优于对照组，差异有统计学意义（$P<0.05$）。两组患者在肝功能上治疗后优于治疗前，但差异无统计学意义（$P>0.05$）。李志强[10]等也观察了莫西沙星联合卷曲霉素治疗耐多药肺结核的临床效果。总之，作者认为莫西沙星联合卷曲霉素治疗耐多药肺结核效果明显，优于单独使用莫西沙星，能够有效提高患者病灶吸收率和空洞闭合率。能改善患者的免疫功能，不会加重化疗药物对肝功能造成的损伤，甚至对肝功能有改善作用，保证了用药的安全性与有效性，值得临床借鉴。

王素子[11]对比了左氧氟沙星和莫西沙星治疗耐药结核病的疗效和安全性。选取2016年3月—2017年5月太原市第四人民医院收治的耐药性肺结核患者100例，分为观察组采用莫西沙星治疗，对照组采用左氧氟沙星治疗，对比治疗效果。结果发现，观察组患者的治疗总有效率高于对照组，观察组不良反应发生率低于对照组，差异有统计学意义（$P<0.05$）。作者认为，对耐药性肺结核患者采用莫西沙星治疗临床效果显著，且患者的不良反应发生率低，值得临床推广。

4. 含磺胺甲噁唑联合二线药物方案　曹培明等[12]探讨了磺胺甲噁唑（SMZ. Co）对耐多药结核病（MDR-TB）的抗结核疗效。收集重庆市公共卫生医疗救治中心2014年3月1日—2016年12月31日MDR-TB患者85例，分A、B、C 3组。C组行常规二线抗结核治疗，在此基础上，A组增加0.96g SMZ. Co，B组增加0.48g SMZ. Co，比较3组患者的治疗效果（咳嗽、咳痰情况、痰菌转阴率、影像学检查及治疗转归情况等）。结果表明，持续治疗6个月后，与C组相比，A、B组患者咳嗽、咳痰率明显下降，差异有统计学意义（$P<0.05$），但痰菌阴转率、病灶、空洞的变化与治疗转归率比较，差异无统计学意义（$P>0.05$）。作者认为，抗结核治疗方案中联合使用SMZ. Co可有效减轻MDR-TB患者咳嗽、咳痰等症状。

5. 含卷曲霉素和阿米卡星方案　为了探讨卷曲霉素、阿米卡星在耐多药结核病（MDR-TB）治疗中的临床药效及安全性。娜地拉·阿布里孜等[13]随机选择新疆胸科医院收治且符合标准的80例MDR-TB患者均分为两组，两组均接受吡嗪酰胺+乙胺丁醇+左氧氟沙星+对氨基水杨酸钠+丙硫异烟胺方案化疗，联合用药：Ⅰ组为阿米卡星，Ⅱ组为卷曲霉素，对比评估两组施治后取得的效果。结果显示，与Ⅰ组相比，Ⅱ组施治后取得的总有效率明显提高，痰菌转阴时间、症状改善时间均有明显缩短，比较差异显著（$P<0.05$）。两组观察期间均有发生耳鸣、眩晕或血钾降低等不良反应，但总发生率相比，差异不显著（$P>0.05$）。结论提示，对MDR-TB患者运用卷曲霉素、阿米卡星治疗均有相当的安全性，但卷曲霉素的整体疗效相对理想，可作为今后临床治疗MDR-TB的一种推荐药物。

6. 含氯法齐明方案　Duan等[14]在中国进行了一项随机多中心研究，以评估氯法齐明是否会改善标准治疗方案对MDR-TB患者的疗效。收集2009年9月—2011年9月，在中国17家结核病专科医院管理的耐多药结核患者，随机分配到治疗组，干预组在标准化方案中每天加入100mg氯法齐明。疗效考核的主要指标是成功治愈患者的比例。结果显示，筛选的156例患者中，74例为对照组，66例为干预组。其中66例干预组中，36例痊愈，7例完成治疗，疗效满意率65.1%，而对照组疗效满意率为47.3%（35/74），显著低于氯法齐明组（$P=0.034$，相对危险度0.661，95%CI：0.243~0.949）。作者认为，在标准治疗方案中加入氯法齐明改善了MDR-TB的治疗效果。

7. 单耐药和多耐药复治菌阳肺结核个体化治疗　刘宇红等[15]分析和评价复治肺结核单耐药和多耐药个体化治疗效果，并与标准化方案比较，探讨如何规范复治耐药肺结核个体化治疗方案。研究为前瞻性多中心队列研究，分析 2009 年 7 月 1 日—2016 年 8 月 30 日国内 22 家结核病诊疗机构收治的复治菌阳肺结核患者 254 例，按分散随机方法分为 3 组，所有患者入组后即开始治疗。治疗 3 个月时根据 *MTB* 培养和药敏试验等结果，将耐多药(MDR)、广泛耐药(XDR)、非结核分枝杆菌(NTM)和涂阳培阴肺结核患者排除。个体化组 86 例，男性 62 例，女性 24 例，平均年龄(41±14)岁。接受个体化治疗方案，在复治标准方案[强化期 2 个月肌内注射链霉素(S)，口服异烟肼(H)、利福平(R)、乙胺丁醇(Z)和吡嗪酰胺(E)；继续期 6 个月口服异烟肼、利福平和乙胺丁醇；方案缩写为 2SHRZE/6HRE]的基础上，根据药敏试验结果对其中单耐药和多耐药患者的不同耐药种类进行替换，替换后重新计算疗程，总疗程≥12 个月；药敏试验没有耐药的患者不进行药物替换，继续 2SHRZE/6HRE 方案治疗，疗程 8 个月。复治组 86 例，男 63 例，女 23 例，平均年龄(42±14)岁。接受复治调整方案治疗：强化期 4 个月，在强化期的前 2 个月每日肌内注射链霉素，口服利福喷丁 2 次/周，异烟肼和乙胺丁醇 1 次/天，吡嗪酰胺 3 次/天；强化期后 2 个月间歇肌内注射链霉素 0.75g，3 次/周，口服利福喷丁 2 次/周，异烟肼和乙胺丁醇 1 次/天，吡嗪酰胺 3 次/天；继续期 4 个月口服利福喷丁 2 次/周，异烟肼和乙胺丁醇 1 次/天，方案缩写为 $2HL_2EZS/2HL_2EZS_3/4HL_2E$。H 剂量体重<50kg 者 0.3g/d，体重≥50kg 者 0.4~0.5g/d；L2 剂量 0.6g，2 次/周，乙胺丁醇 0.75g，1 次/天；吡嗪酰胺 0.5g，3 次/天。标化组 82 例，男 66 例，女 16 例，平均年龄(42±12)岁。使用国家结核病防治规划推荐的复治肺结核标准化方案，即 2HREZS/6HRE。复治组和标化组对单耐药和多耐药患者不进行药物替换，总疗程均为 8 个月。分别比较不同组别的治疗效果，分析个体化组对多耐药患者药物替换情况，并观察根据患者体重选择 H 或 R 剂量的合理性。结果显示，个体化组、复治组与标准化组的治愈率分别为 73.3%(63/86)、76.7%(66/86)和 50%(41/82)，治疗成功率分别为 80.2%(69/86)、84.9%(73/86)与 62.2%(51/82)，失败率分别为 8.1%(7/86)、4.7%(4/86)与 19.5%(16/82)，个体化组与复治组和标准化组比较，上述指标差异均有统计学意义($\chi^2=13.127$，$P=0.001$)，但个体化组和复治组比较差异无统计学意义($\chi^2=0.646$，$P=0.422$)。个体化组使用 R 的正规剂量在专科医院仅占 38.7%(12/31)。满疗程治疗后随访 3 年，个体化组多耐药患者药物替换的 15 例中治疗成功 10 例。作者认为，对复治肺结核多耐药患者采取不合理的个体化治疗方案将增加治疗失败的风险，适当提高 H 或 R 剂量和适当延长强化期，可有效提高复治肺结核治疗的成功率。

2016 年依托“医防合作子项目”研究现场，在进行“MDR-TB 患者治疗转归影响因素的调查分析”的过程中发现，在 RR-TB 患者中有一类患者对利福平单耐(rifampicin mono-resistant tuberculosis，RMR-TB)/多耐药(rifampicin poly-drug resistant tuberculosis，RPR-TB)，对异烟肼敏感，但这类肺结核患者的治疗方案中却有部分患者并未加用异烟肼。由于异烟肼是抗结核药物中抗菌活性最强的药物，对于此类肺结核患者在使用 MDR-TB 治疗方案的同时加用异烟肼是否会提高治疗成功率，相关研究及报道还较少。因此，代晓琦等[16]分析异烟肼对利福平单耐/多耐药肺结核患者的治疗效果，为有效治疗和预防控制利福平单耐/多耐药肺结核提供参考依据。收集 2011 年 1 月 1 日—12 月 31 日中国卫生部-盖茨基金会结核病防治合作项目-医院与疾控系统合作管理耐多药肺结核试点研究项目(简称“医防合作子项目"）的 4 个调查现场，确诊并符合纳入标准的 50 例利福平单耐/多耐药肺结核患者的资料，剔除 14 例丢失、未评估、无法使用有效治疗方案的患者资料，对其余 36 例患者的临床资料进行研究，其中 11 例（30.56%）患者在接受治疗后 3~4 个月时加用了异烟肼（治疗方案：3-6Am-Lfx-H-PZA-EMB/9-12 Lfx-H-PZA-EMB；简称"异烟肼组"），25 例（69.44%）未加用异烟肼［治疗方案：6PZA-Am（Cm）-Lfx（Mfx）-PAS（EMB）-Pto/18PZA-Lfx（Mfx）-PAS（EMB）-Pto；简称"标准组"］。患者基本情况采用描述性分析，计数资料采用 Fisher 精确概率检验，检验水准为 $\alpha=0.05$。结果显示，异烟肼组患者药物不良反应发生率［54.55%（6/11）］低于标准组［60.00%（15/25）］，但差异无统计学意义（Fisher 精确概率检验，$P=1.000$）。异烟肼组与标准组患者的治疗成功率为 90.91%（10/11）和 48.00%（12/25），失败率为 0（0/11）和 44.00%（11/25），死亡率为 9.09%（1/11）和 8.00%（2/25）；两组的治疗成功率、失败率间差异均有统计学意义（Fisher 精确概率检验，$P=0.025$、$P=0.015$）。作者认为，加用异烟肼不会增加药物不良反应，但加用异烟肼的最终治疗效果要好于未加用异烟肼的患者，建议在不能确定患者是否对异烟肼耐药或确诊利福平单耐/多耐药时应及时加用异烟肼，以提高治疗效果。

8. 治疗转归影响因素　何贵清[17]研究温州市耐多药肺结核患者队列标准化疗方案的治疗转归，并分析其影响因素。搜集 2013 年 8 月—2015 年 12 月筛查确诊的耐多药肺结核患者 198 例，其中，10 例患者拒绝接受治疗，3 例患者治疗前已死亡，2 例患者治疗前已失访，43 例患者化疗方案及转归不详，1 例患者基线临床分离菌株经药物敏感性试验（简称"药敏试验"）复核对一线抗结核药物均敏感，7 例基线菌株经 J65 rRNA 和 hsp65 基因测序鉴定为非结核分枝杆菌（NTM），16 例为非标准化耐多药肺结核化疗方案，最终纳入耐多药肺结核标准化疗方案治疗的患者有 116 例。记录上述患者的基线临床特征、药敏试验结果和随访时痰培养阴转情况、症状改善情况及影像学变化，判定最终治疗的转归情况。结果耐多药肺结核纳入标准化疗方案治疗的 116 例患者中，初治 39 例（33.6%）、复治 77 例（66.4%）；男 83 例（71.6%）、女 33 例（28.4%）；年龄范围 15~77 岁，平均年龄（48.7±12.6）岁。治疗成功 59 例（50.9%）、治疗失败 19 例（16.4%）、死亡 5 例（4.3%）、失访 33 例（28.4%）。初治患者治疗成功率（69.2%，27/39）高于复治患者（41.6%，32/77），差异有统计学意义（$\chi^2=7.932$，$P=0.005$）。单纯 MDR-TB 患者治疗成功率（67.7%，21/31）高于早期广泛耐药结核病（pre-XDR-TB）患者（42.6%，20/47）和 XDR-TB 患者（15.4%，2/13），差异均有统计学意义（分别为 $\chi^2=4.753$，$P=0.029$ 和 $\chi^2=10.064$，$P=0.002$）。单纯 MDR-TB 患者失访率（25.8%，8/31）分别与 pre-XDR-TB 患者（27.7%，13/47）和 XDR-TB 患者（23.1%，3/13）比较，差异均无统计学意义（分别为 $\chi^2=0.033$，$P=0.857$ 和 $\chi^2=0.036$，$P=0.849$）。对 91 例 MDR-TB 患者基线菌株进行二线抗结核药物的药敏试验结果显示，单纯 MDR-TB、pre-XDR-TB 和 XDR-TB 分别占 34.1%（31/91）、51.6%（47/91）和 14.3%（13/91），其中对 Ofx 耐药的患者占 63.7%（58/91）。单纯 MDR-TB 患者痰菌阴转率（87.1%，27/31）高于 pre-XDR-TB 患者（66.0%，31/47）和 XDR-TB 患者（38.5%，5/13），差异有统计学意义（log-rank 趋势检验，$\chi^2=14.500$，$P<0.001$）。因此，温州市耐多药肺结核治疗成功率较低，可能与基线 pre-MDR-TB 和 XDR-TB 所占比率及失访率较高有关。

耐药肺结核治疗中最常见的药物不良反应是药物性肝损伤（drug-induced liver injury，DILI），不同国家报告的抗结核药物 DILI 的发生率为 2%~30%。我国抗结核药物所致 DILI

的发生率为 8%~30%,这种差异可能与种族、社会经济状况、地理位置及病毒性肝炎的流行状况等因素相关。为了解耐药肺结核患者发生 DILI 的临床特点,葛燕萍等[18]对 2008 年 1 月 1 日—2014 年 12 月 31 日在上海市肺科医院诊治、发生 DILI 耐药肺结核患者的病史资料进行了回顾性分析。分析 387 例发生 DILI 患者中各类型耐药结核病的构成比、DILI 发生的时间分布、发生 DILI 后对治疗转归的影响及并发病毒性肝炎对发生 DILL 的影响。结果 387 例患者中,单耐药结核病(MR-TB)、多耐药结核病(PDR-TB)、耐多药结核病(MDR-TB)、广泛耐药结核病(XDR-TB)分别占 11.63%(45/387)、27.65%(107/387)、35.14%(136/387)、25.58%(99/387)。DILI 发生于抗结核药物治疗≤1 个月、1~2 个月、2~3 个月、>3 个月者,分别有 258 例(66.67%)、83 例(21.45%)、17 例(4.39%)、29 例(7.49%)。发生 DILI 后,68.99%(267/387)的患者未停止抗结核药物治疗,其中 MR-TB、PDR-TB、MDR-TB、XDR-TB 的患者未停止治疗比率分别为 73.33%(33/45)、66.36%(71/107)、69.85%(95/136)、68.69%(68/99),差异无统计学意义($\chi^2=0.80,P=0.851$)。发生 DILI 的耐药肺结核患者中,治疗成功率为 47.03%(182/887),其中 MR-TB、PDR-TB、MDR-TB、XDR-TB 患者治疗成功率分别为 53.33%(24/45)、61.68%(66/107)、47.79%(65/136)、27.27%(27/99),4 类患者治疗成功率比较,差异有统计学意义($\chi^2=25.48,P<0.01$)。并发及未并发病毒性肝炎的患者治疗成功率分别为 38.52%(47/122)、50.94%(135/265),差异有统计学意义($\chi^2=5.17,P=0.023$)。总之,耐药肺结核患者发生 DILI 以 PDR-TB、MDR-TB 和 XDR-TB 所占的比例较高。绝大部分患者 DILI 发生在抗结核药物治疗 1~2 个月内。发生 DILI 后对耐药肺结核整个治疗转归影响不大。并发病毒性肝炎会降低耐药肺结核的治疗成功率,在抗结核药物治疗的同时应积极进行抗病毒治疗。

集束化护理干预基于一系列具有循证医学基础的护理措施的集合,是临床针对难治性疾病常用的护理措施。陈博[19]分析了集束化护理干预对耐药肺结核患者出院后治疗依从性及生活质量的影响。作者选取 2016 年 7 月—2017 年 2 月吉林省结核病医院确诊收治的 60 例耐药肺结核患者作对照组,2017 年 3—10 月确诊收治的 60 例耐药肺结核患者作为观察组。对照组实行常规护理,观察组在常规护理的基础上实行集束化护理干预。比较两组患者出院后治疗依从性及护理前、后的生活质量。结果显示,观察组治疗依从率为 95.0%(57/60),明显高于对照组的 83.3%(50/60),差异有统计学意义($\chi^2=4.23,P<0.05$),观察组护理后躯体功能、心理功能、社会功能得分分别为(53.18±10.93)分、(48.67±8.22)分、(49.17±9.15)分;对照组护理后得分分别为(47.12±11.09)分、(44.16±6.34)分、(43.18±8.29)分;观察组得分均明显高于对照组,差异均有统计学意义(t 值分别为 3.01、3.36、3.76,P 值均<0.05)。总之,集束化护理干预能有效提高耐药肺结核患者出院后治疗依从性及生活质量。

三、手术治疗

骨结核是肺外结核的常见类型,其中以脊柱结核的发生率最高,脊柱结核的发病隐匿,早期可无特异性的临床症状,容易发生漏诊、误诊而延误病情。因此,规范的诊治对治愈脊柱结核、防止耐药菌株的产生有着重要意义。牟朋林等[20]探讨脊柱结核术后复治的危险因素,为临床防治措施的制定提供理论依据。回顾性分析自 2011 年 1 月—2014 年 6 月南方医科大学第三附属医院收治的 114 例脊柱结核手术患者的临床资料,术后复治的 13 例分为 A

组，术后未复发的101例分为B组，比较两组患者的各项临床资料，采用多因素logistic回归分析脊柱结核术后复治的危险因素。结果表明，A组术前白蛋白水平、术后规范抗结核治疗率、彻底清除病灶率显著低于B组，而合并其他部位结核率、出现耐药菌株率、出现不利条件率均显著高于B组（$P<0.05$）。多因素logistic回归分析结果显示，术前白蛋白<35g/L、未行植骨融合、术后未接受规范抗结核治疗、病灶清除不彻底、合并其他部位结核、出现耐药菌株以及出现不利条件均是脊柱结核术后复治的危险因素（$P<0.05$）。因此，多种因素均可影响脊柱结核术后复治的发生率，临床应有针对性地实施干预，以降低脊柱结核术后复治的发生风险。

梁利川等[21]通过分析胸腰椎结核复发患者的临床资料，总结其病例特点，为临床早发现、早治疗、改善患者预后提供指导意义。回顾性分析陆军军医大学第一附属医院西南医院2006年1月—2015年6月治疗的69例胸腰椎结核复发的患者，其中男性40例，女性29例；年龄5~67岁，平均(37.5±14.5)岁。胸椎结核13例，胸腰段结核20例，腰椎结核32例，腰骶椎结核4例。统计分析他们的临床表现、影像学特点及实验室检查等。结果复发的患者中，55.1%(38例)的患者出现疼痛，是最主要的临床表现。89.9%(62例)患者出现椎旁脓肿，为影像学最常见的表现。53例患者行结核细菌培养+药敏试验，共有22例患者出现耐药，耐药结核占41.5%。28例患者合并肺结核，2例患者合并肺结核及泌尿系统结核，1例患者合并结核性腹膜炎。初次复发的时间：6个月以内32例，6~12个月9例，12~18个月8例，18~24个月4例，24~36个月3例，36~48个月5例，48~60个月3例，60个月以上5例，最长时间为84个月(7年)。43例患者只复发了1次，26例患者发生多次复发，复发的患者中再次出现复发的发生率为37.7%。作者认为，行手术治疗的胸腰椎结核患者，术后2年是复发最集中的时间节点，如出现疼痛、窦道、局部包块及神经症状，术后3个月血沉、C反应蛋白高于正常值，应警惕术后复发的可能。结合MRI、X线片及CT检查，若发现椎旁脓肿、内固定松动、骨质破坏等，应尽早采取治疗措施，对改善患者的预后有重要的临床意义。

四、免疫治疗

李昱等[22]观察、评价白介素12(IL-12)对耐药结核大鼠模型的脏器菌落变化和细胞因子水平的影响。将60只SD雌性大鼠经尾静脉感染结核分枝杆菌耐利福平株，每只10^6CFU，制成耐药结核大鼠模型，随机分为对照组和IL-12组，每组30只。给予PBS或IL-12治疗7天，ELISA法检测血清IFN-γ水平、流式细胞术行T细胞亚群检测和平板计数法测定器官菌落计数，观察治疗后生存率。结果IL-12组大鼠1只死亡，肺、肝、脾菌落数分别为$(254\pm98)\times10^5$CFU/ml、$(5\pm2)\times10^5$CFU/ml和$(16\pm4)\times10^5$CFU/ml，IFN-γ(1125±378)pg/ml；PBS组10只死亡，肺、肝、脾菌落数分别为$(682\pm304)\times10^5$CFU/ml、$(28\pm17)\times10^5$CFU/ml和$(108\pm35)\times10^5$CFU/ml，IFN-γ(532±198)pg/ml，两组比较差异有显著性。淋巴细胞亚群测定显示IL-12促进Th1细胞反应，改变了Th1/Th2平衡，两组比较差异有显著性。因此，作者认为IL-12诱导IFN-γ产生，促进Th1细胞反应，改变了Th1/Th2平衡，对结核分枝杆菌感染大鼠产生保护效应。

毕占友等[23]探讨微卡联合化学药物治疗多耐药结核病的临床治疗效果。选取收治的多耐药结核病患者80例，随机分为化学组和联合组，每组各40例，化学组单纯给予化学药物治疗，联合组在化学组的基础上联合微卡菌苗治疗，对比两组治疗后痰菌转阴、病灶闭合和免疫淋巴细胞群。结果显示,治疗后,联合组患者的痰菌转阴情况和病灶闭合情况优于化学组($P<0.05$);联合组血清 $CD4^+$ 水平、$CD8^+$ 水平及 $CD4^+CD8^+$ 水平均高于化学组($P<0.05$)。因此,微卡联合化学药物治疗多耐药结核病的疗效确切,有效改善患者痰结核菌转阴,促进病灶愈合,提高患者的自身免疫力。

五、中医药治疗

中医药是祖国的宝库,中药治疗的优势是多成分、多靶点、多系统、低毒性地发挥综合作用。中药虽然不能治愈结核病,但在辅助治疗、降低不良反应发生及克服耐药性等方面发挥重要作用,所以有必要对我国中医药进行抗结核作用的评价,以发现其在抗结核治疗中的作用和价值。王彬等[24]评价中药圣露丸的体外及小鼠结核病模型中的抗结核活性。在 7H9 液体培养基、7H10 固体培养基中分别测定圣露丸对结核分枝杆菌标准株 H37Rv 的最低抑菌浓度(MIC)。气溶胶感染方式采用结核分枝杆菌标准株 H37Rv 先后感染 SPF 级 BALB/C 小鼠 46 只和 36 只,分别建立小鼠急性结核病模型,均为感染第 10 天开始给予药物治疗,随机分组,每组 10 只。其中圣露丸组每只小鼠每次剂量为 3g/kg;异烟肼(INH)组,每次剂量为 25mg/kg,同时设无药空白对照组。各组均口服灌胃给药,每周给药 5 次,分别给予 3 周和 6 周药物治疗。治疗结束后次日处死各组小鼠,称重,无菌操作下解剖,做肺组织活菌计数。结果显示,圣露丸在 7H9 液体培养基中对 H37Rv 的 MIC 为 2.5mg/ml,在 7H10 固体培养基中对 H37Rv 的 MIC 为<5mg/ml,小鼠感染及治疗过程中各组耐受性良好,无死亡。给予 3 周共计 15 次(每次给予"圣露丸"3g/kg)剂量治疗后,圣露丸组小鼠全肺的 CFU 为(6.81±0.71)lg CFU,较空白对照组降低 0.39lg CFU。应用圣露丸治疗 6 周后,圣露丸组小鼠全肺的 CFU 为(4.33±0.51)lg CFU,较空白对照组降低 1.10lg CFU。因此,作者认为在本研究条件建立的小鼠结核病模型中,中药圣露丸显示出抗结核活性,值得进一步研究。

李凌蔚[25]探讨了结核丸辅助治疗耐多药肺结核的临床效果。在磁县人民医院选取 120 例耐多药肺结核患者为观察对象,采取随机分组、平行对照的方式将患者划分为对照组和观察组,每组 60 例。对照组采取常规治疗,观察组在常规治疗的基础上口服结核丸进行治疗。于治疗 6 个月后收集两组患者的临床信息,对比两组患者临床症状的变化。结果表明,强化治疗 6 个月后,两组患者的咳嗽、盗汗、呼吸困难、乏力、胸痛等症状均有所改善,且观察组改善情况较对照组明显,差异具有统计学意义($P<0.05$);两组患者的痰抗酸杆菌涂片阴性与痰结核分枝杆菌培养阴性结果无统计学差异($P>0.05$);X 线检验结果表明,两组患者的治疗有效率分别为 75%与 85%,差异具有统计学意义($P<0.05$)。就不良反应情况对比,口服结核丸并未改变不良反应的发生率。因此,结核丸辅助治疗耐多药肺结核的临床效果确切,与多种药物能够发生协同作用,是一种安全、有效的治疗肺结核的中成药。

郭净等[26]研究抗结核合剂对临床分离的利福平耐药结核分枝杆菌(编号:A)和利福平敏感结核分枝杆菌(编号:B)的体外抑菌活性。方法选择利福平为阳性对照药物,采用直接作用法和绝对浓度法使利福平和抗结核合剂分别与相应结核分枝杆菌作用,记录并分析试验结果。结果显示,绝对浓度法抗结核合剂对结核分枝杆菌 A、B 的最低抑菌浓度为 64ms/ml;直接作用法抗结核合剂对结核分枝杆菌 A、B 的最低抑菌浓度为 8ms/ml。因此,抗结核合剂对利福平耐药结核分枝杆菌和利福平敏感结核分枝杆菌有较好的体外抑菌活性。

为了评估标准抗结核化疗方案配合茜草素治疗耐多药肺结核的疗效。张哲[27]选择

2016年12月—2017年11月期间收治的122例耐多药结核患者为对象，随机分对照组标准抗结核化疗方案治疗，试验组加用茜草素治疗，比较两组临床疗效。结果显示，试验组总有效率为90.16%，空洞总吸收率为65.57%，显著高于对照组80.32%、49.18%，差异有统计学意义（$\chi^2=9.641, 10.557, P<0.05$）。试验组药物不良反应发生率为14.75%，显著低于对照组24.59%（$\chi^2=8.001, P<0.05$）。结论提示，标准抗结核化疗方案配合茜草素治疗耐多药肺结核的治疗效果好且安全性高。

赵英华[28]研究分析了在肺结核以及耐药性肺结核患者中使用黄精汤和制剂治疗的效果，作者选取在吉林省松原市疾控中心结核病防控科接受治疗的肺结核患者，其中有60例结核患者接受黄精汤及制剂治疗设为观察组，有48例耐药性肺结核患者作为耐药组，治疗方式与观察组相同，有54例肺结核患者接受2ERHZ/4RH化疗，设为对照组。分析三组患者的治疗效果，三组患者的总体治疗有效率无显著差异（$P<0.05$）。作者认为，临床上针对肺结核以及耐药性肺结核运用黄精汤及制剂效果良好，能够达到2ERHZ/4R化疗的治疗效果。

为了探讨穴位注射用于耐多药肺结核的临床疗效，李志强等[29]选取2012年3月—2014年3月沧州市传染病医院收治耐多药肺结核患者108例，随机分为观察组和对照组，每组54例。观察组给予6CmMxPtoPaz/18VPtoPaZ，对照组给予6CmVPtoPaZ/18VPtoPaZ（Cm：卷曲霉素，Mx：莫西沙星片，Pto：丙硫异烟胺，Pa：对氨基杨酸钠，Z：吡嗪酰胺，V：左氧氟沙星片），其中Cm采用改良手法穴位注射，并均全程给予水飞蓟宾葡甲胺片保肝治疗。研究对照两组治疗过程中的疗效及不良反应。结果显示，经过治疗在6个月和24个月时，观察组的患者自觉好转率、病灶消化率、空洞愈合率均明显高于对照组，差异有统计学意义（$P<0.05$）。6个月时痰培养阴性率观察组明显高于对照组，差异有统计学意义（$P<0.05$），但24个月时痰培养阴性率两组无明显差别，$\chi^2=1.87$，差异无统计学意义（$P>0.05$）。观察组和对照组不良反应统计学上无明显差。6个月时$\chi^2=1.92$，差异无统计学意义（$P>0.05$），24个月时$\chi^2=2.12$，差异无统计学意义（$P>0.05$）。作者认为，通过改良手法穴位注射卷曲霉素联合莫西沙星治疗效果明显好于单纯联合左氧氟沙星。

六、儿童耐药结核病的治疗

我国儿童耐药结核病的临床发病率呈现出不断上升的趋势，患儿多为原发性耐药，与成人不同的是，儿童耐药结核病主要来自成人耐多药患者的直接传播。郭珍[30]探讨了环丝氨酸对儿童耐药结核病的近期疗效。选取陕西省结核病防治院2015年2月—2017年2月收治的48例儿童耐药结核病患者为研究对象。根据不同治疗方案将其分为对照组和观察组，各24例。对照组给予吡嗪酰胺+左氧氟沙星+硫酸阿米卡星+丙硫异烟胺+对氨基水杨酸进行治疗，观察组给予吡嗪酰胺+左氧氟沙星+硫酸阿米卡星+丙硫异烟胺+环丝氨酸进行治疗，比较两组患儿治疗后3个月、6个月、9个月、12个月结核菌转阴情况、12个月疗效及不良反应。结果观察组患儿治疗后3个月、6个月、9个月、12个月结核菌转阴率略高于对照组，但比较结果差异无统计学意义。观察组总有效率为87.50%，对照组总有效率为62.50%，观察组总有效率明显高于对照组（$P<0.05$）。观察组患儿肝功能异常发生率明显低于对照组（$P<0.05$）；胃肠不适、白细胞减少以及肾功能异常等不良反应发生率两组比较，差异无统计学意义。结论应用环丝氨酸能够有效提高儿童耐药结核患者结核分枝杆菌转阴

率，临床疗效显著，且对肝脏功能的损害小，值得推广应用。

为了探讨吡嗪酰胺（PZA）耐药对初治菌阳肺结核患儿治疗的影响。何畏等[31]选取PZA初治菌阳肺结核患儿182例，根据药物耐受情况分为PZA敏感患者140例（敏感组），PZA耐药患者42例（耐药组），对比检测两组治疗2个月末、6个月末痰菌转阴情况，以及在治疗2个月末行胸片X线检查。结果敏感组和耐药组患者治疗前痰涂片、病灶范围和空洞情况比较，差异无统计学意义（$P>0.05$），耐药组治疗2个月末涂片转阴和病灶吸收的比例分别为80.95%和69.05%，与敏感组比较差异无统计学意义（$P>0.05$）；敏感组治疗2个月末空洞缩小比例为70.64%，明显高于耐药组（$P<0.05$）；耐药组治疗6个月末痰菌转阴比例为90.48%，与敏感组比较差异无统计学意义（$P>0.05$）。结论提示，PZA单耐药对患者2个月末、6个月末痰菌阴转率及病灶改善未见明显影响，但对肺结核空洞吸收有较显著影响，故要加强结核患者PZA耐药状况的检测。

总之，2018年我国结核病防治工作者在耐药结核病的化学治疗、外科手术治疗、免疫治疗、中医药治疗等方面进行了深入的研究，并且取得了较为满意的临床疗效，为我国广大耐药结核病患者带来了福音。

（常蕴青　刘一典　唐神结）

参考文献

1. 中华医学会结核病学分会与耐多药结核病短程治疗专家共识编写组.耐多药结核病短程治疗中国专家共识[J].中华结核和呼吸杂志，2019，42(1)：5-8.
2. 中华医学会结核病学分会与利奈唑胺抗结核治疗专家共识编写组.利奈唑胺抗结核治疗专家共识[J].中华结核和呼吸杂志，2018，41(1)：14-19.
3. 中华医学会结核病学分会与抗结核新药贝达喹啉临床应用专家共识编写组.抗结核新药贝达喹啉临床应用专家共识[J].中华结核和呼吸杂志，2018，41(6)：461-466.
4. 中华医学会结核病学分会与抗结核药物超说明书用法专家共识编写组.抗结核药物超说明书用法专家共识[J].中华结核和呼吸杂志，2018，41(6)：447-460.
5. 胡春梅，方刚，张向荣，等.贝达喹啉联合常规抗结核药物治疗耐多药肺结核患者的长期疗效及安全性观察[J].国际医药卫生导报，2018，24(5)：711-715.
6. 李杨，王飞，吴琍敏，等.环丝氨酸在耐多药结核病化学治疗中应用价值的探讨[J].中国防痨杂志，2018，40(2)：168-172.
7. 文新民，杨坤云，易恒仲，等.138例耐多药肺结核患者使用环丝氨酸后的不良反应分析[J].结核病与肺部健康杂志，2018，7(3)：194-197.
8. 王敬，荆玮，陈维，等.含环丝氨酸方案治疗耐多药肺结核患者发生不良反应的临床分析[J].中国防痨杂志，2018，40(8)：810-814.
9. 韩平.莫西沙星联合卷曲霉素治疗耐多药肺结核的疗效及对免疫功能、肝功能的影响[J].河北医药，2018，6：925-927.
10. 李志强，刘凤新.莫西沙星联合卷曲霉素治疗耐多药肺结核的临床效果分析[J].家庭医药，2018，5：159-160.
11. 王素子.左氧和莫西治疗耐药结核的疗效和安全性对比[J].临床医药文献电子杂志，2018，5(5)：149.
12. 曹培明，严晓峰，沈明，等.复方新诺明联合二线药物治疗耐多药结核病的临床疗效分析[J].重庆医学，2018，47(2)：186-188，192.

13. 阿布里孜娜地拉，托合提阿布都沙拉木.卷曲霉素和丁胺卡那霉素在耐药结核治疗中的疗效及安全性分析[J].医药前沿，2018，8(4)：181-182.

14. DUAN H，CHEN X，LI Z，et al.Clofazimineimprovesclinicaloutcomesinmultidrug-resistanttuberculosis：a randomized controlled trial[J].Clin Microbiol Infect，2019，25(2)：190-195.

15. 刘宇红，高微微，李亮，等.单耐药和多耐药复治菌阳肺结核个体化治疗效果探讨[J].中华结核和呼吸杂志，2018，41(1)：25-31.

16. 代晓琦，李仁忠，阮云洲，等.异烟肼对利福平单耐/多耐药肺结核患者治疗效果的分析[J].中国防痨杂志，2018，40(6)：564-569.

17. 何贵清，孙峰，苏菲菲，等.2013—2015 年温州市耐多药肺结核患者队列标准化疗方案的治疗转归[J].中国防痨杂志，2018，40(2)：161-167.

18. 葛燕萍，张少俊，姚岚，等.耐药肺结核患者化疗后发生药物性肝损伤的临床特点分析[J].中国防痨杂志，2018，40(8)：800-804.

19. 陈博.集束化护理干预对耐药肺结核患者出院后治疗依从性及生活质量的影响[J].结核病与肺部健康杂志，2018，7(3)：205-207.

20. 牟朋林，陈克冰，杨建忠.脊柱结核术后复治的危险因素 Logistic 回归分析[J].现代医院，2018，18(5)：719-724.

21. 梁利川，赵晨，罗磊，等.术后复发性胸腰椎结核的病例特点及临床意义[J].实用骨科杂志，2018，24(7)：581-583，588.

22. 李昱，杨庚.白细胞介素 12 对耐药结核大鼠模型的影响[J].中国医药生物技术，2018，13(1)：54-58.

23. 毕占友，军郝，陈忠建，等.微卡联合化学药物治疗多耐药结核病临床疗效分析[J].陕西医学杂志，2018，47(4)：509-511.

24. 王彬，付雷，徐建，等.圣露丸的抗结核作用初步实验研究[J].中国防痨杂志，2018，40(1)：80-83.

25. 李凌蔚.结核丸辅助治疗耐多药肺结核的临床疗效观察[J].临床医药文献杂志，2018，5(3)：167-168.

26. 郭净，刘忠达，张尊敬.抗痨合剂对临床分离结核分枝杆菌体外抑菌作用的研究[J].中国基层医药，2018，25(1)：96-98.

27. 张哲.标准抗结核化疗方案配合茜草素治疗耐多药肺结核疗效及安全性评价[J].系统医学，2018，3(3)：48-49，53.

28. 赵英华.黄精汤及制剂治疗肺结核和耐药性肺结核的疗效观察[J].健康大视野，2018，7：120-121.

29. 李志强，刘凤新，何玉霞.穴位手法注射卷曲霉素与莫西沙星联合[J].世界中医药，2018，13(1)：195-198.

30. 郭珍.环丝氨酸对儿童耐药结核的近期疗效观察[J].当代医学，2018，24(19)：102-104.

31. 何畏，鲁小莉，吴桂辉.吡嗪酰胺耐药对初治菌阳肺结核患儿疗效的影响[J].安徽医药，2018，22(5)：958-961.

第十二章　特殊人群结核病的治疗

第一节　结核病合并 HIV 双重感染的治疗

【摘要】结核分枝杆菌是 HIV/AIDS 患者最常见的机会性感染,也是 HIV/AIDS 患者死亡的主要原因。HIV/TB 患者病情复杂、病死率高、治疗棘手,及时、合理、有效地进行抗结核治疗和抗反转录病毒治疗是降低病死率的关键。2018 年,国内同道对于 TB/HIV 患者的抗结核治疗、抗反转录病毒治疗、联合治疗中出现药物不良反应、结核病相关免疫重建炎性综合征以及辅助外科手术治疗均进行了较为深入的研究及探讨。

【关键词】结核病;艾滋病;抗结核治疗;抗病毒治疗

结核分枝杆菌(*MTB*)是 HIV/AIDS 患者最常见的机会性感染,也是 HIV/AIDS 患者死亡的主要原因。HIV/AIDS 合并肺结核患者除接受抗反转录病毒治疗外,还需接受抗结核治疗。相对于非 HIV 患者,HIV/TB 双重感染患者的治疗更为复杂:抗反转录病毒治疗(ART)和抗结核治疗之间存在相互影响,药物之间存在相互作用,发生叠加的药物不良反应;HIV/TB 患者在 ART 过程中还可出现结核病相关性免疫重建炎症综合征(TB-IRIS)。

一、TB/HIV 患者的抗结核治疗

TB/HIV 患者的抗结核治疗与非 HIV 感染者的治疗原则一致,强调抗结核治疗优先。TB/HIV 患者与非 HIV 感染者结核病一样首选 4 联一线初治方案(仅适用于非耐药结核病),强化期为 2 个月异烟肼、利福霉素(利福平或利福布汀)、吡嗪酰胺和乙胺丁醇;巩固期 4 个月异烟肼和利福霉素,推荐每日给药。

有研究观察 $CD4^{+}T$ 淋巴细胞计数<200 个/μl 艾滋病患者感染结核部位分布及经抗结核后 $CD4^{+}T$ 淋巴细胞计数变化、病情转归情况,回顾性分析 98 例艾滋病合并结核的患者感染结核部位分布,在有效抗结核治疗及不规律或未抗结核治疗情况下,分别观察治疗前及 3 个月、12 个月 $CD4^{+}T$ 淋巴细胞计数变化、病情转归情况。结果显示 $CD4^{+}T$ 淋巴细胞计数<100 个/μl 及 $CD4^{+}T$ 淋巴细胞计数 100~200 个/μl 单纯肺外结核及肺结核合并肺外结核的发病率为 88. 71%及 77. 49%,但差异无统计学意义($\chi^2=9.196$,$P>0.05$);患者按照《艾滋病诊疗指南第三版(2015 版)》进行高效抗反转录病毒治疗(HAART)和《临床诊疗指南:结核病分册》抗结核治疗,$CD4^{+}T$ 淋巴细胞计数的恢复、生存率、生存年限均优于不规律抗结核治疗或未抗结核治疗的患者,死亡率前者也明显低于后者,差异有统计学意义($\chi^2=56.813$,$P<0.05$)[1]。

许静等[2]对陕西省 TB 与 HIV/AIDS 双向筛查及 TB/HIV 患者抗结核治疗转归队列分析,2010—2017 年,累计接受 HIV 抗体检测的结核病患者 43 304 例,HIV 检测阳性数 16 例,阳性检出率 0. 04%;同期,HIV/AIDS 患者中,新检出的 HIV/AIDS 诊断 TB/HIV 双重感染患者 224 人,结核病患者检出率 2. 32%;既往的 HIV/AIDS 诊断 TB/HIV 双重感染患者 105 人,

结核病患者检出率 0.43%；结核中筛 HIV/AIDS，新检出 HIV/AIDS 中筛结核，既往 HIV/AIDS 中筛结核，三组检出率两两进行对比，差别均有统计学意义（$P<0.001$）；共进行抗结核治疗 263 例，抗结核治疗率 76.23%；进行抗病毒治疗 256 例，抗病毒治疗率 74.20%；抗结核治疗的 TB/HIV 患者中治愈 35（17.59%），完成疗程率 141 例（70.85%），结核死亡 1 例（0.50%），非结核死亡 15 例（7.54%），丢失 2 例（1.00%），其他 5 例（2.51%）。提示双向筛查是切实有效的早期发现 TB/HIV 的方法，有利于提高 TB/HIV 的早期发现，并能提高 TB/HIV 双重感染患者结核病的治疗成功率、降低结核病死亡率，有效地控制 TB/HIV 双重感染疫情。

黄爱春等[3]回顾性分析 610 例 AIDS 合并结核病患者的临床资料，分析患者结核分枝杆菌培养阳性及耐药的发生情况，总结结核分枝杆菌培养阳性患者的一般情况、临床表现及治疗后的转归情况。结果显示结核分枝杆菌培养阳性共 97 例，阳性率为 15.9%，耐药 36 例，耐药率为 37.1%，其中单耐药 10 例（10.3%），多耐药 11 例（11.3%），耐多药 14 例（14.4%），广泛耐药 1 例（1.0%）。复治患者、初治患者的耐多药率分别为 26.1%（6/23）、10.8%（8/74），差异无统计学意义（$P>0.05$）。结核分枝杆菌培养阳性患者治疗后 84 例患者（86.6%）症状好转，痰结核分枝杆菌培养阴性，治疗 6 个月后 $CD4^+T$ 淋巴细胞计数较治疗前升高（$P<0.05$），13 例（13.4%）患者死亡。14 例耐多药结核病患者中，3 例死亡，11 例（78.6%）经耐多药结核方案治疗后，$CD4^+T$ 淋巴细胞上升，治疗后 6 个月痰结核分枝杆菌培养均阴性。AIDS 合并结核病患者的结核分枝杆菌培养阳性率低，而结核耐药发生率及死亡率均较高，但耐多药患者经规范化治疗仍可获得较好的治疗效果。

魏国等[4]报道了 262 例艾滋病合并腹腔结核性脓肿患者的结核分枝杆菌耐药性分析，其中合并 HIV 感染组（HIV^+组）96 例、未合并 HIV 感染组（HIV^-组）166 例。以术前 $CD4^+T$ 淋巴细胞计数作为分层依据，将 HIV^+组分为 HIV^+ Ⅰ组（<100 个/μl）19 例、HIV^+ Ⅱ组（100～200 个/μl）46 例、HIV^+ Ⅲ组（>200 个/μl）31 例。262 例腹腔结核性脓肿共培养 *MTB* 94 株（35.9%），其中耐药菌株 34 株（36.2%）；HIV^+组患者的 *MTB* 培养阳性率为 45.8%，高于 HIV^-组的 30.1%，差异有统计学意义（$\chi^2=6.528$，$P<0.05$）。94 例 *MTB* 培养阳性菌株中总体耐药率为 36.2%，其中 HIV^+组患者的耐药率为 38.6%，与 HIV^-组的 34.0%比较，差异无统计学意义（$\chi^2=0.218$，$P>0.05$）；HIV^+组与 HIV^-组患者抗结核一线药物耐药情况分别为异烟肼 28.1%/30.1%、利福平 18.7%/16.9%、链霉素 37.5%/34.6%、乙胺丁醇 12.5%/15.3%；抗结核二线药物耐药情况分别为卷曲霉素 31.2%/26.4%、氧氟沙星 21.8%/25.2%、卡那霉素 18.7%/15.9%、丙硫异烟胺 6.2%/8.1%。HIV^+ Ⅰ组、HIV^+ Ⅱ组及 HIV^+ Ⅲ组患者 *MTB* 培养阳性率分别为 31.6%、58.7%与 35.5%，耐药率分别为 50.0%、40.7%及 27.3%，差异均无统计学意义（$P>0.05$）。建议 HIV/AIDS 合并腹腔结核性脓肿进行 *MTB* 培养及耐药检测有利于制定合理的个体化的抗结核方案，获得理想预后。

GeneXpert *MTB*/RIF 检测技术可用于结核病的早期诊断及利福平耐药筛查，尤其是 HIV 感染者，应尽可能进行 GeneXpert *MTB*/RIF 检测作为初步筛查。因为这个方法检测 HIV 人群中的结核病更敏感，能快速检测利福平耐药，从而尽快确立治疗方案，对 TB/HIV 患者在提高治愈率、减少死亡率、耐药率和控制结核病的传播上都具有深远的意义。一项来自云南的研究，701 例 HIV/AIDS 患者中最终诊断结核病 153 例，包括确诊 HIV/AIDS 合并耐多药结核患者 6 例。确诊 TB/HIV 患者中，GeneXpert *MTB*/RIF 阳性率为 25.56%（23/90），TB/HIV 诊断效力最优。住院 HIV/AIDS 患者结核病患病率为 21.83%；TB/HIV 患者中，6 例(3.92%)为耐多药结核病患者，其中 2 例患者接受规范耐多药结核病治疗方案，临床显效[5]。

二、TB/HIV 患者的抗反转录病毒治疗

抗病毒药物的作用原理是阻断对 HIV 复制和功能具有重要作用的酶活性。高效抗反转录病毒治疗(HAART)至少是 3 种抗反转录病毒药物的联合应用，尽管不能治愈 HIV 感染，但 ART 可明显降低 HIV 感染进展的风险，极大程度降低 AIDS 发病率和病死率，以及减少病毒传播，AIDS 已经不再是一种致命性疾病，成为一种可以治疗但尚不能完全治愈的慢性疾病。

抗反转录病毒治疗(ART)可抑制 HIV 病毒的增殖，延缓病情进展，故可延长患者的生存时间。周红等[6]探讨 HIV 感染合并肺结核患者的临床特征和生存时间及其死亡影响因素。回顾性分析确诊的 142 例 HIV 感染合并肺结核患者的临床资料。并根据预后情况分为死亡组(26 例)和存活组(116 例)，比较两组的一般临床资料，并探讨影响患者死亡的相关因素。结果确诊 HIV 的年龄≥40 岁、其他感染途径(如注射吸毒等血液传播)、首次 $CD4^+T$ 淋巴细胞计数低(<200 个/μl)以及未进行 ART 是影响 HIV 感染合并肺结核患者死亡的独立危险因素($P<0.01$)。

袁婧等[7]回顾性分析 151 例结核性脑膜炎(TBM)患者资料，以了解 HIV 感染对于 TBM 临床特征及短期预后的影响。单因素分析显示，年龄、是否出现意识改变及抗 HIV 治疗对 HIV/TBM 组患者短期预后有显著影响。恶化/死亡患者进行抗 HIV 治疗比例低于好转患者；$CD4^+T$ 淋巴细胞计数和 HIV RNA 水平对患者的短期预后无明显影响(P 值均>0.05)。

早期启动 ART 治疗可以预防 HIV 感染者机会性感染的发生，降低病死率，促进免疫功能的恢复，进而改善患者生存质量。李素容等[8]对 120 例 TB/HIV 双重感染者资料进行回顾性分析，探讨结核分枝杆菌艾滋病病毒双重感染者死亡的风险因素。结果显示静脉吸毒方式感染艾滋病病毒患者病死率明显高于性传播感染者(34.09% vs. 14.47%，$\chi^2=5.967$，$P<0.05$)；年龄越小，文化程度越高，$CD4^+T$ 淋巴细胞水平越高的感染者其病死率越低($P<0.05$)；已婚或同居感染者的病死率(15.00%)明显低于未婚(25.00%)、离异或丧偶感染者(21.88%)($\chi^2=6.127$，$P<0.05$)；未采取抗病毒治疗的感染者病死率显著高于接受抗病毒治疗的感染者，采取抗病毒治疗越早，则感染者病死率越低($P<0.05$)。

与抗结核治疗同时开展的 ART 方案选择十分重要。TB/HIV 患者的一线 ART 方案包含两种核苷类反转录酶抑制剂以及一种非核苷类反转录酶抑制剂。在抗结核治疗中开始进行 ART 时，依法韦仑可作为优先选择的一种非核苷类反转录酶抑制剂。

三、TB/HIV 联合治疗中的药物不良反应

TB/HIV 患者在抗结核和 ART 同时治疗过程中，由于抗结核药物与 ART 药物同时应用，不良反应发生更多，在治疗期间需密切监测药物不良反应。常见的药物不良反应包括胃肠道反应、药物性肝损伤(DILI)、皮疹等，导致治疗复杂难度加大。卜岚等[9]在一项探讨 HIV/AIDS 合并肺结核患者抗结核分枝杆菌治疗肝毒性危险因素的研究中发现，225 例 HIV/AIDS 合并肺结核患者中 73 例(32.4%)发生药物性肝毒性(肝毒性组)，152 例(67.6%)未发生药物性肝毒性(无肝毒性组)。两组患者体重指数(BMI)($\chi^2=0.830$，$P=0.003$)、N-乙

酰化转移酶 2（NAT2）基因型（$\chi^2=7.361$，$P=0.025$）、CD4⁺T 淋巴细胞计数（$\chi^2=4.380$，$P=0.036$）以及氟康唑治疗患者数（$\chi^2=9.924$，$P=0.002$）差异均具有统计学意义。BMI、NAT2 基因型和氟康唑治疗均为患者抗结核分枝杆菌治疗肝毒性的独立危险因素（P 值均<0.05）。低 BMI、慢乙酰型 NAT2 基因型 HIV/AIDS 合并肺结核患者抗结核分枝杆菌治疗易发生肝毒性，建议慎重同时使用抗结核分枝杆菌治疗药物和氟康唑。

四、结核病相关免疫重建炎性综合征

免疫重建炎症综合征（IRIS）通常认为是 HIV/AIDS 患者对 ART 产生应答而引起的一系列与免疫重建相关的临床症状和体征，表现为抗反转录病毒治疗后免疫指标恢复但却伴随临床病情恶化。临床上将 IRIS 分为两类：①启动抗反转录病毒治疗后新鉴定的感染者，称为揭露型 IRIS；②前期接受了治疗，但启动抗反转录病毒治疗方案后临床表征加重的，称为矛盾型 IRIS。后者因表现特征明显而更易于在临床诊断中鉴别出来。IRIS 的两种形式：揭露型 IRIS、矛盾型 IRIS，TB-IRIS 均可出现。TB-IRIS 是 HIV/TB 患者治疗过程中一种较为常见的现象。IRIS 发生的影响因素包括 HIV 血浆病毒载量的急剧下降、抗反转录病毒治疗前 $CD4^+T$ 细胞基数太小、抗反转录病毒治疗后 $CD4^+T$ 细胞数的急剧上升以及机会性感染等[10]。

五、TB/HIV 患者外科治疗

赵瑞银等[11]探讨艾滋病患者合并腹腔结核的治疗经验，回顾性分析 70 例艾滋病合并腹腔结核的治疗情况。其中肠穿孔 16 例（肠管多发穿孔 4 例，单处穿孔 12 例）；不完全性肠梗阻 30 例（单纯回盲部结核 18 例，结核性腹膜炎致广泛粘连性梗阻 12 例）；完全性梗阻 24 例（回盲部结核 12 例，粘连带绞窄肠管 7 例）。手术治愈 61 例，9 例广泛粘连性肠梗阻经内科保守治疗后痊愈。患者随访 1.5 年，再发梗阻 6 例（8.5%），保守治疗后均痊愈。通过对本研究 70 例患者的回顾性分析认为：①对于艾滋病合并腹腔结核的患者，尽可能嘱患者规律服用抗病毒药物，对于 $CD4^+$ 细胞计数<200 个/μl 或未服用抗 HIV 病毒药物的患者，血液中病毒复制往往比较活跃，如因完全性肠梗阻无法服用，亦不要太做要求，围术期暂停服药。②腹腔结核治疗原则上以内科抗结核药物治疗，尤其是 AIDS 患者。以粘连性肠梗阻为主者，宜先行非手术治疗，尤其是治疗早期，宜尽可能内科保守治疗，创造时间使致密粘连有吸收的机会，给外科手术制造空间。保守治疗症状无明显缓解者，宜至少强化抗结核治疗 4~6 周以上再行手术。不全性结核性肠梗阻，反复发作者，嘱患者仍需规律服用抗病毒药物，严格抗结核治疗 3 个月以上无效后即可施行手术。③腹腔结核致完全梗阻（短期内治疗无效）、肠穿孔者，宜尽早手术，解决患者梗阻问题，使患者能尽可能早的 ART，提高患者免疫力，亦有利于结核的治疗、减少其他伴发病感染机会，延长患者生命。④围术期的 ART、营养支持，把握手术时机，选择合理的手术方式，强化规范的抗结核治疗，是治疗 HIV 合并腹腔结核的关键。

2018 年，国内同道对于 TB/HIV 患者的抗结核治疗、抗反转录病毒治疗、联合治疗中出现药物不良反应、结核病相关免疫重建炎性综合征以及辅助外科手术治疗均进行了较为深入的研究及探讨，值得临床医师进一步学习。

（王婷萍　黄威　卢水华　王卫华　常蕴青　唐神结）

参考文献

1. 程耀.AIDS 合并结核感染部位及抗痨治疗后免疫情况临床分析[J].饮食保健,2018,5(3):249-250.
2. 许静,郑全庆,张天华,等.陕西省 TB 与 HIV/AIDS 双向筛查及 TB/HIV 患者抗结核治疗转归队列分析[J].中国热带医学,2018,18(6):619-623.
3. 黄爱春,卢祥婵,周子钧,等.结核分枝杆菌培养阳性的艾滋病合并结核病患者的临床特点[J].广西医学,2018,40(10):1129-1131.
4. 魏国,杨菁,华欣,等.艾滋病合并腹腔结核性脓肿的结核分枝杆菌耐药性分析[J].海南医学,2018,29(11):1534-1537.
5. 张双梅,刘恒丽,杨欣平,等.云南省 HIV/AIDS 合并耐多药结核病病人的筛查结果-附 6 例临床分析[J].中国艾滋病性病,2018,24(5):458-460,469.
6. 周红,王文平,杨凤.HIV 感染合并肺结核患者的临床特征和生存时间观察及其死亡影响因素分析[J].解放军医药杂志,2018,30(6):38-41.
7. 袁婧,刘敏,卢洪洲,等.人类免疫缺陷病毒感染合并结核性脑膜炎患者的临床特征及预后[J].中华传染病杂志,2018,36(2):69-73.
8. 李素容,何涛.结核分枝杆菌艾滋病病毒双重感染者死亡风险因素分析[J].中国病毒病杂志,2018,8(3):200-203.
9. 卜岚,白轩.HIV/AIDS 合并肺结核患者抗结核分枝杆菌治疗肝毒性的危险因素[J].中华实验和临床感染病杂志(电子版),2018,12(2):183-188.
10. 吴还梅,陈军,卢洪洲.人类免疫缺陷病毒合并结核分枝杆菌感染者免疫重建炎症综合征发生的研究进展[J].中国感染与化疗杂志,2018,18(2):230-235.
11. 赵瑞银,冯秀岭.艾滋病合并腹腔结核治疗经验分析[J].中国实用医刊,2018,45(4):66-68.

第二节　老年结核病的治疗

【摘要】随着老年结核病发病率的不断上升,目前结核病为老年人的常见疾病。在治疗上,一线抗结核药物在老年结核病的治疗仍占有重要地位,而含有利福喷丁的方案及阿莫西林克拉维酸钾的方案亦在研究中;老年耐药肺结核采用标准化疗方案疗效尚可,但不良反应高于青中年组而部分被迫调整方案;声动力靶位药物传输联合全身化疗好转率及治愈率均明显高于单纯药物化疗组。对于结核性脓胸的手术治疗,有文献表明改良手术组患者的治疗有效率明显高于传统手术组。营养不良、糖尿病、空洞肺野数、治疗前糖化血红蛋白等是影响预后的重要因素。而肺结核针对性护理水平同样对患者的预后产生重大影响。

【关键词】老年;结核病;治疗;手术

结核病仍然是世界上最致命的传染病之首。高风险群体,尤其是老年人口,其预防和控制策略仍然是一项挑战。老年人结核病的临床特征可能是非典型的,容易与其他老年病相混淆。老年人结核病的诊断和管理较为困难,治疗中可能出现药物不良反应。陆涛等[1]收集结核病管理信息系统报告数据,对 2012—2016 年南宁市≥65 岁老年结核病患者资料流行特征进行统计学分析。结果显示,老年结核占全人群发病率呈逐年上升趋势。因此,应针对重点人群和重点地区加大力度,做好筛查和治疗工作,提高老年结核发现率和治愈率。

一、药物治疗

针对老年结核病治疗的方案研究有限，多数文献表明以 HRZE 为基础的初治抗结核方案仍然是治疗的基石和关键。老年结核病的治疗同样要遵循早期、联合、规律、全程、适量五项原则。王爱国等[2]探讨不同抗结核治疗用于老年肺癌伴肺结核的临床意义。将 82 例老年肺癌伴肺结核患者按随机数表法均分为观察组（新抗结核治疗方案：力克肺疾、利福喷丁、莫西沙星）与对照组（标准抗结核方案：异烟肼、利福平、吡嗪酰胺、乙胺丁醇），两组抗结核治疗时间均为 2 个月，肺癌治疗采取局部楔形切除术或局部楔形切除术+化疗。对比两组痰菌转阴率、肺部病灶吸收情况及生化检验结果[血沉（ESR）异常、C 反应蛋白（CRP）异常]，记录肺癌生活质量评估量表（FACT-L）评分及不良反应发生率。结果显示，两组痰菌转阴率比较无显著差异（$P>0.05$）。观察组胸部影像吸收率 90.24%明显高于对照组 72.17%，胸部影像进展率 4.88%明显低于对照组 19.51%（$P<0.05$）。两组治疗后生理状况（10.06±3.25）分、社会/家庭状况（11.57±3.08）分、情感状况（10.95±3.35）分、功能状况评分（12.47±2.87）分均较治疗前降低，且观察组低于对照组（$P<0.05$）。两组治疗前后肺癌相关症状评分比较无显著差异（$P>0.05$）。观察组不良反应发生率 34.15%低于对照组 56.10%（$P<0.05$）。作者认为，新抗结核方案治疗老年肺癌伴肺结核在痰菌转阴率、生化检验结果方面无显著差异，但前者肺部影像检查及生活质量有明显改善，且不良反应更少，临床应用价值更高。

为了解右美托咪定对老年脊柱结核患者免疫功能和应激反应的影响，樊娟等[3]选取了 2016 年 4 月—2017 年 11 月其医院收治的行病灶清除加植骨内固定融合术的老年脊柱结核患者 74 例，并根据麻醉用药不同将患者分为观察组和对照组。观察组在麻醉诱导前 10 分钟内静脉泵注右美托咪定 0.5μg/kg，然后手术结束前 40 分钟内以 0.3g/（kg·h）的速度持续泵注，对照组采用静脉泵注等容生理盐水，两组麻醉诱导和术中麻醉维持所用药物及剂量相同。通过检测两组患者术后不同时间点免疫功能指标（$CD3^+$、$CD4^+$及 $CD4^+/CD8^+$）、应激因子（Cor、Ang、S-100 和 IL-6）水平，观察患者认知功能和睡眠评分变化情况，本研究发现与对照组相比，注射右美托咪定可提高患者术后 $CD3^+$、$CD4^+$及 $CD4^+/CD8^+$水平（$P<0.05$），降低应激因子 Cor、An、S-100 和 IL-6 水平（$P<0.05$）。观察组患者术后认知功能与术前比较，无统计学差异（$P>0.05$）。两组患者术后 3 个月时睡眠评分与术前比较，无统计学差异（$P>0.05$）。研究表明，右美托咪定应用于老年脊柱结核患者围术期，可有效降低机体的应激反应，减轻对患者免疫功能的抑制，促进患者认知功能的恢复。这一研究为右美托咪定在老年脊柱结核患者的治疗中的应用提供了理论依据。

二、手术治疗

为了探讨皮质骨轨迹（CBT）螺钉治疗老年腰椎结核患者的临床疗效，Shi 等[4]采用不同手术方法将 45 例老年腰椎结核患者进行分组：A 组 22 例采用后路 CBT 螺钉固定结合前路清创术切开小骨移植，B 组 23 例行后路椎弓根螺钉固定结合前路清创术切口小骨移植。研究分析术中出血量、术后引流量、Cobb 角、视觉模拟量表评分、红细胞沉降率（ESR）和术前及术后 Frankel 评分，还评估了手术并发症和脊柱融合术。结果显示，随访 3 个月后，A 组 2 例患者和 B 组 3 例患者出现前腰肌肌脓肿，经第二次手术治愈。其余患者在第一次手术后愈合。骨移植后脊柱融合需要 3~8 个月(平均 4.9 个月)。两组患者的手术时间,出血量,引流量和住院时间无显著差异。两组手术后视觉模拟评分,Cobb 角,ESR 和 Frankel 评分均有显著差异。结论提示,CBT 螺钉不逊于传统的椎弓根螺钉。CBT-螺钉固定结合前路清创小切口植骨是治疗老年腰椎结核患者的一种安全有效的方法。

Xu 等[5]进行回顾性病例对照研究,比较两种手术方法(单独后路与前后路联合)治疗老年患者胸腰椎(T_{11}~L_2)脊柱结核伴神经功能缺损,并评估单独后路手术的临床效果。回顾性分析 2009 年 10 月—2014 年 5 月期间 30 例胸腰椎结核伴神经功能缺损的病例,其中 16 例采用单期后路清创、减压、椎体间融合和器械治疗(A 组)。其他 14 例患者采用单期或两期前路清创,骨移植和后路器械治疗(B 组)。对临床和影像学结果进行分析和比较。结果显示,A 组和 B 组平均手术时间分别为(153.1±18.5)分钟和(276.4±17.4)分钟(P<0.05)。A 组平均住院时间为(13.6±1.5)天,B 组平均住院时间为(18.6±3.4)天(P<0.05)。A 组和 B 组的平均术中出血量分别为(781.3±155.9)ml 和(1250.0±174.3)ml(P<0.05)。所有患者平均随访(41.2±4.4)个月(范围 36~48 个月)。在 A 组和 B 组平均分别在(8.5±1.6)个月和(8.1±1.9)个月后发生骨融合。手术治疗后两组 Cobb 角均明显下降,但两组均出现校正失误。在所有病例中,术后神经功能状态均显著改善(P<0.05)。结论提示,对老年人胸腰椎结核合并神经功能缺损病例,仅采用后路手术可以减少并发症,提供比前后路联合手术更好的生活质量。

为分析老年轻型 GATA Ⅱ 型胸腰椎结核的手术疗效,王林等[6]对抗结核药物治疗无效的 21 例老年轻型 GATA Ⅱ 型胸腰椎结核患者采用手术治疗。评估患者患椎后凸 Cobb 角、病变愈合、神经功能、疼痛及体力状况。结果显示,患者均获得随访,时间 9~40 个月。患者 Cobb 角由术前(20.6°±2.3°)恢复到术后(4°±1.6°),差异有统计学意义(P<0.05)。术后 3 个月 ESR 恢复正常。VAS 评分由术前(8.8±0.9)分下降至术后 1 个月(1.3±0.2)分,差异有统计学意义(P<0.05)。19 例神经损伤的患者术后 3 个月 Frankel 分级均提高 1~2 级。术后 6 个月体力状况 ECOG 分级:2 级 5 例全部恢复到 1 级,3 级 12 例中 9 例恢复到 1 级、3 例恢复到 2 级,4 级 4 例中 1 例恢复到 1 级、3 例恢复到 2 级。结论提示,一期后路钉棒复位内固定术治疗老年轻型 GATA Ⅱ 型胸腰椎结核疗效显著,可矫正或防止后凸畸形,减轻患者疼痛,维持和改善神经功能,提高患者生存质量。

三、治疗管理

随着人口老龄化的加剧,老年人结核病对中国结核病控制来说是一个严峻的挑战。足够的社会支持可以改善老年结核病患者的治疗依从性和治疗结局。探索有效的干预措施以改善患者的社会支持,对于结核病的管理和控制具有重要意义。Li 等[7]进行了基于社区的重复测量试验。结核病>65 岁的患者被分配到干预组或对照组。干预组患者接受了全面的社会支持干预,而对照组仅接受了健康教育。在基线和干预期间的第 1、第 3 和第 6 个月测量患者的社会支持水平,以评估综合社会支持干预措施的有效性。结果显示,共有 201 名患者被招募进入研究。与对照组相比,干预组中患者的社会支持随时间显著增加(β 组时间=0.61,P<0.01),在以下三个维度中:客观支持(β 组时间=0.15,P<0.05)、主观支持(β 组时间=0.32,P<0.05)和支持利用率(β 组时间=0.16,P<0.05)。对照组的得分变化无统计学意义。结论提示,与单一健康教育相比,社区干预计划,包括健康教育、心理治疗以及家庭和

社区支持干预,可以改善老年结核病患者的社会支持。

为探讨护士-家属协同督导模式在老年肺结核患者管理中的应用效果,钟凯惠等[8]选择2015年7月—2016年12月在佛山市第四人民医院结核科住院的150例肺结核患者为研究对象,按照住院的单双号分为观察组和对照组,每组75例,两组患者入院后均进行规范化的抗结核治疗,疗程6个月(复治8个月),对照组实施常规的护理管理模式,观察组实施护士-家属协同督导模式。出院1年后对两组患者的治疗依从性、治疗效果、再住院率进行评价。结果显示,观察组患者治疗依从性中的全程无漏服、全程按时复查、全程系统登记分别为71例(97.3%)、68例(93.2%)和70例(95.9%),均明显高于对照组的58例(79.4%)、51例(69.9%)和52例(71.2%),差异均有统计学意义($P<0.05$);观察组患者胸部X线检查病灶的显著吸收和吸收分别为26例(35.6%)和40例(54.8%),均明显高于对照组的15例(20.5%)和27例(37.1%),差异均有统计学意义($P<0.05$);观察组患者的再住院率及平均再住院天数分别为12.3%、(7.23±3.26)天,明显低于对照组的26.0%、(13.45±3.72)天,差异均有统计学意义($P<0.05$)。结论提示,对老年肺结核患者实施护士-家属协同督导,规范了患者出院后的后续管理,加强了医患间的沟通与联系,能有效提高肺结核患者的治疗依从性,改善治疗效果、降低再住院率。

总之,由于老年人生理功能不断下降,各器官的储备功能也随之逐年下降;而且老年人往往合并高血压、糖尿病、冠心病,COPD等多种慢性疾病,抗结核治疗可能需要联合多种其他药物长期使用,使药物不良反应在老年人中表现的更为突出。因此,老年结核病的用药及治疗方案的制定应纳入高危人群进行管理。

（付亮　唐神结）

参考文献

1. 陆涛,陈文才.2012—2016年南宁市老年结核病流行特征与防治策略[J].职业与健康,2018,3:352-355.
2. 王爱国,王运才,吴成勇.不同抗结核治疗方案用于老年肺癌伴肺结核的临床意义[J].临床肺科杂志,2018,23(11):1959-1962.
3. 樊娟,李爱军,孟宪勇,等.右美托咪定可缓解老年脊柱结核患者免疫功能的抑制和应激反应[J].基因组学与应用生物学,2018,37(3):928-934.
4. SHI S,YING X,ZHENG Q,et al.Application of Cortical Bone Trajectory Screws in Elderly Patients with Lumbar Spinal Tuberculosis[J].World Neurosurg,2018,117:e82-e89.
5. XU Z,WANG X,XU Z,et al.Posterior-only versus combined posterior-anterior approaches for thoracolumbar spinal tuberculosis with neurological deficit in the elderly[J].Int J Clin Exp Med,2018,11(6):6037-6045.
6. 王林,丁国正,汪正宇,等.手术治疗老年轻型GATAⅡ型胸腰椎结核的疗效[J].临床骨科杂志,2018,2:132-135.
7. LI X,WANG B,TAN D,et al.Effectiveness of comprehensive social support interventions among elderly patients with tuberculosis in communities in China:a community-based trial[J].J Epidemiol Community Health,2018,72(5):369-375.
8. 钟凯惠,钟明思,谭少请.护士-家属协同督导模式在老年肺结核患者管理中的应用[J].海南医学,2018,11:1622-1625.

第三节　儿童结核病的治疗

【摘要】作为结核病的一个巨大负担，儿童结核病方面的进展十分不尽人意。迫切需要提高对儿童结核病的认识，因为儿童结核病死亡率仍然居高不下。2018 年，在儿童结核病的治疗方面主要包括儿童肺外结核病的治疗、儿童耐药结核病的治疗及儿童结核潜伏感染的预防性治疗等方面。

【关键词】儿童结核病；耐药结核病；结核潜伏感染；药物治疗；预防性治疗

儿童结核病的防控是全球结核病控制的重要方面。2018 年，我国儿童结核病治疗方面取得了一定的进展。

一、儿童结核病的治疗管理

随着全球对儿童结核病认识的加深，包括 WHO 在内的各机构将控制儿童结核病作为传染病防控的重点，并逐渐出台一系列指南、建议、声明等，对于规范当前儿童结核病的诊断、治疗、预防、管理等均具有非常重要的指导作用。WHO 策略制定的宗旨，以研究数据的更新、疾病流行趋势的变化、结核病防控中发现的问题、认识的加深等为立足点，旨在推动儿童结核病防控高效、高质地进行。孙琳等[1]对 WHO 自 1991 年 DOTS 策略提出后至今的指南、建议、声明等出版材料中有关儿童结核病的内容进行梳理和总结，其中包括 4 个指南、10 个建议、2 个声明、2 个手册、2 个路线图和 1 个综述，以了解儿童结核病防控策略的变化，加强儿童结核病的早期诊断、早期治疗，及时解决当前存在的问题，同时也有助于指南方针的普及和推广。虽然关于儿童结核病研究数据逐渐增多，为当前儿童结核病诊治指南和建议等策略的制定提供了基础数据，但是目前仍然缺乏来自儿童的大样本、多中心研究。此外，由于儿童结核病的管理在不同国家和地区之间仍存在较大的差异，因此各国在参考 WHO 指南和建议时应结合本国的国情制定具体实施细则。WHO 指南和建议等策略往往是根据已发表的研究数据对推荐意见进行量化，如通过利益评估分为强烈推荐或有条件推荐等，根据证据等级分类评估为高、中、低等不同等级，并建议各国针对指南的部分细则可根据实际情况进行调整。因此，针对具体的推荐意见是否符合我国国情，需要通过具体的研究数据、临床实践进一步评估。

刘二勇等[2]描述了我国儿童结核病诊治现状和策略。2000 年，国务院下发了《全国结核病防治规划（2001—2010 年）》，围绕这一规划，卫生部、中国疾病预防控制中心等制定了一系列主要是针对成人结核病防治工作技术规范。人们将注意力更多地集中于成人结核病，而与成人相比，儿童结核病患病率偏低，因此在国家结核病防治规划中往往得不到应有的重视：一方面结核病防治机构临床医师的儿童结核病诊治能力有限，使儿童结核病患儿的诊疗受到限制；另一方面许多儿童医院不设结核病床，一些儿科医师对结核病的诊断、治疗原则和最新进展等知识了解不够，导致儿童结核的规范诊治受到影响。2017 年 2 月，国务院下发了《“十三五”全国结核病防治规划》，提出要完善儿童结核病的防治措施，各省（区、市）应专门指定儿童结核病定点医疗机构，对儿科医师开展结核病防治技术培训，规范儿童结核病的诊断和治疗服务。强化儿童结核病的登记报告制度，对所有以因症就诊、转诊、接触者检查、追踪和健康体检等方式前来做结核病确诊的儿童，均应严格按照《中国结核病防治规划实施工作指南》的诊疗流程和治疗转归结果进行及时登记，录入国家结核病防治规划（NTP）的结核病管理信息系统。对确诊结核病患儿，应按照《中华人民共和国传染病防治法》乙类传染病报告的要求进行24小时内限时疫情报告。但目前仅对肺结核患者进行登记报告，尚无儿童肺外结核治疗管理信息。强调合理治疗并规范使用抗结核药品，才能治愈结核病。

二、儿童肺外结核病的治疗

结核性脑膜炎是可引起儿童死亡的结核病病型，其病死率高，幸存者往往遗留神经系统后遗症。董传莉等[3]撰文综述了小儿结核性脑膜炎的诊断与治疗。小儿结核性脑膜炎（简称结脑）是由于结核菌侵入中枢神经系统而引起的软脑膜、蛛网膜及脑实质、脑血管的病变，是结核病中最严重的类型，多见于1~5岁儿童。感染源主要是来自患有开放性肺结核的成人，传播途径以呼吸道为主，往往在初染结核后6个月至1年内发病，3岁以内婴幼儿占60%左右。早期症状不典型，可表现为食欲差、逐渐消瘦、睡熟后出汗多，长期不规则的低热，诊断治疗不及时，病情逐渐加重至出现高热抽搐、昏迷，甚至死亡。本病如未经抗结核药物治疗，病死率达100%。自卡介苗普遍接种和抗结核药物的应用以来，结核性脑膜炎的发病率和病死率已明显下降。但诊断不及时和治疗不当，病死率和后遗症的发生仍然较高。因此，积极预防、早期诊断、早期治疗是降低发病率和病死率的关键。

结核性脑膜炎并发脑积水是儿童TBM最常见的并发症，发生率达85%，严重性高于成人，常发生在病程第4~6周，但也可发生在疾病早期阶段，并且是导致TBM不良预后的一个重要因素。目前TBM的治疗，特别是儿童TBM，尚无统一标准。由于结核感染与脑积水同时存在，使TBMH的治疗更加困难。欧少苹等[4]对儿童结核性脑膜炎并发脑积水的治疗进展进行综述。主要内容包括：①内科药物治疗（脱水；减少脑脊液分泌；抗结核；糖皮质激素；脑脊液置换联合鞘内注射给药）。②外科手术治疗［侧脑室外引流术或Ommaya囊植入外引流术；脑室腹腔分流术（VPS）；内镜下第三脑室造瘘术（ETV）］。作者总结，儿童TBMH病情危重，其致残率及病死率较高，需早期发现、早期诊断和早期治疗。内科治疗主要是在充分抗结核治疗基础上，辅以糖皮质激素、脱水剂等治疗。耐药结核病形势依然严峻，但目前其治疗已取得一定进展。急性期进展性脑积水可先予以脑室外穿刺引流术或Ommaya囊植入外引流术；交通性脑积首选药物治疗，若药物治疗无效可选择VPS；梗阻性脑积水可首选ETV，若ETV失败再行VPS。

为探讨一期后路短节段融合内固定、二期前路病灶清除椎间植骨治疗幼儿腰椎结核伴后凸畸形的手术方法和疗效。张宏其等[5]进行了回顾性研究。2006年1月—2014年6月，其医院共收治年龄<7岁患有腰椎结核并后凸畸形的患儿共17例，其中男性9例，女性8例，年龄4~7岁，平均5.1岁。均采用后路一期钉棒内固定植骨融合，前路二期病灶清除椎间钛网植骨融合术治疗。观察比较患者术前术后及末次随访的节段后凸Cobb角变化，评估植骨融合情况及神经功能情况。结果显示，所有病例均获得随访，随访时间10~42个月。Cobb角由术前（24.18°±7.15°）减少至术后（0.12°±4.24°），差异有统计学意义（$P<0.001$）；末次随访节段后凸（0.65°±3.92°），与术前比较差异有统计学意义（$P<0.001$），但与术后比较差异无统计学意义（$P=0.269$）。JOA评分由术前（21.53±5.04）分增加至术后（28.06±0.90）

分，差异有统计学意义（$P<0.001$）。末次随访时，17 例患者 ASIA 分级均恢复到 E 级。随访期间均未发现内固定松动、脱出、移位、断裂。结论提示，对低龄儿童脊柱结核合并后凸畸形，采用一期后路短节段固定植骨融合合并二期前路病灶清除钛网植骨融合可以取得较好的疗效。

为探讨后路椎弓根螺钉固定及前路病灶清除大块异体骨植入融合重建治疗合并椎体缺失儿童胸腰椎结核的疗效，王解生[6]选择 20 例 3~12 岁因胸、腰椎结核感染导致椎体缺失的患儿，采用后路椎弓根螺钉固定联合前路病灶清除后用大块同种异体骨植入融合重建椎体骨缺损的方法治疗。术后每年随访 X 线片观察有无植骨块移位、松动、塌陷及有无后凸畸形发生；对于随访超过 3 年以上的患儿行高分辨率三维 CT 扫描以确认植骨块融合情况。结果显示，18 例患儿植入的同种异体大骨块的上下两端均与周围骨形成骨性连接；2 例发生骨块上端未形成骨性连接但未发生植骨块松动移位，1 例出现局部轻度后凸畸形。结论提示，后路椎弓根螺钉固定联合前路病灶清除后大块异体骨植入融合重建治疗儿童胸腰椎结核引起的椎体缺损是一种安全可行的术式，其中远期局部后凸畸形发生率低。

三、儿童耐药结核病的治疗

刘辉等[7]总结了儿童耐药结核病的临床特点。回顾性分析 2013 年 3 月—2017 年 3 月，首都医科大学附属北京儿童医院收治的 5 例有实验室证据的耐药结核病患儿临床资料，包括一般资料、结核接触史、临床影像表现、病原学检查及药敏试验、治疗方案及转归等。5 例患儿中男 4 例，女 1 例，均患有肺结核，2 例合并结核性脑膜炎，4 例合并支气管结核。结果显示，5 例中 2 例经分子技术 Xpert *MTB*/RIF 检测诊断为利福平耐药结核病（RR-TB）；1 例经颈淋巴结穿刺脓液培养药敏诊断为耐多药结核病（MDR-TB）；1 例经痰培养诊断为泛耐药结核病前期（Pre-XDR）；另 1 例是其父痰培养为 MDR-TB。5 例患儿诊断耐药结核病后，均采用世界卫生组织推荐的包括二线抗结核药物在内的治疗方案。5 例中 2 例治愈，2 例好转，1 例治疗失败。5 例患儿均未发生严重药物不良反应。结论提示，儿童耐药结核病可通过分子技术 Xpert *MTB*/RIF 检测和结核分枝杆菌培养表型耐药检测确诊，分子技术具有较高的早期快速诊断价值。儿童耐药结核病经及时有效治疗后多数预后良好。儿童使用二线抗结核药物的严重不良反应发生率较低。

四、预防性治疗

关于儿童 LTBI 的筛查和预防性治疗，各国的研究数据、指南和控制策略不尽相同。对哪些儿童进行筛查，选择何种方法筛查，如何进行干预，都是结核病控制工作亟需解决的问题。祁雪等[8]通过总结目前儿童 LTBI 的筛查及预防性治疗现状，以期为今后儿童 LTBI 的管理策略和诊治提供一定的思路。作者指出，儿童 LTBI 的早期干预，是防止活动性结核病发生的重要一步。无论是单药还是联合用药方案，其疗效相似。INH 作为 LTBI 预防性治疗的经典药物，其主要缺点是疗程长等因素导致的治疗依从性较差；单药 RFP 和联合治疗方案缩短了治疗疗程，提高了依从性，已有不少研究证明了其预防性治疗的有效性，但 RFP 是否发生耐药，联合治疗方案对儿童的影响等还需大量的证据支持。临床上对于 LTBI 儿童的治疗还需根据具体的情况选择合适的方案，并定期随访检查。儿童 LTBI 的筛查和预防性治疗目前还存在诸多问题，对高危人群选择何种方法进行筛查，针对筛查结果该对哪些人群进行治疗，以及治疗方案的选择等，目前都尚无统一标准。对于临床医师来说，充分掌握 LTBI 筛查的指征，对具有活动性结核病密切接触史的儿童，特别是低年龄组儿童，以及对免疫功能缺陷或需接受免疫抑制剂治疗的高危儿童进行早期的 LTBI 筛查，及早发现 LTBI，并通过评估依从性、不良反应、并发基础疾病等各种因素选择合适的方案进行预防性治疗是防止 LTBI 发展为活动性结核病的重要方法，也是逐渐实现终止结核病计划的重要一步。

总之，儿童因其特殊的生理特点，使得儿童结核病的诊治颇为棘手，不同成长阶段儿童结核病的临床特点及治疗均各有不同，1 年来，国内同道对儿童肺外结核病的治疗、儿童耐药结核病的治疗及儿童结核潜伏感染的预防性治疗等方面均进行了总结及报道，值得临床医师学习及借鉴。

（付亮　唐神结）

参考文献

1. 孙琳，申阿东.全球儿童结核病防控策略的变迁［J］.中国防痨杂志，2018，2：128-134.
2. 刘二勇，李惠民，赵顺英，等.儿童结核病流行病学及诊治现状［J］.中国实用儿科杂志，2018，33（6）：423-426.
3. 董传莉，陈兰举.小儿结核性脑膜炎的诊断与治疗［J］.中华全科医学，2018，2：171-172.
4. 欧少苹，陈军华.儿童结核性脑膜炎并发脑积水的治疗进展［J］.儿科药学杂志，2018，5：61-64.
5. 张宏其，肖力戈，唐明星，等.后路短节段融合固定合并二期前路病灶清除治疗幼儿腰椎结核［J］.中国矫形外科杂志，2018，2：117-121.
6. 王解生.后路椎弓根螺钉固定及前路病灶清除后大块异体骨重建治疗合并椎体缺失的儿童胸腰椎结核的疗效观察［J］.医学临床研究，2018，35（4）：747-749.
7. 刘辉，刘金荣，杨海明，等.儿童耐药结核病 5 例临床分析［J］.中国实用儿科杂志，2018，3：214-218.
8. 祁雪，田建岭，孙琳，等.儿童结核分枝杆菌潜伏感染的筛查和预防性治疗［J］.中国防痨杂志，2018，5：447-454.

第四节　妊娠合并结核病的治疗

【摘要】妊娠期结核病危害巨大，但常常被忽视。诊断常常延迟，治疗难点较多。2018 年，国内在这一领域的研究不多，主要集中妊娠合并各个系统的结核病，以及人性化护理等方面。

【关键词】妊娠；结核病；结核性脑膜炎；粟粒性肺结核；治疗

妊娠合并结核病危害巨大，但常常被忽视。诊断常常延迟，治疗难点较多。鉴于妊娠期和产褥期结核病的诊断延迟和治疗缺失会带来严重后果，我们需要更多地认识这一临床和公共卫生问题。

一、妊娠期结核病的治疗

孟燕平[1]指出，妊娠中、晚期合并结核病的患者接受抗结核治疗未增加母体妊娠期并发症和新生儿先天异常的发生，抗结核治疗可有效延长孕周，从而降低早产的发生率。妊娠合并结核病并非剖宫产指征。妊娠合并结核病患者终止妊娠并未增加母体的结核病治愈率。

1. 妊娠合并生殖器结核　Yue 等[2]进行了一项回顾性研究，旨在证明抗结核治疗(ATT)对接受腹腔镜和(或)宫腔镜检查的生殖器结核(GTB)患者的妊娠结局和预后的影响。本研究纳入了 78 例不孕症患者，并于 2005 年 11 月—2015 年 10 月期间通过腹腔镜和(或)宫腔镜检查确诊为 GTB。根据 ATT 持续时间将招募的患者分为 ATT 组和非 ATT 组。随访确定患者的 GTB 复发率，月经模式和妊娠结局。在 78 例患者中，46 例接受 ATT 治疗，32 例未接受 ATT 治疗。ATT 组患者的月经量相对于非 ATT 组患者的月经量显著减少。无论治疗如何，GTB 都没有在所有患者中复发。共观察到 ATT 组 11 例妊娠(36.7%)和非 ATT 组 19 例(63.3%)妊娠。两组的妊娠率差异显著($P=0.002$)。通过，ATT 可以降低经腹腔镜检查和(或)宫腔镜检查诊断为 GTB 的患者的月经量和妊娠率。此外，ATT 并未改善慢性 GTB 患者的预后。

2. 妊娠合并结核性脑膜炎　邓咏梅等[3]对 1 例妊娠合并结核性脑膜炎病例分析，并进行文献复习。妊娠合并肺结核病在我国妊娠妇女中占到 2%~7%，但妊娠合并结核性脑膜脑炎较为少见。妊娠合并结核性脑膜脑炎病情凶险，进展快，预后差，若诊断和治疗不及时，致死和致残率极高。英国感染协会在中枢神经系统结核感染诊疗指南中指出脑脊液的结核分枝杆菌染色阳性或者结核分枝杆菌 DNA-PCR 阳性可确诊结核性中枢神经系统感染，但在上述病原学证据缺乏的情况下，也可通过病史、其他影像学和化验指标进行临床诊断，指导抗结核治疗。临床诊断需至少满足下列 2 项：①高危因素(至少满足 1 项)：HIV 或免疫抑制状态；流行区居住史；近期接触史；②高度提示的临床表现(至少满足 3 项)：症状超过 5 天；外周血 WBC 计数$<15\times10^9$/L；脑脊液 WBC5~750 个/μl；脑脊液中性粒细胞<90%；脑脊液糖<50%血糖；影像学特征：软脑膜强化、脑积水、脑梗死；③其他部位结核。该临床诊断标准的特异度达到 79%和敏感度达到 86%。本例患者满足以上临床诊断标准。妊娠合并结核性脑膜脑炎的治疗目前尚不统一。英国感染协会、WHO 均推荐早期规律联合应用一线抗结核药物。WHO 推荐妊娠合并活动性结核的抗结核药物方案为异烟肼、利福平和乙胺丁醇三药联合，至少 9 个月，可联合或不联合吡嗪酰胺。英国感染协会推荐成人和儿童中枢神经系统结核感染的起始强化抗结核方案为异烟肼、利福平、吡嗪酰胺和乙胺丁醇，并特别推荐地塞米松的应用。对于无昏迷和局灶神经症状的成人和儿童，推荐应用地塞米松 0.3mg/(kg·d)(最大剂量 24mg)，对于有昏迷或局灶神经症状的成人儿童，地塞米松推荐剂量为 0.4mg/(kg·d)(最大剂量 24mg)，糖皮质激素应用 8 周后减停。8 周后评估疗效，维持治疗方案为异烟肼联合利福平。国内采用 4 种及以上药物联合抗结核，常规口服激素并异烟肼鞘内注射，总疗程 2 个月左右，该方案治疗 50 例妊娠合并结核性脑膜炎患者，总体有效率 82%，早期按时就诊治疗组的疗效优于延误就诊组(前者为 90%，后者为 70%，$P<0.05$)。抗结核药物对胎儿的安全性也是在治疗妊娠合并结核中面临的重要问题。目前研究显示除了链霉素以外的大多数一线抗结核药物对妊娠妇女和胎儿是安全有效的。曹孟等曾对不同抗结核药物的安全性进行了文献回顾，报道称异烟肼和利福平对胎儿的安全性已得到证实，大宗病例回顾分析未发现出生缺陷婴儿。妊娠妇女使用吡嗪酰胺有少数重大不良事件报道，但目前尚无足够证据证实其致畸性，因此吡嗪酰胺仍在 WHO 的推荐用药之列。国内有学者认为利福平在妊娠期的前 3 个月内禁止使用，因其在动物实验中有致畸作用。国内既往病例报道显示应用抗结核药物治疗后 70%以上的妊娠妇女可分娩无出生缺陷的婴儿。临床医师应提

高对妊娠合并中枢神经系统结核感染的警惕性，及时诊断，早期规律联合抗结核治疗可使大部分妊娠妇女痊愈并成功分娩。用 Xpert 技术检测脑脊液的结核分枝杆菌，具有快速、简单、敏感性高等优点，有助于临床诊断。

3. 妊娠合并粟粒性肺结核　陈洁瑜等[4]通过分析 1 例妊娠合并粟粒性肺结核患者的抗结核药物及护肝药的选择，提出此类患者在抗结核治疗过程中需要注意的要点，供临床参考。关于抗结核方案的确定，血行播散性肺结核的抗结核方案一般推荐强化期 2～3 个月，采用异烟肼、利福平、吡嗪酰胺及乙胺丁醇或链霉素。但妊娠期既要考虑有效性也要考虑对妊娠妇女和胎儿的安全性。目前已经比较明确的对胎儿无畸形作用的抗结核药为异烟肼和乙胺丁醇，异烟肼为妊娠期结核病患者广泛使用的药物，虽能通过胎盘屏障，但其毒性反应小，未发现有致畸作用。乙胺丁醇为抑菌药，动物实验表明 EMB 无明显致畸作用。美国胸科协会推荐对妊娠合并肺结核患者异烟肼和乙胺丁醇为治疗首选药物。利福平为妊娠期用药 C 类药物，利福平能抑制细菌 RNA 的合成，有人认为可能会造成胎儿的畸形，尤其是妊娠期前 3 个月用药，对胎儿致畸作用更明显，应禁用。但也有人认为虽然动物实验证明利福平有致畸作用，但临床证明妊娠期使用较安全，总体畸形发生率为 3%，在正常人群胎儿畸变范围之内。吡嗪酰胺也属于妊娠 C 类药，国际防痨联盟亦将 PZA 作为妊娠合并结核治疗的常规用药。二线抗结核药如氨基糖苷类的链霉素、阿米卡星、卡那霉素，喹诺酮类的左氧氟沙星、莫西沙星及对氨基水杨酸异烟肼、丙硫异烟胺等药物因有较明确的致畸或毒副作用，一般禁用或慎用于妊娠患者。

二、患者支持与关怀

为探讨人性化护理对妊娠合并肺结核患者焦虑情绪的影响，王巧丽等[5]选取 2010 年 1 月—2015 年 12 月郑州市某医院收治的 56 例妊娠合并肺结核患者为研究对象，采用随机数字表法将患者分为观察组和对照组，每组 28 例。对照组患者采取常规护理，观察组患者在常规护理的基础上实施人性化护理。采用焦虑自评量表（SAS）对两组患者护理前及出院时的焦虑情绪进行评估。结果显示，护理前，两组患者 SAS 评分比较，差异无统计学意义（$P>0.05$）。出院时，两组患者 SAS 评分低于护理前，且观察组患者 SAS 评分低于对照组，差异均有统计学意义（$P<0.05$）。结论提示，人性化护理应用于妊娠合并肺结核患者的护理中，可缓解患者的焦虑情绪，增强患者对疾病治愈的信心和勇气，临床效果显著，值得临床推广应用。

为探讨妊娠合并肺结核患者的心理健康状况与影响因素。李爱玲[6]选择 2015 年 4 月—2017 年 4 月该院住院治疗的 110 例妊娠合并肺结核患者作为研究对象，采用家庭功能评价表与社会支持量表及症状自评量表评价妊娠合并肺结核患者的心理健康状况。对妊娠合并肺结核患者心理健康的影响因素进行单因素与多元线性回归分析。结果显示，经单因素分析发现，收入、居住地、教育程度、家庭功能与社会支持是影响妊娠合并肺结核患者心理健康的重要因素（$P<0.05$），且经多元线性回归分析，社会支持、居住地与家庭功能是影响妊娠合并肺结核患者心理健康的主要因素。结论提示，妊娠合并肺结核患者的心理健康状况较差，其中家庭功能、社会支持与居住地是影响其心理健康状况的主要因素，医护人员应给予足够重视。

总之，妊娠合并结核病是临床诊治的难点，治疗需兼顾患者和胎儿两方面因素，加之，妊娠期妊娠妇女的生理特点，使得治疗更为棘手。应掌握妊娠合并结核病的选药原则，给予患者更多的关怀与支持。

（付亮　唐神结）

参考文献

1. 孟燕平.妊娠合并结核病 36 例临床病例分析[D].山东:山东大学,2018:1-44.
2. YUE J,ZHANG B,WANG M,et al.Effect of antitubercular treatment on the pregnancy outcomes and prognoses of patients with genital tuberculosis[J].Front Med,2019,13(1):121-125.
3. 邓咏梅,刘竞,郭杨,等.妊娠合并结核性脑膜脑炎 1 例并文献复习[J].疑难病杂志,2018,3:309-310.
4. 陈洁瑜,江慧贤.1 例妊娠合并粟粒性肺结核患者治疗方案的分析[J].今日药学,2018,2:127-129.
5. 王巧丽,马淑焕,陈爱民,等.人性化护理对妊娠合并肺结核患者焦虑情绪的影响[J].保健医学研究与实践,2018,15(1):94-96.
6. 李爱玲.妊娠合并肺结核患者心理健康状况与影响因素分析[J].护理实践与研究,2018,7:15-17.

第五节　肝肾功能异常患者结核病的治疗

【摘要】抗结核药物引起的肝功能损伤是我国药物性肝损伤(drug-induced liver injury,DILI)的最常见原因之一，也是抗结核药物最常见的药物不良反应。结核病合并慢性乙型肝炎病毒(hepatitis B virus,HBV)与抗结核治疗期间的预后不佳相关，该类患者采用对肝功能影响较小的个体化治疗方案 DILI 的发生率低。结核病合并慢性肾病(chronic kidney disease,CKD)患者诊断和治疗复杂，肾移植术后结核菌感染影响患者的远期预后，死亡率高。

【关键词】结核病；肝功能异常；肾功能异常；治疗

在结核病患者的治疗过程中，肝肾功能损伤是最常见的药物不良反应；此外，一部分患者在治疗之前亦存在肝脏和肾脏的基础疾病，这些患者结核病的诊断方法、治疗策略及预后均和一般患者有着较大的不同，下面就今年国内的研究成果进行简要阐述。

一、抗结核药物所致肝肾功能损伤的概况

抗结核药物引起的肝功能损伤是我国药物性肝损伤的最常见原因之一，也是抗结核药物最常见的药物不良反应。药物性肝损伤的发生和多种因素相关，其中常见的危险因素是高龄、女性、肝炎病毒感染或合并其他急慢性肝病、获得性免疫缺陷综合征、营养不良。近来的研究亦肯定了这一结论。结核病合并慢性乙型肝炎病毒(hepatitis B virus,HBV)与抗结核治疗期间的预后不佳相关。

在我国，抗结核药物导致的 DILI 是我国药物性肝损伤最常见的原因之一。为了探讨抗结核药物导致肝损伤(anti-tuberculous drug induced liver injury,ATDILI)患者发生急性肝功能衰竭(acute liver failure,ALF)的预测因素，Wang 等[1]对 2010—2016 年浙江大学附属第一医院诊断为 ATDILI 患者的人口统计资料和临床数据进行了回顾性分析。结果发现，在 155 名抗结核 DILI 住院患者中，55 名(35.48%)患有 ALF，总死亡率为 9.68%。与非 ALF 组相比，

ALF 组 DILI 发病的中位时间更长(51 天 vs. 24 天)。83 例患者(53.55%)在抗结核治疗 1 个月内发生 DILI(53.55%),93 例患者(60%)在 2 个月内发生 ALF。天冬氨酸氨基转移酶、总胆红素、血小板、白细胞计数、既往肝炎与 ALF 多变量模型的一致性为 98.93%(C-统计量)。由此得出结论,半数 ATDILI 发生在 1 个月内,60%的 ALF 发生在 2 个月内。总胆红素、天冬氨酸氨基转移酶、白细胞升高,血小板降低和既往肝炎是抗结核药物导致 ALF 的独立危险因素。

为了解中国人群中的抗结核药物不良反应(antituberculosis drug-induced adverse drug reactions,ATD-ADRs)情况,Hu 等[2]前瞻性地招募了 1235 例高度可疑的结核病住院患者,以调查肝脏、肾脏和血液中 ATD-ADR 的发生概况和遗传危险因素,其中 644 例受试者确诊为结核并符合纳入标准。对 644 例受试者定期进行临床随访和血液分析,并进行 7 种药物代谢酶和转运蛋白基因多态性分型。结果发现,ATD-ADR 的总发生率为 16.5%,药物干预率为 10.4%;最常见的为 DILI(10.6%)和白细胞减少(3.3%),其次为血小板减少(2.5%)、慢性肾功能损伤(1.9%)、急性肾功能损伤(1.6%)。CYP2D6 rs1135840 和 NUDT15 rs116855232 分别增加了 DILI 和白细胞减少的风险,优势比分别为 2.52 和 4.97,两者均显示出优异的阴性预测值(分别为 93.7% 和 98.1%),但敏感性中等(分别为 72.7% 和 52.4%)。

结核病合并 HBV 感染在我国非常常见,为了探讨结核病合并慢性 HBV 患者在抗结核治疗期间是否更易发生 DILI,并出现临床预后不佳,Chen 等[3]纳入 84 名在抗结核治疗期间出现 DILI 的结核病患者,其中 58 例为结核合并慢性 HBV 感染(TB-HBV 组),26 例为单纯结核感染(TB 组)。对所有患者进行了临床数据和人口统计学特征的回顾性研究,比较 DILI 的严重程度、肝衰竭及死亡的发生率,确定预后相关的危险因素。结果发现,两组的 DILI 模式相似。与 TB 组患者相比,抗结核治疗前未接受抗 HBV 治疗的 TB-HBV 组患者更易发生死亡或肝移植(36.2% vs. 7.7%,$P=0.005$)、肝功能衰竭(67.2% vs. 38.5%,$P=0.013$)及预后不佳(37.9% vs. 7.7%,$P=0.005$)。年龄>50 岁(48.1% vs. 22.6%,$P=0.049$)、肝硬化(50.0% vs. 15.4%,$P=0.046$)和总胆红素>20mg/dl(51.6% vs. 14.8%,$P=0.005$)是 TB-HBV 组死亡的独立危险因素,HBV DNA>20 000IU/ml 具有临界意义(44.1% vs. 20.8%,$P=0.081$)。在 TB-HBV 组中,作为挽救疗法的核苷(酸)类似物无法降低肝功能衰竭后的短期死亡率(33.3% vs. 36.8%,$P=0.659$)。由此得出结论,结核病合并慢性 HBV 患者更容易发生肝功能衰竭,并且在抗结核治疗期间效果不佳。必须定期监测肝功能和 HBV DNA 水平。在抗结核治疗前,应对 HBV DNA 高的患者进行抗 HBV 治疗。

二、抗结核药物所致 DILI 的分子机制

从 DILI 的发病机制可知,药物代谢酶、药物转运体、抗氧化反应和免疫反应在 DILI 发生发展过程中均起着重要作用,体内炎症-抗炎反应的失衡方向,决定肝细胞是发生损伤反应还是修复反应,参与这些代谢过程的相关基因的多态性与 DILI 易感性密切相关[4]。我国今年的研究见下:

武敬参等[5]对 2012 年 10 月—2014 年 12 月就诊于四川大学华西医院的 247 例初治结核病患者进行了前瞻性研究,在抗结核治疗 2 周、4 周、2 个月、3 个月时随访肝功能,发生抗结核药物所致肝损伤(ATDILI)的 24 例患者纳入病例组,其余 223 例患者纳入对照组。采用

聚合酶链反应及琼脂糖凝胶电泳方法，检测 GSTM1、GSTT1 基因是否缺失并分析基因多态性。结果发现，病例组及对照组 GSTM1 基因缺失的频率分别为 58.33% 和 52.47%，P = 0.668；两组 GSTT1 基因缺失的频率分别为 45.83% 和 51.12%，P = 0.674。由此得出结论，在中国结核病患者中，GSTM1、GSTT1 基因多态性可能与 ATDILI 无关，不会增加 ATDILI 的风险。

为了探讨抗氧化通路酶系 NOS2 基因多态性与 ATDILI 易感性的相关性，孙勤等[6]采用生物信息统计学方法筛选出 NOS2 基因 16 个 tagSNP（Hardy-Weinberg 平衡 P>0.001，最小等位基因频率>0.1，r^2>0.8），采用 SNPscanTM 多重 SNP 分型技术对 461 例 ATDILI 患者和 466 例非 ATDILI 患者的 DNA 样本进行基因分型，分析这些位点基因型和单倍型在病例组和对照组之间的频率差异，分析在显性、隐性和加性遗传模型下各个 SNP 位点与 ATDILI 易感性的关联性。结果发现，所有位点的等位基因频率分布均符合 Hardy-Weinberg 平衡。NOS2 基因 rs9906835 G/A 基因型、rs944725 T/C 基因型、rs3794763 G/A 基因型、rs3794764 G/A 和 A/A 基因型以及 rs6505469 T/A 基因型均可增加 ATDILI 易感性（P 值均<0.05），在显性遗传模型下，rs9906835、rs944725、rs3794763、rs3794764 以及 rs6505469 可增加患者 ATDILI 的风险（P 值均<0.05）；在加性遗传模型下，rs944725、rs3794763 和 rs3794764 增加 ATDILI 发生的风险（P 值均<0.05）。单倍型分析显示，NOS2 基因 CGCATT、AC 和 AAA 单倍型均可增加 ATDILI 发生的风险（P 值均<0.05）。由此得出结论，NOS2 基因为 ATDILI 的易感基因。刘成刚等[7]的研究还发现，ATDILI 患者汉族与维吾尔族组患者血清 NO 及 NOS 含量在两民族之间存在差异，汉族高于维吾尔族（P<0.01），血清 NO 含量与 BMI 正相关（P<0.01），且可随着肝损伤严重程度的增加而升高（P<0.001）。

特殊人群如儿童，精神病患者的 ATDILI 相关基因多态性研究今年亦有报道。Li 等[8]研究了中国汉族儿童患者白介素 6（IL-6）、黄嘌呤脱氢酶/氧化酶（XO）和诱导型一氧化氮合酶（NOS2）的单核苷酸多态性（SNPs）是否与 ATDILI 的易感性相关。研究纳入 41 例儿童 ATDILI 患者和 116 例肝功能正常的儿童患者，结果发现，两组病例 IL6 的 rs1800796 等位基因分布存在显著差异，并且 rs1800796 的 G 等位基因与 ATDILI 的风险增加相关（OR = 2.48，95%CI：1.40~4.40，P = 0.002），由此得出结论，IL-6 rs1800796 基因可能为中国汉族儿童 ATDILI 的易感基因。

三、肝功能异常结核病患者的治疗

对于肺结核合并慢性 HBV 感染患者，对肝功能影响较小的个体化治疗方案的 DILI 发生率低。双环醇及滋肾益肝方对 ATDILI 有较好的治疗效果。

为探讨个体化抗结核治疗对肺结核合并慢性 HBV 感染肝功能的影响。童维佳等[9]将 84 例肺结核合并慢性 HBV 感染的患者随机分为研究组和对照组，研究组选择对肝功能影响较小的个体化治疗方案治疗，包括：2AmPaRftLfx/4PaRft 或 2SmHE/10HE；对照组采用标准 2HRZE/4HR 方案治疗，疗程结束后统计两组患者的 DILI 发生率、发生及持续时间、抗结核治疗完成率及保肝治疗率。结果发现，研究组的 DILI 发生率较对照组低（15.0% vs. 33.3%，P = 0.034）；保肝治疗率低（10.0% vs. 23.8%，P = 0.049）；抗结核治疗完成率高（95.0% vs. 85.7%，P = 0.015）；肝功能异常时间较短［（12.5±3.7）vs.（47.3±3.6），P<0.05］。由此得出结论，肺结核合并慢性 HBV 感染的患者中，对肝功能影响较小的个体化抗结核方案治疗具

有一定的治疗优势。胡萍等[10]比较了2HLZE/4HLE与2HRZE/4HRE抗结核方案在初治菌阳肺结核伴有乙肝患者肝损害中的应用效果。结果显示，治疗后观察组与对照组的显效率分别为93.6%和78.7%，观察组显著高于对照组（$P<0.05$）。治疗后观察组与对照组的痰菌阴转率分别为97.8%和87.2%，观察组高于对照组（$P<0.05$）。观察组与对照组治疗期间的肝损害发生率分别为8.5%和27.7%，观察组低于对照组（$P<0.05$）。治疗后两组的血清谷丙转氨酶（ALT）、血清谷草转氨酶（AST）水平均低于治疗前（$P<0.05$），观察组低于对照组（$P<0.05$）。作者认为，含利福喷丁的抗结核治疗方案在初治菌阳肺结核伴有乙肝患者中的应用能降低肝损害，促进恢复肝功能，提高痰菌阴转率与总体治疗效果。

为评价双环醇治疗抗结核致DILI的有效性，郝海波等[11]检索了中国生物医学文献数据库（CBM）、中国期刊全文数据库（CNKI）、万方数据库、维普数据库以及PUBMED、EMbase、Central数据库等，纳入相关随机对照试验研究7篇，研究对象1847例，包括双环醇治疗组998例，对照组849人。结果发现，试验组的肝功能改善总有效率高于对照组（RR=1.277，95%CI：1.082~1.506，$P=0.004$）；2周内肝功能改善率高于对照组（RR=1.224，95%CI：1.128~1.329，I2=0，$P=0.579$）；4周内肝功能改善率亦较对照组高（RR=1.337，95%CI：0.862~2.074，I2=97.4%，$P<0.001$）；两组间不良反应发生率无明显差异（RR=0.921，95%CI：0.483~1.938，$P=0.828$）。由此得出结论，双环醇对抗结核药物致DILI患者具有良好的治疗效果。经典中药方剂对急性DILI的恢复有良好的效果。魏明禄等[12]探讨了滋肾益肝方联合多烯磷脂酰胆碱治疗抗结核药物所致急性DILI的有效性与安全性。研究纳入抗结核药物致急性DILI患者92例，按随机数字表法分组，研究组46例予以滋肾益肝方联合多烯磷脂酰胆碱治疗，对照组46例予以多烯磷脂酰胆碱治疗，对比两组间临床症状和血清学指标，同时记录不良反应状况。结果发现，与对照组相比，治疗后研究组的中医症状积分较低；治疗后超氧化物歧化酶、谷胱甘肽水平较高；丙二醛水平较低；谷丙转氨酶、谷草转氨酶、谷氨酰转肽酶、碱性磷酸酶、总胆红素水平较低；前白蛋白、总蛋白较高，白介素16、白介素19水平较低，两组差异有统计学意义（$P<0.05$）；两组不良反应发生率相似（$P>0.05$）。由此得出结论，滋肾益肝方联合多烯磷脂酰胆碱治疗抗结核药物致急性DILI疗效确切，不良反应少，值得推广。

四、肾功能异常结核病患者的治疗

近年我国慢性肾脏病（chronic kidney disease，CKD）流行病学调查结果显示，我国18岁以上的成年人群中CKD的患病率为10.8%（95%CI：10.2%~11.3%）；据此估算，我国现有CKD患者将达到1.2（1.13~1.25）亿例。由于细胞免疫和体液免疫功能受损，CKD和透析患者感染结核病的风险增加，是结核病的易患人群，其结核病患病率达到正常人群的6~30倍，血液透析和腹膜透析患者的结核病患病风险比正常人群增加3~25倍[13]。这部分患者的诊断和治疗复杂[14]，日益成为临床关注的重点。

为了探讨维持性血液透析患者合并结核性腹膜炎的临床特征和治疗策略，宋彩霞等[15]对12例维持性血液透析合并结核性腹膜炎患者的临床资料进行了回顾性分析。结果发现，结核性腹膜炎发病隐匿，继往有结核病史4例（33%）；腹腔积液细胞分类以淋巴为主；腹腔积液显著升高的生化指标为：蛋白>2.5g/dl、腺苷脱氨酶>30U/L、乳酸脱氢酶>90U/L。所有患者予以二联（异烟肼+利福平）或三联（异烟肼+利福平+乙胺丁醇）抗结核治疗，每日单次给药,疗程9个月。其中10例(83%)患者体温恢复正常,腹腔积液消退;2例(17%)分别因上消化道大出血及尿毒症性脑病自动出院。由此得出结论,对维持性血液透析患者合并结核性腹膜炎的患者,积极抗结核治疗可取得较好的效果。

肾移植术后结核菌感染影响患者的远期预后,为了研究肾移植术后结核感染的临床特征,探讨诊断延迟和死亡率的相关因素,Wu等[16]对2011年1月—2017年4月于浙江大学第一附属医院传染病科肾移植后结核感染的患者进行了回顾性研究,纳入患者48例。所有病例抗结核治疗结束后随访至少12个月。移植后诊断活动性结核的中位时间约为5.4年。12例(25%)患者初次就诊到确诊的时间>30天。诊断延迟>30天的相关因素为:发热>2周和抗生素使用>2周。9例(18.8%)患者死亡,死亡的危险因素是严重并发症如脑水肿、重症肺炎、肠穿孔、肝功能衰竭及随后的多器官功能衰竭。由此得出结论,应警惕肾移植术后患者结核感染的可能性,对发热>2周或抗生素使用>2周的患者可能需要进行诊断性抗结核治疗;严重的并发症和随后的多器官功能衰竭可能会增加这些患者的死亡率。

肺结核合并CKD患者在接受CT或MRI增强检查时会出现一些特殊的不良反应,需要临床医师引起重视。CT增强检查需要使用含碘对比剂,最严重的不良反应是对比剂肾病,对比剂肾病可防可治,选择合适的对比剂品种和剂量,停用肾毒性药物并在增强检查前后进行水化治疗可最大程度地减少慢性肾脏病等高危人群的对比剂肾病发生率。MRI增强检查需使用钆对比剂,最严重的不良反应是肾原性系统性纤维化,肾原性系统性纤维化可防难治;对于慢性肾脏病处于4、5期的患者、急性肾损伤或正在进行透析治疗的患者应避免使用钆对比剂[13]。

抗结核药导致的肝肾功能损害是抗结核治疗过程中最常见的不良反应,应该引起临床医师的重视,正确且及时有效的处理相关并发症,对结核病患者的预后发挥着至关重要的作用。2018年,国内同道对抗结核药物所致肝肾功能损伤的概况及高危因素、抗结核药物所致DILI的分子机制、处理措施均进行了总结与归纳,是指导临床实践的可靠依据。

(顾瑾　常蕴青　唐神结)

参考文献

1. CHUA A P,LIM L K,GAN S H,et al.The role of chronic viral hepatitis on tuberculosis treatment interruption[J].Int J Tuberc Lung Dis,2018,22(12):1486-1494.
2. HU X,ZHANG M,BAI H,et al.Antituberculosis Drug-Induced Adverse Events in the Liver,Kidneys,and Blood:Clinical Profiles and Pharmacogenetic Predictors[J].Clin Pharmacol Ther,2018,104(2):326-334.
3. CHEN L,BAO D,GU L,et al.Co-infection with hepatitis B virus among tuberculosis patients is associated with poor outcomes during anti-tuberculosis treatment[J].BMC Infect Dis,2018,18(1):295.
4. 孙勤,肖和平.抗结核药物所致肝损伤分子遗传机制的探讨[J].中华结核和呼吸杂志,2018,41(1):10-13.
5. 武敬参,沈昊昊,吴寿全,等.GSTM1、GSTT1基因多态性与抗结核药物致肝损害的相关性研究[J].成都医学院学报,2018,2:124-128.
6. 孙勤,王鹏,沙巍,等.NOS2基因多态性与抗结核药物所致肝损伤易感性的相关性研究[J].中华传染病杂志,2018,36(1):12-17.
7. 刘成刚,谢恬,张坤江,等.新疆维吾尔族、汉族抗结核药物性肝损伤患者NO及NOS表达水平的研究[J].中国感染控制杂志,2018,17(4):283-288.

8. LI Y,TANG H,QI H,et al.rs1800796 of the IL6 gene is associated with increased risk for anti-tuberculosis drug-induced hepatotoxicity in Chinese Han children[J].Tuberculosis,2018,111:71-77.
9. 童维佳,王洁,陆磊,等.个体化抗结核治疗对肺结核合并慢性 HBV 感染患者肝功能的影响[J].广西医学,2018,3:266-268.
10. 胡萍,刘锦程,王启源,等.2HLZE/4HLE 与 2HRZE/4HRE 抗结核方案在初治菌阳肺结核伴有乙肝患者肝损害中的应用效果[J].解放军预防医学杂志,2018,36(11):1378-1380.
11. 郝海波,王先化,赵善良,等.双环醇治疗抗结核药致肝损害疗效的 Meta 分析[J].中华疾病控制杂志,2018,4:390-395.
12. 魏明禄,刘建民,陈南清,等.滋肾益肝方联合多烯磷脂酰胆碱治疗抗结核药物所致急性肝损伤的有效性与安全性研究[J].中华中医药学刊,2018,1:45-48.
13. 金弢.慢性肾脏病并发结核病患者行 CT 和 MRI 增强检查的安全性研究进展[J].中国防痨杂志,2018,3:315-319.
14. 阳苑,谢莉,李宝兰.慢性肾功能衰竭并发肺门与纵隔淋巴结结核一例[J].中国防痨杂志,2018,3:340-343.
15. 宋彩霞,钱阳晶,晏珍元.维持性血液透析患者并发结核性腹膜炎诊治分析[J].国际泌尿系统杂志,2018,1:137-140.
16. WU W,YANG M,XU M,et al.Diagnostic delay and mortality of active tuberculosis in patients after kidney transplantation in a tertiary care hospital in China[J].PLoS One,2018,13(4):e0195695.

第六节　结核病并发糖尿病的治疗

【摘要】糖尿病与肺结核之间相互影响,使肺结核并发糖尿病患者(TB-DM)临床表现、影像特点及治疗复杂化。当两病并存时抗结核药物血药浓度低可能是导致患者治疗成功率低的诱因。二甲双胍有利于血糖的控制,还可以改善 TB-DM 患者的治疗效果,减少复发率。

【关键词】肺结核;糖尿病;治疗;二甲双胍

随着全球糖尿病发病率的不断升高,结核病并发糖尿病发病率也逐年增多,有关糖尿病与结核病的双向筛查、结核病并发糖尿病治疗及预后等问题一直是临床医师关注的热点。下面就 2018 年国内的研究报道做进一步的阐述。

一、糖尿病中结核病的筛查

结核感染 T 细胞斑点试验(T-SPOT. TB)作为结核病的辅助诊断方法在国内外已有诸多研究,对于潜伏结核感染及活动性肺结核的诊断具有较高的敏感度和特异度,但用于诊断肺结核并发糖尿病患者的研究报道甚少。王雅等[1]回顾性分析了 2012 年 12 月—2015 年 11 月 6 家结核专科医院共 207 例肺结核并发糖尿病及 95 例单纯糖尿病患者临床资料,以肺结核临床诊断为“金标准”,T-SPOT. TB 检测糖尿病并发肺结核的敏感度为 90. 8%(188/207, 95% CI:86. 0% ~ 94. 3%)、特异度 51. 6%(49/95, 95% CI:41. 1% ~ 62. 0%)、阳性预测值 80. 3%(188/234, 95% CI:74. 7% ~ 85. 2%)、阴性预测值 72. 1%(49/68, 95% CI:59. 9% ~ 82. 3%)、诊断准确度为 78. 5%(237/302, 95%CI:73. 4% ~ 83. 0%)。作者认为,T-SPOT. TB 检测糖尿病并发肺结核具有较高的阳性率、敏感度和特异度,可以作为糖尿病并发肺结核的一种辅助诊断方法,但较高的成本可能会阻碍该诊断方法在筛查中的应用。

二、结核病并发糖尿病的抗结核治疗

TB-DM 患者抗结核治疗的方案与非 TB-DM 患者基本一致,但临床治疗的疗程相对长,治疗成功率低于非 TB-DM 患者。低血药浓度可能是导致患者治疗成功率低的诱因。结核病并发糖尿病的患者受到胃肠道功能和代谢功能的影响,会引起药物吸收不良或延迟吸收,是造成患者低血药浓度发生的重要因素。郭少晨等[2]分析结核病患者一线抗结核药物血药浓度监测情况。结果显示,患者服用一线抗结核药物后出现低血药浓度情况较为普遍,909 例患者中服用异烟肼、乙胺丁醇、吡嗪酰胺和利福平 2 小时后,患者血药浓度低于目标浓度范围者分别占 57.3%(521/909)、82.2%(644/783)、29.8%(175/587)、1.6%(190/368)和 36.3%(49/135)。男性患者均高于女性患者,体重≥50kg 的患者均高于体重<50kg 的患者。结核病并发糖尿病患者,异烟肼和吡嗪酰胺出现低血药浓度者分别占 72.6%和 53.8%,高于非糖尿病者 53.1%和 22.9%,差异均有统计学意义(P 值均<0.01)。作者认为,结核病患者在治疗前有必要进行糖尿病筛查,并在治疗过程中对患者血糖进行严格控制,尤其对并发糖尿病患者在抗结核药物治疗过程中进行血药浓度监测及时调整治疗方案十分重要。

其次,抗结核治疗中因药物不良反应出现失访、中断、治疗失败也是结核病治疗成功率低的因素。尤其是耐多药结核病(MDRTB),其治疗疗程长、药物品种多,不良反应发生率更高。当合并糖尿病时是否增加 MDR-TB 不良反应发生率存在争议。田丹等[3]通过对 MDRTB-DM 与非 MDRTB-DM 的患者进行比较。结果显示,MDRTB-DM 组总不良反应发生率(39/74,52.7%)与非 MDRTB-DM(141/285,49.5%)之间无明显差异($c^2=0.245$,$P>0.05$);但耐多药肺结核合并糖尿病的患者治疗期间甲状腺功能减退($c^2=6.08$,$P<0.05$)、低钾血症($c^2=12.37$,$P<0.05$)及 QT 间期延长($c^2=4.32$,$P<0.05$)发生率明显高于非糖尿病组,其中体重指数低、治疗前血浆白蛋白水平低、合并慢性肝病及合并其他慢性疾病与出现不良反应相关。作者认为,耐多药结核病合并 2 型糖尿病的患者积极改善药物不良反应有助于改善 MDRTB-DM 患者治疗效果。

三、结核病并发糖尿病的降糖治疗

二甲双胍是糖尿病治疗常用降糖药物,尤其是 2 型糖尿病更为首选。有研究证实二甲双胍不仅有利于血糖的控制,还可以改善 TB-DM 的治疗效果,提高 TB-DM 治疗的成功率。台湾的 Lin 等[4]对台湾健康保险数据库进行基于人群队列研究,评估了从 1998—2010 年共 5026 例患者通过使用倾向评分匹配方法将患者分为二甲双胍使用者和非使用者。采用 Cox 比例风险模型进行分析。结果显示,糖尿病患者的结核发病率明显高于对照组(aHR=2.01,95%CI:1.80~2.25),在所有类型口服降糖药(ADT)和胰岛素等降糖治疗的药物中,二甲双胍是唯一降低糖尿病人群发生活动性肺结核风险的药物(aRR=0.24,95%CI:0.18~0.32),且这种保护作用呈剂量依赖性。在糖尿病代谢紊乱的患者中,年龄越大,糖尿病并发症越多,二甲双胍的保护作用越弱(aRR=0.46,95%CI:0.11~1.87)。李青等[5]对 2012 年 1 月 1 日—2016 年 12 月 31 日北京胸科医院收治的肺结核合并 2 型糖尿病的 1851 例患者进行横断面研究,依据使用二甲双胍、胰岛素等降糖药的不同将患者分组:未使用任何降糖药物(一组);未使用二甲双胍+使用胰岛素以及其他降糖药(二组);只使用二甲双胍(三组);使用二甲双胍+胰岛素或其他降糖药(四组)。共纳入 515 例患者,四组分别为 156 例、247

例、19 例和 93 例。四组糖化血红蛋白差异有统计学意义（$P<0.05$），其中单纯使用二甲双胍组血糖控制在正常范围内的患者比例远高于其他三组。胸部影像学复查结果显示，使用二甲双胍的（三组）与（四组）在左肺与右肺的病变比例分别为 68.4%、63.2% 和 43.0%、39.8%，低于未使用二甲双胍的（一组）和（二组）；并且单纯使用二甲双胍组结核空洞闭合比例高于其他组；（一组）（二组）空洞未闭合或增多的比例高于三组、四组；四组之间出现结核病灶和空洞的差异有统计学意义（$P<0.05$）。作者认为：二甲双胍对于抗结核治疗和结核病灶的愈合有辅助作用，有利于近期血糖的控制，促进结核空洞的闭合。Ma 等[6] 回顾性分析了 2009 年 7 月—2016 年 7 月的 5 家结核病控制和预防机构的 58 例 TB-DM 患者，并完成了 3 年的随访。其中二甲双胍降糖治疗组占 27.6%（16/58）、非二甲双胍降糖治疗组占 72.4%（42/58），两组比较血糖水平差异无统计学意义（$P=0.494$），但二甲双胍降糖治疗组中治疗成功率（93.8% vs. 71.4%）和 2 个月末的痰培养阴转率（87.5% vs. 71.4%）明显高于非降糖治疗组；通过 3 年的随访，两组患者的复发率分别为 6.3%（1/16）和 35.7%（15/42）（$P=0.045$）。作者认为在抗结核治疗同时联用二甲双胍，能提高了抗结核治疗的成功率，同时降低了结核病并发糖尿病患者的复发率。二甲双胍非常适用于治疗 TB-DM 患者。

王岫峥等[7]研究了不同降糖方案对肺结核合并 2 型糖尿病临床疗效的影响。选取肺结核合并 2 型糖尿病患者 80 例，按照 1∶1 原则将其随机分为两组，抗结核治疗方案相同，对照组采用口服降糖药物治疗，治疗组采用常规皮下注射胰岛素治疗，比较两组之间治疗后临床疗效。结果显示，治疗组对血糖控制情况及肺结核临床指标改善情况优于对照组，差异有统计学意义（$P<0.05$）；治疗组治愈率高于对照组，差异有统计学意义（$P<0.05$），但两组低血糖发生率，差异无统计学意义（$P>0.05$）。作者认为常规皮下注射胰岛素能够较好的降低血糖，有利于改善痰菌转阴、病灶吸收及空洞闭合等肺结核临床指标，促进疾病康复。

四、结核病并发糖尿病的辅助治疗

维生素 D 在糖尿病患者中可能与抑制炎症反应、增强机体免疫、促进胰岛素合成及分泌、增加胰岛素敏感性等有关，适量地补充一些维生素 D_3 可能有助于提高糖尿病合并肺结核的治疗效果。Wang 等[8] 对青岛市结核病患者维生素 D 的营养状况的横断面研究和赵昕等[9] 对吉林省三个城市不同血糖水平结核病患者和健康体检者的血清 25 羟维生素 D［25（OH）D］水平测定。结果显示，活动性结核病患者普遍存在严重的维生素 D 缺乏，合并糖尿病患者水平更低，应引起临床医师关注。但补充维生素 D 是否有助于 TB-DM 治疗，未来仍需进一步研究。

五、糖尿病对结核病治疗转归的影响

糖尿病与肺结核之间相互作用、影响使 TB-DM 患者临床表现、影像特点及治疗复杂化。患有糖尿病的肺结核患者肺实变范围更广，更易形成空洞，且 HbA1c 水平高低与病情严重程度和治疗效果有关。Xia 等[10] 分析了 2 型糖尿病（T2DM）并发肺结核（PTB）患者计算机断层扫描（CT）特征与糖化血红蛋白（HbA1c）水平的相关性。选择 180 例未治疗的 PTB 合并 T2DM 患者。根据 HbA1c 水平将患者分为 3 组：HbA1c<7%（Ⅰ组：32 例）、7%～9%（Ⅱ组：48 例）和>9%（Ⅲ组：100 例）。3 组中，大片状影分别为 50%、56.2%、87%；支气管充气征分别为 40.6%、47.9%、77%；虫蚀样空洞分别为 31.2%、45.8%、65%；厚壁空洞分别为 25%、

31.2%、52%；多发空洞率分别为34.3%、50%、73%；支气管结核分别为33.3%、21.8%和46%。结果显示，Ⅲ组病变检出率明显高于Ⅱ组和Ⅰ组（$P<0.05$），且这种升高明显（$P<0.05$）。治疗后，3组患者HbA1c水平均达到控制目标（<7%），CT吸收好转率分别为100%、72.9%和56%。Ⅰ组治疗疗效优于Ⅱ组（$P<0.01$），Ⅱ组治疗疗效优于Ⅲ组（$P<0.05$）。作者认为2型糖尿病并发肺结核的CT表现与HbA1c水平密切相关。且HbA1c水平<7%时临床治疗效果较好。HbA1c水平在一定程度上有效地反映了病情严重程度和治疗效果。

宋其生等[11]分析了2013—2017年间大连市结核病医院33例1型糖尿病、89例2型糖尿病及106例非糖尿病的肺结核三组患者间临床及影像学方面的差异性。结果显示，1型糖尿病肺结核患者HbA1C明显高于2型糖尿病肺结核患者（$P<0.05$）；从影像学方面分析，1型糖尿病与2型糖尿病肺结核患者之间无明显差异性（$P>0.05$）；与非糖尿病肺结核患者比较，糖尿病肺结核患者渗出性病变及多发空洞征象更多见（$P<0.05$）。不良反应方面三组之间无明显差异性（$P>0.05$）。从疗效方面分析，1型糖尿病肺结核患者2个月痰结核菌涂片阴转率低于非糖尿病肺结核组，但三组患者治愈率无明显差异性（$P>0.05$）。作者认为，糖尿病肺结核患者在影像学方面实变及空洞征象多见。1型与2型糖尿病肺结核患者在影像学、药物不良反应及治愈率方面无明显差异性；但1型糖尿病肺结核患者血糖不易控制，2个月痰结核菌涂片阴转率低。

并发糖尿病的结核病患者MDR-TB的发病率、原发耐药风险均较单一结核病患者增加。奚莹等[12]回顾性调查沈阳市胸科医院2016年7月—2017年6月住院诊治的痰培养阳性且菌种鉴定为结核分枝杆菌的499例肺结核并发糖尿病患者的耐药检测结果，其中初治患者235例（初治组）、复治患者264例（复治组）。采用绝对浓度法测定结核分枝杆菌对11种抗结核药物的耐药性。结果显示，总耐药率为50.70%，初治组29.79%低于复治组（$P<0.01$）；单耐药率为14.83%，初、复治组差异无统计学意义（$P=0.641$）；多耐药率为12.63%，初治组低于复治组（$P<0.01$）；耐多药率为23.25%，初治组低于复治组32.58%（$P<0.01$）；广泛耐药率为3.01%，初治组低于复治组（$P=0.008$）；利福平耐药率为29.26%，初治组低于复治组（$P<0.01$）。作者认为，有必要对TB-DM患者应尽早进行痰培养根据药物敏感性试验结果制定合理有效的耐药肺结核治疗方案。

总之，糖尿病对结核病的影响是全方位的，HbA1c水平在一定程度上有效地反映了病情严重程度和治疗效果。应尽早对糖尿病患者实施结核病筛查有利于结核早期诊断，有利于提高TB-DM的治疗效果。

（袁保东　陈国玺　常蕴青　唐神结）

参考文献

1. 王雅，吴妹英，杨坤云，等.结核感染T细胞斑点试验在糖尿病并发肺结核诊断中的价值[J].中国防痨杂志，2018，40(8)：846-853.

2. 郭少晨，朱慧，郭超，等.909例结核病患者一线抗结核药物血药浓度监测结果分析[J].中国防痨杂志，2018，40(7)：744-749.

3. 田丹，张正斌，杜鹃，等.耐多药结核病合并糖尿病患者的药物不良反应分析[J].华中科技大学学报（医学版），2018，47(2)：213-217.

4. LIN S Y，TU H P，LU P L，et al.Metformin is associated with a lower risk of active tuberculosis in patients with

type2 diabetes[J].Respirology,2018,23(11):1063-1073.

5. 李青,贾俊楠,安军,等.二甲双胍对肺结核合并2型糖尿病患者辅助治疗的横断面研究[J].中国热带医学,2018,18(6):609-613.

6. MA Y, PANG Y, SHU W, et al. Metformin reduces the relapse rate of tuberculosis patients with diabetes mellitus:experiences from 3-year follow-up[J].Eur J Clin Microbiol Infect Dis,2018,37(7):1259-1263.

7. 王岫峥,韩娜,南艳,等.不同降糖方案对肺结核合并2型糖尿病临床疗效的影响[J].川北医学院学报,2018,33(1):50-52,62.

8. WANG Q,LIU Y,MA Y,et al.Severe hypovitaminosis D in active tuberculosis patients and its predictors[J].Clin Nutr,2018,37(3):1034-1040.

9. 赵昕,袁艳莉,白云龙,等.不同血糖水平的结核病患者血清维生素D水平的比较研究[J].中华全科医师杂志,2018,17(6):447-451.

10. XIA L L,LI S F,SHAO K,et al.The correlation between CT features and glycosylated hemoglobin level in patients with T2DM complicated with primary pulmonary tuberculosis[J].Infect Drug Resist,2018,11:187-193.

11. 宋其生,任彦微,陈宇飞,等.1型与2型糖尿病肺结核患者临床及影像学特点分析[J].大连医科大学学报,2018,40(4):330-334.

12. 奚莹,石莲.499例肺结核并发糖尿病患者痰培养阳性菌株的耐药状况调查[J].中国防痨杂志,2018,40(6):659-662.

第七节　风湿性疾病合并结核病的治疗

【摘要】2018年,国内学者着重关注风湿性疾病发生潜伏结核感染的风险和筛查,发现当临床遇到SLE患者皮肤损害和病情活动难以鉴别,加强免疫抑制治疗,反应仍不好转时更应警惕是否发生结核分枝杆菌感染;对伴有不明原因发热、盗汗、乏力、咳痰、咯血、呼吸困难,体检有难以解释的肺部浸润、淋巴结肿大、胸腔积液和腹水,经普通抗生素及大剂量激素治疗无效者,应当高度怀疑结核分枝杆菌感染,必要时行活组织检查或给予诊断性抗结核治疗。风湿免疫性疾病患者合并潜伏结核感染比例较高。利福平单药方案较异烟肼单药方案预防性抗结核治疗的治疗完成率较高,两种方案治疗的有效性和安全性较好。

【关键词】风湿性疾病;结核病;潜伏结核感染;治疗;预后

风湿性疾病由于其治疗的特殊性,是合并结核分枝杆菌感染的高危人群,因此,对于如何筛查风湿性疾病发生潜伏结核感染的风险以及合并潜伏结核感染或活动性结核病的处理显得尤为重要,现总结国内相关文献,以供临床医师借鉴。

一、风湿性疾病发生潜伏结核感染的风险和筛查

风湿免疫性疾病为自身免疫性疾病,患者本身免疫系统常存在功能紊乱或低下,且糖皮质激素及免疫抑制剂的应用会降低患者的免疫力,易并发结核分枝杆菌感染。因此,应加强风湿免疫性疾病并发结核感染的认识,进行合理的筛查和诊治,以减少风湿免疫性疾病并发潜伏结核感染的发生率,提高其治愈率。

李志军[1]分析了SLE合并感染的易感因素和临床特点,SLE患者中分枝杆菌感染应引起广泛关注,特别是在发展中国家,其表现更为突出。以结核分枝杆菌感染最常见,是SLE死亡率增加的重要原因之一,尤其在结核流行地区。对于SLE患者的病情难以用原发病和

普通感染解释时,应考虑到结核及非典型分枝杆菌感染的可能。当临床遇到 SLE 患者皮肤损害和病情活动难以鉴别,加强免疫抑制治疗,反应仍不好转时更应警惕是否发生结核分枝杆菌感染;对伴有不明原因发热、盗汗、乏力、咳痰、咯血、呼吸困难,体检有难以解释的肺部浸润、淋巴结肿大、胸腔积液和腹水,经普通抗生素及大剂量激素治疗无效者,应当高度怀疑结核分枝杆菌感染,必要时行活组织检查或给予诊断性抗结核治疗。

丁毅等[2]对 2514 例患者血浆标本进行 T-SPOT. TB 检测,分析 T-SPOT. TB 检测在人群中和在不同年龄、性别和科室中的阳性分布情况。结果发现,T-SPOT. TB 试验在人群中总阳性率为 33. 4%;男性 T-SPOT. TB 阳性率高于女性;总体 T-SPOT. TB 阳性率随着年龄的升高而呈上升趋势,但差异无统计学意义($P>0.05$);T-SPOT. TB 阳性率最高科室是呼吸科,阳性率为 67. 8%,其次是免疫风湿科,阳性率为 21. 8%。结果显示,不同性别和科室 T-SPOT. TB 的阳性率存在差异,而且呼吸科和风湿科患者阳性率居于较高水平,要加强该高危人群结核的防治。

曹政媛[3]选择 2015 年 1 月—2017 年 12 月我院收治的进行结核病诊断伴有风湿免疫性疾病的患者入组,进行回顾性分析,以培养法作为“金标准”,评价 T-SPOT. TB 诊断效用。将真阳性、真阴性纳入正确组,误漏诊对象纳入错误组,收集资料进行对比分析。结果发现,结核感染 20 例,T-SPOT. TB 诊断的灵敏度为 85. 0%,特异度为 83. 5%,阳性预测值为 38. 6%,阴性预测值为 97. 2%,符合率为 83. 7%。正确对象使用免疫抑制剂比重、系统性疾病、有进展为重症病史低于错误对象,差异有统计学意义($P<0.05$)。研究显示,风湿免疫性疾病患者潜伏期结核感染比重较高。

二、风湿性疾病合并结核病的治疗转归及影响因素

郑男等[4]搜集 2013 年 4 月—2016 年 1 月在南昌大学第一附属医院风湿免疫科住院使用激素或(及)免疫抑制剂治疗行 T-SPOT 检查并排除活动性结核病的风湿病患者 990 例,所有患者每 3 个月随访共 2 年,观察活动性结核病的发病率。搜集潜伏结核感染组未进行预防性抗结核治疗患者的年龄、性别、共患病、激素用量、DMARDs 使用等因素进行 logistic 回归分析,计算比值(OR),应用受试者特征工作曲线(ROC 曲线)评估危险因素对潜伏结核感染活化的预测价值。25 例风湿病潜伏结核感染患者接受利福平 4 个月预防治疗,20 例接受异烟肼 6 个月方案治疗,观察单药利福平与异烟肼单药预防性抗结核治疗方案的临床效果和安全性。结果 990 例风湿病患者潜伏结核感染率为 23. 4%(232/990)。758 例 T-SOPT 阴性组失访、死亡共 43 例,发生活动性结核病为 4 例,其中肺结核 3 例,结核性胸膜炎 1 例。232 例患者诊断为潜伏结核感染患者中 45 例接受不同预防性抗结核方案,187 例未接受预防治疗的患者,随访结束后 3 例失访或死亡,184 例完成随访的未接受预防性治疗的潜伏结核感染组中,13 例患者发展为活动性结核病,其中肺结核 12 例,骨结核 1 例。76. 47%(13/17)活动性结核患者使用激素剂量大于 30mg/d 持续大于 1 个月。单因素分析中,年龄、共患病(肿瘤、间质性肺病等)、激素用量≥30mg/d 有统计学意义($P<0.05$),OR 值分别为 0. 956、10. 182、5. 312、18. 113。多因素风险分析中,激素用量≥30mg/d、共患病(间质性肺病、恶性肿瘤)进入最终模型,OR 值分别为 17. 864、4. 544、12. 042。ROC 曲线检测预测效能显示,糖皮质激素对潜伏结核感染预测价值较大(AUC=0. 768,$P=0.001$),3 项危险因素其预测的准确性较好(AUC=0. 867,$P=0.000$),优于单一危险因素预测准确性。利福平单药

预防治疗组经 2 年随访后，25 例患者 24 例完成治疗，1 例患者因眼底出血而停止治疗，1 例患者随访 1 年后死亡，无一例患者发生活动性结核，异烟肼组 20 例患者 18 例完成治疗，1 例患者因转氨酶升高而停止用药，1 例患者自行停药，所有患者均未发生活动性结核。研究显示风湿病患者中活动性结核发病率均较普通人群高。风湿病 LTBI 患者活动性结核发病率远较无 LTBI 患者高。风湿病 LTBI 患者活化与激素用量、共患病（间质性肺病、恶性肿瘤）高度相关。糖皮质激素的用量对潜伏结核感染活化有最大的预测价值。利福平单药方案较异烟肼单药方案预防性抗结核治疗完成率较高，两种方案治疗的有效性和安全性较好，临床中可根据不同适应证选择此两种方案预防性治疗。、

针对结核风湿症极易在综合医院误诊的情况，王培等[5]报道 1 例多次误诊，最后诊断为结核风湿症的病例，以供同人参考。该患者先以无明显诱因的关节肿痛被诊断为通风，治疗后症状无明显缓解；病情加重后被诊断为强直性脊柱炎，治疗后多关节疼痛缓解不明显；后转院诊断为未分化关节炎，治疗后自觉症状稍有缓解后出院，出院后擅自停用药物，不久后再次出现多关节疼痛；在笔者院中行 γ-干扰素释放试验、PPD 试验及结核抗体检测均为阳性，其他检测均无异常，考虑结核，予以抗结核治疗，2 周症状明显好转，4 周时患者关节痛症状消失，确诊为“结核风湿症”。随访 1 年，病情无复发。结核风湿症多因患者症状体征无明显特异性而极易被误诊。目前，此病尚无统一的确诊标准。本例提示，对于青壮年以出现多发性游走性关节痛反复发作为主要表现，而无关节强直变形或肌肉萎缩，X 线检查无骨质破坏；经非甾体抗炎药及激素类药物治疗效果欠佳者；对有典型风湿性关节炎症状，PPD 试验强阳性、γ-干扰素释放试验阳性，即使体内未发现明确的结核病灶，但经规范治疗 2 周以上效果良好者均需考虑结核性风湿症的可能。对于诊断明确者，要及早进行抗结核。

李楠等[6]收集 2015 年 9 月—2017 年 9 月大理大学第一附属医院 352 位类风湿关节炎患者的临床资料，按治疗药物分为 DMARDs 组（308 例）和 rhTNFR：Fc 组（44 例），对治疗 24 周和 48 周后的肺结核发病情况统计分析。治疗 24 周和 48 周后，DMARDs 组和 rhTNFR：Fc 组肺结核发病率及陈旧性肺结核复发率差异无统计学意义。本次研究结果与国外报道不相符，结合本次研究结果和相关文献资料，虽然国外报道及国内专家共识均认为应用单克隆抗体类 TNF-α 拮抗剂治疗 RA 存在结核感染的风险，但国内应用较广的融合蛋白类 TNF 拮抗剂（rhTNFR：Fc），安全性好，引发结核的风险较小，经过有效的用药前结核筛查以及相应的预防性抗结核治疗后，RA 患者可以放心使用。对于具有结核高危因素、经病情评估后需使用 TNF 拮抗剂治疗的患者，推荐使用融合蛋白类 TNF 拮抗剂。而对于陈旧性肺结核的 RA 患者，在接受 TNF 拮抗剂治疗后，其陈旧性的结核病灶存在活化的可能，亦应进行用药前排查和治疗后监测。

黄望强等[7]通过分析 1 例系统性红斑狼疮重叠皮肌炎并发增殖性寻常狼疮临床病例，以提醒同行在临床治疗过程中特别关注此病例。该患者因反复关节痛、发热，被确诊为系统性红斑狼疮（SLE），治疗好转，病情稳定。但之后出现右腕部有一局限性小肿块，行肿块切除术，病检结果示“皮肤增殖性寻常狼疮”。近期病情有出现反复，院内行各种检测后，诊断为：①系统性红斑狼疮重叠皮肌炎；②皮肤增殖性寻常狼疮；③肝功能异常原因待查；④自身免疫性肝炎。治疗后病情稳定出院，定期随诊，行抗结核治疗 6 个月，皮疹消退，病情痊愈。目前为止重叠综合征的病因尚不清楚，但是主要与免疫功能异常，环境因素和遗传背景相关。目前对重叠综合征尚无满意治疗方法，糖皮质激素和免疫抑制剂仍是主要治疗药物。

此患者服用激素剂量较小且病程较短，合并寻常狼疮值得我们注意，有报道称 SLE 合并感染结核有发病率及病死率高，结核症状不典型，可以出现无反应性结核，X-线胸片及脑脊液检查结果不典型等特点，当机体细胞免疫功能低下时，PPD 试验常呈阴性，本例患者未找到原发结核病灶，且 PPD 阴性，因此，本例患者需定期复查，积极寻找原发结核病灶，待肝功能恢复后，常规的抗结核治疗是必要的。结缔组织病中重叠综合征，在临床工作中不常见，诊断过程中需要综合分析病情，充分评估相关系统性损害；应用激素后应该注意结核、细菌、真菌、病毒等机会性感染，特别使用激素量较大、持续时间长，相关的机会性感染往往是致死性的，值得临床治疗过程中特别关注。

邹晓敏等[8]通过分析以结节性红斑为首发表现的肺结核 1 例，以期提示临床工作中对结节性红斑患者应常规进行结核分枝杆菌感染的筛查，尽早给予抗结核治疗，以避免延误诊治。该患者以多关节痛，予"青霉素"治疗后稍好转，近 2 个月未用药。但 1 周前病情加重，入院后初步诊断：类风湿关节炎？系统性红斑狼疮？经治疗后病情反复，相关辅助检查未能明确发热原因，不除外结核病。完善辅助诊断后，最终诊断：肺结核。抗结核治疗后患者无发热，双下肢红斑处疼痛缓解。结节性红斑是一种主要累及皮下脂肪组织的急性炎症性疾病，虽然发病机制还不完全清楚，但从临床病例分析其病因与病原微生物的感染关系最为密切，因此治疗过程中首先应积极寻找病因，病因明确者治疗效果较好。本病例为结核分枝杆菌感染引发结节性红斑，单纯抗结核治疗有肯定疗效，提示临床工作中对结节性红斑患者应常规进行结核分枝杆菌感染的筛查，尽早给予抗结核治疗，以避免延误诊治。

综上所述，风湿性疾病易合并结核分枝杆菌感染，近 1 年来，国内同道，强调了风湿性疾病合并结核感染的筛查和处理，对于风湿性疾病合并潜伏结核感染或活动性结核病的处理进行了总结，值得临床医师学习及借鉴。

（邓国防　陈禹　唐神结）

参考文献

1. 李志军.系统性红斑狼疮与感染[J].皮肤科学通报，2018，35(3)：271-282，237.
2. 丁毅，穆银玉.结核感染 T 细胞斑点试验检测的临床意义[J].现代实用医学，2018，30(10)：1341-1342.
3. 曹政媛.风湿免疫性疾病患者行 T-SPOT.TB 检测筛查潜伏性结核感染的作用分析[J].临床检验杂志(电子版)，2018，7(3)：545-546.
4. 郑男.风湿病患者潜伏结核感染活化危险因素分析及结核预防治疗效果分析[D].江西：南昌大学，2018.
5. 王培，李学，王志明，等.结核风湿症多次误诊 1 例[J].武警医学，2018，29(2)：192-193.
6. 李楠，罗娇，焦建明，等.44 例 rhTNFR：Fc 治疗类风湿关节炎发生肺结核风险研究[J].大理大学学报，2018，8(3)：34-37.
7. 黄望强，冯萍.系统性红斑狼疮重叠皮肌炎并发增殖性寻常狼疮 1 例[J].医学信息，2018，31(14)：191-192.
8. 邹晓敏，赖天文，李文.以结节性红斑为首发表现的肺结核 1 例[J].临床肺科杂志，2018，23(6)：1163-1164.

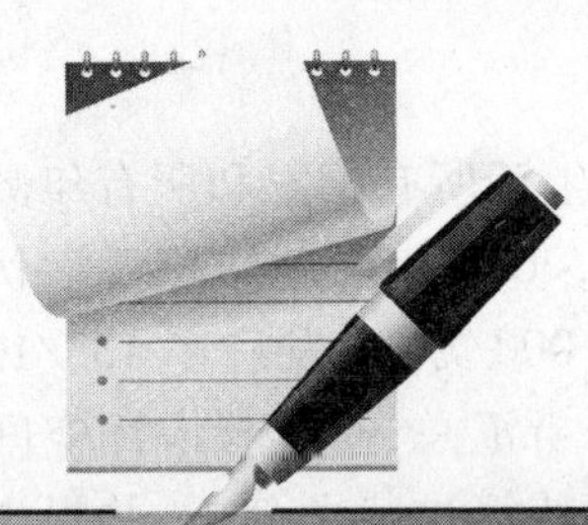

结核病

国际部分

上篇 结核病控制

第一章 结核病的流行

【摘要】结核病仍然是危害人类健康的传染病,结核病可以发生于所有国家和所有年龄组的人群。据世界卫生组织(world health organization,WHO)估计,2017 年全球结核病潜伏感染约 17 亿人,感染率为 23%;2017 年全球新发结核病患者约 1 000 万人,发病率 133/10 万。2018 年,波兰学者对波兰 2016 年的结核病流行情况进行了分析汇总,有学者应用空间流行病学和时间序列分析方法对本地区的结核病空间和时间分布特征进行了分析,并提出了适合于本地区的结核病控制措施。结核患者的密切接触者筛查非常重要,以便及早发现结核病感染。多位学者应用 meta 分析、队列研究和病例对照研究等方法对结核病、耐药结核病、结核死亡的影响因素进行了分析研究。结核病并发糖尿病、艾滋病,潜伏结核感染者的追踪和治疗也受到多位学者的关注。

【关键词】结核;流行病学;发病率;潜伏结核感染;筛查

近年来世界结核病流行病学领域主要关注点包括:结核病低负担国家移民结核病发病情况,结核病发病及死亡的影响因素,结核病密切接触患者的筛查、追踪,结核潜伏感染者的调查和治疗等方面,这样才能针对性地提出防控措施。以下对 2018 年全球结核病流行病学研究领域的一些新进展进行介绍。

一、全球结核病流行状况

2018 年世界卫生组织(world health organization,WHO)发布了《2018 年全球结核病报告》[1]。据 WHO 估计,2017 年全球结核病潜伏感染约 17 亿人,感染率为 23%。全球 2017 年新发结核病患者约 1 000 万人,其中男性 580 万人,女性 320 万人,儿童 100 万人。结核病发病率为 133/10 万。30 个结核病高负担国家的新发患者数占全球的 87%。印度(27%)、中国(9%)、印度尼西亚(8%)、菲律宾(6%)巴基斯坦(5%)、尼日利亚(4%)、孟加拉国(4%)和南非(3%)八国的新发患者约占全球的 2/3。2017 年全球估算耐多药/利福平耐药结核病(multidrug-and rifampicin-resistant tuberculosis,MDR/RR-TB)患者约为 55.8 万人,印度(24%)、中国(13%)和俄罗斯(10%)3 个国家耐多药/耐利福平结核发病例数近约占全球的一半。目前,结核病仍然是全球十大死因之一。2017 年,HIV 阴性患者因结核病死亡例数为 130 万例,HIV 阳性患者因结核病死亡例数为 30 万例。在全球 30 个结核病高负担国家中,HIV 阴性结核病死亡率最高的为莫桑比克(73/10 万),最低的为巴西(2.4/10 万)。

Korzeniewska-Koseła[2] 报告了波兰 2016 年的结核病流行状况。2016 年波兰发现6 444 例结核病,发病率为 16.8/10 万,但各省之间的差异较大,从 8.1/10 万到 24.3/10 万。2012—2016 年间结核病发病率年均下降 3.0%。6 444 例结核中 5 713 例是从未接受治疗过的新发结核患者,731 例曾接受过治疗。2016 年,波兰共发生 6 116 例肺结核(15.9/10 万)。肺结核占所有结核病例的 94.9%。经细菌学确诊的肺结核病例为 4 475 例(12.0/10 万)。2016 年报告肺外结核 328 例。2016 年波兰报告了 103 例儿童结核病,占结核病例总数的 1.6%。结核病的发病率随年龄组的增长而增长,从儿童的 1.8/10 万到 45~64 岁的 27.8/10 万。65 岁及以上年龄组的发病率为 26.0/10 万。男性的发病率为 24.0/10 万,是女性发病率(10.0/10 万)的 2 倍多。男、女两组人群中结核病发病率的最大差异发生在 55~59 岁的人群(51.9/10 万 vs. 11.5/10 万),以及 60~64 岁的人群(45.9/10 万 vs. 11.7/10 万)。城镇人群结核病发病率高于农村,分别为 17.3/10 万和 15.9/10 万。2016 年培养阳性结核病病例为 4 619 例。经培养确诊的病例占所有结核病例的 71.7%;经培养确认的肺结核占所有肺结核病例的 73.2%。2016 年,痰涂片阳性和培养阳性肺结核病例 2 612 例(6.8/10 万),占全部肺结核病例的 42.7%。2016 年,波兰报告耐多药结核 46 例(其中 10 例为外国人)和 101 例仅对异烟肼耐药。2015 年波兰有 537 例结核病死亡病例(1.4/10 万);520 人死于肺结核,17 人死于肺外结核。男性结核的死亡率(2.3/10 万)是女性死亡率(0.6/10 万人)的 3.8 倍。65 岁及以上的结核患者死亡率最高(3.3/10 万)。儿童和青少年没有结核死亡病例。2015 年,结核病死亡病例占波兰总死亡病例的 0.14%,占传染病死亡病例的 28.0%。作者得出结论,2016 年波兰结核病发病率高于 2015 年,也高于欧盟平均水平。老年人结核病发病率最高。男性结核病发病率是女性的 2 倍多。波兰儿童结核病,耐多药结核病和结核病合并 HIV 的发病率低于欧盟平均水平。

美国马萨诸塞州 2015 年结核病的发病率是 2.8/10 万。尽管马萨诸塞州的结核病发病率在下降,但是仍然高于 2020 年的结核病控制目标 1.4/10 万。因此,需要研究该地区的结核病流行状况和传播风险。Vindenes 等[3] 关联了马萨诸塞州 2012—2015 年的结核病数据库和结核基因型数据库。如果两个及以上的结核患者有相同的结核基因型(3 年内,地理空间相距小于 50km),被认为存在空间聚集性。作者分析了 543 个结核基因型病例,发现 33 个空间聚集圈,含 85 例结核患者。美国本土出生($P=0.003$)、流浪者($P=0.001$)、非法药物滥用者($P=0.001$)、酗酒者($P=0.001$)更容易出现结核空间聚集性。作者得出结论,通过联合使用结核基因分型和空间流行病学方法,更有可能确认存在结核空间聚集性的群体和个人,并为其提供治疗,可能会降低结核病发病率和实现国家 2020 年? 结核病控制目标。

Mohammed 等[4] 在伊拉克卡尔巴拉进行了一项回顾性研究来探讨肺结核的季节变化趋势。作者收集了 2010 年 1 月—2016 年 12 月每月转介至圣卡尔巴拉省胸部和呼吸疾病中心的涂阳肺结核患者的信息,应用季节性自回归滑动平均混合模型(SARIMA),季节性自回归滑动平均混合模型-指数平滑方法(ETS),季节性自回归滑动平均混合模型-神经网络自回归,季节性自回归滑动平均混合模型-自适应神经模糊推理系统(SARIMA-ANFIS)等方法预测卡尔巴拉每月结核病的发病率。应用平均绝对误差,误差均方根等指标对各模型进行比较,采用 Akaike 信息准则(AIC)和 Bayesian 信息准则(BIC)选择最佳模型。结果显示,肺结核发病趋势呈现季节性特征,春季和冬季为发病高峰。所有模型均预测 2016—2018 年肺结核病例数呈现下降趋势，SARIMA-ANFIS 模型预测效果最好（AIC 和 BIC 值较低，分别为 712.69 和 731.05）。

澳大利亚是个低结核病发病率国家，但外来移民逐渐增多。Xie 等[5]调查了 1992—2017 年间维多利亚本地出生人口的结核病流行趋势。作者对从报告疾病数据库中提取的人口、临床资料和临床结局等数据进行了回顾性分析。结果显示，结核病的平均发病率为 1.19/10 万人年，每年减少 0.98%。结核病例的年龄中位数从 1994 年的 67.5 岁下降到 2017 年的 17 岁。0~14 岁组的发病率从 1996 年的 0.13/10 万增加到 2017 年的 2.15/10 万。0~14 岁组患结核最常见的危险因素是结核病的家庭接触（85.1%），其次是父母来自结核病高发国家（70.2%）。维多利亚州出生的澳大利亚人肺结核的患病率较低；然而，儿童的发病率有所增加，这可能会影响澳大利亚结核病的控制。

二、结核病密切接触者的筛查和追踪

涂阳肺结核患者的密切接触者筛查非常重要，以便及早发现结核病感染。Tasaka 等[6]报到了在一所护理学校发现了 1 例涂阳肺结核教师，应用 γ-干扰素释放试验（IGRA）对 283 名学校的员工和学生进行结核病筛查。结果显示，8 人为阳性（2.8%，95% CI 1.2%~5.4%）。1 名学生经 X 线检查诊断为肺结核，其与患涂阳肺结核的教师接触程度中等（小于 10 小时）。涂阳肺结核教师的密切接触者的 IGRA 阳性率是接触程度中等者的 17 倍（95% CI 2.0~140）。在学校等这些人员聚集性场所，结核病的筛查对象或许应扩展到结核病患者的每一个接触者。

结核病潜伏感染者（LTBI）的治疗是实现全球结核病消除计划的重要组成部分，但是实施情况确很少受到监测。Parvaresh 等[7]对澳大利亚一个结核病诊所的结核病密切接触者追踪结果进行了一个回顾性的调查。总计在 53 例肺结核患者中，45 例（85%）患者有 243 例密切接触者，其中 171 例家住悉尼的密切接触者纳入分析。171 例结核密切接触者中的 139 例（81%）接受结核菌素皮肤试验（TST）评估；接受结核菌素皮肤试验的 139 例密接者中有 137 例进行了结果判读，其中 58 例（42%）呈阳性。16 例痰涂片阳性结核病例有 57 例密切接触者。16 例涂阳肺结核患者 15 例（94%）有密接者，57 例涂阳密接者中 49 例（86%）接受 LTBI 筛查。37 例痰涂片阴性的肺结核患者有 114 例密切接触者。37 例涂阴肺结核有 30 例（81%）有密接者，114 例涂阴密接者有 95 例（83%）接受 LTBI 筛查。在 137 例进行 TST 结果判读的结核接触者中，初始检查 TST 为阴性的有 79 例，其中 49 例（62%）进行了二次 TST 检查，47 例进行了结果判读。接受 TST 二次检测并进行结果判读的 47 例中有 19 例（40%）TST 结果转阳；19 例中有 5 例（26%）接受 LTBI 治疗。发现 4 例继发性结核病例。尽管进行了 LTBI 治疗，1 例结核病例在 TST 阳转 5 个月后发生胸腔积液。除了幼儿，LTBI 治疗在家庭结核病接触者中开始治疗时间并不一致。安全和可靠的治疗方案以及完善的监测程序对于 LTBI 治疗至关重要。

Baliashvili 等[8]对 2012 年 4—12 月在格鲁吉亚确诊的痰涂片阳性肺结核患者进行了基于人群的接触者调查。采用结核菌素皮肤试验（TST）评估结核潜伏感染。作者共纳入 896 例涂阳肺结核患者。896 例涂阳结核患者共有 3 133 例接触者，其中 1 157 例（37%）接受了 TST 检查，1 157 例接受 TST 检查的 393 例 TST 阳性（34%）。在 3 133 例结核接触者中，家庭接触占 86%，女性占 58%。在结核接触者中，1 年活动性结核病的患病率为 3.3%（95% CI

2. 70~3. 98);结核发病密度为 1 101/10 万人年(95%CI 822~1 443)。多变量分析结果发现与密切接触者相比,家庭接触者更容易出现结核潜伏感染(校正 OR=2. 28,95%CI 1. 49~3. 49)。作者得出结论,涂阳结核病患者的接触者中有较高的结核潜伏感染和活动性结核病的发生,在结核接触者中发现结核病例有助于病例的早期发现和增强结核控制。

Little 等[9]在南非农村对结核患者的家庭成员进行结核病筛查以发现新结核病患者的研究。作者从南非 Vhembe 区 27 个公立诊所收集新诊断为活动性肺结核患者的信息,研究人员对其家庭成员访视并进行痰涂片和培养检查结核病。作者通过计算发现一个结核病例需要筛查的家庭数量评估收益,并采用 logistic 回归研究家庭成员接触者中发生结核的影响因素。作者共纳入了 130 例合格的结核患者和 282 位家庭成员结核接触者。在 282 位家庭成员结核接触者发现了 11 例经细菌学确诊的新结核患者。结核患者家庭成员的结核患病率为 3. 9%(95%CI 2. 0%~6. 9%)。每对 100 例结核病例的家庭成员接触者进行追踪,就可以发现 8. 5(95%CI:4. 2~15. 1)例以前未诊断的结核病病例。每发现一个结核病例需要筛查 12 个家庭(95%CI 7~24)。新发现的 11 个结核病例中 10 个(90. 9%)是涂阴、培阳病例。尚未发现结核病症状与结核的发生有关联(校正 OR=0. 3,95%CI:0. 1~1. 4)。作者得出结论,南非农村地区新诊断的结核病患者家庭成员接触者结核病患病率较高,可以通过结核患者被追踪发现,但需要比痰涂片更敏感的检测方法。结核患者家庭成员的症状筛查对诊断活动性结核病的敏感性和特异性较低。

三、结核病合并相关疾病

许多研究发现糖尿病患者发生肺结核的风险升高,但结核患者发生糖尿病的风险是否升高有待研究。Pearso 等[10]利用英国 2003—2009 年健康改善网络数据库中的全科医师数据资料研究结核病和糖尿病是否双向影响。作者获得了一系列回顾性的研究队列,包括结核、肺结核、肺外结核、糖尿病等队列。研究发现,结核患者发生糖尿病的风险是非结核患者的 5. 65 倍(95%CI 5. 19~6. 16),肺结核是 5. 74 倍(95%CI 5. 08~6. 50),肺外结核是 4. 66 倍(95%CI 3. 94~5. 51);校正种族因素后,结核患者发生糖尿病的风险是非结核患者的 2. 33 倍(95%CI 2. 14~2. 53)。糖尿病患者发生结核病的风险是非糖尿病患者的 1. 50 倍(95%CI 1. 27~1. 60),校正种族因素后是 1. 26 倍(95%CI 1. 07~1. 48)。作者认为结核患者应筛查糖尿病,因其发生糖尿病或相关并发症的风险升高。

Sawry 等[11]在南非 Soweto 门诊接受抗反转录病毒治疗(ART)的儿童艾滋病毒携带者中,评价了通过症状筛查发现结核病例的效果和异烟肼预防性治疗结核的合理性。作者纳入 247 例抗 HIV 病毒治疗 2 年内的 0~8 岁的儿童,通过胸部 X 线检查、痰涂片和痰培养对有结核症状的儿童进行结核筛查。在 2 年里,220 例未接受抗结核治疗的儿童 HIV 患者中进行了 1 346 次结核病症状筛查。仅在 39 例儿童 HIV 患者中发现了 48 种咳嗽、发热、体重减轻(>5%)、接触结核病等结核症状和因素。结核症状筛查的阳性预测值 8. 9%(95%CI 2. 5%~21. 2%),灵敏度 57. 1%(95%CI 18. 4%~90. 1%)。根据 WHO 的指南,85. 8%(212/247)的儿童 HIV 患者需要异烟肼预防性治疗结核;根据 2013 版南非的指南,仅有 1. 2%(3/247)需要异烟肼预防性治疗结核。本次研究接受抗反转录病毒治疗的儿童 HIV 患者结核病症状筛查的收益较低,提示未来需要进一步研究儿童 HIV 患者结核症状筛查的适宜方法。WHO 和南非针对儿童 HIV 患者预防性治疗结核病标准的差异,也说明需要进一步研究在儿童HIV患者中进行异烟肼预防性治疗结核的最佳方法。

Pande等[12]应用回顾性队列研究，在印度一家三甲医院研究了住院结核患者糖尿病患病情况和结核-糖尿病共患的影响因素。从2015年6月1日—2016年6月30日共纳入728例成人结核患者（排除儿童和妊娠妇女结核患者），其中517例男性（71%），210例女性（29%），406例肺结核（56%），322例肺外结核（44%）。共有720名（98.9%）结核病患者至少进行过一次血糖检测。结核患者中糖尿病（$n=184$）的总体患病率为25.3%（95%CI：22.2%~28.6%）。PTB和EPTB糖尿病患病率分别为35.0%（95%CI 30.4%~39.9%）和13.0%（95%CI 9.7%~17.3%）。41~60岁，60岁以上的结核病患者患糖尿病的风险是≤40岁组的3.51倍（aOR=3.51，95%CI 2.08~6.07）和2.49倍（aOR=2.49，95%CI 1.28~4.85）。尚未发现女性结核患者患糖尿病的风险低于男性（aOR=0.80，95%CI 0.46~1.37）；尚未发现有结核病病史的患者患糖尿病的风险低于新诊断的结核病患者（aOR=0.73，95% CI 0.39~1.32）。此外，EPTB患糖尿病的风险是PTB患者的26%（aOR=0.26，95%CI 0.15~0.43）。低体重结核患者患糖尿病的风险是正常体重的25%（aOR=0.25，95%CI 0.14~0.42）。作者得出结论，结核病并发糖尿病与患者的年龄、结核病的种类和营养状况有关。随着印度的糖尿病患病率逐渐上升，结核病并发糖尿病将成为结核病流行的重要部分，需要进行专门研究和关注。

Aliyu等[13]在尼日利亚国家结核病和麻风治疗中心的疑似结核病患者中进行了一项结核病、艾滋病和结核病并发艾滋病患病率的横断面研究。作者收集了签署知情同意书的1 603例疑似结核病患者的信息，并进行了痰涂片、痰培养和艾滋病的检测。结果显示，23%（375/1 603）患有结核病，23.6%（378/1 603）HIV阳性，在结核患者中26.9%（101/375）并发HIV。男性结核患病率高于女性（27.6% vs. 18.0%，$P<0.000\,1$）；男性HIV感染率低于女性（19.0% vs. 29.6%，$P<0.000\,1$）。在25~29岁年龄段，男性患结核病的风险是女性的2.2倍（OR=2.2，95%CI 1.3~3.9，$P=0.003\,2$），而女性感染HIV的风险是男性的4.8倍（OR=4.8，95%CI 2.6~8.9，$P<0.000\,1$）。结核病合并艾滋病的患者更有可能是未婚、年轻、女性者。在尼日利亚年轻女性是艾滋病感染的高风险人群，需要引起关注。

González-García等[14]回顾了西班牙马德里一家三级医院1995—2013年所有结核病例的HIV感染情况。在1 284例结核患者中298（23%）例合并HIV。在研究期间，结核患者的艾滋病毒感染率从40%下降到14%（$P<0.001$）。结核合并HIV感染者中，肺结核（1995—1999年85%，2010—2013年89%，$P=0.7$）和肺外结核（1995—1999年61%，2010—2013年61%，$P=0.68$）的构成情况基本保持不变，但粟粒性结核的构成明显减少（从1995—1999年的36%降至2010—2013年的22%，$P=0.005$）。结核合并HIV患者中，4种药物联合治疗结核的方案是最常用的，研究结束时实施程度较高（1995—1999年82%，2010—2013年95%，$P=0.43$）。校正其他因素后，治疗失败（OR=11.7，95%CI 3.12~44.1）和粟粒性结核（OR=2.8，95%CI：1.09~7.3）与结核死亡相关，长期治疗是一个保护因素（OR=0.7，95%CI：0.6~0.8）。作者得出结论，尽管结核病和艾滋病的治疗有所改善，结核合并HIV的人群中，引起死亡的原因主要是粟粒性结核和结核治疗失败。

四、结核病相关影响因素

提高患者结核病防治知识知晓率是结核病控制策略的重要组成部分。患者对结核病的知晓可能会促进感染预防行为和提高治疗依从性。Huddart 等[15]研究了结核患者的结核病防治知识和感染预防行为在治疗过程中的变化。2013 年 3 月—2014 年 9 月,作者在印度 9 个城市收集了由非政府组织提供治疗支持的结核病患者数据。在结核病治疗开始和结束时,询问患者关于结核病症状、传播、治疗和感染预防行为的知识。结果显示,开始接受结核病治疗的患者(n=3 424)表现出对结核病的中等程度了解;52.5%(95%CI 50.8%~54.2%)知道咳嗽是结核病的一种症状,67.2%(95%CI 65.6%~68.7%)知道结核病具有传染性。结核病知晓情况与患者的文化素养、教育程度和收入显著相关,结核病知识得分治疗结束时高于治疗开始 3.7%(95%CI 3.02%~4.47%)。感染预防行为如咳嗽时掩住口鼻 63.4%(95% CI 61.2%~65.0%)和分房睡觉 19.3%(95%CI 18.0%~20.7%)仍不普遍。患者和医疗工作者的年龄相近以及共同语言有助于患者了解结核病知识和坚持感染预防行为。作者得出结论,患者和医疗工作者之间的社会接近性可以提高结核病相关知识的传播。

Simou 等[16]采用系统评价和 meta 分析,汇总了 49 个研究结果,分析饮酒对结核病发病的影响。研究显示,饮酒的人患结核病的风险为少量或不饮酒人的 1.90 倍(95%CI 1.63~2.23)。异质性检验 I^2=82%;尚未发现存在发表偏倚(P=0.54)。灵敏度分析,饮酒患结核病的风险为不饮酒的 1.60 倍(95%CI 1.39~1.84)。亚组分析显示在考虑了研究设计和研究质量、地理位置、出版年份或调整混杂因素等方面,研究结果没有发生显著变化。对另外四项报告风险比(HR)的研究进行汇总分析后发现,在随访期间饮酒患结核病的风险是不饮酒或少量饮酒的 2.81 倍(HR=2.81,95%CI 2.12~3.74)。剂量-反应分析显示,每天摄入 10~20g 酒精,患结核病的风险增加 12%。

Mukhtar 等[17]进行了一项前瞻性队列研究,研究肺结核合并和未合并糖尿病患者的疗效差别和影响疗效的因素。作者在巴基斯坦拉合尔 Gulab Devi 胸科医院纳入 15 岁及以上新诊断和接受抗结核治疗的肺结核患者,并接受糖尿病筛查。患有和未患糖尿病的肺结核患者分别在抗结核治疗的第 2 个月、5 个月、6 个月和抗结核治疗完成后 6 个月进行随访,以确定治疗效果。采用多因素 logistic 回归分析评价各因素与治疗效果的关系。结果显示,在 614 例肺结核患者中,合并糖尿病 113 例(18%),未合并糖尿病 501 例(82%)。最终模型显示,与未合并糖尿病的肺结核患者相比,肺结核合并糖尿病患者更有可能发生不良结果(调整优势比 aOR=2.70,95%CI 1.30~5.59)。其他影响不良治疗结果的因素包括农村患者(aOR=1.98,95%CI 1.14~3.47)、体重指数低于 18.50(aOR=1.89,95%CI 1.03~3.47)和吸烟(aOR=2.03,95%CI 1.04~3.94)。作者得出结论,糖尿病合并肺结核患者的治疗效果差于未合并糖尿病的肺结核患者。糖尿病和结核病的联合筛查、检测和管理的综合模式可能会改善结核病治疗效果。

Stosic 等[18]在塞尔维亚 31 家医疗机构进行一项病例对照研究,探讨结核患者发生耐多药的影响因素。耐多药结核患者为病例组,非耐多药为对照组,病例和对照按住院日期进行匹配。数据收集采用结构化问卷和面对面访谈相结合的方式。应用双变量和多变量 logistic 回归分析来研究与耐多药结核病相关的影响因素。作者在 2009 年 9 月 1 日—2014 年 6 月 1 日之间,共纳入病例组 31 例,对照组 93 例。多变量 logistic 回归发现耐多药结核病发生的 6 个独立危险因素:家庭月收入低(OR=3.71,95%CI 1.22~11.28),治疗中断(OR=3.33,95%CI 1.14~9.09),自卑感(OR=2.97,95%CI:1.18~7.45),悲观情绪(OR=4.05,95%CI 1.69~9.70),使用镇静剂(OR=2.79,95%CI:1.02~7.65)和慢性阻塞性肺疾病(OR=4.51,

95%CI 1.07~18.96）。因此，为了降低塞尔维亚耐多药的负担，应采用多部门联合保障结核患者的医疗卫生服务需求和社会需求。

Kazempour 等[19]对伊朗德黑兰一家医院 2005—2015 年新登记的结核病患者进行了回顾性队列研究，探讨结核死亡的危险因素。作者共纳入 2 299 例有明确住址和可以随访的结核患者。生存日期以天为单位，随访结束时仍然存活的视为截尾数据。多变量分析结果显示，性别（RR=5.5，95%CI 2.2~13.5）、年龄（RR=1.1，95%CI 1~1.1），药物不良反应（RR=2.5，95%CI 1.2~5.4），吸烟（RR=3.3，95%CI 1.2~9.4），结核病接触（RR=0.2，95%CI 0.1~0.5），糖尿病（RR=3，95%CI 1~8.3），HIV 阳性（RR=26，95%CI 4.6~145.9）和并发症（RR=4.9，95%CI 2~11.6）为结核死亡的影响因素。研究结果可能为制定国家结核病规划和有效干预策略提供依据。

南非是耐药结核病高负担国家之一。Chingonzoh 等[20]对南非东开普敦 2011 年 1 月—2013 年 12 月期间经实验室确诊的成人耐药结核患者进行了回顾性队列研究，以探索成人耐药结核病死亡率的影响因素。作者从耐药结核病网络数据库中获得患者的人口学和临床资料，应用泊松回归来研究耐药结核死亡率的危险因素。研究共纳入符合要求的 3 729 例耐药结核病患者，其中 39%（n=1 445）死亡。在 1 455 例死亡患者中，53%（n=766）为男性，68%（n=982）为耐多药结核患者，72%（n=1 038）为 HIV 合并感染者，中位年龄 37 岁（四分位数 30~46 岁）。在耐药结核病患者治疗期间，死亡危险因素为合并 HIV 而未进行抗反转录病毒治疗（aIRR=3.3，95%CI 2.9~3.8）；60 岁及以上（aIRR=1.7，95%CI：1.5~2.0），广泛耐药结核患者（aIRR=1.6，95%CI：1.5~1.7），住院患者（aIRR=1.7，95%CI 1.5~1.8）。在耐多药结核病患者的治疗中，死亡危险因素为合并 HIV 感染未进行抗反转录病毒治疗（aIRR=3.9，95%CI 3.3~4.6）、60 岁及以上（aIRR=1.9，95%CI 1.6~2.3）和住院患者（aIRR=1.7，95%CI 1.5~1.9）。在广泛耐药结核患者治疗中，死亡危险因素为合并 HIV 未接受抗反转录病毒治疗（aIRR=1.8，95%CI 1.5~2.2）和住院患者（aIRR=1.5，95%CI 1.3~1.8）。作者得出结论，合并 HIV 未进行抗反转录病毒治疗、高龄、广泛耐药结核和住院治疗的患者是影响耐药结核患者死亡的独立危险因素。将结核和艾滋病卫生服务结合起来，对 HIV 感染状况不明的耐药结核患者进行 HIV 检测和咨询，并为 HIV 合并感染的患者提供抗反转录病毒治疗，可能降低东开普省耐药结核死亡率。

五、潜伏结核感染调查和治疗

在许多结核病低发病率国家，移民是发生结核病的主要因素，多数结核病病例归因于原居住地获得的潜伏结核病（LTBI）的复燃。了解移民人群中的 LTBI 风险将有助于制定卫生规划。为估计本土和非本土出生的澳大利亚人中 LTBI 的流行和分布情况，Dale 等[21]使用 2006 年、2011 年和 2016 年澳大利亚人口普查数据，构建按出生地、出生年份和年龄的人口队列，计算结核病感染的年度风险。由于移民的人口比例不断增加（2006 年为 23.8%，2016 年为 28.3%），澳大利亚 LTBI 的绝对数量和比例都有所增加，从 2006 年的 4.6%（IQR：4.2%~5.2%）增加到 2016 年的 5.1%（IQR：4.7%~5.5%）。2016 年患 LTBI 的居民中估计 93.2%为移民人群，21.6%在 35 岁以下，34.4%自 2007 年起移居澳大利亚。澳大利亚 LTBI 的总体流行率很低。一些居民，特别是来自高结核病发病率地区的移民，可能有相当高的 LTBI 发生风险，这些发现有助于开展针对性的公共卫生干预，以降低未来结核病的发生风险和影响。

Boskovska 等[22]比较了儿童活动性结核病和结核潜伏感染(LTBI)的 γ 干扰素水平。作者纳入 36 例儿童结核病和 64 例儿童结核潜伏感染者。结果显示,在儿童 LTBI 中 60.9%有接种卡介苗留下的瘢痕,而在结核病组中 50%有卡介苗瘢痕。活动性结核病患儿无论有无卡介苗瘢痕,结核菌素皮肤试验(TST)硬结直径均明显增大。儿童活动性结核患者的 IFN-γ 水平高于儿童 LTBI($U=649.5$,$P=0.0003$)。将 IFN-γ 的诊断界值定为 0.35IU/ml,LTBI 检测灵敏度 64%,活动性结核的检测敏感性为 80.6%。与肺结核密切接触的孩子 IFN-γ 水平显著升高($P=0.002$)。儿童活动性结核 TST 硬结直径和 IFN-γ 水平之间存在更强的相关性。作者得出结论,儿童活动性结核和与结核病密切接触的儿童 IFN-γ 水平显著升高。在卡介苗接种普遍的国家,联合应用 IFN-γ 和 TST 有助于诊断结核潜伏感染和活动性结核。

在结核病低负担国家成功治疗结核潜伏感染对于降低结核病的发病率很重要。2016 年 Schein 等[23]在挪威进行了一项前瞻性队列研究,来研究潜伏感染的治疗完成率和未完成治疗的影响因素。这项前瞻性队列研究纳入 2016 年挪威传染病监测系统(MSIS)登记的接受 LTBI 治疗的所有个体。卡方检验用于研究分类变量间的相关性,使用单变量和多变量 logistic 回归模型识别与治疗完成和药物不良反应的相关因素。结果显示,2016 年作者从 726 名接受 LTBI 治疗的患者中获得了 719 名患者完成治疗的信息。总之,91%的患者完成了治疗。外国出生组治疗完成率高[外国出生组($n=562$,92%) vs. 挪威出生组($n=115$,85%),$P=0.007$]。治疗完成情况在不同的治疗方案之间没有显著差异($P=0.124$)。药物不良反应是未完成治疗最常见的原因。每周利福喷丁(3RPH)与 3 个月每日异烟肼和利福平(3RH)的方案不良事件发生没有显著差异。然而,与其他治疗方案相比,3RPH 组的不良事件明显减少($P=0.037$)。年龄 35 岁以上与药物不良反应显著相关($P=0.024$)。在校正其他因素后,免疫抑制与不良事件无显著相关($P=0.306$)。直接面视下的治疗对外国出生个体的治疗完成有显著影响($P=0.017$),而挪威出生个体的治疗完成没有显著影响($P=0.408$)。作者得出结论,来自结核病高发国家的结核潜伏感染者有较高的治疗完成率。结核管理者的随访和直接面视下的治疗可能是较高治疗完成率的原因。即使随着年龄增长和个体敏感性的增加,很少有严重的药物不良反应发生。尽管这些研究结果喜人,但成本效益问题和针对结核病风险最高的个人开展治疗仍然是公共卫生影响方面的重要组成部分。

(康万里　杜建　李亮　唐神结)

参考文献

1. World Health Organization.Global tuberculosis report 2018[R].Geneva:World Health Organization,2018.
2. KORZENIEWSKA-KOSEŁA M.Tuberculosis in Poland in 2016[J].Przegl Epidemiol,2018,72(2):189-205.
3. VINDENES T,JORDAN M R,TIBBS A,et al.A genotypic and spatial epidemiologic analysis of Massachusetts' Mycobacterium tuberculosis cases from 2012 to 2015[J].Tuberculosis(Edinb),2018,112:20-26.
4. MOHAMMED S H,AHMED M M,AL-MOUSAWI A M,et al.Seasonal behavior and forecasting trends of tuberculosis incidence in Holy Kerbala,Iraq[J].Int J Mycobacteriol,2018,7(4):361-367.
5. XIE O,TAY E L,DENHOLM J.Trends in Tuberculosis Incidence in the Australian-Born in Victoria:Opportunities and Challenges to Elimination[J].Trop Med Infect Dis,2018,3(4).pii:E112.
6. TASAKA M,SHIMAMURA T,IWATA M,et al.A tuberculosis contact investigation involving a large number of contacts tested with interferon-gamma release assay at a nursing school:Kanagawa,Japan,2012[J].Western Pac

Surveill Response J,2018,9(3):4-8.

7. PARVARESH L,BAG S K,CHO J G,et al.Monitoring tuberculosis contact tracing outcomes in Western Sydney, Australia[J].BMJ Open Respir Res,2018,5(1):e000341.
8. BALIASHVILI D, KEMPKER R R, BLUMBERG H M, et al. A population-based tuberculosis contact investigation in the country of Georgia[J].Public Health Action,2018,8(3):110-117.
9. LITTLE K M,MSANDIWA R,MARTINSON N,et al.Yield of household contact tracing for tuberculosis in rural South Africa[J].BMC Infect Dis,2018,18(1):299.
10. PEARSON F,HUANGFU P,MCNALLY R,et al.Tuberculosis and diabetes: bidirectional association in a UK primary care data set[J].J Epidemiol Community Health,2019,73(2):142-147.
11. SAWRY S,MOULTRIE H,VAN RIE A.Evaluation of the intensified tuberculosis case finding guidelines for children living with HIV[J].Int J Tuberc Lung Dis,2018,22(11):1322-1328.
12. PANDE T,HUDDART S,XAVIER W,et al.Prevalence of diabetes mellitus amongst hospitalized tuberculosis patients at an Indian tertiary care center:A descriptive analysis[J].PLoS One,2018,13(7):e0200838.
13. ALIYU G,EL-KAMARY S S,ABIMIKU A,et al.Demography and the dual epidemics of tuberculosis and HIV: Analysis of cross-sectional data from Sub-Saharan Africa[J].PLoS One,2018,13(9):e0191387.
14. GONZÁLEZ-GARCÍA A,CARPINTERO L,FORTÚN J,et al.Changes in tuberculosis in human immunodeficiency virus infected patients in a Spanish tertiary hospital(1995-2013)[J].Rev Esp Quimioter,2018,31(4): 329-335.
15. HUDDART S,BOSSUROY T,PONS V,et al.Knowledge about tuberculosis and infection prevention behavior:A nine city longitudinal study from India[J].PLoS One,2018,13(10):e0206245.
16. SIMOU E,BRITTON J,LEONARDI-BEE J.Alcohol consumption and risk of tuberculosis: a systematic review and meta-analysis[J].Int J Tuberc Lung Dis,2018,22(11):1277-1285.
17. MUKHTAR F,BUTT Z A.Risk of adverse treatment outcomes among new pulmonary TB patients co-infected with diabetes in Pakistan:A prospective cohort study[J].PLoS One,2018,13(11):e0207148.
18. STOSIC M,VUKOVIC D,BABIC D,et al.Risk factors for multidrug-resistant tuberculosis among tuberculosis patients in Serbia:a case-control study[J].BMC Public Health,2018,18(1):1114.
19. KAZEMPOURDIZAJI M,KAZEMNEJAD A,TABARSI P,et al.Risk Factors Associated with Survival of Pulmonary Tuberculosis[J].Iran J Public Health,2018,47(7):980-987.
20. CHINGONZOH R,MANESEN M R,MADLAVU M J,et al.Risk factors for mortality among adults registered on the routine drug resistant tuberculosis reporting database in the Eastern Cape Province, South Africa,2011 to 2013[J].PLoS One,2018,13(8):e0202469.
21. DALE K D,TRAUER J M,DODD P J,et al.Estimating the prevalence of latent tuberculosis in a low incidence setting:Australia[J].Eur Respir J,2018,52(6).pii:1801218.
22. BOSKOVSKA K,NACEVA-FUSTIC S,SIMONOVSKA L,et al.Comparison of IFN-γ Levels in Children with Tuberculosis Disease(TB) and Latent Tuberculosis Infection(LTBI)[J].Open Access Maced J Med Sci,2018, 11(6):2091-2096.
23. SCHEIN Y L,MADEBO T,ANDERSEN H E,et al.Treatment completion for latent tuberculosis infection in Norway:a prospective cohort study[J].BMC Infect Dis,2018,18(1):587.

第二章　结核病预防控制策略、措施和成效

【摘要】2018 年是全球迈入 2030 年可持续发展目标时代、开启终止结核病策略的第三年，也是全球和各国共同应对结核病危害的里程碑的 1 年。世界卫生组织（WHO）最新报告指出，由结核病造成的疾病负担在全球范围及大多数国家均呈下降趋势，但下降速度尚不足以达到实现终止结核病策略的第一个（2020 年）里程碑目标。各国政府高度重视，联合国召开了结核病问题高级别会议，会议通过的政治宣言是领导人最近在全球和区域层面所作承诺的最终结果。WHO 发布了《耐多药/利福平耐药结核病治疗指南（2018 年更新版）》，向各成员国专业技术人员通报如何提高对 MDR/RR-TB 的治疗与关怀。同时各国在结核病患者发现、接触者筛查等方面做了积极的努力和创新性探索，取得了一定经验。

【关键词】结核病；世界卫生组织；诊断；治疗；预防

2018 年是全球迈入 2030 年可持续发展目标时代、开启终止结核病策略的第三年，也是全球和各国共同应对结核病危害的里程碑的 1 年。1 年来，国际结核病预防控制方面取得了丰硕的成果。

一、联合国大会结核病问题高级别会议

2018 年 9 月 26 日，联合国在其总部纽约召开了首次结核病高级别会议，会议的主题是“联合起来终止结核病：紧急应对全球结核病流行”，强调需立即采取行动以推进 2030 年之前实现终止结核病流行的目标。本次高级别会议是各国政府和所有伙伴在结核防治方面向前迈出的巨大和前所未有的一步。在此之前，曾于 2017 年 11 月 16—17 日在莫斯科成功举行了终止结核病的全球部长级会议，其间近 120 个国家通过《终止结核病莫斯科宣言》对加速终止结核病作出了高级别承诺。本次高级别会议通过了一份雄心勃勃的政治宣言，将在未来 5 年加强对终止结核的投资和行动，挽救千万人的生命。部分目标包括，在 2018—2022 年期间，成功治疗 4 000 万结核患者，包括 350 万儿童患者，150 万耐药患者（其中 11.5 万儿童）；3 000 万人接受预防性治疗，包括 400 万 5 岁以下儿童，2 000 万 TB 患者家庭密切接触者，600 万艾滋病感染者；到 2022 年，全球结核防治经费达到每年 130 亿美元，其中研究经费每年 20 亿美元。本次将近 50 位国家首脑参加了高级别会议。彭丽媛教授，中国国家主席夫人，世卫组织结核病和艾滋病防治大使参加了开幕式并致辞。

本次会议通过的政治宣言是领导人最近在全球和区域层面所作承诺的最终结果，包括 2017 年《终止结核病莫斯科宣言》，其目的是推动普遍获取、获得充足和可持续的资金，加强研究和创新，以及在所有部门建立问责制。

二、2018 年 WHO 全球结核病报告

2018 年 9 月 18 日，WHO 发布了《2018 年全球结核病报告》[1]，报告指出 2017 年全球的结核病潜伏感染人群约为 17 亿人，潜伏感染率为 23%。全球新发结核病患者约 1 000 万人，

结核病发病率为 133/10 万；我国结核病新发患者数为 88.9 万人，结核病负担居全球第 2 位，估算结核病发病率为 63/10 万。全球估算结核病死亡数约为 157 万人，死亡率为 17/10 万。我国结核病死亡数为 3.7 万人，结核病死亡率为 2.6/10 万，结核病死亡率排在 30 个高负担国家中的第 29 位。但结核病仍是全球前 10 位死因之一。通过对结核病患者的及时诊断和正确治疗，每年可挽救数百万人免于死亡（2000—2017 年估计有 5 400 万人），但在患者发现和治疗方面仍存在巨大差距。报告中最新数据显示 2016 年全球结核病治疗成功率为 82%，较 2013 年的 86%和 2015 年的 83%有所下降；在那些登记报告数增加的国家，治疗转归报告情况不容乐观。2017 年全球发现和登记报告 MDR/RR-TB 患者约 16 万例，但接受治疗的患者数占 2017 年估算 55.8 万 MDR/RR-TB 患者数的比例仍旧仅为 25%。耐药结核病的治疗成功率仍然很低，全球平均水平为 55%。报告中最后指出将结核病诊断、治疗和预防服务纳入全民健康覆盖进程中，以及采取多部门联合行动来应对导致结核病流行的社会和经济因素。加大结核病的研究和开发，运用框架机制加强问责，跟踪和监督全球、区域和国家层面对终止结核病所作出承诺的进展和行动的落实。通过持续增加的来自国内（特别是中等收入国家）、国际捐助者和公立-私立合作伙伴关系的经费投入，才有可能实现 2020 年和 2025 年终止结核病策略的里程碑目标。

三、WHO 结核病相关指南

（一）WHO“关于耐多药和利福平耐药结核病治疗重大变化”权威发布[2]

WHO 关于耐多药（multidrug-resistant tuberculosis，MDR-TB）或利福平耐药结核病（rifampicin-resistant tuberculosis，RR-TB）治疗的最新循证医学指南于 2016 年 10 月发布，随后，WHO 又征集新出现的证据并对其进行正式评估，以满足需要。WHO 于 2018 年 7 月 16—20 日召开了指南修订小组会议，采用国际证据推荐分级的评估、制定与评价（grading of recommendations assessment，development and evaluation，GRADE）方法系统评估。本次发布的目的是向 WHO 成员国的结核病规划管理者和其他相关机构通报依据最新证据评估而作出对 MDR-TB 治疗方案的重要调整，同时明确指出为确保 MDR-TB 和 RR-TB 患者能够获得与最新证据相符的、有效且安全的治疗而需立即采取的措施。

关键的药物变化

（1）长程 MDR-TB 治疗方案：长程 MDR-TB 治疗方案是指至少由 5 种有效抗结核药物组成的 18~20 个月的治疗方案，可为标准化或个体化。根据有效性与安全性的最新证据，将长程 MDR-TB 方案中使用的抗结核药物按先后顺序重新划分为 3 组：①A 组：首选药物，包括左氧氟沙星或莫西沙星、贝达喹啉和利奈唑胺。②B 组：次选药物，包括氯法齐明、环丝氨酸/特立齐酮。③C 组：A 组和 B 组药物不能组成有效治疗方案时可添加的药物，包括乙胺丁醇、德拉马尼、吡嗪酰胺、亚胺培南-西司他汀、美罗培南、阿米卡星（链霉素）、乙硫异烟胺或丙硫异烟胺、对氨基水杨酸。

鉴于卡那霉素和卷曲霉素在长程 MDR-TB 方案中的使用增加了治疗失败和复发的风险而不再推荐使用。尽管阿米卡星没有出现类似的结果，但对其安全性的担忧与其他注射剂药物相同。阿莫西林/克拉维酸需与碳青霉烯类药物同时使用。

基于新药物分组设计成人和儿童长程 MDR-TB 方案的总体原则，按分组从上到下的顺序选用药物。除了根据有效性和安全性外，药物的选择还应考虑以下几点：口服药物优先于注射剂、有无药物敏感性试验(drug susceptibility testing,DST)结果、现有 DST 方法的可靠性、群体耐药性水平、患者既往用药史、药物耐受性及潜在的药物间的相互作用。

关于如何更好地优化 MDR-TB 治疗的讨论还在进行中,包括基于重新分组设计 MDR-TB 方案所需的最少药物数量,以及在对个别药物出现耐药或不能耐受时,如何最大限度地提高疗效。

关于强化期和巩固期药物的选择、详细的患者选择标准、药物的数量和治疗疗程、成人和儿童用药剂量、广泛耐药结核病(extensively drug resistant tuberculosis,XDR-TB)的治疗、DST 结果的使用都将在新版 WHO 指南发布时揭晓。

(2)短程 MDR-TB 治疗方案:短程 MDR-TB 治疗方案是指疗程为 9~12 个月的 MDR/RR-TB 治疗方案,这种方案大部分是标准化方案,其药物组成和疗程可因背景及证据不同而异。通常的方案组成如下:4-6Km(Am)-Mfx-Pto(Eto)-Cfz-Z-$H^{high\text{-}dose}$-E/5Mfx-Cfz-Z-E。

STREAM 研究第 1 阶段临床试验结果表明,在符合条件的患者中,接受短程 MDR-TB 方案与接受长程治疗方案的患者(符合以往的 WHO 建议)的治疗成功率相仿。在观察性研究中,与 STREAM 研究第 1 阶段方案类似的短程 MDR-TB 方案与长程 MDR-TB 方案的治疗成功率相仿,并且治疗中断率低。但与长程治疗方案相比,短程治疗方案治疗的失败和复发风险更高,特别是在短程治疗方案中出现了对关键药物耐药时,或当长程治疗方案包括了一种或多种 A 组药物时。目前,对 2016 年推荐的标准短程 MDR-TB 治疗方案进行调整是否能取得相同的疗效尚缺乏证据(如贝达喹啉或利奈唑胺替代注射剂,或左氧氟沙星替代莫西沙星)。

(3)MDR-TB 治疗方案的选择:

1)随着诊断方法的创新,对耐药产生的分子基础和抗结核药物的药动学及药效学认知的不断加深,MDR-TB 治疗方案的选择越来越个体化。从目前的科学证据评估中可以得出以下结论:①全程口服治疗方案对大多数患者来说有效、可行;②在开始治疗前,需要排除对所使用的药物耐药(至少对喹诺酮类和注射类),尤其是在短程 MDR-TB 治疗方案实施前;③应密切监测患者用药的安全性和对治疗的反应,以及时对那些治疗无效或不能耐受药物的患者调整药物和/(或)制定新方案。

2)各国规划和相关机构应尽早向即将实施的 WHO 新指南过渡。

3)使用长程 MDR-TB 方案效果好且具备监测药物安全性能力的国家规划和相关机构应该做到:①尽快评估和调整在治患者的用药方案,而无需等到目前储备的药物(尤其是注射类)用完;②在此期间,应告知患者继续使用目前治疗方案的获益和危害,特别是注射剂和乙硫异烟胺/丙硫异烟胺;③加强临床、用药安全和微生物学监测,以便在出现治疗无效或药物不能耐受的早期迹象时及时调整为新的长程 MDR-TB 方案。

4)对于那些使用标准化短程 MDR-TB 治疗方案效果好且具备监测药物安全性(特别是耳毒性)能力的国家规划和相关机构,应该做到:①在短程方案中使用阿米卡星代替卡那霉素,而无需等到卡那霉素用完;②在此期间,应告知患者继续使用卡那霉素的获益和危害;③加强临床、用药安全和微生物学监测,以便在出现治疗无效、耳毒性或药物不能耐受的早期迹象时及时调整为新的长程 MDR-TB 方案。

5)对新诊断的患者使用标准短程 MDR-TB 治疗方案前,应尊重患者的选择并根据临床判断除外以下情况:①对 MDR-TB 短程方案中任何一种药物耐药或可疑无效(异烟肼耐药除外）；②使用过方案中一种或多种二线药物超过1个月（除非已经证实对这些二线药物敏感）；③对短程MDR-TB方案中的任何药物不能耐受或存在药物毒性风险（如药物间的相互作用）；④妊娠；⑤血行播散性结核病、脑膜或中枢神经系统结核病，或合并HIV的肺外结核病。

6）各国规划及其相关机构在使用调整的短程治疗方案时应该了解，采用任何药物替代短程方案中的药物是否能取得相同的疗效尚缺乏证据（如使用贝达喹啉或其他口服制剂替代注射剂，用左氧氟沙星替代莫西沙星）。

7）建议各国规划及其相关机构在考虑对标准短程MDR-TB方案进行调整时应在具备相关临床研究条件下进行，并遵循以下步骤：①准备合适的实施方案，确定入选标准、方案组成、监测计划和其他关键要素；②患者纳入前需获得国家伦理审查委员会批准；③根据WHO推荐的标准进行治疗，包括知情同意，应符合药物临床试验质量管理规范（good clinical practice，GCP）的原则，aDSM及定期对患者进行监测，以评估方案的有效性。

8）各国规划及其相关机构在实施改良短程治疗方案前应征求WHO的意见。

（二）WHO异烟肼耐药结核病治疗指南[3]

目前估算全球约8%的结核病患者对利福平（rifampicin，R）敏感而对异烟肼（isoniazid，H）耐药，即异烟肼耐药结核病（isoniazid-resistant TB，Hr-TB）。全球范围内，Hr-TB较耐多药结核病（multi-drug resistant tuberculosis，MDR-TB）疫情更为严峻。相较于药物敏感结核病患者，Hr-TB患者治疗失败率高（11% vs. 1%）、复发率高（10% vs. 5%）、获得性耐药率高（8% vs. 0.3%）。

1. 政策建议

（1）对确诊为R敏感、H耐药的结核病患者，建议使用R、乙胺丁醇（ethambutol，E）、吡嗪酰胺（pyrazinamid，Z）和左氧氟沙星（levofloxacin，Lfx）治疗6个月。注：可使用由HREZ四药组成的固定剂量复合剂（fixed-dose combination，FDC）（当“REZ”FDC不可用时），以限制散装药的使用，此时方案则为HREZ-Lfx。在治疗开始前应明确患者对喹诺酮类药物的敏感性。

（2）对确诊为R敏感、H耐药的结核病患者，不建议将链霉素或其他注射剂加入至治疗方案中。

2. 实施指引

（1）使用场景：

1）抗结核治疗开始前确诊为Hr-TB：立即开始（H）REZ-Lfx方案治疗。若高度怀疑为Hr-TB（如已确诊Hr-TB患者的密切接触者），而其药敏试验（drug-susceptibility testing，DST）结果尚未获悉时，可使用此方案。一旦DST最终结果显示对H敏感，则停用Lfx，按照2HREZ/4HR方案完成治疗。

2）使用2HREZ/4HR抗结核治疗后确诊为Hr-TB：这包括开始时未确诊Hr-TB的患者，或一线抗结核药物治疗期间出现Hr-TB的患者。在上述情况下，需立即进行（或重复）R快速分子药敏试验。一旦排除R耐药，则采用（H）REZ-Lfx方案治疗6个月。关于疗程，必须保证Lfx使用6个月，因而伴随使用的一线抗结核药物的疗程往往超过了6个月。

（2）对诊断能力的要求：上述（H）REZ-Lfx方案仅在确诊为H耐药且排除R耐药的患者中使用。最好在治疗开始前检测对喹诺酮类药物的敏感性，如果可能，同时检测对吡嗪酰胺的敏感性。在患者筛选时，推荐采用 Xpert *MTB*/RIF 和线性探针检测(line probe assays，LPA)等快速分子检测方法。

(3)耐药监测：全球范围内，R 敏感的结核病患者中喹诺酮类药物耐药患者比例普遍较低。然而，各国应制定适合国情的监测策略。

(4)存在其他抗结核药物耐药的情况：需根据患者具体情况制定个体化治疗方案并使用其他二线抗结核药物。目前多耐药结核病有效方案的数据不足。

(5)开展治疗监测和患者支持：需对患者开展支持和密切监测，以最大限度提高其治疗依从性，并能早期发现治疗效果不佳的患者。

(6)Hr-TB 治疗方案中选用 Lfx 的原因：首先，与其他喹诺酮类药物相比，Lfx 具有更好的安全性，并且是本指南评价的研究中最常使用的药物。其次，与莫西沙星相比，Lfx 与其他药物(如 R、拉米夫定)的相互作用较少。

(7)建议在(H)REZ 基础上添加 Lfx，但以下情况除外：①不能排除 R 耐药；②确认或怀疑对 Lfx 耐约；③确认对喹诺酮类药物不耐受；④确认或怀疑存在 QT 间期延长的风险；⑤可能妊娠或在母乳喂养期间(非绝对禁忌证)。当 H 耐药确认时间延迟(如 2HRZE/4HR 方案已使用 5 个月)，则根据患者临床状况和病原学转归情况决定是否立即开始 6 个月(H)REZ-Lfx 方案。

(8)不能使用 Lfx 时的替代方案：若因不能耐受 Lfx 或出现对 Lfx 耐药时，可给予患者 6(H)REZ 替代方案。不建议使用注射剂替代 Lfx。同时，现有证据未能显示其他二线抗结核药物对治疗效果的影响。

(9)关于 H 使用剂量的考虑：尚无明确证据表明增加 H 使用对患者有无裨益。当发生特定的 inhA 突变时(并且无任何类型 katG 突变情况下)，增加 H 使用剂量可能有效；因此，可以考虑额外增加 H 使用剂量，最高至 15mg/(kg · d)。katG 突变通常导致对 H 的高度耐药，这时即使给予高剂量 H 也不太可能有效。

(10)关于 Lfx 给药剂量：推荐按体重计算 Lfx 给药剂量(通常剂量为 750~1 000mg/d)。应避免间歇或分次给药。

(11)药物间相互作用：Lfx 可能干扰拉米夫定的清除。Lfx 可能会影响抗酸药的吸收。没有必要限制与奶制品同时使用。

(12)关于疗程延长至 6 个月以上的考虑：对于空洞性结核病以及治疗 3 月末或之后痰菌持续阳性(痰培养或痰涂片镜检)的患者可根据其具体情况延长 6(H)REZ-Lfx 方案至 6 个月以上。延长疗程可能会增加某些病例发生不良事件的风险。

(13)关于成本效益考虑：若使用"HREZ"FDC，6HREZ-Lfx 方案药物花费约为 2HREZ/4HR 方案的 3 倍。根据本指南来治疗 Hr-TB 预计不会显著增加治疗花费。

(14)治疗依从性：增加对患者支持性措施似乎有助于提高治疗成功率。

(15)治疗监测和评估：需在治疗过程中监测临床和实验室指标。若出现对治疗无应答或治疗失败的迹象，应追踪 DST 结果。为降低获得性耐药风险，应避免对下列患者单独添加一种抗结核药物：治疗 2 个月末涂片或培养仍然阳性的患者，临床疗效欠佳的患者，以及无近期 DST 结果的患者。

需采取安全预警以确保快速识别和正确处理任何严重不良事件。强烈建议对高危患者进行每月监测，如病毒性肝炎患者或重度嗜酒者。年长儿童中可使用红绿色辨别来检测有无E的毒性作用(例如球后神经炎)。

3. 对特殊人群使用Hr-TB方案的考虑　尽管数据不足,对儿童患者、HIV感染者、肺外结核病患者,可使用6个月(H)REZ-Lfx方案。

（三）WHO潜伏结核感染规划管理指南[4]

潜伏结核感染(latent TB infection,LTBI)是指机体对结核分枝杆菌抗原存在持续免疫应答,但无活动性结核病临床表现的状态。目前没有“金标准”能够直接诊断LTBI。WHO的LTBI指南涵盖如下方面:特定高危人群中向活动性结核病发展的概率,结核病的流行和负担,资源可用性,以及广泛影响公共卫生的可能性。为管理LTBI,WHO曾经给出两份独立的推荐意见,产生了若干指南文件,这为执行工作带来了困难。因此,WHO的几个成员国要求整合关于LTBI管理的指南。

本指南响应了这一要求,进行了更新和整合。这些指南为LTBI管理提供了一套综合的WHO建议,并为国家指南提供了基础和依据。这些指南取代了以前WHO关于HIV感染者、结核病家庭接触者及其他高危人群的LTBI管理政策文件。本指南根据WHO指南审查委员会的要求和推荐程序编写。为更新已有建议并提出新的建议,共进行了七项系统综述。指南编写组(guideline development group,GDG)在拟订推荐和确定其推荐强度时,考虑了证据的质量等级、利害平衡、价值和偏好、公平、费用、可接受性和可执行性等因素。

这些推荐意见根据管理LTBI的流程逻辑性而依次呈现:识别高危人群(感染HIV的成人和儿童、HIV阴性的成人和儿童接触者以及其他HIV阴性的高危人群);排除活动性结核病;检测LTBI;提供治疗;管理不良事件、治疗依从性和完成治疗;监测和评价。这些推荐意见分类如下:审查委员会先前核准公布且目前仍然有效的“现有推荐”;审查委员会以前核准但重新审核相关证据,经GDG讨论的“更新推荐”;“全新推荐”。共有现存推荐10项,更新推荐7项,全新推荐7项。

总的来说,GDG审查了来自系统综述的证据,详细讨论了每一组高危人群LTBI的流行情况、发展为活动性结核病的风险,并与一般人群进行了对比。GDG采用个体获益必须大于风险的原则,来指导制定LTBI检测和治疗的推荐意见。GDG发现,不论当地的结核病流行情况如何,HIV感染者、与肺结核患者有家庭接触的5岁以下儿童和婴儿都能从LTBI系统测评和治疗中获益。与此相似,不论当地的结核病流行情况如何,HIV阴性的高危人群(如开始抗TNF治疗、接受透析、准备器官或血液移植的患者以及硅肺患者)也能从LTBI系统测评和治疗中获益,因为他们进展为活动性结核病的风险是增高的。

具体推荐意见如下：

1. 识别LTBI检测和治疗的高危人群

(1)感染HIV的成人、青少年、儿童和婴儿:结核菌素皮肤试验(TST)结果未知或阳性,而且考虑不太可能患有活动性结核病的感染HIV的成人和青少年,应接受结核病预防性治疗,这是艾滋病综合治疗措施的一个组成部分。无论其免疫抑制程度如何,都应遵照执行。正在接受抗反转录病毒治疗(ART)的,曾经接受过结核病治疗的,以及妊娠患者,亦应接受治疗(强烈推荐,高质量证据。现有推荐)。

如果经调查显示未患结核病,那么接触过结核病病例的、感染艾滋病毒的<12个月的婴儿,应接受6个月的异烟肼预防性治疗(IPT)(强烈推荐,中等质量证据。更新推荐)。

感染HIV、年龄≥12个月的儿童,经症状筛查被认为不可能患有结核病、并且未接触过结核病病例的，如果他们生活在结核病患病率高的环境中，应该提供6个月的IPT，这是艾滋病综合防治措施的组成部分（强烈推荐，低质量证据。现有推荐）。

所有成功完成结核病治疗的HIV感染儿童，均可接受6个月异烟肼的延长治疗（条件性推荐，低质量证据。现有推荐）。

（2）HIV阴性的家庭接触者：与菌阳肺结核患者有家庭接触的<5岁HIV阴性的儿童，经恰当的临床评估或遵照国家指南未发现活动性结核病的，应给予结核病预防性治疗（强烈推荐；高质量证据。更新推荐）。

在结核病低流行国家，与菌阳肺结核患者有家庭接触的成人、青少年和儿童应进行LTBI系统测评和治疗（强烈建议，中高质量证据。现有推荐）。

在结核病高流行国家，与菌阳肺结核患者有家庭接触者的5岁或以上的儿童、青少年和成人，经恰当的临床评估或遵照国家指南未发现活动性结核病的，可考虑进行结核病预防性治疗（条件性推荐，低质量证据。全新推荐）。

（3）其他HIV阴性的高危人群：开始抗TNF治疗、接受透析、准备器官或血液移植的患者以及硅肺患者，应进行LTBI系统测评和治疗（强烈推荐，低或极低质量证据。更新推荐）。

在结核病低发病率国家，对囚犯、卫生工作者、来自结核病高负担国家的移民、无家可归者和使用违禁药品者，可考虑进行LTBI系统测评和治疗（条件性推荐，低或极低质量证据。现有推荐）。

不建议对糖尿病患者、重度嗜酒者、吸烟者和低体重者进行LTBI系统测评，除非涉及上述推荐意见的情况（条件性推荐，极低质量证据。现有推荐）。

2. 排除活动性结核病的方法　应遵照特定临床路径，对HIV阳性的成人和青少年进行结核病筛查。无咳嗽、发热、体重减轻或盗汗等症状的人不太可能患有活动性结核病，不论其ART状况如何，都应接受预防性治疗（强烈推荐，中等质量证据。更新推荐）。

接受ART的HIV阳性者可进行胸部X线检测，对影像学无异常者可进行预防性治疗（条件性推荐，低质量的证据。全新推荐）。

HIV阳性的成人和青少年，遵照特定临床路径前来筛查结核病的，或主诉咳嗽、发热、体重下降或盗汗等症状的，则可能患有活动性结核病；应进行结核病和其他相关疾病的评估（强烈推荐，中等质量证据。更新推荐）。

HIV阳性的婴儿和儿童，如果出现增重不足、发热或咳嗽，或有结核病患者接触史，应进行结核病和相关疾病的评估。如果未发现结核病，无论其年龄大小，应进行预防性治疗（强烈推荐，低质量证据。更新推荐）。

在预防性治疗前，对HIV阴性且年龄≥5岁的家庭接触者和其他高危人群，如果无任何结核病症状且胸片无异常的，可排除活动性结核病（条件性推荐，极低质量证据。全新推荐）。

3. LTBI检测　结核菌素皮肤试验（TST）或γ干扰素释放试验（IGRA）可用于检测LTBI（强烈推荐，极低质量证据。全新推荐）。

相较于LTBI检测阴性者，LTBI检测阳性的HIV感染者更能受益于预防性治疗。在可行的情况下，可使用LTBI检测来识别这些人（强烈推荐，高质量证据。现有推荐）。

对HIV感染者或5岁以下儿童家庭接触者开始预防性治疗之前，并非必须通过TST或IGRA检测LTBI（强烈推荐，中等质量证据。更新推荐）。

4. LTBI的治疗　在结核病高流行和低流行的国家，推荐成人和儿童进行6个月的异烟肼单药治疗(强烈推荐;高质量证据。现有推荐)。

在结核病高流行国家,对15岁以下的儿童和青少年,可用利福平和异烟肼每日用药3个月替代6个月异烟肼,作为预防性治疗的替代方案(强烈推荐;低质量证据。全新推荐)。

在结核病高流行国家,对成人和儿童,可用利福喷丁和异烟肼每周1次用药3个月替代6个月异烟肼疗法,作为预防性治疗的替代方案(条件性推荐,中等质量证据。全新推荐)。

在结核病低流行国家,可用以下方案替代6个月异烟肼疗法:9个月异烟肼;利福喷丁加异烟肼每周用药3个月;3~4个月异烟肼加利福平;3~4个月利福平(强烈推荐,中高质量证据。现有推荐)。

在结核病发病率和传播率较高的环境中,感染HIV的成人和青少年,如果TST未知或阳性且不大可能患有活动性结核病者,无论接受ART与否,都应接受至少36个月的IPT。无论其免疫抑制程度、既往结核病治疗史、妊娠情况如何,亦应给予IPT(条件性推荐,低质量证据。现有推荐)。

5. 耐多药结核病接触者的预防性治疗　对筛选过的、高危的耐多药结核病家庭接触者,在个体化风险评估和合理临床论证后,可考虑给予预防性治疗(条件性推荐,极低质量证据。全新推荐)。

（四）WHO耐多药/利福平耐药结核病治疗指南：2018年更新版[5]

耐多药结核病(multidrug resistant-tuberculosis,MDR-TB)/利福平耐药结核病(rifampicin resistant-tuberculosis,RR-TB)较药物敏感性结核病治疗难度大,对实现WHO制定的终止结核病策略的目标构成威胁。《WHO耐多药结核病/利福平耐药结核病治疗指南(2018年更新版)》是WHO向各成员国专业技术人员通报如何提高对MDR/RR-TB的治疗与关怀。WHO组织召开了指南修订小组会议,审阅评估了一系列最新的证据及单病例数据meta分析(IPD-MA)数据。前者包括德拉马尼Ⅲ期随机对照试验结果和MDR-TB短程方案治疗结果,后者包括来自40个国家、53项研究的13 104例患者进行MDR-TB长程治疗的数据、来自15个国家2600余例患者开展9~12个月MDR-TB短程治疗的数据和来自在儿童中使用贝达喹啉(Phase Ⅱ TMC207-C211,Phase Ⅰ/Ⅱ IMPAACT P1108)和德拉马尼临床试验(Phase Ⅰ 242-12-245,Phase Ⅰ 242-12-232,Phase Ⅱ 242-07-204,Phase Ⅱ 242-12-233)的药代动力学和安全性数据。指南修订小组对上述证据及数据采用国际证据推荐分级的评估、制定与评价(gradingof recommendations assessment,development and evaluation,GRADE)方法进行了系统评估。

本版指南关于MDR/RR-TB的治疗与既往指南中明显的不同主要体现在以下几方面:①设计MDR-TB长程治疗方案时不再优先考虑注射剂,并且卡那霉素和卷曲霉素不再推荐使用。②对大多数患者推荐采用全口服药物,强烈推荐在长程治疗方案中使用氟喹诺酮类药物(左氧氟沙星或莫西沙星)、贝达喹啉和利奈唑胺三种药物,并根据获益风险考虑联合其他抗结核药物组成治疗方案。③关于疗程,前6个月的方案中需选用至少4种可能有效的药物,之后至少为3种药物。建议长程治疗方案全疗程时长为18~20个月并根据患者治疗效果予以调整;标准9~12个月短程治疗方案用于符合条件的患者,但需要每日使用注射剂至少4个月。指南同时指出,在实施性研究条件下,采用贝达喹啉替代注射剂以探索全口服药物标准短程治疗方案的疗效和安全性。④每月进行痰培养检查以监测方案治疗效果,若发现方案失败需及时给予调整治疗。

1. 2018新版指南与既往指南更新对照　详见表1。

表 1　2018 新版指南与既往指南更新对照表

既往指南（2011—2016 年）	新指南（2018 年）
关于 RR-TB 患者的治疗： 建议对所有 RR-TB 患者，无论儿童或成人，无论其对异烟肼不耐药或耐药情况不详，均推荐使用 MDR-TB 治疗方案，包括 MDR-TB 短程方案；如若不适用，可采用 MDR-TB 长程方案，并加用异烟肼。	【微小改变】 建议对所有 RR-TB 患者，无论儿童或成人，无论其对异烟肼不耐药或耐药情况不详，均推荐使用 MDR-TB 治疗方案，包括加用异烟肼的 MDR-TB 长程方案或标准短程治疗方案。
关于 MDR-TB 长程治疗方案组成： 应对 MDR-TB 患者使用乙硫异烟胺（或丙硫异烟胺）。 应对 MDR-TB 患者使用氟喹诺酮类药物；且应使用新一代的氟喹诺酮类药物。 对于 RR-TB 或 MDR-TB 患者，推荐在强化期使用包含至少 5 种有效的抗结核药物包括吡嗪酰胺和 4 种二线抗结核药物（A 组选择 1 种，B 组选择 1 种，C 组至少选择 2 种）。如果不能按上述原则选够有效的抗结核药物，则需从 D2 组选择 1 种，其余从 D3 组选择以构成 5 种药物。 对于 RR-TB 或 MDR-TB 患者，推荐使用高剂量异烟肼和（或）乙胺丁醇来进一步增强方案。 对于成人 MDR-TB 患者，贝达喹啉可加至 WHO 推荐的方案中。 对于大于 5 岁的 MDR-TB 患者，德拉马尼可加至 WHO 推荐的方案中。 对于不适用于短程治疗方案的儿童或青少年（6～17 岁）MDR-TB/RR-TB 患者，德拉马尼可加至 WHO 推荐的长程治疗方案中。	【显著改变】 对 MDR／RR-TB 患者使用长程治疗方案时，方案中要包含所有 A 组药物和至少 1 种 B 组药物以确保治疗伊始至少有 4 种可能有效的药物，并且在贝达喹啉停止后至少有 3 种药物继续治疗。如果方案中仅能选用 1～2 种 A 组药物，则 B 组中所有药物均要选入方案；如果使用 A 组和 B 组中的药物仍无法组成有效方案，则需加入 C 组药物。 卡那霉素和卷曲霉素不再用于 MDR-／RR-TB 长程治疗方案中。 MDR/RR-TB 患者长程治疗方案中应包含左氧氟沙星或莫西沙星。 对于 18 岁或 18 岁以上患者，强烈推荐将贝达喹啉应用于 MDR-TB 长程治疗方案中；对于 6～17 岁的青少年患者，也可将贝达喹啉应用于长程治疗方案中。 对于 MDR／RR-TB 患者，强烈推荐将利奈唑胺应用于长程治疗方案中。 对于 MDR／RR-TB 患者，氯法齐明和环丝氨酸或特立齐酮可应用于长程治疗方案中。 乙胺丁醇可应用于长程治疗方案中。 德拉马尼可应用于 3 岁或 3 岁以上的 MDR／RR-TB 患者的长程治疗方案中。 吡嗪酰胺可应用于长程治疗方案中。 亚胺培南-西司他汀或美罗培南可应用于 MDR／RR-TB 的长程治疗方案中。 对于 18 岁以上的 MDR／RR-TB 患者，可选用阿米卡星至长程治疗方案中，前提是患者对该药敏感且确保可对患者采取治疗监测及时发现不良反应。如果阿米卡星不可用，在其他不变情况下，可采用链霉素替代。 乙硫异烟胺或丙硫异烟胺仅在 MDR／RR-TB 患者的长程治疗方案中不能选用贝达喹啉、利奈唑胺、氯法齐明或德拉马尼或没有更好选择组成治疗方案时才予以应用。 对氨基水杨酸也仅在 MDR／RR-TB 患者的长程治疗方案中不能选用贝达喹啉、利奈唑胺、氯法齐明或德拉马尼或没有更好选择组成治疗方案时才予以应用。 强烈推荐在 MDR／RR-TB 患者的长程治疗方案中不选用克拉维酸。

续表

既往指南（2011—2016 年）	新指南（2018 年）
关于 MDR-TB 长程治疗方案的疗程： 对于 MDR-TB 患者的治疗，强化期多为 8 个月，治疗疗程可根据患者的治疗效果进行调整。 对于多数初治 MDR-TB 患者（既往未进行过 MDR-TB 治疗），推荐疗程为 20 个月，疗程可根据患者的治疗效果进行调整。	【关于强化期疗程和总疗程的变化微小；培养阴转后治疗疗程的新建议】 MDR/RR-TB 患者的长程治疗方案中包含阿米卡星或链霉素时，建议强化期疗程为 6~7 个月，可根据患者的治疗效果缩短或延长疗程。 对于 MDR/RR-TB 患者长程治疗方案的总疗程建议为 18~20 个月，可根据患者的治疗效果调整疗程。 对于 MDR/RR-TB 患者的长程治疗方案，建议在痰培养阴转后继续治疗 15~17 个月，可根据患者的治疗效果调整疗程。
关于 MDR-TB 短程治疗方案： 对于既往未使用二线抗结核药物进行过治疗的 RR-TB 或 MDR-TB 患者并且排除或基本不可能对氟喹诺酮类及二线注射剂耐药，推荐使用 9~12 个月短程治疗方案替代长程方案。	【适用条件发生微小改变，但短化治疗方案的重要性发生改变】 对于既往未使用短程治疗方案中所包含的二线抗结核药物进行治疗超过 1 个月或排除对氟喹诺酮类及二线注射剂耐药的 MDR/RR-TB 患者，推荐使用 9~12 个月短程治疗方案替代长程方案。
关于 MDR-TB 治疗时进行抗病毒治疗时机： 对于 HIV 和 MDR-TB 双重感染的患者，无论 CD4 细胞计数如何，均应在使用二线抗结核药物治疗伊始尽早开展抗逆转录病毒治疗。	【保持不变，仍然有效】
关于采用痰涂片和痰培养来监测患者治疗效果： 推荐采用痰涂片联合痰培养而非单独痰涂片来监测 MDR-TB 患者治疗效果。	【在建议的表述中增加监测频率为每月 1 次】 对 MDR/RR-TB 患者采用长程治疗方案时，强烈推荐在痰涂片镜检基础上增加痰培养作为治疗效果监测手段并且监测频率为每月 1 次。
关于外科手术治疗： 对于 RR-TB 或 MDR-TB 患者，推荐在 MDR-TB 治疗同时可选择性进行部分肺叶切除（肺叶切除或楔形切除）。	【保持不变，仍然有效】
关于 MDR-TB 患者治疗管理模式（门诊/住院）： MDR-TB 患者主要采取门诊治疗管理而非住院治疗管理模式。 在 MDR-TB 治疗中推荐采用非中心化的治疗管理模式。	【保持不变，仍然有效】

2. 2018 新版指南的相关建议

(1)关于 MDR-TB 长程治疗方案治疗药物分组:同 WHO 发布的“耐多药和利福平耐药结核病治疗重大变化快速通报”。

(2)关于 MDR-TB 长程治疗方案组成的建议:

1)对 MDR/RR-TB 患者使用长程治疗方案时,方案中要包含所有 A 组药物和至少 1 种 B 组药物以确保治疗伊始至少有 4 种可能有效的药物,并且在贝达喹啉停止后至少有 3 种药物继续治疗。如果方案中仅能选用 1~2 种 A 组药物,则 B 组中所有药物均要选入方案;如果使用 A 组和 B 组中的药物仍无法组成有效方案,则需加入 C 组药物(一定条件下建议,证据质量极低)。

2)卡那霉素和卷曲霉素不再用于 MDR-/RR-TB 长程治疗方案中(一定条件下建议,证据质量极低)。

3)左氧氟沙星或莫西沙星应加至 MDR/RR-TB 患者长程治疗方案中(强烈建议,证据质量中等)。

4)对于 18 岁或以上 MDR-TB 患者,强烈推荐将贝达喹啉应用于长程治疗方案中(强烈建议,证据质量中等);对于 6~17 岁的青少年患者,也可将贝达喹啉应用于长程治疗方案中(一定条件下建议,证据质量极低)。

5)利奈唑胺应加至 MDR/RR-TB 患者长程治疗方案中(强烈建议,证据质量中等)。

6)氯法齐明和环丝氨酸或特利齐酮可加至 MDR/RR-TB 患者长程治疗方案中(一定条件下建议,证据质量极低)。

7)乙胺丁醇可加至 MDR/RR-TB 患者长程治疗方案中(一定条件下建议,证据质量极低)。

8)拉马尼可加至 3 岁或 3 岁以上 MDR/RR-TB 患者长程治疗方案中(一定条件下建议,证据质量中等)。

9.)吡嗪酰胺可加至 MDR/RR-TB 患者长程治疗方案中(一定条件下建议,证据质量极低)。

10)亚胺培南-西司他汀或美罗培南可加至 MDR/RR-TB 患者长程治疗方案中(一定条件下建议,证据质量极低)。

11)对于 18 岁或 18 岁以上的 MDR /RR-TB 患者,可选用阿米卡星至长程治疗方案中,前提是患者对该药敏感且确保可对患者采取治疗监测及时发现不良反应。如果阿米卡星不可用,在其他不变情况下,可采用链霉素替代(一定条件下建议,证据质量极低)。

12)乙硫异烟胺或丙硫异烟胺仅在 MDR /RR-TB 患者的长程治疗方案中不能选用贝达喹啉、利奈唑胺、氯法齐明或德拉马尼或没有更好选择组成治疗方案时才予以应用(一定条件下不建议使用,证据质量极低)。

13)对氨基水杨酸也仅在 MDR /RR-TB 患者的长程治疗方案中不能选用贝达喹啉、利奈唑胺、氯法齐明或德拉马尼或没有更好选择组成治疗方案时才予以应用(一定条件下不建议使用,证据质量极低)。

14)在 MDR /RR-TB 患者长程治疗方案中不选用克拉维酸(强烈不建议使用,证据质量低)。

(3)关于 MDR-TB 长程治疗方案疗程的建议:

1)MDR/RR-TB 患者的长程治疗方案中包含阿米卡星或链霉素时,建议强化期疗程为 6~7 个月,可根据患者的治疗效果缩短或延长疗程(一定条件下建议,证据质量极低)。

2)对于 MDR/RR-TB 患者长程治疗方案的总疗程建议为 18~20 个月,可根据患者的治疗效果调整疗程(一定条件下建议,证据质量极低)。

3)对于 MDR/RR-TB 患者的长程治疗方案,建议在痰培养阴转后继续治疗 15~17 个月,可根据患者的治疗效果调整疗程(一定条件下建议,证据质量极低)。

(4)关于 MDR-TB 标准短程治疗方案使用的建议:对于既往未使用短程治疗方案中所包含的二线抗结核药物进行治疗超过 1 个月或排除对氟喹诺酮类药物及二线注射剂耐药的 MDR/RR-TB 患者,推荐使用 9~12 个月短程治疗方案替代长程方案(一定条件下建议,证据质量低)。指南再次强调,在考虑进行短程治疗方案前,排除对氟喹诺酮类药物和二线注射剂的耐药,此外如果可能,开展吡嗪酰胺的药敏试验和异烟肼耐药的基因型检测也很重要。以下情况不适宜采用 MDR-TB 标准短程治疗方案:①对 MDR-TB 短程方案中任何一种药物耐药或可疑无效(异烟肼耐药除外);②使用过方案中一种或多种二线药物超过 1 个月(除非已经证实对这些二线药物敏感);③对短程 MDR-TB 方案中的任何药物不能耐受或存在药物毒性风险(如药物间的相互作用);④妊娠;⑤血行播散性结核病、脑膜或中枢神经系统结核病;⑥合并 HIV 的肺外结核病。

(5)关于采用痰培养监测患者治疗效果的建议:对 MDR/RR-TB 患者采用长程治疗方案时,建议在痰涂片镜检基础上增加痰培养作为治疗效果监测手段并且监测频率为每月 1 次(强烈建议,检测准确性证据质量中等)。

四、其他国家结核病防治策略和措施的研究经验

Baliashvili 等[6]对 2012 年 4 月 1 日—12 月 31 日期间对格鲁吉亚国家结核病规划(NTP)登记的确诊为 896 例涂阳活动性肺结核患者共 3 133 例接触者进行调查。1 157 例(37%)接触者接受了 TST 检查,研究发现 TST 阳性率为 34%,86%为家庭接触者,58%为女性接触者。在接触者中,1 年活动性结核病患病率为 3. 3%(95%CI 2. 70~3. 98);发病率为每 10 万人年 1 101 例(95%CI 822~1 443)。多因素分析发现家庭接触者的 LTBI(aOR = 2. 28,95%CI:1. 49~3. 49)高于近距离接触者。结果提示活动性涂阳肺结核接触者中发现 LTBI 和活动性结核病的患病率较高。应加强接触者中病例发现工作,促进早期发现并加强结核病控制工作。

Hamilton 等[7]对无家可归的人群中加强结核病的主动发现进行了系统综述,在符合纳入标准的 20 项研究中分析发现,在三次时间趋势分析中,加强主动发现降低结核病发病率有关。激励机制是提高筛查率的最有力证据,同伴教育的证据则喜忧参半。在观察水平上,专业支持和强制性筛查也可提高患者发现,社区支持也可促进完成诊断,那些最有可能被诊断为结核病的人群似乎不太乐意接受筛查。潜伏结核感染筛查率为 1. 5~57%(41 684 人),活动性结核病筛查率为 0~3. 1%(91 771 人)。结果提示,主动发现是有效的。需要明确并提高主动发现策略,应根据当地人群等情况确定进一步的研究。

Bigogo 等[8]在肯尼亚于 2011—2014 年期间对 15 岁及以上的参与者在家或者诊所进行结核病可疑症状的筛查,结果发现在家中共有 11 191 名参与者进行可疑症状筛查,其中 2 695 人(23. 9%)有可疑症状,2 258 人(83. 8%)进行查痰,在 32 份(1. 4%)样本中检出结核分枝杆菌,检出率为 286/10 万人。在卫生机构中,共有 11 762 人接受了筛查,7 500 人(63. 8%)有可疑症状,其中 1 282 人(17. 1%)进行查痰。在 69 份样本(5. 4%)中检出结核分枝杆菌,总检出率为 587/10 万人。结果提示以设施为基础的强化结核病病例发现比以家庭

为基础的结核病筛查每检测标本数量和筛查人数发现的结核病病例更多,应进一步评估其潜在的影响。

Little 等[9]对撒哈拉以南非洲农村地区的 18 岁及以上 130 名活动性结核病患者的 282 家庭接触者进行调查,结果发现接触者中有 11 例确诊病例,患病率为 3.9%,同事发现结核病症状的出现与活动性结核病的发病几率增加无关。结果提示南非农村地区新近诊断出的结核病患者的家庭接触者结核病患病率高,可以通过接触者追踪进行检测,但需要比痰涂片更敏感的检测工具。

Fox 等[10]在 2015 年对越南 8 个省的 70 个地区的诊所进行一项多中心随机对照试验,每个地区或诊所的医务工作者对涂阳肺结核患者的家庭接触者进行干预+被动发现(干预组)或单独被动病例发现(对照组)。在干预组,邀请家庭接触者在 0 个月、6 个月、12 个月和 24 个月进行临床评估和胸片检查。调查了 70 个地区 10 964 名痰检阳性肺结核患者中的 25 707名家庭接触者进行调查。干预组包括 36 个地区中,共 10 069 名接触者中有 180 人登记为结核病(1 788/10 万),而对照组中有 15 638 名接触者(703/10 万)登记为结核病。结果提示,涂阳肺结核的家庭接触者进行干预比单纯被动病例发现更有效。

Beyanga 等[11]在 2016 年 8—12 月对坦桑尼亚某地区对 93 例确诊的结核病指示病例的 456 例家庭接触者进行调查,在 456 名家庭接触者中,结果发现 13 人(2.9%)为 GeneXpert *MTB/*RIF 阳性,18 人(3.9%)为 *MTB* 培养阳性,4 人(0.9%)为 AFB 涂片阳性。总体而言,29 名接触者(6.4%)经细菌学确诊为肺结核。结果提示坦桑尼亚的姆万扎地区,家庭接触者中 100 名接触者中有 7 人确诊病例。因此,应对接触者进行追踪,早发现早治疗以控制结核。

Pelissari 等[12]在 2014 年 10 月—2016 年 8 月,对巴西南部的监狱 10 326 名羁押人员进行咳嗽和胸透(CXR)等进行结核病筛查,结果发现 196 名确诊为结核病(188 /10 万)。结果提示,症状筛查(咳嗽)和 CXR 联合应用比单独使用两种方法更能提高结核病诊断的效能。如果没有对单独出现咳嗽的患者进行调查,10%的结核病患者将会被遗漏;若没有对 CXR 异常但无咳嗽的患者进行调查,那么 51%的结核病患者将被遗漏。因此在监狱中应采取主动发现的方式发现结核病患者。

Pan 等[13]在 2016 年 11 月—2017 年 12 月,对活动性结核病病例的家庭接触者和学校结核病患者教室青少年接触者的结核病检出情况进行调查,结果发现家庭接触者是较强的危险因素。在结核病指示病例和对照组 6 512 例和 6 480 例教室接触者中,分别检出 45 例(病例检出率 0.69%)和 2 例(病例检出率 0.03%)新的活动性结核病病例。在课堂上出现指数病例显著增加了同学感染活动性结核病的风险(OR=22.5,95%CI:5.9,191.4)。结果提示,曾经在家庭中接触结核病可能导致儿童在学校感染结核病,然后将结核病传播给同班同学。

Ohene 等[14]回顾性分析了 2010 年 6 月—2014 年 12 月在加纳阿克拉的 10 个医疗机构对诊断结核病病例进行接触调查干预,在 3 267 例结核病患者的共 8 519 接触者中,共筛选了 8 166 例(96%),614 例(7.5%)确定为疑似结核。其中,438 人(71%)接受了痰涂片镜检,确诊 53 例结核病。结果提示明确接触者及接触者调查的优先次序是可行的。

(马艳　高静韬　康万里　姚岚　付亮　刘宇红　唐神结)

参考文献

1. World Health Organization.Global tuberculosis report 2018[R].Geneva:World Health Organization,2018.

2. World Health Organization. Rapid communication: key changes to treatment of multidrug- and rifampicin-resistant tuberculosis(MDR/RR-TB)[R].Geneva: World Health Organization, 2018.
3. World Health Organization. WHO treatment guidelines for isoniazid-resistant tuberculosis: Supplement to the WHO treatment guidelines for drug-resistant tuberculosis[R].Geneva: World Health Organization, 2018.
4. WHO. Latent TB Infection: Updated and consolidated guidelines for programmatic management[R]. Geneva: World Health Organization, 2018.
5. World Health Organization. WHO treatment guidelines for multidrug- and rifampicin-resistant tuberculosis 2018 update: Pre-final text[R].Geneva: World Health Organization, 2018.
6. BALIASHVILI D, KEMPKER R R, BLUMBERG H M, et al. A population-based tuberculosis contact investigation in the country of Georgia[J].Public Health Action, 2018, 8(3): 110-117.
7. HAMILTON K, TOLFREE R, MYTTON J. A systematic review of active case-finding strategies for tuberculosis in homeless populations[J].Int J Tuberc Lung Dis, 2018, 22(10): 1135-1144.
8. BIGOGO G, CAIN K, NYOLE D, et al. Tuberculosis case finding using population-based disease surveillance platforms in urban and rural Kenya[J].BMC Infect Dis, 2018, 18(1): 262.
9. LITTLE K M, MSANDIWA R, MARTINSON N, et al. Yield of household contact tracing for tuberculosis in rural South Africa[J].BMC Infect Dis, 2018, 18(1): 299.
10. FOX G J, NHUNG N V, SY D N, et al. Household-Contact Investigation for Detection of Tuberculosis in Vietnam[J].N Engl J Med, 2018, 378(3): 221-229.
11. BEYANGA M, KIDENYA B R, GERWING-ADIMA L, et al. Investigation of household contacts of pulmonary tuberculosis patients increases case detection in Mwanza City, Tanzania[J].BMC Infect Dis, 2018, 18(1): 110.
12. PELISSARI D M, KUHLEIS D C, BARTHOLOMAY P, et al. Prevalence and screening of active tuberculosis in a prison in the South of Brazil[J].Int J Tuberc Lung Dis, 2018, 22(10): 1166-1171.
13. PAN D, LIN M, LAN R, et al. Tuberculosis Transmission in Households and Classrooms of Adolescent Cases Compared to the Community in China[J].Int J Environ Res Public Health, 2018, 15(12).pii: E2803.
14. OHENE S A, BONSU F, HANSON-NORTEY N N, et al. Yield of tuberculosis among household contacts of tuberculosis patients in Accra, Ghana[J].Infect Dis Poverty, 2018, 7(1): 14.

中篇　结核病基础

第一章　结核病分子流行病学

【摘要】结核病分子流行病学调查的重要方法是结核分枝杆菌的基因分型技术，此项技术可了解结核分枝杆菌菌株传播信息、菌株分布的地理和空间分布差异、与耐药性及多个因素之间的关系。2018 年国际文献报道中重复单位变量串联重复（MIRU-VNTR）分型技术、Spoligotyping 技术依然是最常用的结核分子流行病学调查方法，全基因组测序（WGS）在不同的国家和地区应用也较多。而国际上出现的一定数量的基于学生、监狱人群等特殊人群结核病患者的分子流行病学研究极大地丰富了人们对结核病传播的认识，为制定针对性的防控策略提供重要理论依据。

【关键词】结核分枝杆菌；分子流行病学；基因分型技术；传播

随着分子生物学的发展，基于结核分枝杆菌基因组 DNA 的基因分型技术是研究结核病分子流行病学的基础。IS6110-限制性片段长度多态性（IS6110-RFLP）、间隔区寡核苷酸分型法（Spoligotyping）、可变串联重复序列分型法（MIRU-VNTR）以及单核苷酸多态性法（SNP）等技术均在国内外被广泛使用。近年随着全基因测序技术的推广使用，人们可以更精确地鉴定结核病在人群中的传播模式。通过对不同地区内结核病患者大队列的结核病分子流行病学的研究，可以了解结核分枝杆菌在区域流行的地理及空间分布差异状况，国际上对特殊人群结核病患者的分子流行病学的研究更是极大丰富了我们对结核病传播的认识，为制定科学的防控策略提供重要依据。本文对 2018 年国际上结核病分子流行病学主要的研究进展进行归类和总结。

一、结核病分子流行病学方法

基于结核分枝杆菌基因组 DNA 的基因分型技术是结核病分子流行病学的基础。传统的基因分型方法主要包括 IS6110-限制性片段长度多态性（IS6110-RFLP）、间隔区寡核苷酸分型法（Spoligotyping）、可变串联重复序列分型法（MIRU-VNTR）以及单核苷酸多态性法（SNP）等，近年来使用较为广泛的为 MIRU-VNTR，尽管其具有操作简便、重复性高、结果可数字化等优点，但是也存在一定的不足支出，因为每一个遗传标志物仅反映细菌基因组信息的较少一部分，因此应根据不同地区结核分枝杆菌的基因多态性，选择适合本地区的最优化 VNTR 位点进行分型。Koster 等[1]基于 2003—2017 年美国夏威夷地区 19 个结核病传播簇，通过全基因组测序表明，使用VNTR法检测结核传播的灵敏度为100%，而特异度仅为28.6%，同时发现VNTR对北京基因型及马尼拉基因型传播鉴定能力相比其他基因型更低，提示全基因组测序技术比VNTR方法更适宜鉴定结核病传播。Meehan等[2]收集了非洲刚果民主共和国金沙萨地区的324株结核分枝杆菌开展Spoligotyping、VNTR和全基因组测序，结果表明Spoligotyping能够鉴定到200年以上的传播事件，VNTR可以鉴定到30年的传播事件，而全基因组测序能够鉴定到近期传播事件，因此更适合结核病高流行区域的分子流行病学研究。

Gautam等[3]对塔斯马尼亚的结核分枝杆菌进行首次基因组分析，以更好地了解该州的结核病流行病学。对2014—2016年收集的结核分枝杆菌菌株进行全基因组测序。应用单基因座变异分析方法对分离株的系统发育和耐药突变的存在进行了研究，并将基因组数据与每个病例的公共卫生监督记录交叉引用。结果83.3%的结核病病例发生在非澳大利亚出生的个人。根据单基因座变异分析，确定了两个可能的结核病集群，一个来自2014年11—12月（n=2），另一个来自2015年5—8月（n=4）。结论认为，塔斯马尼亚的结核病主要来源于海外，其基因具有独特的结核分枝杆菌药敏分离株。早期发现结核病和接触追踪，特别是海外出生的病例，与快速实验室药物敏感性试验和分子分型相协调，对于塔斯马尼亚实现世界卫生组织针对低发病率环境的结核病根除目标至关重要。

Iketleng等[4]认为全基因组测序（WGS）有可能成为一种综合表型药敏试验DST和流行病学调查的一站式方法。文章讨论了下一代全基因组测序在了解结核病分子流行病学和耐药性机制方面所提供的巨大机遇。同时还讨论了DST在患者管理和传播链追踪方面的潜在临床价值和公共卫生影响，以便及时进行公共卫生干预。WGS已经在实验室中进行了常规调整，以便在英国等低负担高收入环境中告知患者管理和公共卫生干预。同时预测认为，这项技术将同样适用于对流行病影响最大的高负担环境。

二、结核分枝杆菌的分子流行病学

结核病分子流行病学的研究的主要任务是围绕大队列患者的结核分枝杆菌菌株开展分子流行病学研究，以探讨结核病在区域的流行状况，为制定科学的防控策略提供重要依据。Wiens等[5]综合了近年报道的重复单位变量串联重复（MIRU-VNTR）技术、Spoligotyping技术、全基因组测序（WGS）几种方法检测结果，对引起结核病菌株的全球变异进行了系统回顾和荟萃分析，目的在于绘制引起结核病的基因型的全球分布图；检查是否有任何流行病学相关的临床特征与这些基因型相关。通过对PubMed和Scopus进行了系统的回顾，建立了一个综合的人类结核病分子流行病学研究数据集，采用典型的抽样技术。结果有206项研究纳入分析，代表了85个国家27年来收集的超过200 000株细菌。通过绘制了基因型地图发现，与先前出版的地图一致，欧美的谱系4和东亚谱系2菌株分布广泛，西非谱系5和6菌株在地理上受到限制。根据现有的数据，我们发现谱系2菌株可能与传播链风险增加相关，而谱系5和6菌株可能与谱系4菌株相比风险降低相关。此研究提供了最全面的具有系统分析证据的多种菌株引起结核病的结果，表明了菌株分布之间具有地理和流行病学差异，这可能有助于我们了解结核病的全球负担，并在研究设计和结果传播中优先考虑并加强临床数据收集。

Tulu等[6]通过对埃塞俄比亚结核分枝杆菌菌株及其谱系发表的文献进行系统检索和综

述,回顾和汇编埃塞俄比亚结核分枝杆菌菌株和谱系的研究结果。纳入 21 项研究,一共 3 071株结核分枝杆菌分离株,其中 3 067 株纳入研究。这些研究采用谱系分型法,确定了印度洋、东亚/北京、东非印第安人、欧美人和埃塞俄比亚人 5 个谱系,分别占 7.1%、0.2%、23.0%、64.8%和 4.1%。因此,欧美是该国最常见(64.8%)的谱系,而东亚是该国最不常见(0.2%)的谱系。埃塞俄比亚谱系似乎局限于埃塞俄比亚东北部。确定的前五个支系分别为 T、CAS、H、MANU 和埃塞俄比亚,分别占菌株的 48.0%、23.0%、11.0%、6.0%和 4.1%。此外,识别出的主要共享型(Spoligotype 模式)是 SIT149、SIT53、SIT25、SIT37 和 SIT21,分别由 420、343、266、162 和 102 个分离株组成。而另一方面,15%的菌株是孤立的。根据此次综述的结果,埃塞俄比亚发现了多种结核分枝杆菌菌株和谱系,这些菌株和谱系的发生频率在该国不同地区有所不同。

Peres 等[7]分析了与巴西圣埃斯皮里托 Vitoria 结核分枝杆菌(*MTB*)分离株基于 IS6110 RFLP 基因型簇大小相关的危险因素,对 2000—2010 年在巴西首都维多利亚地区发现的新结核病病例进行横断面研究。用 IS6110-RFLP、Spoligotyping 和 RDRio 三种方法对结核分枝杆菌分离株进行基因分型,并进行相关的患者流行病学特征分析,回归模型用于识别与聚类大小相关的因素。结果显示,959 株结核分枝杆菌分离株中,461 例(48%)分离株为一个 RFLP 簇,6 个簇中有 10 个或更多的分离株。在 Spoligotyping 型分离株中,448(52%)被分为 LAM,412(48%)被分为非 LAM。我们的回归模型发现,6~9 株分离株/RFLP 簇更可能属于 LAM 家族,具有 RDRio 基因型,且涂片呈阳性。21~30 岁、31~40 岁和 50 岁以上的个体与 20 岁以下的个体相比,属于 2~5 个分离株/RFLP 群的可能性更小(调整的 OR=0.49,95%CI:0.28~0.85;OR=0.43,95%CI:0.24~0.77;OR=0.49,95%CI:0.26~0.91)。与独特模式相比,2~5 分离株/聚类组(调整的 OR=0.45,95%CI:0.24~0.85)感染菌株的患者发生肺外疾病的可能性较小。结论认为,在维多利亚州新的结核病感染中,有很大一部分是由流行的属于 LAM 家族和 RD 基因型的结核分枝杆菌基因型引起的。这些信息表明,某些基因型更有可能引起最近的传播。针对性干预措施如在特定领域和社会风险群体进行筛查中,应是减少传播最重要。

三、耐药结核分枝杆菌的分子流行病学

Uddin 等[8]在孟加拉国北部地区开展了 VNTR 的分子流行病学研究和药物敏感性相关分析,结果表明孟加拉国北部最主要的流行菌株是 EAI 基因型、北京基因型和 T1 基因型。同时近期传播率为 20.9%,提示本地区存在明显的近期传播。超过半数的结核分枝杆菌对所有一线抗结核药物敏感,同时有 15.9%的结核分枝杆菌为耐多药。

Maharjan 等[9]对尼泊尔耐多药结核分枝杆菌(*MTB*)分离株的遗传多样性和流行病学特征进行了分析。对 2009 年 4 月—2013 年 3 月收集的 498 株 MDR-*MTB* 菌株进行了分离和 Spoligotype 基因分型,并分析了患者的背景信息。结果为谱系 2(北京基因型)是最主要的谱系(n=241;48.4%),其次是谱系 3(n=153,30.7%)、谱系 4(n=73,14.5%)、谱系 1(n=32,6.4%)。这些谱系与患者的地理区域、种族、年龄和性别具有显著相关性。北京基因型在尼泊尔耐多药结核病的传播中具有重要作用,并与东部地区、蒙古族和年轻人有显著的相关性。早期诊断和治疗,包括对耐多药结核病病例的分子流行病学监测,将有助于控制尼泊尔耐多药结核病的传播。

Tilahun 等[10]对埃塞俄比亚中部欧罗米亚地区 Ambo 镇及其周边地区确诊的 105 例新的涂片阳性肺结核患者进行了横断面研究，采用基于差异区 9（RD9）的聚合酶链反应（PCR）和 Spoligotyping 技术，对分离株进行了种类和菌株水平的鉴定。结果培养阳性的 86 个分离株均被确认为结核分枝杆菌，其中大多数（76.7%）被聚为 7 组，其余（23.3%）则表现出独特性。最主要的 Spoligotypes 是 SIT53 和 SIT149，分别占 24.4%和 20.9%。利用 SPOTCLUST 软件将分离株分配到家系，发现 45.3%的分离株属于 T1，23.3%属于 T3，13%属于 CAS 家系。结论认为，研究区内大多数分离株均呈集群分布，提示该区存在着持续的主动传播。单药耐药相对普遍，而 MDR/RR-TB 的数量低于以前的研究。

四、特殊人群结核病分子流行病学

Pasechnik 等[11]报道了俄罗斯西伯利亚西部的鄂木斯克地区结核病的流行病学资料。作者通过以人群为基础的研究从俄罗斯西伯利亚西部的鄂木斯克地区的 HIV 阳性和 HIV 阴性结核病患者身上分离出结核分枝杆菌进行分析，以了解结核分枝杆菌在结核病/艾滋病联合感染的高负担地区的主要基因型家族和流行及克隆。收集了 207 例新诊断的肺结核患者的结核分枝杆菌分离株，其中 55 例（26.5%）患者感染了艾滋病病毒。对结核分枝杆菌分离株进行药敏试验和分子分型，并根据 Spoligotyping 分析其强大的基因型和簇特异性标记。结果显示，传播性结核病患者的 HIV 阳性率（34.5%）高于 HIV 阴性组（4.6%）（$P<0.001$）。北京基因型占优势（62.3%），主要亚型为 94~32 簇（中亚/俄罗斯株，$n=80$）和 B0/W148 簇（俄罗斯株，$n=28$）。主要的非北京家庭包括拉丁美洲地中海（14.5%）、T 族（11.1%）、乌拉尔（5.8%）和哈勒姆（3.9%）。多变量 logistic 回归分析显示，MDR 与北京基因型相关，与 HIV 共感染状态无关（$P<0.001$）。北京的基因型分离株在结核病/艾滋病患者中比在结核病-艾滋病阴性患者中更常见（分别为 74.5%和 57.9%；$P=0.031$）。非北京基因型除抗药性的乌拉尔 SIT262 株外，对主要药物敏感。结果表明，西伯利亚鄂木斯克地区结核病/艾滋病合并感染的令人担忧的情况严重受到 MDR 相关北京基因型结核分枝杆菌分离株的活跃循环的影响。在非北京基因型中，SIT262 耐药乌拉尔家族菌株的出现值得关注。

儿童结核病常常是反映近期传播的一个指标，通过基因分型和全基因组测序（WGS）可以对儿童结核病加强调查。Guthrie 等[12]对 2005—2014 年不列颠哥伦比亚省（BC）所有 18 岁以下儿童结核分枝杆菌培养确诊病例（$n=49$）进行结核分枝杆菌基因分型，并与成人分离株进行比较。同时对每个病例的临床、人口统计学和接触数据进行回顾。23 名儿童为加拿大出生儿童，7 名为加拿大出生父母，16 名为外国出生父母。在 26 个外国出生的孩子中，所有人都出生在亚洲（81%）或非洲（19%）。利用分子和流行病学数据，我们确定 15 名儿童在不列颠哥伦比亚省内感染，7 名加拿大出生（FBP）儿童在本地感染了结核病考虑家庭传播。8 个加拿大出生的孩子因到父母的出生地旅行获得了感染。除了 1 名外国出生的儿童以外，其他所有儿童都在不列颠哥伦比亚省外感染。作者认为，通过基因分型和基因组数据显示，儿童传播的驱动因素因儿童的年龄、出生地和父母的出生地而异。

2018 年国际文献中也出现了一定数量的基于学生、监狱人群等特殊人群结核病患者的分子流行病学研究，这些研究极大地丰富了人们对结核病传播的认识，为制定针对性的防控策略提供重要理论依据。一项来自东埃塞俄比亚的研究，首次收集了大学生结核病患者及社区结核病患者分离的结核分枝杆菌开展了流行病学研究。结果表明,52.9%的学生和66.7%的社区结核病患者存在近期传播。女性,城市居民和新患者与结核病近期传播密切相关[13]。Mediros 等[14]基于巴西监狱结核病患者分离的菌株开展了分子流行病学研究,结果表明来自 6 个监狱的 95 株临床分离株均来自于男性、年轻人群及低文化程度人群,其中 Spoligotyping 结果表明,LAM 和 T 家族所占比例较高,此外采用 12 位点 VNTR 方法可以将 95 株分离株聚类成 62 个不同的基因型,提示在监狱内存在不同结核分枝杆菌的传播,需要加强对监狱人群的结核病监测。

分子生物学技术的发展极大地拓展了人们对结核分枝杆菌基因组信息的认识,随着全基因测序技术的推广使用,人们将对更精确的鉴定结核病在人群中的传播模式,同时借助数学模型的帮助,可以更深刻地理解结核分枝杆菌的起源和进化,只有更好地了解这位“对手”的过去,才能更高地控制并消灭它,真正在 2035 年实现“消灭结核病”的宏伟目标。

（刘一典　逄宇　梁晨　唐神结）

参考文献

1. KOSTER K J,LARGEN A,FOSTER J T,et al.Genomic sequencing is required for identification of tuberculosis transmission in Hawaii[J].BMC Infect Dis,2018,18(1):608.
2. MEEHAN C J,MORIS P,KOHL T A,et al.The relationship between transmission time and clustering methods in Mycobacterium tuberculosis epidemiology[J].EBioMedicine,2018,37:410-416.
3. GAUTAM S S,MAC AOGÁIN M,COOLEY L A,et al.Molecular epidemiology of tuberculosis in Tasmania and genomic characterisation of its first known multi-drug resistant case[J].PLOS One,2018,13(2):e0192351.
4. IKETLENG T,LESSELLS R,DLAMINI M T,et al.Mycobacterium tuberculosis Next-Generation Whole Genome Sequencing:Opportunities and Challenges[J].Tuberc Res Treat,2018,2018:1298542.
5. WIENS K E,WOYCZYNSKI L P,LEDESMA J R,et al.Global variation in bacterial strains that cause tuberculosis disease:a systematic review and meta-analysis[J].BMC Med,2018,16(1):196.
6. TULU B,AMENI G.Spoligotyping based genetic diversity of Mycobacterium tuberculosis in Ethiopia:a systematic review[J].BMC Infect Dis,2018,18(1):140.
7. PERES R L,VINHAS S A,RIBEIRO F K C,et al.Risk factors associated with cluster size of Mycobacterium tuberculosis(Mtb)of different RFLP lineages in Brazil[J].BMC Infect Dis,2018,18(1):71.
8. UDDIN M K M,AHMED M,ISLAM M R,et al.Molecular characterization and drug susceptibility profile of Mycobacterium tuberculosis isolates from Northeast Bangladesh[J].Infect Genet Evol,2018,2018(65):136-143.
9. MAHARJAN B,NAKAJIMA C,ISODA N,et al.Genetic diversity and distribution dynamics of multidrug-resistant Mycobacterium tuberculosis isolates in Nepal[J].Sci Rep,2018,8(1):16634.
10. TILAHUN M,AMENI G,DESTA K,et al.Molecular epidemiology and drug sensitivity pattern of Mycobacterium tuberculosis strains isolated from pulmonary tuberculosis patients in and around Ambo Town,Central Ethiopia[J].PLoS One,2018,13(2):e0193083.
11. PASECHNIK O,VYAZOVAYA A,VITRIV S,et al.Major genotype families and epidemic clones of Mycobacterium tuberculosis in Omsk region,Western Siberia,Russia,marked by a high burden of tuberculosis-HIV coinfection[J].Tuberculosis(Edinb),2018,108:163-168.
12. GUTHRIE J L,DELLI PIZZI A,ROTH D,et al.Genotyping and Whole-Genome Sequencing to Identify Tuberculosis Transmission to Pediatric Patients in British Columbia,Canada,2005-2014[J].J Infect Dis,2018,218

（7）：1155-1163.

13. MEKONNEN A，MERKER M，COLLINS J M，et al.Molecular epidemiology and drug resistance patterns of Mycobacterium tuberculosis complex isolates from university students and the local community in Eastern Ethiopia［J］.PLoS One，2018，13（9）：e0198054.
14. MEDEIROS T F，NOGUEIRA C L，PRIM R I，et al.Molecular epidemiology of Mycobacterium tuberculosis strains from prison populations in Santa Catarina，Southern Brazil［J］.Infect Genet Evol，2018，58：34-39.

第二章 抗结核药物及药物靶点

【摘要】本年度抗结核病药物的研究主要以小分子化合物的开发为主，尤其以苯咪唑喹唑啉类化合物及其衍生物的研究更为亮眼，显示了此类化合物在未来开发新型抗结核药物的可能性；同时针对药物靶点的研究也有众多新的发现，发现一些新的药物筛选靶点和开发目标，这都为抗结核药物的研发展现了很好的曙光。

【关键词】结核病；药物；衍生物；靶点

随着耐药结核病在全球的流行，耐药性的出现及其在全球日趋严峻的趋势为结核病的预防和控制提出了重大挑战，通过研究结核分枝杆菌（*Mycobacterium tuberculosis*，*MTB*）致病的新的机制，进而发现新的药物靶标成为目前的迫切需要。本年度的研究主要以小分子化合物的开发众多，尤其以苯咪唑喹唑啉类化合物及其衍生物的研究更为亮眼，显示了此类化合物在未来开发新型抗结核药物的可能性；同时针对药物靶点的研究也有众多新的发现，发现一些新的药物筛选靶点和开发目标，在药物构象模型的研发上有新的突破，可以为新药的研发提供新的模型和靶点，这些研究和发现在抗结核药物研发方面都具有重要意义。

一、抗结核药物及开发的新趋势

1. 地衣和微藻等来源的具有抗分枝杆菌功能的化合物筛选　呋喃半乳糖（Galf）和吡喃半乳糖变位酶（UGM）对大部分的人的病原菌的生长和活力至关重要，更引人注目的是这两种物质在哺乳动物细胞中缺乏，因此以参与分枝杆菌细胞壁合成的这些酶为靶标可能是一种创新的策略，来发展潜在安全的抗结核药物。Hassan 等[1]发现一种来源于地衣菌的岩衣酸（psoromic acid，PA）有抵抗临床 *M. tb* 菌株感染的功能。他们发现 PA 通过拮抗两个和 *MTB* 有关的关键酶——UDP-吡喃半乳糖变位酶（UGM）和芳基 N-乙酰转移酶（TBNAT），进而可作为抗结核药物治疗的靶标。在针对各种 *MTB* 菌株的测试中，PA 显示了很好的抑菌效果，最小抑菌浓度（MICs）范围在 3.2～4.1μM，选择性指数（SIs）范围在 18.3～23.4，显示了比标准的抗结核药物 INH 更好的效果。而且体外实验中，PA 并未针对人的肝癌细胞系显示更多的细胞毒性，即便在很高的测试浓度。PA 展示了显著的抑制拮抗 UGM 的活性，另外，PA 也展示了对 TBNAT 的表型抑制效果，和标准的抗结核药物 INH 相当的效果。更进步的生物信息学分析也证实了体外实验的结果，PA 分子级相互作用的 UGM 和 TBNAT 活性位点通过分子 Docking 和结构活性关系分析所证实。同时，他们的发现提出了 PA 作为一种有效和安全用于控制结核病感染的药物的可能性。

海洋中的微藻类一直被认为是潜在的、开发新的、有价值的、可在多种生物科技部分应用的、具有生物活性的化合物的来源，Lauritano 等[2]通过提取海洋微藻的有效成分，在正常和营养压力条件下筛选微藻，发现两种海硅藻具有抗结核的活性，并且发现其只在受控的磷酸盐饥饿的状态下抗结核活性才被激活，并且通过有机方法提取的有效成分对正常是人源细胞系无毒性，为开发新型的抗结核药物奠定了基础。de Castro 等[3]发现通过耦合氨基糖酸酯和氨基酸配基合成的新化合物具有良好的抗结核菌活性，同时细胞毒性也可以接受，这也为开发新型的抗结核药物提供了新的方向。Ali 等[4]评价了新系列的吡嗪酰胺金属复合物，在其设计、合成和抗结核活性方面开展了研究，他们发现了其中有两个新衍生的化合物具有潜在的抗结核活性，值得后续继续开发。Hegeto 等[5]联合使用胡椒碱和抗结核药物用于结核病的治疗，胡椒碱是一种有机生物碱基复合物，联合抗结核药物使用将会提高各种药物的生物利用率。通过对敏感菌株和耐药菌株的 MIC 试验，发现联合使用胡椒碱显示了良好的协同效应。

2. 具有抗结核活性的化合物衍生物的设计和合成　炎症或者延长的炎症消散过程在结核病导致的死亡中有重要角色。在导致炎症机制方面的兴趣和对有益的免疫调节作为抗菌治疗的附剂方面的期待引起了关注，并且以宿主定向治疗的观点已经被更加重视。皮质类固醇类作为附剂在免疫治疗中的作用更引起大家的注意。Schutz 等[6]研究认为，皮质类固醇类附剂在治疗和预防似是而非的 HIV 结核免疫重构炎症综合征方面显示了很多益处。虽然附剂的免疫治疗显示了很好的效果，但是未来更高治疗的临床试验和实验药物研究是被批准的，针对此类研究中材料的分析，也能够为提高类固醇类附剂的疗效和鉴定新的特定干预的途径指明道路和方向。

以结构为基础的设计异烟肼（INH）类似物作为潜在的抗结核药物是研究的另外一个方向，新的吡啶衍生物被设计和合成作为经典抗结核药物 INH 的类似物，Atta 等[7]合成了 10 个化合物，发现有四种化合物的 MIC 值达到预期目标，同时开展的细胞毒实验证明大多数化合物具有可接受的安全界限。因此，他们认为新设计合成的化合物有希望作为抗结核候选药物。

天然香豆素在植物中广泛分布，因为其在抗炎症反应中的重要作用，许多已经被用于设计合成重要候选药物的关键组成部分，最近也发现了其具有抗分枝杆菌的活性。天然香豆素和某些附基团相结合可以合成中新型的抗分枝杆菌化合物，Mangasuli 等[8]通过将香豆素和茶碱进行杂合后得到几种新的化合物，通过体外实验证实了其有抗结核菌的活性，其中一个化合物的 MIC 值为 0. 12μg/ml，显示了优秀的抗 *MTB* 的能力。通过单晶体 X 射线对于其和分枝杆菌的相互分子锚定位点的解析也表明对 *MTB* 菌的 4DQU 酶有良好的识别和结合能力，说明两者间有很好的相互作用，这与体外实验所观察的结果相一致。

3. 苯咪唑喹唑啉类为骨架的化合物及其衍生物的研究　众多的苯-咪唑-双氢喹唑啉类化合物在体外显示了良好的抗菌活性，不管对敏感和抗性菌株的 *MTB* 均有良好效果。Serban 等[9]通过经典的杂交方法筛选了一系列的苯咪唑双氢喹唑啉类化合物，通过化学调整方法产生出具有较强抗结核活性的成分，体外对 *MTB* 标准菌株 H37Rv 最低抑菌浓度（MIC 值）低于 0. 24μM。同时，这些合成的化合物也显示了对抗药性菌株的抑菌活性。细胞毒实验表明，这些化合物对细胞没有明显的毒性，在斑马鱼中开展的动物实验表明此类化合物仅显示了低的心脏毒性，没有显示神经毒力和形态改变。其中，有两个化合物 9q 和 9w 显示具有成为抗结核病的先导化合物的可能。他们认为，苯咪唑双氢喹唑啉类化合物是未来有开发出新的抗结核药物的重要候选化合物。

Dhameliya 等[10]的研究也认为苯-噻唑-碳酰替可以作为一种新的抗结核化合物，他们合成了 72 种此类化合物，在体外用标准菌株 H37Rv 开展的药物活性测试显示 32 个化合物具有较好的 MIC 值，细胞毒实验检测也未发现显著毒性。最终他们认为其中最有活性的几种化合物具有开发成为抗结核药物的光明前景。Kar 等[11]设计合成了众多的二苯醚衍生物，对二苯醚衍生物的研究发现了对 *MTB* 敏感菌株和抗性菌株均有效的新型化合物，并且均展现了令人放心的细胞毒安全性，其中的一个复合物具有最大的潜力可以开发为抗结核药物。Yadav 等[12]也开展和评价了苯-咪唑-N-乙酰胺的抗结核活性，发现以喹唑啉为骨架的类似化合物具有良好的抗结核活性。

二、新型抗结核药物靶标的发现

1. 针对 DNA 解旋酶的抑制剂嘧啶并-吲哚-8-氨基的设计、合成和抗菌特性研究　结核病导致的死亡每年大约有 170 万例，而且据预测到 2050 年，如果这个菌株产生的药物抗性问题未被解决的话，抗菌药物的抗性将会导致大约每年 1 000 万例的死亡。因此，新的方法去处理广谱的细菌感染是十分重要的。McGarry 等[13]经过长期的努力，通过广泛的化合物筛选，利用独一无二的针对 MDR 病原的发现方法，他们鉴定了一系列新的氨基连接的嘧啶并吲哚-8 氨基针对细菌Ⅱ型拓扑异构酶。这一系列的复合物是具有高度潜力来对抗革兰阳性菌和分枝杆菌的，并具有优秀的潜力保持对抗一系列相关的 *MTB* 药物抗性临床分离株。Boot 等[14]开发了一种用于抗结核药物发现的分枝杆菌指示菌株，并以此菌株为基础建立了一种研究模型用于抗结核药物的筛选，用这些报告菌株筛选一种小分子抗结核化合物，作者筛选出了 3 种新的化合物，为后续抗结核药物的开发提供了新的模式。

2. 生物信息学分析发现具有对耐药结核病菌株有高度疗效的潜在药物分子　MDR-TB 的出现已经变成结核病治疗中的主要障碍，耐药 *MTB* 已经进化了多种策略来逃避抗结核药物的杀伤。因此，发展有效的抗结核药物来提高对耐药菌株的治疗的需求越来越高。传统的药物设计方法经过时间和大量对抗感染药物的投入取得了一些小的成功。众多的报告展示了药物靶点的几个突变已经导致了耐药 *MTB* 菌株的出现。通过以上分析，Jagadeb 等[15]开展了一线抗结核药物主要靶基因 *MTB* 突变基因 *inhA*、*fabD* 和 *ahpC* 的计算机模拟突变分析。计算机模拟突变药物筛选来鉴定潜在药物从 ChEMBL 化合物库分析，进而提高对 INH 抗性菌株的治疗效果。更进一步，这些化合物被分析出，它们的结合效能可以抵抗 *MTB* 野生型和突变型 InhA、FabD 和 AhpC 蛋白的药物活性结合位点的结合效能。通过计算机模拟和药物基因药效团分析，得到 3 个潜在的先导化合物，这些化合物同现有的 INH 药物相比具有更像药物的潜力，同 *MTB* 野生型和突变型 InhA、FabD 和 AhpC 蛋白相比具有很好的抵抗性，因此可以被考虑作为有效的用于治疗 INH 抗性 *MTB* 菌株的潜在有效药物。

3. 结核分枝杆菌的细胞色素酶 P450 有作为潜在药物靶标的研究　*MTB* 编码有 20 个细胞色素 P450 酶（CYPs），因为它们在细菌生存能力和宿主感染中的必然角色一直被考虑作为潜在的药物靶标。分枝杆菌色素酶的催化活性依赖于电子从一个 NADH 铁氧化还原蛋白还原酶（FNR）和铁氧化还原蛋白（Fd）的传递。2 个 FNRs（FdrA 和 FprA）和 5 个铁氧化还原蛋白（Fdx、FdxA、FdxC、FdxD 和 Rv1786）已经被发现在 *MTB* 基因组中。然而，截止目前，这个同源的氧化还原伙伴关系仍未完全建立。并且一直存在有令人困惑的事实是，异源的氧化还原搭档常规地常被用于重建 *MTB* 的 CYP 代谢。Ortega 等[16]利用最新的研究方法，为了发现 *MTB* 的 CYP 的生化特征病鉴定同源的 CYP 的氧化还原“合伙人”。他们的研究有令人感兴趣的发现，所有 FNRs 和铁氧化还原蛋白的组合都有减少氧化细胞色素 C 的功能，但是稳定状态的动力学测试揭示 FdxD 是 FdrA 的最有效的氧化还原 partner，而 Fdx 和 FprA

是另外更好的一对。CYP121A1、CYP124A1、CYP125A1 和 CYP142A1 和同源的氧化还原 partner 的新陈代谢在体外被重建，令人意想不到的是其功能表现为在电子传输方面具有可选择性，这个功能并不是必须和基因组上的邻近有关联。作者们第一次描述了微生物的 P450 酶代谢过程，在其中多个氧化还原蛋白和多重 CYPs 分子在功能上相连。

4. 新的潜在药物靶标的研究

(1)小分子热休克蛋白(sHSPs)是5个已知的主要分子伴侣蛋白家族之一，对温和的热激和另外的压力产生反应。小分子热休克蛋白16.3(sHSP16.3)在细菌的生长、毒力和细胞壁的增厚等方面都有关键作用，而且被发现在保持 *MTB* 的休眠中发挥关键作用，此蛋白常被称为休眠蛋白。由于此蛋白的强免疫原性和在患者血清中的一致性表现，sHSP16.3 是一个很好的候选药物靶标。Jee 等[17]开展了对 *MTB* 的小分子热休克蛋白的研究工作，他们也发现 sHSP16.3 有作为抗结核药物候选靶标的可能，可用于发展新的治疗干预措施。

(2)Shetty 等[18]研究发现分枝杆菌细胞壁合成酶抑制剂干扰细胞壁分枝菌酸、阿拉伯半乳聚糖和肽聚糖的合成，导致呼吸链的氧化磷酸化程度上升，可以导致细菌 ATP 外流现象，进而导致细菌发生死亡现象，因此作者认为以此为靶标可能会为开发新的抗结核药物提供方向。

(3)以细菌的细胞膜作为候选的抗菌药物靶标是另一种可行的对抗感染性疾病的策略。新加坡国立大学的 Chen 等[19]的研究认为破坏细胞膜的稳定性将会为菌株带来致命的多重后果，也能限制抗性菌株的出现，他们通过对文献的总结，认为两亲性的阳离子是一种显著的可作为研究靶标的化合物模序，但后序仍然有很多的问题值得探讨。

(4)开发设计新型抗结核药物需要再铺砌不同的研究道路，其中重要的一个方法是，用新的化学实体设计方法探索和开发已知的并在临床已验证过菌株靶点的药物的再开发。Antonio 等[20]用上述的方法设计、合成了21种噻唑喹诺酮类药物和烷氧基-噻唑喹诺酮类药物化合物，并验证了其抗结核活性，均展示了良好的令人有兴趣的最低抑菌浓度(MIC)值，其中21a 和30a 化合物的活性最高；最后通过计算机模拟显示了21a 的结合位点是 *MTB* DNA 旋转酶，表明其活性作用位点是其和 DNA 结合的活性位点。

（刘毅　李传友　唐神结）

参考文献

1. HASSAN S T S, SUDOMOVA M, BERCHOVA-BIMOVA K, et al. Antimycobacterial, Enzyme Inhibition, and Molecular Interaction Studies of Psoromic Acid in Mycobacterium tuberculosis: Efficacy and Safety Investigations [J]. J Clin Med, 2018, 8(7). pii: E226.
2. LAURITANO C, MARTIN J, DE LA CRUZ M, et al. First identification of marine diatoms with anti-tuberculosis activity[J]. Scientific reports, 2018, 8(1): 2284.
3. DE CASTRO P P, CAMPOS D L, PAVAN F R, et al. Dual-protected amino acid derivatives as new antitubercular agents[J]. Chem Biol Drug Des, 2018, 92(2): 1576-1580.
4. ALI M, AHMED M, HAFIZ S, et al. Design, Synthesis and Antitubercular Evaluation of Novel Series of Pyrazinecarboxamide Metal Complexes[J]. Iran J Pharm Res, 2018, 17(1): 93-99.
5. HEGETO L A, CALEFFI-FERRACIOLI K R, NAKAMURA-VASCONCELOS S S, et al. In vitro combinatory activity of piperine and anti-tuberculosis drugs in Mycobacterium tuberculosis[J]. Tuberculosis, 2018, 111: 35-40.
6. SCHUTZ C, DAVIS AG, SOSSEN B, et al. Corticosteroids as an adjunct to tuberculosis therapy[J]. Expert Rev

Respir Med,2018,12(10):881-891.

7. ATTA A,FAHMY S,RIZK O,et al.Structure-based design of some isonicotinic acid hydrazide analogues as potential antitubercular agents[J].Bioorg Chem,2018,80:721-732.

8. MANGASULI S N,HOSAMANI K M,DEVARAJEGOWDA H C,et al.Synthesis of coumarin-theophylline hybrids as a new class of anti-tubercular and anti-microbial agents[J].Eur J Med Chem,2018,146:747-756.

9. SERBAN G,STANASEL O,SERBAN E,et al.2-Amino-1,3,4-thiadiazole as a potential scaffold for promising antimicrobial agents[J].Drug Des Devel Ther,2018,12:1545-1566.

10. DHAMELIYA T M,TIWARI R,BANERJEE A,et al.Benzo[d]thiazole-2-carbanilides as new anti-TB chemotypes:Design,synthesis,biological evaluation,and structure-activity relationship[J].Eur J Med Chem,2018,155:364-380.

11. KAR S S,BHAT V G,SHENOY V P,et al.Design,synthesis and evaluation of novel diphenyl ether derivatives against drug susceptible and resistant strains of Mycobacterium tuberculosis[J].Chem Biol Drug Des,2019,93(1):60-66.

12. YADAV S,LIM S M,RAMASAMY K,et al.Synthesis and evaluation of antimicrobial,antitubercular and anticancer activities of 2-(1-benzoyl-1H-benzo[d]imidazol-2-ylthio)-N-substituted acetamides[J].Chem Cent J,2018,12(1):66.

13. MCGARRY D H,COOPER I R,WALKER R,et al.Design,synthesis and antibacterial properties of pyrimido[4,5-b]indol 8 amine inhibitors of DNA gyrase[J].Bioorg Med Chem Lett,2018,28(17):2998-3003.

14. BOOT M,COMMANDEUR S,SUBUDHI A K,et al.Accelerating Early Antituberculosis Drug Discovery by Creating Mycobacterial Indicator Strains That Predict Mode of Action[J].Antimicrob Agents Chemother,2018,62(7).pii:e00083-18.

15. JAGADEB M,RATH S N,SONAWANE A.In silico discovery of potential drug molecules to improve the treatment of isoniazid resistant Mycobacterium tuberculosis[J].J Biomol Struct Dyn,2018:1-34.

16. ORTEGA UGALDE S,DE KONING C P,WALLRAVEN K,et al.Linking cytochrome P450 enzymes from Mycobacterium tuberculosis to their cognate ferredoxin partners[J].Appl Microbiol Biotechnol,2018,102(21):9231-9242.

17. JEE B,SINGH Y,YADAV R,et al.Small Heat Shock Protein16.3 of Mycobacterium tuberculosis:After Two Decades of Functional Characterization[J].Cell Physiol Biochem,2018,49(1):368-380.

18. SHETTY A,DICK T.Mycobacterial Cell Wall Synthesis Inhibitors Cause Lethal ATP Burst[J].Front Microbiol,2018,9:1898.

19. CHEN H,NYANTAKYI S A,LI M,et al.The Mycobacterial Membrane:A Novel Target Space for Anti-tubercular Drugs[J].Front Microbiol,2018,9:1627.

20. CARTA A,BUA A,CORONA P,et al.Design,synthesis and antitubercular activity of 4-alkoxy-triazoloquinolones able to inhibit the M.tuberculosis DNA gyrase[J].Eur J Med Chem,2019,161:399-415.

第三章 结核病疫苗

【摘要】根据《全球结核病报告 2018》,截至 2018 年 8 月,全球共有 12 个新型结核病疫苗临床试验正在开展。其中,处于 1 期临床阶段有 4 种,包括两个病毒载体疫苗 Ad5 Ag85A 和 ChAd0x185A/MVA85A、亚单位疫苗 AEC/BC02、减毒疫苗 *MTB*VAC;处于 2a 期的有 4 种包括病毒载体疫苗 TB/FLU-04L、灭活菌体疫苗 RUTI、亚单位疫苗 ID93+GLA-SE 和 H56:IC31;处于 2b 期的有 2 种,包括灭活疫苗 DAR-901、亚单位疫苗 M72+AS01E;处于 3 期的有 2 种分别为活菌疫苗 VPM 1002 和灭活疫苗微卡,其中一些临床试验已取得了阶段性进展。此外诸多结核病疫苗的临床前研究也取得了一定成果,疫苗评价体系引入了更多技术及评价指标,新型佐剂及新的结核疫苗候选抗原蛋白的筛选等研究工作也推动了新型结核病疫苗的研发进程。

【关键词】亚单位疫苗;病毒载体疫苗;动物模型;佐剂;新结核抗原

2018 年,结核病疫苗研究取得了较大进展,多种亚单位疫苗的Ⅰ期、Ⅱ期临床试验获得了阶段性成果,两种病毒载体疫苗的动物实验结果良好,此外,减毒活疫苗和改良 BCG 疫苗方面也取得一定进展,相关学术组织"NHP"和"VALIDATE"也将为结核疫苗的研发带来更多帮助和契机。

一、亚单位疫苗

2018 年,多种结核重组蛋白亚单位疫苗(包括 M72/AS01、H1/IC31®、H4-IC31、H56/CAF01 等)的临床试验结果取得了阶段性进展,科学家们在运用传统疫苗评价方法的基础上引入了组学技术、流式细胞术等方法,完善了疫苗的评价体系,在剂型对疫苗的安全性和有效性方面也进行了探讨。

系统生物学方法具备鉴定疫苗免疫原性和保护力基因标志物的潜力,但目前较少用于结核病疫苗的评估。为了确定疫苗的最佳接种时间和评估保护效力,葛兰素史克公司联合根特大学及 AERAS 机构在非洲开展了一项开放标签的临床Ⅱ期试验(NCT01669096),受试者接种候选结核疫苗 M72/AS01 后,通过分析外周血 RNA 表达谱表征了疫苗免疫原性和潜在效力。共纳入了 20 例 HIV 阴性的健康志愿者,接种 2 次 M72/AS01,间隔 30 天,采血时间点分别为首次接种前当天、第二次接种前当天、第二次接种后第 1 天、7 天、14 天、17 天及 30 天,利用芯片技术对全血(whole blood,WB)RNA 以及外周血单核细胞(peripheral blood mononuclear cells,PBMCs)的 RNA 表达谱进行分析。血清 γ-干扰素应答,M72-特异的 $CD4^{+}T$ 细胞应答以及本研究观察到的疫苗的安全性方面与之前的临床研究结果相似。首先,使用血液转录模块对 RNA 表达变化的动态分析显示,接种早期(2 次接种后 1 天)时,在 WB 和 PBMC 中均显示几条天然免疫有关的途径被激活。其次,使用先前鉴定的基因标志物作为分类器,确定最佳接种后时间点。基于先前研究,得到的一组基因标签可反映佐剂 AS01 诱导激活的若干条天然免疫通路,受试者根据基因标签的检测结果分为基因标签阳性组 GS^{+}

(gene signature positive, GS^+)组和阴性组 GS^-(gene signature negative, GS^-)组，以接种前(Day 0)的基因表达水平为基线，PBMCs 基因标签表达检测在第 2 次接种后 14 天可检测到相关天然免疫通路被激活，而全血样本检测则在 2 次接种后第 7 天及之后的时间点均可检测到阳性，说明全血样本检测更灵敏。因此，接种后的 7 天、10 天、14 天、17 天是鉴定 M72/AS01 临床相关的转录组应答的潜在合适时间点。通过该研究表明，全血样本 RNA 检测较 PBMCs 更加灵敏，可较快地反映接种后机体免疫系统的应答情况。另外该研究采用的基因标签为通用的免疫信号通路，具有一定的可推广性[1]。

另一项 M72/$AS01_E$ 的随机、双盲、安慰剂对照的 2b 期临床试验在肯尼亚，南非和赞比亚开展(NCT01755598)[2]。该研究纳入了 HIV 阴性，年龄 18~50 岁的潜伏感染者(根据 γ 干扰素释放实验结果)，被随机分配(以 1∶1 的比例)以肌内注射方式接受 2 个剂量的 M72/$AS01_E$ 或安慰剂，间隔期 1 个月。大多数参与者此前均接受过 BCG 接种。该研究评估了 M72/$AS01_E$ 疫苗的安全性，以及对活动性结核病(治疗前获得细菌学证据)的疗效。该研究在通过平均 2.3 年的随访后，对初步得到的结果进行了阶段性报告，共有 1 786 例和 1 787 例分别接种了疫苗和安慰剂，各组分别有 1 623 例和 1 660 例根据协议进入了疗效观察队列。治疗前，疫苗组和安慰剂组分别有 10 例和 20 例确诊结核病(两组年发病百分率为 30% vs. 60%)。疫苗保护效力为 54%(90% CI：13.9~75.4；95% CI：2.9~78.2；P=0.04)。整个队列的免疫效果相似(疫苗效力，57.0%；90% CI：19.9~76.9；95% CI：9.7~79.5；P=0.03)。注射后 30 天内，M72/$AS01_E$ 组的不良反应报告率(67.4%)高于安慰剂组(45.4%)，主要体现在注射部位反应和流感样症状。包括潜在免疫介导的疾病和死亡等严重不良事件在两组中发生频率相似。综上结果，证明该疫苗可为感染 *MTB* 的成人提供 54.0%的抗活动性肺结核病保护效力，且安全性较好。

Hussein[3]等研究者在结核病高流行国家埃塞俄比亚开展了一项开放标签Ⅰ期临床试验(NCT01049282)，对亚单位疫苗 H1/IC31®进行了安全性和免疫原性评估，H1 为 *MTB* 融合抗原 ESAT-6-Ag85B，IC31®为佐剂。本研究中纳入了 39 例 18~25 岁的健康男性，共 24 人完成了整个临床试验，分四组分别为：结核菌素皮试(tuberculin skin test, TST)阴性组(n=12)，QuantiFERON-TB Gold 试验(QFT)阴性组(n=12)，前两者为未感染组，TST^+/QFT^- 组(BCG 接种组，n=3)以及 TST^+/QFT^+ 组(*MTB* 感染组 n=12)。试验开展过程中，对 TST^- 组接种 H1，其他组分 2 次接种 H1/IC31®，间隔 8 周，接种方式为肌内注射，在接种后的 32 周内完成了疫苗的安全性和免疫原性评价。结果显示 H1/IC31®疫苗安全且耐受性良好，四组之间几乎没有差异，与未感染组相比，*MTB* 感染组的不良事件发生率更高一些。在 *MTB* 感染组中报告了 2 例严重不良事件，均不能排除与疫苗的关系。2 例受试者均在发生不良反应后 72 小时内康复，且没有后遗症。疫苗免疫原性分析，评估了接受 2 次接种的 29 例受试者，提示未感染组接种有佐剂的疫苗时对 *MTB* 抗原的免疫应答更强。该试验证实佐剂对于疫苗发挥免疫原性的必要性，并强调在结核病流行地区开展新型疫苗早期研究的重要性。关于 H1/IC31®疫苗更大规模的Ⅱ期研究正在南非开展，其结果也十分值得期待。

加拿大研究者 Deshmukh 等[4]研发了一种新型亚单位疫苗 H4-IC31，H4 融合蛋白为 *MTB* 抗原 Ag85B 和 TB10.4 组成，IC31®为佐剂，并设计了一系列生物化学实验例如相位分析光散射(phase analysis light scattering, PALS)、电感应区法(electrical sensing zone, ESZ)、拉曼、傅里叶变换红外光谱(Fourier transform infrared spectroscopy, FTIR)、圆二色光谱(circular dichroism,CD）等方法对该疫苗进行表征。PALS 测量 IC31 和 H4-IC3 的颗粒大小分布分别在(2. 6±0. 83)μm 和(3. 5±0. 72)μm 范围内,因此可较好地将两者加以区分,IC31 的电导率和 zeta 电位值均稍高于 H4-IC31;ESZ 检测两种粒子的平均大小范围在 2. 7～3. 2μm。两种检测粒子颗粒度的方法结果基本一致。另外,zeta 电位表征融合蛋白与佐剂结合的稳定性。ESZ 可被用作测量 IC31 和 H4-IC31 粒径的正交方法。拉曼、FTIR、CD 光谱可用于观察融合蛋白 H4 和佐剂的结构变化,包括两者吸附作用导致的 β 折叠片和无规卷曲的增加。此外,nanoDSF 可分析 H4 蛋白结合佐剂后对其三维结构的影响。该研究运用了多个生物物理学方法在不解吸附的情况下表征了亚单位疫苗 H4-IC31 的生理生化和结构特性,所涉及的方法均具有时效性、成本效益及可靠性,可作为表征新型佐剂配方疫苗的候选策略。

加拿大赛诺菲巴斯德公司 He 等[5]学者研发了更准确、精准且更稳定的基于流式细胞分析法,直接分析融合抗原蛋白 H4 的抗原性而不需要将其从佐剂 IC31 中解吸出来。该方法需要首先利用抗原蛋白 H4 单克隆抗体对 H4-IC31 制剂进行免疫染色,再进行流式分析。该方法不但可以持续检测储藏条件下 2～8℃时疫苗的抗原性,还可以检测热激以及冻融后 H4 抗原性的变化情况,此外,检测的同时还可鉴定疫苗制剂的颗粒多态性。流式分析检测到的 H4 抗原生物学的改变与在体外利用该疫苗刺激人 PBMCs 后 IFN-γ 分泌情况一致。该研究结果提示基于流式方法的抗原性分析可有效监测 H4-IC31 生物及物理化学特性,是表征佐剂类型疫苗稳定性的有力工具。

液体剂型疫苗在生产、运输和储存过程中需要冷藏,喷雾干粉可避免这一缺陷,可改善疫苗储存的稳定性,降低对冷链设施的依赖。Thakur 等[6]学者制备了喷雾干燥粉末剂型(spray-dried,SD)的 H56/CAF01,通过小鼠模型对其免疫学、物理学特性进行了评估,并与非喷雾干燥粉末剂型的疫苗进行了综合比较,结果发现,两者诱导抗原特异性 Th1、Th17 以及体液免疫应答的能力相当;此外,SD 剂型的疫苗可诱导产生同等水平甚至更多的多功能 $CD4^{+}$T 细胞。喷雾干燥粉末剂型在不影响疫苗免疫效力的前提下,可大大降低疫苗流通成本。此外,该团队在另一项研究中还评估了 H56/CAF01 诱发记忆性免疫应答的能力,通过建立 *MTB* 气溶胶感染小鼠模型,发现 H56/CAF01 亚单位疫苗诱导的免疫记忆与 MTB 感染所得的瞬时自然免疫相比,更具有持续的保护作用[7]。*MTB* 自然感染引起的免疫记忆瞬时性造成再感染时保护力缺失,这可能与肺实质和肺脉管中 *MTB* 菌体的抗原(ESAT-6 和 Ag85B)特异性 $CD4^{+}$T 细胞加速分化有关,主要表现为 KLRG1 高表达,同时 IFN-γ 和 TNF 低表达。相比之下,H56/CAF01 疫苗诱导的细胞 KLRG1 表达量低,IL-2 和 IL-17A 高表达。联合过继转移实验显示,H56/CAF01 能够诱导记忆性 CD4 T 细胞有效地归巢到慢性感染 *MTB* 小鼠的肺实质中,而自然感染 *MTB* 和 BCG 疫苗诱导的记忆 CD4 T 细胞归巢肺实质的能力较差。这一现象需要在未来新型结核病疫苗研发中加以考虑,以确保疫苗可启动记忆性免疫应答,促进免疫细胞的肺归巢能力,从而介导对 *MTB* 感染的持久性保护。此外,该团队评估了疫苗抗原肽剂量对免疫效力的影响,发现使用低剂量抗原肽时保护效力较好,高剂量不利于免疫效果的改善[8]。

Penn-Nicholson 等[9]研究者在南非开展了一项关于疫苗 ID93+GLA-SE 的双盲Ⅰ期临床试验(NCT 01927159)。本研究自 2013 年 8 月 30 日到 2014 年 9 月 4 日,纳入了 66 名受试者为接种过 BCG,HIV 筛查阴性,无结核病史的成年人(年龄 18～50 岁),经 QuantiFERON 检测获得受试者的感染状态,共分 4 组,第一组为未感染 *MTB* 的纳入者接受 ID93(10μg)+GLA-

SE(2μg)或者安慰剂;其余被随机分 3 组接受不同剂量的 ID93+GLA-SE 或安慰剂(生理盐水),所有受试者接受 3 次接种,时间点为第 0 天、28 天、112 天,并于每次接种第 28 天时调查是否发生不良反应或严重不良事件,通过细胞因子检测分析疫苗的免疫原性。结果发现,ID93+GLA-SE 耐受性良好;没有记录到因疫苗导致的不良事件,使用剂量不影响不良事件的发生频率和严重程度,但与 *MTB* 未感染者相比,*MTB* 感染者中注射部位轻度不良事件和流感类似症状更为常见。在 2 次接种后,疫苗诱导的持续性抗原特异性 IgG 和 Th1 细胞应答达到高峰,且接种剂量不影响抗体及细胞应答的程度、动力学及应答谱。与未感染接种者相比,在感染组可以更早观察到疫苗的增强作用、更强的 T 细胞分化及效应因子的产生。该研究证实了 ID93+GLA-SE 的安全性,及良好的免疫原性,为将来开展更大规模的Ⅱ期临床试验奠定了基础。

二、病毒载体疫苗

Hansen 等[10]报道了恒河猴巨细胞病毒载体(cytomegalovirus,CMV)结核疫苗 RhCMV/TB 的临床前动物实验结果。该研究以横河猴(rhesus macaques,RM)为动物模型,以 *MTB* Erdman 菌株通过气溶胶攻毒,攻毒前皮下接种 BCG 或 RhCMV/TB,对照组不接种任何疫苗,结果发现,RhCMV/TB 可有效诱导血液循环系统、支气管以及组织内 *MTB* 特异的 $CD4^+$ 和 $CD8^+$ 记忆 T 细胞免疫应答,且与未接种疫苗组相比,可将 *MTB* 感染和疾病程度降低 68%。此外,该研究还通过转录组学,分析了 *MTB* 攻毒前后免疫系统的变化情况,没有发现与疫苗接种显著相关的免疫通路被激活或抑制,而固有免疫和中性粒细胞相关基因在受到疫苗保护的 RMs 中显著高表达,多个易感基因以及 T 细胞相关基因在疾病进展严重的 RMs 中显著高表达。疫苗接种后 9 周进行攻毒实验,从细菌培养和组织病理学分析结果显示 RhCMV/TB 表现了较好的保护效果。以上结果表明,如果在感染早期阶段免疫系统应答可以较好拦截 *MTB*,那么完全通过疫苗介导的免疫应答来控制高致病性 *MTB* 是极有可能的。

修饰的牛痘病毒安卡拉株(modified vaccinia ankara,MVA)是结核病毒载体疫苗常用的一种病毒载体。Leung-Theung-Long 等[11]研发了一种新型结核疫苗 MVATG18598 可辅助增强抗生素治疗结核病的效果。该疫苗可编码 5 个融合蛋白,包括 10 个结核抗原(Rv2626/T2A/Ag85B,CFP10/ESAT6,TB10.4/Rv0287,RpfB-RpfD 以及 Rv3407/E2A/Rv1813),这 10 种抗原为 *MTB* 感染不同阶段的特征性抗原。通过体外实验及多次传代结果表明,该疫苗具有较好的遗传稳定性。使用不同品系的小鼠进行动物实验,提示 MVATG18598 可诱导 Th1 细胞应答及 CTL 杀伤活性。在长期暴露的小鼠感染模型中,发现与单纯化疗相比,该疫苗联合抗生素方案可显著降低小鼠肺部细菌载量,且与持续性抗原特异性 Th1 型 T 细胞应答及抗体应答相关。在其中一个模型中,发现 MVATG18598 联合抗生素方案可防止治疗完成后的复发,说明该疫苗的免疫疗法具有一定的有效性,未来有望通过更严谨的临床试验证据来评估该疫苗免疫治疗的安全性及有效性。

三、活菌疫苗

(一)减毒活疫苗

近年来一些研究表明,自噬以及另一种由 LC3 介导的相关吞噬作用(LC3-associated phagocytosis,LAP)有利于提高抗原提呈作用,可能与疫苗的效力有关。*MTB* 抑制 LC3 的转运作用，而 BCG 较 *MTB* 诱导更少的 LC3 转运，这很可能是解释 BCG 的保护力有限的重要原因。Koster 等[12]发现，当敲除 $MC^2$6206 疫苗株的 CPSA 时，显著增强了 LC3 的转运能力，进一步比较了敲除株与野生型在小鼠攻毒模型中的保护力，首先用两种减毒疫苗免疫小鼠，第 8 周时使用 H37Rv 攻毒，12 周和 16 周时进行小鼠脾、肺 CFU 计数，及其他免疫学指标评估。结果显示缺乏 CPSA 的菌株在脾脏中适度限制了细菌的播散，但总体保护效果上没有优于 BCG。因此，从增强 LC3 的转运功能角度研发减毒活疫苗，还需要更多的实验证据支持。鉴于细胞的自噬作用有利于机体内 *MTB* 的清除，刺激自噬是一种潜在增强宿主免疫应答的方法，Gaona-Berna 等[13]提出 *MTB* 的成分可参与调节细胞的自噬作用，提供了开发免疫原的新途径，是研发新型结核疫苗的新策略。

（二）改良的 BCG

目前已有少量研究认为人的肺黏膜肺泡内衬液（alveolar lining fluid，ALF）可以通过修饰 *MTB* 的细胞壁暴露菌体表面的替代抗原表位，从而改变其致病性。美国研究者 Moliva 等[14]认为 ALF 对 BCG 细胞壁的表面修饰有利于抵御 *MTB* 的气溶胶感染，并通过小鼠细菌攻毒模型进行了验证。该研究将 BCG 分别经 ALF 暴露处理（ALF-BCG）和 NaCl 处理（NaCl-BCG）后接种小鼠，6 周后，通过气溶胶方式攻毒小鼠，于感染后 14 天和 250 天进行 CFU 计数和病理学分析。结果发现，ALF-BCG 组更能有效降低小鼠肺、脾细菌载量，并且减轻了感染晚期的肺部炎症。ALF 改良后 BCG 疗效的改善与记忆 $CD8^+$T 细胞数量增加有关，记忆性 $CD8^+$T 细胞具有在肺内产生 IFN-γ 的潜力，以响应 *MTB* 感染。耗竭实验证实了 $CD8^+$T 细胞在控制细菌数量过程起着重要作用。本研究通过开展体内实验发现 ALF 可以通过修饰细菌细胞壁提高 BCG 的免疫保护力，为疫苗的研发提供了新思路。

四、新型亚单位抗原

PE/PPE 家族蛋白与结核病发病机制有关，且参与了结核分枝杆菌的免疫逃逸。韩国研究者 Choi 等[15]通过多重序列比对和 γ-干扰素释放试验筛选得到了 $CD4^+$T 细胞抗原表位 PE、PPE 肽段，将其分别于 ESAT-6 融合表达，构建了亚单位疫苗 PE-ESAT-6、PPE-ESAT-6、PE/PPE-ESAT-6，并通过高致病性 *MTB* 菌株 HN878 小鼠（C57BL/6J）感染模型，对疫苗进行了免疫原性和保护力评估。研究结果显示融合蛋白组均较 ESAT-6 组提高了小鼠的免疫应答，细菌攻毒实验结果，融合蛋白免疫组观察到了可同时分泌 IL-2 和 IFN-γ 的 $CD4^+$T 细胞，被认为与保护性 T 细胞免疫有关。此外，融合蛋白免疫组小鼠脏器的细菌载量显著低于 ESAT-6 组。因此，本研究认为在抗原 N-端融合 PE/PPE 的 $CD4^+$T 细胞抗原表位肽段可提高亚单位疫苗的保护效力。该研究为将来开发新型亚单位疫苗提供了新的思路。

来自 *MTB* 小分子代谢通路相关的聚酮及非核糖体合成蛋白被认为与细胞壁组成、细菌毒力及其致病性密切相关，这类蛋白 T 细胞表位的鉴定有助于判断其是否为结核疫苗开发的潜在抗原。印度学者 Dhivya 等[16]通过生物信息学方法得到 3 924 个聚酮合成（polyketide synthesis，PKS）和非核糖体合成蛋白合成（non-ribosomal proteins synthesis，NRPS）相关蛋白，通过 BIMAS 算法筛选到的 41 个蛋白具有多个可与 HLA-I 分子（包括 HLA-A、HLA-B 及 HLA-C）结合的短肽，并分析了各抗原短肽与 HLA-I 分子的结合能力。针对 PKS 和 NRPS 的分析显示得到的 20%的短肽可与 HLA-I 结合，且解离半衰期 $T_{1/2} \geqslant 100$ 分钟，77%的短肽均只与一个 HLA-I 等位基因结合，少数可结合多个 HLA-I 等位基因。通过 INSIGHT Ⅱ 和 DIS-

COVER 模建软件模拟了 HLA-短肽复合物的三维结构,并从亲和力和稳定性等方面进行了分析,通过与人类蛋白质组比对可以排除与宿主自身肽相似度高的抗原肽。该研究运用生物信息学方法从蛋白质组学角度分析得到了一些抗原性较好的候选 *MTB* 蛋白及短肽,大大节省了时间,提高了筛选效率和后续 DNA 或蛋白亚单位疫苗研发的成功率。但经过生物信息学筛选得到的抗原,仍有待通过后续实验的进一步验证及评估。

印度尼西亚-Indriarini 等[17]学者异源克隆表达了来自一株 *MTB* 北京基因型菌株及 H37Rv 标准株的 *Mce1A* 基因,并通过 WesternBlot 进行了初步鉴定,该基因在 *MTB* 侵染巨噬细胞时高表达,被认为与 *MTB* 的免疫逃逸和致病性有关,具备开发结核疫苗的潜能。

五、结核疫苗佐剂

壳聚糖是一种天然聚合物,由于其一些优良的特性,包括低毒性,可生物降解、生物相容性和稳定性,可以作为递送各种亲水性分子如肽,蛋白质和药物试剂的有效载体。此外,此类分子可更好地被细胞摄取,黏附性强,缓释以及持续刺激免疫系统、可促进抗原呈递细胞(antigen processing cells,APC)摄取抗原,佐剂/免疫增强功能,防止抗原体内降解等优点,是结核疫苗的候选佐剂之一。伊朗研究者 Khademi 等[18]系统分析了 14 项相关研究,结果发现新一代结核病疫苗以壳聚糖及其衍生物作为佐剂或递送系统时,能够有效地诱导动物模型中的保护性和细胞介导的(CD4 和 CD8)免疫应答。此外,该类型疫苗还可增强小鼠结核病模型中的抗结核作用,可作为加强疫苗改善 BCG 的保护力,同样也是表现出色的初免疫苗候选。研究者建议基于壳聚糖类型佐剂的结核疫苗的自身优势和黏膜免疫的优点,免疫方法应优先考虑血管外给药。

六、感染动物模型的研究

美国 Laddy 等[19]研究者就疫苗研发领域如何更好地理解和选择非人灵长类动物(non-human primate,NHP)模型进行了系统报告。盖茨基因会以促进结核病疫苗研发领域的创新与合作为宗旨,成立了 TB 疫苗合作组织(collaboration for TB vaccine discovery,CTVD)。NHP 研究协会是 CTVD 众多协会其中之一,该组织主要为专攻传染病 NHP 模型、评估疫苗和感染诱导的免疫应答及疫苗研发的研究人员,致力于 NHP 模型在 TB 疫苗研发的应用研究及标准化,以及疫苗介导的免疫保护机制,将为候选疫苗的临床试验提供可靠依据。在该报道中总结分享了近两年 NHP 研究协会所做的一些贡献和成果:①NHP 物种的选择,恒河猴和食蟹猴是结核病疫苗和发病机制研究中最常用的 NHP 物种,两者 *MTB* 易感性和疾病进展表现有一定差异,相比较而言恒河猴更易感,疾病表现更明显,食蟹猴更适用于潜伏感染模型。②NHP 可模拟特定人群接种前 *MTB* 感染或免疫状态等,新型疫苗研发后期可以设计 HIV 感染、糖尿病动物模型进行评估。③由于不同标准株致病性存在差异,推荐使用高致病性 *MTB Erdman* 菌株,这也有利于感染模型的标准化。④攻毒效果评价。可合理应用实验室资源,通过影像学、病理学以及细菌载量综合评价攻毒效果,并建议开展 NHP 实验前应做好统计咨询工作,确保结果能够衡量组间差异。⑤新疫苗研究中的免疫学监测。该组织建议应全面评估疫苗接种及细菌攻毒后宿主天然免疫及适应性免疫应答,以促进各机构之间疫苗免疫原性的比较,此外应尽量保持 NHP 和临床试验免疫学检测的一致性。⑥促进 NHP 在全球结核病疫苗研究中的应用。该组织拥有大量的相关资源(包括实验动物和生物学样本），先进的研究平台和实验技术，并愿意提供相关服务和技术支持。

豚鼠是结核病疫苗研究的常用动物模型。描述涉及豚鼠模型人道终点时最常见的是体重下降，Collymore 等[20]在一项长期观察研究中，发现还应考虑其他临床症状如呼吸困难和处理过程中动物活动水平的变化，通过综合以上三方面综合评估，以精确地确定对动物实施安乐死的时间点。该研究建立的临床评分模型适用于结核疫苗研究的豚鼠模型，运用这些参数确保及时实施安乐死，以防止动物遭受痛苦，改善动物福利，并确保及时收集研究所需的组织样本和数据。

（王伟　李传友　唐神结）

参考文献

1. VAN DEN BERG R A, DE MOT L, LEROUX-ROELS G, et al. Adjuvant-Associated Peripheral Blood mRNA Profiles and Kinetics Induced by the Adjuvanted Recombinant Protein Candidate Tuberculosis Vaccine M72/AS01 in Bacillus Calmette-Guerin-Vaccinated Adults[J].Front Immunol, 2018, 9: 564.
2. VAN DER MEEREN O, MARK H, VIDELIS N, et al.Phase 2b Controlled Trial of M72/AS01E Vaccine to Prevent Tuberculosis[J].N Engl J Med, 2018, 379(17): 1621-1634.
3. HUSSEIN J, ZEWDIE M, YAMUAH L, et al.A phase I, open-label trial on the safety and immunogenicity of the adjuvanted tuberculosis subunit vaccine H1/IC31(R) in people living in a TB-endemic area[J].Trials, 2018, 19(1): 24.
4. DESHMUKH S S, MAGCALAS F W, KALBFLEISCH K N, et al.Tuberculosis vaccine candidate: Characterization of H4-IC31 formulation and H4 antigen conformation[J].J Pharm Biomed Anal, 2018, 157: 235-243.
5. HE L, SU J, MING M, et al.Flow cytometry: An efficient method for antigenicity measurement and particle characterization on an adjuvanted vaccine candidate H4-IC31 for tuberculosis[J].J Immunol Methods, 2018, 452: 39-45.
6. THAKUR A, INGVARSSON P T, SCHMIDT S T, et al.Immunological and physical evaluation of the multistage tuberculosis subunit vaccine candidate H56/CAF01 formulated as a spray-dried powder[J].Vaccine, 2018, 36(23): 3331-3339.
7. LINDENSTROM T, MOGUCHE A, DAMBORG M, et al.T Cells Primed by Live Mycobacteria Versus a Tuberculosis Subunit Vaccine Exhibit Distinct Functional Properties[J].EBioMedicine, 2018, 27: 27-39.
8. BILLESKOV R, LINDENSTROM T, WOODWORTH J, et al.High Antigen Dose Is Detrimental to Post-Exposure Vaccine Protection against Tuberculosis[J].Front Immunol, 2018, 8: 1973.
9. PENN-NICHOLSON A, TAMERIS M, SMIT E, et al.Safety and immunogenicity of the novel tuberculosis vaccine ID93 + GLA-SE in BCG-vaccinated healthy adults in South Africa: a randomised, double-blind, placebo-controlled phase 1 trial[J].Lancet Respir Med, 2018, 6(4): 287-298.
10. HANSEN S G, ZAK D E, XU G, et al.Prevention of tuberculosis in rhesus macaques by a cytomegalovirus-based vaccine[J].Nat Med, 2018, 24(2): 130-143.
11. LEUNG-THEUNG-LONG S, COUPET C A, GOUANVIC M, et al.A multi-antigenic MVA vaccine increases efficacy of combination chemotherapy against Mycobacterium tuberculosis[J].PLoS One, 2018, 13(5): e0196815.
12. KOSTER S, KLEVORN T, PAPAVINASASUNDARAM K, et al.Consequence of enhanced LC3-trafficking for a live, attenuated M.tuberculosis vaccine[J].Vaccine, 2018, 36(7): 939-944.
13. FLORES-VALDEZ M A, SEGURA-CERDA C A, GAONA-BERNAL J.Modulation of autophagy as a strategy for development of new vaccine candidates against tuberculosis[J].Mol Immunol, 2018, 97: 6-19.

14. MOLIVA J I, HOSSFELD A P, CANAN C H, et al. Exposure to human alveolar lining fluid enhances Mycobacterium bovis BCG vaccine efficacy against Mycobacterium tuberculosis infection in a CD8(+) T-cell-dependent manner[J]. Mucosal immunol, 2018, 11(3): 968-978.

15. CHOI S Y, KWON K W, KIM H, et al. Vaccine potential of ESAT-6 protein fused with consensus CD4(+) T-cell epitopes of PE/PPE proteins against a highly pathogenic Mycobacterium tuberculosis strain HN878[J]. Biochem Biophys Res Commun, 2018, 503(4): 2195-2201.

16. DHIVYA S, BASKAR V, KUMAR S R, et al. An immunoinformatics approach to define T cell epitopes from polyketide and non-ribosomal peptide synthesis proteins of Mycobacterium tuberculosis as potential vaccine candidates[J]. J Mol Recognit, 2018, 31(2).

17. INDRIARINI D, RUKMANA A, YASMON A. Cloning and expression of mce1A gene from Mycobacterium tuberculosis Beijing and H37RV strain for vaccine candidate development[J]. Afr J Infect Dis, 2018, 12(1 Suppl): 127-132.

18. KHADEMI F, TAHERI R A, YOUSEFI AVARVAND A, et al. Are chitosan natural polymers suitable as adjuvant/delivery system for anti-tuberculosis vaccines? [J]. Microb Pathog, 2018, 121: 218-223.

19. LADDY D J, BONAVIA A, HANEKOM W A, et al. Toward Tuberculosis Vaccine Development: Recommendations for Nonhuman Primate Study Design[J]. Infect Immun, 2018, 86(2).

20. COLLYMORE C, KENT L, AHN S K, et al. Humane Endpoints for Guinea Pigs Used for Mycobacterium tuberculosis Vaccine Research[J]. Comp Med, 2018, 68(1): 41-47.

第四章　结核分枝杆菌的生理生化

【摘要】结核分枝杆菌是兼性细胞内寄生菌，其引发的结核病是全球重大传染病之一。深入研究结核分枝杆菌的生理生化特性，可以更好地理解结核病的发病机制。近 1 年来，国外学者对结核分枝杆菌的生理生化研究较为深入，并取得不少成果，研究内容主要包括结核分枝杆菌的细胞壁，生长代谢，病原性和毒力，持留感染以及耐药。

【关键词】结核分枝杆菌；细胞壁；生长代谢；病原性；持留；耐药

结核分枝杆菌（*Mycobacterium tuberculosis*，*MTB*）是结核病的病原菌，自从 1882 年，Koch 发现结核分枝杆菌以来，已经有 100 多年的历史，但是结核病目前仍然是一个未解决的全球性公共健康问题。耐药结核分枝杆菌的出现，使得现有药物的治疗效果较差，这与结核分枝杆菌耐药基因的突变和代谢密切相关。因此深入研究结核分枝杆菌的生理生化特性，可以更好地理解结核病的发病机制，为结核病疫苗以及药物的研发提供有利的基础。

一、结核分枝杆菌的细胞壁

MTB 的细胞壁具有复杂的结构，可以保护结核分枝杆菌免受外界不良环境的影响。肽聚糖（PG）在外界压力下经过重塑有助于维持细胞包膜的形态。肽聚糖在转糖基酶和转肽酶的酶的作用下，通过锚定的肽形成线性链的网状及交联的结构。*MTB* 基因组编码两种经典的转糖基酶和四种转肽酶，其功能尚未完全阐明。Arora 等[1]阐明了转肽酶 PbpA 和非经典的转糖基酶 RodA 在致病性分枝杆菌的体外生长和体内存活中的作用。他们发现 RodA 和 PbpA 在调节细胞长度的功能上是必需的，但不影响分枝杆菌的生长。生化分析显示 PbpA 是经典的转肽酶，而 RodA 是一类新的非经典转糖基酶。RodA 通过 T463 的磷酸化调节其生物学功能。在豚鼠感染模型中发现，RodA 和 PbpA 在细菌存活以及肉芽肿结构的形成都是必不可少的，说明了这两种蛋白质对宿主体内病原体的存活和介导分枝杆菌毒力起着至关重要的作用。

结核分枝杆菌由不可穿透的复杂细胞壁组成。在细胞壁合成中的分枝酰基转移酶抗原 85A，85B 和 85C 是由基因 fbpA，fbpB 和 fbpC 编码的有活性蛋白质。抗原 85C 含有一个半胱氨酸残基。S-谷胱甘肽化是在蛋白质半胱氨酸残基和谷胱甘肽（GSH，一种抗氧化剂分子）之间形成混合二硫化物。S-谷胱甘肽化是在氧化应激或生理条件下半胱氨酸残基的翻译后修饰。Mandato 等[2]通过实验证实：抗原 85C 中的单个半胱氨酸残基通过 S-谷胱甘肽化反应被生物素化的 GSH 乙酯修饰以形成混合的二硫化物。该修饰导致酶活性降低 90%，说明蛋白质合成细菌细胞壁的能力降低。蛋白质的修饰和酶活性都是浓度依赖性的，可以通过加入硫醇还原剂后逆转。该结果提供了通过促进单个半胱氨酸残基的氧化来抑制结核分枝杆菌细胞壁合成的潜在策略。

二、结核分枝杆菌的生长代谢

（一）丙酮酸激酶（PYK）的代谢

结核分枝杆菌(*MTB*)感染宿主后可以引起急性结核病和潜伏的无症状感染。*MTB* 通过调节其代谢适应宿主免疫应答,有助于其致病性。对 *MTB* 代谢调节机制的了解仍然有限。参与糖酵解晚期的丙酮酸激酶有助于将各种代谢途径联系在一起。Snášel 等[3]证明 *MTB* 丙酮酸激酶(*MTB* PYK)主要催化丙酮酸反应,其活性受多种代谢物的影响,如变构调节剂(激活剂和抑制剂)。鉴定了来自糖酵解,柠檬酸循环,核苷酸/核苷相互转化相关途径的 *MTB* PYK 的变构激活剂和抑制剂,这些途径迄今尚未描述。1,6-果糖二磷酸、核糖-5-磷酸、腺嘌呤、腺苷、次黄嘌呤、肌酐、L-2-磷酸甘油酸、1-天冬氨酸、甘油-2-磷酸、甘油-3-磷酸可以激活 *MTB* PYK。而维生素 B_1 素焦磷酸盐、甘油醛-3-磷酸和 L-苹果酸是 *MTB* PYK 的抑制剂。动力学分析表明,*MTB* PYK 变构调节严格依赖于 Mg^{2+},通过 Mg^{2+} 和 K^+的共存显著增加。

（二）柠檬酸裂解酶的代谢

在各种真核生物,如在细菌中已经证明了细菌柠檬酸裂解酶活性在细胞能量代谢中发挥重要作用。细菌柠檬酸裂解酶由三种不同的亚基组成,发现结核分枝杆菌基因组缺乏柠檬酸裂解酶复合物的 CitD 和 CitF 亚基,Arora 等[4]发现 Rv2498c 和 Rv3075c 编码 2 种 CitE 同源亚基,采用温度敏感的分枝杆菌噬菌体技术,筛选得到结核分枝杆菌的单和双 citE 突变株。存活实验表明:与野生菌株相比,双突变菌株对氧化应激的易感性增加。此外,同时敲除 citE1 和 citE2 基因的结核分枝杆菌感染巨噬细胞后,结核分枝杆菌的复制受损,在豚鼠感染模型中,双突变株在肺和脾的数量明显减少。结核分枝杆菌柠檬酸裂解酶 CitE 亚基首次应用于结核病发病机制的研究,这些酶是抗结核小分子药物的潜在靶标。

（三）脂代谢

结核分枝杆菌一半基因组编码的蛋白质是未知功能的蛋白质,这些蛋白质可能在分枝杆菌生物学中发挥重要作用。Karade 等[5]报道了假设蛋白 Rv3272 的结构和功能特征。经序列分析显示:Rv3272 是Ⅲ CoA 转移酶家族,具有两个经典的结构域和保守的天冬氨酸残基(D175)。野生型蛋白质(2. 2Å)的晶体结构证明了相互作用的二聚体,而与辛酰基-CoA 共结晶的 D175A 突变体的晶体结构证明了两个结构域之间的相对运动。等温滴定量热法研究表明,Rv3272 与不同碳链长度的脂酰 CoA 结合,与棕榈酰-CoA(C16 : 0)具有最大的亲和力。为了确定 Rv3272 在分枝杆菌中的功能,在耻垢分枝杆菌中异源表达 Rv3272 发现在细胞表面三酰基甘油积累显著不同,在体外条件下保护分枝杆菌免受酸性,氧化和抗生素的伤害。总之,这些研究表明 Rv3272 在宿主与病原体相互作用中发挥重要作用。

结核分枝杆菌(*MTB*)通过利用宿主细胞的脂肪酸来积累三酰基甘油(TAG)。ATP 结合(ABC)转运蛋白参与所有生物体的转运过程。在 *MTB* 的经典 ABC 转运蛋白中没有一个和脂肪酸的输入有关。由于来自宿主细胞的脂肪酸的运输,对于病原体中的休眠相关 TAG 合成是重要的,因此分枝杆菌 ABC 转运蛋白可能参与该过程。ABC 转运蛋白介导脂肪酸输入用于 TAG 的合成,基于与细菌 ABC 转运蛋白序列的同源性,Martin 等[6]鉴定了一种未知的 ABC 转运蛋白,即 Rv1272c。此蛋白与参与脂肪酸转运的植物 ABC 转运蛋白具有序列一致性。通过在大肠埃希菌中表达 Rv1272c 蛋白,在大肠埃希菌的心磷脂、四酰化磷脂和磷脂酰甘油的代谢中显著增加了放射性标记的脂肪酸。这是关于 Rv1272c 蛋白参与长链脂肪酸运输功能的首次报道。

三、结核分枝杆菌的病原性和毒力

MTB 的毒力机制是非常复杂的。毒力因子包括分泌因子、细胞表面成分、参与细胞代谢的酶和转录调节子。肝素结合血细胞凝集素（HBHA）是结核分枝杆菌的表面暴露毒力因子，参与分枝杆菌与非吞噬细胞的结合，介导结核分枝杆菌的肺外传播。HBHA 虽然是表面毒力因子，但不是经过切割 N-末端信号肽的前蛋白产生的，可能由不依赖于 Sec 的机制分泌。Veyron-Churlet 等[7]采用细菌腺苷酸环化酶双杂交系统来证明 rv0613c 和 mmpL14 编码的蛋白质能够与 HBHA 相互作用，而且 HBHA 与蛋白 Rv0613c 的相互作用强于 HBHA 与蛋白 MHAL14 的相互作用。原子力显微镜证明，在敲除基因 MSMEG_1285（与 HBHA 同源的基因）的耻垢分枝杆菌中表达结核分枝杆菌的 HBHA，HBHA 不能被准确地运输到细胞表面，也不能形成丛生的表型和粗糙的菌落形态，对 A549 上皮细胞的黏附性降低。因此，MSMEG_1285 直接参与 HBHA 的适当细胞表面暴露。这些实验结果显示，MSMEG_1285/Rv0613c 是参与 HBHA 细胞表面暴露的第一种辅助蛋白。Raze 等[8]采用荧光延时显微镜技术发现，HBHA-绿色荧光蛋白嵌合体在分枝杆菌表面和细胞内部之间动态交替出现，参与形成胞内脂质包涵体（ILI）。HBHA 敲除的分枝杆菌在体外或巨噬细胞内生长时 ILI 的数量减少和体积变小。脂质结合实验表明 HBHA 能够特异性结合磷脂酰肌醇，尤其是 4，5-二磷酸化的磷脂酰肌醇，但不能与 ILI 的主要成分中性脂质结合。HBHA 衍生物（缺乏 C-末端甲基化，富含赖氨酸的重复区域）不能与这些脂质结合，也不能回补 HBHA 敲除突变体的表型。这些研究表明 HBHA 是一种兼职蛋白，其所在位置不同功能也不相同，当暴露于表面时作为黏附素，当定位于细胞内将磷脂从质膜转运到 ILI 参与 ILI 的产生。

含有 LytR-cpsA-Psr（LCP）结构域的蛋白质在细菌细胞壁合成中发挥重要作用。结核分枝杆菌基因 Rv3484 和 Rv3267 编码 LCP 蛋白，此蛋白推断参与阿拉伯半乳聚糖转移至肽聚糖的过程。为了证明 Rv3484 对结核分枝杆菌复合体（*MTBC*）毒力的重要性，Malm 等[9]利用基因 Rv3484 敲除的 H37Rv 菌株采用气溶胶的方式感染小鼠后计算菌株的存活率。敲除突变体不能感染小鼠说明 Rv3484 对小鼠生长至关重要。在感染后 1 天和感染后 21 天，小鼠肺部细菌负荷量相似或略微增加，随后细菌负荷量下降，在感染后 180 天未检测到细菌。敲除突变体对美罗培南/克拉维酸和溶菌酶的抗性增加，这两种抗生素针对的靶点是肽聚糖结构。因此 Rv3484 对体内 *MTBC* 毒力至关重要。

前蛋白转位酶 YidC 是一种控制结核分枝杆菌呼吸代谢的包膜蛋白。已经有研究确定 YidC 的消耗对结核分枝杆菌在细胞内外的增殖都是不利的，结核分枝杆菌在不同的生长条件下如何调节 YidC 的表达目前尚不清楚。Thakur 等[10]发现 YidC 的表达受上游基因操纵子的调控，在外界不同压力条件下，YidC mRNA 转录本和 YidC 蛋白质表达不一致，当细菌受到外环境刺激时，YidC 在蛋白水平表达升高而在 mRNA 转录水平却被显著抑制。相反，在无水四环素诱导的强启动子下过表达结核分枝杆菌 YidC 引起 YidC 蛋白的显著升高。此外，过表达结核分枝杆菌的 YidC 改变细菌的体外生长，细菌包膜的完整性受损以及部分基因（受去污剂调节的基因）的差异表达，而过表达快速生长的耻垢分枝杆菌的 YidC 却不能得到相似的结果，说明慢速和快速生长的分枝杆菌的 YidC 蛋白在功能上是不同的。

病原体与宿主细胞的相互作用发生在不同水平，包括在感染过程中病原体和宿主细胞的生物能量学适应。结核分枝杆菌感染巨噬细胞后引起线粒体膜电位（$\Delta\psi m$）变化和细胞色素 c 释放，这取决于细菌菌株的毒力，如单核细胞增生李斯特菌可以引起线粒体动力学改变。Aguilar-Lópe 等[11]研究了两种结核分枝杆菌毒力因子是否能够在人单核细胞衍生的巨噬细胞（MDM）中引起生物能量学的改变。结果显示 Rv1411c（LprG，p27）引起线粒体分裂，降低细胞呼吸速率，并影响线粒体在激动剂刺激情况下对 Ca^{2+} 摄取的动力学。相反，Rv1818c（PE_PGRS33）只是引起线粒体融合，对细胞呼吸频率或线粒体 Ca^{2+} 摄取没有影响。

四、结核分枝杆菌的持留

leuCD 操纵子编码异丙基苹果酸异构酶（IPMI），这是一种亮氨酸生物合成中的必需酶。亮氨酸生物合成是巨噬细胞内结核分枝杆菌存活的必需代谢途径之一。Angara 等[12]发现 IclR 样转录调节因子 Rv2989 结合位点与 leuCD 的启动子区域重叠，说明 Rv2989 直接参与该操纵子的调节。在耻垢分枝杆菌中异源表达 Rv2989 引起生长停滞，leuCD 转录物水平显著降低。补充亮氨酸不能恢复生长停滞说明 Rv2989 参与调节其他必需途径。生长停滞的细胞变长，耐酸性变差并积累了类似于休眠状态的脂滴。总之，Rv2989 的表达对耻垢分枝杆菌的影响具有多面性，负向调节 leuCD 操纵子并诱导休眠样生长停滞。

毒素-抗毒素系统（toxin-antitoxin systems，TAS）是双顺反子遗传模块，普遍存在于细菌基因组中，是 *MTB* 进入持留状态的主要分子机制之一。结核分枝杆菌（*MTB*）基因组编码 90 个预测的 TA 系统，与维持细菌基因组稳定性或其在不利环境下的存活相关。*MTB* 中的大多数都是毒力相关蛋白 B 和 C（VapBC）家族。它们在细菌生理学中的确切作用尚未阐明。Agarwal 等[13]把 *MTB* 的 VapC 毒素进行功能分类并过表达 VapC 毒素的同源基因，某些 VapC 毒素以抑菌方式抑制牛分枝杆菌 BCG 的生长。mRNA 的表达谱显示，在 *MTB* 受到外界不良条件刺激时，这些 VapC 毒素差异表达。同时证明了 *MTB* 中 TA 系统之间存在转录交叉激活。Deep 等[14]证明了 VapBC11 TA 系统对 *MTB* 在豚鼠中建立感染至关重要。RNA 测序显示：当 VapC11 毒素过表达时，细菌为了在生存调节生长速度而减慢代谢，同时导致染色体 TA 基因的上调，TA 系统在调节网络上高度统一。同时他们还做了 VapBC11 异二聚体复合物的结晶结构，结合动力学研究表明，毒素-底物和毒素-抗毒素相互作用的结合亲和力是相当的。采用结构研究，分子对接，突变分析和体外核糖核酸酶测定的对 VapC11 毒素识别底物模式进行了研究，同时提出了针对 VapC11 核糖核酸酶活性肽类抑制剂的设计是加速细胞内 *MTB* 清除的新策略。Zaychikova 等[15]对结核分枝杆菌北京基因型菌株中Ⅱ型毒素-抗毒素系统基因的 SNP 及其在新亚系的发育和形成中的作用进行了研究。对 1349 株结核分枝杆菌北京基因型进行测序在 TA 系统中找到了 142 个 SNP 位点，其中在 TA 系统 21 个基因中发现有 15（非同义 SNP 位点）个新的亚系是北京基因型。vapC37（A46G）和 vapC38（T143C）突变在现代北京亚系流行，而 vapC12（A95G）突变在北京-B0/W148 流行。体外实验证明：这些突变对毒素蛋白的 RNase 活性有影响，vapC37 和 vapC38 的突变降低了毒素活性，vapC12 的突变增加了毒素活性。把野生型的毒素基因 vapC37 和它的变体（A46G 突变）分别克隆到耻垢分枝杆菌 mc2 155 中，发现突变体的毒性丧失。

五、结核分枝杆菌的耐药

结核分枝杆菌的耐药是全世界的主要健康问题。结核分枝杆菌通过不恰当治疗可以发展为单耐药或耐多药。Gamngoen 等[16]对结核分枝杆菌的化学应激进行了研究，Rv0559c 是一种未知的分泌蛋白，推测是与结核分枝杆菌细胞壁合成有关的苯醌甲基转移酶。Rv0559c 基因位于 Rv0560c 基因的下游，两种基因都对水杨酸盐刺激都有反应。对药物敏感，耐异烟肼，耐利福平和耐多药的 4 种结核分枝杆菌临床分离株的表型通过 qRT-PCR 测定 Rv0559c 和 Rv0560c 的表达，在这 4 种菌株中凡是异烟肼耐药的，Rv0559c 和 Rv0560c 的表达都上调，说明这两种基因可能在分枝杆菌的耐药机制中起重要作用。

异烟肼（INH）是用于治疗结核病的一线药物之一。INH 的杀菌活性在于能够抑制分枝杆菌细胞壁组分霉菌酸的合成。非复制性结核分枝杆菌（*MTB*）对 INH 具有表型耐药，休眠 *MTB* 不能将前药转化为活性形式是耐药的原因之一，但确切机制尚不清楚。Raghunandanan 等[17]利用靶向代谢组学发现休眠的 *MTB* 可以将 INH 代谢为其活跃的 INH-NAD+加合物形式，在基因水平上 katG 和 inhA（INH 代谢酶）的表达没有变化。当加入 INH 时，药物外排泵蛋白在转录水平表达并不增高，这些发现说明：在休眠期间 INH 的耐药存在其他机制，这需要进一步实验证明。

（任卫聪　李传友　唐神结）

参考文献

1. ARORA D, CHAWLA Y, MALAKAR B, et al. The transpeptidase PbpA and noncanonical transglycosylase RodA of Mycobacterium tuberculosis play important roles in regulating bacterial cell lengths[J]. J Biol Chem, 2018, 293(17): 6497-6516.
2. MANDATO A, CHAI Y C. Regulation of antigen 85C activity by reversible S-glutathionylation[J]. IUBMB Life, 2018, 70(11): 1111-1114.
3. SNÁŠEL J, PICHOVÁ I. Allosteric regulation of pyruvate kinase from Mycobacterium tuberculosis by metabolites[J]. Biochim Biophys Acta Proteins Proteom, 2019, 1867(2): 125-139.
4. ARORA G, CHAUDHARY D, KIDWAI S, et al. CitE Enzymes Are Essential for Mycobacterium tuberculosis to Establish Infection in Macrophages and Guinea Pigs[J]. Front Cell Infect Microbiol, 2018, 8: 385.
5. KARADE S S, PANDEY S, ANSARI A, et al. Rv3272 encodes a novel Family Ⅲ CoA transferase that alters the cell wall lipid profile and protects mycobacteria from acidic and oxidative stress[J]. Biochim Biophys Acta Proteins Proteom, 2019, 1867(3): 317-330.
6. MARTIN A, DANIEL J. The ABC transporter Rv1272c of Mycobacterium tuberculosis enhances the import of long-chain fatty acids in Escherichia coli[J]. Biochem Biophys Res Commun, 2018, 496(2): 667-672.
7. VEYRON-CHURLET R, DUPRES V, SALIOU J M, et al. Rv0613c/MSMEG_1285 Interacts with HBHA and Mediates Its Proper Cell-Surface Exposure in Mycobacteria[J]. Int J Mol Sci, 2018, 19(6). pii: E1673.
8. RAZE D, VERWAERDE C, DELOISON G, et al. Heparin-Binding Hemagglutinin Adhesin (HBHA) Is Involved in Intracytosolic Lipid Inclusions Formation in Mycobacteria[J]. Front Microbiol, 2018, 9: 2258.
9. MALM S, MAAB S, SCHAIBLE U E, et al. In vivo virulence of Mycobacterium tuberculosis depends on a single homologue of the LytR-CpsA-Psrproteins[J]. Sci Rep, 2018, 8(1): 3936.
10. THAKUR P, CHOUDHARY E, PAREEK M, et al. Regulation and overexpression Studies of YidC in Mycobacterium tuberculosis[J]. Sci Rep, 2018, 8(1): 17114.
11. AGUILAR-LÓPEZ B A, CORREA F, MORENO-ALTAMIRANO M M B, et al. LprG and PE_PGRS33 Mycobacterium tuberculosis virulence factors induce differentialmitochondrial dynamics in macrophages[J]. Scand J Im-

munol,2019,89(1):e12728.

12. ANGARA R K,YOUSUF S,GUPTA S K,et al.An IclR like protein from mycobacteria regulates leuCD operon and induces dormancy-like growth arrest in Mycobacterium smegmatis[J].Tuberculosis(Edinb),2018,108:83-92.

13. AGARWAL S,TIWARI P,DEEP A,et al.System-Wide Analysis Unravels the Differential Regulation and In Vivo Essentiality of Virulence-Associated Proteins B and C Toxin-Antitoxin Systems of Mycobacterium tuberculosis[J].J Infect Dis,2018,217(11):1809-1820.

14. DEEP A,TIWARI P,AGARWAL S,et al.Structural,functional and biological insights into the role of Mycobacterium tuberculosis VapBC11toxin-antitoxin system:targeting a tRNase to tackle mycobacterial adaptation[J].Nucleic Acids Res,2018,46(21):11639-11655.

15. ZAYCHIKOVA M V,MIKHEECHEVA N E,BELAY Y O,et al.Single nucleotide polymorphisms of Beijing lineageMycobacterium tuberculosis toxin-antitoxinsystem genes:Their role in the changes of protein activity and evolution[J].Tuberculosis(Edinb),2018,112:11-19.

16. GAMNGOEN R,PUTIM C,SALEE P,et al.A comparison of Rv0559c and Rv0560c expression in drug-resistant Mycobacterium tuberculosis in response to first-line antituberculosis drugs[J].Tuberculosis(Edinb),2018,108:64-69.

17. RAGHUNANDANAN S,JOSE L,KUMAR R A.Dormant Mycobacterium tuberculosis converts isoniazid to the active drug in a Wayne's model of dormancy[J].J Antibiot(Tokyo),2018,71(11):939-949.

第五章　结核病免疫学

【摘要】结核病是由结核分枝杆菌引起的慢性感染性疾病，其预防、感染、发病及预后等都与机体免疫功能息息相关。深入理解结核感染及发病过程中的免疫学机制，对于结核病的预防、诊断、治疗及新型结核疫苗的研发，都具有十分重要的理论和临床意义。结核分枝杆菌诱导的免疫应答机制及参与因素十分复杂，主要涉及固有免疫及适应性免疫应答。

【关键词】固有免疫；适应性免疫；巨噬细胞；T 淋巴细胞；细胞因子

结核病是由结核分枝杆菌(*Mycobacterium tuberculosis*, *MTB*)感染所引起的传染病，是我国第二大传染性疾病。目前唯一用于预防结核病的疫苗——卡介苗，对于成人结核病的预防效果不佳，AIDS/HIV、结核并发糖尿病、耐药等因素，使得结核病的防控形势十分严峻。无论是结核疫苗研发，还是对于 AIDS/HIV、糖尿病、耐药结核病等控制，都需要对结核病相关免疫学有更深入的研究。

一、固有免疫应答

$CD4^+$T 细胞应答是机体控制结核菌的关键因素，而 $CD4^+$T 细胞应答的启动依赖于对 MHC-Ⅱ类分子-抗原肽复合物的识别。树突状细胞(DCs)是体内功能最为强大的抗原呈递细胞，是启动 T 细胞应答的核心细胞。很多研究提示，DCs 在早期抗结核免疫应答中发挥重要作用，但对于抗原提呈的动力学过程并不清楚。

Xu 等[1]作者研究了小鼠淋巴结中 DCs 对于 BCG 中 Ag85A 抗原的提呈过程，结果表明，体内早期的抗原呈递过程是短暂的，出现于感染后 4 小时，而在 72 小时时基本检测不到。BCG 感染后，CⅡTA 和 MHCⅡ的转录水平及细胞表面 MHCⅡ的表达水平上升，而且，BCG 在腹股沟淋巴结 DCs 中存活，表明 Ag85A 抗原可持续产生，体内淋巴结 DCs 表面可形成 Ag85A- MHCⅡ复合物。作者研究认为，Ag85A 肽产物减少引起的抗原处理受抑制，是造成体内 BCG 感染后淋巴结 DCs 抗原提呈时间短暂的主要因素。

单核细胞也在早期抗结核感染中发挥重要作用，单核细胞的多样性及其可分化为单核细胞来源的巨噬细胞或单核细胞来源的 DCs 的能力，使得其成为固有免疫和适应性免疫应答的桥梁。Sampath 等[2]通过免疫荧光、单细胞 RNA 测序及全质谱指纹图谱的方法发现了结核感染后单核细胞的不同亚群，分别为经典($CD14^{++}CD16^-$)、中间型($CD14^{++}CD16^+$)和非经典($CD14^+CD16^+$)亚群，对于这些亚群的转录分析可有助于区分不同功能特征，但还需要更深入研究这些亚群的分化、扩增、抗原识别、迁移、吞噬、免疫刺激、自噬、凋亡、代谢途径及清除病原菌机制，将有助于研究新的免疫干预治疗方式。

Champion 等[3]研究发现，结核感染时中间型和非经典单核细胞频率升高，提示其可能有助于胞内结核菌的存活。中间型单核细胞能够更快地融合并形成更大的巨细胞。研究者还确定了经典单核细胞亚群中存在高表达或低表达 CD9 的亚群，高表达 CD9 的经典单核细胞并没有表现出更强的融合潜力，这些细胞在免疫中的作用尚不清楚，也没有观察到巨细胞的形成与促炎性或融合细胞因子表达的相关性。

有研究表明,易感宿主感染后早期,嗜中性粒细胞数量增加,并可促进结核分枝杆菌存活。随着疾病的发展,中性粒细胞样细胞的数量增加,这些细胞都表现出以下特征:①未成熟的表型和生化特征;②不能激活 T 细胞;③过度炎症;④存活时间延长。转录组学研究揭示了与 PI3-激酶通路相关的一组分子,这些分子在活动性肺结核患者中是失调的,它们能够调节 IL-17/G-CSF 轴,诱导白细胞受体激活,并调节细胞凋亡和动力。因此,Leisching 等[4]认为,中性粒细胞高反应性可作为易感个体中感染和进展为结核病的驱动力。

模式识别受体是固有免疫细胞识别病原菌靶分子的识别分子,而 Toll 样受体是其中一种主要识别病原微生物高度保守的结构基序。Sepehri 等[5]系统性综述了 TLR4 在结核感染中的作用,结果表明,TLR4 在诱导抗结核免疫应答及清除结核感染中发挥积极作用。只有有限的研究证明了结核感染中 TLR4 对于诱导巨噬细胞凋亡和在某些情况下减弱免疫应答方面的作用。因此,结核病结局似乎取决于 TLR4 与结核分枝杆菌的相互作用以及其他若干因素,包括细菌负荷和免疫或非免疫细胞。此外,其他 TLR/*MTB* 相互作用也可影响 TLR4 应答。

婴儿 hsp90b1 基因区域变异与卡介苗诱导的 IL-2 产生有关,可能与结核病的保护有关。敲除人单核细胞样细胞系中 hsp90b1 既不影响 TLR2 在细胞表面的定位,也不影响结核菌的复制。因此,hsp90b1 调节人体 T 细胞而非单核细胞对结核分枝杆菌的应答[6]。

Lai 等[7]研究表明,在小鼠肺 NTM 感染模型中,删除 NK1.1 细胞可增加细菌负荷和死亡率。删除 NK1.1 细胞可减少巨噬细胞吞噬、树突状细胞发育、细胞因子产生和肺肉芽肿形成,从而加重 NTM 诱导发病过程。在 NTM 感染后,IFN-γ 缺失(IFN-γ^-)小鼠观察到类似的病理现象,向 IFN-γ^-小鼠过继转移野生型 NK 细胞可显著减少 NTM 的发病。注射IFN-γ也可预防 NTM 诱导的 IFN-γ^-小鼠的发病。研究者发现 NK 细胞是肺部 IFN-γ 的主要产生来源,且在感染后 1 天就开始产生。因此,将 IFN-γ 注射到 IFN-γ^-小鼠 1 天(而非 2 周)后,显著提高了 NTM 感染的免疫力。NK 细胞还可刺激巨噬细胞杀死分枝杆菌和产生 IL-12。因此,结果表明,NK 细胞产生的 IFN-γ 在激活和增强肺 NTM 感染早期的固有免疫和适应性免疫应答中起着重要作用。

Tripathi 等[8]使用小鼠模型和人类血液样本,研究了慢性酒精消耗对结核分枝杆菌感染过程中免疫应答的影响。结果发现,酒精可增加 *MTB* 感染后年轻小鼠的死亡率,但不增加老年小鼠的死亡率。$CD11b^+LY6G^+$细胞是 *MTB* 感染的年轻小鼠肺组织中 IFN-α 的主要来源,IFN-α 促进肺巨噬细胞的坏死。抗 IFNAR-1 抗体的治疗可增加感染 *MTB* 的酒精喂养年轻小鼠的存活率。结核菌感染后,酒精性青年潜伏性肺结核(LTBI)者的外周血单个核细胞(PBMC)比非酒精性年轻 LTBI 个体以及酒精性和非酒精性老年 LTBI 个体产生的 IFN-α 含量显著增高。研究表明,酒精能增强 $CD11b^+LY6G^+$细胞在年轻结核菌感染小鼠肺中产生的 IFN-α,从而导致巨噬细胞坏死和死亡率增加。提示,年轻的酒精性 LTBI 个体发展为活动性结核感染的风险较高。

黏膜相关恒定 T 细胞(MAIT)位于气道中,可能在肺组织中针对结核分枝杆菌感染的细胞免疫应答发挥重要作用,尤其是在肽特异性 T 细胞应答启动之前。因此,通过接种结核病疫苗增强 MAITs 可能提高疫苗的保护作用,但目前对于结核病期间肺部 MAIT 反应尚不清楚。Kauffman 等[9]利用结核菌衍生表位肽库(*MTB*300)再刺激后,分别用 5-OP-RU 负载的

rmMR-1 四聚体和 $CD4^+T$ 细胞胞内细胞因子染色的方法，比较了感染结核分枝杆菌的恒河猴肺部 MAIT 和肽特异性 $CD4^+T$ 细胞应答。在感染后较晚的时间点，四只动物中的两只动物气道中显示出 MAIT 细胞数量的增加，但在暴露后 3 周，*MTB*300 特异性 $CD4^+T$ 细胞到达气道，且其数量大大超过 MAIT 细胞。肉芽肿中 *MTB*300 特异性 $CD4^+T$ 细胞比 MAIT 多 20 倍。MAITs 上 CD69 的表达与组织驻留性相关，而与细菌负荷无关，少数肉芽肿中 MAITs 低表达颗粒酶 B 和 Ki67。因此，气道中 MAIT 的积聚是可变的且发生较晚，其在恒河猴感染结核菌后肉芽肿中并不活化。

Paquin-Proulx 等[10]分析了潜伏或活动性结核分枝杆菌感染者 MAIT 和 iNKT 细胞的频率、表型和 IFN-γ 的产生。结果发现，与未感染个体或活动感染者相比，LTBI 个体中 MAIT 和 iNKT 细胞频率增加。在 LTBI 或未感染对照组，HLA-DR、PD-1 和 CCR6 的表达以及 MAIT 和 iNKT 细胞产生 IFN-γ 水平没有变化。LTBI 个体中 $CD4^-CD8^+$MAIT 细胞比例增加。HIV-1 感染与 MAIT 和 iNKT 细胞缺失有关，残余细胞表达细胞耗竭标志物 PD-1。上述研究表明 MAIT 和 iNKT 细胞在对抗结核分枝杆菌的免疫中发挥作用，HIV-1 感染对这些细胞具有破坏作用。

Vorkas 等[11]对于 3 种对结核分枝杆菌反应的参与固有免疫应答 T 细胞亚群：γδT、iNKT 和 MAIT 细胞的频率和功能表型进行了分析。来自暴露于结核分枝杆菌的受试者的 MAIT 和 γδT 细胞都显示出新近激活的表型。$CD4^+$MAIT 和 γδT 细胞在感染后积累，但 MAIT 和 γδT 细胞亚群具有不同的反应谱。对接触但未感染的接触者的检查表明，对初次感染具有抗性的个体，其 MAIT 细胞高表达 CD25 和颗粒酶 B，同时伴有 CD69 和 IFN-γ 应答降低。作者证实 MAIT 细胞的数量和功能与特定肠道微生物的丰度相关，提示对初始感染的反应可能由机体的肠道微生物群调节。

目前已在结核病患者循环及感染部位均发现了骨髓源性抑制细胞（MDSCs），但其与 *MTB* 的相互作用及其对肉芽肿的影响尚不明确。Agrawal 等[12]体外分化出人单核细胞样 MDSC，发现其在结核分枝杆菌感染时仍保持抑制能力。与巨噬细胞相比，MDSCs 主要激活 NF-κB 和 MAPK 途径，后者主要促进 IL-10 的释放和细菌复制。此外，MDSCs 上调 PD-L1，抑制淋巴细胞增殖，但对 *MTB* 复制的影响较小。

二、适应性免疫应答

结核特异性 $CD4^+T$ 细胞在抗结核的保护性免疫发展中起着核心作用，其通过树突状细胞（DC）T 细胞轴参与巨噬细胞的激活。利用体外启动系统产生 Ag-特异性 T 细胞，Singh 等[13]研究了 HIV-结核病共感染的人树突状细胞能否调控结核分枝杆菌特异性 $CD4^+T$ 细胞表型和功能，进而引起巨噬细胞对于结核分枝杆菌的失控。与共感染的树突状细胞共培养后，结核分枝杆菌特异性 $CD4^+T$ 细胞不再能增强巨噬细胞对结核分枝杆菌的控制作用。共感染树突状细胞降低结核分枝杆菌特异性 $CD4^+T$ 细胞的增殖能力而不影响其生存能力，共抑制因子 CTLA-4、PD-1 和 BLIMP-1 的表达增加，T 细胞共刺激分子 CD40L、CD28 和 ICOS 表达下降。与单纯结核分枝杆菌感染相比，共感染可显著增加调节性 T 细胞标志物 Foxp3 和 CD25 以及免疫抑制性细胞因子 TGF-β 和 IL-10 的表达。上述研究表明，艾滋病毒通过对树突状细胞的作用，削弱结核分枝杆菌特异性 $CD4^+T$ 细胞对人类巨噬细胞抗结核的增强能力，这可能在随后的结核发展早期起到作用。

T 细胞介导的免疫应答在控制结核分枝杆菌感染中起着重要作用，一般认为这种应答主要是由分泌 IFN-γ 的 Th1 型 $CD4^+T$ 细胞介导的。Orlando 等[14]在单细胞水平上详细地研究了结核分枝杆菌反应性 $CD4^+T$ 细胞的功能和特异性，发现一群具有初始细胞表型的人 $CD4^+T$ 细胞亚群可产生多种细胞因子（TCNP 细胞）。$CD4^+$ TCNP 细胞表型为 $CD95^{lo}CD28^{int}CD49d^{hi}CXCR3^{hi}$，其 T 细胞受体 Vβ 片段分布广泛。这群细胞可对不同的结核分枝杆菌抗原应答并迅速分泌多种细胞因子，其频率在活动性结核期间增加，但治疗后结核病患者的水平与 LTBI 相当。上述实验可能发现了一个新人类 $CD4^+T$ 细胞亚群，该亚群参与人类对结核分枝杆菌的免疫应答，并存在于活动性结核患者的血液中。

肺部肉芽肿是肺结核感染的主要特征，主要由组织免疫细胞组成，可限制或清除感染，也限制肺部病理发展过程。然而，由于免疫细胞和结核感染细胞的反复接触，在非人灵长类动物的肉芽肿中发现，可分泌细胞因子的 T 细胞数量非常少（占肉芽肿 T 细胞的比例不到 10%），T 细胞功能受抑制的机制有多重，其中一种是 T 细胞耗竭，被认为是由于持续抗原刺激引起，T 细胞进入一种低细胞因子分泌、低增殖、并表达一系列抑制性受体的状态，如 PD-1，LAG-3 和 CTLA-4。Wong 等[15]研究了 T 细胞抑制性受体及其在肺部肉芽肿的功能，利用实验数据构建包含了环境、细胞、细菌的动态变化过程的计算机模型，提示单独 T 细胞耗竭这一个因素并非结核肉芽肿中结核特异性 T 细胞数量低的原因，而是由于肉芽肿内在结构和属性的特殊性造成的。

Ahmed 等[16]研究了结核特异性 $CD4^+T$ 细胞在抗结核治疗过程中表型变化，并分析了其与痰培养结果的关系。结果发现，活动性结核患者和 LTBI 个体 *MTB* 特异性 $CD4^+T$ 细胞活化标志物表达差异显著，且与 $CD38^{pos}$ 和 $Ki67^{pos}$ 细胞频率无重叠。抗结核治疗开始后 9 周，*MTB* 特异性活化标志物（CD38、HLA-DR、Ki67）频率显著下降，但 $CD4^+$ T 细胞总数无明显变化。治疗引起的表型改变在基线到第 9 周和 12 周的活动性患者之间差异显著，且与个体稳定痰培养结果转化及表达 CD38 和 HLA-DR 的时间相关。相比之下，成熟标志物 CD27 阳性的结核特异性 $CD4^+T$ 细胞的频率在 26 周前基本保持不变，并且在治疗后结核病患者和 LTBI 个体之间有显著差异。因此，上述研究提示，结核特异性 T 细胞的表型改变是结核治疗疗效的潜在替代标记，并且可以帮助区分活动性结核患者（$CD38^{pos}$，$CD27^{low}$）、治疗后结核（$CD38^{neg}$，$CD27^{low}$）和 LTBI 个体（$CD38^{neg}$，$CD27^{high}$）。

免疫记忆细胞在疫苗诱导的免疫保护效应中发挥关键作用，这可能是由于它们能够在抗原再次激发时产生长期和快速的反应，从而产生不同的细胞因子和表面标志物表达表型，如 CD45RA/RO、CD27、CD62L 和 CCR7。此外，近年来也发现一个独特的记忆 T 细胞谱（组织驻留记忆 T 细胞或 TRM 细胞），可协调机体对组织部位再次遇到的病原体的反应。然而，最近的证据表明，$CD4^+$初始 T 细胞比之前所认知的更加具有异质性，在表型、分化阶段、持续性、功能和解剖定位方面具有多样性。这些细胞在分化的最初阶段具有极强的异质性和多功能性，有可能成为"非典型"记忆和效应细胞，对具有幼稚样表型的各种非典型记忆 $CD4^+T$ 细胞亚群的产生和维持的更深入理解，对传染病疫苗接种和免疫治疗的免疫监测具有重要意义[17]。

肝素结合血凝素（HBHA），一种结核分枝杆菌表面蛋白，是一种潜在候选疫苗成分和结核病防护免疫标志物。在 LTBI 受试者中，HBHA 可诱导强烈的 Th1 反应和细胞毒性 $CD8^+$ 反应，Aerts 等[18]作者使用 HBHA 诱导的细胞作为特异性 T 淋巴细胞激活的指标，发现在结核分枝杆菌感染的受试者中,HBHA 可诱导具有细胞溶解功能的 $CD4^+T$ 细胞亚群。这些细胞中也有一半含有 IFN-γ,它们同时具有 Th1 和细胞毒性特征。作者进一步鉴定了一个产生 IFN-γ 的 $CD4^+T$ 淋巴细胞亚群,同时具有细胞毒性介质,如穿孔素、颗粒酶和粒溶素,称之为多细胞毒性 $CD4^+T$ 淋巴细胞。虽然纯化的蛋白衍生物(PPD)在 LTBI 受试者和 ATB 患者中都能诱导这种细胞,但只在 LTBI 受试者中检测到 HBHA 特异性多细胞毒性 $CD4^+T$ 淋巴细胞,而在肺 ATB 患者中则没有。作者发现了一种新的 HBHA 诱导的 $CD4^+T$ 细胞亚群,其可能有助于控制结核分枝杆菌感染。

众所周知,结核分枝杆菌特异性 IFN-γ 产生 T 细胞不能区分活动性肺结核(ATB)患者和 LTBI。Adekambi 等[19]对 LTBI、活动性结核患者以及接受治疗的结核患者检测了结核特异性 $CD4^+T$ 细胞中半胱天冬酶-3(Caspase-3)的表达,结果发现,ATB 中结核特异性 caspase-3^+IFN-$\gamma^+$$CD4^+T$ 细胞的频率显著高于 LTBI。Caspase-3^+IFN-$\gamma^+$$CD4^+T$ 细胞活化水平也显著高于 caspase-3-阴性细胞。此外,抗结核治疗过程中 caspase-3^+IFN-$\gamma^+$$CD4^+T$ 细胞的频率降低。上述研究提示,表达 caspase-3 的结核抗原特异性 $CD4^+T$ 细胞的频率可反映体内结核分枝杆菌的负担,可能与其他宿主生物标志物一起用于鉴别结核分枝杆菌感染状况。

产生白介素 10 的 B 细胞(B10),是 B 调节细胞(BREGs)的一个子集,与调节免疫反应有关。Yuan 等[20]发现肺结核患者的 B10 细胞显著增加。此外,ManLAM 是结核分枝杆菌的主要表面脂多糖组分,导致 B10 细胞显著增加,并主要为 $CD5^+$B1a B 细胞。ManLAM 处理的 B 细胞产生的 IL-10 进一步抑制了 $CD4^+$Th1 极化,与 ManLAM 处理的 IL-$10^{-/-}$B 组相比,其对分枝杆菌感染的敏感性增加。因此,作者认为 ManLAM 通过诱导 B10 细胞从而负性调节宿主抗结核细胞免疫。

如何快速鉴别 LTBI 与活动性结核一直是结核病临床诊断中重要的话题,但目前缺乏有效检测方法的主要原因是多种方法只检测单个参数(如 IFN-γ 释放),因此不能有效捕获与结核病不同阶段相关的免疫应答的动态复杂性。Arrigucci 等[21]为了鉴别 LTBI 和活动性结核之间的免疫学差异,利用一种新的半自动 RNA 流式细胞术测定法,分析了抗原在短时(2 小时和 6 小时)刺激后抗原诱导的 Th1 细胞因子 mRNA 的表达。在体外刺激 2 小时后,$CD4^+T$ 细胞中可检测到 IFNG 和 TNFA mRNA 的诱导。此外,活动性结核中表达 IFNG 和 TNFA 的 $CD4^+T$ 细胞(Th1 细胞)频率比 LTBI 更高,这种差异在传统的基于蛋白质的细胞因子分析中无法检测到。作者还发现,活动性结核中,效应型记忆性细胞与中枢型记忆性 Th1 细胞的比值高于 LTBI。活动性结核的这种效应型记忆性细胞表型与 T 细胞分化水平增高相关,如 CD27 表达缺失,而与 T 细胞耗竭(高丰度 PD-1 表达)无关。上述结果表明,基于单个细胞的 mRNA 测量可能有助于鉴别 LTBI 和活动性结核之间时间依赖性、定量差异的 T 细胞功能状态。

组织定居记忆性 T 细胞(T_{RM})是一种新近确认的 T 细胞亚群,其表型和转录特征与循环记忆性 T 细胞有所不同,可能在机体抗结核的保护性免疫应答中发挥重要作用。Bull 等[22]发现,小鼠皮内注射 BCG 疫苗可诱导肺实质产生抗原特异性 $CD4^+T$ 细胞,这种细胞可持续存在 12 个月以上,流式分析表明,这群细胞的表型和功能存在多样性,与肺血管和脾 $CD4^+T$ 细胞有类似的特征。研究表明,血管内染色技术对于确定 T_{RM} 细胞的重要性,提示这些解剖上不同部位的细胞亚群并非只定居于特定的组织部位,而是可以在不同部位间迁移的。作为抗结核保护性免疫应答的一部分,值得对这些细胞进行深入研究。

Flórido 等[23]研究表明，表达结核分枝杆菌肽的重组甲型流感病毒（rIAV）疫苗可诱导肺实质中结核分枝杆菌特异性 $CD4^+$T 细胞，这群细胞具有 T_{RM}的表型和转录特征。为了确定这些 rIAV 诱导的 $CD4^+T_{RM}$是否独立于循环记忆 T 细胞而发挥保护作用，在结核分枝杆菌感染的前 17 天和感染期间，对 rIAV 疫苗预先免疫的小鼠用鞘氨醇-1-磷酸受体调节剂 FTY720 治疗。这显著减少了循环 T 细胞，但对肺实质中结核分枝杆菌特异性 $CD4^+T_{RM}$的频率或其细胞因子应答没有影响。重要的是，即使在循环 T 细胞被治疗严重耗尽时，用 rIAV 疫苗免疫的小鼠也能预防结核分枝杆菌感染。因此，使用 rIAV 疫苗诱导肺定居 $CD4^+$记忆 T 细胞与早期抗结核保护作用相关。

慢性 T 细胞活化是肺结核的一个重要特征，相关机制还不清楚，部分认为这依赖于 Treg 对效应性 T 细胞（Teff）的控制作用。在患有肺结核的成人中，循环中的天然 Treg 细胞保留其抑制潜能，但是来自这些受试者的 Teff 对 Treg 介导的抑制有抵抗力。Ahmed 等[24]研究发现，这是由于 Teff 亚群的扩增，表现为人类白细胞抗原（HLA）-DR 表达的增加。删除这群细胞后，其对抑制的敏感性可恢复。对包含 HLA-DR^+细胞的 Teff 细胞与部分删除该亚群的细胞比较，转录组学分析确定了与 IFNG、IL17A、IL22、PD-L1 和 β-趋化因子 CCL3L3、CCL4 表达相关的耐受机制。抗体阻断实验证实，HLA-DR^+Teff 细胞，而非部分删除的 HLA-DR^+效应性细胞，对 CCR5 和 PD-L1 通路介导的 Treg 抑制作用具有耐受性。在 HLA-DR^+Teff 细胞存在下，CCR5 和 PD-L1 下游的 NNFκB 活化受到干扰。此外，HLA-DR^+ Teff 细胞表达高水平的 Th1/Th17 细胞因子，这些细胞因子可能通过相互平衡关系调节 Treg 功能。总之，作者的研究为活化的 HLA-DR^+CD4^+T 细胞如何通过干预肺结核中 Treg 介导的抑制作用而促进疾病相关炎症提供了新的见解。

Radloff 等[25]利用分枝杆菌抑制试验（MGIA），作为健康人接种 BCG 前后支气管肺泡灌洗液（BALC）和外周血单个核细胞（PBMC）对于分枝杆菌生长抑制水平的指标。结果发现，利用 ELISpot 作为衡量指标，BCG 接种可诱导对 PPD 的阳性反应率为 58.8%；个体内评价发现，对比接种前后，无论是 BALC 还是 PBMC，培养阳性率均无显著性差异；BCG 接种诱导的 PPD 反应强度与 BALC 和 PBMC 对分枝杆菌的抑制作用不相关。BCG 疫苗诱导的分枝杆菌特异性细胞因子免疫应答并不能导致对结核分枝杆菌的功能性免疫控制。

大多数结核分枝杆菌感染表现为临床上无症状状态，称为潜伏结核感染，大约占全球人口的 1/4。虽然不到 1/10 的人最终发展为活动性疾病，但结核病目前仍是世界范围内感染性疾病死亡的主要原因，而影响感染结局的免疫因素仍不清楚。Roy Chowdhury 等[26]通过多个队列的综合分析，以确定阶段特异性宿主抗结核应答的特征。首先，使用通量流式细胞术分析和对南非青少年队列的功能分析，结果显示，潜伏结核感染与增强的细胞毒性反应有关，主要由 CD16（也称为 FcγRⅢa）和自然杀伤细胞、持续的炎症再加上 T 和 B 细胞成分的免疫偏离介导。通过分析来自不同年龄、遗传背景、地理位置和感染阶段的几个群组的转录数据发现，尽管外周 B 细胞和 T 细胞组分的偏离通常始于潜伏期，但是它们在不同群组间是异质的。然而，结核潜伏感染期循环自然杀伤细胞数量增加，活动期相应减少，临床治愈后又恢复到基线水平是所有队列间共同的特征。此外，通过分析三个纵向队列的数据发现，外周自然杀伤细胞的水平可以提示疾病进展和治疗反应，并与活动性肺结核患者的肺部炎症状态成负相关。这些发现对于研究结核潜伏感染期的潜在病理生理状态提供重要的线索，对于影响结核感染结局的可能因素有重要的提示作用。

NLRC3 是 NLR 家族的成员，是天然免疫细胞中炎症信号通路的负调控因子。然而，NLRC3在感染性疾病中调节 $CD4^+T$ 细胞应答的直接作用还不清楚。Hu 等[27]发现 NLRC3 通过抑制肺和脾脏 $CD4^+T$ 细胞表型（包括分化、活化和增殖）而发挥作用。$CD4^+T$ 细胞中缺失 NLRC3 可增强对结核分枝杆菌感染的保护性免疫应答。NLRC3 缺失通过负向调节 NF-κB和 MEK-ERK 信号通路促进 $CD4^+T$ 细胞的活化、增殖和细胞因子产生。该研究揭示了 NLRC3 作为适应性免疫应答的直接调节因子在结核分枝杆菌感染过程中的关键作用及其免疫保护作用。也提示了 NLRC3 可作为治疗结核病的潜在干预靶点。

Jiang 等[28]选择了中国 180 种结核分枝杆菌复合体，扩增了 462 个经实验证实的人 T 细胞表位，通过测序并比较结果，来分析这些表位的多样性。结果证明，结核分枝杆菌的大多数人 T 细胞表位是保守的。然而，T 细胞表位的多态性表明不同类型的蛋白质承受宿主的免疫压力存在差异。此外，北京株在 T 细胞表位上比非北京株更保守，这可能比非北京株更容易传播。

Amaral 等[29]利用三株高毒力结核分枝杆菌感染 C57BL/6 小鼠，结果发现，肺部病理损害最严重的小鼠肺部活化分子 CD69 的表达最低，其肺部分泌 IFN-γ 的 $CD4^+T$ 细胞数量也下降。经鼻给予腺苷受体拮抗剂咖啡因可显著增加实质 $CD4^+T$ 细胞的频率和数量，以及 CD69 的表达和 IFN-γ 经鼻给予腺苷受体拮抗剂咖啡因可显著增加实质 $CD4^+T$ 细胞的频率和数量，以及 CD69 的表达和 IFN-γ 的产生。上述研究表明，由细胞外三磷腺苷降解产生的腺苷损害了实质 $CD4^+T$ 细胞应答，并导致结核病的进展。

Sallin 等[30]发现，TNF 超家族分子 CD153（由基因 Tnfsf8 编码）对于 $CD4^+T$ 细胞控制肺结核感染是必需的，小鼠感染结核菌后，在肺组织实质中，结核特异性 Th1 细胞表达 CD153 的水平最高，但其诱导并不需要 Th1 细胞的极化。CD153 缺陷小鼠肺部细菌水平升高且早期死于结核分枝杆菌感染。利用 $Tnfsf8^{-/-}$ CD4 T 细胞或 $IFNg^{-/-}$ CD4 T 细胞中的一种细胞重建 T 细胞缺陷小鼠并不能挽救小鼠早期死亡，但同时利用 $Tnfsf8^{-/-}$ CD4 T 细胞和 $Ifng^{-/-}$ CD4 T细胞的混合细胞则可以提供与野生型 T 细胞相似的保护效果。在结核菌感染的非人灵长类动物，气道中抗原特异性 CD4 T 细胞表达 CD153 水平明显高于血液，结核菌特异性表达 CD153 的 $CD4^+T$ 细胞频率与肉芽肿的细菌负荷成负相关。在结核菌感染人体，CD153 代表高度多功能性结核菌特异性 $CD4^+T$ 细胞中的一个亚群，在结核潜伏感人个体中表达水平高于活动性结核患者。结核菌特异性 CD8 T 细胞在肽刺激后均未上调 CD153。因此，CD153 是宿主抵御肺结核感染的主要免疫介质，$CD4^+$ T 细胞是该分子的重要来源。

Jean Bosco 等[31]研究发现，活动性结核患者（ATB）$CD4^+CXCR5^+T$ 细胞频率降低。ATB 组 $CD4^+CXCR5^+T$ 细胞表面活化性分子（HLA-DR、ICOS）和抑制性受体（Tim-3 和 PD-1）表达增加。在 ATB 组中，相较植物血凝素，结核特异性抗原刺激可诱导更高水平的抑制性受体表达。与之相比，结核抗原刺激并未诱导 $CD4^+CXCR5^+T$ 细胞 IL-21 和 Ki-67 水平的显著升高。然而，阻断抑制性受体 Tim-3 和 PD-1 不仅增加 $CD4^+CXCR5^+T$ 细胞的频率，而且恢复了它们的增殖和细胞因子分泌潜能。因此，抑制性受体表达增加涉及 $CD4^+CXCR5^+T$ 细胞的耗竭，阻断抑制性受体可恢复 ATB 患者 $CD4^+CXCR5^+T$ 细胞的功能。

T 细胞耗竭是结核感染过程中一直备受关注的话题，T 细胞耗竭是由于持续的抗原刺激，诱导它们进入一种低细胞因子产生、低增殖和一系列抑制性受体表达的状态，最常见的是程序性细胞死亡蛋白 1（PD-1）、LAG-3 和 CTLA-4。Wong 等[32]在对非人灵长类动物的研究中发现肺部肉芽肿中细胞因子产生细胞数量非常低(少于肉芽肿 T 细胞的 10%)。作者对结核肺部肉芽肿中 T 细胞上抑制性受体的表达和这些细胞的功能进行了研究。并利用这些实验数据校准并告知一个基于代理的计算模型,该模型可捕捉结核分枝杆菌感染期间肺部肉芽肿内的环境、细胞和细菌动力学变化。上述研究表明,T 细胞耗竭本身并不造成结核肉芽肿内观察到的低数量的结核分枝杆菌应答性 T 细胞,缺乏耗竭可能是肉芽肿结构的固有特性。

慢性感染中持续的抗原刺激与抗原特异性 T 细胞功能障碍和抑制性受体(包括 PD-1)上调有关。结核病以结核分枝杆菌(*MTB*)的高水平表达为特征,但细菌负荷、PD-1 表达与结核分枝杆菌特异性 T 细胞功能之间的关系尚不清楚。Day 等[33]研究发现,与涂片阴性结核病和 LTBI 相比,涂片阳性结核病患者中 *MTB* 特异性 Th1 细胞上 PD-1 的表达水平显著升高,且在完成抗结核治疗后降低。相比之下,PD-1 在 *MTB* 特异性 CD8 T 细胞上的表达显著低于 *MTB* 特异性 $CD4^+$T 细胞,并且与 *MTB* 感染和疾病状态无关。用 *MTB* 抗原体外刺激 PBMC,PD-1 可在增殖的 *MTB* 特异性 $CD4^+$T 细胞上诱导表达;与缺乏 PD-1 表达的增殖性 *MTB* 特异性 $CD4^+$T 细胞相比,Th1 细胞因子优先在增殖的 $PD\text{-}1^+$ $CD4^+$T 细胞上表达。上述研究表明,*MTB* 特异性 $CD4^+$T 细胞上 PD-1 的表达代表了结核分枝杆菌抗原暴露,并鉴定了一群具有 Th1 细胞因子产生能力的效应细胞。上述研究为 PD-1 途径在 *MTB* 感染中调节 $CD4^+$和 $CD8^+$T 细胞应答的作用提供了新的见解,并为今后评估 PD-1 在抗原特异性 $CD4^+$T 细胞上的表达作为细菌负荷和治疗应答的潜在生物标志物提供了依据。

淋巴结结核(LNTB)是最常见的肺外结核(TB)。有关结核疾病部位的研究还很有限。Sahmoudi 等[34]研究分析了 LNTB 患者淋巴结 T 调节细胞(Treg)频率、活化情况及 $CD4^+$T 细胞功能。淋巴结单个核细胞(LNMC)主要表现为晚期分化的效应型记忆性细胞表型。来自自体的 LNMC 和 PBMC 相比,其结核特异性记忆 $CD4^+$T 细胞的频率和多功能谱无差异。与 PBMC 相比,LNMC 中活化的 $CD4^+$和 Tregs 的比例增加。在 LNMC 中,Tregs 与活化的 $CD4^+$T 细胞的相关性强于 PBMC。*MTB* 抗原刺激后 LNMC 中的 Tregs 与 Th1 细胞因子产生(IL-2、IFN-γ 和 TNF-α)以及 MIP-1α 呈显著正相关。LNMC 中 Treg 的一个亚群共表达活化分子 HLA-DR 和 CD38。

对于耐多药结核(MDR-TB)患者的治疗来讲,如果能找到评估疾病严重程度和预测痰培养阴转时间(TCC)的血液循环细胞生物标志物将有助于监测患者的疗效和药物临床试验设计。Ferrian 等[35]在患者开始二线药物治疗耐多药结核病之前,检测了血液中 $Ki67^+HLA\text{-}DR^-CD4^+$T 调节细胞(Treg),并评估了其预测微生物学结果中的价值。研究入选了 51 例耐多药结核病患者并随访 18 个月,其中 9 例患者痰培养(SC)在基线时为阴性。SC 阳性患者按 TCC 中位数分为两组:快速反应组(≤71 天 TCC)和慢反应组(>71 天 TCC)。在基线、第 2 个月和第 6 个月用结核分枝杆菌(*MTB*)抗原刺激全血,然后将 Treg 细胞鉴定为 $CD3^+CD4^+CD25^{hi}FoxP3^+CD127^-CD69^-$并进一步定义为 $Ki67^+HLA\text{-}DR^-$Treg。在基线时,SC 阳性组相较 SC 阴性组、涂片阳性组相较涂片阴性组及肺空洞组相比,$Ki67^+HLA\text{-}DR^-$Treg 的频率显著增加。在基线时,慢反应者中总的和早期分化的记忆 Treg 细胞显著增加。相反,在快速应答者中,基线时表现为较低比例的 Treg 细胞和活化的 IFN-γ 表达 T 细胞。随着时间及治疗的变化,慢反应者 Treg 细胞比快速反应者逐渐减少。基线 *MTB* 刺激的 $Ki67^+HLA\text{-}DR^-$Treg 细胞预测耐多药结核治疗的 TCC 的敏感性和特异性分别为 81.2%和 85%,但治疗 2 个月后情况并非如此。作者的研究表明，在基线时所定义的 *MTB* 刺激的血液 Treg 细胞亚群的频率可以鉴别耐多药结核病的严重程度，并可预测培养阴转的时间。

三、细胞因子及其他免疫分子

IL-22 由先天和适应性免疫系统的细胞产生，包括先天淋巴样细胞、自然杀伤细胞以及 T 淋巴细胞（Th1、Th17 和 Th22），并与其同源受体 IL-22R1 结合，IL-22R1 在非造血细胞如肺上皮细胞上表达。结核分枝杆菌诱导感染巨噬细胞表达 IL-22R1，多项研究表明 IL-22 在呼吸道感染中具有保护作用。活动性结核中循环 IL-22 的浓度比潜伏性结核降低，结核患者中结核特异性产生 IL-22 的 T 细胞的百分比与对照相比降低，表明该细胞因子是结核免疫学的关键因素。2 型糖尿病（T2D）合并结核病患者血清 IL-22 浓度比结核患者低[36]。然而，低 IL-22水平与结核病易感性增加，以及和结核病严重程度之间是否存在因果联系尚待确定。

锌是人体内重要的微量元素，是机体免疫系统的重要组成部分，通过维持细胞介导的免疫从而在抵抗感染中发挥重要决定作用。Mazumder 等[37]观察了成人血清锌浓度与肺结核的关系，结果表明，肺结核组血清锌浓度明显低于对照组。血清锌浓度与体重指数（BMI）成正相关，与年龄成负相关。肺结核患者较低的血清锌浓度表明其相对免疫缺乏状态，提示应考虑常规评估肺结核患者血清锌浓度，进一步应评估补充锌的辅助治疗作用。

脂质运载蛋白-2 是中性粒细胞次级颗粒的组成部分，在炎症反应中由巨噬细胞和上皮细胞表达。脂质运载蛋白-2 通过结合细菌生长所需的铁载体以抑制结核分枝杆菌。结核分枝杆菌产生可被脂质运载蛋白-2 结合的铁载体。脂质运载蛋白 2 对细胞外细菌先天免疫反应的影响已被证实，而对胞内菌（如结核分枝杆菌）的影响则不太清楚。在感染的早期阶段（3 周），作者发现脂质运载蛋白-2 对结核分枝杆菌的生长具有促进作用。使用混合骨髓嵌合体，作者证明来源于粒细胞而非上皮细胞和巨噬细胞的脂质运载蛋白-2 会增加结核分枝杆菌感染的易感性。在结核分枝杆菌感染的后期，脂质运载蛋白-2 并不能促进分枝杆菌的生长。在再次感染后第 3 周而非第 5 周，粒细胞和结核分枝杆菌在初生肉芽肿内有共同定位。因此作者认为中性粒细胞衍生的脂质运载蛋白-2 为未成熟肉芽肿内巨噬细胞中的结核分枝杆菌提供铁源，从而促进细菌生长[38]。

Zhou 等[39]研究了维生素 D 缺乏对脊柱结核患者 T 细胞亚群的影响。结果表明，当缺乏维生素 D 时，脊柱结核患者 T 淋巴细胞亚群显著降低，免疫功能下降。此外，维生素 D 含量越低，炎症因子表达越活跃，不利于结核病灶的恢复。

Afsal 等[40]研究了 1,25（OH）$_2$D$_3$ 对结核分枝杆菌感染时 T 细胞和自然杀伤细胞中穿孔素、颗粒溶素和颗粒酶 B 的影响。在 1,25（OH）$_2$D$_3$ 缺失或存在的条件下，作者将 45 例健康对照（HC）和 45 例肺结核（PTB）患者外周血单个核细胞（PBMC）与 *MTB* 培养 72 小时，流式细胞术检测穿孔素、颗粒溶素和颗粒酶 B 阳性细胞的百分率。结果表明，1,25（OH）$_2$D$_3$ 可显著降低 HCs 和 PTB 患者 PBMCs、CD4$^+$、CD8$^+$ 和 CD56$^+$ 细胞中溶细胞分子的百分率。此外，1,25（OH）$_2$D$_3$ 可下调 IFN-γ 水平，同时上调抗炎细胞因子 IL-10 的表达。相关分析表明，两组溶细胞分子总百分比与 IFN-γ 水平成正相关，与 IL-10 水平成负相关。结果提示，1,25（OH）$_2$D$_3$ 可下调溶细胞分子的表达，在适应性免疫应答中起抗炎作用，可能有助于减轻疾病活动期炎症和组织损伤。

相比活动性结核患者，结核分枝杆菌再激活相关抗原 Rv0140 在 LTBI 个体中可诱导显著更高水平的 IFN-γ。Ouni 等[41]研究表明，相比活动性结核患者，Rv0140 诱导 LTBI 的 PBMCs 产生更高水平的颗粒酶 B。相比 IFN-γ，颗粒酶 B 似乎能够更好地区分 LTBI 和活动性 TB。利用抗 MHC Ⅰ抗体和细胞内染色（ICS）实验发现，颗粒酶 B 主要由 $CD8^+T$ 细胞产生。因此，颗粒酶 B 可作为识别 LTBI 个体的宿主标志。

DPP4 是一类用于治疗糖尿病的酶抑制剂靶点，Blauenfeldt 等[42]研究发现，与对照组相比，结核病患者血浆中总水平和拮抗剂 CXCL10 水平更高，DPP4 酶活性降低。分泌 CXCL10 的细胞与 DPP4 阳性 T 细胞有关。结核感染部位（支气管肺泡灌洗）$CXCR3^+T$ 细胞的频率降低。作者提出，CXCL10 拮抗可能是发生在结核病病理部位的重要调节机制。CXCL10 在被膜结合 DPP4（CD26）分泌后不久即可被灭活，因此其趋化潜能降低。DPP4 在结核病中可能具有重要的调节作用，可能作为结核病和耐多药结核病的辅助免疫疗法。

NLRC3 是 NLR 家族的成员，是天然免疫细胞中炎症信号通路的负调控因子。Hu 等[43]研究发现 NLRC3 通过抑制肺和脾脏 $CD4^+T$ 细胞表型（包括分化、活化和增殖）而发挥内在作用。$CD4^+T$ 细胞中缺失 NLRC3 可增强结核分枝杆菌感染的保护性免疫应答。NLRC3 缺乏可通过负向调节 NF-κB 和 MEK-ERK 信号通路促进 $CD4^+T$ 细胞的活化、增殖和细胞因子产生。揭示了 NLRC3 作为适应性免疫应答的直接调节因子在结核分枝杆菌感染过程中的关键作用及其对免疫的保护作用，可作为治疗结核病的潜在靶点。

以往研究证实，结核分枝杆菌可以利用不同的机制来逃避或减弱宿主的免疫应答，例如通过调节宿主或细菌的 miRNAs 来调节免疫相关基因。然而，目前对结核分枝杆菌感染过程中 miRNA 的功能认识仍然有限。Niu 等[44]报道，结核分枝杆菌感染可以 TLR4 信号依赖的方式显著上调 RAW264.7 和 THP-1 细胞中微小 RNA-125a（miR-125a）的表达。miR-125a 通过直接靶向 TRAF6 负调控 NF-kB 途径，导致细胞因子抑制、削弱免疫应答、促进结核分枝杆菌存活。这些研究提供了新的分子机制，即结核分枝杆菌感染 RAW264.7 和 THP-1 细胞后，通过增强 RNA-125a 来抑制炎性细胞因子分泌并削弱免疫应答，可能成为抗结核治疗的潜在靶点。

卡介苗（BCG）是一种众所周知的免疫调节剂，通过诱导固有免疫记忆，也称为“训练免疫”，发挥对抗异种感染的非特异性保护效应。在针对低体重新生儿的随机试验中，卡介苗接种可降低败血症和呼吸道感染导致的新生儿死亡率。在许多研究中，已经观察到性别差异性疫苗非特异性效应，但是产生这种差异效应的机制尚不清楚。de Bree 等[45]研究了雌激素和二氢睾酮（DHT）是否影响卡介苗诱导的人原代单核细胞的“训练免疫”。虽然在卡介苗中加入雌二醇和 DHT 可抑制单核细胞促炎细胞因子的产生，但并不影响卡介苗对训练免疫的诱导。此外，雌二醇或 DHT 没有诱导单核细胞的训练或耐受。总之，这些重要的性激素不太可能解释卡介苗接种后产生的性别差异性效应，还需要进一步的研究来明确相关机制。

补体成分作为一组小分子蛋白质，在固有及适应性免疫应答中均发挥重要作用。Lubbers 等[46]用 ELISA 方法测定了活动期结核病患者、LTBI 患者和疾病对照者血清中 C1q 蛋白水平。结果发现，活动期结核病患者血清 C1q 水平较 LTBI 升高。在结核病治疗 6 个月后，C1q 的水平与地方性对照组相似，表明与疾病而非个体遗传易感性相关。结核病患者血清中 C1q 水平显著高于结节病或肺炎患者，可以作为临床上重要的鉴别诊断依据。此外，暴露于其他分枝杆菌，如麻风分枝杆菌（麻风患者）或卡介苗（疫苗）不会导致血清 C1q 水平升高。与人体实验结果一致的是，在非人灵长类动物（NHP）中，感染结核分子杆菌后，发展为活动性结核的个体中血清 C1q 水平升高，而那些可控制感染的个体中则未增加。因此，作者的研究表明，活动性结核病患者中 C1q 水平高于 LTBI。与结节病、麻风和肺炎患者相比，结核患者的 C1q 水平也升高。在 NHP 中，活动性进行性结核动物血清和支气管肺泡灌洗液中 C1q 水平升高。作者建议在目前的生物标志物中加入 C1q，可为活动性结核的诊断提供一定依据。

虽然自噬作用可调节胞内结核菌的存活，但钙（Ca^{2+}）信号在 *MTB* 感染中对于自噬的调节作用仍然未知。Liu 等[47]发现，微小 RNA-27a 在活动性结核病患者、结核分枝杆菌感染的小鼠和巨噬细胞中大量表达。miR-27a 的靶点是 ER 定位的 Ca^{2+}转运蛋白 CaCNA2D3。该转运体的靶向性导致 Ca^{2+}信号转导的下调，从而抑制自噬体的形成并促进结核分枝杆菌在细胞内存活。缺乏 miR-27a 的小鼠和用 miR-27a 拮抗剂治疗的小鼠对结核分枝杆菌感染更具耐受性。上述研究揭示了 *MTB* 通过操纵 Ca^{2+}相关的自噬作用来增加胞内存活，还为宿主导向的抗结核治疗方法提供参考。

（李丽　唐神结）

参考文献

1. XU Z, XIA A, LI X, et al. Rapid loss of early antigen-presenting activity of lymph node dendritic cells against Ag85A protein following Mycobacterium bovis BCG infection[J]. BMC Immunol, 2018, 19(1): 19.
2. SAMPATH P, MOIDEEN K, RANGANATHAN U D, et al. Monocyte Subsets: Phenotypes and Function in Tuberculosis Infection[J]. Front Immunol, 2018, 9: 1726.
3. CHAMPION T C, PARTRIDGE L J, ONG S M, et al. Monocyte Subsets Have Distinct Patterns of Tetraspanin Expression and Different Capacities to Form Multinucleate Giant Cells[J]. Front Immunol, 2018, 9: 1247.
4. LEISCHING G R. Susceptibility to Tuberculosis Is Associated With PI3K-Dependent Increased Mobilization of Neutrophils[J]. Front Immunol, 2018, 9: 1669.
5. SEPEHRI Z, KIANI Z, KOHAN F, et al. Toll-Like Receptor 4 as an Immune Receptor Against Mycobacterium tuberculosis: A Systematic Review[J]. Lab Med, 2019, 50(2): 117-129.
6. GRAUSTEIN A D, MISCH E A, MUSVOSVI M, et al. Toll-like receptor chaperone HSP90B1 and the immune response to Mycobacteria[J]. PLoS One, 2018, 13(12): e0208940.
7. LAI H C, CHANG C J, LIN C S, et al. NK Cell-Derived IFN-γ Protects against Nontuberculous Mycobacterial Lung Infection[J]. J Immunol, 2018, 201(5): 1478-1490.
8. TRIPATHI D, WELCH E, CHEEKATLA S S, et al. Alcohol enhances type 1 interferon-α production and mortality in young mice infected with Mycobacterium tuberculosis[J]. PLoS Pathog, 2018, 14(8): e1007174.
9. KAUFFMAN K D, SALLIN M A, HOFT S G, et al. Limited pulmonary mucosal-associated invariant T cell accumulation and activation during Mycobacterium tuberculosis infection in rhesus macaques[J]. Infect Immun, 2018, 86(12). pii: e00431-18.
10. PAQUIN-PROULX D, COSTA P R, TERRASSANI SILVEIRA C G, et al. Latent Mycobacterium tuberculosis Infection Is Associated With a Higher Frequency of Mucosal-Associated Invariant T and Invariant Natural Killer T Cells[J]. Front Immunol, 2018, 9: 1394.
11. VORKAS C K, WIPPERMAN M F, LI K, et al. Mucosal-associated invariant and γδ T cell subsets respond to initial Mycobacterium tuberculosis infection[J]. JCI Insight, 2018, 19(3). pii: 121899.

12. AGRAWAL N,STREATA I,PEI G,et al.Human Monocytic Suppressive Cells Promote Replication of Mycobacterium tuberculosis and Alter Stability of in vitro Generated Granulomas[J].Front Immunol,2018,9:2417.

13. SINGH S K,LARSSON M,SCHÖN T,et al.HIV Interferes with the Dendritic Cell-T Cell Axis of Macrophage Activation by Shifting Mycobacterium tuberculosis-Specific CD4 T Cells into a Dysfunctional Phenotype[J].J Immunol,2019,202(3):816-826.

14. ORLANDO V,LA MANNA M P,GOLETTI D,et al.Human CD4 T-Cells With a Naive Phenotype Produce Multiple Cytokines During Mycobacterium Tuberculosis Infection and Correlate With Active Disease[J].Front Immunol,2018,9:1119.

15. WONG E A,JOSLYN L,GRANT N L,et al.Low levels of T cell exhaustion in tuberculous lung granulomas.Infect Immun[J].Infect Immun,2018,86(9).pii:e00426-18.

16. AHMED M I M, NTINGINYA N E, KIBIKI G, et al. Phenotypic Changes on Mycobacterium Tuberculosis-Specific CD4 T Cells as Surrogate Markers for Tuberculosis Treatment Efficacy[J]. Front Immunol, 2018, 9:2247.

17. CACCAMO N,JOOSTEN S A,OTTENHOFF T H M,et al. Atypical Human Effector/Memory CD4+ T Cells With a Naive-Like Phenotype[J].Front Immunol,2018,9:2832.

18. AERTS L,SELIS E,CORBIÈRE V,et al.HBHA-Induced Polycytotoxic CD4+ T Lymphocytes Are Associated with the Control of Mycobacterium tuberculosis Infection in Humans[J].J Immunol,2019,202(2):421-427.

19. ADEKAMBI T,IBEGBU C C,CAGLE S,et al.High Frequencies of Caspase 3 Expressing Mycobacterium tuberculosis-Specific $CD4^+$ T Cells Are Associated With Active Tuberculosis[J].Front Immunol,2018,9:1481.

20. YUAN C,QU Z L,TANG X L,et al.Mycobacterium tuberculosis Mannose-Capped Lipoarabinomannan Induces IL-10-Producing B Cells and Hinders CD4+Th1 Immunity[J].iScience,2018,11:13-30.

21. ARRIGUCCI R,LAKEHAL K,VIR P,et al.Active Tuberculosis Is Characterized by Highly Differentiated Effector Memory Th1 Cells[J].Front Immunol,2018,9:2127.

22. BULL N C,KAVEH D A,GARCIA-PELAYO M C,et al.Induction and maintenance of a phenotypically heterogeneous lung tissue-resident CD4+ T cell population following BCG immunisation[J].Vaccine,2018,37(36):5625-5635.

23. FLÓRIDO M,MUFLIHAH H,LIN L C W,et al.Pulmonary immunization with a recombinant influenza A virus vaccine induces lung-resident CD4+ memory T cells that are associated with protection against tuberculosis[J].Mucosal Immunol,2018,11(6):1743-1752.

24. AHMED A,ADIGA V,NAYAK S,et al.Circulating HLA-DR+CD4+ effector memory T cells resistant to CCR5 and PD-L1 mediated suppression compromise regulatory T cell function in tuberculosis[J].PLoS Pathog,2018,14(9):e1007289.

25. RADLOFF J,HEYCKENDORF J,VAN DER MERWE L,et al.Mycobacterium Growth Inhibition Assay of Human Alveolar Macrophages as a Correlate of Immune Protection Following Mycobacterium bovis Bacille Calmette-Guérin Vaccination[J].Front Immunol,2018,9:1708.

26. ROY CHOWDHURY R,VALLANIA F,YANG Q,et al.A multi-cohort study of the immune factors associated with M.tuberculosis infection outcomes[J].Nature,2018,7720(560):644-648.

27. HU S, DU X, HUANG Y, et al. NLRC3 negatively regulates $CD4^+$ T cells and impacts protective immunity during Mycobacterium tuberculosis infection[J].PLoS Pathog,2018;14(8):e1007266.

28. JIANG Y,LIU H,DOU X,et al.Polymorphisms of human T cell epitopes of Mycobacterium tuberculosis indicate divergence of host immune pressure on different categories of proteins[J].Life Sci,2018,209:388-394.

29. AMARAL E P,MACHADO DE SALLES É,BARBOSA BOMFIM C C,et al.Inhibiting Adenosine Receptor Signaling Promotes Accumulation of Effector $CD4^+$ T Cells in the Lung Parenchyma During Severe Tuberculosis

[J].J Infect Dis,2018.

30. SALLIN M A,KAUFFMAN K D,RIOU C,et al.Host resistance to pulmonary Mycobacterium tuberculosis infection requires CD153 expression[J].Nat Microbiol,2018,11(3):1198-1205.
31. JEAN BOSCO M, WEI M, HOU H, et al. The exhausted $CD4^+$ $CXCR5^+$ T cells involve the pathogenesis of human tuberculosis disease[J].Int J Infect Dis,2018,74:1-9.
32. WONG E A,JOSLYN L,GRANT N L,et al.Low Levels of T Cell Exhaustion in Tuberculous Lung Granulomas [J].Infect Immun,2018,86(9):e00426-18.
33. DAY C L,ABRAHAMS D A,BUNJUN R,et al.PD-1 Expression on Mycobacterium tuberculosis-Specific CD4 T Cells Is Associated With Bacterial Load in Human Tuberculosis[J].Front Immunol,2018,9:1995.
34. SAHMOUDI K,ABBASSI H,BOUKLATA N,et al.Immune activation and regulatory T cells in Mycobacterium tuberculosis infected lymph nodes[J].BMC Immunol,2018,19(1):33.
35. FERRIAN S,ROSS M,CONRADIE F,et al.Frequency of Circulating $CD4^+Ki67^+HLA^-DR^-$ T Regulatory Cells Prior to Treatment for Multidrug Resistant Tuberculosis Can Differentiate the Severity of Disease and Predict Time to Culture Conversion[J].Front Immunol,2018,9:2438.
36. RONACHER K,SINHA R,CESTARI M,et al.IL-22:An Underestimated Player in Natural Resistance to Tuberculosis?[J].Front Immunol,2018,9:2209.
37. MAZUMDER M K,RAHIM M A,AHMED S,et al.Serum Zinc Concentrations in Patients with Pulmonary Tuberculosis[J].Mymensingh Med J,2018,27(3):536-543.
38. DAHL S L,WOODWORTH J S,LERCHE C J,et al.Lipocalin-2 Functions as Inhibitor of Innate Resistance to Mycobacterium tuberculosis[J].Front Immunol,2018,9:2717.
39. ZHOU S H,WANG X,FAN M Y,et al.Influence of vitamin D deficiency on T cell subsets and related indices during spinal tuberculosis[J].Exp Ther Med,2018,16(2):718-722.
40. AFSAL K,SELVARAJ P,HARISHANKAR M.1,25-dihydroxyvitamin D_3 downregulates cytotoxic effector response in pulmonary tuberculosis[J].Int Immunopharmacol,2018,62:251-260.
41. OUNI R, GHARSALLI H, DIRIX V, et al. Granzyme B induced by Rv0140 antigen discriminates latently infected from active tuberculosis individuals[J].J Leukoc Biol,2018.
42. BLAUENFELDT T,PETRONE L,DEL NONNO F,et al.Interplay of DDP4 and IP-10 as a Potential Mechanism for Cell Recruitment to Tuberculosis Lesions[J].Front Immunol,2018,9:1456.
43. HU S,DU X,HUANG Y,et al.NLRC3 negatively regulates CD4+ T cells and impacts protective immunity during Mycobacterium tuberculosis infection[J].PLoS Pathog,2018,14(8):e1007266.
44. NIU W,SUN B,LI M,et al.TLR-4/MicroRNA-125a/NF-κB signaling modulates the immune response to Mycobacterium tuberculosis infection[J].Cell Cycle,2018,17(15):1931-1945.
45. DE BREE C L C J,JANSSEN R,AABY P,et al.The impact of sex hormones on BCG-induced trained immunity [J].J Leukoc Biol,2018,104(3):573-578.
46. LUBBERS R, SUTHERLAND J S, GOLETTI D, et al. Complement Component C1q as Serum Biomarker to Detect Active Tuberculosis[J].Front Immunol,2018,9:2427.
47. LIU F, CHEN J, WANG P, et al. MicroRNA-27a controls the intracellular survival of Mycobacterium tuberculosis by regulating calcium-associated autophagy[J].Nat Commun,2018,9(1):4295.

下篇　结核病临床

第一章　结核病细菌学诊断

【摘要】结核病的细菌学诊断仍在全球范围内使用并占有重要地位,许多资源有限的环境中痰涂片镜检甚至是唯一可选择的实验室检查,世界卫生组织也建议在有条件的情况下使用痰涂片镜检和培养检查来监测耐多药结核病治疗,2018 年国外科学家在细菌学诊断的计算机等辅助系统、痰标本的处理、其他样本的细菌学检出、各项细菌学诊断方式的评估和应用及质量保证方面进行了大量研究及探索,以期获得更高的阳性率及更好地服务结核病防控,临床医师应该根据当地条件及疫情、患者病情及经济条件等酌情选择诊断方式。

【关键词】涂片镜检;结核分枝杆菌培养;质量保证;结果判读;标本采集;药物敏感性试验

世界卫生组织(the world health organization,WHO)建议在有条件的情况下使用痰涂片镜检和培养检查来监测耐多药结核病(multidrug-resistant tuberculosis,MDR-TB)治疗,而且许多资源有限的环境中痰涂片镜检甚至是可用的唯一实验室检查,因此,目前结核病的细菌学诊断仍在全球范围内使用并占有重要地位。2018 年国外科学家在细菌学诊断方面的研究主要集中在对新方法、新试剂、新样本以及质量保证方面的探索,以期获得更高的阳性率及更好地服务结核病防控。现将相关研究结果总结归纳如下。

一、涂片镜检

在结核病高负担的国家,直接痰涂片(direct smears of sputum,DS)显微镜检被广泛用于检测活动性肺结核,但灵敏度有限,有待开发新的涂片方法,也迫切需要进行快速、大规模的筛查以检测涂阳肺结核患者。

Magalhães 等[1]评估了加工痰涂片(processed sputum smears,PSS)中抗酸杆菌(*acid-fast bacilli*,*AFB*)的检出量。作者通过 DS 和化学处理、自发沉降后的 PSS 同时分析痰样品,结果发现在分析的 1 719 个样本中,常规 DS 中 16.4%为 AFB 阳性,在 PSS 中为 21.4%,相当于检出率增加了 30%。因此作者认为通过分析 PSS 和更好的安全流程能提高痰涂片的灵敏度,并有助于改善疾病的检测和控制。

与许多低或中等收入国家一样,在苏丹结核病的诊断主要依赖于临床症状和涂片镜检。Shuaib 等[2]评估了在苏丹东部疑似肺结核患者中痰涂片结果的阳性预测值。共纳入 383 份标本，在196份培养阳性的标本中，171份（87.3%）为结核分枝杆菌（*MTB*）、14份（7.1%）为胞内分枝杆菌、11份（5.6%）为混合感染。15.6%（57/365）的标本中不含有*MTB*，痰涂片的阳性预测值为84.4%。结论为苏丹当地实验室的涂片结果与国家参比实验室的结果有一定的不一致性，应加强涂片镜检的质量控制。涂片镜检广泛用于活动性肺结核的诊断，一般使用的为直接痰涂片法，但该方法的阳性率较低。

Goel等[3]评估了LED荧光显微镜（LED-FM）诊断结核病患者的效率。在8850例患者中LED-FM法的阳性率为13.3%，显著高于传统镜检法。在含菌量较少组中阳性率提高了9.0%。LED-FM法可使每张涂片的检测时间下降57.1%（从平均7分钟降至3分钟）。可见LED-FM法简便易操作、省时且仪器使用时间较长。利于实验室技术人员报告含菌量较少标本的阳性结果。2型糖尿病由于自身免疫反应紊乱而有利于*MTB*的感染和发病。

Fachri等[4]比较了涂片查抗酸菌在结核病合并2型糖尿病患者和单纯结核病患者间的差别。结核病合并2型糖尿病患者中14例（17.28%）为抗酸菌3+，15例（18.52%）为2+，15例（18.52%）为1+，37例（45.68%）为涂片阴性。而在单纯结核病患者中3例（2.08%）为抗酸菌3+，6例（4.17%）为2+，19例（13.19%）为1+，112例（77.78%）为涂片阴性，4例（2.78%）无痰。可见在结核病合并2型糖尿病患者中涂片镜检的阳性率更高。

LED-FM和Xpert *MTB*/RIF均可当天报告结果，Khan等[5]评估了这两项技术在诊断肺外结核病中的效率。在737例肺外结核样品中，Xpert的灵敏度和特异度分别为73%和100%，LED-FM的灵敏度和特异度分别为40%和100%。可见Xpert的灵敏度较LED-FM高40%~50%，且Xpert的最低检测限较LED-FM低，可检测到含菌量较少标本中的*MTB*。

Law等[6]则开发了一种计算机辅助的全涂片筛查系统并对其进行评估，该系统实时聚焦、捕获图像并提供诊断分级，可用于直接显微镜和荧光显微镜下检测呼吸道标本中的AFB。方法将要求结核分枝杆菌培养的成人患者痰标本分成三批进行染色：直接金胺O（auramine O，AO）染色、直接萋-尼（Ziehl-Neelsen，ZN）染色和浓缩涂片AO染色。所有载玻片均由经验丰富的显微镜师分级，与整个涂片筛查自动化系统平行。评估单独使用筛选系统和与显微镜组合使用时诊断结核的灵敏度和特异性。结果发现，488例直接AO染色的涂片中，228例培养阳性，其敏感性为81.6%、特异性为74.2%；334例直接ZN染色的涂片中，142例培养阳性，其灵敏度为70.4%，特异性为76.6%；505例浓缩AO染色的涂片中，250例培养阳性，其灵敏度为86.4%、特异性为71.0%。为了进一步提高性能，当机器检测到的AFB数量落在不确定范围内时，通过手动涂片分级确认。这些组合结果显著提高了特异性（AO-直接85.4%，ZN-直接85.4%，AO-浓缩92.5%），灵敏度也略有改善，同时仅需要有限的手工工作量。因此作者认为培养结果相比，该系统实现了高灵敏度，而没有显著降低特异性。当通过手动涂片分级确认不确定结果时，获得了特异性的显著改善，这种方法有可能大大减少结核病高负担国家的显微镜专业人员的工作量。

二、分枝杆菌培养

1. 不同培养方法间的比较　目前结核分枝杆菌（*Mycobacterium tuberculosis*，*MTB*）的培养方法主要是Löwenstein-Jensen固体培养法（简称“固体培养”）和BACTEC MGIT 960液体培养法（简称“液体培养”）。Hongler等[7]比较了艾滋病合并结核患者使用固体培养和液体培养检查*MTB*的区别，目的在于阐明在资源有限的环境中艾滋病毒感染是如何影响结核液体和固体培养结果的。作者使用乌干达(南部)结核病和艾滋病药物浓度相关结果研究的基线数据,其中包括268名感染艾滋病毒/结核病的患者。在这268名参与者中,有243人做了CD4细胞计数并被纳入该分析:72.2%的患者固体培养阳性,而液体培养阳性率为82.2%($P<0.015$);较高的CD4细胞计数可预测固体培养阳性(OR:1.14;每增加50个细胞/μl的95%CI 1.03~1.25;$P=0.008$)。对于液体培养阳性也观察到相似的没有显著差别的趋势(OR:1.09;每增加50个细胞/μl的95%CI 0.99~1.211;$P=0.094$);较高的CD4细胞计数与较高的固体培养集落形成单位(OR:1.14;每增加50个细胞/μl增加的95%CI 1.05~1.25;$P=0.011$)和较短的液体培养阳性时间(HR:1.08;每增加50个细胞/μl的95%CI 1.04~1.12;$P<0.001$)呈等级相关。结论在资源有限的环境中,液体培养系统在培养阳性率和对HIV/TB共感染个体中CD4细胞计数的依赖性方面优于固体培养。因此当资源只允许进行一种痰培养方法时,我们建议液体培养应作为HIV阳性个体的一线培养方法,以降低成本并使结核病在资源有限的环境中获得更多的阳性培养结果。

Affolabi等[8]则评估了十六烷基吡啶氯化物(cetylpyridinium chloride,CPC)和OMNIgene·SPUTUM(OMNI)试剂在分枝杆菌培养前维持*MTB*活力的性能。测试在CPC或OMNI两种试剂中痰储存达2 865天后在固体培养基上培养的性能,同时评估了存储在两种试剂中的*MTB*分离株的存活率。结果发现,新鲜加工样品和CPC储存样品的污染率没有统计学差异,而OMNI的污染率显著低于新鲜痰的污染率(储存865天时$P=0.026$,储存2 865天时$P=0.002$);无论储存时间如何,新鲜痰的培养阳性率(81.766%)与CPC中储存的样品相似(CPC-8为89.866%,CPC-28为73.066%),对于OMNI储存的样品,在储存865天后培养阳性率相似(84.266%),但在2 865天后(42.766%,$P<0.000\ 1$)与新鲜痰、CPC-8、CPC-28和OMNI-8相比显著下降。与CPC相比,当H37Rv标准菌株在室温下超过865天存储在OMNI中时,存活率显著降低,但是在3 765℃下的存储降低了CPC和OMNI存储悬浮液的回收率。结论提示,室温下在OMNI或CPC中储存865天的痰培养与新鲜痰培养有相当的阳性率,但在储存2 865天后,与CPC相比,OMNI的表现显著降低。

Costa等[9]评估了Ogawa-Kudoh和改良Petroff方法在肺结核诊断中的效果。共纳入205份痰标本,两种培养方法的阳性率相当($P=0.549$),而且污染率也基本上无差别($P=0.065$)。与改良Petroff方法相比,两种方法的一致性非常好(Kappa值为0.877),Ogawa-Kudoh方法的灵敏度、特异度、阳性预测值和阴性预测值分别为90.4%、96.6%、94.3%和94.2%。结论Ogawa-Kudoh方法在诊断肺结核中准确度较高,适合于在实验室中常规开展。另外由于该技术具有简便、价廉、生物安全性高等优点,Ogawa-Kudoh方法是提高肺结核细菌学诊断的可选技术。

2. 肺外结核的结核分枝杆菌培养　*MTB*的培养对于鉴别诊断肠结核和克罗恩病至关重要。目前从结肠镜获得的活检组织标本培养阳性率低于50%。Mehta等[10]评估了应用多份活检组织标本是否可提高肠结核的培养阳性率。共纳入182例患者,70例(38.4%)最终诊断为肠结核。1份活检组织标本、2份活检组织标本和8份活检组织标本的MGIT培养阳性率分别为41.4%、38.5%5和52.8%。8份活检组织标本的培养阳性率较1份标本提高了11.4%,较2份标本提高了14.3%。可见增加活检组织标本可提高肠结核的培养阳性率。Jindal等[11]评估了MGIT 960在不孕妇女中诊断生殖器结核的价值。共纳入300例患者的子宫内膜活检组织,共有30例患者被诊断为生殖器结核,涂片、MGIT液体培养、改良罗氏培养、病理检查的阳性率分别为50%、46.7%、3.3%和33.3%。涂片、MGIT液体培养和病理检查联合可检测到全部阳性病例。MGIT液体培养与改良罗氏培养的阳性率并不高于MGIT液体培养。结论在不孕患者的常规检查中增加MGIT960液体培养可显著改善其诊断。

3. 儿童结核病的结核分枝杆菌培养阳性率　在发展中国家肺结核的发病率和死亡率均较高，细菌学诊断对于儿童结核的确诊非常重要。Cakir等[12]评估了鼻咽抽吸物(NPA)、胃液(GA)和支气管肺泡灌洗液(BAL)在高度疑似肺结核儿童中的诊断价值。共纳入40例患者，涂片镜检的阳性率在BAL、GA和NPA中分别是22.5%、17.5%和10%。改良罗氏培养在上述3种标本中的阳性率分别为27.5%、22.5%和12.5%。BAL和GA的涂片和培养阳性率均高于NPA(P<0.006和P<0.004)。结论为相比于BAL和GA，NPA不太适合儿童结核的诊断。Walters等[13]评估了标本混合对于儿童结核的诊断价值。共纳入304例疑似儿童肺结核患者，每例患者获取1份胃液标本，并在随后的2周内获得痰和鼻咽抽吸物标本。获得标本的第二天将每例患者的标本混合。Xpert和培养的阳性率在混合标本和胃液标本间无显著性差异。

三、涂片和培养的质量保证和结果判读

鉴于显微镜诊断的质量非常关键却常常无法得到保证。因此，Mekonen等[14]评估了埃塞俄比亚奥罗米亚地区Hararge区卫生中心的痰AFB涂片显微镜检查的技术质量和结果。作者在2014年7月8日—2015年7月7日期间进行了横断面研究，使用预先测试的结构化问卷来收集数据，并采取批次质量保证抽样法用于收集所有必要的样本载玻片。结果发现，在研究期间评估的55个保健中心实验室中，有20个(36.4%)存在重大技术错误，13(23.6%)个中心中有15例假阴性结果，17(30.9%)个中心中有22例假阳性结果。此外，质量差的样本质量、涂片大小、涂片厚度、染色和均匀度分别占了搜集样品中心的40(72.7%)、39(70.9%)、37(67.3%)、27(49.1%)和37(67.3%)。假阴性AFB考虑与缺乏内部质量控制(AOR:2.90;95%CI 1.25,6.75)和低质量的染色程序(AOR:2.16;95%CI 1.01,5.11)显著相关；作者认为在区卫生中心的大多数实验室中痰AFB涂片显微镜检查涂片和结果判读的质量都很低，因此有必要通过加强实验室专业人员的能力来强化外部质量控制计划。

Alene等[15]则评估和比较MDR-TB治疗期间不同时间点痰涂片和培养转阴的有效性，作为治疗结束判断预后的预测指标。作者使用从中国湖南省胸科医院和埃塞俄比亚贡德尔大学医院获得的数据进行了一项回顾性观察性队列研究。研究共纳入429例具有痰培养和涂片阳性结果的细菌学证实的MDR-TB患者，其中345名(80%)患者治疗成功，84名(20%)患者治疗效果不佳。结果发现，痰涂片和培养转阴对预测治疗成功的敏感性为：开始治疗后2个月时分别为77.9%和68.9%(P=0.007)，4个月时为95.9%和92.7%(P=0.06)，6个月时为97.4%和96.2%(P=0.386)，12个月时分别为99.4%和98.9%(P=0.412)；痰涂片和培养未转阴预测不良治疗结果的特异性为：2个月时为41.6%和60.7%(P=0.012)，4个月时分别为23.8%和48.8%(P<0.001)，6个月时分别为20.2%和42.8%(P<0.001)，12个月时分别为15.4%和32.1%(P<0.001)；随着治疗月份的增加，痰培养和涂片转阴的敏感性增加，但特异性降低。预测治疗成功的转阴最佳时间点是痰涂片开始治疗后2~4个月、痰培养4~6个月，两者的共同最佳时间点是4个月，在这个时间点，痰培养转阴预测成功治疗结果的有效性[曲线下面积(area under ROC curve，AUC)=0.71]明显优

于痰涂片转阴(AUC=0.6)(P<0.001)。然而,当人口统计学和临床因素包括在模型中时,痰涂片转阴预测治疗结果的有效性(AUC=0.7)与痰培养转阴(AUC=0.71)相当。痰涂片转阴的阳性和阴性预测值为:2 个月分别为 57.3%和 65.7%,4 个月分别为 55.7%和 85.4%,6 个月分别为 55.0%和 88.6%;痰培养转阴则为:2 个月分别为 63.7%和 66.2%,4 个月分别为 64.4%和 87.1%,6 个月分别为 62.7%和 91.9%,由此可见,在预测 MDR-TB 治疗结果时,痰涂片转阴的有效性显著低于痰培养转阴。因此研究者支持 WHO 建议的使用涂片和培养检查而不是单独涂片来监测 MDR-TB 患者,以便更好地预测成功的治疗结果;预测成功治疗结果的最佳时间点是痰涂片转阴治疗开始后 2~4 个月,痰培养转阴 4~6 个月,而痰培养和涂片转阴共同的最佳时间是 4 个月。

四、标本采集

除了高质量的痰涂片技术及流程,高质量的标本也有助于提高肺结核诊断的敏感性。Sakashita 等[16]评估了与常规方法和吸入高渗盐水(hypertonic saline inhalation,HSI)比较下,使用声学装置-肺长笛(lung flute,LF)诱导肺结核患者痰的效果。在这项交叉研究中,假定肺结核患者连续提交 3 次痰:第一次为无诱导的痰(直接咳痰),第二次和第三次分别使用 LF 和 HSI 诱导痰,并比较 2 种诱导方法的效果。结果发现,在 64 名合格的研究对象中,35 例(54.6%)患者的第一次没有诱导的痰涂片为阴性,在这些患者中,25.7%和 22.9%的患者在使用 LF 和 HSI 后均为涂片阳性(P=0.001),但两种方法的转阴率无显著差异;没有诱导的第一次痰涂片有 65.7%的痰培养阳性,而使用 LF 和 HSI 的痰培养分别为 71.4%和 77.1%的阳性率(P=0.284);在核酸扩增检验中也观察到类似的结果发现,无诱导痰(60.0%)、LF(72.0%)和 HSI(60.0%),P=0.341;而在 29 名没有诱导的第一次痰涂片阳性患者中,我们观察到涂片等级、培养阳性率和核酸扩增测试(nucleic acid amplification test,NAAT)阳性均未显著增加。此外,LF 诱导倾向于较少的不良事件:痰量少(3.1% vs. 11.1%,P=0.082)和咽喉疼痛(1.5% vs. 9.5%,P = 0.057),且总不良事件显著减少(15.8% vs. 34.9%,P = 0.023)。该研究表明,LF 与 HSI 的痰诱导效率相似,但并发症相对少。

菌阴肺结核的诊断是临床上的一大挑战,支气管肺泡灌洗液(bronchoalveolar lavage fluid,BALF)比痰液具有更高的灵敏度,可用于检测 *MTB*。然而,支气管镜检查是侵入性的、昂贵的,并且不适合所有患者。为了使结核病患者通过 BALF 确定诊断,Liu 等[17]招募了 1 539名接受支气管镜检查的痰涂片阴性可疑肺结核患者进行评估,比较了痰和 BALF 中 *MTB* 检测的敏感性、特异性和准确性。研究发现通过痰培养和 NAAT 检测 *MTB* 对 BALF 的敏感性(63.4%)显著高于痰(43.5%);19.7%(122/620)痰涂片阴性和 40.0%(163/408)无痰的可疑肺结核患者在 BALF 中具有阳性细菌学结果;在痰涂片阴性和无痰的可疑肺结核患者中,BALF 中 *MTB* 检测的阳性与较年轻、合并肺部空洞和 γ-干扰素释放试验(interferon-gamma release assay,IGRA)的阳性结果相关,35 岁以下、IGRA 阳性和合并肺部空洞的痰菌阴性患者 BALF 中 *MTB* 阳性率为 84.8%。该研究表明,年龄、肺部空洞和 IGRA 结果的组合,可用于预测痰涂片阴性和无痰产生的可疑肺结核患者中 BALF *MTB* 检测的阳性,那些年龄在 35 岁以下、合并肺部空洞和 IGRA 阳性的患者,应进行支气管镜检查以收集 BAFL 进行 *MTB* 检查,因为他们最有可能获得结核病的细菌学诊断。

五、药物敏感性试验

MTB 的药物敏感性试验(drug susceptibility testing,DST)目前仍是筛查耐药、指导临床用药的重要方法,但其也面临多重挑战,包括冗长的无效标准方法、昂贵的分子检测成本和大体积的诊断机器,迫切需要科学家们开发更快速、方便快捷、易操作又经济的方法。

1. 新方法的评估　UKMYC5 板是一种 96 孔微孔板,可以测定 *MTB* 对 14 种抗结核药物的 MIC 值,与 MYCOTB 板不同,UKMYC5 板含有 2 种新药(贝达喹啉和德拉马尼)和 2 种重新使用的药物(氯法齐明和利奈唑胺)。Rancoita 等[18]在 4 个洲的 7 个实验室评估了 UKMYC5 板的准确性。研究结果显示,UKMYC5 板适合在孵育 14 天后应用 Vizion 系统读取结果,读者间的一致率达 97.9%,实验室间重复率为 95.6%,实验室内重复率为 93.1%。经 7H10/7H11 琼脂比例法、MGIT960 药敏试验测定为耐药株,或含有耐药相关基因突变的菌株,比敏感株的 MIC 值升高。UKMYC5 板可定量测定 *MTB* 对于抗结核药物的耐药程度,具有重要的临床应用价值。WHO 估计大约有 40%的结核病患者未得到正确的诊断和治疗。尽管市场上有一些诊断方法,但快速、便宜、简便的诊断技术以及药敏试验方法在低和中等收入国家仍非常需要。Rondon 等[19]建立了一种基于显微镜技术应用荧光分枝杆菌噬菌体 *mCherrybombφ* 来检测分枝杆菌和利福平耐药的方法,该方法再获得痰标本后仅数天就可报告结果。加入 PNB 后还可以区分 *MTB* 复合群与 NTM。以表型药敏试验结果为“金标准”,*mCherrybombφ* 检测利福平耐药的灵敏度和特异度均为 100%。*mCherrybombφ* 是非常实用的结核病细菌学检测技术,由于它可以检测活菌所以也可用于疗效评估。Wang 等[20]评估了一种多通道基于 bead 的生物检测方法(QMAP),用于直接检测呼吸道标本中 *MTB* 对利福平耐药的准确性。培养法与 QMAP 法在检测 *MTB* 和 NTM 的一致率在涂片阳性的标本中分别为 97.0%和 93.6%,在涂片阴性标本中分别为 69.4%和 73.0%。以培养为“金标准”,QMAP 法检测 *MTB* 的灵敏度和特异度分别为 87.3 和 97.8%。QMAP 法检测利福平耐药的灵敏度为 97.1%。可见 QMAP 法可直接从呼吸道标本中检测 *MTB* 及其耐药性,可用于结核病的早期诊断。

Chutichetpong 等[21]则开发了一次性 MPT64 传感器,以使用电化学夹心免疫传感器快速确定药物敏感性结核(drug susceptibility tuberculosis,DS-TB)和 MDR-TB、检测 MPT64 作为 *MTB* 生长的指标。该传感器显示了通过比较无药物和含药物液体培养基中 DS-TB 和 MDR-TB 生长信号来确定 DST 的可能性,在纯培养 *MTB* 和患者剩余痰沉积物中鉴定 DS-TB 和 MDR-TB 所需的时间分别为 3 天和 4~6 天。因此,使用这种传感器非常快速和廉价,并且有可能用于中低收入国家的结核病药敏试验。

2. 不同方法间比较　尽管 MYCOTB 板既可以提供 *MTB* 的药敏结果又可以提供 MIC 值,但并未评估 MYCOTB 板与罗氏培养法和 7H10 培养法在标准临界浓度判读药敏结果的一致性。Ssengooba 等[22]评估了 MYCOTB 板与罗氏培养法和 7H10 培养法检测一线抗结核药物敏感性的一致率。7H10 培养法与罗氏培养法的一致性(Kappa 值):利福平为 0.687,异烟肼为 0.498,链霉素为 0.275,乙胺丁醇为 0.082。以罗氏培养法为“金标准”,MYCOTB 板的灵敏度在检测链霉素时最高 87.5%、其次为异烟肼 75.9%和利福平 73.1%。当以 7H10 培养法为“金标准”时,MYCOTB 板的灵敏度有很大提高,异烟肼为 96.2%、利福平为 94.0%、链霉素为 93.8%。MYCOTB 板与 7H10 培养法的一致率非常高,乙胺丁醇的 Kappa

值为1,链霉素为0.959,利福平为0.915,异烟肼为0.778。7H10培养法与罗氏培养法在检测一线抗结核药物的药敏时,存在一定的不一致,MYCOTB板提供的MIC值对于临床选择药物非常有帮助。

Tilahun等[23]调查了埃塞俄比亚中部奥罗米亚地区Ambo镇及其周围的肺结核患者分离的分枝杆菌菌株的药物敏感性情况。在2014年5月—2015年3月期间,将Ambo医院和周围健康中心新诊断出的105例涂阳肺结核患者连续纳入横断面研究,使用固体培养分离分枝杆菌,采用间接比例法在固体培养基上评价*MTB*分离株对异烟肼、利福平、乙胺丁醇和链霉素的敏感性。结果发现,86/105(82%)新诊断的涂片阳性肺结核病例培养阳性,所有86株分离株均被确诊为*MTB*;大多数(76.7%)*MTB*分离株对所有四种药物均敏感;在23.3%的分离株中检测到对四种药物中任何一种药物的耐药性。对异烟肼(9.3%)和乙胺丁醇(7%)观察到最高比例的耐药性;仅有1例(1.2%)为耐多药/利福平耐药结核。

3. 临床耐药情况分析　世界范围内南非MDR-TB和XDR-TB的患者数不成比例的尤其多。Ismail等[24]估计了2012—2014年初治和复治结核病患者中的耐药率,并与2001—2002年的估计结果进行比较。结果显示全国范围内MDR-TB的流行率在初治患者中为2.1%,在复治患者中为4.6%。总体上,利福平耐药率(4.6%)显著高于MDR-TB流行率(2.8%,$P=0.01$)。与2001—2002年的调查相比,总体MDR-TB流行率为2.8% vs. 2.9%,利福平耐药率为3.4% vs. 1.8%。各省的异烟肼单耐药率均高于5%。MDR-TB中乙硫异烟胺和吡嗪酰胺的耐药率分别为44.7%和59.1%。XDR-TB的流行率为4.9%。在全国,2014年估计利福平耐药、MDR和异烟肼单耐药的患者数分别为13 551、8 249和17 970。可见南非总体MDR-TB流行率在2012—2014年间与2001—2002年间相似,但是在初治患者中利福平耐药率增加了1倍。Forson等[25]分析了加纳阿克拉涂阳复治患者的耐药率和耐药谱。112株*MTB*中,53株(47.3%)对任一药物耐药。异烟肼耐药率为39.3%,链霉素为38.4%,MDR-TB为27.7%。35.5%的MDR-TB为XDR-TB。MDR-TB较非MDR-TB更易发生链霉素和乙胺丁醇耐药。复治患者中MDR-TB和链霉素的耐药率非常高,而且在MDR-TB中pre-XDR-TB的耐药率也非常高,所以药敏试验结果对于制定合理的治疗方案十分重要。Wondale等[26]分析了埃塞俄比亚南奥莫*MTB*的耐药情况。MGIT 960药敏结果显示,在初治患者中单耐药率为9.2%,但未发现多耐药和耐多药菌株。GenoType *MTB*DRplus结果显示在初治患者中1.3%(2/153)对利福平单耐药,并且其中1株含有rpoB基因H526D突变。在复治患者中12.5%(1/8)为MDR-TB,同时含有rpoB基因D516V突变和katG基因S315T2突变。以MGIT 960药敏结果为"金标准",*MTB*DRplus检测利福平、异烟肼和MDR的灵敏度分别为100%、33.3%和100%,特异度分别为99.2%、100%和100%。可见南奥莫地区初治患者的耐药率较低。

Sertel等[27]评估显微观察药物敏感性测定(microscopic-observation drug susceptibility,MODS)在*MTB*鉴定和耐多药检测中的准确性和速度。对来自可疑肺结核患者的痰标本同时用MODS和固体培养、液体培养和药敏试验(液体培养系统)方法进行测试,共分析了331份痰标本。用于检测*MTB*菌株的MODS测定的灵敏度和特异性分别为96%和98.8%,MODS检测到耐多药*MTBC*分离株的敏感性为92.3%、特异性为96.6%;培养阳性的中位时间对于液体培养(8天)和MODS培养(8天)是相似的,但是在固体培养(20天)时显著更长(两个比较$P<0.000 1$);使用MODS测定药敏的中位数时间(8天)比液体培养系统(20天)

显著缩短（$P<0.0001$）。总之，MODS 是一种廉价且快速的测试，具有良好的性能特征，可用于直接诊断结核病和检测多药耐药性。

4. 药物间的联合作用　结核病治疗的一个重要目标是缩短疗程，有效的药物组合可能有助于缩短疗程。de Miranda Silva 等[28]研究了利奈唑胺和贝达喹啉组合的抗菌活性。结果显示利奈唑胺和贝达喹啉对于对数期和非复制期的 *MTB* 的杀菌效果具有加合作用。两种作用机制不同的药物进行组合可有效抑制耐药菌株的出现，可能会改进结核病的治疗效果。近年来 MDR-TB 的耐药率呈上升趋势且很少有新药上市，亟须发现新的化合物来帮助控制结核病。细菌素 AS-48 是粪肠球菌分泌的一种抗菌肽，对多种革兰阳性细菌具有抗菌活性，并且对于 *MTB* 和 NTM 也有抗菌活性。Aguilar-Perez 等[29]研究了 AS-48 与乙胺丁醇的联合作用。AS-48 展现出与一线抗结核药物相似的 MIC 值，并且在 *MTB* 感染的巨噬细胞中 AS-48 与乙胺丁醇具有协同作用。在接近 MIC 值的浓度下，AS-48 对于 THP-1、MHS 和 J774.2 细胞系无细胞毒性。可见 AS-48 在体外对于 *MTB* 具有抗菌活性且细胞毒性较低。Santos 等[30]评估了异烟肼/利福平/左氧氟沙星和异烟肼/利福平/利奈唑胺组合对 *MTB* 的抗菌活性。在 H37Rv 和 10 株耐药临床株中，4 种药物的 MIC 范围分别为异烟肼 0.03~6.25μg/ml，利福平 0.008~100μg/ml，左氧氟沙星 0.12~0.25μg/ml，利奈唑胺 0.25~0.5μg/ml。异烟肼/利福平/左氧氟沙星和异烟肼/利福平/利奈唑胺组合在耐药菌株中的协同作用发生率分别为 40%和 50%。该研究结果提示应关注这两种组合在耐药结核中的治疗效果。

六、非结核分枝杆菌的检测

1. 药物筛选新方法　世界范围内脓肿分枝杆菌的感染率呈上升趋势，但目前的治疗方案效果不佳。传统的评估新药抗菌效果时均是在营养丰富的条件下开展的，但体外结果与其临床应用效果并不完全相符。体外与体内结果的不一致可能与感染过程中细菌对于环境的遗传学和生理学适应相关，而在体内细菌处于低氧和营养匮乏的状态。Berube 等[31]建立了一种可在非复治状态鉴定新化合物对脓肿分枝杆菌抗菌活性的方法。应用该方法鉴定出氯硝柳胺在非复治状态下对于脓肿分枝杆菌具有杀菌活性，提示其可用于脓肿分枝杆菌的治疗。而很多目前正在临床应用药物在非复治状态下对脓肿分枝杆菌感完全无杀菌活性，该现象解释了为何这些药物的治疗效果不佳。可见 Berube 等[31]建立的方法可在与体内环境相近的条件下快速筛选化合物。

2. NTM 的药物敏感性　Ananta 等[32]分析了泰国北部地区脓肿分枝杆菌临床分离株的耐药性。在检测的 15 种药物中，脓肿分枝杆菌对 11 种耐药。敏感的 4 种药物为：阿米卡星、替加环素、克拉霉素和利奈唑胺。Massiliense 亚种与克拉霉素耐药性不相关（$P<0.0001$），但与替加环素耐药相关（$P=0.028$）。32.35%（22/68）的菌株为诱导克拉霉素耐药，其中 21 株为非 massiliense 亚种，耐药主要是由 erm 基因的 T28C 突变引起的。43.75%的获得性克拉霉素耐药由 rrl 基因的 A2271G/C 突变引起。Brown-Elliott 等[33]分析了贝达喹啉在体外对脓肿分枝杆菌复合群的药物敏感性。共纳入 104 株菌株，MIC 均低于 0.25μg/ml。76 株 abscessus 亚种和 16 株 abscessus/massiliense 混合亚种的 MIC_{50} 为 0.06μg/ml。10 株 massiliense 亚种的 MIC_{50} 和 MIC_{90} 均为 0.12μg/ml。2 株 bolletii 亚种的 MIC 为 0.06μg/ml。结果提示口服贝达喹啉可有效治疗脓肿分枝杆菌复合群，但推荐与其他药物[如亚胺培南、头孢西丁、阿米卡星和（或）替加环素]联合使用。Tang 等[34]分析了 Tedizolid 对脓肿分枝杆菌复合群的抗菌活性。

130 株脓肿分枝杆菌复合群的 MIC_{50} 和 MIC_{90} 分别为 1mg/L 和 4mg/L，各亚种间 MIC 值无差异。Tedizolid 对脓肿分枝杆菌复合群显示为抑菌活性。Tedizolid 与克拉霉素、强力霉素和阿米卡星间无拮抗作用。Tedizolid 有可能作为脓肿分枝杆菌复合群的有效治疗药物。Cho 等[35]比较了脓肿分枝杆菌 abscessus 和 massiliense 亚种的药物敏感性。两个亚种均对阿米卡星和利奈唑胺高度敏感。abscessus 亚种对克拉霉素的诱导耐药率和获得性耐药率分别为 68.6%和 12.3%，仅有 15.2%的 abscessus 亚种在第 14 天仍对克拉霉素敏感。而 massiliense 亚种对于克拉霉素未发生诱导耐药，获得性耐药率为 6.3%，92.6%的 massiliense 亚种第 14 天仍对克拉霉素敏感。abscessus 亚种(90.3%)对莫西沙星的耐药率显著高于 massiliense 亚种(83.3%，$P=0.016$)。两个亚种药物敏感性的不同可解释两个亚种在临床上治疗效果的差异。

3. 药物间的联合作用　Le Run 等[36]评估了亚胺培南与利福布汀及亚胺培南与阿维巴坦组合对脓肿分枝杆菌抗菌活性的联合作用。利福布汀在 16μg/ml 浓度时仅具有抑菌活性，与亚胺培南组合具有中等的协同作用(FIC 指数为 0.38)。利福布汀(16μg/ml)仅可以中等程度的提高亚胺培南在低浓度(8μg/ml)的杀菌活性，而不可提高高浓度(32μg/ml)亚胺培南的杀菌活性。阿维巴坦(4μg/ml)则不能提高亚胺培南的杀菌活性。在脓肿分枝杆菌感染的巨噬细胞中，利福布汀(16μg/ml)可提高亚胺培南在 8μg/ml 和 32μg/ml 浓度的杀菌活性，可分别使胞内菌降低 3 倍和 100 倍；而阿维巴坦(4μg/ml)可提高亚胺培南在 8μg/ml 浓度的杀菌活性。当阿维巴坦(16μg/ml)、亚胺培南(8μg/ml)和利福布汀(1μg/ml)三者组合时，可使杀菌效率提高 5 倍。该结果提示亚胺培南-利福布汀组合可以考虑用于囊性纤维化患者脓肿分枝杆菌引起的肺部感染，因为囊性纤维化患者加入 β-内酰胺酶抑制剂可改进其治疗效果。Aziz 等[37]评估了在其他适应证中使用的药物组合对脓肿分枝杆菌的抗菌活性。共检测了 41 个药的 180 种组合，结果显示糖肽替考拉宁(2~3mM)与甘氨环素替加环素(1~2mM)组合对脓肿分枝杆菌具有协同作用。

细菌学检查因其简单易行且经济快捷的特点仍是结核病诊断的重要辅助检查，但采集标本、检验流程及结果判读都应有规范的标准流程以保证质量，临床医师也应根据当地条件及疫情、患者病情及经济条件等酌情选择及推荐诊断方法，以期最大限度地获得高阳性率及更好地服务结核病防控。

（王桂荣　贝承丽　常蕴青　唐神结）

参考文献

1. MAGALHÃES J, LIMA J, ARAÚJO A A, et al. Microscopic detection of Mycobacterium tuberculosis in direct or processed sputum smears[J]. Rev Soc Bras Med Trop, 2018, 51(2): 237-239.
2. SHUAIB Y A, KHALIL E A G, SCHAIBLE U E, et al. Smear Microscopy for Diagnosis of Pulmonary Tuberculosis in Eastern Sudan[J]. Tuberc Res Treat, 2018, 2018: 8038137.
3. GOEL S, PANDEY R, KUMAR M, et al. Impact of introducing light-emitting diode fluorescence microscopy services for diagnosis of pulmonary tuberculosis under Revised National Tuberculosis Control Program India[J]. Lung India, 2018, 35(4): 307-311.
4. FACHRI M, HATTA M, ABADI S, et al. Comparison of acid fast bacilli (AFB) smear for Mycobacterium tuberculosis on adult pulmonary tuberculosis (TB) patients with type 2 diabetes mellitus (DM) and without type 2 DM [J]. Respir Med Case Rep, 2018, 23: 158-162.

5. KHAN A S, ALI S, KHAN M T, et al.Comparison of GeneXpert MTB/RIF assay and LED-FM microscopy for the diagnosis of extra pulmonary tuberculosis in Khyber Pakhtunkhwa, Pakistan[J].Braz J Microbiol, 2018, 49(4): 909-913.
6. Law Y N, Jian H, Lo N, et al.Low cost automated whole smear microscopy screening system for detection of acid fast bacilli[J].PLoS One, 2018, 13(1): e0190988.
7. HONGLER J, MUSAAZI J, LEDERGERBER B, et al.Comparison of Löwenstein-Jensen and BACTEC MGIT 960 culture for Mycobacterium tuberculosis in people living with HIV[J].HIV Med, 2018, 19(9): 654-661.
8. AFFOLABI D, SANOUSSI N, SOSSOU A, et al. Performance of OMNIgene · SPUTUM (DNA Genotek) and cetylpyridinium chloride for sputum storage prior to mycobacterial culture[J].J Med Microbiol, 2018, 67(6): 798-805.
9. COSTA R R D, SILVA S F D, FOCHAT R C, et al.Comparison between Ogawa-Kudoh and modified Petroff techniques for mycobacteria cultivation in the diagnosis of pulmonary tuberculosis[J].Einstein(Sao Paulo), 2018, 16(2): eAO4214.
10. MEHTA V, DESAI D, ABRAHAM P, et al.Do additional colonoscopic biopsies increase the yield of Mycobacterium tuberculosis culture in suspected ileo-colonic tuberculosis? [J]. Indian J Gastroenterol, 2018, 37(3): 226-230.
11. JINDAL N, GAINDER S, DHALIWAL L K, et al.The Role of MGIT 960 Culture Medium in Resolving the Diagnostic Dilemma for Genital Tuberculosis Patients Presenting with Infertility[J].J Obstet Gynaecol India, 2018, 68(2): 123-128.
12. CAKIR E, OZDEMIR A, DASKAYA H, et al.The value of nasopharyngeal aspirate, gastric aspirate and bronchoalveolar lavage fluid in the diagnosis of childhood tuberculosis[J].Turk J Pediatr, 2018, 60(1): 10-13.
13. WALTERS E, VAN DER ZALM M M, DEMERS A M, et al.Specimen Pooling as a Diagnostic Strategy for Microbiologic Confirmation in Children With Intrathoracic Tuberculosis[J].Pediatr Infect Dis J, 2018.
14. MEKONEN A, AYELE Y, BERHAN Y, et al.Factors which contributed for low quality sputum smears for the detection of acid fast bacilli(AFB) at selected health centers in Ethiopia: A quality control perspective[J].PLoS One, 2018, 13(6): e0198947.
15. ALENE K A, VINEY K, YI H, et al.Comparison of the validity of smear and culture conversion as a prognostic marker of treatment outcome in patients with multidrug-resistant tuberculosis [J]. PLoS One, 2018, 13(5): e0197880.
16. SAKASHITA K, FUJITA A, TAKAMORI M, et al.Efficiency of the Lung Flute for sputum induction in patients with presumed pulmonary tuberculosis[J].Clin Respir J, 2018, 12(4): 1503-1509.
17. LIU X, HOU X F, GAO L, et al.Indicators for prediction of Mycobacterium tuberculosis positivity detected with bronchoalveolar lavage fluid[J].Infect Dis Poverty, 2018, 7(1): 22.
18. RANCOITA P M V, CUGNATA F, GIBERTONI CRUZ A L, et al.Validating a 14-Drug Microtiter Plate Containing Bedaquiline and Delamanid for Large-Scale Research Susceptibility Testing of Mycobacterium tuberculosis[J].Antimicrob Agents Chemother, 2018, 62(9).pii: e00344-18.
19. RONDON L, URDANIZ E, LATINI C, et al.Fluoromycobacteriophages Can Detect Viable Mycobacterium tuberculosis and Determine Phenotypic Rifampicin Resistance in 3-5 Days From Sputum Collection[J].Front Microbiol, 2018, 9: 1471.
20. WANG H Y, AHN K, UH Y, et al.Direct Detection of Rifampin-Resistant Mycobacterium tuberculosis in Respiratory Specimens Using Quantamatrix Multiplexed Assay Platform(QMAP) System: A Multicenter Study in Korea[J].Front Microbiol, 2018, 9: 1804.
21. CHUTICHETPONG P, CHEEVEEWATTANAGUL N, SRILOHASIN P, et al.Rapid screening drug susceptibility

test in tuberculosis using sandwich electrochemical immunosensor[J]. Analytica Chimica Acta, 2018, 1025(26):108-117.

22. SSENGOOBA W, NAKAYITA G, NAMAGANDA C C, et al. Agreement of Middle brook 7H10 with Lowenstein Jensen and accuracy of the Sensititre MYCOTB plate using either method as a reference standard for Mycobacterium tuberculosis first line drug susceptibility testing[J]. PLoS One, 2018, 13(6): e0199638.
23. TILAHUN M, AMENI G, DESTA K, et al. Molecular epidemiology and drug sensitivity pattern of Mycobacterium tuberculosis strains isolated from pulmonary tuberculosis patients in and around Ambo Town, Central Ethiopia[J]. PLoS One, 2018, 13(2): e0193083.
24. ISMAIL N A, MVUSI L, NANOO A, et al. Prevalence of drug-resistant tuberculosis and imputed burden in South Africa: a national and sub-national cross-sectional survey[J]. Lancet Infect Dis, 2018, 18(7): 779-787.
25. FORSON A, KWARA A, KUDZAWU S, et al. A cross-sectional study of tuberculosis drug resistance among previously treated patients in a tertiary hospital in Accra, Ghana: public health implications of standardized regimens[J]. BMC Infect Dis, 2018, 18(1): 149.
26. WONDALE B, MEDHIN G, ABEBE G, et al. Phenotypic and genotypic drug sensitivity of Mycobacterium tuberculosis complex isolated from South Omo Zone, Southern Ethiopia[J]. Infect Drug Resist, 2018, 11: 1581-1589.
27. SERTEL D Ş, UZUN M. The value of microscopic-observation drug susceptibility assay in the diagnosis of tuberculosis and detection of multidrug resistance[J]. APMIS, 2018, 126(1): 38-44.
28. DE MIRANDA SILVA C, HAJIHOSSEINI A, MYRICK J, et al. Effect of Linezolid plus Bedaquiline against Mycobacterium tuberculosis in Log Phase, Acid Phase, and Nonreplicating-Persister Phase in an In Vitro Assay[J]. Antimicrob Agents Chemother, 2018, 62(8). pii: e00856-18.
29. AGUILAR-PEREZ C, GRACIA B, RODRIGUES L, et al. Synergy between Circular Bacteriocin AS-48 and Ethambutol against Mycobacterium tuberculosis[J]. Antimicrob Agents Chemother, 2018, 62(9). pii: e00359-18.
30. SANTOS N C S, SCODRO R B L, DE ALMEIDA A L, et al. Combinatory activity of linezolid and levofloxacin with antituberculosis drugs in Mycobacterium tuberculosis[J]. Tuberculosis(Edinb), 2018, 111: 41-44.
31. BERUBE B J, CASTRO L, RUSSELL D, et al. Novel Screen to Assess Bactericidal Activity of Compounds Against Non-replicating Mycobacterium abscessus[J]. Front Microbiol, 2018, 9: 2417.
32. ANANTA P, KHAM-NGAM I, CHETCHOTISAKD P, et al. Analysis of drug-susceptibility patterns and gene sequences associated with clarithromycin and amikacin resistance in serial Mycobacterium abscessus isolates from clinical specimens from Northeast Thailand[J]. PLoS One, 2018, 13(11): e0208053.
33. BROWN-ELLIOTT B A, WALLACE R J Jr. In Vitro Susceptibility Testing of Bedaquiline Against Mycobacterium abscessus Complex[J]. Antimicrob Agents Chemother, 2019, 63(2). pii: e01919-18.
34. TANG Y W, CHENG B, YEOH S F, et al. Tedizolid Activity Against Clinical Mycobacterium abscessus Complex Isolates-An in vitro Characterization Study[J]. Front Microbiol, 2018, 9: 2095.
35. CHO E H, HUH H J, SONG D J, et al. Drug susceptibility patterns of Mycobacterium abscessus and Mycobacterium massiliense isolated from respiratory specimens[J]. Diagn Microbiol Infect Dis, 2019, 93(2): 107-111.
36. LE RUN E, ARTHUR M, MAINARDI J L. In Vitro and Intracellular Activity of Imipenem Combined with Rifabutin and Avibactam against Mycobacterium abscessus[J]. Antimicrob Agents Chemother, 2018, 62(8). pii: e00623-18.
37. AZIZ D B, TEO J W P, DARTOIS V, et al. Teicoplanin-Tigecycline Combination Shows Synergy Against Mycobacterium abscessus[J]. Front Microbiol, 2018, 9: 932.

第二章 结核病影像学诊断

【摘要】医学影像学已成为结核病尤其是肺结核诊断不可缺少的重要方法。病灶形态分析是结核病影像学诊断与鉴别诊断的重要方法,CT 增强扫描是病灶形态学诊断的重要补充方法,MRI 既是形态学诊断也是分子影像诊断的重要技术,正电子发射计算机体层摄影术-计算机体层摄影术(PET-CT)是重要的分子影像学诊断技术,在结核病的鉴别诊断和结核病灶活动性的评价方面具有重要意义。熟练掌握不同影像学技术,以及在肺结核诊断中应用的目的与意义,重视肺结核不典型影像表现和菌阴肺结核的影像诊断与鉴别,推进影像学形态分析和细菌学、病理学及免疫学等多学科联合诊断等,将是现在及未来的主要努力方向。本章内容包括:肺结核的影像诊断及鉴别(肺结核征象研究,肺结核的鉴别诊断);肺外结核影像诊断及鉴别(脊柱结核,腹腔结核,颅内结核,少见部位结核);影像检查在结核病中应用价值再肯定;结核病诊断的新技术及分子探针的开发研究,包括手机 APP 结核菌素试验硬结图像的开发研究、肺部 CT 分割技术研究、结核病分子探针研究等。

【关键词】结核病;肺结核;肺外结核;诊断;影像学;CT;MRI;PET-CT

医学影像学已成为结核病尤其是肺结核诊断不可缺少的重要方法。病灶形态分析是结核病影像学诊断与鉴别诊断的重要方法,CT 增强扫描是病灶形态学诊断的重要补充方法,MRI 既是形态学诊断也是分子影像诊断的重要技术,正电子发射计算机体层摄影术-计算机体层摄影术(PET-CT)是重要的分子影像学诊断技术,在结核病的鉴别诊断和结核病灶活动性的评价方面具有重要意义。熟练掌握不同影像学技术,以及在肺结核诊断中应用的目的与意义,重视肺结核不典型影像表现和菌阴肺结核的影像诊断与鉴别,推进影像学形态分析和细菌学、病理学及免疫学等多学科联合诊断等,将是现在及未来的主要努力方向。

一、肺结核的影像学诊断

(一)肺结核征象研究

“树芽征”作为活动性肺结核的薄层 CT 征象已逐渐被熟识,但此征象并非肺结核所特有,如其他感染性疾病、吸入性肺炎、免疫相关疾病等,累及周围小气道后均可表现为此征象,因此,学者们尝试更深入观察研究其细微差别,以正确诊断和鉴别。Im 等[1]通过 9 例活动性肺结核死亡患者肺标本,将“树芽征”影像与病理进行对照观察。首先用 Heitzman 法对肺标本进行充气固定后观察肺次级肺小叶解剖结构,每个呼吸性细支气管分为 2~3 个肺泡管,每个肺泡管的直径是呼吸性细支气管的 3 倍以上,支气管内播散性肺结核病变中,X 线片和大体标本对照,显示为边缘光滑细支气管(树)内充满干酪物质并继续延伸至远端肺泡导管内(芽),从而形成“树芽征”,注意末端是膨大的杵状改变。临床中常见的泛细支气管炎亦为慢性炎症,影像表现为“树芽征”样,但与肺结核不同,呼吸性细支气管管壁增厚,细支气管内及周围炎症更容易渗出,扩散到邻近肺泡间隙,因此,病变边缘更加模糊,同时周围肺组织常常过度充气,X 线上透亮度增高。本研究结论,“树芽征”应既有树也有芽,仅有树没有芽时,应描述为小叶中心分支线样影。另外,本研究还观察到,成人活动性肺结核 CT 中显示的“簇集小结节影”,代表一个或多个次级肺小叶三维空间内树芽状病变的叠加。

(二)肺结核的鉴别诊断

肺结核与结节病:肉芽肿性淋巴结炎可分为传染性和非传染性两种,常见疾病分别为累及纵隔和肺门的结核性淋巴结炎和结节病的淋巴结肿大,对于无典型环形强化的淋巴结结核时,与结节病鉴别较为困难。Lee 等[2]对 26 例结核病和 21 例结节病的淋巴结病变进行回顾性定量比较研究。作者共收集病例 47 例,其中,26 肺结核 55 个淋巴结,21 例结节病 60 个淋巴结,分析病变 CT 表现,包括大小、位置、密度及形态。使用图像分析工具手动分割每个节点,并使用以下变量进行定量分析:Feret 直径、周长、面积、圆度、平均灰度值(平均值)、灰度值标准差(标准差)、最小 CT 值(最小值)、最大 CT 值(最大值)、中间 CT 值(中位值)、偏度、峰度和净增值。对结核性和结节病的淋巴结 CT 影像所见及定量特征进行了统计分析。结果显示,CT 影像所见中,结节病的平均淋巴结大小明显大于结核,位置和形态方面比较,结核性和结节病淋巴结之间无统计学差异。肺结核淋巴结与结节病的淋巴结密度比较,更容易出现边缘强化伴中心低密度。定量分析中,肺结核和结节病的淋巴结在 Feret 直径、周长、面积、圆度、平均灰度值、标准差、中位数、偏度、峰度等指标上存在显著差异。作者得出结论,对于人眼无法识别的精细像素单位,可以利用 CT 图像分析软件进行定量分析,有助于鉴别肺结核和结节病的淋巴结病变。

二、肺外结核的影像学诊断

(一)脊柱结核

骨结核占感染患者的 1%~2%,脊柱是骨骼结核最常见的部位,约占骨结核的 50%。连续性椎体受累是最常见的类型,非连续性脊柱结核(NMLST)是一种非典型和罕见形式的脊柱结核病。它被定义除原发性椎体疾病外,当发现其他椎体病变时,病变至少由一个正常的椎体段分开。Siddiqui 等[3]评估使用短 tau 反转恢复(STIR)或脂肪抑制 T_2WI 快速自旋回波(FSE)序列对脊柱结核(TB)患者进行全脊柱筛查的作用。分析 187 名完全符合入选标准的患者,包括整个脊柱 MRI 的可用性和椎体结核的确认。结果显示,在 187 名患者中,47 名患者使用全脊柱 MRI 进行了磁共振成像。发病率为 25.1%,即高于早期报告中的水平,在这些报告中,整个脊柱的 MRI 都不是常规的。腰椎受累 37 例,胸椎 25 例,颈椎 16 例,骶骨 5 例。观察到腰椎和胸椎合并受累。在 19 个患者中。13 例患者有腰椎和颈椎受累,9 例患者有胸椎和颈椎受累,4 名患者同时累及腰椎和骶骨,其余 2 名患者累及胸椎和骶骨。结论认为,结核性脊柱炎可能会影响多个非邻接部位的脊柱,而且大多数无症状的其他部位仍会受到影响。常规全脊柱 MRI 使用所有推荐的序列是不划算的,也是不可行的。因此,我们建议对所有疑似脊柱结核患者使用 STIR 或脂肪抑制的 T_2W-FSE 序列进行全脊柱筛查。与全方案 MRI 相比,这种筛查成本低,效益高,能够比传统方法检测到更多的 NMLST 病例。

(二)腹腔结核

腹部结核是肺外结核(EPTB)最常见的发病部位之一。四分之一的肺结核患者可出现腹部结核(ATB),虽然 ATB 是一种常见的疾病,但没有特定的临床、放射学或实验室发现可以证实它,因此对这种疾病的诊断仍然是一个巨大的挑战。ATB 可以影响腹部的几种结构,包括淋巴结、实质脏器、胃肠道或腹膜等。

结核性腹膜炎常常容易漏诊或与其他腹膜疾病混淆，尤其是癌性腹膜炎需要准确及时鉴别。Naz 等[4] 分析 98 例确诊腹膜病变患者中，62 例（63.2%）为播散性结核，36 例（36.7%）为恶性。结果显示，CT 的影像能够区分结核性腹膜炎和癌性腹膜炎（$P=0.004$），CT 上有 4 种特征具有统计学意义：腹膜光滑增厚（$P<0.001$），腹部肿块（$P=0.03$），淋巴结坏死（$P=0.024$）和高密度腹水（$P<0.001$）。其中，平滑的腹膜增厚（敏感性=77%；特异性=86.1%）和高密度腹水（敏感性=68.9%；特异性=72.2%）更有特征性。总的来说，CT 的敏感性和特异性分别为 88.5%和 83.3%。因此，虽然 CT 扫描没有一个单一的发现是腹膜结核的诊断证据，但是综合上述表现可以可靠地鉴别腹膜结核和癌性腹膜炎。

肝结核（TB）的临床症状没有特异性，影像学检查可提供诊断依据。Schinina 等[5] 进行单中心回顾性分析 16 年来确诊的 14 例肝结核患者的影像资料，包括超声、计算机断层扫描（CT）和（或）磁共振成像（MRI）。肝结核分为粟粒性、结节性、囊性或胆管炎型。14 例患者中，5 例同时感染了人免疫缺陷病毒。所有患者都合并有肝外结核。超声上均表现为低回声，CT 上的病变呈环形强化的低密度影，特别指出浆液性或胆管炎性表现为肝薄膜下多发结节，壁薄而光滑，MRI 上表现为 T_1 低信号和 T_2 高信号。作者总结，超声、CT 和 MRI 可以辅助诊断肝结核。粟粒型或钙化是比较有特征性的，特别是在危险人群中，特征性的影像学表现可提示有针对性的诊断检查。Ch'ng 等[6] 亦通过分析 12 例经活检证实的肝结核患者影像资料，探讨 CT、超声、磁共振胰胆管造影（MRCP）、内镜逆行胰胆管造影（ERCP）和经皮肝内胆管造影（PTC）在肝结核中的表现及其诊断价值。4 例患者结核累及肝实质，8 例患者同时累及实质和胆道。实质型肝结核 CT 上低强化的低密度结节，中心钙化及邻近肝内胆管扩张。以多发病灶为主。病变的大小从 0.5~6cm 不等。7 例胆道受累患者肝门部肝内胆管和胆总管狭窄。9 例出现肝门狭窄，同侧肝叶萎缩，对侧叶代偿性肥大。肝内胆管结石 5 例。作者结论认为，肝结核特征是出现钙化和低密度结节，伴胆管扩张并肝叶萎缩，特别是伴有活动性肺结核的患者。

胃肠道病变通常采用造影和肠镜进行检查，但 CT 检查亦能提示一些诊断线索。Jing 等[7] 报道 1 例病理学证实的肠结核患者，年轻男性，严重的便血近 2 个月，没有明显的原因。腹部 CT 图像显示罕见小肠严重出血和多发粟粒性结节，经抗结核治疗病情逐渐好转。此例病例提示，胃肠道出血的原因可能是黏膜下血管被结核分枝杆菌感染，肠壁多发结节可能是肉芽肿的形成。因此，根据这例病例的经验，胃肠道结核可以是第一个也是唯一涉及被累及的部位，即使在年轻人身上，也可能导致大量出血，危及生命。

肠结核（ITB）和克罗恩病（CD）均可出现肠道溃疡，由于治疗方案截然不同，鉴别诊断至关重要。Kedia 等[8] 研究建立并验证一个包含 CT 特征的更新模型，用 VF/SC 鉴别 CD/ITB 提高影像诊断精度。根据标准诊断 CD/ITB 患者的两个队列记录 CT 特征和 VF/SC。模型中包含了 CD/ITB 显著不同的特征。在这两个队列中，坏死淋巴结仅限于 ITB（23.1% vs. 0；43.3% vs. 0），而长段受累（57.6% vs. 7.7%，$P<0.001$；52.6% vs. 16.1%，$P<0.001$），VF/SC 比值>0.63（72.7% vs. 19.2%，$P<0.001$；81.6% vs. 25.8%，$P<0.001$）在 CD 中更为常见。因此，得出结论，坏死性淋巴结仅限于 ITB，长节段受累和 VF/SC 比值>0.63 仅限于 CD，这些特征可明确诊断 43%的 CD/ITB 相似患者。

（三）颅内结核

颅内结核是一种严重的中枢系统结核病，早发现、早诊断及早治疗能够改善预后。

Bleibtreua 等[9]研究一组粟粒性肺结核患者在接受脑部 MRI 影像检查,超过 60%的患者表现为脑部受累,影像检查异常,而无临床或脑脊液异常。从而肯定了在粟粒性肺结核患者进行系统的脑部 MR 成像的重要价值。Soni 等[10]利用动脉自旋标记(ASL)和弥散张量成像(DTI)技术,根据病灶灌注和弥散指数的定量差异,区分结核瘤和转移瘤。研究纳入 12 例未经治疗的结核病和 13 例转移瘤患者,通过常规 MRI,包括 DTI 和 ASL 序列,计算病变(L)、周围水肿(PE)和正常对侧白质(CWM)的脑血流(CBF)值,并计算标准化的 nCBFL 和 nCBPE 值,同样,对 DTI 数据进行处理,从 L 和 PE 中获得分级各向异性(FA)、平均扩散系数、径向扩散率和轴向扩散率值。结果显示,转移灶中 nCBFL 值较 TB 高($P=0.001$)。肺结核的 FAL 中位数高于转移瘤($P=0.031$),而其他扩散参数(如平均扩散率)的平均值没有统计学意义上的差异。采用受试者操作特征曲线法进行分析,发现 NCBFL 的临界值为 2.865 [敏感性=0.85,特异性=0.84,阳性预测值(ppv)= 0.85,阴性预测值(npv)= 0.83],FAL 的临界值为 0.073(敏感性=0.77,特异性=0.58,ppv=0.67,npv=0.70)。本研究结论,非对比 ASL 灌注联合 DTI 技术有助于结核和转移灶的鉴别诊断。

(四)少见部位结核

喉结核是肺外结核的罕见表现。发病率大约 1%。可与肺结核并发,亦可孤立发生。喉结核的临床、喉镜和放射学表现有类似喉癌的倾向。Cengiz 等[11]报告 1 例 51 岁女性喉结核患者的 PET/CT 所见,综合分析认为,本病虽然罕见,但作为喉部肿瘤鉴别诊断的一部分,尤其是在肺结核高发地区,应注意头部和颈部的肺外结核,^{18}F 氟脱氧葡萄糖(^{18}F-FDG)正电子发射断层扫描/计算机断层扫描(PET/CT)具有重要意义。

三、影像检查在结核病中的应用价值

猫肺结核是一种日益被认可的潜在的人兽共患病。肺部感染需要延长疗程抗生素,但目前缺乏敏感监测治疗反应的方法。Alison 等[12]回顾性地分析诊断为肺结核的 9 只猫系列计算机断层扫描(CT)结果,发现猫在长期治疗过程中 CT 表现的变化。猫肺结核在猫与猫之间是高度易变的,在每一个病例中,重复的 CT 成像有助于临床治疗管理,可以帮助决策减少抗生素方案,或在复发或再感染的情况下重新引入治疗。同时强调,在某些情况下,CT 可以检测到持续性异常,但不一定完全意味着病变的活动性,CT 上病变完全吸收不应一直是猫结核病治疗的唯一目标。

一直以来,淋巴瘤管理、分期、随访中,PET 18F-FDG PET/CT 成像是最佳方法,但当淋巴瘤患者并存淋巴结结核时,对于淋巴结病变,CT 形态学表现以及 PET 图像 SUVmax 的测量不足以区分它们。Jehanno 等[13]报告 1 例 28 岁男性患者,病理证实为霍奇金淋巴瘤合并肺结核及淋巴结结核,通过观察研究,作者发现^{18}F-FDG PET/CT 在引导活检、评估抗结核治疗疗效、对淋巴瘤进行准确分期以及预后的判断均具有一定作用。

四、结核病影像学诊断新技术的开发

(一)手机 APP 结核菌素试验硬结图像的开发研究

结核菌素皮肤试验是检测成人潜在结核感染和儿童活动性结核最常用的方法。Naraghi 等[14]介绍了一种基于手机的结核菌素皮肤试验硬结检测工具的研制。该工具利用在 Android 平台上开发的移动应用程序捕获硬结图像,并利用 Agisoft Photoscan 进行摄影测量重建，重建三维硬结，然后借助 python 编程语言的功能进行三维硬结测量。结果表明，该工具可以比当前的直尺和笔法更精确地测量 3D 打印硬结。模拟皮肤硬结的手工测量与算法测量有很高的相关性。在模拟现实条件下，发现皮肤硬结的高度和边缘会影响三维重建的精度，从而影响测量误差。基于对用户拍摄图像的体验评估，简化的用户界面将有助于广泛的实施。作者得出结论，移动应用程序与直接测量显示出良好的一致性。它为结核菌素皮肤试验硬结的测量提供了一种替代方法，可以消除试验给药后对患者进行随访的需要，从而提高潜在结核病感染筛查的工作量。

（二）肺部 CT 分割技术研究

对潜在结核病感染的识别和治疗可以大大降低发展为活动性疾病的风险，如果要实现 2050 年消灭结核病的目标，这一点至关重要。肺结核在胸部 CT 扫描中有特殊的影像表现，放射科医师对肺结核的视觉评估需要长期的培训，是主观的，容易出错，而且专家内和专家间存在广泛变异性。更重要的是，耗时时间长，不适合进行大型研究。因此，需要能够自动精确一致地计算 CT 成像生物标志物。计算的初始步骤是从胸部 CT 容积中提取肺部。这一过程至关重要，因为粗略的分割会产生不正确的数据，可能会降低疾病负担量化的准确性。

肺结核是由结核分枝杆菌引起的一种传染病，可造成肺损伤。CT 扫描是评价结核病纵向病程的首选技术。计算机辅助识别生物标志物通过提供疾病的定量评估，简化了放射科医师的工作。肺部分割是生物标记物提取前的步骤。Gordaliza 等[15]在这项研究中，提出了一种自动程序，它能够对肺损伤进行有力的分割，肺损伤附着在肺实质上，并受到结核分枝杆菌感染模型中呼吸运动伪影的影响。其主要步骤是提取健康的肺组织和气道树，然后消除模糊边界。将其性能半自动工具和基于模糊连通性的分割方法进行了比较。三位专家意见，多数投票产生的分割共识，在大多数最难分割的切片中，该方法改进了重叠指标（DICE 相似系数 94%±4%）和表面相似系数（Hausdorff 距离，8.64mm±7.36mm）。结果表明，新的肺分割方法可以解决肺结核感染的特殊性，在随后的步骤中，将能够产生有意义的定量分析数据。

（三）结核病分子探针研究

慢性细菌感染的诊断和治疗监测需要准确检测和定位感染部位。补体 C3 激活片段是在免疫反应过程中产生的，并与选择性细菌病原体共价结合，可以作为细菌感染的生物标志物。Foss 等[16]开发了几个探针用于检测组织结合的 C3 沉积，包括单克隆抗体（mAb 3d29），识别组织结合的末端处理片段 iC3b 和 C3d，但不识别自然循环的 C3 或组织结合的 C3b。为了确定单克隆抗体 3D29 是否可用于非侵袭性检测慢性结核分枝杆菌感染，对气溶胶感染的雌性 c3heb/fej 小鼠进行注射。使用[^{125}I]3D29 单克隆抗体，并在放射性示踪剂注射后 24 小时和 48 小时使用单光子发射计算机断层扫描（SPECT）/X 射线计算机断层扫描（CT）成像或进行生物分布分析。结果显示，通过 SPECT/CT 成像在感染小鼠的肺部和脾脏中检测到离散性病变，与 CT 检测到的感染动物肉芽肿的位置一致。未感染小鼠脾脏可见低水平摄取，健康小鼠肺未见摄取。免疫荧光显微镜显示，3d29 在感染小鼠的肺部与巨噬细胞聚集物共同定位（用抗 CD68 抗体检测）。巨噬细胞胞质中检测到 3d29，与结核分枝杆菌内的位置一致。肺泡上皮细胞中也存在 3d29，表明它检测到结核分枝杆菌被其他 CD68 阳性细胞吞噬。健康对照组在组织间荧光或放射性标记抗体的保留率很低。与放射性标记的同型对照组相比，放射性标记的3d29在感染肺中的摄取量增加了3.5∶1，表明3d29的特异摄取量。作者得出结论，3d29可在放射性示踪剂注射后24小时内无创检测和定位结核分枝杆菌感染部位，具有较高的对比度。

无论是潜伏期还是活跃期，肺结核的组织病理学均表现肉芽肿。目前还没有专门针对肉芽肿的诊断和治疗策略。Locke等[17]研究开发一种的影像探针。报告了在体外肉芽肿模型中，氰化物3(cy3)标记的cFLFLFK-PEG_{12}对人白细胞和细胞成分结合的特异性；还报告了使用小鼠肺肉芽肿炎症模型进行的体内探针研究。发现探针优先结合人类肉芽肿结构中的中性粒细胞和巨噬细胞。抑制研究表明，与人中性粒细胞结合的肽是由受体甲酰肽受体1(FPR1)介导的。在小鼠模型中静脉注射cFLFLFK-PEG_{12}-cy3的分布图像显示，探针在肺部肉芽肿炎症反应中积聚。进一步的鉴定显示探针优先与中性粒细胞和单核细胞/巨噬细胞谱系的细胞相关。由于目前尚无专门针对肉芽肿的临床诊断成像工具，因此，在潜在和活跃结核病背景下，使用该探针可能比目前的临床影像探针具有独特的优势。预计在临床前影像学研究中，使用一种以FPR1为靶向的cFLFLFK放射性药物类似物，可能会大大有助于了解肉芽肿流入模式以及FPR1表达细胞在疾病发病机制中的生物学作用和后果。作者得出结论，针对肉芽肿的诊断和治疗策略尚未制定。上述研究表明，在体外人肉芽肿模型中，靶向肽探针cFLFLFK-PEG_{12}通过FPR1和巨噬细胞优先结合人中性粒细胞。在肉芽肿性炎症小鼠模型中，探针优先与中性粒细胞和单核细胞/巨噬细胞系细胞相关。鉴于这些发现，对该探针的进一步研究是有必要的，因为它可能被证明是监测结核肉芽肿的一种特殊影像生物标记物。

结核病影像学诊断学科的发展日新月异。应该准确把握肺结核的基本影像特点，重视肺结核不典型影像表现和菌阴肺结核的影像诊断与鉴别诊断，推进影像 学形态分析与细菌学、病理学和免疫学等多学科联合诊断，熟练掌握不同影像学技术及其在肺结核诊断中应用的目的与意义。影像学诊断是显示病变形态特点和代谢特点的一种复合技术，临床医师准确把握各种技术的应用目的和意义，显然有助于进一步提高结核病的诊断水平。

（付亮　吕岩　唐神结）

参考文献

1. IM J G, ITOH H. Tree-in-Bud Pattern of Pulmonary Tuberculosis on Thin-Section CT: Pathological Implications [J]. Korean J Radiol, 2018, 19(5): 859-865.
2. LEE C U, CHONG S, CHOI H W, et al. Quantitative image analysis using chest computed tomography in the evaluation of lymph node involvement in pulmonary sarcoidosis and tuberculosis [J]. PLoS One, 2018, 13(11): e207959.
3. SIDDIQUI M A, SARTAJ S, RIZVI S, et al. Role of Whole-Spine Screening Magnetic Resonance Imaging Using Short Tau Inversion Recovery or Fat-Suppressed T2 Fast Spin Echo Sequences for Detecting Noncontiguous Multiple-Level Spinal Tuberculosis[J]. Asian Spine J, 2018, 12(4): 686-690.
4. NAZ F, MIRZA W A, HASHMANI N, et al. To identify the features differentiating peritoneal tuberculosis from carcinomatosis on CT scan abdomen taking omental biopsy as a gold standard[J]. J Pak Med Assoc, 2018, 68(10): 1461-1464.
5. SCHININA V, ALBARELLO F, CRISTOFARO M, et al. Diagnostic imaging of hepatic tuberculosis: case series [J]. Int J Tuberc Lung Dis, 2018, 22(7): 779-787.

6. CH'NG L S, AMZAR H, GHAZALI K C, et al. Imaging appearances of hepatic tuberculosis: experience with 12 patients[J]. Clin Radiol, 2018, 73(3): 311-321.
7. LIU J, BAI G, QIU J, et al. Atypical serious hematochezia and rare imaging feature in gastrointestinal tuberculosis [J]. Clin J Gastroenterol, 2018.
8. KEDIA S, MADHUSUDHAN K S, SHARMA R, et al. Combination of increased visceral fat and long segment involvement: Development and validation of an updated imaging marker for differentiating Crohn's disease from intestinal tuberculosis[J]. J Gastroenterol Hepatol, 2018, 33(6): 1234-1241.
9. BLEIBTREU A, GRALL N, LAISSY J P, et al. Contribution of brain imaging to the diagnosis of intracranial tuberculoma and other brain lesions in patients presenting with miliary tuberculosis[J]. Med Mal Infect, 2018, 48(8): 533-539.
10. SONI N, KUMAR S, SRINDHARAN K, et al. Comparative Evaluation of Brain Tuberculosis and Metastases Using Combined Analysis of Arterial Spin Labeling Perfusion and Diffusion Tensor Imaging[J]. Curr Probl Diagn Radiol, 2018.
11. CENGIZ A, GOKSEL S, BASAL Y, et al. Laryngeal Tuberculosis Mimicking Laryngeal Carcinoma on ^{18}F-FDG PET/CT Imaging[J]. Mol Imaging Radionucl Ther, 2018, 27(2): 81-83.
12. MAJOR A, O'HALLORAN C, HOLMES A, et al. Use of computed tomography imaging during long-term follow-up of nine feline tuberculosis cases[J]. J Feline Med Surg, 2018, 20(2): 189-199.
13. JEHANNO N, CASSOU-MOUNAT T, VINCENT-SALOMON A, et al. PET/CT imaging in management of concomitant Hodgkin lymphoma and tuberculosis-a problem solver tool[J]. Clin Case Rep, 2018, 6(1): 232-234.
14. NARAGHI S, MUTSVANGWA T, GOLIATH R, et al. Mobile phone-based evaluation of latent tuberculosis infection: Proof of concept for an integrated image capture and analysis system[J]. Comput Biol Med, 2018, 98: 76-84.
15. GORDALIZA P M, MUNOZ-BARRUTIA A, ABELLA M, et al. Unsupervised CT Lung Image Segmentation of a Mycobacterium Tuberculosis Infection Model[J]. Sci Rep, 2018, 8(1): 9802.
16. FOSS C A, KULIK L, ORDONEZ A A, et al. SPECT/CT Imaging of Mycobacterium tuberculosis Infection with (125)I.anti-C3d mAb[J]. Mol Imaging Biol, 2018.
17. LOCKE L W, KOTHANDARAMAN S, TWEEDLE M, et al. Use of a leukocyte-targeted peptide probe as a potential tracer for imaging the tuberculosis granuloma[J]. Tuberculosis (Edinb), 2018, 108: 201-210.

第三章　结核病免疫学诊断

【摘要】近年来，γ-干扰素释放试验作为潜伏结核感染筛查最新方法以来，已被推荐替代结核菌素试验作为潜伏结核感染检测的实验室检测方法。近来，对 γ-干扰素释放试验在 HIV 感染、风湿免疫疾病等特殊人群的结核病筛查作用及对活动性结核与潜伏结核感染的区分价值均有了进一步的评价。QFT-Plus 等新型 IGRA 技术的诊断价值也开始被研究者评估。此外，抗原抗体、TNF-α、IL-6、IL-10、IFN-γ、microRNA、LAM 等新型生物标志物在结核病免疫学诊断中的研究也进一步深化进展，在活动性肺结核及肺外结核的诊断及鉴别诊断中发挥作用。

【关键词】γ-干扰素释放试验；抗原；细胞因子；QFT-Plus

近 1 年来，结核病的免疫学诊断方面取得了不少进展。γ-干扰素释放试验在潜伏结核感染和辅助诊断结核病方面的研究逐步深入。QFT-Plus 等新型 IGRA 技术的诊断价值也开始被研究者评估。IL-1Ra、IL-6、IP-10、IFN-γ、IL-2、MIP-3α、IL-13、IL-17A、IL-5 等新型生物标志物在结核病免疫学诊断的研究也取得不少的进展。

一、γ-干扰素释放试验

γ-干扰素释放试验（interferon gamma release assays，IGRA）是诊断潜伏结核感染的试验，目前国际上有 QFT-G（Quantiferon TB Gold）（第二代为 QuantiFERON®-TB 金管（QFT-GIT）及更新的 QuantiFERON®-TB Gold Plus（QFT-Plus）与 T-SPOT 试剂盒。

1．诊断潜伏结核感染　新的 QuantiFERON®-TB Gold Plus（QFT-Plus）测试从原理上加入了另外的抗原管，可以在 $CD4^+T$ 细胞应答基础上引发 $CD8^+T$ 细胞应答。Pieterman 等[1]比较了 QuantiFERON®-TB Gold Plus（QFT-Plus）与 QuantiFERON®-TB 金管（QFT-GIT）在检测近期潜伏性结核感染中的价值。研究纳入了 2015 年 5 月—2016 年 12 月 1 031 名受试者，同时进行了 QFT-Plus 和 QFT-GIT 测试。总体评估了两种检测在不同适应证和（或）不同免疫状态中检测效能的一致性。QFT-Plus 检测中两个抗原管 γ-干扰素释放量差值>0. 6IU/ml 被认为有真正差异并考虑有 $CD8^+T$ 细胞反应应答参与。两种 QuantiFERON 测试的结果显示总体一致性为 95%。新近结核感染受试者与其他受试者相比 γ-干扰素的释放具有真正的差异（P=0. 029）。QFT-Plus 与 QFT-GIT 检测结果具有高度可比性。作者认为研究显示在新近潜伏性结核感染方面在 2 个抗原管之间 γ-干扰素的释放有明显差异，但 QFT-Plus 不适用于排除新近结核感染。

类风湿关节炎（RA）是一种免疫介导的炎性疾病且需要应用免疫抑制药物，增加了 RA 患者发展为活动性结核病的风险。对 RA 患者准确诊断潜伏性结核感染（LTBI）非常必要。QuantiFERON®-TB Gold Plus（QFT-Plus）是一种具有两个试剂管（TB1 和 TB2）的新型 IGRA 检测法。TB2 包含引发 CD4 和 CD8 的 T 细胞应答，预期灵敏度增加。Igari 等[2]的一项横断面研究比较了 RA 患者中的 QFT-Plus 和 T-SPOT®. TB（TSPOT）。研究纳入 152 名 RA 患者

（中位年龄:66.5 岁），同时进行 QFT-Plus 和 TSPOT 检测。还测量了淋巴细胞亚群（CD4 T 细胞和 CD8 T 细胞）。QFT-Plus 和 TSPOT 的阳性率分别为 9.7%和 4.5%，有显著差异（$P<0.01$）。TB1 和 TB2 的阳性率分别为 9.1%和 7.1%，无显著差异。与其他组比较，RA 患者在 QFT-Plus 和 TSPOT 中 CD4 T 细胞 650/ml 和 CD8 T 细胞 400/ml 的阳性率显著增高（$P<0.01$ 和 $P<0.05$）。QFT-plus 表现出比 TSPOT 更高的阳性率。然而，应用 TB2 检测 LTBI 的附加效果很小。在 QFT-Plus 和 TSPOT 中，淋巴细胞亚群与免疫应答密切相关。即使 CD4 T 细胞<650/ml 或 CD8 T 细胞<400/ml 的患者 IGRA 结果为阴性，也不应排除 LTBI。

Takasaki 等[3]在日本东京的一家医疗中心检测了 99 名实验室确诊的活动性结核病患者和 117 名没有结核感染风险的健康志愿者（对照组）。从患者和对照中收集血样并使用三种类型的 IGRAs 进行测试：QFT-Plus、QuantiFERON-TB Gold In-Tube（QFT-GIT）和 T-SPOT.TB（T-SPOT）。检查并比较每种 IGRA 的敏感性和特异性。结果显示，QFT-Plus 的灵敏度为 98.9%（95%CI：0.934～0.998），与 QFT-GIT（97.9%，95%CI：0.929～0.998）和 T-SPOT（96.9%，95%CI：0.914～0.994）类似。QFT-Plus 的特异性与 QFT-GIT 和 T-SPOT 的特异性相同（98.1%，95%CI：0.934～0.998）。1 名合并未控制的糖尿病结核患者在所有三种 IGRAs 检测上显示阴性结果。研究可见，QFT-Plus 与 QFT-GIT 和 T-SPOT 高度一致，具有较高灵敏度和特异度。严重的糖尿病可能会影响 IGRAs 的结果。

由此可见，γ-干扰素释放试验在诊断潜伏结核感染方面的优势进一步得到证实。

2. 辅助诊断活动性结核病　Jafari 等[4]研究应用分子免疫学方法快速诊断肺结核的可行性。肺结核（TB）在培养结果可用之前，其诊断可能被延迟。作者在德国的临床转诊中心确定了逐步诊断程序的准确性，在痰和（或）支气管肺泡灌洗（BAL）中用 GeneXpert 来快速诊断肺结核，其次是使用结核分枝杆菌特异的酶联免疫斑点（ELISpot）试验诊断怀疑肺结核的患者。166 例确诊为肺结核的患者中，81 例经痰培养和（或）BAL 证实为结核分枝杆菌培养。81.5%（66/81）的患者首次通过 GeneXpert 从痰中检出结核分枝杆菌。此外，7.4%（6/81）在 BAL 液（88.9%，72/81）中通过 GeneXpert 被确诊。剩下的 9 例在痰和 BAL 通过 GeneXpert 诊断阴性的患者中，BAL-ELISPOT 确定了 8 例肺结核患者，而培养也证实了结果（培养阳性的中位时间为 26 天）。在每 10 000 000 个淋巴细胞中大于 4 000 个特异的 ESAT-6或 CFP 10 的淋巴细胞产生干扰素的阻断下，BAL-ELISPOT 治疗活动性肺结核的特异性为 97%。在结核病低发病率的国家，几乎所有的活动性肺结核患者都可以在临床表现的最初几天内使用 GeneXpert 和 BAL-Elispot 的逐步战略来确诊。可以为诊断肺结核提供诊疗思路。

Wang 等[5]评估了两种测定在诊断结核分枝杆菌感染中的表现。在本研究入组了 3 727 名患者中，其中 204 名使用 T-SPOT.TB 和 IGRA-ELISA 进行了测试，1 794 仅使用 T-SPOT.TB进行测试，1 729 仅使用 IGRA-ELISA 进行测试。分析了两种检测方法的阳性率和一致性，并比较了它们对诊断活动性结核病的敏感性和特异性。结果显示，T-SPOT.TB 试验（25.8%）和 IGRA-ELISA（28.6%）之间的阳性率无显著差异，$P=0.065$。两种测定法高度一致，Kappa 值为 0.852（$P<0.000\ 1$），总符合率为 92.7%。对于活动性肺结核的诊断，T-SPOT.TB试验的敏感性和特异性值分别为 82.9%（107/129）和 78.6%（1 309/1 665），IGRA-ELISA 的敏感性和特异性值分别为 81.7%（94/115）和 75.2%（1 214/1 614）。灵敏度没有显著差异（$P>0.05$），但 T-SPOT.TB 试验的特异性略高于 IGRA-ELISA（$P=0.023$）。作者认为在诊断结核分枝杆菌感染和排除活动性结核病方面，IGRA-ELISA 是一种简便的检测方法，可同时处理大量样本，与 T-SPOT. TB 实验很好地匹配。然而，IGRAs 不能作为诊断活动性结核病的唯一方法。

Tebruegge 等[6]对英国一家大型独立诊断机构进行了为期 4.5 年的 31 932 次 QFT-GIT 检测分析。γ-干扰素释放试验广泛用于结核感染的诊断，研究旨在确定 QuantiFERON-TB Gold In-Tube（QFT-GIT）检测的性能是否存在季节性变化。结核阳性率秋季（14.8%）显著低于春季（16.0%，$P=0.036\ 6$）和夏季（17.5%，$P<0.000\ 1$），但与冬季（15.2%，$P=0.471\ 1$）相似。不确定结果比例秋季（8.2%）显著高于春季（6.2%，$P<0.000\ 1$）、夏季（4.8%，$P<0.000\ 1$）和冬季（6.2%，$P<0.000\ 1$）。不确定结果比例 10 月（8.4%）和 11 月（8.8%）最高，6 月（4.5%）最低。本研究数据显示，在温和的气候环境中，QFT-GIT 检测性能有明显的季节性变化。探讨其潜在潜能机制，包括宿主和环境因素。

Kim 等[7]探讨了 TNF-α 释放试验（TARA）与 IGRA 联合能否区分活动性结核病与未受到潜伏感染的非活动性结核病。纳入研究的人群为中等结核病负担国家中疑似结核病并伴有例如带状疱疹等不相关疾病的成人患者。确诊或可能患有结核病的患者被视为活动性结核病，根据 IGRA 结果，非活动性结核病的患者进一步分为伴有或不伴有 LTBI。通过使用 ELISPOT 法对外周单核细胞进行 IGRA 和 TARA 测定，结果显示纳入 36 例活动性结核病患者和 53 例非活动性结核病患者，其中 18 例伴有 LTBI 感染，35 例无 LTBI 感染。IGRA 对发现有活动性 TB 患者的敏感性和特异性分别为 94%（95%CI：80～99）和 66%（95%CI：52～78）。与仅使用 IGRA 相比，IGRA 和 TARA 的联合检测显著提高了诊断活动性结核病的特异性（93%，95%CI：82～98，$P=0.001$），而不影响其敏感性（89%，95%CI：73～96，$P=0.67$）。提示联合 IGRA 和 TARA 检测有助于活动性结核病的诊断。

二、其他生物标志物

1. 抗原　目前结核病（TB）的免疫诊断试验是基于检测皮肤内注射分枝杆菌抗原的免疫应答或者是体外模拟进行 γ-干扰素释放试验。两种方法都具有灵敏度有限及无法区分潜伏结核感染（LTBI）和活动性结核病（aTB）的局限性。近年来，为了克服以上缺点，更多的研究专注于使用新型结核分枝杆菌阶段特异性抗原诊断 LTBI 和 aTB。Meier 等[8]在综述中总结了目前应用于结核病的免疫诊断以及鉴别 LTBI 和 aTB 新型抗原的最新证据。此外，文章对结核分枝杆菌抗原刺激后新的生物标志物的检测情况也进行了综述。筛选的 1 533 篇文章中有 34 篇被纳入最终分析。文章广泛评估了在 LTBI 和 aTB 不同阶段和类型中新抗原的表达。结核分枝杆菌抗原 Rv0081、Rv1733c、Rv1737c、Rv2029c、Rv2031 和 Rv2628，均由生存调节子的休眠编码，被广泛研究并显示出最有希望的结果。这些抗原已经显示出具有区分 LTBI 和 aTB 的最佳潜力。此外，还有几项研究表明包含 IFNγ 以外的细胞因子可以提高敏感性。文章指出，有限的证据表明包含新的抗原以及除 IFN-γ 之外的其他生物标志物的检测可以提高灵敏度并可能区分 aTB 和 LTBI。

2. microRNA　microRNA 是短的非编码 RNA，其通过结合并抑制来调节基因表达。研究表明 microRNAs 有可能被用作诊断，治疗反应以及治疗干预的生物标志物。此外，microRNA 表达对可能导致疾病免疫细胞功能有影响。考虑到中性粒细胞和 B 细胞在结核菌感染中重要的保护作用，已知在人类患有结核病情况下 microRNA 会改变这些细胞的功能细胞，Van Rensburg 等[9]评估了 microRNA 的表达。研究利用实时 PCR 评估了 microRNA 在结核病患者和健康对照者的外周血中的转录水平。我们发现结核病患者中性粒细胞相关的 miR-197-3p、miR-99b-5p 和 miR-191-5p 转录水平显著降低。另外，在结核病例中 B 细胞相关的 miR-320a、miR-204-5p、miR331-3p 和其他转录水平较高。在中性粒细胞中差异表达的 miRNA 主要涉及的是信号转导途径导致细胞因子产生。因此，结核病例中的低表达可能意味着信号转导通路的抑制，可能导致如干扰素这样的促炎症细胞因子的产生增加。此外，在 B 细胞中差异表达的 miRNA 主要参与诱导/抑制细胞凋亡。研究也指出需要进一步的功能研究来阐明这些 miRNA 表达变化的重要意义这和功能性影响。

3. 抗体　越来越多的证据支持抗体在预防结核病中的作用，其中功能性抗体可用来描述结核潜伏感染状态。抗体亲和力是抗体介导保护性作用的重要决定因素。Kimuda 等[10]的一项研究描述了抗 Ag85A 抗体的亲和力在个体中不同的结核感染状态特征，Ag85A 是免疫显性的结核分枝杆菌抗原和几种结核疫苗候选物的成分。研究在 30 例非结核感染对照，34 例潜伏性结核感染（LTBI）和 75 例活动性肺结核（APTB）病例中测量了 Ag85A 特异性抗体的亲和力，采用了较为常用的基于离液剂的解离测定和表面等离子体共振（SPR）方法。基于离液剂解离测定的分析表明与非感染组对照相比，APTB 和 LTBI 患者与更高的抗体亲和力指数相关，APTB［调整后的几何平均比率（GMR）：1.641；95%CI：1.153，2.337；P=0.006；q=0.018］，LTBI［调整后的 GMR：1.604；95%CI：1.282，2.006；P<0.001；q<0.001］。SPR 法测定显示 APTB 非感染对照组相比与较慢的解离比率，表示具有更高的亲和力（调整后 GMR：0.796；95%CI：0.681，0.932；P=0.004；q=0.012）。较弱的证据证明 LTBI 与非感染对照组比较也具有较高的亲和力（调整后的 GMR：0.871；95%CI：0.763，0.994；P=0.041；q=0.123）。研究在统计学意义上发现 APTB 和 LTBI 组之间的抗 Ag85A 抗体亲和力没有显著差异。同时表明受到结核菌感染的个体针对主要疫苗抗原产生了增加亲和力的抗体。提出明确结核病疫苗是否能够引导出类似的反应将非常重要。此外，需要更多的研究来确定是否抗体亲和力对于预防感染和疾病的发生很重要。

4. 脂阿拉伯甘露聚糖（LAM）　LAM 是结核分枝杆菌的主要抗原糖脂，是诊断 HIV-1 结核双重感染患者的一种重要的免疫诊断方法，并且被认为具有介导大量促进结核感染和疾病发生发展的功能。Choudhary 等[11]探讨了人体在结核感染期间对 LAM 的体液免疫反应，一些新的 LAM 特异性人 mAbs 被从感染结核患者的记忆 B 细胞中分离出来，进行了分子克隆并使其生长体外。这些抗体的精细表位特异性，连同一组先前描述的小鼠和噬菌体的 LAM 特异性 mAb，使用整合技术对来自一些分枝杆菌物种和一组在 LAM 上表现出不同碳水化合物结构的合成聚糖和糖复合物抗 LAM Ags 进行定位。来自于不同物种对 LAM 特异性的差异显示出多种反应性模式，以及它们对阿拉伯呋喃糖苷分支和非还原末端性质的依赖性的不同同样被观察到。应用 mAb 和可溶性聚糖的竞争性研究进一步确定了这些表位特异性并指导了在结核病患者，甚至不是 HIV-1 双重感染患者尿液中进行高灵敏度免疫检测试验的研究设计。这些结果凸显了 LAM 的抗原结构复杂性和针对该靶标的天然 Ab 应答的多样性。此项研究中描述的信息和新试剂，将有利于进一步优化 LAM 的诊断测定，并且可以促进针对抑制 LAM 中特定结构基序的功能活性的潜在免疫治疗方法的研究发展。

5. 中性粒细胞　在结核感染病原体识别的初始阶段，中性粒细胞提供显著的免疫抗性。表现为病原体的吞噬作用，细胞凋亡，下游免疫反应的激活等。由于中性粒细胞表面受体和吞噬作用的病原体识别标志着任何免疫反应的最初步骤,对结核感染期间受体调节的探知将有利于针对结核病制定药物方案使用策略。Nancy Hilda 等[12]研究了结核分枝杆菌菌株感染人体后嗜中性粒细胞的吞噬能力和 Toll 样受体(TLR1、TLR2 和 TLR4)及 Fcγ 受体(CD64 和 CD32)的表达。研究观察到与健康志愿者(HV 分别为 14、20、6)相比,肺结核患者(PTB)中性粒细胞 TLR2、TLR4 和 CD64 的表达增加[TLR2、TLR4、CD64 的中位荧光强度(MFI)值分别为 20、69、31],显示发生疾病后 *MTB* 识别和免疫应答的产生通过这些受体加快。然而,随着结核感染中性粒细胞吞噬杆菌的能力降低(健康者与结核病患者中性粒细胞吞噬作用百分比为 75 vs. 50,$P<0.001$)。同时,与 Fcγ 受体相比,研究的所有分枝杆菌菌株在调节 TLR 方面更有效。

6. 细胞因子　Ranaivomanana 等[13]探讨了来自体外感染和结核病患者血浆对于肺外结核病诊断特异性较高的各种细胞因子的表达模式。为了确定与肺外结核相关的细胞因子分泌,人 THP-1 衍生巨噬细胞首先被来自肺和肺外结核菌临床分离株感染。在不同时间点可以得到感染的巨噬细胞上清液,同时在结核免疫反应中发挥关键作用的细胞因子包括 TNF-α、IL-6、IL-10、IFN-γ 和 VEGF-A 可通过 ELISA 测量。那些与肺外结核相关的体外细胞因子在肺结核、肺外结核以及确定的非肺外结核的症状和健康对照人群中被检测。结果显示,虽然所有研究的细胞因子分泌物在体外感染后变化,但仍然可以观察到 TNF-α 和 VEGF 在分别来自感染临床分离株肺结核、肺外结核患者体外受感染的巨噬细胞中高水平的分泌。类似的趋势同样被观察到,与肺外结核和健康对照组相比,肺结核患者血浆中 TNF-α 显著升高。肺外结核患者血浆 VEGF 水平高于非 EPTB 患者($P<0.01$)和健康对照组($P<0.0001$)。使用 ROC 曲线,我们发现 TNF-α 和 VEGF 浓度用来区分肺外结核和未经证实的肺外结核具有较高的灵敏度和特异性。研究显示肺和肺外结核临床分离株表现出不同的人巨噬细胞中的细胞因子诱导模式,也在肺外结核血浆水平中也同样被发现。

艾滋病患者中的结核病诊断仍然具有挑战性,当 HIV 感染进展时已经鉴定了几种基因特征和血清蛋白生物标志物,以区分活性结核病和潜伏感染。Verma 等[14]的研究评估了基因表达特征和细胞因子水平是否能区分出晚期 HIV 患者中的活动性结核病。研究对 HIV 感染的全血 RNA-Seq 和血浆细胞因子/趋化因子分析进行病例对照研究,以 $CD4^+$T 细胞计数≤100 个细胞/μl,判定有无活动性结核。结果显示 FcGR1A 和 BATF2 的基因表达以及 IFNγ 和 CXCL10 的血浆蛋白水平具有独立检测晚期 HIV 中结核病的潜力。

Goletti 等[15]对结核有关生物学标志物的进展进行综述,从疾病风险相关性研究到疾病发展与预后相关性研究。结核病(TB)仍然是一种致死性的疾病,对全球健康造成巨大损失,但目前控制结核病的工具还不够,往往已经过时。结核病生物标志物(TB-BM)成为判断结核感染状况、预测感染风险、评估疫苗接种以及疾病治疗效果非常有用的工具。TB-BM 包括以下几种类型:与结核感染相关;与结核病相关;与结核患病风险相关;与治疗疗效相关;和保护机制相关(CoP)。目前研究的大多数结核病生物标志物是宿主衍生的生物标志物,由转录组学,蛋白质组学,代谢组学,细胞标记物或标记物组合("特征")组成。特别是,疫苗诱导型 CoP 在开发新型结核病疫苗方面具有变革性,因为它们将在早期阶段降低疫苗研发和人体试验的风险。此外,CoP 还可以帮助减少临床前对实验动物进行研究的需要。更关键的是,TB-BM 测试和验证结果在不同区域结核病人群中特征明显不同,最好入组具有相反状况以及不同区域的人群:例如遗传和环境因素如(病毒)联合感染,暴露于非结核分枝杆菌，营养状况，代谢状况，年龄（婴儿、儿童、青少年、成人）以及其他因素均可以导致不同人群的宿主免疫设定值和宿主反应的差异。

在普遍肯定 INF-γ 作为诊断结核病最有价值的细胞因子的同时，其他生物标志物如抗原抗体、TNF-α、IL-6、IL-10、IFN-γ、microRNA、LAM 等标志物等也逐渐受到重视，越来越多的新型生物标志物将受到人们的关注，且将逐渐用于结核潜伏感染、活动性结核病、肺外结核、特殊人群结核等各方面的免疫学诊断及鉴别诊断，且有望成为反映结核感染状态、评估病情发展阶段及监视治疗效果的有效辅助手段。

（陈禹　常蕴青　唐神结）

参考文献

1. PIETERMAN E D, LIQUI LUNG F G, VERBON A, et al. A multicentre verification study of the QuantiFERON®-TB Gold Plus assay[J]. Tuberculosis, 2018, 108: 136-142.
2. IGARI H, ISHIKAWA S, NAKAZAWA T, et al. Lymphocyte subset analysis in QuantiFERON-TB Gold Plus and T-Spot.TB for latent tuberculosis infection in rheumatoid arthritis[J]. J Infection Chemother, 2018, 24(2): 110-116.
3. TAKASAKI J, MANABE T, MORINO E, et al. Sensitivity and specificity of QuantiFERON-TB Gold Plus compared with QuantiFERON-TB Gold In-Tube and T-SPOT.TB on active tuberculosis in Japan[J]. J Infect Chemother, 2018, 24(3): 188-192.
4. JAFARI C, OLARU I D, DADUNA F, et al. Rapid diagnosis of pulmonary tuberculosis by combined molecular and immunological methods[J]. Eur Respir J, 2018, 51(5). pii: 1702189.
5. WANG L, TIAN X D, YU Y, et al. Evaluation of the performance of two tuberculosis interferon gamma release assays (IGRA-ELISA and T-SPOT.TB) for diagnosing Mycobacterium tuberculosis infection[J]. Clinica Chimica Acta, 2018, 479: 74-78.
6. TEBRUEGGE M, CURTIS N, CLIFFORD V, et al. Seasonal variation in the performance of QuantiFERON-TB Gold In-Tube assays used for the diagnosis of tuberculosis infection[J]. Tuberculosis, 2018, 110: 26-29.
7. KIM J Y, PARK J H, KIM M C, et al. Combined IFN-γ and TNF-α release assay for differentiating active tuberculosis from latent tuberculosis infection[J]. J Infect, 2018, 77(4): 314-320.
8. MEIER N R, JACOBSEN M, OTTENHOFF T H M, et al. A Systematic Review on Novel Mycobacterium tuberculosis Antigens and Their Discriminatory Potential for the Diagnosis of Latent and Active Tuberculosis[J]. Front Immunol, 2018, 9: 2476.
9. VAN RENSBURG I C, DU TOIT L, WALZL G, et al. Decreased neutrophil-associated miRNA and increased B-cell associated miRNA expression during tuberculosis[J]. Gene, 2018, 655: 35-41.
10. KIMUDA S G, BIRARO I A, BAGAYA B S, et al. Characterising antibody avidity in individuals of varied Mycobacterium tuberculosis infection status using surface plasmon resonance [J]. PLoS One, 2018, 13 (10): e0205102.
11. CHOUDHARY A, PATEL D, HONNEN W, et al. Characterization of the Antigenic Heterogeneity of Lipoarabinomannan, the Major Surface Glycolipid of, Mycobacterium tuberculosis, and Complexity of Antibody Specificities toward This Antigen[J]. J Immunol, 2018, 200(9): 3053-3066.
12. NANCY HILDA J, DAS S. Neutrophil CD64, TLR2 and TLR4 expression increases but phagocytic potential decreases during tuberculosis. Tuberculosis(Edinb), 2018, 111: 135-142.
13. RANAIVOMANANA P, RABERAHONA M, RABARIOELINA S, et al. Cytokine Biomarkers Associated with

Human Extra-Pulmonary Tuberculosis Clinical Strains and Symptoms[J].Front Microbiol,2018,9:275.

14. VERMA S,DU P,NAKANJAKO D,et al.Tuberculosis in advanced HIV infection is associated with increased expression of IFNγ and its downstream targets[J].BMC Infect Dis,2018,18(1):220.
15. GOLETTI D,LEE M R,WANG J Y,et al. Update on tuberculosisbiomarkers: From correlates of risk, to correlates of active disease and of cure from disease[J].Respirology,2018,23(5):455-466.

第四章　结核病分子生物学诊断

【摘要】2018 年,国际上在结核病分子生物学诊断方面取得了一些进步,但仍然以病原菌 DNA 的 Xpert *MTB*/RIF 检测技术为主,除了之前报道的环介导等温扩增技术(LAMP)和线性探针技术外,还出现了一种无创检测人尿中结核分枝杆菌的 POC 平台,具有较高的敏感性、特异性和适用性,可用于发展中国家的常规检查。另外,DNA 生物传感器和核酸适配体技术在结核病诊断中应用初现端倪。

【关键词】病原菌,分子生物学,诊断,结核病,DNA

近 1 年来,结核病分子生物学诊断方面取得了一些进展。除了病原菌 DNA 的 Xpert *MTB*/RIF 检测技术、环介导等温扩增技术(LAMP)和线性探针技术以外,无创检测人尿中结核分枝杆菌的 POC 平台、纳米材料检测特异性结核生物标志物、生物芯片系统和标记阵列芯片等对 RIF 和 INH 耐药的检测,均可见报道,值得在国内进一步推广应用。

一、结核分枝杆菌 DNA 检测技术

1. Xpert *MTB*/RIF 技术　Xpert *MTB*/RIF 检测技术作为分子生物学诊断结核病的主要方法,本年度国际上有关 Xpert *MTB*/RIF 技术用于结核病检测的报道不仅包括对于不同标本类型及检测人群的检测,还报道了该技术在经济上的限制,这有助于更进一步了解对该技术的适用性。

Xpert *MTB*/RIF(Xpert)是世界卫生组织推荐的、快速、自动化的核酸扩增试验,广泛用于同时检测痰标本中的结核分枝杆菌复合物和利福平耐药。Kohli 等[1]通过对肺外结核(包括结核性脑膜炎和胸膜、淋巴结、骨或关节、泌尿生殖系统、腹膜、心包等)的回顾性研究,纳入 66 项独特的研究,对 16 213 份标本进行了评价,检测肺外 TB 和利福平耐药性。胸膜结核以肉芽肿性炎症或阳性培养结果为参考标准,利福平耐药则以培养为基础的药敏或 *MTB*-DRplus 作为参考标准,根据肺外标本的类型和利福平耐药情况,确定了结核病的综合预测敏感性和特异性。作者认为,在假定患有肺外结核的人群中,Xpert 可能有助于确诊。不同肺外标本的 Xpert 敏感性不同,但对大多数标本而言,特异性较高,对于没有结核病的人来说,该试验很少产生阳性结果,同时,Xpert 对利福平耐药的检测是准确的。

此外,婴儿结核病的诊断,因为这一年龄组的非特异性临床表现和广泛使用的结核病诊断工具敏感性低,同时延误了结核病治疗的及时获得,所以对于婴儿结核病(TB)的诊断具有一定的挑战性。Raizada 等[2]认为,Xpert/*MTB* RIF(Xpert)测试作为一种高度敏感和特定的快速诊断工具,可能会解决其中的一些挑战。通过评估了预先应用 Xpert 诊断婴儿结核病的效用和可行性,包括检测非痰标本,以 7 994 例推定为婴儿结核病病例为研究对象,验证了应用 Xpert 快速、先期检测诊断婴儿结核病的可行性。此外,在婴儿结核病病例中观察到的利福平耐药水平突出表明了前期耐药检测的额外好处,这对婴儿结核病的诊断提供了很大的帮助,为全面改善婴儿人口的结核病护理提供基础。

Xpert *MTB*/RIF 技术自 2010 年获得世界卫生组织的认可以来，虽然无论是在肺结核还是肺外结核的诊断中都有一定的应用价值，但是多数国家也受到了经济上的限制，以前的研究显示其市场渗透率很低。为评估 Xpert*MTB*/RIF 在公共部门的市场渗透趋势，Cazabon 等[3]对 2016 年的涂片量和 Xpert*MTB*/RIF 数量进行了评估，并对 22 个高负担国家（HBCs）2014—2016 年的政策进行了研究。研究人员向 22 个高负担国家的代表发送了一份结构化调查表，调查问卷评估了国家结核病计划（NTPs）中的总涂片和 Xpert*MTB*/RIF 数量、模块数量和 GeneXpert 机器的运行天数。调查问卷结果显示，Xpert*MTB*/RIF 市场在 21 个 HBC 公共部门的渗透趋势是积极的。然而，GeneXpert 机器对结核病的使用不足，而且作为一种多病技术也没有得到充分的利用。

在巴西里约热内卢市进行的一项前瞻性研究评估了在常规 PTB 诊断中采用 Xpert 测试所产生的临床影响和成本，用 Xpert Ⅰ期（S1）、痰涂片显微镜（SSM）第二阶段（S2）评价结核病的诊断和治疗级联。计算了每项诊断测试的平均费用，包括设备、人力资源、用品和基础设施。结果显示：与 SSM 相比，Xpert 试验具有更大的敏感性，但在治疗开始时也有延迟，每次检查的平均费用也较高[4]。

2. LAMP 技术　目前诊断结核性淋巴结炎（TBLA）类 Gene-Xpert 或 PCR 的方法昂贵，常规方法如细针抽吸细胞学、组织病理学又缺乏敏感性和特异性。而环介导等温扩增（LAMP）技术是近年来发展起来的一种新型核酸扩增技术，在肺结核诊断中有着广阔的应用前景。而 LAMP 检测的低灵敏度解决了在用于患者诊断之前需要比较和验证商业上可用的 LAMP 试剂盒的问题[5]。

Pham 等[6]在秘鲁、南非、巴西和越南的实验室收集了两例有结核病症状的患者的痰标本。每个样本用 TB-LAMP 进行测试，其参考标准包括四种直接涂片、四种培养、临床和影像学检查，8 周后随访常规试验阴性者。采用 Xpert*MTB*/RIF 法对新鲜或冷冻样品进行分子检测比较。结果发现，TB-LAMP 检测几乎所有涂阳和一半涂阳肺结核病例，在实验室中具有较高的特异性，其表现与 Xpert*MTB*/RIF 法相似。

3. 线性探针技术　用于检测耐多药结核病的 *MTB*DRplus 技术和用于检测广泛耐药结核病的 *MTB*DRsl 技术都得到了相当数量的报道。这项技术可用于肺外结核和耐药性的诊断，例如用于及时诊断眼内结核（IOTB），同时检测耐药情况，可使多只眼免于视力损害。Sharma 等[7]通过对 127 例玻璃体标本进行 *MTB*DRplus 检测，其中 77 例为假设的眼结核病例，50 例为对照组（$n=25$），非葡萄膜对照组（$n=25$）。结果显示 *MTB*DRplus 法检测 IOTB 的敏感性、特异性、阳性预测值（PPV）和阴性预测值（NPV）分别为 36.36%、100%、100%和 50.50%。*MTB*DRplus 法阳性的研究组 28 例中，利福平耐药 6 例，异烟肼耐药 2 例。最后对 rpoB 和 katG 基因的测序，发现 1 例 *MTB*DRplus 对利福平的假耐药。可见，*MTB*DRplus 试验是一种快速诊断 IOTB 及检测耐药的有效方法，从而提高了 IOTB 的治疗效果。

在摩洛哥，国家结核病计划面临的主要问题是耐药率高，特别是耐多药（MDR）菌株。Karimi 等[8]采用 *MTB*DRplus 基因型试验进行药敏试验（DST）。同时采用常规 DST 和 *MTB*-DRplus 基因型分析方法，对摩洛哥丹吉尔地区 70 例疑似结核病患者进行分析，测试对异烟肼（INH）和利福平（RIF）的单药耐药，结果显示 *MTB*DRplus 基因型对 RIF 耐药的敏感性为 92.1%，对 INH 耐药的敏感性为 97.4%，对两种药物的特异性为 100%。结论提示，*MTB*DRplus 基因型检测是一种快速、可靠、准确的临床标本中 DR-TB 检测方法，它的使用将对防止结核病在社区传播起到了很大的作用。

Derendinger 等[9] 认为广泛使用不正确的 PCR 斜率对多药耐药结核病诊断(*MTB*DRplus)产生负面影响,*MTB*DRplus 是世卫组织认可的耐多药（MDR)-TB PCR 检测,对涂片阴性标本的敏感性不理想,不确定率高。通过假设广泛使用不正确的 PCR 斜率(循环间温度变化的速度)会影响性能,对全球 72 个实验室进行了调查,检测了 107 个来自 Xpert*MTB*/RIF 阳性患者和稀释系列杆菌的痰。结果显示,广泛使用不正确的斜率有助于不良的 *MTB*DRplus 在涂阳标本上的表现,因此限制了临床应用。在斜率校正后,诊断的数量(也就是有可能出现 DST 的涂片阴性患者的数量)将有很大的改善。

4. 实时定量 PCR 技术　结核病(TB)是巴布亚新几内亚的一个严重的健康问题,每年估计有 30 000 例新病例和 3 800 人死亡。巴里莫地区存在未检出的涂阳肺结核,也存在一些不必要的经验性治疗,实时定量 PCR 方法的使用,可大大减少不恰当的临床评估频率,并及时提供护理诊断,这可能会为患者和方案带来很大的好处,包括减轻巴利莫寻求医疗诊断的农村患者的经济负担[10]。

目前,结核疑似呼吸道标本中 NTM 的发生率有所增加,因此,准确检测结核分枝杆菌复合群(*MTBC*)和非结核分枝杆菌(NTM)被认为是诊断和接种结核病的关键。实时 PCR 检测 *MTBC*/NTM 具有快速、准确、易操作等优点,是目前 *MTBC*/NTM 检测中最常用的方法之一。Lee 等[11]通过评估一种新的实时 PCR 试剂盒,用于痰、支气管冲洗和培养标本的分析和临床性能。对 612 份样本进行了临床测试,结果显示临床试验对 *MTBC* 和 NTM 的敏感性和特异性分别为 98.6%~100% 和 98.8%~100%,该试剂盒在结核病诊断中具有一定的实用价值,可用于疫苗的有效性评价。

5. DNA 生物传感器　这是一种新型的,用于快速、超灵敏地检测结核分枝杆菌(*MTB*)特异性 IS 6110 DNA 序列的通用安培 DNA 生物传感器。该项技术的应用是与纳米技术相结合,主要为电化学信号的产生和放大形成示踪标记。在靶 DNA 存在的情况下,CNTs-PAN 的电化学信号明显增强,易于读出。基于多重信号放大策略,*MTB* 目标 DNA 的检测线性范围为 1~10nm。更重要的是,通用 DNA 生物传感器在临床标本中检测 *MTB* 具有较高的特异性和敏感性,这为 *MTB* 检测提供了一种实用的工具,也为其他分析方法提供了很大的潜力[12]。

6. 核酸适配体　结核病每年增加的发病率和死亡率主要归咎于耐药性和现有诊断工具的无效,基于抗体的工具仅仅依靠抗体生产来诊断,它们是诊断延迟的主要原因。研究表明,适配体可能是解决这些问题的最佳方法之一。适配体是 DNA 或 RNA 分子的短序列,通过 Selex 过程在体外鉴定,它们是敏感的,并与日标分子特异结合,它们可以作为更好的诊断剂,并可用作药物载体的治疗目的[13]。在结核性脑膜炎(TBM)的检测中,为了克服批间变异的局限性和抗体生成可伸缩性的挑战,开发了高亲和力的 DNA 适配体,作为诊断试剂,对性能最好的适配体 H63 进行了 SELEX 后优化,建立了其衍生物 H63 SL-2 M6,使其优于亲本,Alisa 的表现与以前报道的基于抗体的 ELISA 和 qPCR 相当[14]。

二、结核分枝杆菌 POC 平台的建立

2018 年,有关诊断结核的新技术也有了更多的报道,例如一种直接无创检测人尿中结核分枝杆菌的即时检测(point-of-care,POC)平台,以迅速和可靠的低成本技术减少结核病死亡为目的,经过对 20 份临床样本的检测,得到的结果与标准方法得到的结果有很好的相关性,据

其报道新型 POC 平台具有较高的敏感性、特异性和适用性，可用于发展中国家的常规检查[15]。

综上所述，国际上分子生物学诊断结核病的技术取得了进一步的发展，同时还出现了新的技术，原有技术的加强以及新技术的出现，使得结核病的诊断和耐药的测试更加灵敏，进一步加快了防治结核病的步伐。

（孙照刚　常蕴青　唐神结）

参考文献

1. KOHLI M，SCHILLER I，DENDUKURI N，et al.Xpert® MTB/RIF assay for extrapulmonary tuberculosis and rifampicin resistance[J].Cochrane Database Syst Rev，2018，8：CD012768.
2. RAIZADA N，KHAPARDE S D，RAO R，et al.Upfront Xpert MTB/RIF testing on various specimen types for presumptive infant TB cases for early and appropriate treatment initiation [J]. PLoS One，2018，13(8)：e0202085.
3. CAZABON D，PANDE T，KIK S，et al.Market penetration of Xpert MTB/RIF in high tuberculosis burden countries：A trend analysis from 2014—2016[J].Gates Open Res，2018，2：35.
4. CASTRO A Z，MOREIRA A R，OLIVEIRA J，et al.Clinical impact and cost analysis of the use of either the Xpert MTB Rif test or sputum smear microscopy in the diagnosis of pulmonary tuberculosis in Rio de Janeiro，Brazil[J].Rev Soc Bras Med Trop，2018 51(5)：631-637.
5. MISHRA B，HALLUR V，BEHERA B，et al.Evaluation of loop mediated isothermal amplification (LAMP) assay in the diagnosis of tubercular lymphadenitis：A pilot study[J].Indian J Tuberc，2018，65(1)：76-79.
6. PHAM T H，PETER J，MELLO F C Q，et al.Performance of the TB-LAMP diagnostic assay in reference laboratories：Results from a multicentre study[J].Int J Infect Dis，2018，68：44-49.
7. SHARMA K，GUPTA A，SHARMA M，et al. MTBDRplus for the rapid diagnosis of ocular tuberculosis and screening of drug resistance[J].Eye，2018，32(2)：451-456.
8. KARIMI H，EN-NANAI L，OUDGHIRI A，et al.Performance of GenoType® MTBDRplus assay in the diagnosis of drug-resistant tuberculosis in Tangier，Morocco[J].J Glob Antimicrob Resist，2018，12：63-67.
9. DERENDINGER B，DE VOS M，NATHAVITHARANA R R，et al.Widespread use of incorrect PCR ramp rate negatively impacts multidrug-resistant tuberculosis diagnosis (MTBDRplus) [J].Sci Rep，2018，8(1)：3206
10. GUERNIER V，DIEFENBACH-ELSTOB T，PELOWA D，et al.Molecular diagnosis of suspected tuberculosis from archived smear slides from the Balimo region，Papua New Guinea[J].Int J Infect Dis，2018，67：75-81.
11. LEE S，HWANG K A，AHN J H，et al.Evaluation of EZplex MTBC/NTM Real-Time PCR kit：diagnostic accuracy and efficacy in vaccination[J].Clin Exp Vaccine Res，2018，7(2)：111-118.
12. CHEN Y，GUO S，ZHAO M，et al.Amperometric DNA biosensor for Mycobacterium tuberculosis detection using flower-like carbon nanotubes-polyaniline nanohybrid and enzyme-assisted signal amplification strategy[J].Biosens Bioelectron，2018，119：215-220.
13. MOLEFE P F，MASAMBA P，OYINLOYE B E，et al.Molecular Application of Aptamers in the Diagnosis and Treatment of Cancer and Communicable Diseases[J].Pharmaceuticals (Basel)，2018，11(4).pii：E93.
14. DHIMAN A，HALDAR S，MISHRA S K，et al.Generation and application of DNA aptamers against HspX for accurate diagnosis of tuberculous meningitis[J].Tuberculosis (Edinb)，2018，112：27-36.
15. RAMIREZ-PRIEGO P，MARTENS D，ELAMIN A A，et al.Label-Free and Real-Time Detection of Tuberculosis in Human Urine Samples Using a Nanophotonic Point-of-Care Platform [J]. ACS Sens，2018，10 (3)：2079-2086.

第五章　结核病介入学诊断

【摘要】介入诊断是辅助诊断结核病的重要手段之一。近 1 年来,随着支气管镜检查、B 超或 CT 引导下经皮肺穿刺活检术以及胸(腹)腔镜技术在结核病诊断中的广泛应用,极大提高了疑难病例病理标本的获取率,同时为结核病的诊断提供了帮助。研究发现,超声内镜引导下的经支气管针吸活检(EBUS-TBNA)及超声内镜支气管镜引导下细针抽吸活检(BEUS-FNA)是侵入性操作风险最小、明确成人纵隔淋巴结肿大病因的有效方式,值得临床推广。EBUS-TBNA 可以提高胸内结核性淋巴结炎的诊断率。此外,CT 引导下经皮肺穿刺活检术(CT-TTNA)、支气管内超声引导下经支气管活检(rEBUS-TBB)及电磁导航支气管镜检查均是诊断肺部外周病变的安全有效的方法,值得临床借鉴与推广。

【关键词】指南;结核病;支气管结核;支气管镜;EBUS-TBNA;EUS-FNA;胸腔镜;经皮肺穿刺活检术

2018 年,随着介入诊断新技术的广泛开展,结合细菌学、病理学、分子学等手段对气管镜标本的检测有很多报道,EBUS-TBNA、EUS-FNA、胸腔镜、腹腔镜及电磁导航支气管镜检查等技术的发展均为结核病诊断提供了更多依据。

一、肺和纵隔淋巴结细胞学取样技术指南

Michael 等[1]对 Papanicolaou 细胞病理学会发布的《肺和纵隔淋巴结细胞学取样技术指南》进行了解读,该指南包括支气管镜下毛刷、冲洗、超声内镜引导下的经支气管针吸活检(EBUS-TBNA)、细胞学取样技术的建议、推荐术语和分类方案、辅助试验和细胞术后管理和随访的建议。Papanicolaou 第二届委员会总结了用于从肺和纵隔淋巴结获取细胞和小块组织学标本的技术建议,包括快速现场评价,以及用于免疫细胞化学和分子研究标本的分类。

二、普通气管镜

痰结核菌培养阳性是肺结核诊断的“金标准”,但培养时间长,易导致漏诊。Jafari 等[2]用疑似肺结核患者的痰和(或)支气管肺泡灌洗液(BALF)进行 GeneXpert 检测,随后再行结核分枝杆菌特异性 BALF ELISPOT 检测,探讨了肺结核快速诊断方法的准确性。在 166 例疑似肺结核的患者中,81 例通过痰和(或)BALF 结核分枝杆菌培养确诊,其中有 66 例(81.5%)最初由 GeneXpert 从痰中检测出结核分枝杆菌;此外,有 6 例(7.4%)由 GeneXpert 从 BALF 中检测出结核分枝杆菌(共确诊 72 例)。有 9 例痰和 BALF 的 GeneXpert 检测阴性的患者中,BALF ELISPOT 鉴定了 8 例,后经培养证实的结核病患者(培养阳性的中位时间为 26 天)。以早期分泌靶抗原-6 或培养滤液蛋白-10-特异性诱导 γ-干扰素产生的淋巴细胞以 >4 000 为临界值/10 万个淋巴细胞,BALF ELISPOT 对活动性结核的特异性达 97%。因此,作者认为,在结核病发病率低的国家,几乎所有活动性肺结核患者都可以在发病最初几天采用 GeneXpert 和 BALF ELISPOT 的逐步检测法予以确定诊断。

维生素 D 是一种免疫调节剂,其缺乏可能与结核病(TB)感染有关。支气管肺泡灌洗液(BALF)中有大量的巨噬细胞,构成结核分枝杆菌入侵的第一道防线。由于结核和 HIV-1 感染者中维生素 D 缺乏日益增加,Pan 等[3]探讨结核病和人类免疫缺陷病毒-1(HIV-1)感染者 BALF 中维生素 D 代谢物局部缺乏的可能性。检测受试者血清及 BALF 中 25D3 水平,探讨其与正常对照组的差异及两者的相关性。采用横断面研究,研究对象分为四组:对照组(组 1)、HIV 阳性且无活动性结核(组 2)、活动性结核且 HIV 阴性(组 3)和 HIV-TB 共感染(组 4)。比较各组间 BALF 和血清 25D3 水平。结果表明,在连续入选的 149 名受试者中,第 1 组(HIV-TB-)为 40 人,第 2 组(HIV+TB-)为 48 人,第 3 组(HIV-TB+)为 37 人,第 4 组(HIV+TB+)为 24 人。女性占 31.6%。第 3 组和第 4 组血清 25D3 水平与第 1 组相比明显降低。在第 2,3 组和第 4 组中 BALF 25D3 水平显著低于第 1 组。血清和支气管肺泡灌洗液 25D3 有显著相关性水平(spearman 秩相关系数 0.318,$P=0.0001$)。作者认为,HIV、TB 和 HIV-TB 共感染患者血清和 BALF 25D3 水平较低。维生素 D 代谢物的局部缺乏可能与结核感染的易感性增加有关。

Çakır 等[4]评估了鼻咽部抽吸物(NPA)、胃部抽吸物(GA)和支气管肺泡灌洗物(BAL)在儿童疑似肺结核(TB)中的诊断价值。40 例患者获得 NPA、GA 和 BAL 标本,平均年龄(9.2±4.7)岁,68%的儿童有结核的家庭接触史,82%结核菌素皮肤试验阳性。抗酸杆菌(AFB)染色阳性率 BAL 为 22.5%($n=9$),GA 为 17.5%($n=7$),NPA 为 10%($n=4$)。BAL 罗氏培养阳性为 27.5%($n=11$),GA 22.5%($n=9$),NPA12.5%($n=5$)。BAL 液和 GA 样本结核菌涂片阳性和培养物的生长率均显著高于 NPA 样本($P<0.006$ 和 $P<0.004$)。因此,与 GA 或 BAL 液相比,NPA 样本不能确定高度疑似肺结核儿童是否感染了结核分枝杆菌。

支气管内超声(EBUS)的特征有助于恶性肿大淋巴结的病因预测,然而,目前特别是发展中国家仍缺乏相关证据。Agrawal 等[5]进行了前瞻性研究,评估纵隔和肺门淋巴结病变的 EBUS 特征,纳入所有胸部 CT 提示有纵隔和肺门淋巴结病变且需行 EBUS-FNA 的患者。淋巴结的 EBUS 特征包括形态、大小、边缘、回声、中央门结构(CHS)、凝固性坏死征和彩色多普勒指数(CPDI),对良性和恶性淋巴结病变进行评分和比较。选择 46 例患者共 86 个淋巴结,其中恶性 23 例(26.7%),结核 27 例(31.3%),结节病 36 例(41.8%)。恶性和良性淋巴结在 CHS(中央肝门结构)($P=0.011$)、边缘($P=0.036$)和凝固性坏死征象的差异有统计学意义($P<0.001$)。恶性结节与结核结节特征比较,边缘($P=0.016$)与凝固性坏死征象($P<0.001$)的差异有统计学意义。而恶性肿瘤与结节病比较,其回声($P=0.002$)、CHS($P=0.009$)及凝固性坏死征象($P<0.001$)的差异也有统计学意义。只有凝固性坏死征象与恶性淋巴结高度一致,其他特征不能用来区分良恶性淋巴结,特别是在像印度这样的发展中国家,肺结核是纵隔淋巴结病的常见病因。

三、内镜检测新技术

1. 超声内镜引导下的经支气管针吸活检术　超声内镜引导下经支气管针吸活检术(EBUS-TBNA)是一种用于诊断肺和纵隔疾病的微创方法。非典型细胞可能是周围性肺病变通过 EBUS-TBNA 发现的唯一病理改变,但其病变性质往往不能确定。Huang 等[6]选取从 2009—2016 年所有接受 EBUS 引导下支气管镜活检和病理报告仅显示非典型细胞的周围性肺病变患者。回顾性分析患者人口学特征、临床特点、手术史及并发症。结果表明,在2 291

例患者中，有 165 例没有确诊的（7.2%）以非典型细胞为主要表现，随后这些患者的诊断显示，良性 45 例（27%），恶性 120 例（73%）。值得注意的是，主要的恶性肿瘤是肺腺癌，各种良性病变在病理学上显示为非典型性细胞，特别是慢性炎症、肺结核和肺炎。多变量分析表明病灶外观和探针位置是诊断恶性肿瘤的两个重要预测因子。作者认为，要充分考虑病变外观、探针位置和患者偏好之后，再制定周密的管理策略，提高以非典型细胞为主要表现的周围肺病变的诊断率。

2. 超声内镜引导下经消化道穿刺术　胸腔积液是良恶性胸膜和肺疾病的常见原因，需诊断性胸腔穿刺才能确定诊断。诊断性胸腔穿刺可通过以下两种方法进行：盲穿或在 B 超或 CT 引导下穿刺。然而，即使在图像引导下，少量的胸腔积液也很难取样。Rana 等[7]回顾性分析未确诊的少量胸腔积液患者行超声引导下诊断性胸腔穿刺术的安全性和有效性。结果显示，未确诊的少量胸腔积液患者中 13 例［男 11 例，平均年龄（46.7±16.2）岁］使用超声内镜引导下经食管胸腔穿刺术均获得成功。7（53%）名患者出现发热，而其中两例出现咳嗽和食欲缺乏。手术均无并发症出现。作者认为，超声引导下诊断性胸腔穿刺术是一种安全、有效的评估少量胸腔积液患者的方法。

腹膜结核是肺外结核的一种类型，占所有结核病的 1%～2%，由于其体征和症状无特异性，早期诊断十分困难，尤其对于失代偿性肝硬化患者。诊断“金标准”为腹水或腹膜结核分枝杆菌培养阳性。EUS-FNA 是获得腹膜组织的一种很好的替代方法，可用于腹膜结核诊断。Daswani 等[8]探讨了 EUS-FNA 对失代偿性肝硬化腹膜结核患者的诊断价值。增厚大网膜行 EUS-FNA，病理提示肉芽肿形成或找到抗酸杆菌可以确诊为腹膜结核。结果显示，5 例患者均行 EUS-FNA 检查，FNA 细胞学检查显示肉芽肿伴多核细胞增多症（100%），抗酸杆菌涂片阳性 2 例（40%）。作者认为，EUS-FNA 可以作为一种新的、安全的技术，用于腹膜结核的诊断。

3. 电磁导航支气管镜检查　孤立性肺结节（SPNs）和肺部肿块的诊断对于临床医师是一项巨大的挑战。Patrucco 等[9]评估了电磁导航支气管镜检查（electromagnetic navigation，ENB）对于孤立性肺结节（SPNs）和肺部肿块的诊断价值。回顾性观察性分析了 2011 年 1 月—2015 年 12 月行 ENB 的 SPNs 和肺部肿块患者。结果显示，纳入 113 例患者，其中 79% 为 SPNs，21%肺部肿块，病变大部分位于上中肺叶（80%），有 61%表现为支气管征，54%患者支气管镜检查阴性，通过 ENB 明确诊断的有 78 位患者（69%），其中恶性 64 例，良性 14 例，ENB 的诊断率和精确性分别为 0.69、0.76。影响诊断效能的唯一因素是存在支气管征（P=0.002）。无手术并发症发生。因此，ENB 是实际工作和科研中诊断效率类似的安全的方法，而支气管征是影响诊断效率的重要因素。

4. 内科胸腔镜　由于胸膜结核含结核分枝杆菌量很少，故其诊断一直是临床医师面临的巨大挑战。Casalini 等[10]评估了纤维支气管镜和内科胸腔镜检查对于胸膜结核诊断的有效性。回顾性分析了 2001—2015 年间连续观察的 52 例胸膜结核患者。其中女性 20 例，平均年龄 39.7 岁（18～74 岁），男性 32 例，平均年龄 45.75 岁（21～83 岁），其中包括非欧盟公民 28 例（53.8%）。结核感染的诊断是通过胸膜、痰和（或）支气管标本中的结核分枝杆菌的鉴定（使用染色、培养或分子试验）或胸膜活检中干酪样肉芽肿的证据来确定的。胸腔积液微生物学检查的诊断率为 17.3%（52 例患者中有 9 例），在 18 例肺部病变患者中，50%的患者（9 例）支气管标本（冲洗、灌洗或活检）呈阳性。63%的病例胸膜活检培养阳性（46 例中有 29 例),所有患者胸膜组织学检查均为阳性。如果没有胸膜活检,52 例患者中有 15 例(28. 6%)被确诊,其中 4 例在 30~40 天后才被确诊。因此,作者认为,对于大多数结核性胸腔积液患者,仅行胸膜活检就可以确定诊断。

Xpert *MTB*/RIF(Xpert)检测是一种能够确定结核病和利福平耐药的一种 PCR 试验。目前,关于胸膜组织 Xpert 的诊断价值尚不清楚。Christopher 等[11]回顾性分析了 1 年前在当地医院行胸腔镜检查患者的临床资料,包括相关临床细节、适应证、胸膜组织和胸腔积液的化验结果(组织病理学、结核分枝杆菌培养和 Xpert)。结果表明,156 例行胸腔镜检查的患者中,肺结核 73 例(47%),恶性肿瘤 66 例(42%),其他疾病 17 例(11%)。73 例肺结核患者的病理组织学诊断率(100%)。对胸腔镜活检标本和胸腔积液进行组织病理学微生物学检查的结果为:胸膜组织 Xpert 45%,胸膜组织培养 39%,胸腔积液培养 17%和胸腔积液 Xpert 14%。胸膜组织比胸腔积液在 Xpert 和培养中的诊断效能更高($P<0.05$)。综合以上,作者认为胸腔镜胸膜组织 Xpert 试验的敏感性比胸腔积液明显增加。

脓胸的早期治疗依赖于抗生素的应用与胸腔穿刺术治疗持续感染,但对于复杂的脓胸,除了行胸膜剥脱术切除肥厚粘连的胸膜以外,这种治疗方法往往不起作用。Sumalani 等[12]分析了局部麻醉下硬质医用胸腔镜治疗多房性渗出性纤维化性脓胸的经验,探讨新的治疗方法。应用描述性病例研究,从 2014 年 9 月—2016 年 8 月,Jinnah 研究生医疗中心肺内科通过非概率方便抽样招募了 160 名患者。所有患者均在局部麻醉下进行胸腔镜检查。签署知情同意书。伦理审查由医院伦理审查委员会批准。年龄>70 岁,多器官功能衰竭和有出血性疾病的患者排除。160 例患者中,男性 108 例(67. 50%),女性 52 例(32. 5%),平均年龄 25. 37 岁(16~70 岁)。其中 102 例(63. 7%)有结核性脓胸,58 例(36. 3%)胸膜活检提示非结核性脓胸。动态观察胸片的最终 92 例患者完全治愈(57. 5%),58 例患者脓液减少(36. 25%),9 名患者(5. 6%)出现持续性漏气,1 名患者(0. 6%)因尿毒症而死亡。总之,特别是在资源有限的情况下,局部麻醉下行医用胸腔镜检查是治疗复杂脓胸的一种安全、高效和经济的方法。

5. 腹腔镜　一项来自印度北部三级护理医院的横断面研究评估了腹腔镜在女性生殖器结核诊断中的作用和准确性。Mala 等[13]纳入 60 例疑似生殖器结核的女性,同时完善血沉、MunToux、胸片、血清 ELISA、CA125、超声检查、子宫内膜活检和腹腔镜活检等相关检查。组织培养或组织病理学作为生殖器结核诊断的“金标准”。有 30 例确诊为阳性,并比较各种诊断方法。子宫内膜活检诊断生殖器结核的敏感性、特异性、阳性和阴性预测值分别为 6. 6%、100%、100%和 51. 7%。单纯腹腔镜大体观、抗酸染色、培养和组织病理学的检出率分别为 86. 6%、33. 3%、50%和 63. 3%。该研究表明,腹腔镜实现了盆腔病灶的可视化,同时获得抗酸染色、结核菌培养和组织病理学活检的标本,因此,腹腔镜增加了结核阳性病例的检出率,有助于生殖器结核的诊断。

腹部结核的临床表现为非特异性症状,包括全腹疼痛,及时准确的诊断对改善预后和避免并发症至关重要。Bevin 等[14]回顾性分析新西兰 Christchurch 医院收治的腹部结核病例,探讨其流行病学、临床特点及诊断方法。通过检索 1996 年 1 月—2016 年 1 月出院代码 ICD,收集年龄、临床表现、随访及病原微生物检查结果等数据。结果显示,研究期间共有 20 例患者诊断为腹部结核,平均年龄为 34 岁,13 例为男性(65%),7 例为女性(35%)。11 例来自亚洲(主要是印度),5 例是非洲人,3 例是新西兰和欧洲人。腹痛是最常见的症状

(70%)，其次是发热(50%)和盗汗(50%)。C-反应蛋白升高15例(75%)，贫血11例(55%)，肝功能异常9例(45%)。腹部B超(US)和腹部CT显示所有患者均有一般炎症改变(100%)。10例(50%)患者行腹腔镜检查，所有行腹腔镜检查的患者均提示病理活检阳性。9例患者抽取腹水，抗酸杆菌涂片均为阴性，其中3例(33%)结核菌培养阳性。6例行结肠镜检查：3例(50%)培养和(或)组织学检查呈阳性。三次淋巴结活检和两次剖腹手术，其中两次活组织检查和一次剖腹手术获得阳性结果。总的来说，在20例患者中，15例(75%)被确诊，剩下的5例被推定为腹部结核可能。作者认为，腹部结核是Christchurch医院少见的病例，平均每年仅1例，典型的病例是来自亚洲或非洲的年轻移民，诊断性腹腔镜检查是获得最终诊断的最常见和可靠的方法。

四、细针穿刺术

结核感染是导致亚洲人群慢性肉芽肿性附睾-睾丸炎的主要原因，为探讨细针穿刺在慢性肉芽肿性附睾-睾丸炎的诊断价值。Uma等[15]回顾性分析40例行细针穿刺(fine needle aspiration，FNA)的肉芽肿性或结核性附睾-睾丸炎患者。其中，17例穿刺涂片示上皮样细胞肉芽肿伴干酪样坏死；19例仅表现为肉芽肿；4例仅表现为干酪样坏死；15例找到抗酸杆菌。15例细胞学诊断为结核性附睾-睾丸炎；6例诊断为结核性肉芽肿性炎，19例诊断为肉芽肿性炎。作者认为，FNA可能有助于结核性附睾-睾丸炎的诊断，并且可以使大量患者避免不必要的睾丸切除术。

Minami等[16]比较了不同型号穿刺针，新19-G针与21-G或22-G针的性能差异。回顾性分析2017年4—12月在冈山医学中心收治的11例患者。其中9例患者，同时用19-G和21-G或22-G对增大的淋巴结和肺结节进行了取样；2名疑似淋巴瘤的患者只用19-G针取活检。通过病历，收集患者的诊断、淋巴结和肺结节的大小及并发症等信息。结果显示，11例患者13个淋巴结和1个肺结节的中位最长直径为31.6mm(10~45mm)。9例患者均用19-G针明确诊断。EBUS-TBNA用19G针诊断视网膜血管母细胞瘤1例，结核性淋巴结炎1例，肺腺癌1例，首次用21-G或22-G活检阴性发现了PD-L1的表达。一个肺小结节用19G针活检阴性后用22G针活检明确诊断为肺鳞状细胞癌。2名疑似淋巴瘤患者用19-G针诊断为：淋巴瘤和结节病。3例患者同时使用19-G和21-G或22-G针诊断为结节病。因此，作者认为EBUS-TBNA联合19-G针用于视网膜血管母细胞瘤和结核性淋巴结炎的诊断及21-G和22-G活检失败的PD-L1检测是非常有用的。

对于不明原因发热(PUO)伴肾上腺肿大的患者，当缺少其他诊断线索时，需要进行肾上腺细针抽吸(FNA)。内镜超声(EUS)可以探查肾上腺，但是，目前还没有关于PUO患者肾上腺FNA的系统研究。因此，Bansal等[17]通过内镜超声引导下细针抽吸52例PUO伴肾上腺肿大患者的肾上腺，评估EUS-FNA对PUO患者肾上腺肿大的诊断价值和安全性。收集2010年10月—2016年9月印度北部一所三级护理中心52例行EUS-FNA肾上腺肿大患者的数据并进行分析，以明确PUO的病因。患者平均年龄(48±14)岁，男性36例，女性16例，其中50例左肾上腺和2例右肾上腺进行了EUS-FNA检测，所有病例均穿刺成功，肾上腺坏死区的检查(75%)采用19-G针，平均次数为2次。细胞病理学诊断为结核36例、组织胞质菌病13例、淋巴瘤2例、未诊断的神经内分泌肿瘤肺转移1例，结果，所有患者均明确诊断，且无手术并发症。总之，作者认为EUS-FNA是评价肾上腺肥大患者PUO病因的一种安全有效的方法。

为了探讨细针抽吸细胞学在口腔结核(oral tuberculosis,OTB)及其他口腔肉芽肿病变中的诊断价值,Agarwal 等[18]研究了细针抽吸细胞学(FNAC)诊断的口腔肉芽肿性病变(OGL)和 OTB 的表现及发病率。回顾性分析了 2008—2016 年 149 例口腔黏膜良性和炎性病变。结果发现,在 9 年研究期间进行的 280 例行 FNAC 中,149 例诊断为良性和炎性病变,其中 12 例(4.3%)显示肉芽肿性病变。12 例中有 4 例被诊断为 OTB。其中 1 例(0.011%)为原发性 OTB,无肺结核或肺外表现,3 例伴有淋巴结病,其中 1 例伴有肺结核。因此,作者认为,虽然口腔结核是一种罕见表现,但临床医师和病理学家在早期鉴别诊断原发性和继发性口腔黏膜病变时应考虑到这一点,并进一步排除肺结核和结核性淋巴结炎。

Solmaz 等[19]报道了 1 例原发性结核结膜炎病例,患者 12 岁,女性,因单侧结膜炎治疗无效住院。左眼下球结膜及跗骨结膜因细结节呈息肉状,下穹窿见结膜下结节。除左耳前淋巴结病外,全身检查无明显异常。结膜下肿块切除活检显示肉芽肿性炎症伴干酪坏死,但抗酸杆菌涂片(AFB)阴性。行左耳前淋巴结细针抽吸活检,AFB 和分枝杆菌培养均呈阳性,分离出的结核分枝杆菌菌株被鉴定为结核分枝杆菌复合物,6 个月的抗结核治疗后病情缓解。虽然原发性结核结膜炎是一种非常罕见的疾病,但在单侧结膜炎的鉴别诊断中应加以考虑,为了明确诊断,结膜和局部淋巴结都应进行微生物和组织病理学检查。

细针细胞学检查是诊断头颈部肿胀的首选,与组织病理活检相比,细针细胞学检查操作简单、成本效益高、侵入创伤小。Sellami 等[20]通过评估颈部淋巴结病细针非抽吸细胞学(fine-needle non-aspiration cytology,FNNAC)检查结果,探讨影响不能确诊的因素。回顾性研究颈部淋巴结病患者,这些患者均行细针非抽吸细胞学检查,然后进行组织学活检。细针非抽吸细胞学对结核诊断的敏感性、特异性、阳性预测值分别为 83.3%、83.3%、78.9%和 86.9%。131 个样本中有 47 个(35.8%)被认为是不能确诊的。在没有确诊的样本中,84.2%(38/47)是良性的,主要是结核病(30 例)。在所研究的因素中,只有结核病(经组织病理学检查证实)与非诊断性细胞学显著相关($P=0.02$,$OR=2.35$)。结核是目前北非最常见的颈部淋巴结病的病因。细针非抽吸细胞学在诊断颈淋巴结结核时是安全、准确的,同时与非诊断细胞学风险相关。Rammeh 等[21]探讨了细针抽吸细胞学检查(fine-needle aspiration cytology,FNAC)对结核性颈淋巴结炎的诊断价值,选择 851 名患者的 937 次 FNAC 样本进行了描述性回顾性研究。通过对比颈部淋巴结 FNAC 与组织病理学、细菌学检查结果,发现细胞学诊断结核性淋巴结炎 426 例(55.9%)中,反应性淋巴增生 185 例(24.3%),化脓性炎症 18 例(2.3%),恶性转移性肿瘤 78 例(10.2%),淋巴瘤 54 例(7%)。在 426 例结核性淋巴结炎病例中,171 例由 FNAC 联合细菌学检查确诊,其中 22 例抗酸杆菌涂片阳性,结核菌培养阳性 16 例。62 例有组织病理学结果。与组织病理学相比,FNAC 诊断结核性颈淋巴结炎的敏感性、特异性、阳性预测值(PPV)和阴性预测值(NPV)分别为 96.77%、100%、100%和 96.67%。细菌学与组织病理学比较,分别为 97.44%、100%、100%和 91.67%。作者认为,FNAC 是诊断结核性颈淋巴结炎的一种敏感、特异的方法。

在临床实践中,手、腕部经常发生肿胀,并出现广泛的病变,FNAC 是大多数这类患者的主要诊断手段。Goyal 等[22]报告了手和手腕损伤的患病率和累及范围,并评估 FNAC 的诊断价值。回顾性分析 2011 年 1 月—2016 年 7 月,所有手、腕部有明显病变的患者。其中 1 312例手、腕关节肿胀,其中 1 136 例(86.6%)FNAC 满意。年龄 5 个月至 90 岁,12.1%诊断为炎症性病变,875例(77.0%)诊断为良性、非肿瘤性(肿瘤样)病变,123例(10.8%)诊断为肿瘤性病变。炎症性病变 包括滑膜炎75例,结核30例,脓肿28例,猪囊虫病1例,痛风2例,脂肪坏死各1例。良性、非肿瘤性(肿瘤样)病变中,最常见的病变是神经节(775例)。肿瘤性病变包括78例良性病变,以肌腱鞘巨细胞瘤最为常见(61例)。间质病变40例,阑尾肿瘤4例,恶性肿瘤1例(鳞状细胞癌),间质病变占3.5%(40/1 136)。结论提示,FNAC对手、腕部病变的早期诊断是一种简便有效的方法,而且这些部位的病变通常是良性的。

男性乳腺结核是一种罕见且不易描述的疾病。Quaglio等[23]量化男性乳腺结核的数量,描述其临床表现,并介绍所采用的诊断和治疗程序。对2017年12月之前以英语、西班牙语和法语出版的文献进行系统回顾,发现26例男性乳腺结核,平均年龄56.5岁。大多数表现为孤立性乳腺肿块(89%),伴腋窝淋巴结炎(27.8%)和皮肤炎症(33.3%)。最常见的症状是疼痛(64.7%)和发热(35.3%)。FNAC和结核菌培养是最常见的诊断方法(61.5%),标准的抗结核治疗是主要的治疗方案。作者认为,男性患乳腺结核的风险似乎很低,但这种情况很难诊断,而且延误诊断的时间可能很长,无论有或无切口/引流,只要给予标准抗结核方案,总的预后良好。

纵观2018年,经广大国际同道的努力与探索,介入方法对于辅助诊断结核病发挥了重要的作用,相关技术也得到了全面的发展。随着支气管镜、超声或CT引导下细针穿刺活检术以及各种腔镜技术的日益发展,复杂疑难病例病理标本的获取率进一步提高,同时联合GeneXpert等实验室检查,结核病的诊断率明显提高。此外,细针穿刺术在肺外结核的诊断中发挥了不容忽视的作用。我们有理由相信,介入诊断技术一定会常规应用于疑难结核病患者的诊断流程中,会更好地造福于广大结核病患者。

(常蕴青　唐神结)

参考文献

1. MICHAEL C W, FAQUIN W, JING X, et al. Committee Ⅱ: Guidelines for cytologic sampling techniques of lung and mediastinal lymph nodes[J]. Diagn Cytopathol, 2018, 46(10): 815-825.
2. JAFARI C, OLARU I D, DADUNA F, et al. Rapid diagnosis of pulmonary tuberculosis by combined molecular and immunological methods[J]. Eur Respir J, 2018, 51(5). pii: 1702189.
3. SINHA S, GUPTA K, MANDAL D, et al. Serum and Bronchoalveolar Lavage Fluid 25(OH) Vitamin D3 Levels in HIV-1 and Tuberculosis: A Cross-Sectional Study from a Tertiary Care Center in North India[J]. Curr HIV Res, 2018, 16(2): 167-173.
4. ÇAKIR E, ÖZDEMIR A, DAŞKAYA H, et al. The value of nasopharyngeal aspirate, gastric aspirate and bronchoalveolar lavage fluid in the diagnosis of childhood tuberculosis[J]. Turk J Pediatr, 2018, 60(1): 10-13.
5. AGRAWAL S P, ISH P, GOEL A D, et al. Diagnostic utility of endobronchial ultrasound features in differentiating malignant and benign lymph nodes[J]. Monaldi Arch Chest Dis, 2018, 88(2): 928.
6. HUANG C, TSAI Y J, HO C C, et al. Atypical cells in pathology of endobronchial ultrasound-guided transbronchial biopsy of peripheral pulmonary lesions: incidence and clinical significance[J]. Surg Endosc, 2018.
7. RANA S S, SHARMA R, GUPTA R. Endoscopic ultrasound-guided transesophageal thoracentesis for minimal pleural effusion[J]. Indian J Gastroenterol, 2018.
8. DASWANI R, KUMAR A, SINGLA V, et al. Endoscopic ultrasound (EUS) guided fine needle aspiration: a new

modality to diagnose peritoneal tuberculosis in presence of decompensated cirrhosis-a case series and review of literature[J].J Clin Exp Hepatol,2018,8(2):205-209.

9. PATRUCCO F,GAVELLI F,DAVERIO M,et al.Electromagnetic Navigation Bronchoscopy:Where Are We Now? Five Years of a Single-Center Experience[J].Lung,2018.

10. CASALINI A G,MORI P A,MAJORI M,et al.Pleural tuberculosis:medical thoracoscopy greatly increases the diagnostic accuracy[J].ERJ Open Res,2018,4(1).pii:00046-2017.

11. CHRISTOPHER D J,DINAKARAN S,GUPTA R,et al.Thoracoscopic pleural biopsy improves yield of Xpert MTB/RIF for diagnosis of pleural tuberculosis[J].Respirology,2018,23(7):714-717.

12. SUMALANI K K,RIZVI N A,ASGHAR A.Role of medical Thoracoscopy in the Management of Multiloculated Empyema[J].BMC Pulm Med,2018,18(1):179.

13. MALA Y M,PRASAD R,SINGH N,et al.Role of laparoscopy in diagnosing genital tuberculosis in suspected women:A cross-sectional study from a tertiary care hospital in Northern India[J].Indian J Tuberc,2018,65(1):23-29.

14. BEVIN J,DALTON S,WAKEMAN C,et al.Diagnosis of abdominal tuberculosis in Christchurch New Zealand:a case series[J].N Z Med J,2018,1473 (131):48-52.

15. HANDA U,KUNDU R,RAGHUBANSHI G,et al.Granulomatous epididymo-orchitis:diagnosis by fine needle aspiration[J].Trop Doct,2018,48(1):17-20.

16. MINAMI D,OZEKI T,OKAWA S,et al.Comparing the Clinical Performance of the New 19 G ViziShot FLEX and 21- or 22-G ViziShot 2 Endobronchial Ultrasound-guided Transbronchial Needle Aspiration Needles[J].Intern Med,2018,57(24):3515-3520.

17. BANSAL R K,CHOUDHARY N S,PATLE S K,et al.Endoscopic ultrasound-guided fine-needle aspiration of enlarged adrenals in patients with pyrexia of unknown origin:A single-center experience of 52 cases[J].Indian J Gastroenterol,2018,37(2):108-112.

18. AGARWAL R,SINGH M,SHARMA S,et al.Utility of fine needle aspiration cytology to diagnose intraoral tuberculosis and other oral granulomatous lesions[J].Diagn Cytopathol,2018.

19. SOLMAZ N,ÖNDER F,DEMIR N,et al.Primary Conjunctival Tuberculosis[J].Türk Oftalmoloji Dergisi,2018:39-41.

20. SELLAMI M,CHARFI S,CHAABOUNI M A,et al.Fine needle non-aspiration cytology for the diagnosis of cervical lymph node tuberculosis:a single center experience[J].Braz J Otorhinolaryngol,2018.

21. RAMMEH S,ROMDHANE E,ARFAOUI TOUMI A,et al.Efficacy of Fine-Needle Aspiration Cytology in the Diagnosis of Tuberculous Cervical Lymphadenitis[J].Acta Cytol,2018,62(2):99-103.

22. GOYAL A,PATHAK P,SHARMA P,et al.Role of FNAC in diagnosing lesions of hand and wrist[J].Diagn Cytopathol,2018,46(10):853-858.

23. QUAGLIO G,PIZZOL D,BORTOLANI A,et al.Breast tuberculosis in men:A systematic review[J].PLoS One,2018,13(4):e0194766.

第六章　结核病病理学诊断

【摘要】2018 年国际上关于结核病病理学诊断的报道主要在疑难性结核病的诊断与鉴别诊断、分子病理诊断以及结核病病因探索等方面。采用 Xpert *MTB*/RIF 技术和 PCR 与病理学技术相结合，大大提高了结核病的病理学诊断阳性率。质谱影像学也是结核病病理学诊断的研究热点。通过对结核性肉芽肿的深入研究，揭示结核病发病、免疫及治疗的相关机制。

【关键词】结核病；病理诊断；Xpert *MTB*/RIF 技术；PCR；质谱影像学；发病机制

病理学诊断在结核病的诊断中发挥着重要作用，尤其是在痰菌阴性肺结核、肺外结核的诊断中，往往起到确诊结核病的作用。2018 年，国际上结核病病理学研究进展主要在疑难性和特殊部位结核病的诊断与鉴别诊断、诊断新技术应用的探索、结核病发病机制的探究等方面。

一、传统病理学诊断

结核性胸腔积液患者的胸腔积液中极少能找到结核分枝杆菌，不能仅仅依靠细菌学来诊断结核性胸膜炎，这是由于在胸腔积液的形成过程中，相比结核分枝杆菌的增殖，迟发超敏反应在胸腔积液的形成中起到了更大作用。Casalini 等[1]通过对 52 例结核性胸膜炎患者既往资料的回顾性分析，发现对于大多数患者而言，胸膜活检在胸膜结核的诊断中起到了重要作用，52 例患者中有 46 例行内科胸腔镜检查，获取患者的胸膜活检标本行病理学检查和结核分枝杆菌培养，6 例未行胸腔镜检查的患者中，其中 4 例气管镜下取得的标本找到结核分枝杆菌或其核酸，另外 2 例患者胸腔积液标本中找到结核分枝杆菌或其核酸。26 例患者(56.5%)胸腔镜下有典型的结核表现，表现为壁胸膜上的小结节，其他非特异性表现有胸膜的充血、增厚以及粘连。30 例患者(65.2%)胸腔镜下活检标本培养到结核分枝杆菌，而胸腔积液培养到结核分枝杆菌的仅有 9 例(17.3%)。

国际上关于结核病的传统病理学诊断的研究主要集中肺外结核病的诊断中。消化系统结核诊断较为困难，需要结合患者的临床症状、影像学表现、粪便找抗酸杆菌、病理活检等相关检查结果。

肠结核的常见临床表现有慢性腹痛、腹泻、血便、畏食、乏力、盗汗等。由于回盲部特殊的结构和功能，肠结核在此处最易发生。常见的病理表现为肉芽肿伴干酪样坏死，但干酪样坏死性肉芽肿以及抗酸染色阳性仅见于不足 33%的患者。Chakinala 等[2]报告了 1 例肠结核病例，该患者肠结核累及肝区和脾区，伴有肠梗阻，粪便找抗酸杆菌阳性，结肠病理见融合性坏死性肉芽肿性炎，淋巴结病理见坏死性肉芽肿性炎，抗结核治疗后患者症状以及营养状况改善。

Okoro 等[3]报告了 1 例阑尾结核病例，该患者的主要不适为腹痛，查体可见右下腹压痛以及腹肌紧张，该患者行腹腔镜下阑尾切除，以及直肠周围脓肿的切开引流，脓肿找抗酸杆菌阳性,脓肿培养见链球菌生长,切除阑尾的大体病理见红棕色充血性改变,病理见上皮样细胞和多核巨细胞,以及由粒细胞参与的急性炎症反应,多核巨细胞中找到抗酸杆菌。肠结核的常见并发症是肠梗阻,起初可为不完全肠梗阻,未经及时治疗,可演变为完全肠梗阻,小肠比结肠更易肠梗阻,其他并发症包括肠穿孔、瘘管、吸收障碍和肠道出血。Nahida 等[4]报告了 1 例肠结核并发肠穿孔的病例,该患者初期表现为右下腹疼痛,诊断考虑阑尾炎,术中阑尾未见明显炎症,但可见肠系膜包裹的包块,右半结肠与小肠可见闭合的溃疡穿孔,伴有肠系膜淋巴结肿大,结肠病理活检可见肉芽肿性炎伴多核巨细胞和干酪样坏死。

胰腺结核的常见表现有腹痛、黄疸、恶心、畏食、呕吐、体重减轻等,均为非特异性表现,给疾病的诊断带来了困难,超声内镜以及超声内镜引导下的细针穿刺在该疾病的诊断中有着重要价值,病理活检可见干酪样坏死性肉芽肿,抗酸染色阳性,积极的抗结治疗,疗程一般为 6~12 个月,可以取得好的治疗效果。Bhurwal 等[5]报告了 1 例胰腺结核,该患者主要表现为持续性腹痛和黄疸,MRCP 提示胰头可见大小约 4. 1cm×2. 6cm 肿块,胆总管狭窄伴肝内胆管轻度扩张,胰管未见扩张,超声内镜下见异质性高回声病变,细针穿刺活检病理见凝固性坏死,抗酸染色阳性,培养见结核分枝杆菌生长,给予患者 4HRZE/10HR 方案抗结核治疗,抗结核治疗 5 个月后复查 MRI 未见明显胰头肿块。

Drayer 等[6]报道了 1 例腹膜结核病例,该患者为 52 岁女性,血 CA153 和 CA125 升高,腹部和骨盆 CT 扫描显示腹膜腔内结节提示弥漫性腹膜癌,术中见弥漫性腹膜结节,子宫浆膜表面广泛 0. 1~0. 3cm 的结节,切除的网膜组织散布着 0. 1~0. 5cm 的微小结节,冰冻病理结果为非干酪性肉芽肿,腹膜组织抗酸染色和痰培养结核分枝杆菌阳性,诊断考虑腹膜结核。

盆腔结核的临床表现不典型,诊断较为困难,尤其是在与恶性肿瘤的鉴别诊断中,组织标本的病理学以及细菌性诊断起到了重要作用。Martingano 等[7]报道了 1 例盆腔结核,该患者有腹痛、腹胀、体重下降、气短等不适,腹部 MRI 提示子宫可见 12cm×7. 5cm×7. 8cm 肿块,右侧卵巢可见 2. 4cm×2. 3cm 肿块,伴有腹膜结节、播散至前盆腔的致密转移灶,给予患者腹腔引流,以及活检,腹腔肿块病理活检可见非坏死性肉芽肿,未找到肿瘤细胞,后至作者所在医院就诊,初步诊断考虑卵巢癌,术前给予患者腹腔镜下活检术,活检病理提示非坏死性肉芽肿性,未找到恶性肿瘤细胞,抗酸染色阴性,但 4 周后活检组织的结核分枝杆菌培养初步见结核分枝杆菌生长,培养 6 个月后证实为结核分枝杆菌,诊断考虑盆腔结核。

在乳腺结核的诊断中,病理学诊断也发挥着重要作用,Jairajpuri 等[8]回顾性分析了 2013—2015 年作者所在医院被诊断为乳腺结核的 8 例患者,其中 5 例患者细针穿刺细胞学检查可见肉芽肿,3 例仅见少许上皮样细胞,8 例患者细针穿刺细胞学检查均见坏死。8 例中有 6 例行组织病理学检查,6 例均为特征性肉芽肿性炎,其中 3 例抗酸染色阳性。乳腺肉芽肿性炎可以见于多种乳腺疾病,诸如乳腺结核、肉芽肿性乳腺炎、结节病、真菌感染等,Bhat 等[9]对 139 例疑诊乳腺恶性肿块患者的相关资料的回顾性分析,其中女性患者 135 例,男性患者 4 例,139 例患者中 3 例为单纯乳腺结核,1 例患者在同侧乳腺同时患有乳腺癌和乳腺结核,4 例乳腺结核患者均为女性,乳腺癌合并乳腺结核患者的肿块病理见到干酪样坏死性肉芽肿。

在皮肤结核中,寻常狼疮是最常见的一种表现,表现为许多苹果酱色的结节和斑块,不规则缓慢扩展,部分区域表现为萎缩,它通过结核分枝杆菌直接感染破损皮肤、局部结核病灶的直接或经淋巴管蔓延至皮肤、内脏结核病灶通过血液播散至皮肤而获得。Adil 等[10]报告了1例寻常狼疮，患者背部和右大腿处分别可见44cm×26cm和7cm×5cm的斑块，背部的斑块在过去的10年中逐渐进展，部分部位可见瘢痕和萎缩，活检病理见干酪性肉芽肿伴朗汉斯巨细胞、上皮样细胞和淋巴细胞。Mertoğlu等[11]报告了1例肺结核合并皮肤结核，其感染的病原体为牛分枝杆菌，该患者为46岁男性，从事屠宰工作，因手背伤口不愈合至医院就诊，病变处活检病理提示肉芽肿性炎，符合结核改变，至专科医院就诊，胸部CT提示左肺上叶后段结核样改变，45天后肺泡灌洗液培养见结核分枝杆菌生长，药敏见SHRE敏感，Z耐药，分离株的分子鉴定考虑为牛分枝杆菌。Tadele[12]报告了1例全身播散性肺结核病合并皮肤结核病例，该患者有肺结核、脑结核、颈淋巴结结核，同时还有左侧颈部、前胸壁、左侧腋下皮肤溃疡伴流脓，皮肤病理活检可见由鳞状上皮细胞、上皮细胞样肉芽肿、多核巨细胞、干酪样坏死以及多种炎症细胞组成的皮肤组织，其脓性分泌物行XPERT *MTB*/RIF检查找到结核分枝杆菌，患者接受了疗程为12个月的抗结核治疗，患者恢复良好，皮肤溃疡愈合。

Manicketh等[13]报道了1例软组织结核的病例，该女性患者间歇性低热伴左手腕和右小腿肿胀6个月，左手腕可见一6cm×5cm大小的分叶状肿块，占据左手腕的背侧和外侧，右小腿可见15cm×12cm囊性肿块，胸部影像见双肺粟粒状病灶，肿块细针穿刺见白色黏稠状物质，显微镜下见无结构坏死的嗜酸性物质伴炎性细胞浸润，萋-尼染色见大量抗酸杆菌，抗结核治疗后患者症状改善。Hashimoto等[14]也报告1例前臂结核病例，该患者左腕及左前臂肿胀3个月，磁共振见病变处马赛克样改变，肿块切开后可见大量黄色米粒样物质，活检病理见干酪样坏死及朗汉斯巨细胞，术后予HRZE抗结核，2个月后因肝损停药，随访1年未复发。

脊柱结核是骨结核的好发部位，对于不典型的脊柱结核，病理诊断起到了重要作用。Wu等[15]报告了1例累及脊柱多处的广泛脊柱结核病例，该患者是一名33岁的男性，间歇性腰背痛6个月，脊柱CT扫描见颈、胸、腰椎和骶骨非相邻多节段椎体的虫蚀性和溶骨性骨破坏，对患者胸11椎体的右侧横突病变部位进行了活检，病理提示肉芽肿性炎伴干酪样坏死，诊断考虑非典型脊柱结核，给予患者诊断性抗结核治疗（HRZELfx），8周后患者症状改善，出院后继续维持疗程为12个月的抗结核治疗，患者完全康复，18个月后随访，患者骨质破坏明显愈合，椎旁硬膜外脓肿消失，脊柱CT扫描未见明显复发。Romdhane等[16]对组织学和细菌学诊断结核性脊柱炎的准确性进行比较，121例脊柱炎患者的活检组织标本，有55例（45.4%）经组织学和（或）细菌学诊断为结核性脊柱炎。17例（30.9%）经细菌学明确诊断为结核性脊柱炎，38例（69.1%）经组织学诊断为结核性脊柱炎，2例组织学显示肉芽肿伴干酪样坏死，培养分离出真菌。以细菌学诊断为标准，组织学诊断结核性脊柱炎的敏感性、特异性、阳性预测值、阴性预测值和准确性分别为88.2%、93.4%、83.3%、95.5%和92%。组织学检出结核性脊柱炎的阳性率高，但干酪样坏死不仅仅见于结核病，真菌感染也可以表现出这种类型的坏死。

Ju等[17]回顾性分析了2012—2016年间的11例口腔结核患者的相关资料，11例患者的组织病理学检查可见由上皮样组织细胞和多核朗汉斯巨细胞组成的肉芽肿，5例患者可见中央坏死灶，11例患者中有8例抗酸染色阳性。给予11例患者抗结核治疗，除外1例失访外，其余10名患者的随访时间从8~48个月不等，平均24.9个月，无口腔或者肺部结核复发。

细针穿刺细胞学检查在淋巴结结核的诊断中有着重要作用，Rammeh等[18]对851例颈部淋巴结结核患者细针穿刺获取的937份标本进行回顾性分析,937份标本中有淋巴结结核426份(55.9%),426份淋巴结结核标本中,171份经细针穿刺细胞学检查联合细菌学检查确诊,与组织病理学相比,细针穿刺细胞学检查在诊断淋巴结结核的敏感性、特异性、阳性预测值和阴性预测值分别为96.77%、100%、100%和96.67%;细菌学检测诊断淋巴结结核的上述值分别为97.44%、100%、100%和91.67%。细针穿刺细胞学检查是诊断颈部淋巴结结核敏感性、特异性较高的工具。

二、分子病理学诊断

病理学诊断结核病的过程中,组织形态学只能提示考虑为结核病,组织标本的PCR检测为结核病的诊断提供了病原学依据,提高了结核病的病理诊断准确性。Hasan等[19]报告了1例腰椎硬膜外结核性脓肿的病例,该脓肿占据$L_2 \sim L_5$椎管,并累及后椎旁肌,导致患者进行性双侧下肢无力,MRI提示椎旁肌间脓肿,脓肿占据椎管,压迫$L_2 \sim L_{4/5}$硬膜囊,未累及椎体,行手术治疗,其脓液和骨组织未找到抗酸杆菌,但病理活检和活检组织的聚合酶链反应(PCR)证实结核的存在,给予患者抗结核治疗,2个月后复查MRI见脓肿消失。

冠脉结核极其少见,Peddle等[20]报告了1例冠状动脉结核,该患者为37岁男性,既往有吸毒史,尸体活检提示死因是继发于结核感染导致的冠脉闭塞。尸检可见肺水肿和左冠脉严重闭塞(大约90%的管腔狭窄),无心包积液、胸主动脉扩大、纵隔淋巴结肿大。肿胀的主动脉外膜可见广泛的坏死性肉芽肿,其内可见散在的朗汉斯巨细胞,主动脉基质可见凝固型坏死,内膜无明显增厚。左冠状动脉被坏死性肉芽肿包裹,局部基质破坏。动脉内膜明显纤维增殖与管腔闭塞。左冠脉主干近端可见非闭塞性动脉粥样斑块形成。冠脉组织切片萋-尼染色未找到抗酸杆菌,但PCR检测到结核分枝杆菌复合群。

Xpert *MTB*/RIF技术是以半巢式实时PCR技术为基础的快速全自动核酸扩增检测技术,集标本处理、DNA提取、核酸扩增、结核分枝杆菌特异核酸检测以及以利福平rpoB突变检测于一体。该技术自2010年被WHO批准应用以来,广泛应用于肺结核及肺外结核病的诊断。它不仅仅用于检测痰、脑脊液、胸腔积液、心包积液等液态标本,也可用于组织标本的检测。McMillen等[21]对Xpert *MTB*/RIF检测新鲜组织标本、石蜡包埋组织标本等不同方法处理过的组织标本效能进行了分析,共检测了203份组织标本(101份石蜡包埋组织标本和102份新鲜组织标本),包括133份肺组织标本(65.5%)和70份肺外组织标本(34.5%),其检测新鲜组织标本的灵敏度为50%(95%CI:1.3%~98.7%)、特异度是99%(95%CI:94.5%~99.9%),检测石蜡包埋病理组织的灵敏度为100%(95%CI,63.1%和100%)、特异度是98.3%(95%CI:95.5%~100%)。Christopher等[22]研究发现胸腔镜下胸膜活检可提高Xpert *MTB*/RIF诊断胸膜结核的阳性率,该研究回顾性分析了156例接受胸腔镜检查的患者的临床资料,并提取了对胸膜组织和胸腔积液的检测结果,包括组织病理学,分枝杆菌培养以及Xpert。156例接受胸腔镜检查的患者中,73例(47%)患有结核病,66例(42%)患有恶性肿瘤,17例(11%)患有其他疾病。组织病理学在所有73名结核病患者中均有诊断意义(100%)。胸腔镜活检组织样本和胸腔积液对组织病理学阳性的病原学检测结果为:胸膜组织Xpert 45%,胸膜组织培养39%,胸腔积液培养17%,胸腔积液Xpert 14%。Xpert和培养两种方法,胸膜组织诊断阳性率均高于胸腔积液($P<0.05$)。胸腔镜胸膜活检增加了Xpert检测的敏感性。

三、结核病发病机制及治疗相关的病理学研究

结核病是由结核分枝杆菌引起的肉芽肿性炎，典型的结核性肉芽肿表现为中央为干酪样坏死，周围伴有增生的上皮样细胞、朗汉斯巨细胞，并伴有淋巴细胞和成纤维细胞围绕的结核结节。结核性肉芽肿的形成在结核病发病及发展中的作用一直是研究的热点。目前的学说支持肉芽肿标志着宿主免疫反应不充分和“限制性”。然而，新的研究发现肉芽肿的形成给病原体的成熟、生长和持久性提供了环境[23]。了解病原体在肉芽肿形成中的作用可以帮助开发宿主导向疗法和其他抗微生物疗法，消除“限制性”的宿主反应，而不仅仅是抑制病原体的传染性。美国病理学家 Hunter 等[24]提出原发期结核（primary TB）和后-原发期结核（post-primary TB）是肺结核病的发生发展的两个阶段。primary TB 阶段病原菌沿淋巴管或血液播散，最终产生系统性的免疫。post-primary TB 阶段形成空洞，以支持病原体的大量增殖，将感染从具有足够免疫力的人传播到新的宿主。后-原发期结核，也称为支气管源性结核，在人类中开始于无症状的支气管播散性阻塞性小叶肺炎，而不是扩张的肉芽肿。大多数病变自行消退，有些患者会形成干酪样坏死，通过坏死的支气管咳出，形成空洞。没有通过支气管排出的干酪样肺炎被保留下来，成为纤维样病变的焦点。没有动物能完整复制整个过程。Hunter 等[24]认为许多哺乳动物存在类似的机制，但不能像人类一样协调它们。因此能利用人类结核性肺切片来指导对动物的操作，从而产生人类特定病变的模型。例如，在小鼠中缓慢进展和再活化的结核类似于人类支气管源性结核的发生；致敏家兔支气管感染可引起支气管源性结核和类似人类的支气管空洞；豚鼠肉芽肿具有原发期结核和后-原发期结核的特征；小鼠可以被诱导产生一种似人类的干酪样肉芽肿。

Erdmann 等[25]发现，与野生型小鼠相比，缺乏 IL-27 受体的小鼠体内结核分枝杆菌的细菌量较低，但发生了免疫病理结果，缺陷型小鼠有较高的抗原特异性 $CCR6^{+}CD4^{+}$T 细胞，以及 IL-17A 诱导产生的 $CD4^{+}$T 细胞，通过比较 C57BL/6、IL-27 受体缺陷型小鼠和 IL-27 R/IL-17A双缺陷小鼠的结核分枝杆菌感染过程，发现 IL-17A 增强了小鼠的免疫保护作用，同时也加重了小鼠的免疫病理损伤，而 IL-17A 既不影响 Tr1 细胞的发育，也不影响 IL-27 受体缺陷小鼠感染过程中 T 细胞上 PD1、KLRG1 的表达，它通过调节肺内多功能 T 细胞表达IFN-γ、IL-2 和 TNF 发挥作用，IL-17A 支持 IL-27 受体缺陷小鼠的 CXCL9、CXCL10 和 CXCL13 表达，以及其肺部肉芽肿的形成。IL-17A 通过调节趋化因子的募集作用和肉芽肿中多功能 T 细胞的聚集，保护感染结核分枝杆菌的 IL-27 受体缺陷小鼠，IL-27 能抑制 IL-17A 产生的最佳的抗结核保护作用，阻断 IL-27 受体介导的信号可能是一种新的治疗策略，但同时也应考虑到 IL-27 还可以预防 IL-17A 介导的免疫病理损害，因此必须严格控制这种干预。

糖尿病是肺结核发病的高危因素，糖尿病合并肺结核患者通常肺部病灶较重，干酪样性肺炎较常见，通常具有过度的免疫病理过程。Dong 等[26]为了探讨其机制，分别分析了肺结核合并糖尿病、无糖尿病的肺结核患者的临床资料，发现菌阴肺结核合并糖尿病患者，肺活检标本干酪样坏死面积大，且周围的纤维包裹大，菌阳肺结核合并糖尿病患者，厚壁空洞的发生比例高，且痰中结核分枝杆菌的菌量大，菌阴肺结核患者中男性患者的干酪样坏死面积比女性患者大，同时还发现菌阴肺结核合并糖尿病患者的纤维蛋白原和低密度脂蛋白胆固醇明显升高。回归分析发现，加重肺结核合并糖尿病患者肺部病灶的危险因素有糖尿病、凝

血通路的激活（血小板分布宽度增加、平均血小板体积减少、凝血酶原时间缩短）和血脂异常（低密度脂蛋白胆固醇、HDL-C 和载脂蛋白 A）。凝血功能和血脂的异常与结核性肉芽肿和纤维增生有关，加重肺部结核病灶，尤其是合并糖尿病患者。

巨噬细胞通常被认为是吞噬结核分枝杆菌的主要细胞，但新的证据表明中性粒细胞被迅速招募到肺部的结核病灶，结核分枝杆菌以及其分泌的早期分泌抗原靶蛋白 6（ESAT-6），可诱导中性粒细胞胞外杀菌网络（NETs），从而限制结核分枝杆菌，但无法杀死结核分枝杆菌。Dang 等[27]报告了一种同时具有核酸酶和鞘磷脂酶活性的结核分枝杆菌的细胞外因子 RV0888，RV0888 的鞘磷脂酶活性可诱导小鼠肺组织中 NETs 的形成，提高耻垢分枝杆菌在小鼠肺中的生存能力，加重小鼠肺部的病理损伤和炎症反应，对结核病的发病机制有了新的认识，揭示了结核病治疗的新靶点。

树芽征是肺结核患者常见的影像学表现，Im 等[28]为了探究影像学上树芽征与肺部组织病理的对应关系，对 9 例死亡的活动性肺结核患者的肺部组织进行了分析研究，“树芽”中“树”对应的是肺小叶内发炎的细支气管，“芽”对应的是肺泡管中充盈的炎性渗出物。

Suzuki 等[29]研究发现，结核病患者血液中可溶性巨噬细胞甘露糖受体 sCD206 升高者预后较差，其截点值为 1 600ng/ml，曲线下面积为 0. 847，敏感度为 77. 3%，特异度为 86. 5%，且结核患者肺或胸膜处干酪样肉芽肿中 CD206 的表达量也升高。

质谱影像学等新技术在病理学上的应用将为结核病病理学研究提供新的技术平台。基质辅助激光解吸电离质谱成像（MALDI-MSI）是一种能够对组织切片中的分析物进行无标记识别和可视化的技术。之前已有 MALDI-MSI 应用于肺结核特征的坏死性肉芽肿中抗结核药物的空间分布研究。Blanc 等[30]开发了一种用 MALDI-MSI 来检测和显示结核病灶内分枝杆菌的特定脂质的方法，采用抗酸染色和显微镜检查在病变内可视化结核分枝杆菌。已从多个动物模型样本中观察到特定脂质信号与免疫组化和抗酸染色有很好的相关性。通过 MALDI-MSI 直接分析和可视化分枝杆菌特异性脂质标记，提供了关于肉芽肿内细菌分布的详细分子信息，与高空间分辨率染色和显微镜方法互补。此外，在肉芽肿发展过程中，细菌中发生的分子变化的空间监测可能有助于更好地理解肺结核病发病机制。通过 MALDI-MSI 可视化药物，代谢物和细菌生物标志物使得药物与特定细菌靶标群体直接共定位。未来 MALDI-MSI 的应用包括通过观察药物介导的脂质变化和其他药物诱导的分枝杆菌代谢反应来评估病变中的药物活性。

作为临床与基础的桥梁学科，病理学不仅被誉为疾病诊断“金标准”，还是研究疾病发病原因，发病机制的重要学科。2018 年，在诊断方面，疑难性和特殊部位结核病的病理诊断以及新的分子病理技术是结核病病理学研究热点，在发病机制方面，肉芽肿的形成与宿主和病原体的关系以及通过开发动物模型研究发病过程是研究的热点。未来结核病病理诊断应在组织形态的基础上，结合分子病理技术进一步鉴定病原菌以及检测耐药性，为临床解决更多疑难病例的诊断。对结核性肉芽肿的研究让我们对结核病的发病原因及机制有了新的认识，为更准确地诊断及更好地治疗提供了新的理论依据。

（车南颖　张占军　穆晶　常蕴青　唐神结）

参考文献

1. CASALINI A G, MORI P A, MAJORI M, et al. Pleural tuberculosis: medical thoracoscopy greatly increases the diagnostic accuracy[J]. ERJ Open Res, 2018, 4(1): pii: 00046-2017.
2. CHAKINALA R C, FARKAS Z C, BARBASH B, et al. Gastrointestinal Tuberculosis Presenting as Malnutrition and Distal Colonic Bowel Obstruction[J]. Case Rep Gastrointest Med, 2018, 2018: 2808565.
3. OKORO K U, DE LA ESPRIELLA M G, GRIDER D J, et al. Tuberculous Enteritis Presenting as Acute Appendicitis and Perirectal Abscess[J]. Case Rep Med, 2018: 6068258.
4. NAHIDA E R, HASSAN H, NABIL D, et al. Tuberculous colon perforation mimicking acute appendicitis: A case report and review of the literature[J]. Clin Case Rep, 2018, 11(6): 2160-2162.
5. BHURWAL A, HAQ M M, SAPRU S, et al. Isolated Pancreatic Tuberculosis Mimicking Pancreatic Cancer: A Diagnostic Challenge[J]. Case Rep Gastrointest Med, 2018, 2018: 7871503.
6. DRAYER S M, SHANK J J. Infectious diseases mimicking ovarian carcinomatosis[J]. Gynecol Oncol Rep, 2018, 26: 29-31.
7. MARTINGANO D, CAGLE-COLON K, CHIAFFARANO J, et al. Pelvic Tuberculosis Diagnosed during Operative Laparoscopy for Suspected Ovarian Cancer[J]. Case Rep Obstet Gynecol, 2018, 2018: 6452721.
8. JAIRAJPURI Z S, JETLEY S, RANA S, et al. Diagnostic challenges of tubercular lesions of breast[J]. J Lab Physicians, 2018, 10(2): 179-184.
9. BHAT G A, GUNASEKARAN V, LAL P, et al. Tuberculosis breast and its coexistence with carcinoma breast: A retrospective analysis at a tertiary care hospital in India[J]. Breast J, 2018, 24(1): 94-95.
10. ADIL M, AMIN S S, SAEED N, et al. A case of giant lupus vulgaris[J]. Trop Doct, 2018, 48(3): 254-256.
11. MERTOĞLU A, BIÇMEN C, KARAARSLAN S, et al. Pulmonary tuberculosis due to Mycobacterium bovis revealed by skin lesion in slaughterhouse worker[J]. Clin Respir J, 2018, 12(1): 317-321.
12. TADELE H. Scrofuloderma with disseminated tuberculosis in an Ethiopian child: a case report[J]. J Med Case Rep, 2018, 12(1): 371.
13. MANICKETH I, PANJWANI P, RAVIKUMAR G, et al. Soft tissue tuberculosis-An unusual presentation of a common disease[J]. Indian J Tuberc, 2018, 65(1): 96-97.
14. HASHIMOTO K, NISHIMURA S, OKA N, et al. Tuberculoma with phlegmon-like symptoms mimicking soft tissue sarcoma in the wrist: A case report[J]. Mol Clin Oncol, 2018, 9(2): 207-210.
15. WU M, SU J, YAN F, et al. Skipped multifocal extensive spinal tuberculosis involving the whole spine: A case report and literature review[J]. Medicine (Baltimore), 2018, 97(3): e9692.
16. ROMDHANE E, RAMMEH S, RIAHI H, et al. The Value of Histology in the Diagnosis of Tuberculous Spondylodiscitis[J]. J Clin Rheumatol, 2018.
17. JU W T, FU Y, LIU Y, et al. Clinical and pathologic analyses of tuberculosis in the oral cavity: report of 11 cases[J]. Oral Surg Oral Pathol Oral Radiol, 2018, 125(1): 44-51.
18. RAMMEH S, ROMDHANE E, ARFAOUI TOUMI A, et al. Efficacy of Fine-Needle Aspiration Cytology in the Diagnosis of Tuberculous Cervical Lymphadenitis[J]. Acta Cytol, 2018, 62(2): 99-103.
19. HASAN G A, KANI S M, ALQATUB A. Tuberculous lumbar spinal epidural abscess in a young adult (case report)[J]. SICOT J, 2018, 4: 5.
20. PEDDLE L, OTTO M. Coronary artery tuberculosis: An unusual case of sudden death[J]. Leg Med (Tokyo), 2018, 30: 56-58.
21. MCMILLEN T, USIAK S C, CHEN L H, et al. Evaluation of the Xpert MTB/RIF Performance on Tissues: Potential Impact on Airborne Infection Isolation at a Tertiary Cancer Care Center[J]. Infect Control Hosp Eidemiol,

2018,39(4):462-466.

22. CHRISTOPHER D J,DINAKARAN S,GUPTA R,et al.Thoracoscopic pleural biopsy improves yield of Xpert MTB/RIF for diagnosis of pleural tuberculosis[J].Respirology,2018,23(7):714-717.
23. MARTINOT A J.Microbial Offense vs Host Defense:Who Controls the TB Granuloma[J].Vet Pathol,2018,55(1):14-26.
24. HUNTER R L,JEFREY A,SHEN-AN H,et al.Pathogenesis and Animal Models of Post-Primary (Bronchogenic) Tuberculosis,A Review[J].Pathogens,2018,7(1):19.
25. ERDMANN H,BEHRENDS J,RITTER K,et al.The increased protection and pathology in Mycobacterium tuberculosis-infected IL-27R-alpha-deficient mice is supported by IL-17A and is associated with the IL-17A-induced expansion of multifunctional T cells[J].Mucosal immunology,2018,11(4):1168-1180.
26. DONG Z,SHI J,DORHOI A,et al.Hemostasis and Lipoprotein Indices Signify Exacerbated Lung Injury in TB With Diabetes Comorbidity[J].Chest,2018,153(5):1187-1200.
27. DANG G,CUI Y,WANG L,et al.Extracellular Sphingomyelinase Rv0888 of Mycobacterium tuberculosis Contributes to Pathological Lung Injury of Mycobacterium smegmatis in Mice via Inducing Formation of Neutrophil Extracellular Traps[J].Front Immunol,2018,9:677.
28. IM J G,ITOH H.Tree-in-Bud Pattern of Pulmonary Tuberculosis on Thin-Section CT:Pathological Implications[J].Korean J Radiol,2018,19(5):859-865.
29. SUZUKI Y,SHIRAI M,ASADA K,et al.Macrophage mannose receptor,CD206,predict prognosis in patients with pulmonary tuberculosis[J].Sci Rep,2018,8(1):13129.
30. BLANC L,LENAERTS A,DARTOIS V,et al.Visualization of Mycobacterial Biomarkers and Tuberculosis Drugs in Infected Tissue by MALDI-MS Imaging[J].Analytical Chemistry,2018,90(10):6275-6282.

第七章　抗结核新药与新方案

【摘要】耐药结核病的危害促使科学家们在抗结核新药研发、对现有抗菌药物新用法、抗结核新方案等领域探索的脚步从未停歇:新酰肼衍生物等化合物的抗结核活性正在进行临床前研究;儿童长期使用喹诺酮类药物及利奈唑胺抗结核的安全性和有效性得到临床证实;抗结核新药贝达喹啉和德拉马尼在结核性脑膜炎、RR-TB 中的疗效,以及两种药物联合使用治疗那些几乎没有治疗选择的患者的可行性都进一步进行了临床验证;短疗程治疗潜伏结核及抗结核新方案也在逐一尝试。这些近年来的研究和新的证据,都推进了 WHO 针对治疗耐药的快速沟通文件起草及新的耐多药结核病治疗指南即将发布,也让全球范围内的耐药结核病患者能接受到更好抗结核疗效、更短疗程及更小副作用的相应治疗。

【关键词】抗结核新药;左氧氟沙星;贝达喹啉;利奈唑胺;德拉马尼;新方案;新给药方式;新疗程;新组合

耐药结核病尤其是耐多药结核(multiple drug resistant tuberculosis,MDR-TB)/广泛耐药肺结核(extensively drug resistant tuberculosis,XDR-TB)在全球范围内仍是未被攻破的难题,近年来科学家们在抗结核新药研发、对现有抗菌药物新用法、抗结核新方案等领域探索的脚步从未停歇。WHO 在 2018 年 10 月发布"关于耐多药和利福平耐药结核病治疗重大变化"的文件[1],在该文件中,WHO 根据有效性与安全性的最新证据,将长程 MDR-TB 方案中使用的抗结核药物按先后顺序重新划分为 3 组:A 组:首选药物,包括左氧氟沙星或莫西沙星、贝达喹啉和利奈唑胺。B 组:次选药物,包括氯法齐明、环丝氨酸/特立齐酮。C 组:A 组和 B 组药物不能组成有效治疗方案时可添加的药物,包括:乙胺丁醇、德拉马尼、吡嗪酰胺、亚胺培南-西司他汀、美罗培南、阿米卡星(链霉素)、乙硫异烟胺或丙硫异烟胺、对氨基水杨酸。本文将按照临床前研究的新药、ABC 组"抗结核新药"的顺序阐述"抗结核新药"。现将 2018 年国际结核病的治疗新药及新方案研究进展总结如下。

一、抗结核新药

(一)临床前研究及进入临床试验的抗结核新药

1. 异烟肼的新酰肼衍生物　Castelobranco 等[2]合成了两个系列的新酰肼并评估了它们对不同结核分枝杆菌(*Mycobacterium tuberculosis*,*MTB*)菌株的活性。结果显示,异烟肼的衍生物显示出重要的抗 *MTB* 活性,有些甚至比所有的一线抗结核药物更有效。此外,有三种化合物比异烟肼对耐药 *MTB* 更有效,其中一种对 HepG2 细胞的毒性也明显低于 INH,该结果表明该化合物具有克服该药物的主要副作用之一的潜力。

2. HC2091　HC2091 是一种新型的 MmpL3 抑制剂,抑制细胞壁合成。Zheng 等[3]报道了复合物 HC2091 的特征,它在体外杀死了结核分枝杆菌表现出时间和剂量依赖性,并在试管中抑制了结核分枝杆菌的生长。

3. PBTZ169　PBTZ169 是一种苯并噻嗪酮类化合物,目前正在进行Ⅰ/Ⅱ期临床试验的评估。Lupien 等[4]确定了 PBTZ169(MCZ)的体外和体内活性,作者使用 MCZ 结合其他抗结核药物,以设计一种对抗活动性结核病的新疗法。在药物暴露分析后,用棋盘和 CFU 枚举测试了与 MCZ 的两种药物组合。MCZ 被观察到与所有一线和二线抗结核药物没有相互作用。在每一种药物的 MIC 范围内,MCZ 与贝达喹啉、氯法齐明、德拉马尼或 sutezolid 合用与单独使用相比,合用能减少细菌负担 2 个对数,这表明了协同作用。MCZ 还显示了与克罗米酚的协同作用,这是一种潜在的分枝杆菌中十一异戊烯焦磷酸合成酶(UppS)抑制剂。对于所有与 MCZ 联合测试的其他药物,没有观察到协同活动。在大多数组合中都没有发现拮抗和细胞毒性的增加,这表明 MCZ 可以被添加到不同的结核病治疗方案中,而不会产生任何显著的副作用。

（二）ABC 组中的“抗结核新药”

1. A 组药物

(1)左氧氟沙星/莫西沙星:儿童长期使用喹诺酮类药物的安全性问题一直是临床工作者的疑惑。Garcia-Prats 等[5]评估了长期使用左氧氟沙星治疗 MDR-TB 儿童的临床观察和心脏安全性,作者发现对于每日 1 次用左氧氟沙星 10~20mg/kg 治疗的 70 名 MDR-TB(中位观察时间 11.8 个月)儿童(中位年龄 2.1 岁)几乎没有肌肉骨骼事件,没有左氧氟沙星引起的严重不良事件,也没有 QTcF>450ms。因此作者认为儿童长期使用左氧氟沙星安全且耐受性良好。

(2)贝达喹啉:贝达喹啉(bedaquiline,BDQ)是美国食品和药物管理局批准的一种抗结核药物,目前已在全球范围内临床使用,使用经验已较丰富,2018 年的研究主要集中在肺外结核患者的应用及与德拉马尼(delamanid,Dlm)联用的探索中。

Pamreddy 等[6]调查了 BDQ 在健康啮齿动物脑中的 CNS 渗透。研究者通过给雄性 Sprague-Dawley 大鼠[n=27,(100±20)g]在 24 小时内腹膜内给药单次 25mg/kg 剂量的 BDQ,用液相色谱-串联质谱法确定整个组织药物浓度、基质辅助激光解吸/电离质谱成像法用于评估脑中的药物分布。结果发现,在 Tmax 为 4 小时,BDQ 在脑中达到 134.97ng/ml 的峰值浓度,这是在疗效所需的范围内。该研究表明,BDQ 广泛分布于大脑中,在胼胝体和相关的皮质下白质中具有特别高的强度,包括纹状体、苍白球、皮质通路、脑室系统、基底前脑区和海马区,且由于 BDQ 在大脑中的分布,它很有可能靶向该器官内的结核分枝杆菌库。

Tae 等[7]评估了 61 例使用 BDQ(n=39)或者 Dlm(n=11)或者两种药物顺序给药(n=10)或共同给药(n=1)的 MDR-TB 患者,他们都同时联合使用了世界卫生组织推荐的标准治疗方案,治疗时间>161 个月。其中 49 例(80.3%)为男性,12 例(19.7%)是女性;年龄中位数为 53(IQR:38.5~61.0)岁;42 例(68.9%)患者为喹诺酮耐药的 MDR-TB,16 例(26.2%)为 XDR-TB;使用 BDQ 和(或)Dlm 治疗的中位数持续时间为 168(IQR:166.5~196.5)天,其中 33 例(54.1%)接受中位数为 673(*IQR*:171~736)天的利奈唑胺治疗。在使用 BDQ 和(或)Dlm 治疗的 55 名痰培养阳性的患者中,39 名患者(70.9%)在中位数 11 961 天内达到了痰培养转阴,4 名患者(6.6%)因 QT 间期延长而停止了治疗。本研究认为 BDQ 和 Dlm 治疗 MDR-TB 是有效和安全的,也初步证明了在这些患者不能制定适当的治疗方案时,这两种药物的顺序给药是一种可行的治疗策略。

Ferlazzo 等[8]通过回顾性队列研究评估了 BDQ 和 Dlm 联合治疗亚美尼亚、印度和南非的耐药结核病患者的早期安全性和有效性,研究主要纳入在 MSF 项目中接受了联合服用

BDQ 和 Dlm6~12 个月的患者(BDQ 400mg 每天 1 次,持续 2 周,然后改为 200mg 每周 3 次;Dlm 100mg,每天 2 次)。2016 年 1 月 1 日—8 月 31 日期间的 28 名患者[中位年龄 32.5(IQR:28.5~40.5)岁,17 名男性]被纳入分析,28 例患者中有 11 例(39%)为 HIV 阳性,24 名患者(86%)具有对喹诺酮类耐药的分离株,14 名患者(50%)为 XDR-TB。结果发现没有患者的 QTcF 间期增加超过 500ms,4 名患者(14%)有 6 次 QTcF 间期从基线开始增加超过 60ms,但没有一例永久停药;7 名患者报告了 16 例严重不良事件;在基线痰培养阳性的 23 个患者中,17 个(74%)在治疗的第 6 个月痰培养转阴。因此作者认为联合使用 BDQ 和 Dlm 似乎没有显示出增加或协同的 QTcF 间期延长效应,在等待正式临床试验结果的同时,对于那些几乎没有治疗选择的患者应扩大联合应用 BDQ 和 Dlm。

Zhao 等[9]进行了一项回顾性队列研究,以评估用贝达喹啉代替二线注射类药物(SLIs)的耐多药结核病患者的治疗结果。主要的结果衡量标准是死亡患者的比例,失访的比例,或者在 12 个月治疗后无法实现持续的痰培养阴转的比例。结果,共有 162 名接受贝达喹啉替代治疗和 168 个对照患者的数据进行了分析。共有 70.6%的患者感染艾滋病毒,对照组中有 23.9%(35/146)的患者出现了不利结果,对照组为 36.2%(51/141)(OR=0.66;95%CI:0.46~0.95)。接受贝达喹啉治疗的患者的痰培养复阳率较低(1 名患者,0.8%),对照组为 12 例患者(10.3%;P=0.001)。贝达喹啉的延迟使用是痰培养未持续阴转的独立危险因素(OR=1.5;95%CI 1.1~1.9,每延迟 30 天)。在 12 个月内两组的死亡率相似(每组 11 人死亡;P=0.973)。所以作者认为用贝达喹啉代替在耐多药结核病治疗中的 SLIs,在 12 个月的时间里,与仍在 SLIs 的患者相比,改善了结果。所以支持在结核规划中使用贝达喹啉治疗耐多药结核。

Olayanju 等[10]前瞻性地跟踪在 2008—2017 年期间,272 名南非新诊断出的 XDR-TB 患者(49.3%感染艾滋病病毒;中位数 CD4 细胞计数 169cells/L)。对未接受贝达喹啉(2013 年之前;n=204)和那些使用贝达喹啉的患者(2013 年后;n= 68,80.9%的人还接受了利奈唑胺)的结果进行了比较。24 个月时治疗结果良好的比例在贝达喹啉组和非贝达喹啉组分别为 66.2%(45/68)vs. 13.2%(27/204),P<0.001。此外贝达喹啉组降低了 24 个月的治疗失败率(5.9% vs. 6.0%,P<0.001)和违约比例(1.5% vs. 15.2%,P<0.001)。在贝达喹啉组 32.7%(18/55)患者因不良事件停用了利奈唑胺。入院体重大于 50kg,使用较多的抗结核药物和使用贝达喹啉是独立的生存预测因子(在 HIV 感染者中,不管 CD4 细胞计数,贝达喹啉的生存效果仍然显著)。与不使用这些药物的患者相比,接受贝达喹啉和利奈唑胺的 XDR-TB 患者获得了显著的有利结果。

Ndjeka[11]在南非把利福平合并喹诺酮类和(或)注射类耐药的结核病(pre/XDR-TB)患者纳入一个含贝达喹啉的方案。pre/XDR-TB 患者通过严格的纳入标准使用 24 周的贝达喹啉。背景方案为优化的个体化方案,按照需要包括左氧氟沙星、利奈唑胺和氯法齐明。共纳入 200 例患者,87 例(43.9%)为广泛耐药结核患者,99 例(49.3%)为女性,中位年龄为 34 岁(IQR:27,42)。134 人(67.0%)感染 HIV;中位 $CD4^+$ 281 (IQR:130,467)和所有都在接受抗反转录病毒治疗。16/200 例患者(8.0%)未完成 6 个月贝达喹啉治疗,其中 8 例失访,6 例死亡,1 例因副作用停药,1 例为敏感结核病。146/200(73.0%)患者预后良好,治愈 139/200(69.5%)例,完成治疗 7 例(3.5%)。25 人死亡(12.5%),失访的占 10%,9 人治疗失败(4.5%)。22 例不良事件与贝达喹啉有关:包括 QTcF>500ms(n=5),QTcF 从基线升高

>50ms(n=11),阵发性心房颤动(n=1)。作者认为,在优化的背景方案中添加贝达喹啉与耐多药结核和广泛耐药结核队列的高成功率治疗结果相关。

(3)利奈唑胺:近年来,人们使用利奈唑胺治疗结核病的兴趣日益增加。Prieto 等[12]回顾性分析了 2001—2016 年在西班牙儿科结核病网络接受利奈唑胺治疗的 18 岁以下患者。该分析纳入了 15 名儿童(53%为男性),中位年龄为 3.6 岁(IQR:1.6~6.2);中位随访时间为 54 个月(IQR:38~76);利奈唑胺使用的原因是 8 名(53%)患者为耐药结核病、5 名(33%)患者发生药物性肝损伤和 2 名(13%)患者合并慢性肝病;当确诊结核病时,有 4 名儿童(26%)接受了免疫抑制治疗,5 名儿童(33%)被诊断出患有肺外结核病;利奈唑胺治疗的中位持续时间为 13 个月(IQR:7.5~17);9 名患者有 13 个利奈唑胺相关的不良事件:8 名患者(53%)观察到血液学毒性,3 名患者(20%)观察到胃肠不耐受,且由于不良事件,2 名患者的利奈唑胺剂量减少,另 2 名患者停用利奈唑胺;1 名 2 岁女孩回到了她的出生国后失去了跟进;其他 14 例患者(93%)未见复发。作者通过该分析认为利奈唑胺可用于治疗耐药结核病患儿,也适用于慢性肝病或药物性肝损伤患儿,但应密切监测不良事件,儿童利奈唑胺治疗的最佳剂量和最佳持续时间则需要进一步的研究来确定。

2. C 组药物——德拉马尼　Mohr 等[13]通过一项回顾性队列研究总结分析了 2015 年 11 月—2017 年 8 月期间南非 RR-TB 患者接受含 Dlm 治疗方案的 12 个月中期结果、第 2 个月和第 6 个月的痰培养转阴情况和严重不良事件报告情况。总共 103 名使用 Dlm 的患者纳入了研究,其中 79 名(77%)感染艾滋病毒,使用 Dlm 的主要适应证是对二线抗结核药物的不耐受(n=58,56%);46 名患者完成了 12 个月的随访;28(61%)名患者有良好的治疗效果(治愈、治疗完成或培养阴性);57 例患者在开始使用 Dlm 时痰培养阳性,16/31(52%)和 25/31(81%)分别在第 2 个月和第 6 个月内转阴;29 名(28%)患者中报告了 67 例严重不良事件:2 例(2%)患者中有 4 例 QTcF 间期延长>500ms,导致 1 例永久性停药,但未发生心律失常。结论提示,在 HIV 感染率较高的环境中,使用 Dlm 治疗 RR-TB 具有良好的早期治疗反应和良好的耐受性,Dlm 应保持可用,特别是对那些不能用常规方案和(或)有限治疗选择的患者。

Mok 等[14]对韩国患有 MDR/XDR-TB 的患者进行了回顾性队列研究。共有 32 例 MDR-TB 结核患者,其中 6 例(18.8%)为 XDR-TB,全部完成 24 周的德拉马尼治疗。19 例患者(59.4%)在进行德拉马尼治疗时痰培养阳性,8 周内的培养阴转比例为 72.2%(13/18)在固体培养基上,液体培养基中有 50.0%(7/14)。24 周的培养阴转比例为 94.4%(17/18)固体培养基,92.9%(13/14)液体培养基。培养阴转的平均时间为 33 天(范围为 5~81)使用固体培养基和 57 天(范围为 8~96)使用液体培养基。在 32 名患者中,没有严重的不良事件或死亡。3 个患者出现一次短暂的 QTcF>500ms。作者认为使用德拉马尼与优化的背景方案相结合,有可能在 24 周内达到较高的培养阴转率,在患有 MDR/XDR-TB 的患者中具有可接受的安全性和耐受性。

二、抗结核新方案

1. 短程方案　潜伏性结核感染的诊断和治疗是美国消除结核病的战略重点,疾病控制和预防中心建议通过直接观察治疗给予 3 个月异烟肼-利福喷丁的短程疗程。然而,持续时间较长的治疗方案仍然是最广泛使用的潜伏性结核感染治疗方法。Njie 等[15]综述研究了 3

个月异烟肼-利福喷丁与主要包含9个月异烟肼治疗的其他潜伏性结核感染方案直接比较时的有效性,安全性和治疗完成情况的最新证据。该分析包括2006年1月—2017年6月期间发布15项独特的研究,结果确定3个月的异烟肼-利福喷丁与其他潜伏性结核感染方案的疗效相当(OR=0.89,95%CI:0.46,1.70),与其他潜伏性结核感染方案(65.9%,95%CI:53.5%,77.3%)相比治疗完成率更高(87.5%,95%CI:83.2%,91.3),不良事件风险相似(相对风险=0.59,95%CI:0.23,1.52),由于不良事件而停止治疗(相对风险=0.48,95%CI:0.17,1.34)和死亡(相对风险=0.79,95%CI:0.56,1.11)的风险也类似。结论提示,3个月的异烟肼-利福喷丁方案与其他推荐的潜伏性结核感染方案一样安全有效,并且治疗完成率显著提高。

Tiberi等[16]汇总分析了几个正在进行中的耐多药短程方案。首先是STREAM试验,第一阶段已经结束。短程方案的治疗成功率为78.1%,而20~24个月的治疗方案中,治疗成功的几率是80.6%。两组的严重不良反应都是相似的,但9个月疗程的患者中,出现了更高频率的心脏传导障碍。中期的结果表明此治疗方案显示出差于长疗程的方案。STREAM第二阶段(NCT02409290)正在进行中,以确定贝达喹啉是否可以在较短的治疗方案中发挥作用。NiX-TB试验(NCT02333799)评估了一种为期6个月的贝达喹啉、pretomanid和利奈唑胺的治疗方案。如果患者在4个月前痰培养未转阴,治疗方案将延长至9个月。截至2017年10月,共有109名参与者参加了这项研究,其中70人完成了为期6个月的治疗疗程,31人随访了6个月。迄今为止,已实现无复发治疗的患者比例为30人中的26人(87%),治疗2个月时有4名参与者出现了死亡。8周时65%的患者痰培养转阴,16周时所有患者均培养转阴。2017年11月,NiX-TB进入了新的NC-007 ZeNiX试验(NCT0258972),其中包括对利奈唑胺剂量范围的研究。

2. 新药组合　在过去的5年里,贝达喹啉和德拉马尼已经被批准用于治疗耐多药结核病。由于安全问题,患者无法同时使用这两种药物。

自2016年以来,“无国界医生组织”支持使用联合贝达喹啉和德拉马尼对几乎无法组成治疗方案的人使用。Ferlazzo等[17]报道了回顾性分析了在2016年1月1日—8月31日期间亚美尼亚、印度和南非接受6~12个月口服贝达喹啉和德拉马尼的28名患者(平均年龄为32.5岁,17名为男性)。28名患者中有11名(39%)感染艾滋病毒。24例患者(86%)对喹诺酮类耐药;14名患者(50%)为广泛耐药结核病。治疗中,患者的QTcF间隔没有>500ms。4名患者(14%)出现6次QTcF从基线中增加>60ms,但没有患者因此而停药。在7例患者中报告了16例严重不良事件。在23个基线培养阳性的患者中,17人(74%)在6个月的治疗中痰培养转阴。作者认为,贝达喹啉和德拉马尼联合使用似乎没有显示出附加或协同的QTcF延长效应。在等待正式临床试验结果的同时,对无法组成治疗方案的患者,应扩大贝达喹啉和德拉马尼的联合应用。

Guglielmetti等[18]报告了法国和拉脱维亚使用贝达喹啉和德拉马尼的耐多药患者资料。研究中包括了10名患者,有6名患者接受了贝达喹啉和德拉马尼的联合治疗,其中4名患者最初使用贝达喹啉治疗,然后在没有(或不完全)洗脱的情况下切换到德拉马尼。在治疗期间,没有患者QTcF增加超过60ms。在两个患者中报告了大于500ms的情况。其中1例是接受包括贝达喹啉、德拉马尼和氯法齐明在内的治疗方案,他的QTcF在氯法齐明停止后恢复正常。没有出现心律失常或其他心脏事件。9名患者被治愈,1名患者在接受了8个月的治疗后失访,最后一次随访中,他的痰培养是阴性的。

Pontali 等[19]系统回顾了贝达喹啉和德拉马尼的联合治疗的病例。2018 年 5 月 8 日截止时,共有 7 个文献,87 例病例。合用 BDQ 和 DEL 大部分国家是需要国家专家委员会批准的。大部分合用大于 6 个月,或者先用贝达喹啉,停用后使用德拉马尼,因为贝达喹啉的半衰期为 5.5 个月,相当于合用。只有 2 例(2.3%)患者因为影响生命的心脏不良反应停用。6 个月的痰培养阴转率为 81.4%,显著高于传统的病例。虽然大部分患者仍在治疗中,完成治疗的患者中治疗成功率为 71.4%。儿童中没有发表过联合使用的文献。

Hafkin 等[20]回顾了一个在"真实世界"中的研究。接受德拉马尼联合贝达喹啉治疗的患者需符合以下纳入标准:签署知情同意书;治疗选择有限的 MDR-TB;无法参与德拉马尼临床试验;年龄≥6 岁和体重>20kg;能够在具有耐多药结核病管理经验的中心接受符合 WHO 原则的背景方案治疗;同意在最初 4 个月的联合治疗时住院。排除标准为:既往使用过德拉马尼;白蛋白<2.8g/dl;电解质失衡;基线 QT 间隔用 Fridericia 方法(QTcF)>450ms 校正心率;根据近期药敏试验结果和(或)治疗史,有效或可能有效的药物(不包括德拉马尼)小于两种;同时使用强细胞色素 P450 3A4(CYP3A4)抑制剂或开发中的其他抗结核药物;对德拉马尼过敏。2014 年 2 月—2018 年 2 月,共 84 例患者在开始使用德拉马尼的治疗时,合并使用含贝达喹啉的背景方案>1 天。58 例患者使用德拉马尼治疗 24 周,87.9%(51/58)的患者在 24 周时培养阴性,6.9%(4/58)的患者仍培养阳性,5.2%(3/58)的患者还未得到结果。对 40 例 XDR-TB 患者进行分析,结果相似:85.0%(34/40)患者 24 周培养阴性,7.5%(3/40)患者 24 周培养阳性,7.5%(3/40)患者培养未知。6 名同时接受德拉马尼和贝达喹啉治疗的儿童中,5 名肺结核患者在德拉马尼治疗结束时培养阴性,1 名肺外累及患儿在治疗结束时临床症状良好。共 5 例(6.0%)患者报告 QT 延长。只有 1 例(1.2%)患者的 QT 间期纠正为>500ms。在本例中,患者除了使用德拉曼尼和贝达奎林外,还使用氯法齐明。在第 6 周停用氯法齐明后,尽管 QT 延长,患者完成了德拉马尼疗程,没有任何相关的临床后遗症。在接受德拉马尼和贝达喹啉治疗 24 周前共有 10 例患者死亡,但都不是由德拉马尼引起的。这篇文章是德拉马尼合并贝达喹啉治疗最多的 MDR-TB 队列($n=84$)。

Ncs 等[21]通过研究评估了左氧氟沙星和利奈唑胺分别与异烟肼、利福平组合在耐药 *MTB* 中的体外活性。作者通过敏感的 *MTB* H37Rv 标准菌株和 10 种耐药的临床分离菌株来评估两种药物组合的活性,左氧氟沙星和利奈唑胺被当作第三种药物在固定的 1/2 和 1/4 最小抑制浓度(minimum inhibitory concentration,MIC)被加入,异烟肼和利福平测试的浓度分别为 0.000 9~50μg/ml 和 0.000 9~800μg/ml;通过分数抑制浓度指数(fractional inhibitory concentration index,FICI)确定组合效应:FICI 值≤0.75、0.75~4 和≥4 分别被认为是协同作用、无差异和拮抗作用。结果发现,在 H37Rv 和所有临床分离株中,异烟肼的 MIC 范围为 0.03~6.25μg/ml,利福平为 0.008~100μg/ml,左氧氟沙星为 0.12~0.25μg/ml,利奈唑胺为 0.25~0.5μg/ml;在 40%和 50%的耐药 *MTB* 临床分离株中观察到异烟肼/利福平/左氧氟沙星组合和异烟肼/利福平/利奈唑胺组合的协同作用,尤其是在 1/4 MIC 下观察到协同作用效果更好。结论提示,本研究提请注意异烟肼/利福平/左氧氟沙星和异烟肼/利福平/利奈唑胺组合在治疗耐药结核病中的潜在用途。

3. 高剂量利福平的方案　Liu 等[22]采用康奈尔小鼠模型,对利福平与异烟肼和吡嗪酰胺联合用药的疗效进行测试,以杀死快速生长和持留菌,并测量复发率。结果显示,异烟肼和吡嗪酰胺联合使用时增加利福平的剂量导致了剂量依赖性更快的细菌清除。在 14 周内以 10mg/kg 的标准剂量服用利福平,未能达到器官无菌。相比之下,高剂量的利福平在 8~11 周的时间里,在更短的时间内达到了器官的无菌。在使用标准疗法 14 周的小鼠中,86%的小鼠出现了疾病复发,而利福平剂量为 30mg/kg,完全阻止了这种疾病的复发。作者认为在治疗小鼠结核病的过程中,利福平剂量为 30mg/kg 足以根除顽固的结核分枝杆菌,使治疗时间缩短,而不复发。

Svensson 等[23]分析了 336 例肺结核患者(97 例有药动学数据),利福平剂量为10mg/kg、20mg/kg 或 35mg/kg。观察指标是痰培养阴转的时间(TSCC)。结果较高的利福平暴露增加了早期痰培养转阴的可能性。在观察到的范围内没有探测到最大限度地影响。预计第 8 周在液体培养基上稳定的痰培养转阴的患者预期比例将从 39%(95%CI 37%~41%)上升到 55%(95%CI 49%~61%),随着利福平曲线下面积从 20mg/(L·h)增加到 175mg/(L·h)(分别代表 10mg/kg 和 35mg/kg)。TSCC 的其他预测因素是基线细菌负荷,未提供痰培养结果的比例,以及用莫西沙星或 SQ109 替换成乙胺丁醇。增加利福平的暴露缩短了 TSCC,并且效果没有达到平稳,表明剂量大于 35mg/kg 可能更有效。在预防毒性的同时,优化利福平剂量是一项临床重点。

Dian 等[24]采用大剂量利福平治疗结核性脑膜炎取得了满意的疗效。选取 60 名成年结核性脑膜炎患者,给予标准 450mg、900mg 或 135 mg(10mg/kg、20mg/kg 和 30mg/kg)口服利福平联合其他结核病药物 30 天,终点包括药代动力学测量、不良事件和生存率。结果显示,10mg/kg、20mg/kg、30mg/kg 组 6 个月死亡率分别为 7/20(35%)、9/20(45%)和 3/20(15%)(P=0.12)。作者认为,标准剂量的三倍会导致利福平在血浆和脑脊液中的暴露量大幅增加,而且是安全的。另外,Cresswell 等[25]指出临床和建模研究的证据支持在 TBM 治疗中高剂量利福平对治疗有利,可能至少为 30mg/kg,高剂量的异烟肼可能是有益的,另外,由于利奈唑胺具有良好的脑穿透力,对于结核性脑膜炎的治疗可能是有益的。

4. 个体化治疗　Cox 等[26]发表论述,认为结核标准化治疗方案虽然可以改善结核高负担地区的治疗机会,但即使有良好的临床管理,它们也可能导致耐药性的出现。作者提出在结核病中,与其他疾病一样,我们应该通过精准医学方法、在详细的药物敏感性测试的指导下实施个体化治疗,以改善个体治疗结果及减少耐药性的产生和放大。

综上所述,目前上市的两个新药德拉马尼和贝达喹啉的联合应用是一个趋势,对于无药可用的 MDR-TB 患者来说是新的希望。耐多药的短程方案也是另一个趋势,这为加强依从性、减少支出等带来益处,但其有效性和安全性仍在评估中。抗结核药物的研发和抗结核新方案及新指南的制定都凝聚了全球范围内制药企业、政府部门、医疗行业等多领域科学家们的共同努力,新指南的实施应强调立即行动及战略规划、尽可能使每个 MDR-TB 患者尽快按照新标准接受治疗,同时,临床医师也应根据该地人群耐药水平、患者的既往用药史、药物耐受性、患者体质、潜在的药物相互作用等实际情况酌情使用抗结核新药和新方案。

(姚岚　贝承丽　常蕴青　韩利军　李欢　唐神结)

参考文献

1. World Health Organization.Rapid Communication:Key changes to treatment of multidrug-and rifampicin-resistant tuberculosis(MDR/RR-TB)2018[R].
2. CASTELOBRANCO F S,DE E L,DOMINGOS J,et al.New hydrazides derivatives of isoniazid against Mycobacterium tuberculosis:Higher potency and lower hepatocytotoxicity[J].Eur J Med Chem,2018,146:529-540.
3. ZHENG H,WILLIAMS J T,COULSON G B,et al.HC2091 Kills Mycobacterium tuberculosis by Targeting the MmpL3 Mycolic Acid Transporter[J].Antimicrob Agents Chemother,2018,62(7).pii:e02459-17.
4. LUPIEN A,VOCAT A,FOO C S,et al.An optimized background regimen for treatment of active tuberculosis with the next-generation benzothiazinone Macozinone (PBTZ169)[J].Antimicrob Agents Chemother,2018,62(11). pii:e00840-18.
5. GARCIA-PRATS A J,DRAPER H R,FINLAYSON H,et al.Clinical and cardiac safety of long-term levofloxacin in children treated for multidrug-resistant tuberculosis[J].Clin Infect Dis,2018,67(11):1777-1780.
6. PAMREDDY A,BAIJNATH S,NAICKER T,et al.Bedaquiline has potential for targeting Tuberculosis reservoirs in the central nervous system[J].Rsc Advances,2018,22(8):11902-11907.
7. TAE K C,KIM T O,SHIN H J,et al.Bedaquiline and Delamanid for the Treatment of Multidrug-resistant Tuberculosis:A Multi-center Cohort Study in Korea[J].Eur Respir J,2018,51(3):1702467.
8. FERLAZZO C,MOHR E,LAXMESHWAR C,et al.Early safety and efficacy of the combination of bedaquiline and delamanid for the treatment of patients with drug-resistant tuberculosis in Armenia,India,and South Africa:a retrospective cohort study[J].Lancet Infect Dis,2018,18(5):536-544.
9. ZHAO Y, FOX T, MANNING K, et al. Improved treatment outcomes with bedaquiline when substituted for second-line injectable agents in multidrug resistant tuberculosis: a retrospective cohort study [J]. Clin Infect Dis,2018.
10. OLAYANJU O,LIMBERIS J,ESMAIL A,et al.Long-term bedaquiline-related treatment outcomes in patients with extensively drug-resistant tuberculosis from South Africa[J].Eur Respir J,2018,51(5).pii:1800544.
11. NDJEKA N,SCHNIPPEL K,MASTER I,et al.High treatment success rate for multidrug-resistant and extensively drug-resistant tuberculosis using a bedaquiline-containing treatment regimen[J]. Eur Respir J, 2018. pii:1801154.
12. PRIETO L M,SANTIAGO B,DEL R T,et al.Linezolid-Containing Treatment Regimens for Tuberculosis in Children[J].Pediatr Infect Dis J,2018.
13. MOHR E,HUGHES J,REUTER A,et al.Delamanid for Rifampicin-Resistant Tuberculosis:A Retrospective Study from South Africa[J].Eur Respir J,2018,51(6).pii:1800017.
14. MOK J,KANG H,HWANG S H,et al.Interim outcomes of delamanid for the treatment of MDR- and XDR-TB in South Korea[J].J Antimicrob Chemother,2018,73(2):503-508.
15. NJIE G J,MORRIS S B,WOODRUFF R Y,et al.Isoniazid-Rifapentine for Latent Tuberculosis Infection:A Systematic Review and Meta-analysis[J].Am J Prev Med,2018,55(2):244-252.
16. TIBERI S,DU PLESSIS N,WALZL G,et al.Tuberculosis:progress and advances in development of new drugs, treatment regimens,and host-directed therapies[J].Lancet Infect Dis,2018,18:e183-e198.
17. FERLAZZO G,MOHR E,LAXMESHWAR C,et al.Early safety and efficacy of the combination of bedaquiline and delamanid for the treatment of patients with drug-resistant tuberculosis in Armenia,India,and South Africa: a retrospective cohort study[J].Lancet Infect Dis,2018,18:536-544.
18. GUGLIELMETTI L,BARKANE L,LE DÛ D,et al.Safety and efficacy of exposure to bedaquiline-delamanid in multidrug-resistant tuberculosis: a case series from France and Latvia [J]. Eur Respir J, 2018, 51 (3).

pii:1702550.

19. PONTALI E,SOTGIU G,TIBERI S,et al.Combined treatment of drug-resistant tuberculosis with bedaquiline and delamanid:a systematic review[J].Eur Respir J,2018,52(1).pii:1800934.
20. HAFKIN J,HITTEL N,MARTIN A.Compassionate Use of Delamanid in Combination with Bedaquiline for the Treatment of MDR-TB[J].Eur Respir J,2018.pii:1801154.
21. NCS S,RBL S,DE ALMEIDA A L,et al.Combinatory activity of linezolid and levofloxacin with antituberculosis drugs in Mycobacterium tuberculosis[J].Tuberculosis,2018,111:41-44.
22. LIU Y,PERTINEZ H,ORTEGA-MURO F,et al.Optimal doses of rifampicin in the standard drug regimen to shorten tuberculosis treatment duration and reduce relapse by eradicating persistent bacteria[J].J Antimicrob Chemother,2018,73(3):724-731.
23. SVENSSON E M,SVENSSON R J,TE BRAKE L H M,et al.The Potential for Treatment Shortening With Higher Rifampicin Doses:Relating Drug Exposure to Treatment Response in Patients With Pulmonary Tuberculosis[J].Clin Infect Dis,2018,67:34-41.
24. DIAN S,YUNIVITA V,GANIEM A R,et al. Double-Blind,Randomized,Placebo-Controlled Phase Ⅱ Dose-Finding Study To Evaluate High-Dose Rifampin for Tuberculous Meningitis[J].Antimicrob Agents Chemother,2018,62(12).pii:e01014-18.
25. CRESSWELL F V,TE BRAKE L,ATHERTON R,et al.Intensified antibiotic treatment of tuberculous meningitis[J].Expert Rev Clin Pharmacol,2019, 12(3):267-288.
26. COX H,HUGHES J,BLACK J,et al.Precision medicine for drug-resistant tuberculosis in high-burden countries:is individualised treatment desirable and feasible[J].Lancet Infect Dis,2018,18(9):e282-e287.

第八章　结核病的免疫治疗及治疗性疫苗

【摘要】结核病的免疫治疗国际上继续深入进行宿主导向治疗（HDT）的探索，诸如左旋咪唑、microRNA、维生素 D_3 的临床研究。在治疗性疫苗方面，进行了各种新型的 DNA 疫苗、亚单位疫苗、BCG 加强疫苗及重组 BCG 疫苗的研究，在开发新型的 *MTB* 抗原及 T 细胞抗原表位方面进行了全新的尝试，为今后结核病疫苗的研制提供了许多重要的实验依据。

【关键词】免疫治疗；治疗性疫苗；宿主导向治疗；亚单位疫苗；DNA 疫苗；BCG

2018 年，国际结核病的免疫治疗及治疗性疫苗的研究非常活跃，宿主导向治疗（host directed therapy，HDT）逐步引向深入，DNA 疫苗、亚单位疫苗、重组 BCG 疫苗、BCG 加强疫苗等疫苗的研究方面也进行了较多项新型、有效的研究，现总结介绍如下。

一、免疫治疗

1. HDT 治疗　2018 年国际上正在尝试进行 HDT 相关的基础及临床研究。HDT 的理念是找到一系列方法来提高宿主抵抗 *MTB* 的免疫保护能力，从而起到增强结核病化疗的目的。结核界的学者们将过去及目前使用的 HDT 的发展现状进行了回顾及总结，目前有 14 种用于药物敏感、耐药和潜伏结核的候选药物处于临床阶段，其中有 9 种新药在第一和第二阶段试验、3 种新药处于耐多药结核发展的后期阶段，候选 HDT 药物可有助于缩短结核病治疗持续时间、改善耐多药结核病治疗结果以及预防结核潜伏感染[1]。最近的研究表明 miRNAs 可调节宿主抗结核的固有免疫应答，microRNA 是一种小的非编码 RNA，在转录后水平具有重要功能，通过调节免疫细胞中表达的基因参与调控免疫，而将 microRNA 作为生物标志物的开发以及 HDT 的研究还处于初级阶段，目前使用模拟人类感染的动物模型来评估 microRNA 作为生物标志物和治疗靶标的作用。因此，发挥 microRNA 在结核病中的免疫调节作用、最终可能作为抗结核治疗的 HDT 靶点[2]。

人们通过基于细胞的高通量筛选的方法来鉴定靶向巨噬细胞内 *MTB* 的治疗靶点，是 HDTs 新药开发的有价值的工具之一。由于基于感染巨噬细胞的化学筛选平台技术尚未形成，Huang 等[3]基于分离的小鼠结核肉芽肿的新药物筛选平台，命名为解构肉芽肿（DGr），其利用在感染部位的宿主免疫环境中筛选带有荧光的 *MTB* 报告菌株。该新型的解构肉芽肿平台代表一种敏感性的高通量筛选，适合于结核病 HDT 免疫靶点的全面筛查。

印度 Saurabh 等[4]使用左旋咪唑辅助抗结核治疗疗效欠佳的骨结核患者，研究给予骨结核患者肌内注射 BCG0.1ml 后，给予左旋咪唑 2mg/（kg·d）的剂量连续使用 3 天、停用 7 天，以 10 天为一个循环、连续 6 个左旋咪唑的使用循环，在 BCG 首次接种 30 天后再重复 BCG 接种一次，同时再配合使用其他国家规定的传染病疫苗，最后评估免疫治疗的效果，共 109 例患者入组，经过抗结核疗效的评估及记录，研究发现左旋咪唑组免疫治疗 1 个月结束后，血液指标 CD4 和 CD8 计数明显升高，其中 CD4 计数尤为升高明显，CD8 计数也显示一定程度的增量，研究结果提示使用左旋咪唑及 BCG 可显示出良好的辅助治疗效果，尤其适合在对抗结核疗效较差的患者中进行应用。

另一种新型的免疫治疗药物异丙肌酐，是一种具有免疫调节和抗病毒特性的合成嘌呤衍生物。该药通过诱导 PRO-IN 在体内表现出明显的宿主免疫增强作用。该药物在体内通过诱导前炎症细胞因子和 T 细胞亚群的快速增殖而明显增强宿主的免疫应答。引起大家关注的是，异丙肌酐诱导的细胞因子在抵抗 *MTB* 的免疫调控方面起着关键的作用。异丙肌酐已经获得了几种抗病毒疾病的许可，但它对 *MTB* 的效力还未被测试过。由于 *MTB* 破坏宿主免疫系统从而在宿主体内存活。因此，一项研究假设异丙肌酐的免疫刺激特性可作为结核病治疗的辅助疗法，以评估异丙肌酐是否可以用于结核病的免疫辅助治疗[5]。在豚鼠结核病模型中，设单独使用异丙肌酐组及联合一线抗结核药物的免疫治疗进行评价，该实验证实了异丙肌酐将来可能会成为结核病的 HDT 药物选择之一。

由于非甾体类抗炎药可以潜在地减轻活动性结核病的过度炎症反应，Kroesen 等[6]使用小剂量阿司匹林作为可能的候选 HDT 方法，该研究使用小剂量阿司匹林（LDA）［3mg/（kg · d）］单独或联合普通抗结核药物或卡介苗对活动性结核病实验小鼠模型预防和治疗作用，测量小鼠存活率、细菌负荷（BL）和肺组织病理学。通过检测血清和肺组织中 CD5L/AIM、选定的细胞因子/趋化因子和其他炎症标志物的水平，评估 LDA 对宿主免疫应答的可能作用机制。研究表明，LDA 与抗结核治疗联合使用可增加小鼠的生存率、具有抗炎作用，减少肺病理损伤以及 *MTB* 负荷量的作用。免疫学研究结果提示 LDA 在局部和全身水平均具有抗炎作用，研究显示在感染晚期，嗜中性粒细胞的招募有系统的减少、急性期反应的细胞因子（IL-6、IL-1β、TNF-α）分泌量减少，并且在 *MTB* 感染过程中延迟降低 T 细胞反应。LDA 作为标准抗结核治疗在活动性结核晚期的辅助治疗可能是有益的，它可以减少过度的、非生产性的炎症，同时增强 Th1 细胞反应以消除结核分枝杆菌。

德国 Kaufmann 等[7]综述了针对细菌和病毒感染的宿主定向疗法。尽管最近抗病毒药物和抗生素的开发增加，但抗微生物药物耐药性和缺乏广谱病原靶向药物仍然是重要的问题，迫切需要另外的治疗传染病的替代方法。宿主导向治疗（HDT）是抗感染领域的新兴方法。HDT 背后的策略是干扰病原体复制或持久所需的宿主细胞因子，增强针对病原体的保护性免疫应答，减少恶化的炎症并平衡病理部位的免疫反应性。虽然包含干扰素的 HDT 已经成熟地用于治疗慢性病毒性肝炎，但旨在功能性治愈持续性病毒感染和开发针对新出现病毒的广谱抗病毒药物的新策略却至关重要。在慢性细菌感染中，例如结核病，HDT 策略旨在通过干扰可溶性因子（例如类二十烷酸和细胞因子）或细胞因子（例如共刺激分子）来增强吞噬细胞的抗微生物活性并减少炎症。其综述了目前 HDT 病毒和细菌感染（包括败血症）发展的进展，以及将这些新方法引入临床的挑战。

美国 Larsen 等[8]研究了 *MTB* 候选疫苗 ID93/GLA-SE 联合 RHZ 治疗后的有效性和安全性。在 SWR/J 小鼠模型中，观察感染后 7~22 周的宿主炎症免疫反应和肺组织病理改变，并通过计数细菌载量和存活情况确定联合治疗的疗效。发现单独的药物治疗，或免疫疗法，与未治疗组相比，缓解了肺泡灌洗液和血浆中的炎症反应。随着时间的推移，RHZ 和治疗性免疫显著增强了肺内 Th1 型细胞因子的反应，肺病理损害和破坏性肺部炎症明显减少。该结果表明，单独的细菌负担评估可能会遗漏相关的肺结构改变效应，从而影响判断小鼠模型中治疗性疫苗的有效性。该研究发现抗结核药物治疗联合治疗性疫苗组生存优势更佳。此外，ID93/GLA-SE 治疗性疫苗在感染过程中诱导了不同程度的 T 细胞免疫应答，药物治疗联合治疗性疫苗组较单纯药物治疗组细菌负荷明显减少。

2. 维生素 D_3 的辅助治疗　2018 年国际上仍然进行了维生素 D_3 对结核病的辅助治疗研究。巴基斯坦 Afzal 等[9]进行了以补充维生素 D 对涂阳肺结核患者早期痰菌阴转为目的的临床研究,该临床试验于 2015 年 11 月—2016 年 8 月在拉合尔梅奥医院进行,120 例涂阳肺结核患者入组,分为 A 组(单纯抗结核治疗)和 B 组(补充维生素 D 组)。在强化期每 14 天肌内注射 4 次剂量 10 万 IU 的维生素 D,在第 2 周、4 周、6 周、8 周、10 周和第 12 周重复查痰,研发发现补充维生素的第 12 周时,A 组有 7 例患者的痰菌阳性率为 11.7%,而 B 组仅 1.7%,差异有统计学意义。因此,在强化抗结核期间每 14 天给予 4 次剂量的维生素 D,可提高肺结核患者痰涂片转阴率。

3. 其他新型免疫治疗　MVA85A 作为治疗性疫苗在非洲的一项临床试验宣告失败之后,国际上对其的研究热点有所下降。Leung-Theung-Long 等[10]将 MVA85 作为免疫辅助化疗,旨在提高宿主的抗结核疗效,该项研究对象为小鼠,研究设计了一个多抗原和多阶段疫苗,基于改良的痘苗安卡拉(MVA)病毒,命名为 MVATG18598,其表达 10 种抗原,代表 *MTB* 感染的每个不同阶段。体外分析和多传代评价表明,该疫苗是遗传稳定的,即适合于生产。使用不同的小鼠株,研究显示 MVATG18598 疫苗接种导致 Th1 相关 T 细胞反应和细胞溶解活性,靶向所有 10 种疫苗表达的 *MTB* 抗原。在慢性暴露后小鼠模型中,与单纯化疗相比,MVATG18598 疫苗联合抗生素方案可以降低感染小鼠肺部的细菌负荷,并且与长效抗原特异性 Th1 型细胞和抗体应答相关。在一个模型中,与 MVATG18598 联合治疗可防止抗结核治疗后的复发,研究结果表明治疗性 MVATG18598 疫苗能提高结核病化疗的疗效。这些数据支持这种新型免疫疗法可作为抗结核免疫辅助治疗方法之一。

二、治疗性疫苗

治疗性疫苗用于治疗结核潜伏感染及活动性结核病,目前有几个候选疫苗正处于临床试验阶段,目前的治疗性疫苗研究分为 DNA 疫苗、亚单位疫苗、重组 BCG 疫苗、BCG 加强疫苗、表达新型抗原的疫苗研究、使用呼吸道黏膜用药及使用信息工程技术进行研发的疫苗。

1. DNA 疫苗　H56:IC31 疫苗是近年来研发的一种新型的结核病疫苗,其表达三种结核分枝杆菌抗原融合蛋白 Ag85B、ESAT-6 和 Rv2660c,Suliman 等[11]进行了结核分枝杆菌 H56:IC31 疫苗剂量优化:双盲、安慰剂对照、不同剂量的临床试验,旨在为结核分枝杆菌感染和未感染的成人确定 H56:IC31 疫苗的最佳剂量和时间。该临床试验招募了南非 98 名 HIV 阴性、有卡介苗接种史的成年人。先通过 QFT 检测来判断是否存在 *MTB* 的感染,QFT 阴性纳入者给予两种不同 H56 的接种浓度,以便能够为进一步开发疫苗进行剂量选择,所有受试者随访 292 天,QFT2 阳性和阴性受试者被随机地接受两次或三次疫苗接种,以比较潜在的接种时间。结果发现 H56:IC31 疫苗表现出可接受的反应原性,与接种的剂量、接种次数及是否结核感染无关。研究未观察到与疫苗相关的严重或严重不良事件。最低剂量的两种或三种 H56:IC31 疫苗在结核感染及未感染的成人中均诱导了持久的抗原特异性 CD4 T 细胞反应,具有可接受的安全性和耐受性。为了研究 BCG 接种对 H56/IC31 疫苗接种的影响,一项研究[12]进行了该疫苗与不同 BCG 接种方式的小鼠实验,与 BCG 初免组相比,BCG 初免/H56 加强免疫组显示出免疫保护作用。我们将非人类灵长类动物(NHP)和人类数据及数学建模方法相结合,来描述 T 细胞在淋巴结和血液中的激活、增殖和分化,并根据 NHP

和人体血液数据校准该模型。通过以上研究及设计证明了 BCG 接种时机对 H56 免疫应答的影响，即 H56 疫苗接种前 70 天接种 BCG 和 H56 疫苗接种前数十年接种 BCG；并揭示了 BCG 可通过上调 Ag85B 特异性 CD4 T 细胞应答增强中枢记忆 T 细胞表型的分化，可影响 NHP 和人的 H56 免疫原性。

另一项疫苗的临床研究是 M72/AS01E 疫苗的随机、双盲、安慰剂对照的Ⅱb 期临床试验[13]，其由葛兰素史克公司和 Aeras 组织支持，在肯尼亚、南非和赞比亚进行，纳入 18~50 岁，HIV 阴性的结核潜伏感染者（大多数有 BCG 接种史，通过 QFT 检测和痰标本 GeneXpert 检测结果确认为结核分枝杆菌感染者，并无活动性肺结核）按照 1∶1 随机分配，一组肌肉接种 2 次 M72/AS01E 结核疫苗，每次间隔 1 个月；另一组肌肉接种 2 次安慰剂。试验人群在接种 M72 AS01E 或安慰剂后随访 3 年。结果共有 3 283 名参与者参与分析，其中 1 623 名试验组人群中，有 10 例被确诊为活动性肺结核患者（细菌学实验证实为活动性肺结核），1 660 名安慰剂组人群中，有 22 被确诊为活动性肺结核患者，发病率（100 人/年）：0.3 例（M72/AS01E）vs. 0.6 例（安慰剂组），该疫苗保护效果为 54%（95%可信区间：2.9~78.2，$P=0.04$）。两组的严重不良事件发生率相似，M72/AS01E 组 1.6%，安慰剂组 1.8%。因此，该临床试验结论为 M72/AS01E 为感染 *MTB* 的成人提供了 54.0%保护效应，而无明显的安全性顾虑。与该疫苗有关的临床试验的另一部分是观察佐剂重组蛋白候选结核病疫苗 M72/AS01 在 BCG 接种的成年人中诱导佐剂相关的外周血 mRNA 的表达及其动力学，在该Ⅱ期、开放性临床研究中，给予 HIV 阴性，接种过 BCG 的成年人两个剂量的 M72 /AS01 疫苗，有 18 名受试者接受了两种剂量的 M72 /AS01。分别在剂量 1、剂量 2 疫苗接种前采集血标本，同时在剂量 2 疫苗接种后的第 1 天、7 天、10 天、14 天、17 天、30 天采集血标本。应用微阵列技术定量检测全血和外周血单个核细胞（PBMC）中的 RNA 表达，使用两种不同的方法分析 RNA 表达数据，首先，在全血和 PBMC 中利用血转录模块对 RNA 表达变化的动态分析可以显示疫苗接种早期固有免疫变化的情况，其次，对先前识别的基因进行分类，确定最佳的接种后检测时间点。受试者被分类为基因标识阳性（GS^+）及基因标识阴性（GS^-）。GS^+组及 GS^-组的受试者在接种剂量 2 疫苗后的第 14 天 PBMC 中基因特征基因的 RNA 表达与接种前相比有显著差异，在接种剂量 2 疫苗后的第 7 天、10 天、14 天和 17 天全血中基因特征基因的 RNA 表达与接种前相比有显著差异。因此，通过研究明确了在该疫苗接种后的第 7 天，10 天，14 天和 17 天将可能作为全血样本中检测对 M72/AS01 的临床相关的转录反应时间点[14]。

为了研究正对结核潜伏感染人群有充分保护力的 DNA 疫苗，Strong 等[15]调查了 *MTB* 膜蛋白大家族的三个成员作为结核病潜在亚单位疫苗的预防效果。MMPLS 是一种大的多功能整体膜蛋白，该研究使用一种合成抗原的生产策略，该合成抗原由 MmpL1（SERoM-1）、MmpL8（SERoM-8）和 MmpL10（-SERoM-10）的可溶性胞外结构组成，作为潜在的候选疫苗。用 IFN-ELISPOT 法测定 SROM-1 和 SRAMO-8 的高免疫原性。在结核病小鼠模型中，SERoM-1、SERoM-8 和 SERoM-10 联合疫苗显示出对 *MTB* 攻击的显著保护作用，与只接种佐剂的小鼠相比，在肺部和脾部受到结核分枝杆菌攻击后，细菌数量减少了约 10 倍。该疫苗可产生与 BCG 相当的免疫保护效应。

MTB 蛋白 Rv3841 在 *MTB* 的生长中起着至关重要的作用，其在树突状细胞（DC）成熟过程中的作用及其在 T 细胞免疫发展中的作用。Choi 等[16]研究发现 Rv3841 通过上调共刺激

分子和增加前炎症细胞因子的分泌而激活了 DCs 细胞,Toll 样受体 4(TLR4)介导 Rv3841 对 DC 的激活,随后激活有丝分裂原激活的蛋白激酶和 NF-κB 信号通路。此外,Rv3841 成熟的 DC 可促进 naïve CD4 和 CD8 T 细胞的增殖和极化 Th1 免疫应答,而且,Rv3841 还特异性地诱导了 *MTB* 感染小鼠 $CD4^+CD44^{high}$ $CD62L^{low}$ T 细胞的扩增、抑制成熟 DC 细胞内 *MTB* 的生长。研究数据表明,Rv3841 可诱导 DC 成熟和保护性免疫应答,可能成为有效的结核候选疫苗之一。

2. 亚单位疫苗　H1/IC31®是由 Ag85B 和 ESAT-6(H1)融合蛋白与 IC31®佐剂配制而成的结核病亚单位疫苗候选物。Hussein 等[17]2008 年 12 月—2010 年 4 月期间在埃塞俄比亚结核病流行区进行了Ⅰ期、开放性临床试验来评估 H1/IC31®的安全性和免疫原性。18~25 岁的健康男性受试者入组,分为四组,第 1 组和第 2 组要求 TST 阴性、QFT 阴性(*MTB*-naïve 组),第 3 组为 TST 阳性和 QFT 阴性(BCG 组),第 4 组为 TST 和 QFT 均为阳性(*MTB* 感染组),接种方法开始及第 56 天分别肌内注射 H1 疫苗(第 1 组)、H1+佐剂 IC31®(第 2、3 和 4 组),第 32 周对疫苗的安全性和免疫原性进行评估。结果发现,H1/IC31®疫苗是安全的、耐受性良好。四组间差别不大,与 *MTB*-naïve 组相比,*MTB* 感染组中不良事件发生率更高。所有受试者在接种后无后遗症。29 名受试者免疫原性测定 *MTB*-naïve 组中接受佐剂 IC31®+ H1 对结核抗原的反应更强。该临床试验证实了 IC31®疫苗佐剂有增强免疫原性的重要作用,疫苗具有较强的免疫原性及安全性。另一种亚单位疫苗 H4:IC31,在临床前模型中已经显示了其对结核病的保护作用,且以 BCG 接种为基础的该疫苗接种可显示部分的抗感染效应。在非洲进行了一项Ⅱ期临床试验[18],随机分配 990 名均接种过卡介苗且处于高危环境中的青少年,分为接种 H4:IC31 疫苗组、卡介苗再接种组或安慰剂组。所有参与者在 QFT 和免疫缺陷病毒检测 *MTB* 感染结果均呈阴性。2 年研究期间每 6 个月进行 QFT 的检测观察其变化。次要结果是转换后的 3 个月和 6 个月后 QFT 持续阳性再无阴转。疫苗效力的估计基于 Cox 回归模型的危险比,并将每种疫苗与安慰剂进行比较。结果为 BCG 和 H4:IC31 疫苗均具有免疫原性。在 H4:IC31 组 308 名参与者中,44 名(14.3%)发生 QFT 转换,在 BCG 组 312 名参与者中,41 名(13.1%)发生 QFT 转换,而在安慰剂组 310 名参与者中,49 名(15.8%)发生 QFT 转换,持续转化率 H4:IC31 组为 8.1%,卡介苗组为 6.7%,安慰剂组为 11%。H4:IC31 疫苗和卡介苗均未阻止 QFT 的初始转化,有效点估计分别为 9.4%($P=0.63$)和 20.1%($P=0.29$),但卡介苗降低了 QFT 持续转化率,有效率为 45.4%($P<0.03$);H4:IC31 疫苗有效率为 30.5%。因此,该试验证明接种该疫苗有可能降低高危环境下持续感染的发病率,这可能反映了结核分枝杆菌的持续感染。

国外研究在 2018 年尝试合成全新的 *MTB* 蛋白、以研发全新的亚单位疫苗。Chatterjee 等[19]采用免疫信息学方法,设计一种能改善人类免疫系统的多表位结核病亚单位疫苗,对筛选出的 2 种结核分枝杆菌膜蛋白和 12 种分泌蛋白进行了 B 细胞、TH 细胞和 TC 细胞结合表位的预测,最后将预测的 B 细胞、TH 和 TC 细胞表位和 50S 核糖体 L7/L12 序列作为佐剂,两者进行合并,组成新疫苗。并对该疫苗的分子量、脂肪指数、亲水性和热稳定性进行了理化特征的描述。通过建模、过滤,选择一个最佳模型,微观可观察到构建的疫苗与 TLR4 相互作用,使用电子克隆技术增强疫苗的表达和翻译效率以达到 HDT 的治疗作用。

Stylianou 等[20]在结核感染人体的研究中选择了四种新的分枝杆菌抗原[PPE15(Rv1039c)、PPE51(Rv3136)、PE12(Rv1172c)、PE3(Rv0159c)],构建到一个复制缺陷型

黑猩猩腺病毒(CHADOX1)中,分别表达每个抗原,评价这些载体在小鼠 *MTB* 攻击实验中的保护效果。PPE15(Rv1039c)单独表达实验中显示出显著的保护效应,且能加强 BCG 接种效应。研究使用四聚体和血管内染色鉴定了免疫优势表位来确定保护性免疫反应。研究发现接种组与对照组相比,$CD4^+$ 和 $CD8^+CXCR3^+KLRG1^-$T 细胞在疫苗接种组中染色富集。研究发现 PPE15 值得进一步进行更严格的临床前动物模型研究,并且可使用这种选择策略进一步鉴定新的保护性抗原。

印度 Rai 等[21]使用了一个多阶段的双表位疫苗 L4.8,是在 L91 的改进基础上形成的,包含 Tb10.4 活性肽及 *MTB* 潜伏阶段抗原 Acr1 的 MHC-Ⅰ、MHC-Ⅱ分子结合肽,同时又与 TLR-2 激动剂 Pam2CyS 结合。结果显示 L4.8 能显著诱导 CD8T 细胞和 CD4T 细胞免疫,即使在 *MTB* 感染后期,L4.8 也能显著降低了 *MTB* 在宿主体内的荷菌量。因此,使用 BCG 接种后在使用 L4.8 强化接种策略比单独使用 BCG 能够提供更好的抗结核保护,L4.8 有望成为控制活动性和潜伏性结核病的候选疫苗之一。

能够表达 *MTB* 的应激反应相关抗原可作为疫苗开发有吸引力的靶点。由 rv0351 编码的 GrpE 是 DnaK 操纵子中热休克蛋白 70(HSP70)的辅助因子,是一种新的免疫激活剂,与树突状细胞 DC 相互作用,可产生抗原特异性 Th1 型免疫记忆性 T 细胞。Kim 等[22]将 GrpE 作为亚单位疫苗与 HSP70 比较对高毒性 *MTB* 的北京 K 株的免疫原性,研究发现 HSP70-和 GrpE 特异性效应记忆 T 细胞与 ESAT-6 刺激的 *MTB* 感染小鼠肺和脾脏中的效应记忆 T 细胞活化程度相似。但 GrpE 仅在 *MTB* K 株感染的晚期和早期产生与 ESAT-6 刺激相似的 IFN-水平,表明 GrpE 是能够被宿主免疫系统高度识别的 T 细胞抗原。用 GrpE 亚单位疫苗免疫的小鼠显示增强的抗原特异性 IFN-γ、血清 IgG2c 应答及肺中抗原特异性效应记忆 T 细胞的扩增。此外,GrpE 免疫可显著诱导 *MTB* K 株感染小鼠肺内多功能 Th1 型 $CD4^+$T 细胞共表达的 IFN-γ、TNF-α 和 IL-2,而 HSP70 免疫可诱导混合 Th1/Th2 免疫应答。GrpE 免疫比 HSP70 免疫在减少细菌和改善胚胎发育方面具有更显著的保护作用,并伴有 GrpE 特异性的多功能 $CD4^+$T 细胞的显著持续存在。因此,该研究认为 GrpE 是开发多抗原性 *MTB* 亚单位疫苗的优良疫苗的抗原组分,通过产生具有多功能的 Th1 型记忆 T 细胞,并可产生对抗高毒力 *MTB* K 株的持久保护力。

Ashhurst 等[23]利用可生物降解聚乳酸-乙醇酸(PLGA)颗粒作为 *MTB* 脂蛋白 MPT83 的载体,与佐剂海藻糖-二苯甲酸酯(TDB)或单磷脂 A(MPL)一起研制新型颗粒亚单位疫苗。在通过肺部或皮下途径接种后,在 *MTB* 感染的小鼠模型中评估这些疫苗的免疫原性和保护作用。研究发现以上疫苗可诱导适度的抗原特异性 Th1 和 Th17 应答、产生强烈的抗 MPT83 抗体应答,无论有没有 TDB,PLGA(MPT83)疫苗的黏膜接种都增加了肺部抗原特异性 Th17 应答,然而,PLGA 包被的疫苗不能提供抗 *MTB* 攻击的保护。相比之下,含有 MPT83 和 TDB 或 MPL 的 DDA 脂质体的接种刺激了 Th1 和 Th17 的反应,并产生对 *MTB* 攻击的保护。因此,PLGA 配制的疫苗主要诱导强烈的体液免疫,若通过黏膜途径接种则可引起 Th17 反应。

Pandey 等[24]发现结核潜伏感染中表达的 DosR 调节蛋白可能是较佳的候选疫苗,该研究在健康、结核病患者和健康接触者中进行了两种 DosR 蛋白 Rv2627 和 Rv2628 的免疫应答实验,发现这些抗原能够刺激强烈的 IFN-γ^+ T 细胞反应、记忆 T 细胞及其他保护性细胞因子如 IL-2 和 IL-17 的分泌增加。同时,这些蛋白质在体外刺激来自患者及其接触者的 PBMC 中降低了免疫抑制调节性 T 细胞的频率。因此,研究建议将 Rv2627 和 Rv2628 作为最有希望的候选蛋白纳入结核病的亚单位疫苗研究中。

Okay 等[25]首次在 BALB/c 小鼠中评估了 *MTB* 重组 Erp、HspR、LppX、MmaA4 和 OmpA 蛋白的免疫原性效力,这些蛋白是用 Montanide ISA 720 VG 佐剂配制的。将五种疫苗制剂,佐剂和 BCG 疫苗皮下注射到小鼠中,并在第 0 天,15 天,30 天,41 天和 66 天收集血清。通过分别测量血清 IgG 和血清 γ-干扰素(IFN-γ)和白介素 12(IL-12)水平来确定针对疫苗制剂的体液和细胞免疫应答。所有制剂显著增加疫苗接种后的 IgG 水平。IFN -γ 水平的最高增加是由 MmaA4 制剂提供的。Erp、HspR 和 LppX 制剂在提高 IFN -γ 水平方面与 BCG 一样有效。提高 IL-12 水平最有效的疫苗是 HspR 制剂,尤其是在第 66 天。在第 15 天和第 30 天,Erp 制剂也比 BCG 增加了 IL-12 水平,并且发现 MmaA4 制剂提高的 IL-12 水平与 BCG 相似。OmpA 制剂在增强细胞免疫应答方面效率低下。这项研究表明,*MTB* 中的 MmaA4、HspR 和 Erp 蛋白在小鼠体内成功诱导体液和细胞免疫应答,可作为未来 TB 亚单位疫苗的候选蛋白。

由融合抗原 H56 (Ag85B-ESAT-6-Rv2660)和基于脂质体的阳离子佐剂制剂(CAF01)组成的亚单位疫苗在临床前动物模型中提供有效保护。Thakur 等[26]为 H56/CAF01 疫苗设计了一种新的免疫策略,这种策略符合肺内免疫途径。研究还使用了一种新的双核素(^{111}In/^{67}Ga)放射性标记方法,能够在非肠道灌注和(或)肺部强化免疫时,同时进行非侵入性和纵向 SPECT/CT 成像以及 H56 和 CAF01 的定量,研究结果表明,疫苗在肺部分布均匀,H56 和 CAF01 的药代动力学存在明显差异。该研究证明 H56/CAF01 疫苗不仅在呼吸道给药时耐受性良好,而且在胃肠外灌注和肺部感染后,还能诱导强烈的肺黏膜和全身 IgA 以及多功能 Th1 和 Th17 应答,该研究进一步评估了 SPECT/CT 成像在小鼠胃肠外和肺部免疫后疫苗生物分布研究中的应用。

3. BCG 重组疫苗　Flores-Valdez 等[27]通过删除 BCG1419c 基因来修饰 BCG,从而产生 BCG△BCG1419c 疫苗株。在这项研究中,以气溶胶感染 H37RV 且耐药的小鼠为研究对象,比较了 BCG 或 BCG△BCG1419c 在免疫接种前及接种后 6 个月的细胞因子谱、细菌负荷及肺部的病变程度,研究结果表明,在感染小鼠中,与未修饰的 BCG 株相比,BCG△BCG1419c 显著减少了肺部病变损伤和 IL-6 的表达,且是唯一降低宿主 TNF-a 和 IL-10 表达水平的疫苗,而用卡介苗或 BCG△BCG1419c 接种则显著降低 IFN-γ 的产生。此外,BCG△BCG1419c 的转录组学分析表明,与卡介苗相比,它降低了与霉菌酸(MAs)代谢相关的基因表达和抗原伴侣的表达,这可能与卡介苗相比较与小鼠产生的病理学损伤减少有关。

BCG 杆菌(BCG-Rv2212)中过表达结核分枝杆菌腺苷酸环化酶编码基因 Rv2212,当在 BALB/c 小鼠中施用该菌株时可诱导其减毒表型。此外,二维蛋白质组学分析显示热休克蛋白如 GroEL2 和 DnaK 在该 BCG-Rv2212 中过表达。Pedroza-Roldan 等[28]显示用 BCG-Rv2212 免疫小鼠后,与接种 BCG 小鼠相比,PPD 刺激后 IFN-$γ^+$ $CD4^+$和 $CD8^+$T 淋巴细胞显著增加,接种 BCG-Rv2212 的小鼠在感染 H37Rv 的 4 个月后显著降低肺中的细菌负荷,但在攻击 6 个月后与 BCG 相似。生存实验表明,两种疫苗分别在小鼠体内接种 20 周内对 H37Rv 产生相似程度的保护作用。在裸鼠中开发的毒力实验表明 BCC-Rv2212 和 BCC 杆菌同样安全。我们的研究结果表明,BCG-Rv2212 能够有效刺激细胞免疫应答并减少攻击后小鼠肺部细菌负荷,可能作为替换当前 BCG 的新疫苗。

活的结核疫苗牛分枝卡介苗(bacille calmette-guerin)由许多遗传上不同的亚型组成,

Ahn 等[29]发现在 BCG-Japan（已经含有 phoP-phoR 拷贝的菌株）中牛分枝杆菌等位基因 phoP-phoR 的过表达进一步增强了免疫原性和保护效力。用重组菌株 rBCG-Japan/PhoPR 对 C57BL/6 小鼠进行疫苗接种诱导 $CD4^+$ T 细胞产生的 γ-干扰素（IFN-γ）水平高于 BCG。用 rBCG-Japan/PhoPR 接种的豚鼠比用 BCG 免疫的豚鼠更好地受到抗 *MTB* 的免疫保护力，该项研究已经确定了用于产生新的重组 BCG 疫苗的遗传修饰方法。

4. BCG 加强疫苗　过去的数据表明，用重组减毒人 5 型腺病毒载体亚单位疫苗（Ad5-85A）可增强 BCG 的保护作用，可表现在接种后 Ag85A 特异性 CD4 T 细胞的数量增加。Metcalfe 等[30]评估了疫苗增强接种前后的 Ag85A 特异性 CD4 T 细胞系与 BCG 感染的巨噬细胞相互作用，结果显示，强化接种前后 Ag85A 特异性 CD4 T 细胞与抑制 *MTB* 生长的能力并无变化，但 IL-10 的分泌明显增加，结论认为为 *MTB* Ag85A 抗原特异性 $CD4^+$T 细胞限制分枝杆菌在体内的生长仍然与炎性细胞因子的作用有关。

多功能 $CD8^+$T 细胞（$IFN\text{-}\gamma^+$/$TNF\text{-}\alpha^+$/$IL\text{-}2^+$）与降低活动性结核分枝杆菌感染的再活化风险和加强控制有关。Chesson 等[31]开发了一种基于自组肽段纳米纤维的疫苗接种策略，该肽具有 *MTB* 特异性 $CD8^+$或 $CD4^+$T 细胞表位，诱导高频和抗原特异性记忆 T 细胞产生 IFN-γ 和 IL-2。肽段纳米纤维经滴鼻免疫小鼠，发现耐受性良好，导致肺内抗原特异性 $CD8^+$ T 细胞数量增加。$CD8^+$T 细胞表位和 Toll 样受体 2（TLR2）激动剂联合组装的纳米纤维诱导免疫小鼠肺部多功能 $CD8^+$T 细胞群的 8 倍扩增。在卡介苗初次免疫、纳米疫苗强化的小鼠气溶胶感染 *MTB* 的实验研究中，与单独接种卡介苗的小鼠相比，肽段纳米纤维疫苗可增强肺部细胞介导的免疫、减少细菌负荷量，可能成为 BCG 后强化疫苗的有效及安全的疫苗选择之一。

5. 全菌株疫苗的研究　以 *MTB* 全菌株作为研究对象的疫苗研究策略成为近几年结核病疫苗的研发方向之一。Bahal 等[32]提出前几年已开发出 *MTB* 的三重基因突变株（*MTB*Δmms），该突变株包含三个基因，即 mptpA、mptpB 和 sapM。尽管接种 *MTB*Δmms 可诱导对豚鼠肺的保护作用，但未能控制有毒菌株从血液传播到脾脏。此外，接种 *MTB*Δmms 对早期感染的脾脏也有一定的病理损害。为了产生既能克服 *MTB*Δmms 在豚鼠脾脏中造成的病理学损害、又能控制有毒菌株传播的疫苗菌株，研究对 *MTB*Δmms 进行了基因修饰，通过破坏 bioA 基因产生 *MTB*Δmmsb 突变菌株。研究评估了 *MTB*Δmmsb 突变菌株对豚鼠 *MTB* 攻击的保护作用，*MTB*Δmmsb 突变株对豚鼠生长和毒力具有高度衰减作用，与对照组比较，在感染后 4 周和 12 周用 *MTB*Δmmsb 接种在受感染动物体内的肺和脾脏产生显著的保护作用。然而，与 BCG 疫苗相比，*MTB*Δmmsb 介导的免疫保护明显减少，本研究表明 *MTB* 多基因缺失减弱变株在产生抗结核保护方面具有一定的重要性。

结核分枝杆菌 indicus pranii（MIP）是近年来研究的结核病免疫治疗制剂之一，其作为针对分枝杆菌感染的多阶段疫苗的应用需要鉴定其保护性抗原，Sharma 等[33]探讨了候选蛋白 MIP_05962 的抗原性和免疫原性，该蛋白与麻风杆菌 HSP18 和结核分枝杆菌抗原 1 具有同源性。该蛋白质在免疫小鼠中引发显著的抗体反应，同时调节对保护性 Th1 型的细胞免疫应答，免疫小鼠的 $CD4^+$和 $CD8^+$亚群都产生了标志性的保护性细胞因子如 IFN -γ，TNF-α 和 IL-2。该蛋白质还增强了 $CD4^+$效应记忆，这种记忆在感染期间可以作为第一道防线，这些结果表明 MIP_05962 是一种保护性抗原，与其他抗原一起，有助于该候选活疫苗的保护性免疫。

TBvac85,是一种表达 *MTB* 抗原 85B 的分枝杆菌的衍生物,被检测为 BCG 的一种更安全的替代品。在天然的温度限制物种豚鼠鼻内接种 TBvac85,产生了血清 Ag85B 特异性 IgG 抗体。在用结核分枝杆菌 Erdman 株气溶胶攻击 6 周后,通过鼻内接种 TBvac85 疫苗,基于器官细菌负担和肺病理分析,结果发现 TBvac85 疫苗也产生了保护作用,类似于皮内免疫 BCG 的保护效果。这些结果支持 TBvac85 作为有效结核病疫苗的基础潜力,表达多种结核分枝杆菌免疫原的下一代衍生物正在开发中[34]。

6. 疫苗佐剂的研究　佐剂能增强疫苗的免疫原性,因此在疫苗的研发及设计中佐剂的合理设计及选择则非常重要。ID93 加 GLA-SE 疫苗候选物就是选择一种融合佐剂 GLA-SE(Toll 样受体 4 激动剂)的融合蛋白,在美国进行了一项 I 期随机双盲剂量递增临床试验[35],评价 ID93 抗原的两个剂量水平,招募了 60 名未接种过卡介苗、QFT 阴性的健康成年人,单独肌内注射 ID93 或联合两种剂量水平的 GLA-SE 佐剂,分别 3 次注射给药,间隔 28 天,证明 ID93 和 ID93+GLA-SE 的剂量水平属于可接受的安全范围,均可诱导疫苗特异性体液和细胞应答。与单用 ID93 相比,用 ID93+GLA-SE 接种可提高对 ID93 特异性抗体效价的诱导水平以及多面 Fc 介导的效应器功能反应。GLA-SE 的加入也增强了 $CD4^{+}T$ 细胞的数量和多功能细胞因子的效应表达。该研究证明了 ID93 的安全性及 GLA-SE 佐剂对体液和 Th1 型细胞反应的有效性。

一项旨在研究佐剂在初次免疫宿主的免疫系统中发挥的关键作用,将 C57BL 6 小鼠单独用嵌合疫苗抗原 H56 或 H56+ CAF01 佐剂进行初免,再使用 H56 或结合 CAF01、H56+佐剂鲨烯基础的水油乳化剂作为佐剂进行增强接种。结果发现,当小鼠被 H56+CAF01 佐剂初免后,所有的增强疫苗都能够引起强烈的 H56 特异性 CD4+T 细胞应答,但单独使用 H56 则不能产生类似的效果,一些细胞因子如 IL-17、TNF-α、IL-2 和 IFN-γ 仅在添加佐剂的组中显著上调。相反,在有佐剂或不含佐剂的初免组间比较,显示出完全不同的细胞聚集。因此,初免剂中佐剂 CAF01 的存在深刻地影响着宿主继发性体液反应,特别是在单独使用 H56 或 H56 加佐剂鲨烯水油乳化剂表现得非常明显,研究结论为 CAF01 佐剂在介导宿主初次或再次 T 和 B 细胞应答是至关重要的,该佐剂可成为有效的疫苗研发策略之一[36]。

Schmidt 等[37]设计了一系列基于脂质体阳离子佐剂制剂 CAF09 活性组分的纳米乳液(CAF24a-c),CAF 是由阳离子脂质 DDA 溴化物、合成的单菌甘油类似物和 Poly(I:C)组成,经腹腔注射后能诱导对肽和蛋白抗原很强的 CTL 反应。该纳米乳液的油相由生物可降解角鲨烷组成,用两性二硬脂酰磷酸乙醇胺取代 DDA,使表面电荷发生系统变化。研究的假设是与模型抗原鸡卵清蛋白(OVA)共同给药时,纳米乳剂比 CAF09 更大程度地引流到淋巴结,导致能更强地激活树突状细胞(DC)的活性,而树突状细胞则可引发 CTL 反应。研究发现卵泡抗原(OVA)辅以 CAF24a 的疫苗经肌肉接种后,可观察到抗原特异性脾细胞的诱导增加,而在 CAF09+OVA 组中没有观察到此种现象。因此,CAF24A 是一种很有前景的经肌肉或皮下接种诱导 CTL 应答的佐剂,它为刺激 CTL 应答的结核病疫苗的设计策略提供了良好的前景。

Kramer 等[38]证实了 *MTB* 的候选佐剂蛋白疫苗 ID93-GLA-SE 冻干的可行性,以及随后的热稳定性改善,然而,需要进一步开发更佳的佐剂以防止在水包油纳米乳液(SE)中配制的 TLR4 激动剂-葡萄糖吡喃醇脂质佐剂的降解。研究首先确定相容的溶液条件和稳定抗原和佐剂的赋形剂来系统地开发耐热产品,接下来采用实验设计的方法来鉴定稳定的冻干药物产品配方。结果研究鉴定了含有二糖或二糖与甘露醇的组合的特定配方，能显著改善热稳定性，并且在加速和实时稳定性研究中保持小鼠模型的免疫原性。

有效诱导有效细胞免疫的佐剂数量有限，而这些免疫是保护细胞内细菌病原体所必需的。Van Dis 等[39]在蛋白亚单位疫苗加入配制的 STING 激活的环二核苷酸（CDN），其在小鼠模型中可诱导对 *MTB* 的长期保护性免疫。皮下注射这种疫苗提供了与卡介苗（BCG）减毒活疫苗株相当的保护。与卡介苗相比，经滴鼻给药具有更好的保护作用，显著增强卡介苗接种的免疫效应，并诱导 Th1 和 Th17 免疫应答。因此，以 CDN 佐剂蛋白为基础的亚单位疫苗具有诱导多方面免疫应答的能力，可防止胞内病原体的感染。

7. 新型接种途径的疫苗研究　黏膜给药也是结核病治疗性疫苗研究的新方向之一，Chuang 等[40]研究认为需要开发一种能在不同免疫状态的宿主体内诱导黏膜免疫的新疫苗候选物。DnaK（HSP70）已被证明在 DNA 疫苗诱导下对 *MTB* 感染产生保护性免疫，但其保护性不如 BCG 疫苗，在我们的研究中，我们用 DAAK 蛋白单独接种 C57BL 6J 小鼠，DnaK 经皮下或鼻内接种可在脾脏中产生分泌 IFN-γ 的 $CD4^{+}$T 细胞，仅鼻内接种可在肺内产生释放 IL-17 的 $CD4^{+}$T 细胞，即使循环 $CD4^{+}$T 细胞减少。此外，鼻内接种 DnaK 可在肺部生成组织驻留 $CD4^{+}$T 细胞，与 BCG 抗结核疫苗相比，单用 DnaK 疫苗接种可保护小鼠的免疫能力，我们的结果表明，DnaK 鼻内接种可在免疫受损或免疫功能正常的小鼠中产生黏膜免疫，该疫苗可产生与卡介苗类似的抗结核保护效果，可作为人类 *MTB* 潜在候选疫苗之一。

Copland 等[41]显示枯草芽孢杆菌孢子可被由 *MTB* 抗原 Ag85B、ACR 和 HBHA 组成的融合蛋白 1（FP1）包被，由此法得到的疫苗——孢子 FP1，该疫苗在小鼠低剂量 *MTB* 气溶胶感染模型中进行测试，先给予小鼠皮下接种 BCG，随后用孢子 FP1 进行黏膜增强免疫，研究发现小鼠肺部细菌负荷量减少，证明孢子 FP1 疫苗可增强肺部对 *MTB* 的控制，其与血清和肺黏膜表面抗原特异性 IgG 和 IgA 滴度升高有关。与 BCG 免疫相比，孢子 FP1 疫苗免疫在 $CD4^{+}$和 $CD8^{+}$细胞群中均产生了抗原特异性记忆 T 细胞增殖，同时 Th-1、Th-17 和 Treg 型细胞因子的产生也同步增加，同时观察给予孢子 FP1 疫苗黏膜免疫后在小鼠的肺实质中 $CD69^{+}CD103^{+}$组织记忆性 T 细胞（Trm）的表达，充分体现了黏膜疫苗途径的优越性。因此，研究数据表明孢子 FP1 疫苗是一种很有前途的新型结核疫苗，它能够成功地增强对 BCG 初次免疫动物的免疫原性及保护性。

Khademi 等[42]使用双乳液溶剂蒸发法制备含有 HspX/EsxS 蛋白和包埋在 PLGA∶DDA 杂合纳米颗粒的 MPLA 佐剂的候选疫苗，在 BALB/c 小鼠，通过鼻腔黏膜递送，用 ELISA 方法评估鼻腔灌洗中 IgA 抗体水平，培养脾细胞上清液中 IFN-γ、IL-4、IL-17 和 TGF-β 细胞因子，以及血清 IgG1 和 IgG2a 滴度。结果使用 PLGA∶DDA 纳米颗粒负载 HspX/EsxS 蛋白质± MPLA 进行鼻部接种，无论是否使用初始剂量的 BCG，都可诱导产生有效的 Th1，Th17，IgA，IgG1 和 IgG2a 免疫应答。该研究表明 PLGA∶DDA 杂合纳米颗粒作为载体/佐剂和 MPLA 作为佐剂，可以单独或作为 BCG 的加强剂有效诱导针对 HspX/EsxS 抗原的黏膜和全身免疫应答。

8. 其他新型的疫苗研究　其他新型的疫苗也在进行着研究，一项研究使用植物乳杆菌嵌入蛋白展示系统，构建表达 Ag85B、CFP-10、ESAT-6、Rv0475 和 Rv2031c 融合 LysM 锚定基序称为 ACERL，经过克隆、在大肠埃希菌 RoStLa 中表达、免疫荧光显微镜和全细胞 ELISA 检测 ACERL 与植物乳杆菌细胞壁的结合能力及 4 天内细胞壁结合的稳定性（称为 Lp

ACERL)，以小鼠为研究对象，对 Lp ACERL 口服疫苗的免疫原性进行了研究。从脾、肺、胃肠道分泌的细胞因子结果可以看出，Lp ACERL 可引发小鼠 IFN-γ、IL-12 和 IL-2 等 Th1 型细胞因子显著的免疫应答，将分泌小鼠 IL-12 的乳球菌（LcIL-12）作为佐剂与 Lp ACERL 联合应用，结果发现加入 LcIL-12 能够进一步产生与 Lp ACERL 更好的 Th1 型细胞因子免疫应答。因此，以植物乳杆菌作为非转基因生物（GMO）结核疫苗载体的开发提供了概念上的证据，这可能是今后结核病疫苗开发的新策略[43]。

铁是哺乳动物及其相关病原体的重要微量营养素，Abreu 等[44]观察到，在巨噬细胞感染时，*MTB* 通过增加哺乳动物铁调节蛋白的表达以及下调铁转运蛋白来促进细胞内铁的潴留。肝素是肥大细胞和嗜碱性粒细胞在组织损伤部位释放的高度硫酸化糖胺聚糖，在 *MTB* 感染期间，肝素可抑制肝细胞中铁调素的表达，降低细胞内铁的利用率。一项研究已证明肝素能显著降低感染 *MTB* 的巨噬细胞中铁调素的表达、促进铁输出并降低铁对细胞内细菌的可利用性。因此，肝素可能会对 *MTB* 感染的巨噬细胞具有新的免疫调节作用，可能成为潜在的治疗靶点。

靶向抗原（AgS）至树突状细胞（DCS）的研究已成为一种新的有前景的疫苗策略。在这种方法中，AgS 通过结合内吞细胞表面受体的抗体直接递送到 DCS。Velasquez 等[45]探讨了 Dc-特异性 iCAM3 捕获非整合素蛋白（DC-SIGN）靶向作为一种潜在的结核病疫苗，研究使用 hSIGN 小鼠模型，在小鼠 CD11c 启动子的控制下，表达人类 DC-SIGN。研究发现，与 Ag85B 和 Ag85B 肽 25 偶联的抗 DC-SIGN 抗体与抗 CD40、真菌细胞壁组分酵素以及霍乱毒素衍生融合蛋白 CTA1-D 结合的体内外递送均可诱导强烈的抗原特异性 $CD4^{+}T$ 细胞的免疫应答；与对照组相比，接种疫苗的小鼠抗分枝杆菌免疫力增强的同时，抗原特异性 IFN-γ+IL-2+TNF-α+多功能 $CD4^{+}T$ 细胞的频率增加。因此，该项研究提供了人类 DC-SIGN 受体可以被有效地用于疫苗研究，来诱导抗分枝杆菌感染的免疫保护。

对于接受免疫抑制的过程后结核病复发的预防性治疗研究，Myllymäki 等[46]以斑马鱼作为模型进行实验，使用天然的鱼类病原体海分枝杆菌来模拟成年斑马鱼中分枝杆菌感染的重新激活的动物模型。小剂量腹腔注射导致潜伏感染，在肉芽肿内发现分枝杆菌，周围有一层厚厚的纤维组织。通过口服地塞米松可以重新激活潜伏感染，从而导致肉芽肿结构破坏和细菌传播，这与淋巴细胞，特别是 $CD4^{+}T$ 细胞的耗竭有关。使用该模型，研究筛选了 15 种分枝杆菌抗原作为 DNA 疫苗，其中 RpfB 和 MMAR_4207 在分枝杆菌感染重新激活时减少了细菌负荷量，Ag85-ESAT-6 组合也是如此。因此，使用成年斑马鱼海分枝杆菌感染模型为研究分枝杆菌感染的再激活机制以及筛选疫苗和候选药物提供了可行的工具。

其他疫苗相关的研究包括使用重组甲型流感病毒疫苗进行免疫小鼠可以诱导宿主肺部记忆性 $CD4^{+}T$ 细胞的活化，可作为未来疫苗研究方法之一[47]。

综上所述，2018 年在结核病的免疫治疗方面国际上继续开展多种宿主导向治疗（host directed therapy，HDT）的尝试，继续利用纳米技术应用到免疫制剂的研发中。在治疗性疫苗的研究方面，进行了 DNA 疫苗、亚单位疫苗、重组 BCG 疫苗、BCG 加强疫苗等疫苗的研究，为今后结核病疫苗的研制提供了许多重要的实验依据。

（范琳　唐佩军　常蕴青　唐神结）

参考文献

1. TIBERI S, DU PLESSIS N, WALZL G, et al. Tuberculosis: progress and advances in development of new drugs, treatment regimens, and host-directed therapies[J]. Lancet Infect Dis, 2018, 18(7): e183-e198.
2. SABIR N, HUSSAIN T, SHAH S Z A, et al. miRNAs in Tuberculosis: New Avenues for Diagnosis and Host-Directed Therapy[J]. Front Microbiol, 2018, 9: 602.
3. HUANG L, KUSHNER N L, THERIAULT M E, et al. The Deconstructed Granuloma: A Complex High-Throughput Drug Screening Platform for the Discovery of Host-Directed Therapeutics Against Tuberculosis[J]. Front Cell Infect Microbiol, 2018, 8: 275.
4. SAURABH, SHARMA B P, KUMAR A, et al. Prospective study of immunomodulation in osteoarticular tuberculosis non responsive to anti tubercular therapy[J]. J Clin Orthop Trauma, 2018, 9(Suppl 1): S1-S9.
5. MISHRA A K, YABAJI S M, DUBEY R K. Evaluation of isoprinosine to be repurposed as an adjunct anti-tuberculosis chemotherapy[J]. Med Hypotheses, 2018, 115: 77-80.
6. KROESEN V M, RODRÍGUEZ-MARTÍNEZ P, GARCÍA E, et al. a Beneficial effect of low-Dose aspirin in a Murine Model of active Tuberculosis[J]. Front Immunol, 2018, 9: 798.
7. KAUFMANN S H E, DORHOI A, HOTCHKISS R S, et al. Host-directed therapies for bacterial and viral infections[J]. Nat Rev Drug Discov, 2018, 17(1): 35-56.
8. LARSEN SASHA E, BALDWIN SUSAN L, ORR MARK T, et al. Enhanced Anti-Immunity over Time with Combined Drug and Immunotherapy Treatment[J]. Vaccines (Basel), 2018, 6(2). pii: E30.
9. AFZAL A, RATHORE R, BUTT N F, et al. Efficacy of Vitamin D supplementation in achieving an early Sputum Conversion in Smear positive Pulmonary Tuberculosis[J]. Park J Med Sci, 2018, 34(4): 849-854.
10. LEUNG-THEUNG-LONG S, COUPET C A, GOUANVIC M, et al. A multi-antigenic MVA vaccine increases efficacy of combination chemotherapy against Mycobacterium tuberculosis[J]. PLoS One, 2018, 13(5): e0196815.
11. SULIMAN S, LUABEYA A K K, GELDENHUYS H, et al. Dose Optimization of H56: IC31 Vaccine for TB Endemic Populations: A Double-Blind, Placebo-Controlled, Dose-Selection Trial[J]. Am J Respir Crit Care Med, 2018.
12. JOSLYN L R, PIENAAR E, DIFAZIO R M, et al. Integrating Non-human Primate, Human, and Mathematical Studies to Determine the Influence of BCG Timing on H56 Vaccine Outcomes[J]. Front Microbiol, 2018, 9: 1734.
13. VAN DER MEEREN O, HATHERILL M, NDUBA V, et al. Phase 2b Controlled Trial of M72/AS01E Vaccine to Prevent Tuberculosis[J]. N Engl J Med, 2018, 379(17): 1621-1634.
14. VAN DEN BERG R A, DE MOT L, LEROUX-ROELS G, et al. Adjuvant-associated Peripheral Blood mrna Profiles and Kinetics induced by the adjuvanted recombinant Protein Candidate Tuberculosis Vaccine M72/aS01 in Bacillus Calmette-Guérin-Vaccinated adults[J]. Front Immunol, 2018, 9: 564.
15. STRONG E J, WEST N P. Use of Soluble Extracellular Regions of MmpL (SERoM) as Vaccines for Tuberculosis[J]. Sci Rep, 2018, 8(1): 5604.
16. CHOI S, CHOI H G, SHIN K W, et al. Mycobacterium tuberculosis Protein Rv3841 Activates Dendritic Cells and Contributes to a T Helper 1 Immune Response[J]. J Immunol Res, 2018, 2018: 3525302.
17. HUSSEIN J, ZEWDIE M, YAMUAH L, et al. A phase I, open-label trial on the safety and immunogenicity of the adjuvanted tuberculosis subunit vaccine H1/IC31® in people living in a TB-endemic area[J]. Trials, 2018, 19(1): 24.
18. NEMES E, GELDENHUYS H, ROZOT V, et al. Prevention of M. tuberculosis Infection with H4: IC31 Vaccine or BCG Revaccination[J]. N Engl J Med, 2018, 379(2): 138-149.

19. CHATTERJEE N, OJHA R, KHATOON N, et al. Scrutinizing Mycobacterium tuberculosis membrane and secretory proteins to formulate multiepitope subunit vaccine against pulmonary tuberculosis by utilizing immunoinformatic approaches[J]. Int J Biol Macromol, 2018, 118(Pt A): 180-188.
20. STYLIANOU E, HARRINGTON-KANDT R, BEGLOV J, et al. Identification and Evaluation of Novel Protective Antigens for the Development of a Candidate Tuberculosis Subunit Vaccine[J]. Infect Immun, 2018, 86(7). pii: e00014-18.
21. RAI P K, CHODISETTI S B, MAURYA S K, et al. A lipidated bi-epitope vaccine comprising of MHC-Ⅰ and MHC-Ⅱ binder peptides elicits protective CD4 T cell and CD8 T cell immunity against Mycobacterium tuberculosis[J]. J Transl Med, 2018, 16(1): 279.
22. KIM W S, KIM J S, KIM H M, et al. Comparison of immunogenicity and vaccine efficacy between heat-shock proteins, HSP70 and GrpE, in the DnaK operon of Mycobacterium tuberculosis [J]. Sci Rep, 2018, 8 (1): 14411.
23. ASHHURST A S, PARUMASIVAM T, CHAN J G Y, et al. PLGA particulate subunit tuberculosis vaccines promote humoral and Th17 responses but do not enhance control of Mycobacterium tuberculosis infection[J]. PLoS One, 2018, 13(3): e0194620.
24. PANDEY K, SINGH S, BHATT P, et al. DosR proteins of Mycobacterium tuberculosis upregulate effector T cells and down regulate T regulatory cells in TB patients and their healthy contacts[J]. Microb Pathog, 2018, 126: 399-406.
25. OKAY S, ÇETIN R, KARABULUT F, et al. Immune responses elicited by the recombinant Erp, HspR, LppX, MmaA4, and OmpA proteins from Mycobacterium tuberculosis in mice[J]. Acta Microbiol Immunol Hung, 2018: 1-16.
26. THAKUR A, RODRÍGUEZ-RODRÍGUEZ C, SAATCHI K, et al. Dual-Isotope SPECT/CT Imaging of the Tuberculosis Subunit Vaccine H56/CAF01: Induction of Strong Systemic and Mucosal IgA and T-Cell Responses in Mice Upon Subcutaneous Prime and Intrapulmonary Boost Immunization[J]. Front Immunol, 2018, 9: 2825.
27. FLORES-VALDEZ M A, PEDROZA-ROLDÁN C, ACEVES-SÁNCHEZ M J, et al. The BCG △BCG1419c Vaccine Candidate Reduces Lung Pathology, IL-6, TNF-a, and IL-10 During Chronic TB Infection[J]. Front Microbiol, 2018, 9: 1281.
28. PEDROZA-ROLDÁN C, MARQUINA-CASTILLO B, MATA-ESPINOSA D, et al. BCG constitutively expressing the adenylyl cyclase encoded by Rv2212 increases its immunogenicity and reduces replication of M. tuberculosis in lungs of BALB/c mice[J]. Tuberculosis (Edinb), 2018, 113: 9-25.
29. AHN S K, TRAN V, LEUNG A, et al. Recombinant BCG Overexpressing phoP-phoR Confers Enhanced Protection against Tuberculosis[J]. Mol Ther, 2018, 26(12): 2863-2874.
30. METCALFE H J, BIFFAR L, STEINBACH S, et al. Ag85A-specific CD4+T cell lines derived after boosting BCG-vaccinated cattle with Ad5-85A possess both mycobacterial growth inhibition and anti-inflammatory properties[J]. Vaccine, 2018, 36(20): 2850-2854.
31. CHESSON C B, HUANTE M, NUSBAUM R J, et al. Nanoscale Peptide Self-assemblies Boost BCG-primed Cellular Immunity Against Mycobacterium Tuberculosis[J]. Sci Rep, 2018, 8(1): 12519.
32. BAHAL R K, MATHUR S, CHAUHAN P, et al. An attenuated quadruple gene mutant of Mycobacterium tuberculosis imparts protection against tuberculosis in guinea pigs[J]. Biol Open, 2018, 7(1). pii: bio029546.
33. SHARMA A, SAQIB M, SHEIKH J A, et al. Mycobacterium indicus pranii protein MIP_05962 induces Th1 cell mediated immune response in mice[J]. Int J Med Microbiol, 2018, 308(8): 1000-1008.
34. GUPTA T, LAGATTA M, HELMS S, et al. Evaluation of a temperature-restricted, mucosal tuberculosis vaccine in guinea pigs[J]. Tuberculosis (Edinb), 2018, 113: 179-188.

35. COLER R N, DAY T A, ELLIS R, et al. The TLR-4 agonist adjuvant, GLA-SE, improves magnitude and quality of immune responses elicited by the ID93 tuberculosis vaccine: first-in-human trial[J]. NPJ Vaccines, 2018, 3:34.
36. CIABATTINI A, PETTINI E, FIORINO F, et al. heterologous Prime-Boost combinations highlight the crucial role of adjuvant in Priming the immune system[J]. Front Immunol, 2018, 9:380.
37. SCHMIDT S T, PEDERSEN G K, NEUSTRUP M A, et al. Induction of Cytotoxic T-lymphocyte Responses Upon Subcutaneous Administration of a Subunit Vaccine Adjuvanted With an Emulsion Containing the Toll-like Receptor 3 Ligand Poly(I:C)[J]. Front Immunol, 2018, 9:898.
38. KRAMER R M, ARCHER M C, ORR M T, et al. Development of a thermostable nanoemulsion adjuvanted vaccine against tuberculosis using a design-of-experiments approach[J]. Int J Nanomedicine, 2018, 13:3689-3711.
39. VAN DIS E, SOGI K M, RAE C S, et al. STING-Activating Adjuvants Elicit a Th17 Immune Response and Protect against Mycobacterium tuberculosis Infection[J]. Cell Rep, 2018, 23(5):1435-1447.
40. CHUANG Y M, PINN M L, KARAKOUSIS P C, et al. Intranasal Immunization with DnaK Protein Induces Protective Mucosal Immunity against Tuberculosis in CD4-Depleted Mice[J]. Front Cell Infect Microbiol, 2018, 8:31.
41. COPLAND A, DIOGO G R, HART P, et al. Mucosal Delivery of Fusion Proteins with Bacillus subtilis spores enhances Protection against Tuberculosis by Bacillus calmette-guérin[J]. Front Immunol, 2018, 9:346.
42. KHADEMI F, DERAKHSHAN M, YOUSEFI-AVARVAND A, et al. A novel antigen of Mycobacterium tuberculosis and MPLA adjuvant co-entrapped into PLGA:DDA hybrid nanoparticles stimulates mucosal and systemic immunity[J]. Microb Pathog, 2018, 125:507-513.
43. MUSTAFA A D, KALYANASUNDRAM J, SABIDI S, et al. Proof of concept in utilizing in-trans surface display system of Lactobacillus plantarum as mucosal tuberculosis vaccine via oral administration in mice[J]. BMC Biotechnol, 2018, 18(1):63.
44. ABREU R, ESSLER L, LOY A, et al. Heparin inhibits intracellular Mycobacterium tuberculosis bacterial replication by reducing iron levels in human macrophages[J]. Sci Rep, 2018, 8(1):7296.
45. VELASQUEZ L N, STÜVE P, GENTILINI M V, et al. Targeting Mycobacterium tuberculosis antigens to Dendritic cells via the Dc-specific-iCAM3-grabbing-nonintegrin receptor induces strong T-helper 1 immune responses[J]. Front Immunol, 2018, 9:471.
46. MYLLYMÄKI H, NISKANEN M, LUUKINEN H, et al. Identification of protective postexposure mycobacterial vaccine antigens using an immunosuppression-based reactivation model in the zebrafish[J]. Dis Model Mech, 2018, 11(3).
47. FLÓRIDO M, MUFLIHAH H, LIN L C W, et al. Pulmonary immunization with a recombinant influenza A virus vaccine induces lung-resident CD4 + memory T cells that are associated with protection against tuberculosis [J]. Mucosal Immunol, 2018, 11(6):1743-1752.

第九章　结核病的介入治疗

【摘要】肺结核、气管支气管结核、结核性胸膜病变的介入治疗在近年来有所发展。介入治疗在耐药空洞结核病、肺结核合并大咯血等疾病治疗中正发挥越来越重要的作用，也为结核性包裹性胸膜炎、脓胸、顽固性自发性气胸，尤其是支气管胸瘘等难题的临床治疗提了帮助。在全身抗结核化学治疗基础上，针对气管支气管结核的不同类型可采用不同介入治疗措施，其进展包括：消融术、支架术、球囊扩张术、机械清除、局部给药等的应用，重点在于中心气道狭窄的综合介入治疗。经支气管镜介入治疗在很大程度上已经取代了手术切除和支气管重建术。肺结核的介入治疗进展包括：支气管动脉栓塞术、视频辅助胸腔镜手术。结核性胸膜病变的介入进展治疗包括：胸腔镜。随着新技术、新方法的不断涌现，胸部结核病介入治疗技术显现出愈发广阔的应用前景。

【关键词】支气管结核；肺结核；胸膜；气道狭窄；支气管镜；胸腔镜；介入治疗

肺结核、气管支气管结核、结核性胸膜病变的介入治疗在近年来有所发展。在活动性肺结核的患者中经常合并气管支气管结核，其中以中、青年患者更为常见。根据镜下支气管结核的常见表现，如黏膜充血、水肿、肥厚、糜烂、溃疡、坏死、肉芽肿、瘢痕、管腔狭窄、管壁软化及支气管淋巴结瘘等现象，将支气管结核分为6种类型，即炎症浸润型、溃疡坏死型、肉芽增殖型、瘢痕狭窄型、管壁软化型及淋巴结瘘型。在全身抗结核化学治疗基础上，针对气管支气管结核的不同类型可采用不同介入治疗措施，其进展包括：消融术、支架术、球囊扩张术、机械清除、局部给药等的应用，重点在于中心气道狭窄的综合介入治疗。经支气管镜介入治疗在很大程度上已经取代了手术切除和支气管重建术。肺结核的介入治疗进展包括：支气管动脉栓塞术、视频辅助胸腔镜手术。结核性胸膜病变的介入治疗进展包括：胸腔镜。随着新技术、新方法的不断涌现，胸部结核病介入治疗技术显现出愈发广阔的应用前景。

一、气管支气管结核介入治疗

气管支气管结核(tracheal bronchial tuberculosis，TBTB)占肺结核患者的10%~39%。它的定义是气管和支气管的结核感染。四种最常见的结核性气道病变为：①结核性淋巴结引起的外压性气道阻塞；②继发性气管-支气管内狭窄；③气管食管(TEF)或支气管食管瘘(BEFs)；④中叶综合征[1]。在全身抗结核化学治疗基础上，针对气管支气管结核的不同类型采用不同介入治疗措施，重点在于中心气道狭窄的综合介入治疗。2018年，关于气管支气管结核、肺结核、胸膜结核介入治疗的国外文献报道如下。

1. 消融术　支气管内消融治疗(endobronchial ablative therapies)，如机械减压、激光治疗、电烙术、氩离子凝固、冷冻治疗、近距离放射治疗、光动力治疗、微创医学支气管镜检查、切除球囊扩张术和肿瘤内化疗，均采用刚性或柔性支气管镜进行缓解或治疗症状性恶性肿瘤和良性气道病变，以改善症状、生活质量和生存期。Bilaceroglu 等[2]在其综述中回顾了支气管内消融治疗的适应证、禁忌证和并发症，以及与其合理性和效益性相关的实际问题。主要内容包括:①通过柔性或刚性支气管镜进行支气管内消融治疗以对恶性或良性气道病变进行姑息治疗或治愈性治疗;②消融技术,患者气道病变特有的因素决定了选择何种消融治疗;③合理使用消融技术可以改善症状或治疗结果,并减少与消融治疗和临床情况相关的潜在风险和并发症;④将消融治疗与其他技术/方式、支架植入、扩张、化疗、放疗和(或)手术相结合的多学科和多模式方法可以改善症状,生活质量和生存期;⑤对于消融技术的能力培养,必须进行专门的额外培训和能力验证,以保证术者能有效和安全地选择和使用最佳个性化治疗并管理并发症。

2. 支架术　气道支架置入是治疗结核性等良恶性气管、中心气道狭窄最有效的方法之一。既往众多文献对气道支架在维持中心气道通畅方面作用均已做了肯定的报道,支架利用支撑作用使狭窄气道增宽、软化气道保持不塌陷而通畅,但相对于正常气道来说为异物,支架具有可引起气道黏膜局部肉芽增殖、阻塞痰液引流、引起呼吸道阻塞、窒息及支架移位等并发症。气道狭窄分为腔内生长型狭窄、腔外压迫型狭窄、管壁瘢痕型狭窄、管壁软化塌陷型(动力型)狭窄及混合性狭窄。良性气道狭窄支架选择依次推荐硅酮支架、覆膜支架、半覆膜支架等置入,除金属裸支架外均兼有气道瘘封堵功能,且为临时支架置入通常需要取出。生物学支架为临床介入治疗带来新的希望。气道内支架置入术在气管支气管结核等良性疾病气道狭窄中应用一直都为学者们所关注,也是历年争议最多的话题。

Folch 等[3]在其综述中写道,保持气道通畅的支架和管通常用于恶性梗阻,偶尔用于良性疾病。恶性气道阻塞通常由支气管癌直接参与,或食管或甲状腺中发生的癌的扩展引起。来自淋巴结的外部压迫或来自其他器官的转移性疾病也可引起中央气道阻塞。晚期的大多数恶性气道病变无法手术,而需要多模式缓解,包括支架置入。支架不应该作为首选治疗选择,而是在排除了根治性手术切除或修复的可能性之后才考虑使用。

结核性支气管狭窄是一种支气管结核并发症,目前通过支气管支架术治疗。然而,在有角度的支气管狭窄的情况下,在支架插入和维持中经常遇到困难,导致支架迁移,肉芽组织过度生长和再狭窄。为了适应狭窄的角度对齐,Tay 等[4]设计了一种“有角度的支架”,通过拼接和缝合来实现传统支架创新制造,以获得合成的成角形状。他们进行了回顾性分析以评估该支架的性能,研究了临床结局(包括支架时间)等指标。在 2004—2014 年接受介入性支气管镜检查的 283 例结核性支气管狭窄患者中,21 例接受了至少一个有角度支架的治疗。中位随访 26 个月后,21 例患者中 7 例(33. 3%)成功取出支架。在使用有角度支架治疗的患者中,支架改变或最终切除的中位持续时间比用直管支架治疗的持续时间长(392 天 vs. 86 天,$P<0.05$)。对于有角度的结核性支气管狭窄患者,有角度支架是一种可行的治疗选择,可减少并发症和延长支架更换间隔。

Soong 等[5]评估了由治疗性柔性内镜(TFE)管理的气管支气管(TB)球囊可扩张金属支架(BEMS)的放置、监测管理和长期疗效。对 1997 年 1 月—2016 年 12 月期间接受 TB BEMS 的儿科患者的所有计算机化医疗记录和相关柔性内镜视频的回顾性分析。使用镊子清创,球囊扩张和激光消融的 TFE 技术于植入支架,进行定期监测,保持气道功能,并扩大 BEMS 的直径。外径 3. 2~5. 0mm 的短长度(30~36cm)内镜加上无创通气,无需通气袋、面罩或导气管,支持整个手术过程。结果发现,146 个 BEMS 植入连续收治的 87 例儿童体内,其中包括 84 个气管支架、15 个隆凸支架和 47 个支气管支架。在放置时,平均年龄为(35. 6±54. 6)个月(范围 0. 3~228 个月),平均体重为(13. 9±10. 6)kg(范围 2. 2~60kg)。监测期为(9.4±6.7)年(范围0.3~18.0年)。除了2名患者外,其他所有患者均立即获得满意的临床改善。72名患者(82.8%)仍然存活,呼吸状态稳定,但2名患者每2个月需要进行TFE治疗。51个支架,包括35个气管支架和16个支气管支架,主要采用刚性内镜检查成功取出。植入的支架可以进一步显著扩展($P<0.001$)。最终的支架直径与植入持续时间呈正相关。总共有33个支架过期(15个患者),51个被取回(40个患者),62个保持良好功能(38个患者),平均持续时间分别为(7.4±9.5)个月、(34.9±36.3)个月和(82.3±62.5)个月。结论提示,在儿科患者中,短TFE加上NIV支持为放置和随访管理TB BEMS提供了一种安全、可行和有效的治疗方式,具有可接受的长期疗效。

金属大Y形支架置入主要用于隆凸周围气道疾病的治疗,然而,很少有研究报道这种Y形支架用于治疗上下叶间嵴病变。Bi等[6]报回顾性分析28例行小Y支架治疗患者的临床及影像学资料。结果发现,28例患者成功置入31根支架,25个患者置入一次成功(89.3%),3例患者需要第二次置入才成功;10例患者发生12种并发症(35.7%),支架置入后再狭窄和痰潴留是最常见的并发症;5例患者因并发症或治疗效果良好取出支架。随访发现17例患者死于肿瘤、其中一人死于心肌梗死;1年、3年、5年生存率分别为49.3%、19.6%、19.6%。结论提示,金属小Y支架置入治疗第二隆凸支气管周围疾病可行、有效、安全。Ryu等[7]报道了1例气管支气管软化症患者,在置入Y形硅酮支架后引起呼吸道出血。急诊支气管镜检查发现左支气管远端有活动性出血、搏动的血管及Y形硅酮支架左主支。考虑为"Y形支架左主支长期摩擦左主支气管黏膜侵蚀局部血管导致出血"。经支气管镜局部给予再生纤维凝胶海绵及相容性外科封闭胶止血成功。

通过多随机试验和回顾性队列研究证实单向活瓣主要是用于支气管镜肺减容(BLVR)是一种有效、安全的替代外科手术方法,近来有被用于治疗耐药结核空洞报道,但仍存在一定争议。Franzen等[8]撰文指出,尽管侵入性小的BLVR本身目前没有发现潜在的危害,但并发症和其他事件的发生因BLVR技术采用的减容器(单向阀、线圈、蒸汽或密封胶)之间存在差异而不同;同时指出,介入肺科医师必须意识到其潜力副作用及加强管理,以预期和确保最高质量地治疗严重肺气肿等患者。

3. 球囊扩张术　良性气道狭窄常见病因为结核、创伤等,针对中心性良性气道狭窄球囊扩张术是首选措施。Tan等[9]报道了1例急性贲门失弛缓性肺炎合并结核女性患者,因支气管狭窄导致右中叶、右下肺完全不张及呼吸困难,球囊扩张狭窄支气管促使不张的肺组织复张及呼吸困难缓解。

4. 机械清除　支气管结石是支气管结核常见并发症,Krishnan等[10]报道如下:支气管结石是钙化物质进入气管支气管的一种疾病,有时引起气道阻塞和炎症。支气管结石通常起源于钙化纵隔淋巴结内的物质,随后侵蚀到邻近的气道,通常是先前的肉芽肿性感染。疾病表现从无症状的气道结石到危及生命的并发症,包括大量咯血和阻塞性肺炎。X射线照相影像学,特别是胸部CT扫描,是怀疑支气管结石而进行评估的重要手段,可以帮助评估累及邻近结构,包括血管,可以对干预计划进行评估。管理策略在很大程度上取决于疾病的严重程度。观察在无症状的情况下是否有保证,而治疗性支气管镜检查和外科干预可能有保证,对于有并发症的病例是必要的。支气管镜下拨出结石通常是可行的,其中支气管结石在气道内可自由移动,而部分嵌入的支气管结石是额外的挑战。对于不适合内镜检查的晚期病例,建议手术治疗管理。涉及大量咯血和(或)支气管纵隔等并发症的复杂病例瘘管形成最好采用多学科方法,包括肺科,放射科,胸外科。

5. 局部给药　气道内局部给药种类不外乎抗结核药物及肾上腺皮质激素,而后者是近几年来因在气道反复回缩性狭窄方面应用成为关注的重点。

在支气管结核愈合过程中发生的瘢痕性支气管狭窄或梗阻是结核性气道病变的一个难治性并发症。临床上需要通过内科治疗进行预防。Yaguchi 等[11]进行了系列病例报告,根据基于支气管结核的支气管镜检查结果的 Arai 分类法,诊断出患有Ⅲb 型(突出性溃疡型)支气管结核的 4 名患者。在支气管镜下应用局部类固醇喷雾治疗活动性突出性溃疡型病变(可能引起瘢痕性狭窄),其在横向方向上延伸并占据支气管镜检查视野的一半或更多。结果发现,4 名患者中有 2 名患者阻止了瘢痕性狭窄。第 3 名患者停止治疗,尽管患者的病情有所改善,但无法继续耐受治疗。第 4 名患者由于耐受性差和病变广泛,转为全身性类固醇给药,然而其气道狭窄仍然存在。经验教训:在溃疡形成和肉芽肿期,局部用支气管镜下喷雾式类固醇治疗支气管结核病变可能有助于预防狭窄。

无论是自发的还是由于支气管镜检查诱发的气道出血,与显著的发病率和死亡率相关。多种支气管镜技术可用于实现完全止血或作为其他疗法的过度。Peralta 等[12]报告了在支气管内滴注可吸收明胶和凝血酶浆(GTS)治疗自发性咯血和手术相关出血方面的可行经验。他们报告了标准支气管镜下止血措施(如冷盐水,肾上腺素,并且在某些情况下球囊闭塞)未能起效,而转为使用 GTS 的 13 例患者。GTS 通过支气管镜的工作通道输送 10 例,其余 3 例通过支气管阻滞器的远端端口输送。中位年龄为 69 岁(范围 52~79 岁)。8 例为自发性咯血,5 例为诊断或治疗相关性出血。9 例(70%)患者出血严重。除 1 例外,其余均与恶性肿瘤有关。通过使用标准疗法加 GTS,在 10 个(77%)病例中实现了止血。未发现 30 天内不良事件或设备损坏。结论提示,除常规措施外,支气管镜下滴注可吸收的 GTS 是可行的,可用于自发或手术相关性出血。它可以通过支气管镜的工作通道或通过一些支气管阻滞器中可用的远端口输送。下一步必须进行对照研究以确定这种新技术的安全性和有效性。

二、肺结核介入治疗

支气管镜等介入手段在菌阴肺结核、淋巴结结核及气道结核的诊断及鉴别诊断方面应用已在介入诊断章节中描述,但单独针对肺结核介入治疗文献报道较少。

Vial 等[13]报道了 1 例有肺结核治疗史的大咯血患者。尽管支气管动脉肥大是引起咯血的常见原因,但本例中可视化支气管动脉假性动脉瘤侵入气道极为罕见。支气管动脉栓塞(BAE)是一种安全有效的非手术治疗方法,已成为大咯血患者的一线治疗方法。肺病学介入性技术,如选择性球囊阻滞剂,可临时稳定病灶、允许进行后续的治疗。该病例强调了多学科管理在这些病情复杂患者中实现成功救治的重要性。

对于肺结核化学治疗失败的患者,手术是当前的选择之一。在这种情况下,肺叶切除术和双叶切除术占所有外科手术的三分之一。然而,肺门结构和淋巴结附近的纤维化变化是视频辅助胸腔镜手术(VATS)解剖肺切除术扩散的限制因素。Yablonskii 等[14]认为机器人手术可以减少 VATS 的一些缺点。大肺切除术很好地说明了这一点。其病例报告显示首例机器人辅助胸腔镜(RATS)双肺叶切除术治疗肺结核,1 年随访结果良好。

三、结核性胸膜病变介入治疗

结核性支气管胸膜瘘、结核性包裹性胸膜炎及结核性脓胸等是呼吸内镜介入治疗重点所在,但2018年的报道不多。

结核性胸腔积液(TBE)是一种常见情况。高达50%的TBE患者会出现残余胸膜增厚(RPT),导致功能障碍。然而,是否需要排出胸腔积液仍然存在争议。Kho等[15]报告了1例终末期肾衰竭患者,该患者出现了通过医用胸腔镜排出的右侧结核性胸腔积液。术后患者呼吸困难立即缓解,随访1个月显示RPT显著改善。他们认为,如果不能完全排除脓胸或复杂的肺炎性胸腔积液,当遇到可定位的TBE并且诊断不明确时,可以考虑进行胸腔积液引流。TBE的引流已被证明可以改善呼吸困难并加速肺功能恢复,同时降低发展为RPT的风险。医用胸腔镜在脓胸的治疗方面取得了很好的效果,但关于其在TBE管理中的作用仍然资料很少,需要更多的研究来评估其在TBE管理中的作用。

如何有效地针对不同类型支气管结核,选择合适的介入治疗方法,目前尚缺乏公认的相对统一的操作规范。结核病的介入治疗是一个涉及多学科的过程,包括结核科、呼吸科、胸外科、耳鼻喉科、介入科、麻醉科等,同时还涉及护理、呼吸治疗以及语言恢复等多方面,不能局限于结核病介入一个领域内。对于结核病的介入治疗,应遵循以下原则:介入医师不能只顾眼前,必须着眼远期预后。所做任何操作,应该考虑到近期和远期的影响。亟须全国同道对此继续开展广泛深入的研究,以期早日形成合理、安全、有效、公认的诊疗规范,不断提高支气管结核的发现率、治愈率,造福于更多的结核病患者。

(付亮　丁卫民　蔡青山　吴琦　唐神结)

参考文献

1. SANTOSHAM R, DESLAURIERS J. Tuberculosis and Other Granulomatous Diseases of the Airway[J]. Thorac Surg Clin, 2018, 28(2): 155-161.
2. BILACEROGLU S. Endobronchial Ablative Therapies[J]. Clin Chest Med, 2018, 39(1): 139-148.
3. FOLCH E, KEYES C. Airway stents[J]. Ann Cardiothorac Surg, 2018, 7(2): 273-283.
4. TAY C K, JEONG B H, KIM H. Angulated Stents-A Novel Stent Improvisation to Manage Difficult Post-tuberculosis Bronchial Stenosis[J]. ASAIO J, 2018, 64(4): 565-569.
5. SOONG W J, TSAO P C, LEE Y S, et al. Flexible endoscopy for pediatric tracheobronchial metallic stent placement, maintenance and long-term outcomes[J]. PLoS One, 2018, 13(2): e192557.
6. BI Y, LI J, YU Z, et al. Metallic small y stent placement at primary right carina for bronchial disease[J]. BMC Pulm Med, 2018, 18(1): 182.
7. RYU C, BOFFA D, BRAMLEY K, et al. A novel endobronchial approach to massive hemoptysis complicating silicone Y-stent placement for tracheobronchomalacia: A case report[J]. Medicine (Baltimore), 2018, 97(8): e9980.
8. FRANZEN D, STRAUB G, FREITAG L. Complications after bronchoscopic lung volume reduction[J]. J Thorac Dis, 2018, 10(Suppl 23): S2811-S2815.
9. TAN G P, ABISHEGANADEN J A, GOH S K, et al. Reversible platypnoea-orthodeoxia syndrome in post-tuberculosis bronchial stenosis[J]. Respirol Case Rep, 2018, 6(3): e303.
10. KRISHNAN S, KNIESE C M, MANKINS M, et al. Management of broncholithiasis[J]. J Thorac Dis, 2018, 10(Suppl 28): S3419-S3427.

11. YAGUCHI D, ICHIKAWA M, SHIZU M, et al. Bronchoscopic local steroid spray to prevent bronchial tuberculosis-induced cicatricial bronchial stenosis: A case series[J]. Medicine (Baltimore), 2018, 97(28): e11464.

12. PERALTA A R, CHAWLA M, LEE R P. Novel Bronchoscopic Management of Airway Bleeding With Absorbable Gelatin and Thrombin Slurry[J]. J Bronchology Interv Pulmonol, 2018, 25(3): 204-211.

13. VIAL M R, HORWITZ B, RAMOS C, et al. Massive haemoptysis TB or not TB[J]. Thorax, 2018, 73(9): 894.

14. YABLONSKII P, KUDRIASHOV G, KIRYUKHINA L, et al. Robot-assisted thoracoscopic right upper bi-lobectomy for pulmonary tuberculosis[J]. J Vis Surg, 2018, 4: 48.

15. KHO S S, CHAN S K, YONG M C, et al. Drainage of multiloculated tuberculous pleural effusion by medical thoracoscopy: When and why should it be considered[J]. Med J Malaysia, 2018, 73(1): 49-50.

第十章　结核病的外科治疗

【摘要】结核病外科手术治疗的选择根据不同地域、不同医疗条件及患者具体的病情而不同。在国外,对于耐多药肺结核患者手术切除治疗可以取得较好的疗效。而脊柱结核外科手术可以起到解除压迫脊髓,纠正后凸畸形,促进融合,并能更快地缓解疼痛等作用,应用比较广泛。其他肺外结核,如食管结核、乳腺结核、生殖器结核、结核性脑膜炎等的外科治疗也取得了一定的进展。

【关键词】肺结核;耐多药结核病;脊柱结核;结核性脑膜炎;外科治疗

2018 年,国际上对于内科治疗效果不佳的耐多药结核病、张力性气胸、脓胸、毁损肺等,外科手术仍然是一种可选择的治疗方式。同时,外科手术在肺外结核(如骨关节结核、食管结核、乳腺结核、生殖器结核等)的治疗中发挥着重要的作用,现分别介绍如下:

一、肺结核的外科治疗

结核病的多样性以及地域、政治和经济对该病影响的不同,使得结核病的外科手术治疗适应证、手术方式、术后管理等有着很大不同,在高收入和低发病率国家中存在一种高度保守的态度,但对于药物治疗疗效有限的耐多药结核病、张力性气胸、导致败血症的脓胸、毁损肺等,外科手术是一种可以选择的治疗方式[1]。Marfina 等[2]对存在空洞性、双侧病变的肺结核患者的手术治疗价值进行了探讨,回顾性研究了 57 例连续行胸外科手术治疗的结核分枝杆菌培养阳性的双侧空洞性肺结核患者。其中男性 44 例(77.2%),女性 13 例(22.8%);年龄在 18~61 岁。22 例(38.6%)患者经痰培养证实为耐多药结核病(MDR-TB),35 例(61.4%)患者为广泛耐药结核病(XDR-TB)。入院时,49 例(86.0%)患者痰涂片镜检抗酸杆菌阳性。手术的主要适应证是治疗失败,表现为尽管使用了很好的抗结核治疗方案,患者的痰结核菌持续性阳性。手术过程包括不同程度的肺切除术和(或)支气管内瓣膜治疗的联合。手术从受影响最严重的一侧开始,连续进行。术前结核治疗至少 6 个月,术后根据患者痰培养及对抗结核分枝杆菌药物的敏感性结果继续治疗。一共进行了 121 次手术,其中 22 例 MDR-TB 患者 42 次(每位患者 1.9 次),35 例 XDR-TB 结核患者 79 次(每位患者 2.3 次)。第一年没有死亡病例。随后发生 2 例死亡,1 例与结核进展无关,1 例因结核进展而死亡。10 例出现并发症:支气管胸膜瘘 4 例,长期气胸 3 例,呼吸衰竭 2 例,创伤血肿 1 例。术后 1 个月复诊,11 例(68.8%)MDR-TB 患者和 15 例(45.5%)患者 XDR-TB 痰涂片阴转。在之后的随访期(20~36 个月),21 例(95.5%)MDR-TB 患者和 23 例(65.7%)XDR-TB 患者的培养转阴。可以看出,外科手术可以帮助 MDR/XDR-TB 患者改善预后。

外科介入治疗长期以来是治疗肺结核的关键,但是由于化疗时代的来临使得其重要性有所降低。耐多药和广泛耐药结核病的快速传播使我们重新对手术治疗肺结核有了新的认识。俄罗斯每年都有大量的肺结核患者是耐多药或广泛耐药结核病,导致了保守治疗效果低下。2015 年,俄罗斯仅有 29.8%抗酸杆菌阳性的患者得到治愈。俄罗斯国立莫斯科医科大学 Giller 等[3]对 1999—2016 年外科治疗肺结核的数据进行了分析。作者对 1~87 岁（平均年龄 34.6 岁）的肺结核患者进行了 5 599 次手术。手术治疗的最常见原因是纤维空洞型肺结核、单纯的空洞型肺结核、结核瘤、结核毁损肺、结核性脓胸、干酪性肺炎和胸内淋巴结结核。并对提出早期手术治疗结核病策略的罗斯奔萨地区的数据进行分析以评估长期疗效。结果显示术后 30 天的死亡率为 0.1%，因并发症需要再次手术者占总 1.9%，MDR-TB 患者中 93%治疗有效，XDR-TB 患者中 92.1%治疗有效。非耐药患者治疗有效率达 98%。所有死亡病例均发生在结核病急性进展患者中，而干酪性肺炎和纤维空洞型肺结核患者在结核病急性进展阶段的风险最高。根据在奔萨地区进行的实验，334 名患者（病肺毁损+排菌）的治疗结果与 2006—2007 年确诊采用保守治疗的同一类别患者比较，由于早期手术治疗策略的实施，治疗有效率提高了 2 倍，死亡率减少了 3 倍且无术后死亡。根据追踪 3 年后的研究结果显示，该地区 93.9%（159 例中 149 例）患者无结核复发。根据俄罗斯制定的临床康复指数评估，奔萨地区的长期疗效为全国平均水平的 2.8 倍（83.2% vs. 29.3%）。考虑到世界卫生组织关于 MDR 特别是 XDR 治疗成功率较低的数据，作者得出结论是在耐药水平较高的地区，手术治疗仍然是必要的。

由于结核病发病率在实体器官受者中增加了 20~74 倍，死亡率高达 30%，这些使用免疫抑制的患者预防结核病的管理需要特别重视。巴西圣保罗大学 Samano 等[4]报道了该中心如何对肺移植患者进行预防肺结核管理的措施。作者认为移植后结核感染有四种原因：①受者潜伏病灶的再激活；②供体潜伏病灶的再激活；③移植后新发感染；④移植前就发生了结核进展。作者报道了该组 13 例肺移植患者被诊断为潜伏性结核感染，其中 10 例既往有肺结核病史，3 例结核菌素皮肤试验阳性。作者认为应该对潜伏性结核感染进行筛查并采取必要的预防措施。在该队列中，潜伏性结核患者在等候移植肺时需要口服异烟肼 6 个月。发现潜伏性结核感染的另外一个意义在于可以预示手术时胸膜腔可能粘连严重，提醒着术中操作时需要加倍小心。在该组中未发现术后内源性感染再激活现象。作者认为预防是治疗的基石，可以提高术后免疫抑制剂治疗的安全性。

二、肺外结核的外科治疗

1. 骨关节结核　骨关节结核是肺外结核中的常见类型，特别是脊柱结核，外科手术干预研究较多。Mann 等[5]回顾性研究了南非西开普省三级医院的脊柱结核，收集 2012—2015 年期间在该省三家三级医院发现并确认的脊柱结核所有病例进行分析，按细菌学确诊或临床诊断进行分类，分析临床特征等。共发现 393 例（319 名成人，74 名儿童）患者，其中 283 例（72%）经细菌学证实。成人病例同比下降（$P=0.04$），但儿童病例无明显变化趋势。后凸畸形发生在 60/74 年（81%）儿童和 243/315（77%）成人，其中外科手术纠正治疗 35/74（47%）儿童和 80/319（25%）成人。研究发现，西开普省三级医院近年来，脊柱结核患者的负担仍比较重，尤其是在儿童中。脊柱结核仍然是一种公共卫生问题，对早期诊断，特别是对儿童病例的早期诊断仍然比较重要。对于手术方式的问题，Ukunda 等[6]研究了脊柱结核后路手术清除脓肿并同种异体皮质骨移植的手术方法治疗脊柱结核病。选取 2008—2015 年活动性结核病病例 21 例，采取手术脓肿清创、减压和闭锁的双边方法，以及楔形骨移植等手术方式治疗。手术中位时间 280 分钟（IQR：230~315），平均失血量为 700ml，术后 kyphosis 的中位数为 8.5°（IQR：0°~15°），矫正率 71.6%，大多数神经系统功能恢复，残疾指数83%（72%~90%）。故笔者认为前柱重建中使用皮质同种异体移植的方法可以取得良好的临床和影像学改善结果，可以在活动性结核患者中应用。

Dunn等[7]对脊柱结核手术治疗进行了分析综述，提出手术指征包括已发生或预计会发生的畸形、神经功能障碍、大脓肿、诊断性活检等。总的来说，40%的截瘫患者可以通过抗结核治疗得到康复，手术通常是有在某些情况下建议。手术可以解除脊髓压迫，纠正后凸畸形，可能促进融合，并能更快地缓解疼痛。手术可以使得神经功能尽早恢复，越少骨质流失，降低复发风险。在结核病流行的许多地区，外科医师负责进行活检、脓肿清除、引流及局部用药以加快症状的缓解。外科手术的手术方式及术后支持治疗可能由当地具体情况决定，这也取决于患者支付医疗费用的能力及国家资助情况。由于胸椎是最常见的受累部位，故腹腔横断面切开术可在最小限度的情况下使脊柱旁脓肿引流，前柱碎片清除，并可以结合后路融合术。重度后凸畸形患者可以辅助后路手术。T_6~T_{11}可以经胸腔镜进行手术，更加容易进入病变区域椎骨和椎间盘，进行脓肿、病变骨切除和重建，并可以使用廉价的同种异体肱骨轴移植配合螺钉固定上下椎体，应用较广泛。一些外科医师很担心术后肺部风险，尤其是缺乏重症监护设施，则可以从后部切除、置钉固定。有些可以采用单侧或双侧横切，牺牲一个或两个肋间神经，清创，移植物或笼植入手术方式。充分减压和矫正脊柱后凸这两种方法都可以实现。Dunn等[7]偏好经胸，完全清创，无需牺牲神经根。虽然可能有部分移植物移位，效果良好，不需要术后呼吸机通气或术中单肺通气。胸腰椎区域的手术不建议只使用前路，建议是前路清创和用椎弓根螺钉或椎弓根螺钉重建的方法。在这里，可以使用后路进入，前柱清创术及椎弓根螺钉置入重建力柱，可以避免术中重新定位，更快地进行手术。首选是用同种异体移植重建前柱，通常胸椎用肱骨、腰椎用股骨。腓骨可以用于较小的患者，尤其是儿童。这是非常符合成本效益的。商用同种异体移植肱骨和股骨干的费用是移植笼子的5%~10%，也随着时间溶解。如果没有同种异体移植物，可以选择腓骨自体移植物，而自体肋骨，往往比较脆弱容易骨折；或者是商业移植笼。移植笼或螺钉治疗脊柱结核并没有禁忌。颈椎可采用颈椎前路清创术和重建。如果残余端板软化，可能有塌陷的风险，建议考虑后路手术。

2. 食管结核　食管结核在消化道结核病例中占0.3%，在所有吞咽困难病例中占0.15%，并且经常被误诊。乌干达马克雷雷大学Mbiine等[8]报道了1例由于结核导致食管狭窄的病例。患者女性，36岁，家庭妇女。主诉进行性吞咽困难1年半，伴体重减轻和胸骨后疼痛。既往无慢性咳嗽及结核病史，无肿瘤及食管疾病家族史。体格检查无重要临床阳性体征。食管吞钡摄片检查显示食管中下段有一5cm长的狭窄。上消化道内镜检查发现距门齿30cm处狭窄明显，针孔大开口，狭窄以上的黏膜轻微炎症，无溃疡或明显肿块，内镜无法通过狭窄。组织病理学检查显示为高度异型增生。第二次内镜检查组织病理学提示为慢性炎症。胸部和腹部CT扫描显示狭窄区域的食管壁显增厚，未见胸部及腹腔内淋巴结异常肿大。给患者进行了Ivor-Lewis食管切除术。组织病理学结果回报在狭窄部位和第7组淋巴结中存在活动性结核病变。术后第7天进行的吞钡结果显示狭窄消失，无吻合口漏。该患者开始服用抗结核药并于术后第10天出院。术后继续抗结核6个月，随访期间无并发症发生及结核复发。作者认为食管结核与食管癌难以鉴别，结核病流行区如果出现吞咽困难患者要考虑食管结核的可能。

3. 乳腺结核　乳腺结核在组织学检查中大约占乳腺病变的0.1%，但在印度和非洲等结核病发病率较高的国家这一比例达到了 3%～4%。意大利卡塔尼亚大学医院 Strazzanti 等[9]报道了 1 例艾滋病并发乳腺结核病例。患者女性，26 岁，厄立特里亚人，有艾滋病毒感染的个人史及乳腺癌家族史。主诉全身性的多处淋巴结肿大，巨大的右乳房肿块及全身乏力。颈部，腹部和胸部 CT 扫描显示右乳房有一大约 10cm×7cm 肿块，双侧颈部及腹部淋巴结多处肿大，但是胸腔内无肿大淋巴结。由于怀疑淋巴瘤收入内科住院。住院期间乳房 X 线检查显示整个右乳房 X 线穿透减弱，彩色多普勒显示病灶中心无血流而周围血流增加，考虑为乳房脓肿。抗感染无效后转乳腺外科。体检发现右侧乳房一个 12cm×10cm 质软肿块，几乎占据整个乳房，无皮肤潮红及皮温升高，无肿物压痛，触诊时移动度良好，考虑冷脓肿或囊肿可能。细针穿刺（FNA）抽出草绿色乳状液体及稠厚的脓液，量约 200ml，脓液送检细胞学检查和细菌学培养。培养细菌和真菌生长。该院同时对患者进行了颈部淋巴结活检排除了淋巴瘤。但是组织病理学发现了包括中性粒细胞、淋巴细胞、巨噬细胞之类的炎症细胞，并发现了肉芽肿及中央部分的干酪样坏死组织和外周的类上皮细胞。并通过核酸探针和 PCR 鉴定出了结核分枝杆菌。给患者按 2HREZ/4HR 方案抗结核药物治疗 6 个月。随访期间患者恢复良好，抗结核疗程结束时临床和放射学上无任何病灶残留的证据。作者认为乳腺癌和乳腺结核之间的鉴别诊断非常重要，在意大利特别是在西西里岛，由于大量涌入的移民迫使医师需要重新考虑结核病存在的可能。

4. 生殖器结核　日本东京虎之门医院 Kimura 等[10]报道了全球首例通过性交导致的阴道结核。患者女性，53 岁，因丈夫 1 个月前确诊左侧附睾结核而要求检查。患者婚后无其他性伴侣。该院医师决定对是否有生殖器结核进行筛查。血液和尿液的实验室检查无异常。T-SPOT、结核抗体和 HIV 抗体均为阴性。包括骨盆区域在内的胸部和腹部 CT 扫描均无异常。除右侧卵巢囊肿外，由妇科医师进行的盆腔检查和经阴道超声检查无明显异常。因为当时在子宫颈管和子宫内膜无异常发现，未进行活组织学检查。阴道拭子分泌物培养有结核分枝杆菌生长。该患者与其丈夫的结核分枝杆菌分离菌株送到日本东京结核病研究所进行进一步分析。可变数目串联重复分析（24 个位点）显示 2 个病例的生物来源相同。通过全基因组测序（WGS、MiSeq、Ilumina）的进一步分析证实，这两种分离菌株在遗传学上仅具有一个核苷酸差异。对该患者采用了与其丈夫相同的化疗方案。

5. 结核性脑膜炎　针对结核性脑膜炎脑积水治疗方面，今年有一篇来自于南非的文献报道[11]，该作者在 2000 年曾发表一篇文献，建议在患有结核性脑膜炎（TBM）合并脑积水的人类免疫缺陷病毒（HIV）阳性患者中不要行脑室-腹腔分流术（VPS）。作者认为，当时的结论是在联合抗反转录病毒疗法（ART）在南非无法免费获得的时代。在今年的报告中作者评估了接受抗反转录病毒治疗的 TBM 和脑积水患者脑室-腹腔分流的结果。该试验比较了 15 名 TBM 脑积水合并 HIV 阳性的抗反转录病毒治疗患者和 15 名没有抗反转录病毒治疗的对照结果。所有患者在 VPS 插入 1 个月后进行评估。结果显示：未进行反转录治疗组 10 例患者死亡（66.7%），分流后 1 个月无任何改善。相比之下，在反转录治疗组中，4 例患者死亡（26.7%），11 例（73.3%）预后良好。作者认为：经抗反转录病毒治疗后，HIV 阳性 TBM 合并脑积水患者 VP 分流效果明显改善。另有一篇评价脑室-腹腔分流术（VPS）的文献[12]，作者进行了 30 年的回顾性研究，统计分析脑脊液蛋白水平，确定其与 VPS 梗阻的相关性。结果证实脑脊液蛋白水平升高的患者 VPS 阻塞的风险较高。作者建议在这些患者中，应先采取临时措施直到脑脊液蛋白水平下降后再考虑行 VPS。另外，Aranha A[13]等报道了一篇文献，研究的目的是比较第三脑室切开术(ETV)与脑室腹腔分流术(VP)在治疗结核性脑膜炎(TBM)脑积水的安全性和有效性。本研究纳入52例小儿年龄组(<18岁)TBM脑积水患者。纳入研究的患者被随机分为VP分流术和ETV。两组均随访至少5个月,评估手术成功率和失败率以及手术并发症和神经后遗症。结果发现,26例患者接受ETV治疗,成功率为65.4%,VP分流组的成功率为61.54%。结论提示,ETV在婴幼儿脑积水、脑脊液(CSF)细胞计数高、蛋白水平高的人群中效果较好。因此,在继发于TBM的脑积水中,ETV应该作为首选的方法,因为它避免了与分流相关并发症的发生。

综上所述,国际上提出外科手术不仅对于药物治疗疗效有限的耐多药结核病、张力性气胸、脓胸、毁损肺,而且对于肺外结核(如骨关节结核、食管结核、乳腺结核、生殖器结核、结核性脑膜炎等)的治疗均发挥着重要作用,值得在临床推广应用。

(宋言峥　郝晓辉　廖勇　常蕴青　韩利军　李欢　高文　许绍发　唐神结)

参考文献

1. MOLNAR T F. Tuberculosis: mother of thoracic surgery then and now, past and prospectives: a review[J]. J Thorac Dis, 2018, 10(Suppl 22): S2628-S2642.
2. MARFINA G Y, VLADIMIROV K B, AVETISIAN A O, et al. Bilateral cavitary multidrug- or extensively drug-resistant tuberculosis: role of surgery[J]. Eur J Cardiothorac Surg, 2018, 53(3): 618-624.
3. GILLER D B, GILLER B D, GILLER G V, et al. Treatment of pulmonary tuberculosis: past and Present[J]. Eur J Cardiothoracic Surg, 2018, 53(5): 967-972.
4. SAMANO M N, FERNANDES L M, CAMPOS S V, et al. Lung transplantation in tuberculosis[J]. AnnThorac Surg, 2018, 106(3): 94.
5. MANN T N, SCHAAF H S, DUNN R N. Child and adult spinal tuberculosis at tertiary hospitals in the Western Cape, South Africa: 4-year burden and trend[J]. Epidemiol Infect, 2018, 146(16): 2107-2115.
6. UKUNDA U N F, LUKHELE M M. The posterior-only surgical approach in the treatment of tuberculosis of the spine outcomes using cortical bone allografts[J]. Bone Joint J, 2018, 100-B(9): 1208-1213.
7. DUNN R N, BEN HUSIEN M. Spinal tuberculosis[J]. Bone Joint J, 2018, 100-B(4): 425-431.
8. MBIINE R, KABUYE R, LEKUYA H M, et al. Tuberculosis as a primary cause of oesophageal stricture: a case report[J]. J Cardiothoracic Surg, 2018, 13(1): 58-62.
9. STRAZZANTI A, TROVATO C, GANGI S, et al. Breast tuberculosis cases rising in Sicily[J]. Int J Surg Case Rep, 2018, 53: 9-12.
10. KIMURA M, ARAOKA H, BABA H, et al. First case of sexually transmitted asymptomatic female genital tuberculosis from spousal epididymal tuberculosis diagnosed by active screening[J]. Int J infect Dis, 2018, 73: 60-62.
11. HARRICHANDPARSAD R, NADVI S S, SULEMAN MOOSA M Y, et al. Outcome of Ventriculo-peritoneal Shunt Surgery in Human Immunodeficiency Virus-Positive Patients on Combination Antiretroviral Therapy with Tuberculosis Meningitis and Hydrocephalus[J]. World Neurosurg, 2018.
12. KAMAT A S, GRETSCHEL A, VLOK A J, et al. CSF protein concentration associated with ventriculoperitoneal shunt obstruction in tuberculous meningitis[J]. Int J Tuberc Lung Dis, 2018, 22(7): 788-792.
13. ARANHA A, CHOUDHARY A, BHASKAR S, et al. A Randomized Study Comparing Endoscopic Third Ventriculostomy versus Ventriculoperitoneal Shunt in the Management of Hydrocephalus Due to Tuberculous Meningitis[J]. Asian J Neurosurg, 2018, 13(4): 1140-1147.

第十一章　耐药结核病的治疗

【摘要】2018 年,WHO 发布了 MDR-TB 和 RR-TB 治疗的关键性变化,对 MDR-TB 长程及短程治疗方案的定义、用药及疗程均有了新的规定。在化学治疗方面,对含贝达喹啉方案、含喹诺酮类药物方案、含利奈唑胺方案、含德拉马尼方案、含环丝氨酸方案、含阿米卡星方案等进行了较为深入的研究。在耐药结核病的外科治疗方面也取得了一定的进展。

【关键词】结核病;耐药;药物疗法;手术治疗

近 1 年来,国际上耐药结核病的治疗方面取得了较大的进展。WHO 发布了 MDR-TB 和 RR-TB 治疗的关键性变化,对 MDR-TB 长程及短程治疗方案的定义、用药及疗程均有了新的规定[1]。此外,Migliori 等[2]更新了欧盟耐多药结核病治疗的护理标准。在化学治疗方面,对含贝达喹啉方案、含喹诺酮类药物方案、含利奈唑胺方案、含德拉马尼方案、含环丝氨酸方案、含阿米卡星方案等进行了较为深入的研究。在耐药结核病的外科治疗方面也取得了一定的进展。现介绍如下。

一、WHO 关于 MDR-TB 和 RR-TB 治疗的重大变化

WHO 于 2018 年 7 月 16—20 日召开了指南修订小组会议,采用国际证据推荐分级的评估、制定与评价(grading of recommendations assessment, development and evaluation, GRADE)方法系统评估了加拿大麦克吉尔大学建立的 MDR/RR-TB 单个病例数据库中的数据,随后发布了《关于 MDR-TB 和 RR-TB 治疗的重大变化》[1]。长程 MDR-TB 治疗方案是指至少由 5 种有效抗结核药物组成的 18~20 个月治疗方案,可为标准化或个体化。根据有效性与安全性的最新证据,将长程 MDR-TB 方案中使用的抗结核药物按先后顺序重新划分为以下三组:A 组:首选药物,包括左氧氟沙星/莫西沙星、贝达喹啉和利奈唑胺。B 组:次选药物,包括氯法齐明、环丝氨酸/特立齐酮。C 组:A 组和 B 组药物不能组成方案时可以添加的药物,包括:乙胺丁醇、德拉马尼、吡嗪酰胺、亚胺培南-西司他汀、美罗培南、阿米卡星(链霉素)、乙硫异烟胺/丙硫异烟胺、对氨基水杨酸。同时,提出了长程 MDR-TB 方案的选药原则。WHO 指出,短程 MDR-TB 方案是指一种疗程为 9~12 个月的 MDR/RR-TB 治疗方案,这种方案大部分是标准化方案,其药物组成和疗程可因背景及证据不同而异。通常的方案组成如下:4-6Km(Am)-Mfx-Pto(Eto)-Cfz-Z-$H^{high\text{-}dose}$-E/5 Mfx-Cfz-Z-E。

二、耐多药结核病治疗的护理标准

欧洲呼吸学会(ERS)、欧洲疾病预防和控制中心(ECDC)发表了欧洲联盟结核病护理标准(European Union standards for tuberculosis care, ESTC)2017 年更新版[2],该小组更新了 2012 年发布的 ESTC 文件,继续保留以患者为中心的 ESTC 的结构和原理,包括结核病(TB)诊断、治疗、HIV 和并发症以及公共卫生和预防方面的 21 项标准。关于耐药结核病药物数量和总治疗时间的完整细节将在即将出版的《世卫组织关于耐多药结核病治疗的统一、更新

和更详细的政策指南》中提供。

三、耐药结核病的化学治疗

1. 含贝达喹啉方案　贝达喹啉可以作为不耐受二线注射剂(SLI)的替代物用于 MDR-TB 的治疗,但该方案的有效性和安全性尚不清楚。Zhao 等[3]进行了一项回顾性队列研究,以评估贝达喹啉替代 SLI 治疗 MDR-TB 患者的疗效。选取南非西开普省注册的结核病患者,治疗组为接受贝达喹啉替代 SLI,对照组未服用贝达喹啉。疗效的评价指标是治疗 12 个月时死亡患者、失访或未实现持续痰培养阴转的比例。对 162 例治疗组和 168 名对照组的数据进行了分析,其中 70.6%例感染 HIV,不良反应发生率,治疗组为 35/146(23.9%),而对照组为 51/141(36.2%),相对危险度为 0.66;95%CI 0.46~0.95。治疗组患者的痰菌阴转率(1 例,0.8%)与对照组(12 例,10.3%例;$P=0.001$)相比更低。初始延用贝达喹啉与未实现持续痰培养阴转独立相关(95%CI:1.1~1.9)。两组死亡率在 12 个月内相似(每组 11 例死亡,$P=0.973$)。在耐多药结核病治疗中,用贝达喹啉替代 SLI,与继续使用 SLI 的患者相比,治疗 12 个月时疗效有所改善,因此建议用贝达喹啉治疗耐多药结核病。

对于 MDR-TB 的治疗添加贝达喹啉可能与死亡风险增加有关,引起了 WHO 的关注,因此,Schnippel 等[4]进行了一项回顾性队列研究以评估贝达喹啉对南非 MDR-TB 患者死亡率的影响。选取 2014 年 7 月 1 日—2016 年 3 月 31 日南非利福平耐药的患者,年龄 15~75 岁之间。评估服用贝达喹啉和未服用贝达喹啉两组的全因死亡率。未服用贝达喹啉患者以卡那霉素或卷曲霉素和莫西沙星作为核心药物。结果表明,18 542 例 MDR-TB 或 RR-TB 中有 743(4.0%)和 1 075 例广泛耐药结核中 273(25.4%)接受含贝达喹啉方案,在 1 016 例接受含贝达喹啉方案的患者中,有 128 例(12.6)死亡,而接受标准治疗方案的 18 601 例患者中有 4 612 例(24.8%)死亡。与标准治疗方案相比,对于 MDR-TB 或 RR-TB[危险比(HR:0.35,95%CI:0.28~0.46)和 XDR-TB(HR:0.26,95%CI 0.18~0.38)的治疗,贝达喹啉与降低全因死亡率的风险相关。

为了探讨含贝达喹啉的治疗方案对于 MDR-TB、XDR-TB 的治疗成功率,Ndjeka 等[5]选择南非 RR-TB、XDR-TB 及 preXDR-TB 的患者,按照严格的纳入和排除标准,给予含贝达喹啉的治疗方案。XDR-TB 及 preXDR-TB 的患者在一个优化的、个性化的背景方案下接受包括左氧氟沙星,利奈唑胺、氯法齐明、贝达喹啉共 24 周治疗。200 例患者入选,其中 87 例(43.9%)为 XDR-TB,99 例(49.3%)为女性,平均年龄 34 岁(IQR:27~42),134 例(67.0%)感染了 HIV,$CD4^+$中位数为 281/μl(IQR:130~467),全部接受抗反转录病毒治疗。200 例患者中有 16 例(8.0%)没有完成 6 个月的贝达喹啉治疗,其中 8 例失访,6 例死亡,1 名因副作用而停止治疗,1 名被诊断为药物敏感结核。200 例患者中有 146 例(73.0%)结局良好,其中 139 例(69.5%)治愈,7 例(3.5%)完成治疗。全部观察病例中,25 例(12.5%)死亡,20 例(10.0%)失访,9 例(4.5%)治疗失败。22 个不良事件与贝达喹啉有关,包括 5 例 QTcF>500ms,11 例 QTcF 较基线增加>50ms、1 例阵发性心房扑动。总之,作者认为,贝达喹啉添加到优化的背景方案中,与 XDR-TB 及 preXDR-TB 的成功治疗率高相关。

目前关于贝达喹啉用于终末期肾病(ESRD)的 MDR-TB 患者的治疗尚无临床资料。Park[6]报告了 2 例使用贝达喹啉治疗 ESRD 的 MDR-TB 患者的临床资料,并探讨贝达喹啉的安全性、耐受性及疗效。结果表明,2 例 ESRD 的 MDR-TB 患者接受含贝达喹啉治疗方案后，疗效满意，且安全性和耐受性较好。但作者认为，由于样本数量较少，需要进一步扩大样本来研究贝达喹啉在特殊人群中防治 MDR-TB 的作用。

2. 含喹诺酮类药物方案　目前，关于莫西沙星或左氧氟沙星等新一代喹诺酮类药物对于耐氧氟沙星而对莫西沙星敏感的 MDR-TB 治疗的临床疗效数据存在争议。Lee 等[7]评价新一代喹诺酮类药物是否能够改善耐氧氟沙星而对莫西沙星敏感的 MDR-TB 患者的疗效。对 208 例莫西沙星敏感的 MDR-TB 患者进行了回顾性队列研究，这些患者在 2006—2011 年接受了治疗，所有患者均使用新一代喹诺酮类药物。结果显示，171 例患者（82%）对氧氟沙星和莫西沙星均敏感的 MDR-TB（氧氟沙星敏感组），37 例（18%）对氧氟沙星耐药同时对莫西沙星敏感的 MDR-TB（氧氟沙星耐药组）。与氧氟沙星敏感组相比，耐氧氟沙星组更有可能出现结核病治疗史（$P<0.001$）和胸部 X 线空洞性病变（$P<0.001$）。此外，与氧氟沙星敏感组相比，氧氟沙星耐药组对吡嗪酰胺（$P=0.003$）、链霉素（$P=0.015$）、丙硫异烟胺（$P<0.001$）、对氨基水杨酸（$P<0.001$）的耐药性更高。氧氟沙星敏感组比氧氟沙星耐药组更容易获得良好的治疗效果［分别为 91%（156/171）和 57%（21/37）（$P<0.001$）］。多因素回归 logistic 分析显示，氧氟沙星敏感组比氧氟沙星耐药组出现良好治疗结果的可能性高出 5.36 倍（95%CI：1.55～18.53，$P<0.001$）。尽管体外实验证实对莫西沙星敏感，但耐氧氟沙星的 MDR-TB 患者良好治疗结果的频率显著低于对氧氟沙星敏感的 MDR-TB 患者。因此，即使使用新一代喹诺酮类药物，氧氟沙星耐药的 MDR-TB 患者可能需要更积极的治疗。

加替沙星可以用于治疗耐多药结核病，但最佳剂量尚不明确。Deshpande 等[8]进行了一项为期 28 天的加替沙星在中空纤维系统结核模型（HFS-TB）的研究，以确定与最大微生物杀死和耐药性抑制相关的靶向暴露。蒙特卡罗实验（MCE）用于确定 10 000 例成人脑膜或肺 MDR-TB 患者达到目标暴露的剂量。通过对肺结核和脑膜结核患者 2 项前瞻性临床试验的临床数据进行分析，验证最佳剂量。采用分类回归树（cart）分析法确定加替沙星最低抑制浓度（mic），联合治疗时低于该浓度的患者治疗或复发。结果显示，HFS-TB 中与最佳微生物杀死率和耐药性抑制相关的目标暴露在浓度-时间曲线下的 0～24 小时范围内，MIC 为 184。MCE 确定肺和脑膜 MDR-TB 的最佳加替沙星剂量分别为 800mg/d 和 1200mg/d，MIC 的临床敏感性断点≤0.5mg/L。在临床试验中，CART 确定，如果 MIC>2mg/L，79%的患者治疗失败，但如果 MIC≤0.5mg/L，98%的患者治愈。临床数据的概率分析显示肺结核患者接受 800mg/d 治疗和脑膜结核患者接受 1 200mg/d 治疗的概率大于 90%。剂量≤400mg/d 是其次的。作者认为，对于肺和脑膜 MDR-TB 治疗，建议分别使用 800mg/d 和 1 200mg/d 的加替沙星剂量，加替沙星在 MICS 为 0.5～2mg/L 时具有易感剂量依赖区。

为了探讨左氧氟沙星剂量增加能否增加肺结核患者的药物暴露。Peloquin 等[9]选择在秘鲁和南非的耐多药结核病患者根据体重情况随机分为左氧氟沙星 11mg/（kg·d）、14mg/（kg·d）、17mg/（kg·d）或 20mg/（kg·d），最小剂量 750mg/d，并与其他二线药物联合，共有 101 例患者纳入非部分药代动力学分析。浓度-时间曲线下 0～24 小时（AUC 0-24）的中位面积分别为 109.49、97.86、145.33 和 207.04μg·h/ml，最大血浆浓度（Cmax）中位数分别为 11.90μg/ml、12.02μg/ml、14.86μg/ml 和 19.17μg/ml。左氧氟沙星剂量越高，每天达 1500mg，能够导致更高的药物暴露。

左氧氟沙星可以用于耐多药结核病的治疗,但最佳剂量尚不明确。Deshpande 等[10]利用中空纤维系统结核模型(HFS-TB)确定了浓度-时间曲线(AUC0-24)下 0~24 小时面积与结核分枝杆菌(*MTB*)最大微生物杀死和获得性耐药(ADR)抑制相关的最小抑制浓度(MIC)比值。对左氧氟沙星耐药菌株进行了全基因组测序。蒙特卡罗实验(MCES)用来确定患者最能达到由 HFS 结核病引起的空洞性肺结核和结核性脑膜炎靶向暴露的剂量。人工智能(AI)算法集合确定坦桑尼亚耐多药肺结核患者使用含左氧氟沙星方案治疗时痰菌阴转、ADR 和死亡的最重要预测因素。采用 probit 回归来确定越南结核性脑膜炎患者的最佳左氧氟沙星剂量。结果显示,在中空纤维系统结核模型(HFS-TB),与最大 *MTB* 杀伤相关的 AUC0-24/MIC 为 146,而与获得性耐药抑制相关的 AUC0-24/MIC 为 360。耐药 *MTB* 中最常见的 gyrA 突变是 Asp94Gly、Asp94Asn 和 Asp94Tyr。在 MCES 中实现目标暴露的最小剂量为 1 500mg/d。人工智能算法确定了 160 的 AUC0-24/MIC 是微生物治疗的预测指标,其次是左氧氟沙星 2 小时峰值浓度和体重。Probit 回归确定了 25mg/kg 的最佳剂量与肺结核成人 90%以上的良好反应相关。总之,25mg/kg 或 1 500mg/d 的左氧氟沙星剂量足以替代大剂量莫西沙星治疗耐多药结核病。

3. 含利奈唑胺方案　目前利奈唑胺已成功用于耐多药结核病(MDR-TB)的治疗。然而,剂量和相关的毒性限制了其在临床的应用。Bolhuis 等[11]搜索利奈唑胺的药代动力学(PK)/药效学(PD)文献,以确定有效的 PK/PD 指数,并确定利奈唑胺在 MDR-TB 方案中的最佳每日剂量和给药频率。系统搜索 8 项符合纳入标准的研究,观察到显著的 PK 变异。利奈唑胺的疗效似乎是由浓度-时间曲线(AUC)/最低抑制浓度(MIC)下的面积决定的,关于每日 600mg 剂量是否为首选给药剂量,还没有定论。AUC/MIC 比率为 100 的伴随药物存在时,可以防止药物耐药性出现。每日 600mg 的剂量可以维持药效和毒性之间的平衡状态。作为一种治疗窗口很窄的药物,利奈唑胺治疗可能受益于更个体化的治疗方案,即测量实际的 MIC 值和治疗药物监测。

利奈唑胺显著改善了耐多药结核病的治疗效果,Lee 等[12]研究了在肺结核患者抗结核治疗 8 周时,用利奈唑胺替代乙胺丁醇是否会增加痰培养转化率。选择首尔国立大学和国立医学中心的三所附属医院的肺结核患者进行了一项 2 阶段、多中心、随机、开放标签试验,患者年龄 20~80 岁,肺结核患者痰菌阳性,无利福平耐药,目前治疗 7 天或更少,随机分为 3 组,比例为 1∶1∶1。对照组给予乙胺丁醇(2 个月)、异烟肼、利福平和吡嗪酰胺。第二组用利奈唑胺(600mg/d)治疗 2 周,第三组用 4 周代替乙胺丁醇治疗 2 个月。我们使用最小化方法随机分组,并根据医疗机构、胸片的空洞和糖尿病进行分层。主要终点是治疗 8 周后液体培养基中痰培养阴转的患者比例。本试验的结果主要在改良意向治疗人群中进行分析。结果显示,自 2014 年 2 月 19 日—2017 年 1 月 13 日,共招募 429 例患者,428 例患者随机分为对照组(142 例患者)、利奈唑胺 2 周组(143 例患者)或利奈唑胺 4 周组(143 例患者)。其中 401 例符合初步疗效分析,134 例对照组患者中,103 例(76.9%)在治疗 8 周时在痰菌转阴。利奈唑胺 2 周组为 135 例中的有 111 例(82.2%)痰菌阴转,利奈唑胺 4 周组为 132 例中的有 100 例(75.8%)痰菌阴转。与对照组相比,利奈唑胺 2 周组的差异为 5.4%(95%CI:4.3~15.0,$P=0.28$),而利奈唑胺 4 周组为-1.1%(95%CI 11.3~9.1,$P=0.83$)。至少有一次不良事件的患者数在组间相似,其中对照组 137 例中 86 例(62.8%),利奈唑胺 2 周组 138 例中 79 例(57.2%),利奈唑胺 4 周组 121 例中 75 例(62.0%),任何患者均未发现对利奈唑胺的耐药性。短期使用利奈唑胺治疗8周后，没有观察到高的痰菌阴转率。然而，安全性和耐药性分析表明，利奈唑胺在缩短药物敏感结核病治疗过程中有很大的潜力。

4. 含德拉马尼方案　Chang等[13]探讨了含德拉马尼方案治疗香港复杂耐多药结核病的早期经验，作者总结了11例pre-XDR或XDR-TB患者中使用德拉马尼的临床资料。其中女7例，29~59岁（中位48岁），男4例，44~59岁（平均52.5岁），1例巴基斯坦人，10例中国人，4例糖尿病，1例皮肌炎（长期皮质类固醇治疗），所有患者HIV阴性，全部接受高剂量左氧氟沙星，每天750mg，除2例患者（患者2和3）分别于5.5个月和0.5个月后停用利奈唑胺，其余全部接受噁唑烷酮类。共8例患者（不包括患者1~3）同时服用德拉马尼和利奈唑胺。当治疗反应不佳时，患者1加德拉马尼和高剂量异烟肼进入含利奈唑胺方案中。患者2和3由于利奈唑胺不耐受，德拉马尼替代利奈唑胺。除了患者1，所有患者均在耐多药结核开始治疗的3个月内实现早期痰培养阴转。中位治疗时间13个月（12~27个月）后有9例治愈。中位随访期390天后（范围0~720天）并没有发现复发。由于担心糖尿病控制不佳而导致复发风险增加，3例患者（患者2，3和11）治疗时间延长超过20个月。1例耐喹诺酮的MDR-TB患者发生治疗失败与I572F突变。总之，早期经验表明，①耐喹诺酮类的MDR-TB或XDR-TB可能是用含德拉马尼和利奈唑胺短程（12~15个月）的治疗方案即可获得成功，但并发症可能大大增加复发风险；②最好是德拉马尼与利奈唑胺起始联合使用；③长程服用德拉马尼耐受性和安全性良好；④德拉马尼在最初治疗的1~2个月应每日1次代替每日2次。作者认为，仍需要更大的患者数据库进一步证实这些初步观察的结果。

5. 含环丝氨酸方案　环丝氨酸可以用于治疗耐多药结核病，但其疗效、联合治疗的作用及最佳临床剂量尚不清楚，关于d-环丝氨酸最小抑制浓度（MIC）分布的数据也很少。Deshpande等[14]进行了系统的研究，以确定环丝氨酸PK/PD参数。利用中空纤维系统结核模型（HFS-TB）确定D-环丝氨酸进行了联合暴露效应和剂量分级的研究。同时，在415株结核分枝杆菌（*MTB*）临床分离株中鉴定了D-环丝氨酸MIC。根据这些结果，包括腔内浓度，使用蒙特卡罗实验（MCES）确定10 000名患者能够达到或超过目标暴露的临床剂量。结果显示，环丝氨酸在28天内杀死6.3 $\log_{10}$菌落形成单位（cfu）/ml细胞外结核分枝杆菌，药效的持续时间由浓度高于MIC的百分比（TMIC）驱动，1.0 $\log_{10}$ cfu/ml杀死率达到%TMIC=30%（目标暴露）。敏感性结核分枝杆菌检测的流行病学临界值为64mg/L。在MCES中，92%的肺结核空洞患者每天2次750mg达到肺部靶向暴露，而85%的脑膜炎患者每天2次500mg达到靶向暴露。MCE衍生的临床敏感性断点建议的剂量为64mg/L。因此，作者认为，环丝氨酸能够杀死*MTB*，药物敏感的临界值64mg/L。然而，高剂量可能导致患者的死亡率增高，同时增加中枢神经系统的毒性。

6. 含阿米卡星方案　阿米卡星在耐多药结核病（MDR-TB）的治疗中已经使用了40多年，但关于其合适的用药剂量仍存在争议。Sturkenboom等[15]搜索阿米卡星相关的药代动力学（PK）和药效学（PD）文献，以确定阿米卡星在MDR-TB方案中的最佳剂量和给药频率，试图在尽量减少毒性的同时优化疗效。根据PK、中空纤维系统结核模型和（或）阿米卡星早期杀菌活性的影响数据鉴定出5篇文章。尽管阿米卡星治疗耐多药结核病的时间很长，但几乎没有PK数据可以获得。与MIC相关的阿米卡星最大浓度（cmax）是疗效最重要的PK/PD指标。总之，感染部位的目标Cmax/Mic比值应为10，与累积治疗天数相对应的浓度-时间曲线（AUC）下的累积面积与毒性风险增加相关。

四、耐药结核病的手术治疗

目前关于辅助手术在含贝达喹啉对 MDR-TB 患者治疗的价值尚未见报道。Borisov 等[16]探讨一组接受外科手术治疗含贝达喹啉方案治疗的 MDR-TB 患者的治疗结果及并发症。回顾性观察性研究了 2007 年 1 月—2015 年 3 月在 9 个国家的 12 个中心接受结核病治疗的患者。选择含贝达喹啉方案为基础的队列中有手术指征的患者,并收集手术相关信息。描述患者的临床特征、手术适应证、手术类型、手术并发症、结核菌阴转率及治疗结果。根据手术时间对治疗结果进行评估。结果显示,57 例暴露于贝达喹啉的对 7 种药物中位数有耐药性的患者有手术指征(52 例再治疗;50 例 XDR-TB 或 pre-XDR)。60%的病例起始接受贝达喹啉治疗后行手术,而 36. 4%的病例在手术前接受贝达喹啉方案并在术后完成。在治疗完成时,90%的痰培养阴转的 69. 1%获得治疗成功;21. 8%有不良结果(20. 0%治疗失败,1. 8%失访),9. 1%仍在接受治疗。因此,在具有特定指征的病例中,贝达喹啉联合手术治疗是安全且有效的。

五、儿童耐药结核病的治疗

左氧氟沙星越来越多地用于 MDR-TB 的治疗,但其药代动力学特点限制了对儿童的剂量选择。Denti 等[17]南非开普敦,儿童常规接受左氧氟沙星(250mg 成人片)用于 MDR-TB 的预防或治疗,口服或经鼻胃管给予 15mg/kg 或 20mg/kg 体重的剂量后,整片或粉碎片剂后进行药代动力学取样。药代动力学参数估计采用非线性混合效应模型。基于模型的体重评估实现与成人 750mg 左氧氟沙星,每日 1 次相似的效应。研究包括 109 例儿童,中位年龄 2. 1 岁(0. 3~8. 7 岁),中位体重 12kg(6~22kg)。通过使用左氧氟沙星成人片剂 250mg 明显低于那些以毫克/千克为基础接受类似剂量的成年人的报告,为了在 750mg 每日剂量下达到成人等效剂量,可能需要对体重为 3~4kg(由于未成熟清除)的幼儿,较高剂量的左氧氟沙星儿童剂量为 18mg/(kg · d),对较年长的儿童为 40mg/(kg · d)。目前推荐用于儿童 MDR-TB 治疗的左氧氟沙星剂量显著低于成人。不同配方和配方工艺的效果需要进一步研究。作者认为,儿童基于年龄和体重的剂量选择左氧氟沙星成人片剂 250mg 最有可能达到目标浓度,同时需进行前瞻性评价。

贝达喹啉是治疗耐多药结核病的一种重要新药,但目前尚无儿童剂型。Svensson 等[18]通过评估贝达喹啉混悬剂与片剂的相对生物利用度、短期安全性、可接受性和适口性,探讨儿童使用贝达喹啉片剂配方的可能性。选择 24 名健康成人志愿者进行了一项随机、开放标签、两阶段交叉研究。给药 400mg 贝达喹啉(全部或悬浮于水中)后,每名受试者每隔 14 天进行 2 次超过 48 小时的丰富药代动力学取样。采用非线性混合效应模型对药动学数据进行了分析。采用问卷调查的方法评估适口性和可接受性。悬浮床层的生物利用度与整体无统计学差异。贝达喹啉悬浮剂相对生物利用度的 95%非参数置信区间为整个贝达喹啉片的 94%~108%,因此满足了预先确定的生物等效性标准。本研究未记录 3、4 级或严重的治疗突发性不良事件,整个药片和混悬液在味道、质地或气味方面无明显差异。悬浮于水中的贝达喹啉的生物利用度与完全吞咽的片剂相同,且该悬浮液具有良好的耐受性。这表明,目前可用的贝达喹啉配方可用于治疗儿童的耐多药结核病,弥合建立儿科给药方案与常规提供儿科分散配方之间的差距。

据2016年WHO估计，全球有100万儿童结核病新发病例，占全球所有新发病例的6.9%，由于儿童结核病病例很难通过细菌学确认耐药，故耐药结核（DR-TB）的评估是十分受限的，然而，据估计，15%的耐多药结核病（MDR-TB）病例发生在15岁以下的儿童身上。Villarreal等[19]分析了在秘鲁利马使用二线药物（SLDS）治疗儿童结核病的临床特征。对利马6个区2011—2015年报告的结核病例，比较5岁以下和5~14岁两个年龄组的治疗效果。结果显示，在96例报告病例中，评估了82例，其中59%为男孩，平均年龄为8岁，5岁以下的占32%。82%的病例报告与肺结核患者接触，90%为治疗无效，98%为发病部位在肺脏，50%行结核菌素皮肤试验（纯化蛋白衍生物），其中88%硬结为10mm。40%痰抗酸杆菌涂片阳性，均为5~14岁年龄组，46%为结核分枝杆菌培养阳性。只有26%证实为耐多药结核病，其中90%在5~14岁年龄组。所有病例均接受了确诊或可能耐药结核病（DR-TB）的SLD治疗，治疗成功率高（超过83%），无治疗失败或死亡病例，随访损失率高。

左氧氟沙星可以用于治疗和预防儿童耐多药结核病，但目前成人配方对于儿童的口感较差。Purchase等[20]针对27名儿童护理者的问卷调查显示，与成人配方相比，左氧氟沙星新型100mg分散片的口感更好（69%），更容易制备（81%），这种剂型可以帮助儿童更好地坚持抗结核治疗。

MDR-TB对全球结核病控制提出了挑战，治疗MDR-TB感染者以防止病情恶化可能是一种有效的公共卫生战略。幼儿感染结核病的风险很高，通常由家中的成年人传染。识别家庭中暴露于耐多药结核病的幼儿，并为他们提供耐多药结核病预防治疗，可以降低疾病进展的风险。迄今为止，尚未完成耐多药结核病预防治疗的试验，世界卫生组织的指导方针建议密切观察，暂不进行治疗。儿童耐多药肺结核预防治疗试验（TB-CHAMP）是一项三期随机整群安慰剂对照试验，旨在评估左氧氟沙星对耐多药结核病儿童接触者的疗效。Seddon等[21]进行了TB-CHAMP，比较了左氧氟沙星与安慰剂对于预防耐多药结核病儿童接触者的疗效。该试验在南非的三个地点进行，这些地点均有成人耐多药结核病患者。若一名5岁以下的儿童居住在成人耐多药结核病患者家庭中，评估成人指数病例，对所有家庭成员进行结核病筛查，并对年龄小于5岁的儿童进行试验资格评估。符合条件的儿童按家庭随机分组，每天接受左氧氟沙星（15~20mg/kg）或匹配的安慰剂治疗6个月。密切监测儿童的疾病发展、药物耐受性和不良事件。主要终点是招募1年内发生的结核病或结核病死亡。从大约778户家庭中招募1 556名儿童，平均每个家庭有2名合格儿童。招募持续18~24个月，所有儿童在治疗后随访18个月，同时进行定性和健康经济评价。如果TB-CHAMP试验表明，左氧氟沙星对已暴露于耐多药结核病的儿童能够有效预防结核病，而且安全性、耐受性好、可接受且成本效益好，因此，作者认为，这种干预措施可能很快纳入结核病预防和治疗的要求。

2018年，经过国际同道的不懈努力，在耐药结核病治疗方面成绩斐然，最重要的是WHO发布了MDR-TB和RR-TB治疗的关键性变化，对MDR-TB长程及短程治疗方案的定义、用药及疗程均有了新的规定。同时，国际学者对于耐药结核病的不同化疗方案、手术治疗、儿童耐药结核病的治疗等方面均进行了深入的研究，并且取得了一定的成果。

（常蕴青　刘一典　唐神结）

参考文献

1. World Health Organization. Rapid communication: key changes to treatment of multidrug- and rifampicin-resistant tuberculosis (MDR/RR-TB)[R]. 2018.
2. MIGLIORI G B, SOTGIU G, ROSALES-KLINTZ S, et al. European Union standard for tuberculosis care on treatment of multidrug-resistant tuberculosis following publication of the new World Health Organization recommendations[J]. Eur Respir J, 2018.
3. ZHAO Y, FOX T, MANNING K, et al. Improved treatment outcomes with bedaquiline when substituted for second-line injectable agents in multidrug resistant tuberculosis: a retrospective cohort study[J]. Clin Infect Dis, 2018: 24.
4. SCHNIPPEL K, NDJEKA N, MAARTENS G, et al. Effect of bedaquiline on mortality in South African patients with drug-resistant tuberculosis: a retrospective cohort study[J]. Lancet Respir Med, 2018, 9(6): 699-706.
5. NDJEKA N, SCHNIPPEL K, MASTER I, et al. High treatment success rate for multidrug-resistant and extensively drug-resistant tuberculosis using a bedaquiline-containing treatment regimen[J]. Eur Respir J, 2018, 52(6): 1801528.
6. PARK S, LEE K M, KIM I, et al. The use of bedaquiline to treat patients with multidrug-resistant tuberculosis and end-stage renal disease: a case report[J]. Int J Infect Dis, 2018: 19.
7. LEE H, AHN S, HWANG N Y, et al. Limited effect of later generation fluoroquinolones in the treatment of ofloxacin-resistant and moxifloxacin-susceptible multidrug-resistant tuberculosis[J]. Antimicrob Agents Chemother, 2018, 62(2). pii: e01784-17.
8. DESHPANDE D, PASIPANODYA J G, SRIVASTAVA S, et al. Gatifloxacin pharmacokinetics/pharmacodynamics-based optimal dosing for pulmonary and meningeal multidrug-resistant tuberculosis[J]. Clin Infect Dis, 2018, 67(suppl3): S274-S283.
9. PELOQUIN C A, PHILLIPS P P J, MITNICK C D, et al. Increased doses lead to higher drug exposures of levofloxacin for the treatment of tuberculosis[J]. Antimicrob Agents Chemother, 2018, 62(10). pii: e00770-18.
10. DESHPANDE D, PASIPANODYA J G, MPAGAMA S G, et al. Levofloxacin Pharmacokinetics/Pharmacodynamics, Dosing, Susceptibility Breakpoints, and Artificial Intelligence in the Treatment of Multidrug-resistant Tuberculosis[J]. Clin Infect Dis, 2018, 67(suppl3): S293-S302.
11. BOLHUIS M S, AKKERMAN O W, STURKENBOOM M G G, et al. Linezolid-based regimens for multidrug-resistant tuberculosis (tb): a systematic review to establish or revise the current recommended dose for tb treatment[J]. Clin Infect Dis, 2018, 67(suppl 3): S327-S335.
12. LEE J K, LEE J Y, KIM D K, et al. Substitution of ethambutol with linezolid during the intensive phase of treatment of pulmonary tuberculosis: a prospective, multicentre, randomised, open-label, phase 2 trial[J]. Lancet Infect Dis, 2019, 19(1): 46-55.
13. ChANG K C, LEUNG E C, LAW W S, et al. Early experience with delamanid- containing regimens in the treatment of complicatedmultidrug-resistant tuberculosis in Hong Kong[J]. Eur Respir J, 2018, 51(6). pii: 1800159.
14. DESHPANDE D, ALFFENAAR J C, KÖSER C U, et al. d-Cycloserine Pharmacokinetics/Pharmacodynamics, Susceptibility, and Dosing Implications in Multidrug-resistant Tuberculosis: A Faustian Deal[J]. Clin Infect Dis, 2018, 67(suppl 3): S308-S316.
15. STURKENBOOM M G G, SIMBAR N, AKKERMAN O W, et al. Amikacin Dosing for MDR Tuberculosis: A Systematic Review to Establish or Revise the Current Recommended Dose for Tuberculosis Treatment[J]. Clin Infect Dis, 2018, 67(suppl 3): S303-S307.
16. BORISOV S E, D'AMBROSIO L, CENTIS R, et al. Outcomes of patients with drug-resistant-tuberculosis treated

with bedaquiline-containing regimens and undergoing adjunctive surgery[J].J Infect,2019,78(1):35-39.

17. DENTI P,GARCIA-PRATS A J,DRAPER H R,et al.Levofloxacin population pharmacokinetics in south african children treated for multidrug-resistant tuberculosis[J]. Antimicrob Agents Chemother, 2018, 62(2). pii: e01521-17.
18. SVENSSON E M,DU BOIS J,KITSHOFF R,et al.Relative bioavailability of bedaquiline tablets suspended in water:Implications for dosing in children[J].Br J Clin Pharmacol,2018,84(10):2384-2392.
19. VILLARREAL J,ALARCÓN V,ALARCÓN-ARRASCUE E,et al.Tuberculosis in children treated with second-line drugs under programmatic conditions in Lima,Peru[J].Int J Tuberc Lung Dis,2018,22(11):1307-1313.
20. PURCHASE S E,GARCIA-PRATS A J,DE KOKER P,et al.Acceptability of a Novel Levofloxacin Dispersible Tablet Formulation in Young Children Exposed to Multidrug-Resistant Tuberculosis[J].Pediatr Infect Dis J,2018.
21. SEDDON J A,GARCIA-PRATS A J,PURCHASE S E,et al.Levofloxacin versus placebo for the prevention of tuberculosis disease in child contacts of multidrug-resistant tuberculosis:study protocol for a phase Ⅲ cluster randomised controlled trial (TB-CHAMP)[J].Trials,2018,19(1):693.

第十二章　特殊人群结核病的治疗

第一节　结核病合并 HIV 双重感染的治疗

【摘要】结核分枝杆菌(*MTB*)感染是人类免疫缺陷病毒感染/艾滋病(HIV/AIDS)患者常见的机会性感染之一,也是 AIDS 患者死亡的重要原因。HIV/TB 患者病情复杂、病死率高、治疗棘手,及时、合理、有效地进行抗结核治疗和抗反转录病毒治疗是降低病死率的关键。2018 年,国际上提出对于 HIV 感染者,启动 ART 的同时加强结核病筛查、排除活动性结核病后提供结核病预防性治疗非常重要,许多研究均着重于探讨 HIV 感染合并 LIBI 者的最佳预防治疗方案和疗程时间。同时,WHO 推出了 HIV 感染者治疗 LTBI 的抗结核方案。对于 TB/HIV 患者的抗结核治疗、抗反转录病毒治疗的研究也有不少报道,在联合治疗中出现的药物不良反应以及结核病相关免疫重建炎症综合征均进行了深入研究。

【关键词】结核病;艾滋病;抗结核治疗;抗病毒治疗

结核分枝杆菌(*MTB*)感染是人类免疫缺陷病毒感染/艾滋病(HIV/AIDS)患者常见的机会性感染之一,也是 AIDS 患者死亡的重要原因,HIV/TB 的死亡风险是 HIV 阴性结核病患者的 2. 87 倍[1]。世界卫生组织(WHO)2018 年全球结核病报告显示[2],2017 年全球 1 000 万新发结核病患者中,有 92 万为 HIV 阳性患者;结核病是艾滋病毒感染者的主要死因,所有因结核病死亡患者中有 30 万为 HIV 阳性患者。2017 年全球数据表明 HIV 感染结核病的可能性是 HIV 阴性者的 20 倍。HIV 与结核病相互促进,HIV 感染者还面临耐药结核病的巨大挑战,俨然已成为威胁全人类健康的公共卫生问题。HIV 合并 TB 双重感染(HIV/TB)患者的治疗比单纯 TB、HIV 感染和 AIDS 患者困难,因此,如何科学、规范、高效地进行治疗显得尤为重要。

一、HIV 感染者的预防性抗结核治疗

尽管在抗反转录病毒治疗方面取得了进展,结核病仍然是艾滋病毒感染者的主要死因。接受 ART 的成年艾滋病患者结核病的发病率为 8. 6%,肺外结核(EPTB)患病率为 6. 4%~36. 8%,60%的结核病病例发生在 ART 开始后 3 个月内[3-5]。Atalell 等[6]报道了一项回顾性随访研究,儿童 HIV/TB 患者的死亡率并确定死亡率的预测因素,结果显示年龄 1~5 岁(与年龄<1 岁相比)、肺外结核、贫血、依从性、未使用磺胺甲噁唑预防治疗(CPT)和 IPT 是死亡率的独立预测因子。结核病预防治疗已被证明是有效的,高质量的研究表明,结核病预防治疗效果在 5 年多的时间内具有持久作用,可预防结核病和全因死亡率。较短的利福霉素为基础的结核病预防治疗方案的非劣效性,为治疗方案提供了更多的选择[7]。

2018 年,不少国际学者重点研究 HIV 感染合并 LTBI 者的最佳预防治疗方案和疗程时间。Hamada 等[8]对 HIV 感染合并 LTBI 者的预防性抗结核治疗效果,异烟肼和利福喷丁每周 1 次 3 个月方案(3HP),与异烟肼每日 1 次 6 个月方案(6H)或 9 个月方案(9H)进行系统

评价，3HP 的有效性和安全性与 6H 或 9H 相仿，不良反应较少，完成率较高。对于 3HP 方案，美国 CDC 继续推荐一周 1 次异烟肼和利福喷丁联合用药 12 周（3HP）用于成人 LTBI 的治疗，目前建议 3HP：①用于 2~17 岁的 LTBI 患者；②患有 HIV 感染的 LTBI 患者，包括获得性免疫缺陷综合征（AIDS），并且正在服用抗反转录病毒药物，与利福平有可接受的药物-药物相互作用；③年龄大于或等于 2 岁，通过直接观察疗法（DOT）或自我管理治疗（SAT）[9]。

启动 ART 的同时加强结核病筛查、排除活动性结核病后提供结核病预防性治疗非常重要。异烟肼预防性治疗（IPT）联合 ART 可降低接受治疗者的肺结核发病率。IPT 被推荐用于成人 HIV 感染者预防感染结核病，但其对感染艾滋病毒儿童的疗效尚不清楚，一项系统回顾与荟萃分析对异烟肼预防 HIV 感染儿童结核病的疗效进行系统评价，在 931 个参考文献中，3 个随机对照试验纳入 977 名患者，符合入选标准；与安慰剂相比，异烟肼组的结核病发病率和死亡率在统计学上无显著降低。结果显示 IPT 不能降低儿童 HIV/TB 患者的结核病发病率[10]。

2017 年全球 HIV 阳性患者行 IPT 已达 100 万人[2]。WHO 推荐以下方案用于 HIV 感染者治疗 LTBI[11]：①异烟肼+利福喷丁，每周 1 次，疗程为 3 个月；②异烟肼+利福平，每天 1 次，疗程为 3 个月；③利福平，每天 1 次，疗程为 3~4 个月；④异烟肼，每天 1 次，疗程至少 6 个月。

二、TB/HIV 患者的抗结核治疗

由于结核病进展迅速，HIV 阳性患者无论是否进行过预防性抗结核治疗，一旦确诊为结核病，应当立即进行抗结核治疗。HIV 感染者与非 HIV 感染者的抗结核治疗原则及治疗方案相同，但强调抗结核治疗优先。TB/HIV 患者首选 4 联一线初治方案（仅适用于非耐药结核病）：强化期采用 2 个月异烟肼、利福平、吡嗪酰胺和乙胺丁醇，继续期采用 4 个月异烟肼和利福平，最佳给药频率是每日服药。目前 TB/HIV 患者的抗结核治疗疗程、剂量、给药频率等尚存有争议。Gopalan 等[12]报道了一项开放标签的随机临床试验，观察 TB/HIV 患者每日与间歇抗结核治疗疗效，根据基线 CD4 淋巴细胞计数和痰涂片分级，根据抗结核治疗方案将患者随机分为每日（强化期和继续期均每日服药，$2EHRZ_7/4HR_7$）、部分每日（强化期每日服药和继续期隔日服药，$2EHRZ_7/4HR_3$）和间歇（强化期和继续期均隔日服药，$2EHRZ_3/4HR_3$）三组。ART 方案采用拉米夫定、依非韦仑和 3 种药物中的一种（齐多夫定、司他夫定或替诺福韦）；未启动 ART 者，ATT 治疗后 2~8 周启动 ART。随机分组后 18 个月，每月对患者进行临床和痰微生物检查。采用标准记录不良事件。入组 TB/HIV 患者 331 例，每日、部分每日和间歇方案的良好反应分别为 91%（98 例中的 89 例）、80%（96 例中的 77 例）和 77%（98 例中的 75 例），获得的利福平耐药性出现（$n=4$）仅限于间歇组。结果显示，在接受 ART 治疗的 HIV 阳性肺结核患者中，就利福平耐药的疗效和出现率而言，每日抗结核方案优于每周 3 次间歇方案。

来自南非的一项研究，对利福平耐药结核病和广泛耐药结核病患者通过严格纳入和排除标准的临床准入方案。采用 24 周个性化治疗方案，包括贝达喹啉、左氧氟沙星，利奈唑胺和氯法齐明。入选 200 例患者，87 例（43.9%）为广泛耐药结核病，治疗成功 146 例（73.0%）。其中 134 例（67.0%）HIV 感染者，$CD4^+$计数中位数为 281 个/μl，全部接受 ART；治疗成功 102 例（76.1%）。对于耐多药和广泛耐药结核病包括合并 HIV 感染者，采用含贝

达奎林的治疗方案治疗成功率高[13]。

WHO 建议在所有 HIV 感染者中进行 TB 筛检，强烈推荐 Xpert *MTB*/RIF 作为具有 TB 症状和体征的 HIV 患者的首要检测手段。推荐 Xpert *MTB*/RIF Ultra（Ultra）用于结核病诊断。与最初的 Xpert *MTB*/RIF（Xpert）检测结核分枝杆菌相比，Ultra 提供了更高的分析灵敏度[2]。Atherton 等[14]在研究中报告 1 例乌干达病例，是首次发表的诊断肺外结核的病例，显示 HIV 感染患者尿液 Ultra 阳性，临床表现为精神状态改变和尿失禁，没有其他活动性肺结核或肺外结核的迹象。在艾滋病毒合并感染者中，尿 Ultra 检测可能是诊断传播性结核病一种有用的检测手段。

三、TB/HIV 患者的抗反转录病毒治疗

抗反转录病毒治疗（ART）可明显降低 HIV 感染进展的风险，防止其发展为艾滋病和死亡，以及减少病毒传播。HIV 感染使结核病发病风险增加，ART 可有效降低 HIV 感染者的结核病发病率[15]。Yen 等[16]探讨 HIV/AIDS 患者 ART 后的结核病发病率，发现 ART 治疗前 90 天和治疗后 90～180 天内是肺结核发展的一个危险因素，但在使用 ART 180 天后是一个保护因素。TB/HIV 患者启动 ART 可降低结核病的死亡风险。

有研究报道，$CD4^+$细胞计数>500 个/μl 的 HIV 感染者启动 ART 结核病发病率显著降低。无论 CD4 计数如何，启动 ART 都有可能显著降低 HIV 感染者中的结核病发病率[17]。WHO 建议所有 HIV/TB 患者都应在抗结核治疗后尽早开始 ART（抗结核治疗 2～8 周内为佳）；当患者免疫系统严重低下者（$CD4^+$细胞计数<50 个/μl），建议在抗结核治疗起始 2 周内开始 ART。Worodria 等[18]进行一项研究，比较撒哈拉以南非洲 ART 启动时间（2008—2010 年）和（2012—2013 年）前后政策改变的两组 TB/HIV 患者，检验早期（抗结核治疗 2 周内）和延迟 ART 对 $CD4^+$细胞计数≤100 个/μl 的 TB/HIV 患者死亡率影响，结果显示 TB/HIV 患者早期（抗结核治疗 2 周内）ART 与死亡率降低不相关。在全球范围内，2017 年接受抗反转录病毒治疗的艾滋病毒阳性结核病患者占登记 HIV/TB 患者数的 84%，占估计 HIV/TB 患者数的 41%；这低于 2017 年全球所有感染艾滋病毒患者接受 ART 覆盖率(59%)[2]。

Weissberg 等[19]对 2004 年 4 月—2005 年 4 月开始接受 ART，在乌干达坎帕拉登记的 HIV 患者随访 10 年，观察机会性感染（OIS）的发生率、模式和危险因素；结果显示口腔念珠菌病（25.4，95%CI：20.5～31.6/1 000 人-年随访）的总发病率最高，其次是肺结核（15.3，95%CI：11.7～20.1）、带状疱疹（12.3，95%CI：9.1～16.6）和隐球菌性脑膜炎（3.0，95%CI：1.7～5.5）。所有 OIS 的发病率在 ART 启动后的第一年最高，并且随着当前 $CD4^+$细胞计数的增加而降低。早期 OIS 发病率高，随着 $CD4^+$细胞计数和 ART 时间的增加而减少。持续的 HIV 复制和贫血是独立于 $CD4^+$细胞计数的 OIS 发展的强预测因子。结果支持早期启动 ART，建议在 $CD4^+$细胞计数低、病毒载量高和贫血的患者，启动 ART 后密切监测 OIS。

Sinha 等[20]研究发现与单纯 HIV 感染相比，HIV/TB 患者 ART 的 HIV-1 耐药率更高，核苷反转录酶抑制剂突变增加，合并结核感染可能是 HIV-1 耐药突变高频率出现的危险因素。

TB/HIV 患者 ART 方案也一直在讨论中，与抗结核治疗同时开展的 ART 方案选择十分重要。利福霉素是敏感结核病抗结核治疗的核心药物，也是强肝细胞色素 P450（CYP450）

诱导剂，可诱导并激活蛋白酶抑制剂（PIs）和非核苷类反转录酶抑制剂（NNRTIs）类药物的CYP450肝酶系统，导致PI和NNRTI血药浓度水平降低。

HIV/TB患者在抗结核治疗后启动ART，以依非韦仑（EFV）为基础的ART方案作为首选方案。Caro-Vega等[21]在一项前瞻性队列研究发现，HIV/TB患者同时抗结核治疗和ART，不同ART方案含依法韦仑（EFV）组和非EFV（包括利托那韦增强蛋白酶抑制剂或雷特加韦）组，对病毒学抑制、随访失败或12个月死亡的患者比例没有影响。

四、TB/HIV联合治疗中的药物不良反应

TB/HIV患者在抗结核治疗和ART联合治疗过程中，易发生叠加的药物不良反应，导致治疗复杂难度加大。在联合治疗期间需密切监测药物副作用，在可能的情况下，应尽量避免应用具有叠加毒性的药物。常见的不良反应包括胃肠道反应、药物性肝损伤、皮疹、甲状腺功能减退症、耳聋、精神症状和低钾血症等。

Mugusi等[22]在一项是否联用抗结核治疗（含利福平），对依法韦仑（EFV）相关神经精神症状前瞻性队列研究结果显示，神经精神症状的总发生率为57.6%，单纯HIV组（66.7%）高于HIV/TB组（47.4%）（$P<0.01$）；与HIV/TB患者相比，单纯HIV患者的症状更明显，表现等级也相应更高。与HIV/TB相比，单纯HIV患者出现神经精神症状风险高出3倍（$P<0.01$）。与仅使用依非韦仑治疗相比，联合使用利福平治疗的HIV患者出现神经精神症状的风险更低。来自巴西的一项回顾性队列分析结果显示，成年HIV/TB患者开始抗结核治疗后高血糖症的发病风险增加，高血糖使结核病不良结局（治疗失败、中断治疗和死亡）和1年死亡率的风险增加，提示结核病治疗期间监测血糖可发现有不良后果风险的患者[23]。有研究发现，耐多药结核病和艾滋病毒合并感染（MDR-TB/HIV）患者，在耐多药结核病治疗过程中氨基糖苷类诱发听力丧失的风险增加，氨基糖苷类所致听力损失比HIV阴性患者高22%[24]。

五、结核病相关免疫重建炎症综合征

免疫重建炎症综合征（IRIS）通常认为是由于对抗病毒治疗产生应答而引起的一系列与免疫重建相关的临床症状和体征。IRIS的两种形式：矛盾型IRIS、暴露型IRIS，结核病相关免疫重建炎症综合征（TB-IRIS）均可出现。

ART是一种重要的、挽救生命的艾滋病感染干预措施。然而，在结核病流行环境中，ART的启动往往因TB-IRIS而复杂化。有研究报道[25]，TB-IRIS发病率估计为18%，在高危人群中可能超过50%，IRIS相关死亡率估计为2%。结核病患者早期启动ART可增加2倍以上的TB-IRIS发病风险，但对于$CD4^+$细胞计数<50个/μl的结核病患者早期启动ART至关重要，因为早期启动ART可提高患者生存率。在最近的随机对照研究中，泼尼松与ART联合应用可将$CD4^+$细胞计数<100个/μl患者矛盾型TB-IRIS的风险降低30%，且与显著的不良反应无关。在随机对照研究试验数据的支持下，糖皮质激素仍然是唯一对矛盾TB-IRIS有效的治疗性干预措施。应考虑泼尼松（每日40mg持续2周，每日20mg持续2周）对特定患者发生TB-IRIS的预防作用，针对特定患者提供预防策略。目前还没有有效的TB-IRIS诊断试验，最近提出的生物标志物也没有常规使用。

2018年，国际上提出对于HIV感染者，启动ART的同时加强结核病筛查、排除活动性结

核病后提供结核病预防性治疗非常重要，许多研究均着重于探讨 HIV 感染合并 LIBI 者的最佳预防治疗方案和疗程时间。同时，WHO 推出了 HIV 感染者治疗 LTBI 的抗结核方案。对于 TB/HIV 患者的抗结核治疗、抗反转录病毒治疗的研究也有不少报道，在联合治疗中出现的药物不良反应以及结核病相关免疫重建炎症综合征均进行了深入研究，值得同道学习及借鉴。

（王婷萍　王卫华　常蕴青　唐神结）

参考文献

1. TADEGE M.Time to death predictors of HIV/AIDS infected patients on antiretroviral therapy in Ethiopia[J].BMC Res Notes,2018,11(1):761.
2. World Health Organization.Global tuberculosis report 2018[R].Geneva:World Health Organization,2018.
3. MOHAMMED H,ASSEFA N,MENGISTIE B.Prevalence of extrapulmonary tuberculosis among people living with HIV/AIDS in sub-Saharan Africa:a systemic review and meta-analysis[J].HIV AIDS(Auckl),2018,10:225-237.
4. AHMED A,MEKONNEN D,SHIFERAW A M,et al.Incidence and determinants of tuberculosis infection among adult patients with HIV attending HIV care in north-east Ethiopia:a retrospective cohort study[J].BMJ Open,2018,8(2):e016961.
5. MUPFUMI L,MOYO S,MOLEBATSI K,et al.Immunological non-response and low hemoglobin levels are predictors of incident tuberculosis among HIV-infected individuals on Truvada-based therapy in Botswana[J].PLoS One,2018,13(1):e0192030.
6. ATALELL K A,BIRHAN TEBEJE N,EKUBAGEWARGIES D T.Survival and predictors of mortality among children co-infected with tuberculosis and human immunodeficiency virus at University of Gondar Comprehensive Specialized Hospital,Northwest Ethiopia.A retrospective follow-up study[J].PLoS One,2018,13(5):e0197145.
7. DUROVNI B,CAVALCANTE S.Preventive therapy for HIV-associated tuberculosis[J].Curr Opin HIV AIDS,2018,13(6):507-511.
8. HAMADA Y,FORD N,SCHENKEL K,et al.Three-month weekly rifapentine plus isoniazid for tuberculosis preventive treatment:a systematic review[J].Int J Tuberc Lung Dis,2018,22(12):1422-1428.
9. BORISOV A S,BAMRAH MORRIS S,NJIE G J,et al.Update of Recommendations for Use of Once-Weekly Isoniazid-Rifapentine Regimen to Treat Latent Mycobacterium tuberculosis Infection[J].MMWR Morb Mortal Wkly Rep,2018,67(25):723-726.
10. CHARAN J,GOYAL J P,RELJIC T,et al.Isoniazid for the Prevention of Tuberculosis in HIV-Infected Children:A Systematic Review and Meta-Analysis[J].Pediatr Infect Dis J,2018,37(8):773-780.
11. WHO.Latent tuberculosis infection:updated and consolidated guidelines for programmatic management[R].Geneva:World Health Organization,2018.
12. GOPALAN N,SANTHANAKRISHNAN R K,PALANIAPPAN A N,et al.Daily vs Intermittent Antituberculosis Therapy for Pulmonary Tuberculosis in Patients With HIV:A Randomized Clinical Trial[J].JAMA Intern Med,2018,178(4):485-493.
13. NDJEKA N,SCHNIPPEL K,MASTER I,et al.High treatment success rate for multidrug-resistant and extensively drug-resistant tuberculosis using a bedaquiline-containing treatment regimen[J].Eur Respir J,2018,52(6).pii:1801528.
14. ATHERTON R R,CRESSWELL F V,ELLIS J,et al.Detection of Mycobacterium tuberculosis in urine by Xpert

MTB/RIF Ultra:A useful adjunctive diagnostic tool in HIV-associated tuberculosis[J].Int J Infect Dis,2018,75:92-94.
15. SURIE D,BORGDORFF M W,CAIN K P,et al.Assessing the impact of antiretroviral therapy on tuberculosis notification rates among people with HIV:a descriptive analysis of 23 countries in sub-Saharan Africa,2010-2015[J].BMC Infect Dis,2018,18(1):481.
16. YEN Y F,JEN I A,CHUANG P H,et al.Association of highly active antiretroviral treatment with incident tuberculosis in people living with HIV/AIDS[J].Ann Epidemiol,2018,28(12):886-892.
17. BOCK P,JENNINGS K,VERMAAK R,et al.Incidence of Tuberculosis Among HIV-Positive Individuals Initiating Antiretroviral Treatment at Higher CD4 Counts in the HPTN 071(PopART)Trial in South Africa[J].J Acquir Immune Defic Syndr,2018,77(1):93-101.
18. WORODRIA W,SSEMPIJJA V,HANRAHAN C,et al.Opportunistic diseases diminish the clinical benefit of immediate antiretroviral therapy in HIV-tuberculosis co-infected adults with low $CD4^+$ cell counts[J].AIDS,2018,32(15):2141-2149.
19. WEISSBERG D,MUBIRU F,KAMBUGU A,et al.Ten years of antiretroviral therapy:Incidences,patterns and risk factors of opportunistic infections in an urban Ugandan cohort[J].PLoS One,2018:13(11):e0206796.
20. SINHA S,GUPTA K,KHAN N H,et al.Higher Frequency of HIV-1 Drug Resistance and Increased Nucleoside Reverse Transcriptase Inhibitor Mutations among the HIV-1 Positive Antiretroviral Therapy-Naïve patients Coinfected With Mycobacterium tuberculosis Compared With Only HIV Infection in India[J].Infect Dis(Auckl),2018,11:1178633718788870.
21. CARO-VEGA Y,SCHULTZE A,W EFSEN A M,et al.Differences in response to antiretroviral therapy in HIV-positive patients being treated for tuberculosis in Eastern Europe,Western Europe and Latin America[J].BMC Infect Dis,2018,18(1):191.
22. MUGUSI S,NGAIMISI E,JANABI M,et al.Neuropsychiatric manifestations among HIV-1 infected African patients receiving efavirenz-based cART with or without tuberculosis treatment containing rifampicin[J].Eur J Clin Pharmacol,2018.
23. MOREIRA J,CASTRO R,LAMAS C,et al.Hyperglycemia during tuberculosis treatment increases morbidity and mortality in a contemporary cohort of HIV-infected patients in Rio de Janeiro,Brazil[J].Int J Infect Dis,2018,69:11-19.
24. HONG H,BUDHATHOKI C,FARLEY J E.Increased risk of aminoglycoside-induced hearing loss in MDR-TB patients with HIV coinfection[J].Int J Tuberc Lung Dis,2018,22(6):667-674.
25. WALKER N F,STEK C,WASSERMAN S,et al.The tuberculosis-associated immune reconstitution inflammatory syndrome:recent advances in clinical and pathogenesis research[J].Curr Opin HIV AIDS,2018,13(6):512-521.

第二节　老年结核病的治疗

【摘要】老年结核病患者常因并发症的治疗、药物不良反应发生的增加致死亡率、复发率升高，出现延误诊断及药物耐药从而导致预后不良。2018年，老年结核病的研究较少。

【关键词】老年；结核病；手术评分

结核病仍然是世界上致死的传染病之首。高风险群体，尤其是老年人口，其预防和控制策略仍然是一项挑战。老年人结核病的临床特征可能是非典型的，容易与其他老年病相混淆。老年人结核病的诊断和管理较为困难，治疗中可能出现药物不良反应。随着年龄的增长，机体对包括传染病在内的许多疾病的易感性增加。越来越多的证据支持老年人炎症和疾病易感性的相关性。Piergallini 等[1]在其综述中，讨论了肺部炎症与老年人易于发生和死于结核病之间的关系。衰老是发生结核病的主要风险因素，炎症在其中的作用已经引起强烈关注。进一步了解炎症、年龄和结核病之间的关系，将有助于制定老年人结核病的预防和治疗策略。

Shah 等[2]进行了一项回顾性研究，旨在探讨老年人脊柱结核的治疗需要考虑生理受损，这往往对外科医师提出临床挑战，以在手术安全性与脊柱功能恶化之间寻找平衡点。据报道，脆弱评分是预测心血管手术和近期髋部骨折死亡率和发病率的有效工具。它在脊柱外科手术中的应用几乎没有报道。作者纳入了脊柱结核患者，记录了人口统计学、临床和放射学特征以及仪器、失血、手术持续时间和死亡率的操作细节。计算每位患者的改良脆弱评分(MFS)。共有 26 名患者(男性 9 名，女性 17 名)，平均年龄为 73.2 岁。将患者分为术后 30 天死亡率(M)和存活率(S)的患者，零假设是两组的 MFS 相当。结果发现，M 组有 5 例(19.2%)，S 组有 21 例。两组之间在平均年龄、性别、医疗并发症数量、ASA(美国麻醉医师协会)等级、Frankel C 级或更差、失血量和手术时间方面没有统计学差异。M 组平均 MFS 为 5，S 组为 1.8，具有统计学意义($P<0.001$)。结论提示，较高的 MFS 与接受手术的老年脊柱结核患者术后 30 天死亡率相关，可以作为预测这些患者术后 30 天死亡率的指标。

(付亮　唐神结)

参考文献

1. PIERGALLINI T J，TURNER J.Tuberculosis in the elderly：Why inflammation matters[J].Exp Gerontol，2018，105：32-39.
2. SHAH K，KOTHARI M，NENE A.Role of Frailty Scoring in the Assessment of Perioperative Mortality in Surgical Management of Tuberculous Spondylodiscitis in the Elderly[J].Global Spine J，2018，8(7)：698-702.

第三节　儿童结核病的治疗

【摘要】作为结核病的一个巨大负担，儿童结核病方面的进展十分不尽人意。迫切需要提高对儿童结核病的认识，因为儿童结核病死亡率仍然居高不下。我们有经济实惠且对儿童适用的治疗方法，但儿童期结核病又常常难以被发现。本节内容涵盖儿童敏感结核病的治疗(药物剂量、固定剂量组合制剂、疗程、特殊情况用药、不良反应)、儿童耐多药结核病的治疗(药物、不良反应、患者支持与关怀)及儿童潜伏结核感染的预防性治疗(潜伏结核感染的治疗、耐多药结核分枝杆菌感染的治疗)等方面。

【关键词】儿童结核病；耐多药结核病；潜伏结核感染；耐多药结核分枝杆菌感染；药物治疗；预防性治疗

近年来在结核病控制方面取得了很大进展，然而，作为结核病的一个巨大负担，儿童结核病方面的进展较为缓慢[1]。2018 年，国际上在儿童敏感结核病的治疗、儿童耐多药结核病的治疗及儿童潜伏结核感染的预防性治疗等方面取得了一定的进展，现介绍如下。

一、儿童结核病的治疗现状

目前现有的诊断测试都不足以诊断幼儿结核病，特别是那些年龄低于5岁、无法咳痰并且通常菌量较少的患儿。然而，最大的缺点是未能系统地实施已被证明在结核病高发环境中行之有效的干预措施。多年来，异烟肼预防性治疗被推荐用于密切接触过新诊断菌阳结核病患者的5岁以下儿童或艾滋病病毒感染者，但实际上高危儿童中只有不到15%接受过预防性治疗[1]。在治疗巩固期使用的儿童适用型水溶性片剂，也可用于3个月的预防性治疗，但实际应用较少。市面上有儿童适用的药物敏感性结核病药剂，并且儿童适用的二线药物制剂也已经通过初审，可以使用。然而，超过96%的死于结核病的儿童从未接受过治疗[1]。贝达喹啉和德拉马尼在很大程度上还难以用于儿童，也没有关于儿童短程MDR-TB治疗方案的有效性和安全性的数据。

二、儿童敏感结核病的治疗

1. 药物剂量 目前尚未确定儿童抗结核药物的最佳剂量。2010年，WHO建议修订儿童一线抗结核药物的剂量，但迄今为止其药代动力学（PK）研究产生了相互矛盾的结果。Horita等[2]使用来自上述研究之一的数据进行群体PK建模以确定最佳剂量范围。加纳，结核病儿童使用推荐的利福平（RIF），异烟肼（INH），吡嗪酰胺（PZA）和乙胺丁醇（EMB）治疗至少4周，在给药前和给药后1小时、2小时、4小时和8小时收集血液样本。通过验证的液相色谱-质谱法测定药物浓度。应用MonolixSuite2016R1（Lixoft，France）非线性混合效应模型来描述所用药物的群体PK。进行贝叶斯估计，计算浓度-时间曲线（AUCs）下观察区域和预测区域之间的相关系数、偏差和精度，并分析Bland-Altman图。RIF和PZA的群体PK通过一室模型描述，而INH和EMB通过两室模型描述。血浆最大浓度（Cmax）和AUC目标基于印度公布的儿童数据。除了在较低重量范围内的之外，儿童结核病患者的最低目标值可以在WHO推荐的RIF和INH剂量方案中获得，但低体重的、携带N-乙酰转移酶2非慢速乙酰化基因（快速和中速乙酰化）者不能获得最低目标值。然而，成人结核病患者无法到达RIF和INH的目标值。PZA和EMB则没有达到目标值。（本研究已在ClinicalTrials. gov注册，标识号为NCT01687504）

抗结核治疗（ATT）中血浆药物浓度不佳可能导致治疗反应延迟和获得性耐药性的出现。Ranjalkar等[3]研究旨在：①确定和比较接受每日或间歇性ATT方案治疗的结核病儿童中异烟肼（INH）和利福平（RIF）的血浆浓度；②研究INH和RIF暴露在治疗结束时（EOT）对临床结局的影响。接受每天或每周3次（间歇性）ATT方案的总共41名2~16岁儿童被招募进入该研究。在强化阶段结束时，在给药前和给药后0.5小时，1小时，1.5小时，2小时，2.5小时，4小时和6小时收集血液样本。分别使用经验证的液相色谱-串联质谱和高效液相色谱测定分析INH和RIF的浓度。测定最大血浆浓度（Cmax）、0~24小时浓度-时间曲线下面积（AUC 0~24h）和治疗结局。结果显示，92%的患者INH Cmax>3μg/ml。77%的患者RIF Cmax<8μg/ml，28%的患者RIF AUC 0~24h<13mg·h/L。在给药当天，INH和RIF暴露量在每日和间歇ATT方案之间没有差异。所有儿童在EOT都取得了良好的结果。由于77%的儿童RIF暴露量较低，我们建议常规使用治疗药物监测以防止疾病复发，并支持实施

经修订的 RNTCP 2012 剂量推荐。

2. 固定剂量组合制剂　固定剂量组合制剂(FDC)(几种药物包含在一个片剂中)对于实施许多长期多药物疗法是重要的,尤其对于儿童结核病意义重大。固定剂量组合的最佳剂量比和片剂含量的选择以及个体化给药方案的设计是一项复杂任务,需要同时考虑多个因素。Svensson 等[4]在其相关工作中,开发了一种合理设计 FDC 的方法,并应用于制备按儿童体重个体化用药的三药抗结核制剂,将优化的 FDC 与 WHO 认可的配方进行了比较。结果发现,与标准制剂相比,优化的 FDC 含有更多的利福平、异烟肼和吡嗪酰胺(分别多出15%、36%和 16%)。结论提示,该设计工具有助于开发基于实证的制剂,整合现有理论知识和实际因素,以改善结核病治疗结局。

3. 疗程　儿童结核病常常菌量较少,肺结核的非严重形式较为常见。儿童结核病治疗的证据主要是从成人研究中推断出来的。成人涂片阴性结核病的试验表明,治疗可以有效缩短 6~4 个月。最近在许多国家引入了新的儿科,固定剂量联合抗结核治疗,使得世界卫生组织(WHO)修订的剂量建议的实施成为可能。这些较高药物剂量的安全性和有效性尚未在儿童的大型研究中进行系统评估,应确认代表体重和年龄范围的儿童的药代动力学。Chabala 等[5]设计了儿童轻型结核病的短程治疗(SHINE)研究。SHINE 是一项多中心、开放标签、平行组、非劣效性、随机对照、双臂试验,比较使用修订的 WHO 儿童抗结核药物剂量的 4 个月与标准 6 个月方案。目标是招募 1 200 名 16 岁以下的非洲和印度儿童,他们患有非严重结核病,有或没有感染艾滋病毒。主要疗效和安全性终点是随机化后 72 周的 TB 无病生存率和 3 或 4 级不良事件。嵌套药代动力学研究将评估抗结核药物浓度,提供基于模型的最佳剂量预测,并测量抗反转录病毒暴露,以描述一部分 HIV 感染儿童的药物相互作用。社会经济分析将评估干预的成本效益,社会科学研究将进一步探索这些新的儿科药物制剂的可接受性和适口性。讨论:尽管最近对成人菌阳结核病缩短疗程研究并未取得成功,但这一问题从未在儿童中得到探讨,这些儿童主要患有菌量较少的、涂片阴性的、非严重的疾病。SHINE 旨在评价儿童结核病的缩短疗程方法是否有效且安全,无论艾滋病病毒感染状况如何。该试验还将填补以下空白:在高结核病负担的情况下,现有的关于新抗结核制剂和常用艾滋病毒药物的剂量和可接受性。该试验的积极结果可以简化和缩短治疗时间,提高依从性并为许多结核病儿童节省成本。2016 年 7 月开始招募 SHINE 试验。结果登记:国际标准随机对照试验编号:ISRCTN63579542,2014 年 10 月 14 日。泛非临床试验注册号:PACTR201505001141379,2015 年 5 月 14 日。临床试验注册处-印度,注册号:CTRI/2017/07/2017 年 7 月 27 日 009119。

4. 特殊情况用药　患者对药物的临床反应各不相同,结核病化疗也不例外。个体差异的已知因素是营养状况。在营养不良的儿童中,肝脏代谢酶的质量和数量显著减少,但在急性营养不良期间却很少改变主要在肝脏代谢的抗结核药物的剂量。在营养不良,主要通过肾脏排泄的药物的肾清除率会降低,但在临床实践或治疗指南中并不常规地改变这些药物的剂量。因此,给营养不良的儿童服用药物,特别是那些治疗指数较窄的、推荐给营养良好儿童的药物,可能会导致药物毒性、不良发病率和死亡率。然而,抗结核药物对严重营养不良儿童的发病率和死亡率的影响尚未得到充分研究。Oshikoya 等[6]认为:①对于急性营养不良的结核病儿童,使用低于 WHO 推荐的 INH、RMP 和 PZA 剂量的药物剂量可能是安全的。然而,根据 BMI 的变化或年龄体重和身高体重指数,营养恢复后剂量应逐渐增加。②应针对严重营养不良的儿童修改目前的WHO结核病治疗指南，并明确界定营养不良和营养良好儿童的抗结核药物剂量。③应修订现有的儿童结核病管理方案，以适应有或没有艾滋病毒感染的营养不良和营养良好的儿童。在急性营养不良期间按比例缩小抗结核剂量，并根据儿童营养状况的变化恢复到WHO的推荐剂量，应成为管理方案的一个组成部分。

5. 不良反应　Pansa等[7]对儿童(0~18岁)抗生素临床试验(CT)的安全性进行了系统评价，以评估儿童安全性试验的总体质量，并确定年龄特异性不良事件(AEs)是否关联特定的抗生素类别。数据来源：我们在MEDLINE，Cochrane CENTRAL和ClinicalTrials. gov电子数据库中搜索了2000—2016年间进行的试验。研究入选：所有安全性指标被宣布为主要或次要终点的试验都包括在内。排除标准是：①局部或吸入给药途径；②非传染性疾病；③预防而不是治疗；④特定人群(即囊性纤维化、恶性肿瘤、HIV和肺结核)；⑤除随机对照试验外的其他设计。对那些同时报告成人和儿童数据的试验，仅在其有单独的儿童报告结果时才入选。数据提取和综合：两位作者独立提取数据。为了评估已发表试验的质量，使用了2004年报告试验综合标准(CONSORT)的危害扩展版。主要观察结果和测量：为了定量评估药物类别的AE发生率，每个研究组收集总体和体系特异性AE的数量，然后按单一药物类别计算中位数和四分位数范围(IQR)CT的比例。通过选择最具代表性的药物类别的CT，在荟萃分析中比较最常报告的AE。结果发现，纳入了83个CT，共27 693名儿童。总体而言，69. 7%的CONSORT项目已全部报告。任何AE患儿的中位数比例为22. 5%，但在任何单一身体系统中均不超过8%。严重的药物相关AE和药物相关的中断是非常罕见的(中位数分别为0. 3和0. 9%)。限制包括无法按年龄组分层，特别是新生儿。结论提示，总体而言，儿科抗生素CT中的AE是可预测和类别特异性的，并且没有发现意外(年龄特异性)副作用。较小的、开放的、探索剂量的、高质量的、单臂药代动力学试验似乎可能足以用于某些常见的抗生素类别。

三、儿童耐药结核病的治疗

对儿童结核病诊断和治疗最佳方法的了解很大程度上源于成人的研究，其中存在一些问题：与成人相比，幼儿有不同的结核病理生理表现，不同的免疫反应，不同的吸收、代谢和抗分枝杆菌药物的排泄，对药物毒性的敏感性不同。为了总结儿童耐多药结核病的知识，强调该领域的当前研究，并概述未来研究的议程，阻止结核病耐药研究(RESIST-TB)和国家卫生研究院资助的国际母亲儿科青少年艾滋病临床试验网络(IMPAACT)于2016年6月14日召开了儿童耐多药结核病临床试验愿景会议。Horsburgh等[8]撰写了一份补充文件，说明了该会议的发言精神，并介绍了该重要研究领域的当前方向，主要包括：①关于儿童全球耐多药结核病流行程度和严重程度的了解。②临床前和临床研究数据表明儿童结核病与成人结核病的治疗反应完全不同，这些差异取决于儿童的年龄。③儿童和成人之间的另一个重要区别在于抗结核药物的摄取、分布和代谢。不幸的是，目前新药如贝达喹啉、德拉马尼和氯法齐明的可用数据很少。④鉴于适用数据的缺乏，对儿童耐多药结核病治疗的研究肯定是必要的。是否应该通过让儿童更多地参与成人试验来实现这一目标？或者应该进行针对儿童的临床试验？特定的儿童耐多药结核病临床试验将需要控制药物代谢模式的变化、从出生到18岁的年龄范围的疾病谱和结核病确诊率。因此，这些试验需要包括诸如年龄、体重、疾病谱和严重程度特异性治疗方案等因素，以涵盖这一系列广泛的儿科特征。否则，他们就有可能无法推广到更广泛的儿科结核病患者群体。此外,在儿童结核病试验中考虑的方案通常取决于儿童适用的、口味优化的药物制剂的可用性。不良事件的确定通常也需要医务人员来报告,并且频繁缺乏用于说明临床试验情况的微生物学终点。⑤儿童耐多药结核病的临床试验也为试验设计和实施提出了统计学上的挑战。这种试验的设计受到诊断困难、儿童治疗反应标志表现不佳以及缺乏令人满意的中间结局指标等阻碍。不同年龄儿童的临床表现变化导致需要进行精确的年龄分层。⑥最后,除非社区参与设计和实施过程,否则儿科耐多药结核病试验将不会成功。虽然社区参与应成为任何结核病临床试验的一个特征,但儿童的脆弱性以及社区对其保护的责任,意味着没有社区支持,儿童 MDR-TB 试验便不能或不应该继续进行。总之,上述内容提供了理论和实践中儿童耐多药结核病治疗现状的总结,以及为耐多药结核病儿童制定更有效和毒性更低的治疗方案的后续步骤蓝图。

1. 药物治疗　估计每年有 32 000 名儿童患上耐多药结核病,对这些儿童的最佳治疗知之甚少。针对修订后的世界卫生组织(WHO)耐多药结核病治疗指南的儿科相关内容,Harausz 等[9] 对来自 18 个国家的 975 名儿童的临床特征和治疗结果进行了系统评价和个体患者数据(IPD)荟萃分析;对儿童进行了两个独立的分析,其中包括经细菌学证实的耐多药结核病患者和临床诊断为耐多药结核病的患者。他们发现,一般来说,使用二线耐多药结核病药物治疗的儿童表现良好(78%的患者总体上有成功的治疗结果),即便其中严重疾病的比例很高;在结核病治疗期间,营养不良和未接受艾滋病毒治疗(如果孩子感染艾滋病毒)显著增加了预后不良的风险;二线注射剂和高剂量异烟肼与治疗成功相关,然而非严重疾病儿童中有较多人接受无二线注射剂治疗后预后较好,因此患有非严重疾病的儿童可以免于使用上述有毒药物。结论提示,应考虑在治疗方案中使用高剂量异烟肼,如果儿童患有非严重疾病,应考虑从治疗方案中排除使用二线注射剂的可能性。应尽快开始抗艾滋病毒治疗,并积极治疗营养不良。

左氧氟沙星越来越多地用于治疗耐多药结核病(MDR-TB),但儿童药代动力学数据有限,因而无法为儿童选择最佳剂量。Denti 等[10] 报道,南非开普敦,常规接受左氧氟沙星(250mg 成人片剂)用于耐多药结核病预防或治疗的儿童,在接受一剂 15mg/kg 或 20mg/kg 体重剂量的药物(整片、压碎片剂或通过鼻胃管给药)后接受药代动力学取样。使用非线性混合效应建模估计药代动力学参数。进行基于模型的模拟以估计各个体重的合适剂量,直至达到成人暴露量,即 750mg 每天 1 次给药。纳入 190 名儿童,中位年龄为 2.1 岁(范围为 0.3~8.7 岁),中位数体重为 12kg(范围为 6~22kg)。左氧氟沙星遵循 2 室动力学,具有一级消除和吸收、滞后时间。在纳入异速生长标度后,该模型表征了年龄驱动的清除成熟度(CL),出生后 2 个月达到成年时的 50%,2 岁达到成年时的 100%。1 例代表性儿童(体重 12kg;年龄 2 岁)的 CL 为 4.7L/h。HIV 感染使 CL 降低了 16%。通过使用成人型 250mg 制剂,儿童的左氧氟沙星暴露量显著低于接受相似剂量的成人。为了达到 750mg 每日剂量的成人等效暴露,儿童需要更高的左氧氟沙星剂量;年龄较小儿童(体重为 3~4kg)为 18mg/(kg·d)(由于未成熟的清除),年龄较大儿童则为 40mg/(kg·d)。目前推荐用于治疗儿童耐多药结核病的左氧氟沙星剂量导致暴露量明显低于成人。不同配方和配方制备法的影响需要进一步研究。作者建议按年龄和体重给药的 250mg 规格的成人配方片剂最有可能达到目标浓度,可进行前瞻性评估。

2. 不良反应　目前推荐的多药耐药结核病(MDR-TB)治疗包括 4~8 个月的注射剂,其耐受性差。Garcia-Prats 等[11]评估了共同给予利多卡因对耐多药结核病患儿肌内注射阿米卡星的疼痛和药代动力学的影响。在南非开普敦接受阿米卡星治疗 MDR-TB 的 8~18 岁儿童有资格参加这项随机交叉试验。参与者在不同日期接受 15mg/kg 剂量的肌内阿米卡星，有或没有额外的利多卡因(0.2~0.4mg/kg)，并随机分配至治疗顺序(序列)。完成评估的参与者和工作人员不知道序列。在给药前和给药后 1 小时、2 小时、4 小时、6 小时和 8 小时抽取样品用于测量血浆阿米卡星浓度。参与者使用 Wong Baker FACES 疼痛量表(0~5)在注射后立即评估疼痛，在 30 分钟和 60 分钟时再次评估疼痛。使用非房室分析计算药代动力学测量值。结果发现，纳入 12 名儿童，中位年龄 11.5 岁(IQR:9.9~13.4 岁)。当利多卡因共同给药时，阿米卡星注射后立即报告的疼痛评分较低：有利多卡因者为 1.0(IQR:0.5~2.0)，而无利多卡因者为 2.5(1.0~4.0)($P=0.004$)。浓度时间曲线下的中位面积(AUC)和阿米卡星的中位最大血浆浓度(Cmax)为含利多卡因的 109.0μg·h/ml(IQR:84.7~121.3μg·h/ml)和 36.7μg·h/ml(IQR:34.1~40.5μg·h/ml)与不含利多卡因的103.3μg·h/ml(IQR:81.7~135.0μg·h/ml;$P=0.814$)和 34.1μg·h/ml(IQR:35.6~46.4μg·h/ml;$P=0.638$)。结论提示，利多卡因的共同给药导致注射后立即减轻疼痛，并且不改变阿米卡星 AUC 或 Cmax。

3. 患者支持与关怀　儿童结核病预防和治疗领域正在进入一个令人兴奋的新时代，临床试验的知识为儿童提供了真实获益。社区参与是优化这些试验成功的关键。然而，儿童耐多药结核病(MDR-TB)的临床特征、流行病学和社会认知使这种社区参与的实施变得复杂化。Hoddinott 等[12]反思了最近尝试实施此类研究的各种经验以及其社区参与情况。他们描述了四条建议，并认为这些建议应指导儿童 MDR-TB 临床试验新领域的社区参与议程的实施。具体而言，他们主张：①社区参与平台的动态、长期连续性；②结核病层级和研究素养；③利益相关者多个独立和联合的平台；④解决家庭参与的社会/结构影响。他们得出结论，社区一级的利益相关者，如卫生工作者、父母和孩子，愿意在儿童 MDR-TB 临床试验中合作。利用这些建议，在儿童耐多药结核病研究的这个新时代，社区有效参与的机会很大。

Hoddinott 等[13]认为，混合数据、高质量的社会科学对于严格描述患者体验(包括结核病患者)至关重要。对定性观察和访谈数据的深入分析使得能够探索与患者生活现实相关的潜在的心理社会治疗动态。了解儿童的经历往往需要多方面的三角测量方法，包括征求他们的医疗服务提供者。Hoddinott 等对 Loveday 团队的研究进行了述评，认为该研究向更好地了解耐多药结核病治疗对儿童及其家庭的影响迈出了重要一步。首先，所提供的数据清楚地表明，MDR-TB 治疗的相互关联的家族性经验不仅限于患者或初级保健提供者。儿童耐多药结核病治疗同时影响到多个家庭成员及其共同的心理、社会和经济生活方面。这种相互关联的动态网络具有共同的维度，产生复杂的负面影响。即使是看似微不足道的事件也可能引发下游对家庭的负面影响。因此，单独衡量负面影响的任何一个方面几乎没有价值。减轻这些负面影响的干预必须是整体性的。其次，儿童耐多药结核病治疗给那些往往远远超出其支持能力的家庭带来了巨大的财务成本。常见的近端费用是用于儿童的交通工具(通常包括长途跋涉)以及医务人员用来鼓励他们的食物。更多的远端费用包括当医务人员前往探访时为兄弟姐妹提供托儿服务，以及与重新入学或转学到另一所学校相关的费用。作者描述了家庭如何获得贷款来管理这种长期的资源消耗。不幸的是，这些成本可能非常大，以至于造成不可避免的债务循环，并产生长期的影响。最后，进一步探索儿童耐多药结核病治疗对家庭影响的多重特征、层次和相互关联的过程是一个重要的优先事项。在多个环境中实施小规模、横断面定性研究是一个具有成本效益的开端。必要的后续步骤是通过批判社会理论实施纵向定性数据的大规模研究,以更好地支持受耐多药结核病影响的儿童和家庭。

四、预防性治疗

1. 潜伏结核感染的治疗　据估计,世界上 1/4~1/3 的人口患有潜伏结核感染(LTBI)。这些感染者有发展活动性疾病的风险,终生再激活风险估计为 5%~10%。与普通人群相比,在患有活动性结核病风险较高的人群中,预防 LTBI 的再活动对于终止全球结核病流行至关重要。年龄小于 5 岁的儿童从 LTBI 到活动性疾病的年龄特异性进展率最高。WHO 建议 6 个月的异烟肼(6H)单药治疗儿童 LTBI。然而,6H 的有效性受到治疗完成率低和不良事件的影响。治疗小儿 LTBI 的方案必须不仅要有效,而且要实用,足以克服儿童对方案依从性的独特障碍。2012 年曾经有系统综述评价了儿童 LTBI 治疗方案的文献,发现 3 个月或 4 个月的利福平(R)和异烟肼(H)联合治疗与 6H 或 9H 单药治疗同样有效,且完成率更高、没有增加肝毒性。用于预防药物敏感性结核病的较短程方案已被证明对儿童是安全、有效的,并且可以改善可接受性、依从性和治疗完成。虽然这些治疗方案已用于低结核病负担国家的儿童,但尚未在高结核病负担国家广泛使用。Ranganath 等[14]在印度开展的横断面研究表明,儿童接触筛查和预防性治疗的实施并不理想。在低结核病和高结核病负担环境中识别和治疗 LTBI 的儿童将降低全球结核病的发病率。

基于有效性、安全性、耐受性和治疗完成率,Hatzenbuehler 等[15]的系统评价涵盖了各种儿童 LTBI 治疗方案。每天服用 6~9 个月的异烟肼不再是许多 LTBI 儿童的治疗选择。较短的、基于利福霉素的 LTBI 治疗方案对于完成儿童 LTBI 治疗是有效、安全且更容易的。基于喹诺酮的方案被推荐用于治疗患有耐药结核病的儿童。直视督导疗法(DOT)能改善儿童 LTBI 治疗完成率。专家评论:由于较短的、基于利福霉素的 LTBI 治疗方案在成人和儿童的治疗成功率均较高,这些方案的广泛使用具有减少全球结核病负担的巨大潜力。这些规划的实施将改善患者对药物的可及性,降低患者成本。

目前,市面上有水溶性和儿童适用型、含 R 和 H 的固定剂型。因此,Assefa 等[16]进行了新的系统综述,以比较 3RH 联合治疗与 6H 或 9H 单药治疗在 15 岁以下儿童和青少年中治疗 LTBI 的有效性。他们发现,每日 3RH 方案治疗儿童 LTBI 是安全的,比 6H 或 9H 单药治疗具有更好的依从性和完成率。因此,与异烟肼单一疗法相比,3RH 可被认为是治疗 LTBI 的优先选择,特别是考虑到儿童适用制剂的可用性。然而,需要更多和更好的质量证据来证明该方案的有效性和安全性。

异烟肼被推荐用于预防感染艾滋病毒的成人中的结核病,但其对 HIV 感染儿童(CLHIV)的疗效尚不清楚。Charan 等[17]进行了系统评价,以评估异烟肼在 CLHIV 中预防结核病的疗效。截至 2016 年 12 月,搜索 PubMed、Cochrane 临床试验注册和谷歌学者。任何评估异烟肼在 CLHIV 中预防结核病的作用的随机对照试验都符合纳入标准。主要终点是结核病发病率;次要终点是死亡率、总生存率和严重不良事件。进行了所有数据的双独立提取。将数据汇集在随机效应模型下,并总结为风险比(RR)或风险比以及 95%置信区间(CI)。结果发现,在 931 篇参考文献中,3 项招募 977 名患者的随机对照试验符合纳入标准。

汇总结果显示，与安慰剂相比，异烟肼组的结核病发病率（RR=0.70，95%CI 0.47~1.04，P=0.07）和死亡率（RR=0.94，95%CI 0.39~2.23，P=0.88）在统计学上无显著性降低。一项研究提前终止，由于其安慰剂组的死亡病例过量。然而，仅限于完成试验的亚组分析结果并未改变总体结果。结论提示，异烟肼并未降低 CLHIV 中结核病的发病率。所有纳入研究均在结核病患病率高的地区进行，使整体普遍性受到限制。

Gaensbauer 等[18]报道，自 2012 年以来，每日利福平的 4 个月方案（4R）已成为丹佛地铁结核病诊所儿童 LTBI 的标准建议。使用单变量和多变量分析，他们比较了 2006 年 1 月 1 日—2015 年 12 月 31 日期间在丹佛地铁结核病诊所接受 LTBI 治疗的所有儿科患者的 4R 和 9 个月异烟肼（9H）治疗方案的治疗完成率，以及评估了临床和人口统计学特征对 2 种方案成功完成的影响。结果发现，4R 队列中有 395 名儿童，9H 队列中有 779 名儿童。4R 的完成率总体上显著高于 9H（83.5% vs. 68.8%，P<0.001）。导致治疗中断的药物毒性在两组中均较低（4R 中为 1.5%，9H 中为 0.7%，P=0.23），并且在任一组中没有患者发展为活动性结核病。由于与治疗时间较长相关的障碍（例如遭遇搬家或失访），9H 队列更有可能完成不了治疗。结论提示，儿科患者使用 4R 治疗 LTBI 的可行性明显高于 9 个月的异烟肼治疗方案。4R 更好的治疗完成率可以提高结核病预防效果，减少对公共卫生资源的需求。

Hirsch-Moverman 等[19]在莱索托（一个高结核病负担国家）一个地区的五个医疗机构，评估医务人员对结核病密接儿童的预防性抗结核治疗偏好。通过对 12 名儿童完成预防性治疗的医务人员的深入访谈收集定性数据，并使用扎根理论进行分析。结果发现，医务人员有兴趣参与制定孩子的治疗决策。药物负担、治疗持续时间和相关的给药频率被确定为影响医务人员预防性治疗偏好的重要因素。结论提示，了解医务人员的偏好并让他们参与治疗决策可能有助于在高结核病负担国家的儿童中成功实施结核病预防性治疗。

2. 耐多药结核分枝杆菌感染的治疗　据估计，有 200 万儿童（<15 岁）感染结核分枝杆菌的耐多药（MDR）菌株，称为 MDR-TB 感染[1]。治疗 MDR-TB 感染（通常称为“预防性治疗”）、预防疾病进展是至关重要的。对耐多药结核病（MDR-TB）患者的儿童接触者的预防性治疗研究很少，并且尚未达成关于化学预防的作用及其合理性的共识。较之于一般 LTBI，MDR-TB 感染的情况比较复杂，因为许多问题尚未得到解决，如是否应该给予药物治疗，应该使用的药物数量，哪种药物可能最有效，治疗持续时间以及最佳剂量等，还要考虑儿童年龄的因素。其中的一些将在正在进行的临床试验中得到解决。其他的问题包括：药物的成本较高，缺乏儿童适用的配方，以及难以确定哪些儿童可以从治疗中受益最多。毫不奇怪，在少数结核病高负担国家中儿童 MDR-TB 感染的治疗已经实施。然而，尽管高风险幼儿进行 MDR-TB 感染预防性治疗有巨大潜在获益，但其广泛实施仅在结核病低负担、高资源环境中进行。

Cruz 等[20]进行关于 MDR-TB 感染的综述，内容包括：

（1）感染与发病的筛查：对 MDR-TB 感染的儿童，最重要的是在基线时全面筛查结核病，并密切随访。

（2）随访：无论是否开始治疗 MDR-TB 感染，都应定期对儿童进行随访，最好是长达 2 年，因为在此期间发病风险最高。

（3）治疗方案：药物应具有以下特征：①良好的抗分枝杆菌作用；②根据来源病例中已知的分离株易感性，应该不太可能产生抗药性；③耐受性良好；④安全；⑤关于儿童药物剂量的充分数据。

理想情况下,应该存在对儿童友好的配方。上述特征可有效地排除几类药物,包括注射剂、环丝氨酸、氯法齐明、利奈唑胺和对氨基水杨酸。有几种方案可以考虑用于 MDR-TB 感染治疗:喹诺酮类单药;喹诺酮类+乙胺丁醇;喹诺酮类+乙硫异烟胺;喹诺酮类+吡嗪酰胺;喹诺酮类+乙胺丁醇+高剂量异烟肼;吡嗪酰胺+乙胺丁醇;贝达喹啉;德拉马尼。没有关于 MDR-TB 感染治疗最佳持续时间的数据。最常使用 6~12 个月的疗程。总结:在通过症状筛查(或尽可能通过胸片检查)排除结核病后,一些暴露于 MDR-TB 病例的儿童可能是预防性治疗的候选者。在多个观察性研究中已经发现基于喹诺酮的方案是安全、有效的。虽然正在研究最佳治疗方案,但未来若干年内尚无法获得结果。迄今公布的数据显示,较之于成人,儿童更能耐受 MDR-TB 感染的预防性治疗,AEs 较低,如不治疗将导致发病。在规划实施中进行研究,包括来自低负担和高负担环境的观察证据,可以促进更广泛地推广 MDR-TB 感染治疗。

为确定结核病预防性治疗在降低 MDR-TB 密接儿童的结核病发病率上的有效性,Padmapriyadarsini 等[21]进行了系统评价。截至 2017 年 3 月,搜索 PubMed、EMBASE、Cochrane 数据库、对照试验的 meta-Register 以及其他临床试验登记处;纳入有关化学预防的随机对照试验、队列研究和病例报告。此外,作者还搜索了国际会议的摘要以及已发表文章和评论的参考文献。结果发现,在从各种数据库评估的 153 个参考文献中,在符合资格标准后评估了 7 个相关的研究并进行了系统评价。其中,只有两项研究为汇总的荟萃分析提供了数据。结论提示,尽管现有证据表明对 MDR-TB 患者的儿童接触者进行化学预防是有益的,但支持或拒绝预防性治疗的数据非常有限。需要在印度等结核病流行环境中进行进一步的临床研究,以证明化学预防对 MDR-TB 儿科接触的有益作用。

2018 年 9 月举行的联合国结核病高级别会议标志着一个前所未有的机遇,可加强各国对结核病防控的承诺,但新的决议也应该使儿童受益。遏制结核病伙伴关系的儿童和青少年结核病工作组建议各国根据联合国可持续发展目标(SDG)的目标 3. 2(终止新生儿和 5 岁以下儿童的可预防性死亡)、WHO 的终止结核病莫斯科宣言和 WHO 妇女、儿童和青少年健康全球战略,承诺实现以下目标:①到 2019 年,所有州都建立了一个跨部门工作组,并制定了一项资助行动计划,在孕产妇、儿童和青少年人口中全面处理儿童结核病;②到 2022 年,每年 90%暴露于家庭传染性肺结核病例的儿童(2400 万 5 岁以下儿童和任何年龄的艾滋病毒感染儿童)接受预防性治疗;③到 2022 年,90%敏感结核病和耐多药结核病患儿被诊断(每年分别为 90 万和 2. 88 万),接受适当的治疗,并向国家结核病项目报告;④自 2018 年起,各国显著增加研究经费,以满足儿童结核病的研究需求,特别是研究开发新的儿童适用型诊断工具、治疗方案和改良型疫苗。

(付亮　常蕴青　唐神结)

参考文献

1. DETJEN A K, MCKENNA L, GRAHAM S M, et al.The upcoming UN general assembly resolution on tuberculosis must also benefit children[J].Lancet Global Health, 2018, 6(5): e485-e486.

2. HORITA Y, ALSULTAN A, KWARA A, et al.Evaluation of the Adequacy of WHO Revised Dosages of the First-

Line Antituberculosis Drugs in Children with Tuberculosis Using Population Pharmacokinetic Modeling and Simulations[J].Antimicrob Agents Chemother,2018,62(9).pii:e00008-18.

3. RANJALKAR J,MATHEW S K,VERGHESE V P,et al.Isoniazid and rifampicin concentrations in children with tuberculosis with either a daily or intermittent regimen:implications for the revised RNTCP 2012 doses in India[J].Int J Antimicrob Agents,2018,51(5):663-669.
4. SVENSSON E M,YNGMAN G,DENTI P,et al.Evidence-Based Design of Fixed-Dose Combinations:Principles and Application to Pediatric Anti-Tuberculosis Therapy[J].Clin Pharmacokinet,2018,57(5):591-599.
5. CHABALA C,TURKOVA A,THOMASON M J,et al.Shorter treatment for minimal tuberculosis(TB)in children (SHINE):a study protocol for a randomised controlled trial[J].Trials,2018,19(1):237.
6. OSHIKOYA K A,SENBANJO I O.Caution when treating tuberculosis in malnourished children[J].Arch Dis Child,2018,103(12):1101-1103.
7. PANSA P,HSIA Y,BIELICKI J,et al.Evaluating Safety Reporting in Paediatric Antibiotic Trials,2000-2016:A Systematic Review and Meta-Analysis[J].Drugs,2018,78(2):231-244.
8. HORSBURGH C R,GUPTA A.MDR-TB in children:back to the basics[J].Int J Tuberc Lung Dis,2018,22(5):1-2.
9. HARAUSZ E P,GARCIA-PRATS A J,LAW S,et al.Treatment and outcomes in children with multidrug-resistant tuberculosis: A systematic review and individual patient data meta-analysis [J]. PLoS Med, 2018, 15(7):e1002591.
10. DENTI P,GARCIA-PRATS A J,DRAPER H R,et al.Levofloxacin Population Pharmacokinetics in South African Children Treated for Multidrug-Resistant Tuberculosis[J].Antimicrob Agents Chemother,2018,62(2).pii:e01521-17.
11. GARCIA-PRATS A J,ROSE P C,DRAPER H R,et al.Effect of Co-Administration of Lidocaine on the Pain and Pharmacokinetics of Intramuscular Amikacin in Children with Multidrug-Resistant Tuberculosis:A Randomized Crossover Trial[J].Pediatr Infect Dis J,2018,37(12):1199-1203.
12. HODDINOTT G,STAPLES S,BROWN R,et al.Community engagement for paediatric MDR-TB clinical trials:principles to support ethical trial implementation[J].Int J Tuberc Lung Dis,2018,22(5):40-45.
13. HODDINOTT G,HESSELING A C.Social science is needed to understand the impact of paediatric MDR-TB treatment on children and their families[J].Int J Tuberc Lung Dis,2018,22(1):4.
14. RANGANATH T S,HAMSA L.Child contact screening and chemoprophylaxis against tuberculosis in South Indian districts-situation analysis[J].Indian Journal of Public Health Research and Development,2018,9(3):341-344.
15. Hatzenbuehler L A,Starke J R.Treatment of Tuberculosis infection in children[J].Expert Rev Anti Infect Ther,2018,16(9):695-708.
16. ASSEFA Y,ASSEFA Y,WOLDEYOHANNES S,et al.3-month daily rifampicin and isoniazid compared to 6- or 9-month isoniazid for treating latent tuberculosis infection in children and adolescents less than 15 years of age:an updated systematic review[J].Eur Respir J,2018,52(1).pii:1800395.
17. CHARAN J,GOYAL J P,RELJIC T,et al.Isoniazid for the Prevention of Tuberculosis in HIV-Infected Children:A Systematic Review and Meta-Analysis[J].Pediatr Infect Dis J,2018,37(8):773-780.
18. GAENSBAUER J,AIONA K,HAAS M,et al.Better Completion of Pediatric Latent Tuberculosis Treatment Using 4 Months of Rifampin in a US-based Tuberculosis Clinic[J].Pediatr Infect Dis J,2018,37(3):224-228.
19. HIRSCH-MOVERMAN Y,MANTELL J E,LEBELO L,et al.Tuberculosis preventive treatment preferences among care givers of children in Lesotho:a pilot study[J].Int J Tuberc Lung Dis,2018,22(8):858-862.
20. CRUZ A T,GARCIA-PRATS A J,FURIN J,et al.Treatment of Multidrug-resistant Tuberculosis Infection in

Children[J].Pediatr Infect Dis J,2018,37(10):1061-1064.

21. PADMAPRIYADARSINI C,DAS M,BURUGINA N S,et al.Is Chemoprophylaxis for Child Contacts of Drug-Resistant TB Patients Beneficial? A Systematic Review[J].Tuberc Res Treat,2018,2018:3905890.

第四节 妊娠合并结核病的治疗

【摘要】妊娠合并结核病危害巨大,但常常被忽视。诊断常常延迟,治疗难点较多。鉴于妊娠期和产褥期结核病的诊断延迟和治疗缺失会带来严重后果,我们需要更多地认识这一临床和公共卫生问题。本章主要内容包括妊娠期敏感结核病的治疗(包括合并艾滋病毒感染的特殊情况)、耐药结核病的治疗、预防性抗结核治疗,以及患者关怀和支持。

【关键词】妊娠;结核病;耐多药结核病;预防性抗结核治疗;艾滋病病毒感染

结核病位居传染性杀手首位,每年影响约 1 000 万人并造成 170 万人死亡[1],但结核病妊娠妇女的确切数目仍然未知,其估计数是根据特定地区育龄期妇女比例加上粗略出生率而计算得到的。Sulis 等[2]对妊娠期结核病的系统评估,结果显示,2011 年全球有多达 19.21 万~24.7 万病例,主要集中在非洲地区和东南亚。妊娠期结核病的临床情况往往是非特异性的,难以诊断,特别是对不太熟悉该疾病的卫生专业人员来说。因此,诊断延迟非常常见,从而对治疗结果产生重要的负面影响。由于妊娠相关的免疫反应受损导致并发症风险增加,使得预后情况进一步恶化。妊娠期间女性身体发生的特殊生物学变化导致 Th1 炎症活动减少,与非妊娠妇女相比,结核病风险增加至少 2 倍,并使结核病的临床表现特别微妙。产褥期的免疫重建使得机体高度脆弱,这时候的结核病往往症状强烈、进展恶化十分迅速。应该强调的是,妊娠期结核病的延迟诊断是常见现象,这不仅是因为疾病隐匿性高,而且还因为医师普遍不愿意开单进行胸部影像学检测。然而,这种普遍性恐惧在很大程度上是不合理的,因为有证据表明胸部影像学检测对胎儿的风险其实很小。

一、敏感结核病的治疗

妊娠期如果检测到活动性结核病,最重要的是要毫不犹豫地及时妥善地治疗。WHO 在药物组成和剂量方面都建议采用与一般人群相同的治疗方案,现在大多数国家指南也都支持这一立场。但美国疾病控制和预防中心/美国胸科学会/美国传染病学会仍然不鼓励在妊娠期间使用吡嗪酰胺。他们建议使用异烟肼、利福平和乙胺丁醇进行为期 2 个月的强化期,然后使用异烟肼和利福平 7 个月,并在整个治疗期间每日补充吡哆醇[2]。在所有被诊断患有活动性结核病的妊娠妇女中,立即开始抗结核治疗至关重要,其理由有很多。首先,结核病能显著增加产科并发症和早产的风险,导致疾病播散并且发展为更严重的形式,后期更加难以治疗。其次,结核病是导致出生体重低和出生缺陷的原因,并且会增加围生期死亡率。尽管罕见,也可能发生结核菌的经胎盘扩散和(或)胎儿吸入受污染的羊水,此类宫内感染的半数病例是致命的。然而,结核病不能被视为终止妊娠的指征,因为如果快速采用抗结核治疗,安全性好、疗效颇佳。第三,未经治疗的传染性结核病患者,包括妊娠妇女在内,可以感染社区中的其他人。

在提供抗反转录病毒疗法(anti-retroviral therapy,ART)之前,妊娠妇女结核病和人类免疫缺陷病毒(human immunodeficiency virus,HIV)疾病致使孕产妇和新生儿结局不佳,包括艾滋病毒和结核病的母婴传播率很高。在可获得抗反转录病毒治疗的环境下,为了描述结核病对 HIV 感染母亲的产科结局和婴儿结局的影响,Salazar-Austin 等[3]在一项前瞻性队列研究中,从 2011 年 1 月—2014 年 1 月在南非索韦托跟踪了患有或不患有结核病的艾滋病毒感染妊娠妇女。针对每个病例患者登记匹配两个对照,通过登记时间、母亲年龄、孕龄和计划分娩诊所进行匹配,并且在分娩后随访 12 个月。结果发现,纳入了 80 名病例和 155 名对照,生产了 224 名活婴。尽管采取了适当的孕产妇治疗和婴儿结核病预防性治疗,感染艾滋病毒和结核病的母亲生下来的婴儿,其出生时体重过低的风险较高(20.8% vs. 10.7%,$P=0.04$),出生时住院时间延长(51% vs. 16%,$P<0.001$),婴儿死亡较多(但每千名新生儿中有 68 例死亡,7 例死亡;$P<0.001$),结核病发生较多(12% vs. 0,$P<0.001$)。这些婴儿的 HIV 传播率较高(4.1% vs. 1.3%,$P=0.20$),尽管这种差异在统计学上并不显著。合并感染的妇女的产科结局也较差,产妇住院风险较高(25% vs. 11%,$P=0.005$)和先兆子痫较多(5.5% vs. 0.7%,$P=0.03$)。结论提示,艾滋病毒感染合并结核病仍然是对母亲和婴儿健康的重大威胁。要改善妊娠妇女结核病,预防和早期诊断至关重要。

二、耐药结核病的治疗

确保正确治疗管理、优化患者依从性是避免发生耐药性的关键,后者与不良结局显著相关。大多数二线抗结核药物除了耐受性差和有效性差之外,还具有致畸性,这将使所有妊娠妇女的耐药结核病治疗极具挑战性。

Esmail 等[4]撰文综述妊娠期耐药结核病的管理。关于耐药结核病的治疗时间和妊娠期间建立耐药性结核病治疗方案的决定,应考虑到胎儿的胎龄,应该仔细权衡抗结核治疗的致畸作用风险以及对母亲的潜在获益。理想情况下,所有妊娠妇女都应尽快开始治疗。然而,由于大多数致畸性发生在妊娠早期,在母亲临床状况稳定且影像学显示疾病程度较小的特定情况下,治疗可延迟至妊娠中期。这种策略必须伴随着密切的临床随访,因为妊娠期耐药结核病可以加速进展。

妊娠期耐多药结核病治疗指南数据仅来源于病例报告和病例系列报告。虽然有些女性因抗结核治疗可能致畸而选择终止妊娠,但病例系列报告表明有利结局是可以获得的。在妊娠期耐多药结核病治疗最大的一项系列报告($n=38$)中,60%的患者得到治愈,21%的患者出现妊娠相关并发症(包括阴道出血和自然流产),并且未发现婴儿的致畸作用[2]。Sulis 等[2]认为,理想情况下,妊娠期耐多药结核病治疗方案将包括至少四种可能对感染菌株有效的二线抗结核药物,加上吡嗪酰胺。根据美国食品和药物管理局(FDA)数据,大多数二线抗结核药物属于妊娠 C 类。氨基糖苷类(特别是阿米卡星和卡那霉素)是 FDA 的 D 类,应该在妊娠期间(特别是在前 20 周内)从结核病治疗方案中排除,因其耳毒性和胎儿畸形的风险。在没有替代药品可用的严重病例中,这些药物可以在密切监测下使用,但应推迟到 20 周后。卷曲霉素是一种与氨基糖苷类似活性的多肽,是一种具有毒性降低的 FDA 的 C 类药物。在耐多药结核病的严重病例中,必须在开始时给予氨基糖苷类治疗,卷曲霉素是首选的注射剂,并且可以每周给药 3 次以减少胎儿的药物暴露。通常避免使用乙硫异烟胺,因为它会增加与妊娠相关的恶心和呕吐风险。这些药物可在分娩后重新引入,以加强产后的治疗方案。由于缺乏安全性和有效性数据,世界卫生组织不建议在妊娠期间使用贝达喹啉和德拉马尼。

德拉马尼在动物研究中已被证明具有潜在的致畸作用，现在应该避免使用，直到有更多的数据求证。而贝达喹啉已被证明在动物繁殖研究中是安全的（B类），可考虑用于女性对氨基糖苷类药物禁忌使用时或不能以其他方式构建有效方案时。关于母乳喂养，涂片阳性母亲应尽可能停止母乳喂养。在动物研究中，贝达喹啉和德拉马尼都在母乳中排泄，因此，如需停止用药，应根据临床实际而定。最后，鉴于耐多药结核病药物对妊娠妇女和胎儿的毒性作用，应向所有正在接受耐药结核病治疗的育龄妇女提供个性化、长期和有效的避孕服务（例如，Depo-Provera 或子宫内避孕装置），这至关重要[2]。

三、潜伏结核感染的治疗

在结核病低负担环境中，潜伏结核感染（latent tuberculosis infection，LTBI）的重新激活是导致结核病发生的最常见原因。据估计，全球人口中约有四分之一被感染，妊娠妇女 LTBI 患病率似乎与普通人群相仿[5]。然而，已有证据表明妊娠妇女 LTBI 再激活的风险更大，这一发现表明需要提高警惕、早期发现妊娠期结核病病例。

目前，对于高负担和低负担地区的所有妊娠妇女，尚不建议使用结核菌素皮肤试验或 γ 干扰素释放试验进行 LTBI 的系统筛查，但对于高风险（例如伴随的艾滋病毒感染者、接触传染性结核病病例者）的妊娠妇女来说则十分必要，如果其 LTBI 检测为阳性，应认真考虑实施预防性治疗[2]。尽管在产前保健领域普遍推崇“处方沉默”以保证对未出生的孩子造成最小伤害，但 LTBI 治疗的获益通常超过这类弱势群体的潜在风险。事实上，发展为活动性结核病的后果对母亲和孩子来说都是非常糟糕的。现有证据表明异烟肼和利福平都不会与致畸作用有关，但是根据一些研究结果显示，妊娠妇女的肝毒性风险似乎比一般人群更高。因此，如果并非高危人群（如艾滋病毒感染者），LTBI 治疗应该推迟到分娩后 3 个月进行[2]。

关于妊娠期间潜伏感染治疗的 12 周剂量异烟肼（H，900mg）加利福喷丁（P，900mg）（3HP）的安全性数据十分有限[5]。在两次评估 3HP 和 9 个月的异烟肼（H，300mg）（9H）的潜伏性结核感染试验（PREVENT TB 或 iAdhere）中，部分妊娠妇女在不经意间使用了研究药物。Moro 等[6]评估了上述用药妊娠妇女的药物安全性和妊娠结局。分析来自任一试验中接受一种或多种研究剂量的 3HP 或 9H 的育龄期（15~51 岁）女性数据。如果妊娠的预计日期是在最后一次给药日期当日或之前，则被认为是在妊娠期间发生药物暴露。结果发现，在治疗或随访期间发生的 126 例妊娠事件（125 例参与者）中，有 87 例接触了研究药物。在 87 例中，3HP 和 9H，胎儿死亡分别为 4/31（13%）和 8/56（14%）（差异，13%-14%=-1%；95% 置信区间=-17%~+18%），先天性异常分别为 0/20 和 2/41（5%）活产婴儿（差异，0%-5%=-5%；95%置信区间=-18%~+16%）。所有胎儿丢失都发生在少于 20 周的妊娠期间。在总共 126 例中，3HP 和 9H，分别报告了 8/54（15%）和 9/72（13%）的胎儿死亡；1/3（3%）和 2/56（4%）活产婴儿的先天异常，3HP 和 9H 的先天异常。胎儿死亡［17/126（13%）］和异常［3/93（3%）］的总体比例与美国估计的相似，分别为 17%和 3%。结论提示，在这两项（PREVENT TB 和 iAdhere）潜伏性结核感染试验报告的妊娠中，没有超出预期的胎儿死亡或先天性异常。当这些药物和方案是妊娠或有生育潜力的女性的最佳治疗选择时，上述数据为临床医师和患者提供了一些初步的安全性保证。这项工作使用了鉴定试验注册号 NCT00023452 和 NCT01582711，对应于临床试验 PREVENT TB 和 iAdhere（结核试验联合研究 26 和 33）。

不妊娠妇女的潜伏性 GTB 发病率高，治疗可改善生育结果。有限的证据表明患有 GTB 的女性可能有较低的卵巢储备。为明确潜在生殖器结核（GTB）对不妊娠妇女卵巢储备的影响，Jirge 等[7]报道：患有潜伏性 GTB 的女性卵巢储备较低，并且 IVF 中的卵母细胞数量较少。2013 年 2 月—2016 年 1 月的这项前瞻性研究比较了 431 名被诊断患有潜伏性 GTB（第一组）的不妊娠妇女，以及 453 名未患有潜伏性 GTB 的不妊娠妇女（第二组）。该研究在印度 Kolhapur 的 Shreyas 医院进行，该医院是不孕症的三级转诊中心。两组女性年龄均为 21～38 岁。第 1 组由不妊娠妇女组成，其已证实输卵管通畅，但通过 DNA PCR 检测子宫内膜活检诊断出潜伏的 GTB。在两组中评估了第 2～4 天的抗苗勒管激素（AMH）和窦卵泡计数（AFC）。所有患有潜伏性 GTB 的女性都接受了抗结核治疗（ATT）。对于接受 IVF 的患者，两组均注意到促性腺激素剂量与卵母细胞和胚胎细节。主要结果为患有潜伏性 GTB 的女性较年轻［（29.8±4.4）岁 vs.（30.8±4.5）岁，$P=0.003$］，并且在调整年龄后，AMH 显著降低［中位数（IQR）：2（0.9，4.1）ng/ml vs. 2.8（1.3，5）ng/ml，$P=0.01$］和 AFC［中位数（IQR）：7（5，11）vs. 8（5，14），$P<0.001$］。ATT 后，患有潜伏性 GTB 的女性卵母细胞较少［（9.3±7.6）vs.（10.9±8.1），$P=0.01$］，但转移的Ⅰ级胚胎较多［（1.1±0.5）vs.（0.89±1.0）；与Ⅱ组女性相比，IVF 中 $P=0.001$］和更好的植入率（26.8% vs. 17.5%，$P=0.004$）。通过各种治疗方式，Ⅰ组与Ⅱ组相比具有更高的妊娠率（51.6% vs. 40.5%，$P=0.001$）。考虑到样本量的充足性和使用强大的卵巢储备标记物，机会的作用很小。限制的原因：该研究仅限于访问三级转诊中心的不孕人群。潜伏的 GTB 感染导致卵巢损伤的机制尚不清楚。更广泛的意义：据说潜伏的 GTB 没有任何临床意义。然而，对于患有长期不孕症的女性来说，患有潜伏性 GTB 的年轻女性的低卵巢储备必须将其视为不育的原因。这些妇女可能会经历卵巢储备的加速下降，而实现亲生父母的成功率却降低了。临床医师在管理不孕症时必须意识到这种情况及其后果。

四、患者支持和关怀

Barua 等[8]报道，当孟加拉国妇女不符合当地性和生殖有关的规范时，往往面临遗弃，被剥夺了积极的性生活、婚姻关系和母性。人们对结核病（TB）等耻辱性疾病如何限制妇女的生殖健康和性生活知之甚少。本文源于一项关于结核病对孟加拉国纳辛汀地区和达卡地区妇女性与生殖健康和权利影响的大型研究，旨在填补这一空白。根据对有结核病或已患结核病的 9 名已婚妇女、4 名丈夫和 2 名婆婆的访谈，本文强调结核病阻碍妇女性生活和生育方式取决于其家庭中的耻辱感和社区、他们与丈夫的关系、母性、生活安排、他们对家庭的经济贡献和（或）他们对结核病诊断的披露。有子女和支持性丈夫的妇女在其姻亲中保持更强的地位，不太可能被孤立或被拒绝。患者的叙述表明，卫生工作者的指示影响了他们对性交或禁欲的决定。未来的研究应该检查患者从卫生工作者那里获得的关于他们的生活和睡眠安排、性交和妊娠的提示信息，以及关于结核病治疗和预防的政策文件。

尽管结核病影响巨大，但在若干情况下仍是一个被忽视的问题。鉴于妊娠期和产褥期结核病的诊断延迟和治疗缺失会带来严重后果，产前保健人员需要更多地认识这一临床和公共卫生问题。产科医师和妇科医师通常是女性在妊娠期间接触的唯一卫生健康专业人员，因此这些医师在迅速识别可疑示警和随后的诊断调查中发挥着关键作用。一些简单的预防措施，例如主动寻找常见临床表现（例如，不明原因的慢性咳嗽、轻度发热、食欲缺乏、疲劳或呼吸短促)可能改善结核病的检出率。与一般人群相似,结核病也会累及肺外部位,导致临床表现变化多样,使诊断检查变得特别复杂。在可疑结核病筛查方面,社会边缘化妇女、土著社区的妇女以及从结核病高负担国家移民来的妇女应该得到特别关注。较之于其他受结核病影响的患者,母亲和孩子在治疗期间的密切监测和持续支持对于其成功结果更加不可或缺。

(付亮　唐神结)

参考文献

1. WHO.Global tuberculosis report 2018[R].Geneva:World Health Organization,2018.
2. SULIS G,PAI M.Tuberculosis in Pregnancy:A Treacherous Yet Neglected Issue[J].J Obstet Gynaecol Can,2018,40(8):1003-1005.
3. SALAZAR-AUSTIN N,HOFFMANN J,COHN S,et al.Poor Obstetric and Infant Outcomes in Human Immunodeficiency Virus-Infected Pregnant Women with Tuberculosis in South Africa:The Tshepiso Study[J].Clin Infect Dis,2018,66(6):921-929.
4. ESMAIL A,SABUR N F,OKPECHI I,et al.Management of drug-resistant tuberculosis in special subpopulations including those with HIV co-infection,pregnancy,diabetes,organ-specific dysfunction,and in the critically ill[J].J Thor Dis,2018,10(5):3102-3118.
5. WHO.Latent tuberculosis infection:updated and consolidated guidelines for programmatic management[R].Geneva:World Health Organization,2018.
6. MORO R N,SCOTT N A,VERNON A,et al.Exposure to Latent Tuberculosis Treatment during Pregnancy.The PREVENT TB and the iAdhere Trials[J].Ann Am Thorac Soc,2018,15(5):570-580.
7. JIRGE P R,CHOUGULE S M,KENI A,et al.Latent genital tuberculosis adversely affects the ovarian reserve in infertile women[J].Hum Reprod,2018,33(7):1262-1269.
8. BARUA M,VAN DRIEL F,JANSEN W.Tuberculosis and the sexual and reproductive lives of women in Bangladesh[J].PLoS One,2018,13(7):e201134.

第五节　肝肾功能异常患者结核病的治疗

【摘要】抗结核药物引起的不良反应(adverse drug reactions,ADRs)众多,常见的是药物性肝损伤(drug-induced liver injury,DILI)及肾功能损伤。DILI的危险因素主要包括老年、营养不良、酗酒、慢性丙型肝炎(chronic hepatitis C,CHC)和慢性乙型肝炎感染、既往肝病和艾滋病毒感染。晚期慢性肾病患者结核病发病率较高,应对此类患者进行潜伏性结核感染检测及预防性治疗。高龄或合并急性肾衰竭(acute renal failure,ARF)的泌尿生殖系统结核,易发展为慢性肾病。器官移植术后结核分枝杆菌感染率少见,但一旦感染常表现为肺外和播散性结核,且与患者存活率显著相关,死亡率极高。肝肾功能异常患者结核病的治疗较为困难,且治疗效果较差,预后不佳。

【关键词】结核病;肝功能异常;肾功能异常;治疗

国际上肝肾功能不全的结核病患者情况与国内有所不同,更多的焦点聚集在发现高危因素积极预防,以及对其临床治疗预后的分析,下面就今年国际的研究成果进行简要阐述。

一、抗结核药物所致肝肾功能损伤的概况

抗结核药物引起不良反应众多，常见的是药物性肝损伤（drug-induced liver injury，DILI）及肾功能损伤。DILI 的危险因素主要包括老年、营养不良、亚裔、含异烟肼治疗方案、慢性丙型肝炎和慢性乙型肝炎感染、既往肝病和艾滋病毒感染[1]。

为了确定住院患者因 ADR 导致的死亡率，与 ADR 死亡相关的药物及危险因素，Angamo 等[2]对埃塞俄比亚西南部的吉马大学专科医院 2015 年 5 月—2016 年 8 月期间，连续住院的 1 001 例患者（年龄≥18 岁）进行了横断面研究。结果发现：在 1 001 例患者中，15 例（1.5%）患者死于 ADR（95%CI 0.80%～2.30%）。主要的疑似死亡原因是 DILI（7 例，43.8%），其次是急性肾损伤（4 例，25.0%）；异烟肼（6 例，33.3%）、吡嗪酰胺（3 例，16.7%）、依法韦仑（2 例，11.1%）和替诺福韦（2 例，11.1%）为最常见药物；大多数 ADR（14 例，93.8%）是可以预防的；较之于无 ADR 患者，ADR 患者可能有既往肝病史（40.0% vs. 7.0%，95%CI 8.1%～57.8%）、ADR 史（40% vs. 1.4%，95%CI 13.8%～63.4%）、较低的平均体重指数[BMI：(17.6±2.1) kg/m vs. (20.0±2.9) kg/m，95%CI 0.9～3.9]、抗结核药物治疗史（46.7% vs. 18.9%，95%CI 2.3%～53.1%）、抗反转录病毒治疗史（40.0% vs. 7.7%，95% CI 7.5%～57.2%）、较高的平均药物治疗次数[(7.1±3.3) vs. (3.8±2.1)，95%CI 2.2～4.4]及 Charlson 并发症指数[(3.9±2.9) vs. (1.6±1.8)，95%CI 1.4～3.2]。由此得出结论，致死性 ADR 在住院患者中较为常见，涉及的药物大多是抗结核和抗反转录病毒药物。ADR 相关的死亡危险因素为：肝基础疾病，ADR 病史，营养不良和既往多种用药史。

Tweed[3]利用来自 REMoxTB 临床试验的数据分析患者 DILI 的发生率和诱发因素。患者接受标准结核病治疗（2EHRZ/4HR）或 4 个月含莫西沙星的短程方案：异烟肼组（2MHRZ/2MHR）、乙胺丁醇组（2EMRZ/2MR），研究共纳入 1928 例患者（2EHRZ/4HR 639 例，2MHRZ/2MHR 654 例，2EMRZ/2MR 635 例）。DILI 定义为：丙氨酸氨基转移酶（alanine aminotransferase，ALT）≥5×ULN 或 ALT≥3×ULN，总胆红素>2×ULN。总体患者中，发生 DILI 58 例（3.0%），中位时间为 28 天（IQR：14～56）。在接受标准结核病治疗的 639 例患者中，41 例（6.4%）患者出现肝酶显著升高（ALT 峰值≥3×ULN）；21.1%年龄>55 岁患者的 ALT/天冬氨酸氨基转移酶（aspartate aminotransferase，AST）≥3×ULN（P=0.01）；15%的 HIV 阳性患者 ALT/AST≥3×ULN，与此同时 HIV 阴性患者的升高率仅为 9%（P=0.160）。含异烟肼治疗方案的 ALT/AST 中位值较高（P<0.05），含莫西沙星的则较低（P<0.05）。较之于乙胺丁醇组，异烟肼组患者的 ALT≥3×ULN 的峰值出线较早（中位时间：28 天 vs. 18.5 天）。67 例 ALT/AST≥3×ULN 的亚洲患者中，57 例（85.1%）接受了含异烟肼方案（P=0.008）。由此得出结论，接受标准方案治疗的老年患者，HIV 阳性，亚洲、接受含异烟肼治疗方案的患者肝酶升高的风险较大。

为了研究异烟肼预防性治疗（isoniazid preventive therapy，IPT）和抗反转录病毒治疗（antiretroviral therapy，ART）相关的 DILI 及其危险因素，Ngongondo 等[4]对 REMEMBER 试验（资源有限的结核病高负担国家、多中心、开放、随机对照临床试验）1 个随机分组的数据进行了二次分析。该分析纳入 CD4 细胞计数<50 个/μl 的受试者，接受 IPT 和 ART 治疗 24 周，治疗期间的 DILI 定义为 AST 或 ALT>5×ULN。结果发现：426 例受试者（男性占 53%，年龄中位数为 35 岁，CD4 中位数为 19 细胞/μL）中，31 例发生 DILI（7.3%）。AST/ALT 升高（OR=

3.6,95%CI 1.7~7.7)及血清乙型肝炎表面抗原(HBsAg)阳性(OR=4.7,95%CI 1.7~12.9)与 DILI 的风险增加显著相关。较之于正常基线指标的受试者,同时具 AST/ALT 升高及 HBsAg 阳性的受试者具有更高发生 DILI 的风险(OR=19.9,95%CI 5.3~74.3),且 DILI 的发生时间更早。由此得出结论,IPT 和 ART 期间的 DILI 发生率较高。同时具 AST/ALT 升高及 HBsAg 阳性的个体需要密切监测肝功能。

为了评估 CHC 感染对抗结核药所致药物性肝损伤(anti-tuberculosis drug-induced liver injury,ATDILI)ATDILI 风险的影响,Chang 等[5]筛查了 14 篇英文文献并进行荟萃分析。14 项研究包括 ATDILI 病例 516 例,无 ATDILI 的对照病例 4 301 例。总体来看,较之未感染患者,CHC 感染患者易发生 ATDILI(OR=3.21,95%CI 2.30~4.49);亚组分析的优势比为:亚洲(OR=2.96,95%CI 1.79~4.90)、高加索(OR=4.07,95%CI 2.70~6.14)、接受标准四联合抗结核治疗(OR=2.94,95%CI 1.95~4.41)、异烟肼单药治疗(OR=4.18,95%CI 2.36~7.40)、严格定义的 DILI(ALT>5×ULN,OR=2.59,95%CI 1.58~4.25)、宽松定义的 DILI(ALT>2 或 3×ULN,OR=4.34,95%CI 2.96~6.37)、前瞻性研究(OR=4.16,95%CI 2.93~5.90)、病例对照研究(OR=2.43,95%CI 1.29~4.58)。由此得出结论,CHC 感染可能增加 ATDILI 风险。在抗结核治疗过程中,CHC 感染者必须定期进行肝功能检测。

由于结核病药物诱导转氨酶的发病可能与丙型肝炎病毒(HCV)和乙型肝炎(HBV)病毒共感染混淆,为了确定 HCV 或 HBV 共感染对 ATDILI 患者抗结核治疗的影响,Chua 等[6]对 2013—2014 年间通过新加坡国家结核病登记处登记的治疗中断的结核病患者进行了回顾性研究,结果发现:在登记的 3 860 名结核病患者中,140 名患者疑似 ATDILI,其中 20/140(14.3%)为 HCV 阳性,16/140(11.4%)HBV 阳性。无慢性肝病患者治疗中断/转氨酶增高的中位时间为 5 周,HCV 或 HBV 共感染患者的中位时间分别为 9.9 周和 9.6 周($P<0.01$)。多变量 logistic 回归分析显示,HCV 或 HBV 共感染与 8 周以上的治疗中断有关[调整后的 OR(aOR):4.06,95%CI 1.28~12.85];较之无慢性肝病患者,HCV 患者可能需要 10 个月才能完成抗结核治疗(aOR:5.11,95%CI 1.21~21.67)。由此得出结论,HCV 或 HBV 共感染患者因 ATDILI 治疗中断发生的时间晚于没有肝病的患者,大多数患者在转氨酶升高前完成了含吡嗪酰胺的 2 个月强化期治疗。

二、慢性肾病与结核病

晚期慢性肾病患者结核病发病率较高,应对此类患者进行潜伏性结核感染检测及预防性治疗。高龄或合并急性肾衰竭的泌尿生殖系统结核,易发展为慢性肾病。

为研究与晚期慢性肾病患者活动性结核病发展相关的危险因素,Moran 等[7]对 2005 年 1 月 1 日—2016 年 10 月 1 日期间英国结核病及肾脏病信息系统登记录入,血液透析后发生活动性结核病的所有患者进行统计,共纳入患者 68 例,发病率为 126/100 000(95%CI 97~169);CKD 1 及 2 期患者发病率最低;肾脏替代治疗患者的发病率较高,可达 256/100 000(95%CI 183~374)。总体患者中肺结核占 48%、非洲及亚裔患者占 87%。由此得出结论,接受肾脏替代治疗或 CKD 4 或 5 期患者的结核病发病率非常高,非洲及亚裔多见,对此类患者进行潜伏性结核感染检测及治疗是合理的。

为了研究与泌尿生殖系统结核(genitourinary tuberculosis,GUTB)治疗结束后发展为慢性肾病(chronic kidney disease,CKD)相关的危险因素,Kim 等[8]对 2005 年 1 月—2016 年 7 月韩国一家三级医院患有 GUTB 的患者(>18 岁)数据进行了回顾性研究。CKD 定义为治疗结束后肾小球滤过率<60ml/(min · 1.73m²)。结果发现,纳入的 56 例 GUTB 患者[男性 46.4%,平均年龄(52.8±16.6)岁]中,11 例(19.6%)发展为 CKD,4 例(7.1%)发展为终末期肾病。单因素分析显示:老年(P=0.029)、显微镜下血尿(P=0.019)、蛋白尿(P=0.029)、急性肾衰竭(acute renal failure,ARF)(P<0.001)、尿液结核分枝杆菌聚合酶链反应阳性(P=0.030)与肾功能下降显著相关;多因素分析显示:ARF(OR=54.31,95%CI 1.52~1 944.00,P=0.032)和老年(OR=54.26,95%CI 1.52~1 932.94,P=0.028)为 GUTB 患者 CKD 的独立危险因素。由此得出结论,ARF 和老年是 GUTB 患者 CKD 的独立危险因素,对这部分患者,即使在治疗结束后也应定期随访肾功能。

三、肝肾移植与结核病的治疗转归

器官移植术后结核分枝杆菌感染率少见,但一旦感染常表现为肺外和播散性结核,且与患者存活率显著相关,死亡率极高。

为研究实体器官移植(solid organ transplantation,SOT)后结核分枝杆菌感染情况,Abad 等[9]对 187 篇文献进行了荟萃分析,纳入移植后感染病例 2 082 例,包括:肾脏移植 1 719 例、肝脏移植 253 例、心脏移植 77 例、肺 25 例、肾胰移植 8 例。中位发病率为 2.37%(0.05%~13.27%);大多数为潜伏感染的再激活,在 SOT 后第 1 年发生;肺外和播散性结核病分别占 29.84%和 15.96%;全病因死亡率为 18.84%。由供体衍生的结核分枝杆菌感染发病较早;发热是最常见的症状;放射学检查结果差异很大;耐多药结核病很少见;4~5 种药物治疗通常与肝毒性和移植脏器功能障碍有关。由此得出结论,SOT 后感染结核病主要病因是结核分枝杆菌的重新激活及供体传播,肺外和播散性结核较为常见。

Martino 等[10]对抗结核药导致物急性肝功能衰竭,从而在巴西圣保罗大学医学院接受肝移植治疗的患者进行了单中心回顾性研究。结果发现:2006—2016 年间 81 例因急性肝功能衰竭并接受肝移植的患者中,8 例由抗结核药物导致;患者平均抗结核药物治疗时间为 64.7 天(21~155 天);终末期肝病(MELD)评分范围为 32~47(中位数为 38)。肝移植后的 1 年生存率为 50%;3 例患者因感染性休克在移植 1 周后死亡;1 例患者因肺部感染在移植 2 个月后死亡。幸存的 4 例患者在给予替代药物后结核病痊愈。由此得出结论,抗结核药导致物急性肝功能衰竭患者病情严重,肝移植后存活率低。

为了评估低流行区肾移植术后结核病的临床特征及危险因素,Gras 等[11]对 2005—2015 年在 3 个法国中心诊断为结核病的所有肾移植受者进行了回顾性分析,每个结核病例,按中心、年龄、移植日期和出生国家匹配 2 个没有结核病的对照病例,统计确定与结核病相关的风险因素并估计存活率。结果发现:3 974 例移植手术病例中纳入 32 例患者和 64 例对照者;结核病的患病率为 0.83%;诊断时的中位年龄为 64 岁;75%的患者出生在结核病高发国家,但仅 3 例接受过异烟肼预防性抗结核治疗;移植后结核病发生的中位数时间为 22 个月;66%的患者表现为播散性结核;中位治疗时间为 9 个月;由于药物相互作用,所有患者都需要进行免疫抑制治疗;随访期间 5 例死亡(中位数时间为 41 个月),其中 1 例与结核病直接相关;与对照组相比,结核分枝杆菌感染的肾移植患者生存率显著降低(P=0.001)。单因素分析未显示与肾移植后结核病相关的预测因素。由此得出结论,肾移植术后继发结核病少见，但与患者存活率显著相关；肾移植术后患者需进行系统性 LTBI 筛查，并对高危患者进行预防性抗结核治疗。

综上所述，国际上强调了积极发现抗结核药物所致肝肾功能损伤的高危因素，提前干预以防患于未然，并对其临床治疗预后进行了分析，以指导临床医师合理用药。

（顾瑾　常蕴青　唐神结）

参考文献

1. YEW W W, CHANG K C, CHAN D P. Oxidative Stress and First-Line Antituberculosis Drug-Induced Hepatotoxicity[J]. Antimicrob Agents Chemother, 2018, 62(8). pii: e02637-17.
2. ANGAMO M T, CHALMERS L, CURTAIN C M, et al. Mortality from adverse drug reaction-related hospitalizations in south-west Ethiopia: A cross-sectional study[J]. J Clin Pharm Ther, 2018, 43(6): 790-798.
3. TWEED C D, WILLS G H, CROOK A M, et al. Toxicity associated with tuberculosis chemotherapy in the REMoxTB study[J]. BMC Infect Dis, 2018, 18(1): 46.
4. NGONGONDO M, MIYAHARA S, HUGHES M D, et al. Hepatotoxicity during Isoniazid Preventive Therapy and Antiretroviral Therapy in People Living with HIV with Severe Immunosuppression: a Secondary Analysis of a Multi-country Open-label Randomized Controlled Clinical Trial[J]. J Acquir Immune Defic Syndr, 2018, 78(1): 54-61.
5. CHANG T E, HUANG Y S, CHANG C H, et al. The susceptibility of anti-tuberculosis drug-induced liver injury and chronic hepatitis C infection: A systematic review and meta-analysis[J]. J Chin Med Assoc, 2018, 81(2): 111-118.
6. CHUA A P, LIM L K, GAN S H, et al. The role of chronic viral hepatitis on tuberculosis treatment interruption [J]. Int J Tuberc Lung Dis, 2018, 22(12): 1486-1494.
7. MORAN E, BAHARANI J, DEDICOAT M, et al. Risk factors associated with the development of active tuberculosis among patients with advanced chronic kidney disease[J]. J Infect, 2018, 77(4): 291-295.
8. KIM E J, LEE W, JEONG W Y, et al. Chronic kidney disease with genitourinary tuberculosis: old disease but ongoing complication[J]. BMC Nephrol, 2018, 19(1): 193.
9. ABAD C L R, RAZONABLE R R. Mycobacterium tuberculosis after solid organ transplantation: A review of more than 2000 cases[J]. Clin Transplant, 2018, 32(6): e13259.
10. MARTINO R B, ABDALA E, VILLEGAS F C, et al. Liver transplantation for acute liver failure due to antitubercular drugs - a single-center experience[J]. Clinics (Sao Paulo), 2018, 73: e344.
11. GRAS J, DE CASTRO N, MONTLAHUC C, et al. Clinical characteristics, risk factors, and outcome of tuberculosis in kidney transplant recipients: A multicentric case-control study in a low-endemic area[J]. Transpl Infect Dis, 2018, 20(5): e12943.

第六节　结核病并发糖尿病的治疗

【摘要】糖尿病增加了结核病患病风险，且与抗结核治疗的复发、失败和死亡密切相关。有必要积极实施结核病并发糖尿病的双向筛查。二甲双胍不仅可以降糖治疗，而且可以改善结核病并发糖尿病患者的治疗效果。

【关键词】结核病；糖尿病；治疗；二甲双胍

在一些发达国家(如美国、英国)有学者发现糖尿病患者中潜伏结核感染的几率比普通人群更高[1,2]。同样在中低等收入的国家,结核病患者中糖尿病前期和糖尿病的患病率也很高[3]。当两病并存时,结核病的复发率高于这些国家中任何一种疾病的普通人群流行率[4],且抗结核治疗期间,结核病并发糖尿病(TB-DM)患者死亡的风险高于非糖尿病患者[5,6]。因此,有必要对结核病和糖尿病积极实施双向筛查和治疗干预。关于两种疾病关联性的研究一直在进行中。

一、结核病并发糖尿病的双向筛查

1. 糖尿病中筛查结核病　2018 年 WHO 颁布的《潜伏性结核感染管理指南》[7]更新版中推荐结核菌素皮肤试验(TST)或 γ 干扰素释放试验(IGRA)都可以用来检测潜伏结核感染(LTBI)。Barron 等[1]使用 QuantiFERON(R)-TB Gold In Tube(QFT-GIT)在糖尿病人群中筛查 LTBI。4 958 名成人糖尿病中患糖尿病前期占 22.1%(95%CI 20.5%~23.8%),糖尿病期占 11.4%(95%CI 9.8%~13.0%)。LTBI 者占 5.9%(95%CI 4.9%~7.0%)。在调整年龄,性别,吸烟状况,结核病史等因素后,糖尿病前期者潜伏性结核感染的几率和非糖尿病患者相仿(aOR=1.15,95%CI 0.90~1.47),但在糖尿病患者中潜伏性结核感染的风险高(aOR=1.90,95%CI 1.15~3.14)。作者认为:糖尿病会增加活动性结核病的风险,并建议对糖尿病潜伏性结核感染者进行预防治疗。Jackson 等[2]使用两种检测 γ-干扰素释放试验(IGRAs)方法来检测 LTBI,在调整年龄,性别,BMI 和其他免疫受损条件后,作者认为,糖尿病患者中潜伏结核感染者比非糖尿病患者增加了 15%(aPR=1.15,95%CI 1.02~1.30,P=0.025)。但日本的 Takasaki 等[8]发现严重的糖尿病可能会影响 IGRAs 的结果。目前尚无足够证据建议对糖尿病患者进行有系统的 LTBI 筛查[7]。

另外对于活动性肺结核的筛查,胸部 CT 检查是发现肺结核切实可行的方法。Koesoemadinata 等[9]在糖尿病患者中使用 CT 辅助检查肺结核的敏感性,特异性,阳性预测值和阴性预测值分别为 88.9%(95%CI 51.8~99.7),88.5%(95%CI 84.6~91.7),17.0%(95%CI:7.6~30.8)和 99.6%(95%CI 98.2~100)。作者认为,使用 CT 辅助检查显著减少了对微生物检查的需求,是结核病筛查的有力工具。

2. 结核病中筛查糖尿病　尽管没有明确证据表明结核病可增加患糖尿病的风险,仍有部分研究显示结核病患者中的糖尿病患病率高。Pearson 等[10]通过 2003—2009 年期间英国全科医生网络数据库进行了回顾性队列研究,分析了有或没有结核病史的人群中糖尿病患病率。研究个体按结核、肺结核、肺外结核和糖尿病分为“暴露组”或“非暴露组”。计算每个暴露组之间的发病率比率(IRR),调整了年龄,性别,地区,吸烟状况、种族等变量和潜在混淆因素后。结果显示:与非暴露组的个体相比,有结核病史(IRR=5.65,95%CI 5.19~6.16),肺结核病史(IRR=5.74,95%CI 5.08~6.50)和肺外结核病史(IRR=4.66,95%CI:3.94~5.51),DM 患者患结核病的风险增加(IRR=1.50,95%CI 1.27~1.76),但在调整种族差异后略有下降(IRR=1.26,95%CI 1.07~1.48)。作者认为既往患有结核病的人群中患糖尿病的风险增加,这一发现对结核病患者的随访和筛查具有重要意义。

如何筛查糖尿病,是检测空腹血糖、随机血糖还是 HbA1c 不同方法都有它们潜在的缺陷,需进一步研究。美国糖尿病学会(American Diabetes Association,ADA)制定的《2018 糖尿病医学诊疗标准》[11]推荐使用空腹血糖、75g OGTT 2 小时血糖或 HbA1c 筛查糖尿病前期和

2 型糖尿病均是合适的，但特别强调由于 HbA1c 的检测潜在局限性，比如血红蛋白变异、红细胞更新速度发生变化和 HbA1c 测定受到干扰时，应考虑采用避免干扰的方法或血浆血糖的标准来诊断糖尿病。结核病患者中如何筛查糖尿病？Grint 等[12]开展一项多中心前瞻性研究来评估肺结核患者糖尿病诊断工具的性能。结果显示：2185 名新诊断的结核病患者中糖尿病的总体患病率为 283/2185（13.0%，95%CI 11.6~14.4）。诊断最准确的标记物是即时 HbA1c（AUC=0.81，95%CI 0.75~0.86）。用年龄、即时 HbA1c 和随机血浆葡萄糖三项进行风险评分，其诊断准确度最高（AUC=0.85，95%CI 0.81~0.90）。作者认为，随机血糖随后进行即时 HbA1c 检测的两步组合测试表现良好，可准确诊断结核病患者中的糖尿病。

由于存在应激性高血糖的可能性，结核病患者中筛查糖尿病最佳的筛查时间和频率也需要进一步研究。Gupte 等[13]评估了治疗开始时以及 3 个月，6 个月和 12 个月的成人肺结核病例。通过自我报告（已知 DM）或糖化血红蛋白（HbA1c）≥6.5%（新发 DM）作为诊断 DM 的依据，并评估治疗期间 HbA1c 水平的趋势。在治疗开始时，已知 DM，新发 DM 和无 DM 患者的中位 HbA1c 水平分别为 10.1%（IQR：8.3~11.6）、8.5%（IQR：6.7~11.5）和 5.6%（IQR：5.3~5.9），到治疗结束时则分别为 8.7%（IQR：6.8~11.3）、7.1%（IQR：5.8~9.5）和 5.3%（IQR：5.1~5.6）（$P<0.001$）。总体而言，治疗开始时已知的 5 例（12%）和新发 DM 的 13 例（43%）在完成治疗时 HbA1c 恢复到<6.5%（$P=0.003$）；抗结核治疗后 HbA1c 水平下降，且大多发生在前 3 个月。完成抗结核治疗疗程时复查 HbA1c 可以降低糖尿病误诊的风险。

二、结核病并发糖尿病的抗结核治疗

TB-DM 患者抗结核治疗的方案与非 TB-DM 患者基本一致。对于非 TB-DM 患者 WHO 目前推行使用抗结核固定剂量复合制剂（fixed-dose combination，FDC）治疗的依从性更好。而 FDC 在 TB-DM 患者中的效果未知。Al-Shaer 等[14]进行了回顾性队列研究，共纳入 103 名 TB-DM 患者，其中 54 名（52%）患者接受了 FDC。组间基线特征和痰菌载量负荷无差异。结果显示：与标准治疗方案相比，TB-DM 患者使用 FDC 治疗后痰涂片阴转率更快[（32±19）天 vs.（46±31）天，$P=0.01$]，细菌负荷量大的患者（涂片 3+）之间的差异更大[FDC（36.6±19.5）vs. ST（56.1±28.8），$P=0.008$]。

TB-DM 患者抗结核药物的血药浓度与抗结核治疗失败和复发密切相关。Alfarisi 等[15]对 243 名使用 FDC 治疗的 TB-DM 患者在治疗的强化期和巩固期进行 PK 评估（分别在给药前和给药后 0.5 小时，2 小时和 6 小时进行取样）。单变量分析显示：吡嗪酰胺和异烟肼的 C_{max}显著降低，而在调整年龄、性别和体重因素后，糖尿病与吡嗪酰胺浓度降低相关。较高的异烟肼或利福平血药浓度与 DM 患者的培养转阴时间相关。吡嗪酰胺 C_{max} 未达靶浓度和不良结局（治疗失败，复发，死亡）有关（OR=1.92，$P=0.04$）。DM 和高 HbA1c 水平增加了吡嗪酰胺未达到治疗靶浓度的风险。DM 状态似乎也影响异烟肼和利福平的 PK-PD 关系。

三、结核病并发糖尿病的降糖治疗

2018ADA《糖尿病医学诊疗标准》[11]推荐：二甲双胍不仅是 2 型糖尿病起始治疗的首选药物。而且对于糖尿病前期患者，特别 BMI>35kg/m^2，年龄<60 岁和有妊娠糖尿病史的妇

女，应该考虑使用二甲双胍预防2型糖尿病。最新的研究证实使用二甲双胍不仅可以降糖治疗，而且可以改善TB-DM患者的治疗效果。Degner等[16]对2 416例结核病患者进行的回顾性队列研究中发现，即使在校正了年龄、性别、慢性肾脏、癌症、丙型肝炎、吸烟、治疗依从性等因素后，糖尿病患者在结核病治疗期间死亡率高于非糖尿病患者1.91倍（95%CI：1.51～2.40），在2个月末痰培养阳性的风险为1.72倍（95%CI：1.25～2.38）。但使用二甲双胍的TB-DM患者与结核病治疗期间死亡率降低显著相关（HR=0.56，95%CI：0.39～0.82），与非TB-DM患者相似。Lee等[17]对499例确诊为培养阳性肺结核的患者进行了回顾性队列研究，105例（21%）确诊肺结核时并发糖尿病。其中62例（59.5%）应用二甲双胍治疗。除存在慢性肾脏疾病外，在二甲双胍组和非二甲双胍组之间治疗结果没有显著差异，二甲双胍治疗组痰培养转阴（$P=0.60$）及抗结核治疗完成后1年内复发无明显影响（$P=0.39$）。但二甲双胍改善了空洞型肺结核患者的痰培养转阴率（OR=10.8，95%CI 1.22～95.63）。Al-Shaer等[13]发现接受二甲双胍治疗明显缩短了痰涂片阴转时间［FDC（30.7±13.4）vs. ST（62±35.5），$P=0.016$］。此外，Novita等[18]研究了两组共42例使用二甲双胍和未使用二甲双胍的TB-DM患者的乳酸水平，没有发现二甲双胍可诱发乳酸酸中毒事件，研究说明二甲双胍可用做TB-DM患者的联合治疗。

异烟肼的不良反应与糖尿病的并发症均可引起外周神经炎，但需要注意的是，长期使用二甲双胍或许与维生素B_{12}缺乏有关。因此，对于用二甲双胍治疗的糖尿病患者，尤其是那些伴有贫血或周围神经病变的患者，应该考虑定期监测维生素B_{12}的水平[11]。

四、糖尿病对结核病治疗转归的影响

糖尿病增加了患结核病的风险，尤其是血糖控制不佳的糖尿病人群患结核病的风险明显增加。Hayashi等[19]对14项研究（8项队列研究和6项病例对照研究）进行了系统评价和meta分析，糖尿病对结核病影响存在很大差异。其中来自7项高质量研究显示，糖尿病患者发生活动性结核病的风险比无糖尿病患者高1.5倍（95%CI 1.28～1.76，$I^2=44\%$）。TB-DM患者往往临床症状更严重。Alkabab等[20]发现HbA1c>6.5%的糖尿病患者与HbA1c<6.4%和（或）随机血糖<200mg/dl的所有患者（伴或不伴糖尿病）相比，肺部空洞病变明显增多。此外，58.8%的胸部X线检查阴性的患者通过CT检查能够发现肺部空洞。作者认为，肺部空洞的存在与肺结核患者是否合并糖尿病及HbA1c水平显著相关。

TB-DM患者更容易出现治疗不良的结局。Nguyen等[5]对8 461例结核病患者回顾性分析发现TB-DM患者死亡率（13.1%）高于非TB-DM患者（6.8%）。调整混杂因素后，TB-DM患者的死亡风险高（aHR=1.35，95%CI 1.15～1.57），其中HIV阳性患者死亡的风险更高（aHR=5.33，95%CI 1.76～16.12）。作者认为TB-DM患者在抗结核治疗期间死亡风险高于非TB-DM患者。而巴西的Moreira等[6]对473例成年糖尿病合并HIV结核病患者进行回顾性队列研究，分析了结核病治疗期间记录的血糖状况与结核病治疗结果和1年死亡率之间的关系。结果显示：糖尿病患者的肺部病变易出现空洞（50%，$P=0.007$），高血糖与不良结局（即治疗失败、放弃和死亡）相关（71.4%，$P<0.000\ 1$），其中1年期间死亡风险显著高于血糖正常患者（未调整的HR=5.79，95%CI 3.74～8.96）；在调整后的Cox模型中，高血糖仍是1年期间死亡率增加的重要因素（aHR=3.72，95%CI 2.17～6.38）。有必要进一步研究HIV感染对TB-DM患者死亡的影响。

TB-DM 患者发生耐多药结核病的风险显著增加。Tegegne 等[21]对来自 15 个不同国家的 24 项观察性研究的 meta 分析显示，无论国家收入水平，糖尿病类型，结核病或糖尿病的诊断方式以及研究如何设计，糖尿病与 MDR-TB 发生呈显著正相关性（OR = 1.97，95%CI 1.58~2.45，I^2 = 38.2%，P = 0.031）。

但糖尿病对 MDR-TB 治疗结局的影响是有限的。Samuels 等[22]进行了一项 meta 分析评估人类免疫缺陷病毒（HIV）、糖尿病、慢性肾脏病（CKD）、酒精滥用和吸烟对 MDR/XDRTB 治疗结果的影响，48 项报告共有 18 257 名研究对象被纳入研究。HIV（RR = 1.41，95%CI 1.15~1.73）和酗酒者（RR = 1.45，95%CI 1.21~1.74）的治疗失败风险较高，糖尿病患者仅和吸烟者的治疗结局相当。Latif 等[23]对巴基斯坦 2010—2014 年 5 811 例接受耐药结核病治疗患者的回顾性分析，其中 8.8%患有糖尿病，而这些 TB-DM 患者中 68.9%治疗结局良好。作者认为，糖尿病与耐药结核病治疗结果之间无明显的相关性（RR = 0.90，95%CI 0.74~1.05）。

总之，糖尿病和结核病两种疾病双向关联的证据越来越多，有必要对结核病和糖尿病实施积极筛查和干预治疗，提高两病并存的治疗效果。

（袁保东　陈国玺　常蕴青　唐神结）

参考文献

1. BARRON M M, SHAW K M, BULLARD K M, et al. Diabetes is associated with increased prevalence of latent tuberculosis infection: Findings from the National Health and Nutrition Examination Survey, 2011-2012 [J]. Diabetes Res Clin Pract, 2018, 139: 366-379.
2. JACKSON C, SOUTHERN J, LALVANI A, et al. Diabetes mellitus and latent tuberculosis infection: baseline analysis of a large UK cohort [J]. Thorax, 2019, 74(1): 91-94.
3. HOA N B, PHUC P D, HIEN N T, et al. Prevalence and associated factors of diabetes mellitus among tuberculosis patients in Hanoi, Vietnam [J]. BMC Infect Dis, 2018, 18(1): 603.
4. MCMURRY H S, MENDENHALL E, RAJENDRAKUMAR A, et al. Coprevalence of type 2 diabetes mellitus and tuberculosis in low- and middle-income countries: A systematic review [J]. Diabetes Metab Res Rev, 2019, 35(1): e3066.
5. NGUYEN C H, PASCOPELLA L, BARRY P M, et al. Association between diabetes mellitus and mortality among patients with tuberculosis in California, 2010-2014 [J]. Int J Tuberc Lung Dis, 2018, 22(11): 1269-1276.
6. MOREIRA J, CASTRO R, LAMAS C, et al. Hyperglycemia during tuberculosis treatment increases morbidity and mortality in a contemporary cohort of HIV-infected patients in Rio de Janeiro. Brazil [J]. Int J Infect Dis, 2018, 69: 11-19.
7. WHO. Latent tuberculosis infection: updated and consolidated guidelines for programmatic management [R]. Geneva: World Health Organization, 2018.
8. TAKASAKI J, MANABE T, MORINO E, et al. Sensitivity and specificity of QuantiFERON-TB Gold Plus compared with QuantiFERON-TB Gold In-Tube and T-SPOT. TB on active tuberculosis in Japan [J]. J Infect Chemother, 2018, 24(3): 188-192.
9. KOESOEMADINATA R C, KRANZER K, LIVIA R, et al. Computer-assisted chest radiography reading for tuberculosis screening in people living with diabetes mellitus [J]. Int J Tuberc Lung Dis, 2018, 22(9): 1088-1094.
10. PEARSON F, HUANGFU P, MCNALLY R, et al. Tuberculosis and diabetes: bidirectional association in a UK

primary care data set[J].J Epidemiol Community Health,2019,73(2):142-147.
11. American Diabetes Association:Standards of Medical Care in Diabetes-2018[J]. Diabetes Care,2018,41(Suppl 1):S13-S27.
12. GRINT D,ALISJHABANA B,UGARTE-GIL C,et al.Accuracy of diabetes screening methods used for people with tuberculosis, Indonesia, Peru, Romania, South Africa[J]. Bull World Health Organ, 2018, 96(11): 738-749.
13. GUPTE A N,MAVE V,MESHRAM S,et al.Trends in HbA1c levels and implications for diabetes screening in tuberculosis cases undergoing treatment in India[J].Int J Tuberc Lung Dis,2018,22(7):800-806.
14. AL-SHAER M H,ELEWA H,ALKABAB Y,et al.Fixed-dose combination associated with faster time to smear conversion compared to separate tablets of anti-tuberculosis drugs in patients with poorly controlled diabetes and pulmonary tuberculosis in Qatar[J].BMC Infect Dis,2018,18(1):384.
15. ALFARISI O,MAVE V,GAIKWAD S,et al.Effect of Diabetes Mellitus on the Pharmacokinetics and Pharmacodynamics of Tuberculosis Treatment[J].Antimicrob Agents Chemother,2018,62(11):pii:e01383-18.
16. DEGNER N R,WANG J Y,GOLUB J E,et al.Metformin Use Reverses the Increased Mortality Associated With Diabetes Mellitus During Tuberculosis Treatment[J].Clin Infect Dis,2018,66(2):198-205.
17. LEE Y J,HAN S K,PARK J H,et al.The effect of metformin on culture conversion in tuberculosis patients with diabetes mellitus[J].Korean J Intern Med,2018,33(5):933-940.
18. NOVITA B D,PRANOTO A,WURYANI,et al.A case risk study of lactic acidosis risk by metformin use in type 2 diabetes mellitus tuberculosis coinfection patients[J].Indian J Tuberc,2018,65(3):252-256.
19. HAYASHI S,CHANDRAMOHAN D.Risk of active tuberculosis among people with diabetes mellitus:systematic review and meta-analysis[J].Trop Med Int Health,2018,23(10):1058-1070.
20. ALKABAB Y M,ENANI M A,INDARKIRI N Y,et al.Performance of computed tomography versus chest radiography in patients with pulmonary tuberculosis with and without diabetes at a tertiary hospital in Riyadh,Saudi Arabia[J].Infect Drug Resist,2018,11(3):37-43.
21. TEGEGNE B,HABTEWOLD T,MENGESHA M,et al.Association between diabetes mellitus and multi-drug-resistant tuberculosis:a protocol for a systematic review and meta-analysis[J].Syst Rev,2018,7(1):161.
22. SAMUELS J P,SOOD A,CAMPBELL J R,et al.Comorbidities and treatment outcomes in multidrug resistant tuberculosis:a systematic review and meta-analysis[J].Sci Rep,2018,8(1):4980.
23. LATIF A,GHAFOOR A,WALI A,et al.Did diabetes mellitus affect treatment outcome in drug-resistant tuberculosis patients in Pakistan from 2010 to 2014? [J].Public Health Action,2018,8(1):14-19.

第七节　风湿性疾病合并结核病的治疗

【摘要】风湿性疾病为自身免疫性疾病,患者本身免疫系统常存在功能紊乱或低下,且激素及免疫抑制剂的应用会降低患者的免疫力,易合并结核分枝杆菌感染。因此,加强风湿性疾病合并潜伏结核感染的筛查和处理,有利于减少风湿性疾病合并结核病的发生率,提高治愈率。

【关键词】风湿性疾病;结核病;潜伏结核感染;治疗;预后

风湿病患者的结核病风险较高,接受生物治疗的患者甚至更高。WHO 相关指南建议,如果存在潜伏结核感染,应进行潜伏结核感染筛查,并开展预防治疗。2018 年,国际上重点关注风湿性疾病发生潜伏结核感染的风险和筛查,并对筛查方法进行了评价,针对风湿性疾病发生结核感染的预防性治疗进行了大量的研究，现对相关文献进行总结。

一、风湿性疾病发生潜伏结核感染的风险和筛查

风湿性疾病为自身免疫性疾病，患者本身免疫系统常存在功能紊乱或低下，易并发结核分枝杆菌感染。同时生物制剂、糖皮质激素以及免疫抑制剂的应用会降低患者的免疫力，如果患者本身属于潜伏性结核感染者，易发展成活动性结核病。因此，应加强风湿免疫性疾病并发结核感染的认识，特别是生物制剂、糖皮质激素以及免疫抑制剂应用前对患者进行结核感染的筛查。

Shobha 等[1]在印度卡纳塔克邦的12个中心选择195名平均年龄41岁的AIRDs患者进行典型的、观察性、回顾性研究，对接受生物疗法和其他临床变量后结核病的发展以及对潜伏结核病检测的可预测性进行了评价。随访期间，阴性组有7例（$n=174$）患者发生结核。Mantoux 检验（$n=120$）和全血干扰素试剂检测（$n=178$）的阴性预测值分别为96.52%和96.25%。使用抗肿瘤坏死因子的患者更容易患结核病。并发症的出现和类固醇的使用分别使结核发生的可能性增加了1.5倍和4.6倍。研究得出结论，密切监测接受生物制剂的患者对早期发现不良并发症至关重要，尤其是在检测为阴性患者中。预防可以有效降低筛查呈阳性患者患结核病的风险。

Torres-Castiblanco 等[2]报告了1位有6年类风湿关节炎病史的58岁女性病患。患者在接受英夫利昔单抗（抗 TNF 治疗）治疗后，出现播散性结核，放射学和组织学表现一致。在使用英夫利昔单抗之前，未进行任何检查以筛选潜伏结核感染。结果显示抗 TNF-α 治疗前的结核常规筛查试验表现在无症状潜伏结核患者的检测中起着至关重要的作用。这是在开始抗 TNF-α 治疗之前确定那些将受益于抗结核药物的患者的唯一方法，使得在寻求显著降低结核病发病率，及其相关发病率和死亡率方面存在差异。

Rutherford 等[3]通过评估 RA 患者机会性感染（OI）的风险，以确定生物疗法的安全性。采用 Cox 比例危害与先验识别的潜在混杂因素的调整，对不同生物类别反应的发生率进行比较。对结核病的发病率分别进行分析。共对19 282例患者进行了共计106 347年的随访研究：142例非 TB 的 OI 确诊率为134例/10万患者年（pyrs）。不同药物类别间 OI 的总发生率无明显差异，但利妥昔单抗治疗的肺囊虫感染率明显高于抗 TNF 治疗（调整危险比=3.2，95% Cl：1.475）。在研究期间，结核病发病率急剧下降（2002年为783例/10万 pyr，2015年为38例/10万 pyr）。利妥昔单抗患者的结核发生率明显低于抗 TNF 患者，分别为12例/10万 pyr 和65例/10万 pyr。结果显示各药物组间 OI 总有效率无显著差异；然而，两组人群的 OI 模式有细微的差异。患者的年龄、性别、并发症等因素是 OI 最重要的预测因素。

Majumder 等[4]对26例巩膜炎患者的33只眼在2006—2015年的医疗记录进行了回顾性研究，这些患者的抗体蛋白酶3［抗 PR3 /细胞质抗中性粒细胞胞质抗体（cANCA）］或过氧化物酶［抗-MPO /核周围抗中性粒细胞胞质抗体（pANCA）］检测呈阳性。结果平均年龄为54.1（11.1）岁并且61.5%的患者为女性。46.2%的患者存在潜在的系统性疾病，包括肉芽肿伴多血管炎（30.8%）和结核病（15.4%）。坏死性巩膜炎（48.5%）是观察到的最常见的巩膜炎，其次是弥散性前巩膜炎（42.4%）。在65.4%的患者中发现阳性 cANCA，并且在34.6%的患者中发现 pANCA 阳性。6名患者芒图试验阳性的患者中有4名由肺病专家开始

进行抗结核治疗(ATT)。环磷酰胺是最常见的免疫抑制剂,11.5%的患者需要两种免疫抑制剂的组合。17 只眼发生白内障,4 只眼需要修补移植。与 cANCA 相比,女性性别更常与 pANCA 相关性巩膜炎相关(P=0.037)。cANCA 阳性患者的坏死性巩膜炎发病率较高,但这种差异无统计学意义(P=0.806)。cANCA 阳性患者与系统性风湿性疾病有显著的相关性(P=0.021)。坏死性巩膜炎是 ANCA 阳性个体中最常见的巩膜炎亚型,即使没有全身性出现。在规划积极的免疫调节治疗之前,应对所有 ANCA 阳性患者进行彻底筛查,以排除结核病的任何迹象,特别是在结核病流行地区。

Lee 等[5]进行生物制剂治疗与潜伏性结核再激活的风险增加相关性进行分析研究。试验对符合生物治疗条件的患者进行为期 3 年的 LTBI 随访筛查,最终对潜伏性结核发生及危险因素测试方法[γ-干扰素释放试验(IGRA),结核菌素皮肤试验(TST)和胸片(CXR)]与临床诊断结果的相关性进行研究。结果显示,LTBI 的阳转在结核病中等负担区域的生物治疗过程早期经常发生。潜伏性结核测试阳转并且 IGRA 水平持续增高的受试者可能具有结核病再激活的风险,需要对其进行密切观察或病情检查。

Jeong 等[6]于 2011 年 1 月—2017 年 6 月期间,在韩国的一个三级转诊中心招募了 476 名患者,并对他们在使用 TNF 抑制剂大于 1 年后进行了随访。炎性关节炎包括类风湿关节炎 266 例(55.9%)和强直性脊柱炎 210 例(44.1%)。研究期间进行 LTBI 筛选时采用了以下策略:①2011 年 1 月—2014 年 10 月,TST 与管内全血干扰素试剂(QFT-GIT)组合;②2014 年 11 月到 2015 年 2 月,单用 QFT-GIT;③自 2015 年 3 月起,主治医师根据实际情况,使用 TST 和 QFT-GIT 的组合或单独使用 QFT-GIT。我们比较了单独使用 QFT-GIT 和联合 TST 的筛选策略。总的来说,38 例(71.0%)患者接受了 TST 和 QFT-GIT 联合的 LTBI 筛查。138 人(29.0%)接受单独的 QFT-GIT 筛查。338 例患者中 159 例(47.0%)LTBI 阳性,43.8%(148/338)需要 LTBI 治疗。在 338 例接受联合检测的患者中,2 例患者在使用 TNF 抑制剂 1 年内出现活动性结核。在单独接受 QFT-GIT 治疗的患者中,没有患者出现结核病。最终在单独接受 QFT-GIT 治疗的患者中,与 TST 和 QFT-GIT 联合治疗相比,需要 LTBI 治疗的患者数量下降,且没有人在 1 年内患上活动性肺结核。这表明,QFT-GIT 可能是诊断韩国炎症性关节炎患者 LTBI 的一种潜在筛查策略。

Malaviya 等[7]采用纯化蛋白衍生物(PPD,RT23 株)的 1 个结核菌素单位(TU)进行标准的 TST 检测。如果阳性率低于一般人群,则使用 10TU 的 PPD 的 α-TST 检测。同时进行 QFTG 检测。结果显示采用标准 TST 检测,与报道的大约 40% 的一般人群相比,6/44(13.6%)的患者为阳性;其余 38 例 TST 阴性患者接受 10 TU PPD 的 α-TST 治疗,其中 8 例患者退出治疗。其余 30 例患者中,8 例(26.6%)阳性。另有 70 名患者直接接受了 α-TST 检测;22 例(31.4%)呈阳性。因此,在接受 α- TST 测试的 100 名患者中,有 30(30%)为阳性。54 例 α-TST 阴性患者进行 QFTG 治疗;7 人(13%)呈阳性。因此,α-TST 联合 QFTG 治疗 RA 患者 43%阳性,这表明存在 LTBI。α-TST 联合 QFTG 检测 RA 患者阳性率为 43%,与报道的人群 Mantoux 阳性率 40%接近。因此,该方法用于印度 RA 患者的 LTBI 筛查从而考虑是否用肿瘤坏死因子治疗这些患者以防止 TB 恶化方面,其效果是令人满意的。它可能适用于世界其他结核病高负担的国家。

Arias-Guillén 等[8]对甲氨蝶呤治疗引起的结核菌素皮肤试验阳性率高原因进行分析。结果显示,接受甲氨蝶呤治疗风湿性疾病的患者出现高结核菌素皮肤试验(TST)的结果,可能与假阳性 TST 结果有关。该关联具有剂量-反应关系,并且与卡介苗(Calmette-Guerin)疫苗接种和其他相关因子的作用无关。而干扰素(IFN)释放测定(IGRA)结果似乎不受甲氨蝶呤治疗的影响,优先使用 IGRAs 可以得到更准确的 LTBI 诊断和治疗决策。

Igari 等[9]比较类风湿关节炎(RA)患者筛查潜伏性结核感染(LTBI)两种 IGRAs 的准确性,包括 QFT-Plus 和 T-SPOT® . TB(TSPOT)。结果显示 152 名 RA 患者(中位年龄:66.5 岁)QFT-Plus 和 TSPOT 的阳性率分别为 9.7%和 4.5%,差异显著($P<0.01$)。QFT-Plu 的 TB1 和 TB2 的阳性率分别为 9.1%和 7.1%;差异不显著($P=0.18$)。与其他组相比,CD4 T 细胞>650/ml 和 CD8 T 细胞>400/ml 的患者在 QFT-Plus 和 TSPOT 中具有显著更高的阳性率(分别为 $P<0.01$ 和 $P<0.05$)。而在 CD4 T 细胞<650/ml 或 CD8 T 细胞<400/ml 的患者 IGRA 结果为阴性,也不应排除 LTBI。

二、风湿性疾病发生潜伏结核感染的治疗

风湿病患者的结核病风险较高,接受生物治疗的患者甚至更高。WHO 相关指南建议,如果存在潜伏结核感染,应进行筛查,并开展预防性治疗。

Goletti 等[10]对使用生物制剂的患者进行回顾性研究,研究表明生物制剂与潜伏性结核再活化风险的增加有关。这种作用似乎主要局限于使用抗肿瘤坏死因子(TNF)药物治疗,而与非抗肿瘤坏死因子靶向生物制剂增加的风险无关。我们提出一个概念,患者共存的宿主相关危险因素,如并发症,对于确定结核病复发风险较高的人群至关重要。我们发现在使用生物药物治疗的患者中,预防性抗结核治疗后耐受性良好。非抗 TNF 靶向生物制剂的有效性与结核再活化风险的增加无关,这为在低/无结核风险的情况下制定治疗干预措施提供了一个很好的机会。经过适当的 LTBI 筛查,对于需要生物药物治疗的风湿病患者,预防性抗结核治疗已被证明是有效和耐受性良好的,可以降低结核病复发的风险。

类风湿关节炎(RA)患者的结核病风险较高,接受生物治疗的患者甚至更高。指南建议,如果存在结核潜在性感染,应进行结核潜在性感染筛查,并开展预防治疗。Chen 等[11]研究了类风湿关节炎患者潜伏性结核的风险和治疗方案,在 188 名符合 2010 年 RA 分类标准并计划于 2015 年 1 月—2017 年 12 月接受生物制剂治疗的患者中,我们连续纳入 44 例 LTBI 患者,定义为试管内全血干扰素试剂检测为阳性结果的无结核患者(CE15286B)。使用通用毒性标准每月对参与者的药物依赖性和不良反应进行随访检测。主要结果为 21 例接受 3HP 治疗的患者和 23 例接受 9H 治疗的患者的治疗完成率,第二种结果为有效的结核病预防或成本。用药费用为 HP 3 个月的总费用或异烟肼 9 个月总费用。并计算了 1 例成功避免结核病例的成本。虽然没有达到统计学意义,但与 9H 治疗组相比,3HP 治疗组的完成率更高(90.5% vs. 78.3%),这与之前报告中显示的对 3HP 治疗的高依从性相似。由于严重的流感样症状,2 例(9.5%)接受 3HP 治疗的患者未完成治疗:这 2 名患者均为女性,年龄均为>60 岁,与之前的研究一致,女性性别和年龄的增加是 3HP 治疗受试者出现流感样症状的危险因素。5 例(21.7%)接受 9H 治疗的患者因肝功能障碍未能完成治疗($n=2$),拒绝接受长期治疗($n=2$),失访($n=1$)经过 3HP 治疗或 9H 治疗的患者在完成 LTBI 治疗至少 1 年后均未出现结核病。在未完成治疗的患者中,2 名患者开始的时候是 3HP 治疗,但是后来如前所述变成了 9H。2 名患者开始使用 9H 治疗,但由于肝功能障碍而改用利福平,另外 3 名患者拒绝接受任何 LTBI 或生物疗法。然而,在 2 年的随访期间,他们中没有人出现结核病。

与前一份报告类似,3HP 的成本比为 5 485. 2 美元/例,而 RA 患者接受生物治疗 9H 的成本为 16 497. 9 美元/例。研究证明,实施 3HP 方案治疗 RA 接受生物治疗的患者 LTBI 是可行的。由于治疗完成率较高,成本效益较好,3HP 的给药可能比 9H 更有利。

Komai 等[12]对病例报告及文献进行回顾,1 位 76 岁的晚期肾病患者有潜伏结核感染,在使用生物制剂治疗类风湿关节炎之前,开始使用异烟肼(INH)每日 300mg,以防止 LTBI 再活化。用药后第 8 天出现发热、瘀点、肌痛。血清学研究显示肌原性酶和肌酐水平升高。在排除其他病因的基础上,INH 停止后病情迅速好转,减少 INH 剂量后发热和肌痛复发,诊断他为 INH 诱导的横纹肌溶解症。因此,作为医师应该意识到 INH 在治疗剂量下引起的横纹肌溶解是一种罕见但可能致命的药物不良反应。

Sung 等[13]回顾性分析 2000 年 12 月—2011 年 11 月期间在大学医院接受 TNF 抑制剂治疗的 RA 患者。根据随访期间 LFT 异常的发生情况将患者分为两组,比较两组之间人口统计学和临床特征。进行多变量逻辑回归分析以确定 INH 治疗对 LFT 异常的影响。研究结果显示,在接受或未接受 INH 治疗的患者中,5 年内 TNF 抑制剂的持续使用没有差异(49. 4% vs. 54. 6%,P=0. 79)。INH 治疗不是停用 TNF 抑制剂的风险因素(风险比,1. 01;95%CI 0. 66~1. 57)。

2018 年,国际同道重点关注了风湿性疾病发生结核感染的风险和筛查,并对筛查方法进行了评价,针对风湿性疾病发生结核感染的预防性治疗进行了大量研究,为风湿性疾病合并结核感染的处理提供了依据。

（陈禹　邓国防　常蕴青　唐神结）

参考文献

1. SHOBHA V,CHANDRASHEKARA S,RAO V,et al.Biologics and risk of tuberculosis in autoimmune rheumatic diseases:A real-world clinical experience from India[J].Int J Rheum Dis,2018.
2. TORRES-CASTIBLANCO J L, CARRILLO J A, HINCAPIÉ-URREGO D, et al.Tuberculosis in the era of anti-TNF-alpha therapy:Why does the risk still exist[J].Biomedica,2018,38(1):17-26.
3. RUTHERFORD A I,PATARATA E,SUBESINGHE S,et al.Opportunistic infections in rheumatoid arthritis patients exposed to biologic therapy:results from the British Society for Rheumatology Biologics Register for Rheumatoid Arthritis[J].Rheumatology(Oxford),2018,57(6):997-1001.
4. MAJUMDER P D,SUDHARSHAN S,GEORGE A E,et al.Parthopratim Dutta Majumder,Sridharan Sudharshan,Amala Elizabeth George,et al.Antineutrophil cytoplasmic antibody-positive scleritis:Clinical profile of patients from a tuberculosis-endemic region[J].Indian J Ophthalmol,2018,66(11):1587-1591.
5. LEE C K,WONG S H V,LUI G,et al.A prospective study to monitor for tuberculosis during anti-tumour necrosis factor therapy in patients with inflammatory bowel disease and immune mediated inflammatory diseases[J].J Crohns Colitis,2018,12(8):954-962.
6. JEONG D H,KANG J,JUNG Y J,et al.Comparison of latent tuberculosis infection screening strategies before tumor necrosis factor inhibitor treatment in inflammatory arthritis:IGRA-alone versus combination of TST and IGRA[J].PLoS One,2018,13(7):e0198756.
7. MALAVIYA A N,AGGARWAL V K,RAWAT R,et al.Screening for latent tuberculosis infection among patients with rheumatoid arthritis in the era of biologics and targeted synthetic disease-modifying anti-rheumatic drugs in India,a high-burden TB country:The importance of Mantoux and Quantiferon-TB Gold tests[J].Int J Rheum

Dis,2018,21(8):1563-1571.

8. Arias-Guillén M,Sánchez Menéndez M M,Alperi M,et al.High Rates of Tuberculin Skin Test Positivity due to Methotrexate Therapy:False Positive Results[J].Semin Arthritis Rheum,2018,48(3):538-546.
9. IGARI H,ISHIKAWA S,NAKAZAWA T,et al.Lymphocyte subset analysis in QuantiFERON-TB Gold Plus and T-Spot.TB for latent tuberculosis infection in rheumatoid arthritis[J].J Infect Chemother,2018,24(2):110-116.
10. GOLETTI D,PETRONE L,IPPOLITO G,et al.Preventive therapy for tuberculosis in rheumatological patients undergoing therapy with biological drugs[J].Expert Rev Anti Infect Ther,2018,16(6):501-512.
11. CHEN Y M,LIAO T L,CHEN H H,et al.Three months of once-weekly isoniazid plus rifapentine(3HP)in treating latent tuberculosis infection is feasible in patients with rheumatoid arthritis[J].Ann Rheum Dis,2018,77(11):1688-1689.
12. KOMAI T,SUMITOMO S,TERUYA S,et al.Rhabdomyolysis Induced by Isoniazid in a Patient with Rheumatoid Arthritis and End-stage Renal Disease:A Case Report and Review of the Literature[J].Intern Med,2018,57(16):2413-2416.
13. SUNG Y K,CHO S K,KIM D,et al.Isoniazid treatment for latent tuberculosis infection is tolerable for rheumatoid arthritis patients receiving tumor necrosis factor inhibitor Therapy[J].Korean J Intern Med,2018,33(5):1016-1024.

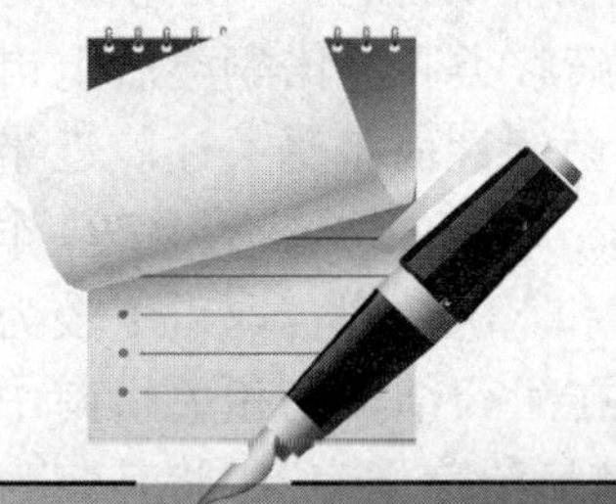

附　录

附录一　2018年结核病相关指南文件

一、国内部分

1. 利奈唑胺抗结核治疗专家共识（中华医学会结核病学分会、利奈唑胺抗结核治疗专家共识编写组）

耐药结核病尤其是耐多药结核病(multi-drug resistant tuberculosis,MDR-TB)和广泛耐药结核病(extensively drug resistant tuberculosis,XDR-TB)的治疗问题仍然困扰着广大结核病防治工作者。利奈唑胺(linezolid,Lzd)为噁唑烷酮类抗菌药物,是继磺胺类和喹诺酮类后上市的又一类全新合成抗菌药物,该药以其独特的作用机制、良好的抗菌活性而备受关注。近年的研究结果表明,利奈唑胺具有良好的抗结核分枝杆菌(*Mycobacterium tuberculosis*,*MTB*)作用,对耐药菌株也显示了强大的抗菌活性,利奈唑胺治疗 MDR-TB 和 XDR-TB 也取得了较为满意的临床疗效。世界卫生组织(world health organization,WHO)在耐药结核病相关指南中将利奈唑胺列为抗结核药物,而在 2016 年 WHO 更是在“耐药结核病治疗指南”中将其归为 MDR-TB 的核心治疗药物。目前,在耐药结核病治疗药物十分匮乏的情况下,不得不采用利奈唑胺治疗难治性 MDR-TB 和 XDR-TB。但目前我国尚无利奈唑胺临床应用的规范或指南可供参考,临床医生在实际工作中也有不少问题或困惑需要解决。为此,中华医学会结核病学分会组织全国相关领域专家对利奈唑胺抗结核治疗有关方面的问题进行研讨,制定了“利奈唑胺抗结核治疗专家共识”,现将主要推荐意见介绍如下。

(1)适应证:根据以上的基础和临床研究结果,结合 WHO 及我国相关指南,利奈唑胺的治疗适应证如下。

1)利福平耐药结核病(Rifampicin resistant tuberculosis,RR-TB):体外药物敏感性试验(drug susceptibility test,DST)证实感染的 *MTB* 对利福平耐药的结核病,包括利福平单耐药结核病(Rifampicin mono-resistant tuberculosis,RMR-TB)和利福平多耐药结核病(Rifampicin poly-drugresistant tuberculosis,RPR-TB)。

2)MDR-TB:体外 DST 证实感染的 *MTB* 至少同时对异烟肼和利福平耐药的结核病。

3)XDR-TB:体外 DST 证实感染的 *MTB* 对异烟肼和利福平耐药外,同时对任何一种喹诺酮类抗菌药物耐药,以及 3 种二线注射类药物(卷曲霉素、卡那霉素和阿米卡星)中的至少 1 种药物耐药的结核病。

4)耐药、重症及难治性结核性脑膜炎:包括 RR-TBM、MDR-TBM、XDR-TBM、病原学确诊或临床高度怀疑的重症 TBM(明显的意识障碍、持续高热及反复惊厥、顽固性颅高压、脑膜脑炎型、脊髓型)或常规抗结核方案治疗效果不佳的难治性 TBM。

(2)禁忌证及相对禁忌证:参照 WHO 相关指南及利奈唑胺说明书(2013 年 9 月版),利奈唑胺的禁忌证及相对禁忌证如下。

1)禁忌证:①对利奈唑胺或本品含有的其他成分过敏者;②正在使用任何能抑制单胺氧化酶 A 或 B 药物(如苯乙肼、异卡波肼)的患者,或 2 周内曾经使用过这类药物的患者。

2）相对禁忌证：考虑到利奈唑胺的常见不良反应，下列情况属于相对禁忌证，需谨慎使用：①利奈唑胺有引起骨髓抑制的风险，如果有潜在的骨髓抑制性病变，如造血系统疾病、肿瘤化疗后，或明显的白细胞和血小板减少，或中重度贫血；②利奈唑胺可引起视神经炎，患者如果存在视力损害、视物模糊、视野缺损等情况，需经眼科专家评估后方可使用；③利奈唑胺尚未在妊娠妇女中进行充分的、严格对照的临床研究，只有潜在的益处超过对胎儿的潜在风险时，才考虑在妊娠妇女应用；利奈唑胺及其代谢产物可分泌至哺乳期大鼠的乳汁中，乳汁中的药物浓度与母体的血药浓度相似，利奈唑胺是否分泌至人类的乳汁中尚不明确，因此，利奈唑胺应慎用于哺乳期妇女；④利奈唑胺有引起血压升高的风险，高血压未控制的患者慎用，若需使用必须进行血压监测；⑤利奈唑胺尚未用于嗜铬细胞瘤、类癌综合征和未经治疗的甲状腺功能亢进患者，因此，这些患者需慎用；⑥利奈唑胺有引起惊厥的报道，有癫痫发作病史的患者需慎用。

（3）剂量、用法及化疗方案的制定：

1）剂量与用法：根据 WHO 和我国相关指南以及临床研究资料，建议利奈唑胺的剂量和用法如下。

①成人 RR-TB、MDR-TB、XDR-TB：a. 降阶梯疗法：利奈唑胺初始剂量为 600mg/次，2 次/天，4～6 周后减量为 600mg/次，1 次/天；如果出现严重不良反应时还可减为 300mg/d，甚至停用；口服或静脉滴注均可，同时服用维生素 B_6；总疗程为 9～24 个月。b. 中低剂量疗法：利奈唑胺剂量为 600mg/d，如果出现严重不良反应时可减为 300mg/d，甚至停用；口服或静脉滴注均可，同服维生素 B_6；总疗程为 9～24 个月。

②儿童 RR-TB、MDR-TB、XDR-TB：12 岁以上儿童建议的利奈唑胺剂量为每次 10mg/kg，1 次/8 小时，不宜超过 900mg/d；10～12 岁儿童建议的利奈唑胺剂量为每次 10mg/kg，1 次/12 小时，不宜超过 600mg/d；总疗程为 9～24 个月。口服或静脉滴注均可。目前尚无 10 岁以下儿童长期使用利奈唑胺的报道。

③耐药、重症及难治性 TBM：RR-TBM、MDR-TBM、XDR-TBM 参照以上推荐。利奈唑胺治疗重症及难治性 TBM 的推荐剂量为：成人、12 岁及以上儿童患者建议给予利奈唑胺 600mg，1 次/12 小时，静脉滴注或 600mg，2 次/天，口服；<12 岁儿童建议按每次 10mg/kg，1 次/8 小时，静脉滴注或口服，不宜超过 600mg/d。总疗程不超过 2 个月。

合并乙型病毒性肝炎、丙型病毒性肝炎肾功能不全、轻中度肝功能异常、HIV 阳性及老年患者（≥65 岁）使用时无需调整剂量。

2）化疗方案的制定：依据 WHO 和我国指南，在具有可靠药敏试验结果的情况下，利奈唑胺应与至少 3 种对患者分离菌株具有体外敏感性的药物联合组成化疗方案。在缺乏可靠药物敏感性试验结果时，利奈唑胺至少与 4 种可能对患者分离菌株敏感的药物联合组成化疗方案。利奈唑胺不可单独添加至一种已经失败的化学治疗方案中。

（4）不良反应：利奈唑胺常见不良反应有：胃肠道反应（恶心、呕吐、腹泻）、骨髓抑制（血小板减少、贫血、白细胞减少）及周围神经炎和视神经炎。骨髓抑制较严重，甚至威胁生命，减少剂量或停药后可逆。周围神经炎和视神经炎在减少剂量或停药后恢复慢。少见的不良反应有：前庭功能毒性（耳鸣、眩晕）、抑郁、乳酸性酸中毒、腹泻、头痛、口腔念珠菌病、阴道念珠菌病、味觉改变、肝功能异常（包括丙氨酸转氨酶、天冬氨酸转氨酶、碱性磷酸酶及总胆红素升高等）、肾功能损害及 5-羟色胺综合征等。

(5)临床应用注意事项:

1)用药前需告知利奈唑胺的不良反应和注意事项。

2)制定方案时需经专家组讨论,强调必须联合用药,切忌单独加药。

3)用药需在结核病专科医生的指导下使用。

4)用药 1 个月内需每周监测血常规,以后 2 周复查 1 次血常规。如贫血和血小板减少进行性加重,则减量使用或停药,并密切监测血常规。

5)治疗前常规行视力检查,治疗中每个月监测视力变化。若出现视力减退应减量使用或停用。

6)利奈唑胺与类肾上腺素能(拟交感神经)药物有潜在的相互作用,可引起加压作用,应避免合用含盐酸伪麻黄碱或盐酸苯丙醇胺的药物。

7)利奈唑胺与 5-羟色胺类制剂合用可出现 5-羟色胺综合征,应避免合并应用 5-羟色胺再摄取抑制剂、三环抗抑郁药物、5-羟色胺、5-羟色胺受体激动剂等药物。

8)在应用利奈唑胺过程中,若患者反复出现恶心和呕吐、有原因不明的酸中毒或低碳酸血症,需要立即进行检查,以排除乳酸性酸中毒。

9)长期使用时需注意引起的二重感染,如假膜性肠炎,尤其是合并糖尿病或免疫功能受损患者。

10)利奈唑胺有引起高血压的可能,应避免食用大量高酪胺含量的食物及饮料。

11)利奈唑胺可引起周围神经炎和视神经炎,在与有相同不良反应的抗结核药物(如高剂量异烟肼、丙硫异烟胺、乙胺丁醇等)同时使用尤应注意观察和监测。

12)在利奈唑胺治疗期间,应每月查痰涂片和痰培养,监测抗结核药物的药敏试验结果,定期复查 X 线胸片或胸部 CT。

需要强调的是,利奈唑胺在抗结核治疗的有效性和安全性方面尚缺乏大样本、随机对照、多中心临床研究资料,在其使用剂量和疗程方面也没有统一的认识,因此,本共识还有不少方面需要完善与补充。我们希望,有更多的结核病防治工作者在今后开展这方面的研究,通过研究得到更全面、更详尽的临床数据,为进一步修订或更新本共识提供更充分的依据。

[源自:中华医学会结核病学分会,利奈唑胺抗结核治疗专家共识编写组. 利奈唑胺抗结核治疗专家共识. 中华结核和呼吸杂志,2018,41(1):14-19.]

(姚岚 唐神结)

2. 结核病重症加强治疗病房建设与管理专家共识(中华医学会结核病学分会重症专业委员会)

结核病是由结核分枝杆菌(*Mycobacterium tuberculosis*, *MTB*)引起的经呼吸道传播的传染病,是世界性的重大公共卫生问题。世界卫生组织 2016 年报道,2015 年全球新发结核病 1 040万例,140 万人死于该病,防治形势依然严峻。近年来,虽然结核病诊疗技术发展迅速,但仍有 1%~3%的患者进展为重症结核病,其中呼吸衰竭和多器官功能障碍综合征是重症结核病收入重症加强治疗病房的主要原因,病死率高达 69%。

根据"健康中国 2030"规划纲要的精神,相关医院应设立专门从事重症结核病治疗的结核重症加强治疗病房(tuberculosis intensive care unit, TBICU),并从人员、装备、技术手段等方面给予充分保证。目前,国际上尚缺乏 TBICU 建设的相关指南,而我国 TBICU 也存在建设水平参差不齐、规模大小不一及专业人员不稳定等问题。因此,中华医学会结核病学分会重症专业委员会组织专家,参考国内外公开发表的文献,结合与会专家的实践经验,制定了"结核病重症加强治疗病房建设与管理专家共识",以规范我国结核病重症加强治疗病房的建设与管理,提高结核病危重症诊治水平。

(1)TBICU 建设与管理要点:共识制定规范了 TBICU 建设的布局,设备及设施的放置,床位设置与人力资源配置,相关制度、职责、技术规范及操作规程,医务人员资格、技术能力、准入标准及授权管理制度以及 TBICU 医院感染控制等推荐内容。

(2)TBICU 病房的建设标准:"共识"参考中华人民共和国卫生部"医院隔离技术规范"、中华人民共和国建设部"医院洁净手术部建筑技术规范""传染病医院、综合医院建筑设计规范"及国内外相关行业学会制定的指南,提出 TBICU 的基本要求、TBICU 病房规模、TBICU 的环境条件、TBICU 负压隔离区的建设、TBICU 综合布局、TBICU 消毒工具、安监设备、患者的护理、污染物管理等推荐意见。

(3)基于目前国内 TBICU 收治的患者情况,结合中国、欧洲、美国危重症协会提出的 ICU 建设指南及中国结核病防治规划实施工作指南(2008 年版),规范了 TBICU 规章制度,提出 TBICU 收治标准等推荐意见。

(4)此外,"共识"还对 TBICU 中仪器的配备,TBICU 人员的配备、资质与职责提出推荐意见。

该共识是国内第一个关于结核病重症加强治疗病房建设与管理专的共识,将规范我国结核病重症加强治疗病房的建设与管理,提高结核病危重症诊治水平。

[源自:中华医学会结核病学分会重症专业委员会. 结核病重症加强治疗病房建设与管理专家共识. 中华结核与呼吸杂志,2018,41(1):19-24.]

(李国保 柯学)

3. 抗结核新药贝达喹啉临床应用专家共识(中华医学会结核病学分会、抗结核新药贝达喹啉临床应用专家共识编写组)

结核病仍然是危害人类健康的主要传染性疾病。由于抗结核新药的匮乏,耐多药和利福平耐药结核病(multidrug- and rifampicin-resistant tuberculosis,MDR/RR-TB)的治疗非常困难,临床疗效差、治疗费用高、不良反应大,治疗成功率仅 50%左右。贝达喹啉(Bedaquilin,Bdq)是近 50 年来第一个上市的抗结核新药。它是二芳基喹啉类的代表药物,通过抑制结核分枝杆菌 ATP 合成酶而发挥抗结核治疗作用。其作用机制独特,无交叉耐药性,并对敏感菌株、多药耐药菌株以及休眠菌的抗菌活性较高,抗结核活性强,临床疗效较好。2013 年 6 月世界卫生组织(world health organization,WHO)颁布《贝达喹啉治疗耐多药结核病暂行策略指导》,2017 年 WHO 再次更新了《贝达喹啉治疗耐多药结核病指南》。2018 年《世界卫生组织"关于耐多药和利福平耐药结核病治疗重大变化"权威发布》中更是将贝达喹啉作为 A 组首选药物。在我国,贝达喹啉临床使用经验极少,也未出台相关的共识和指南。为此,中华医学会结核病学分会组织全国相关领域专家撰写了"抗结核新药贝达喹啉临床应用专家共识",现将主要推荐意见介绍如下。

(1)适应证:

1)耐多药结核病(MDR-TB):MDR-TB 不能组成有效的化疗方案时,如对 A 组、B 组和 C 组二线抗结核药物中的某种药物或吡嗪酰胺体外耐药或出现药物不良事件、耐受性差或禁忌证。

2）利福平耐药结核病（RR-TB）：RR-TB（包括利福平单耐药和利福平多耐药结核病）不能组成有效的化疗方案时，如对A组、B组和C组二线抗结核药物中的某种药物或吡嗪酰胺体外耐药或出现药物不良事件、耐受性差或禁忌证。

3）广泛耐药结核病（extensively drug resistant tuberculosis，XDR-TB）：XDR-TB在加入贝达喹啉后能组成有效方案时，方可使用。

（2）禁忌证及相对禁忌证：

1）对本品过敏者。

2）严重心脏、肝脏、肾脏等功能不全者。

3）QTcF间期>500ms（经重复ECG证实）。

4）本品在妊娠妇女、哺乳期妇女、65岁以上老年人中的安全性和有效性尚未确定，列为相对禁忌，不推荐使用。

5）大于12岁儿童在收益大于风险时可谨慎使用，小于12岁儿童列为相对禁忌，不推荐使用。

（3）剂量、用法及化疗方案的制定：

1）剂量与用法：第1～2周，每次400mg，每日1次，与食物同服。

第3～24周，每次200mg，每周3次，与食物同服。两次用药之间至少间隔48小时，每周的总剂量为600mg。

如果在治疗的第1～2周内漏服了一次本品，患者不必补足漏服的药物，而应继续正常的给药方案（跳过并继续正常的给药方案）。从第3周起，如果漏服200mg剂量，患者应尽快服用漏服的剂量，然后继续每周3次的用药方案。

2）化疗方案的制定：在具有可靠药物敏感性试验（drug susceptibility test，DST）结果的情况下，贝达喹啉应与至少3种对患者分离菌株具有体外敏感性的药物联合组成化疗方案。在缺乏可靠DST结果时，贝达喹啉至少与4种可能对患者分离菌株敏感的药物联合组成化疗方案。推荐与杀菌药物合用以减少选择性耐药产生。化疗方案开始时添加使用贝达喹啉。贝达喹啉不能单独添加在已经失败的化疗方案中。在加入贝达喹啉后仍然不能组成有效方案时，也不可使用贝达喹啉。

（4）不良反应：常见的不良事件是恶心、呕吐、食欲减退、头痛和关节痛，其次为：皮疹、头晕、转氨酶升高、血淀粉酶升高、肌肉疼痛、腹泻和QTc间期延长等。

需要提醒的是，在本品部分临床试验中发现，贝达喹啉治疗组的死亡风险高于安慰剂组，但具体原因仍不清楚。

（5）临床应用注意事项：

1）所有需要使用贝达喹啉者均应提交专家组进行讨论，并由专家组制定相应的化疗方案。

2）所有贝达喹啉使用者均应知情同意，填写知情同意书。知情同意内容包括贝达喹啉的作用、疗效和安全性，治疗方案中添加贝达喹啉的原因，应用贝达喹啉的获益和潜在风险，同意在治疗方案中使用贝达喹啉等。

3）观察指标：所有在临床试验中出现的不良事件均应监测和观察，建议首剂服药后2周监测，此后每月监测，直至1年。监测项目包括：血常规、肝功能、肾功能、电解质、心电图等。1年后的监测和观察参照国家MDR-TB治疗监测指标及频率。

4）药物间的相互作用：

①其他能延长 QT 间期的药物：与氯法齐明、莫西沙星和克拉霉素等合用可能增加心脏毒性（如 QT 间期延长）的风险，应密切观察心脏不良事件的表现，监测心电图等。目前贝达喹啉与德拉马尼合用的例数较少，从现有的证据来看，两者合用不增加 QT 间期延长的风险，但需密切监测心电图的变化。

②CYP3A4 诱导剂/抑制剂：贝达喹啉通过 CYP3A4 进行代谢，故在与 CYP3A4 诱导剂联用期间，其全身暴露量及治疗作用可能减弱。治疗期间应避免与强效 CYP3A4 诱导剂合用，如利福霉素类（利福平、利福喷丁和利福布汀）或中效 CYP3A4 诱导剂（如依法韦仑）。贝达喹啉与强效 CYP3A4 抑制剂（如蛋白酶抑制剂、大环内酯类抗生素和唑类抗真菌药物）联用时可能增加贝达喹啉的全身暴露量，从而增加发生不良事件的风险，因此，除非药物联用的治疗获益超过风险。本品与强效 CYP3A4 抑制剂连续应用不超过 14 天。

③抗反转录病毒药物：贝达喹啉与洛匹那韦/利托那韦联合给药时会使贝达喹啉的血清浓度增加，故需慎用，并且仅在获益超过风险时方可使用。当与奈韦拉平联用时，不需要对贝达喹啉进行剂量调整。当与依法韦仑联合给药时，贝达喹啉浓度降低，也应避免和依法韦仑或者其他中效 CYP3A 诱导剂同时使用。

5）现有或曾经有过以下情况者，应用贝达喹啉时 QT 间期延长的风险增加，应密切监测心电图等：①尖端扭转型室性心动过速；②先天性 QT 综合征；③甲状腺功能减退和缓慢性心律失常；④失代偿性心力衰竭；⑤血清钙、镁或钾水平低于正常值下限。

如必要，在有益的效益风险评估和频繁的心电监测下，可考虑开始使用贝达喹啉治疗。

患者出现下列情况时，应停用贝达喹啉和所有其他延长 QT 间期的药物：①具有临床意义的室性心律失常；②QTcF 间期>500ms（经重复心电图证实）。若出现晕厥，应进行心电图检查以检测 QT 延长情况。

6）避免饮酒或摄入含酒精的饮料，慎用肝脏毒性大的药物或中草药，如果出现以下情况则停用贝达喹啉：①转氨酶升高伴随总胆红素升高大于 2 倍正常值上限；②转氨酶升高>8 倍正常值上限；③转氨酶升高>5 倍正常值上限并持续存在 2 周以上。

7）本品须与处方的其他抗分枝杆菌药物联合应用，且须保持整个疗程的依从性。漏服或未完成整个疗程的治疗可能导致治疗有效性降低，增加其分枝杆菌发生耐药的可能性，以及增加本品或其他抗菌药物无法治疗该疾病的可能性。

8）贝达喹啉用于轻度或中度肝损害患者时不需要调整剂量。尚无重度肝损害患者使用贝达喹啉的研究，因此这类患者仅在获益大于风险时才可慎用。

9）轻度或中度肾损害的患者用药时不需要调整剂量。重度肾损害或肾病终末期需要血液透析或腹膜透析的患者应谨慎使用。

10）贝达喹啉应在直接面视督导下用药。

11）出现药物不良事件时按我国相关规范及指南给予相应处理。

贝达喹啉作为近 50 年来出现的第 1 个新型抗结核药物，其全新的作用机制及良好的临床疗效给 MDR-TB 的治疗带来了新希望，也为缩短结核病的疗程提供了新选择。如何合理使用贝达喹啉，减少药物不良反应及耐药性产生，是我们首先应该思考的问题，需要统一规范。另外，贝达喹啉与常用药物之间的相互作用、长期使用的经验、如何与其他新药合用等问题也需要尽早解决。目前有关贝达喹啉的临床研究仍在进行中，包括肺外结核病、敏感结核病、特殊人群结核病以及NTM病等的治疗，希望可以获得进一步的安全性和有效性以及治疗疗程等方面的数据，以利于更加完善和规范贝达喹啉的临床应用。

［源自：中华医学会结核病学分会，抗结核新药贝达喹啉临床应用专家共识编写组．抗结核新药贝达喹啉临床应用专家共识．中华结核和呼吸杂志，2018，41（6）：461-466.］

（姚岚　唐神结）

4．抗结核药物超说明书用法专家共识（中华医学会结核病学分会，抗结核药物超说明书用法专家共识编写组）

结核病仍然是危害人类健康的主要传染性疾病之一。我国是全球30个结核病高负担国家之一，也是全球30个耐多药结核病（multidrug-resistant tuberculosis，MDR-TB）高负担国家之一，还是全球30个结核病和人类免疫缺陷病毒感染的高负担国家之一，结核病疫情非常严重。由于抗结核新药开发与研制非常缓慢，耐药结核病尤其是MDR-TB和广泛耐药结核病（extensively drug-resistant tuberculosis，XDR-TB）的治疗非常困难，临床疗效差、治疗费用高、不良反应大。在这种情况下，一方面基于药物说明书的传统治疗方案需要改进，另一方面国内外学者对其他抗结核以外的抗感染药物在抗结核分枝杆菌（*Mycobacterium tuberculosis*，*MTB*）作用方面也进行了较为深入的研究，遴选出了一些具有高效抗*MTB*作用的药物，并进行了大量的临床试验研究，取得了较好的临床疗效，弥补了抗结核药物研发缓慢的不足，部分药物已经被世界卫生组织（world health organization，WHO）及我国指南推荐为治疗结核病和耐药结核病的药物，但因超出了说明书的用药范围，有些药物又没有相关的指南或共识可以参考，临床应用证据不足。因此，对于抗结核药物超说明书用药有必要达成共识。超说明书用法也称未注册用法，其内容包括超适应证、超剂量、超疗程、超适应人群及改变说明书中规定的用药途径与用药间隔时间等。中华医学会结核病学分会组织全国相关领域专家撰写了"抗结核药物超说明书用法专家共识"。本共识所推荐的超说明书用法均是经过较为长期临床实践证明且较为安全、有效的用法，包括国内外权威指南或共识推荐的，或有循证医学证据支持、发表在权威学术期刊上的研究结果，或学术刊物发表的有一定科学根据的研究结果。然而，仍然需要强调的是，本共识是在现有证据的基础上制定的，尽可能较为全面地涵盖了抗结核药物超说明书使用的相关内容，但由于知识的更新日新月异，加之撰写者水平有限，不足之处在所难免，欢迎广大读者提出宝贵意见，以利于今后进一步完善和修订。

（1）阿米卡星：阿米卡星（Amikacin）为氨基糖苷类抗生素，对多数肠杆菌科细菌抗菌活性较好，对铜绿假单胞菌、不动杆菌属、葡萄球菌属中甲氧西林敏感株亦有抗菌活性，但对链球菌属及肠球菌属抗菌活性较差，对厌氧菌无效。阿米卡星可抑制*MTB*的蛋白质合成，对*MTB*具有强大的抗菌作用，为杀菌药。对链霉素耐药的*MTB*对阿米卡星可能敏感，主要用于对本品敏感的复治、耐药结核病的治疗。WHO在2011年和2014年"耐药结核病治疗指南"中以及我国"耐药结核病化学治疗指南"中均将阿米卡星列为治疗耐药结核病的主要药物，2016年WHO将其归为治疗MDR-TB的核心药物，并作为MDR-TB短程治疗方案中的基本药物。

1）超适应证及用法：

①复治结核病：我国指南推荐阿米卡星可用于复治结核病，建议复治敏感结核病患者存在基础疾病或对标准方案中的药物过敏或不能耐受时可使用阿米卡星。成人，15～20mg/

kg,1 次/天,常规用量为 0.4~0.6g,一般不超过 0.8g/d,肌内注射或静脉滴注。儿童,15~30mg/kg,1 次/天,一般不超过 0.8g/d,肌内注射或静脉滴注。疗程为 2~3 个月。

②耐药结核病:WHO 及我国指南推荐,阿米卡星可作为各类型耐药结核病的主要药物和核心药物,包括多耐药结核病(poly-drug resistant tuberculosis,PDR-TB)、RR-TB、MDR-TB 和 XDR-TB:a. 成人 PDR-TB:15~20mg/kg,1 次/天,常规用量为 0.4~0.6g,一般不超过 0.8g/d,肌内注射或静脉滴注。老年人酌减。疗程为 3 个月。b. RR-TB 或 MDR-TB:用法参照以上推荐,疗程 6~8 个月,根据情况可以适当延长疗程。c. XDR-TB:用法参照以上推荐,疗程为 12 个月,根据情况可以延长疗程。d. 儿童 PDR-TB、RR-TB、MDR-TB 及 XDR-TB:强化期 15~30mg/kg,1 次/天,一般不超过 0.8g/d,肌内注射或静脉滴注。疗程参照成年人推荐。

③耐药、重症及难治性结核性脑膜炎(tuberculous meningitis,TBM):RR-TBM、MDR-TBM、XDR-TBM 参照以上推荐。阿米卡星在炎症时可透过血-脑屏障,推荐用于治疗重症及难治性 TBM,剂量为:成人 15mg/kg,1 次/天,一般不超过 0.8g/d;儿童 15~30mg/kg,1 次/天,一般不超过 0.8g/d。强化期使用一般 2~3 个月。

2)超用药途径:

①雾化吸入:治疗支气管结核:阿米卡星 0.2g 加入 20ml 生理盐水中,雾化吸入,1~2 次/天,10~20 分钟/次。

②气管内给药:治疗支气管结核及耐药空洞性肺结核:阿米卡星 0.2~0.4g,经支气管镜气管内注射,1 次/周,一般 4~8 次。

③空洞内给药:治疗耐药空洞性肺结核:阿米卡星 0.2g,经皮肺空洞内注入,1~2 次/周,一般为 8 次。

值得注意的是,长期使用该药需定期复查尿常规和肾功能,并监测听力,尤其是儿童和老年人。对氨基糖苷类过敏者禁用。不宜用于妊娠妇女、糖尿病肾病及各种原因所致的严重肾功能不全者。轻中度肾功能减退者应根据肌酐清除率调整用药剂量。局部用药应与全身用药保持一致,否则不能达到有效的治疗剂量。

(2)左氧氟沙星:左氧氟沙星(Levofloxacin)是人工合成的三代喹诺酮类药物,抗菌作用广谱、强力,尤其对革兰阴性菌。左氧氟沙星通过抑制 *MTB* 脱氧核糖核酸旋转酶 A 亚单位,阻止 DNA 的复制和转录而杀菌,对 *MTB* 有较强的抗菌活性,为杀菌剂。WHO 在 2016 年将左氧氟沙星归为 MDR-TB 治疗的核心药物,并作为 MDR-TB 短程治疗方案中的基本药物。

1)超适应证:

①敏感结核病:对于初治和复治敏感结核病,在一线抗结核药物不能组成有效治疗方案时,可考虑使用左氧氟沙星。

②异烟肼耐药结核病:WHO 异烟肼耐药结核病治疗指南推荐,左氧氟沙星可用于治疗异烟肼耐药但左氧氟沙星敏感的结核病。

③RR-TB:包括利福平单耐药结核病(Rifampicin mono-resistant tuberculosis,RMR-TB)和利福平多耐药结核病(Rifampicin poly-drugresistant tuberculosis,RPR-TB),WHO 耐药结核病治疗指南推荐,高剂量左氧氟沙星(750~1 000mg/d)用于治疗 RR-TB,是治疗耐药结核病的核心药物,在喹诺酮类药物中应首选左氧氟沙星。

④MDR-TB:WHO 耐药结核病治疗指南推荐,高剂量左氧氟沙星(750~1 000mg/d)用于

治疗 MDR-TB，是治疗 MDR-TB 的核心药物，在喹诺酮类药物中应首选左氧氟沙星。

⑤耐药、重症及难治性结核性脑膜炎：左氧氟沙星治疗 RR-TBM 和 MDR-TBM 的推荐同上。对于重症及难治性结核性脑膜炎，左氧氟沙星可提高结核性脑膜炎的疗效。

2）超剂量用法：

①成人敏感结核病：初治肺结核：左氧氟沙星用量为 500～750mg/d，疗程一般为 6 个月。复治肺结核：左氧氟沙星用量为 500～750mg/d，疗程一般为 8 个月。肺外结核病可以适当延长疗程。

②异烟肼耐药结核病：左氧氟沙星用量为 500～750mg/d，疗程为 6 个月。

③成人 RR-TB、MDR-TB：体重>30kg 患者，10～15mg/（kg·d），750～1 000mg/d，1 次/天；体重为 30～45kg 的患者，750mg/d，1 次/天；体重>45kg 的患者，1 000mg/d，1 次/天。对于合并肾衰竭或透析患者应根据肌酐清除率调整剂量，当肌酐清除率<30ml/min，剂量为750～1 000mg/次，每周 3 次，不可每日服用。用药途径为口服或静脉滴注，疗程为 9～24 个月。

④儿童和青少年敏感结核病、RR-TB 和 MDR-TB：>5 岁儿童及青少年建议左氧氟沙星剂量为 10～15mg/（kg·d），1 次/天，口服；≤5 岁儿童建议左氧氟沙星剂量为 15～20mg/（kg·d），2 次/天（早晚各 1 次），口服。初治和复治敏感肺结核疗程分别为 6 个月和 8 个月，肺外结核病疗程适当延长。RR-TB 和 MDR-TB 疗程为 9～24 个月。

⑤耐药、重症及难治性 TBM：RR-TBM、MDR-TBM 参照以上推荐。左氧氟沙星治疗重症及难治性 TBM 的推荐剂量为：成人、12 岁及以上儿童为 20mg/（kg·d），1 次/天，口服或静脉滴注，疗程为 3～6 个月。

需要注意的是，尽管 WHO 推荐左氧氟沙星可用于儿童耐药结核病的治疗，但<5 岁或体重<10kg 的儿童须慎用。妊娠及哺乳期妇女慎用。对喹诺酮类药物过敏者禁用。有精神病史者、癫痫病史者慎用。左氧氟沙星在肝功能损伤时无需减量，肾功能损伤时需减量使用。

（3）莫西沙星：莫西沙星（Moxifloxacin）为具有广谱作用和抗菌活性的 8-甲氧基喹诺酮类抗菌药。莫西沙星对革兰阳性细菌、革兰阴性细菌、厌氧菌、抗酸菌、非典型微生物（如支原体、衣原体）和军团菌有广谱抗菌活性。莫西沙星通过抑制 *MTB* 脱氧核糖核酸旋转酶 A 亚单位，阻止 DNA 的复制和转录而杀菌，对 *MTB* 具有较强的抗菌活性，为杀菌剂。WHO 在 2016 年将莫西沙星归为 MDR-TB 治疗的核心药物，并作为 MDR-TB 短程治疗方案中的基本药物。

1）超适应证：

①敏感结核病：对于初治和复治敏感结核病，在一线抗结核药物不能组成有效治疗方案时，可考虑使用莫西沙星（建议优先选用左氧氟沙星）。

②RR-TB：包括 RMR-TB 和 RPR-TB，WHO 及我国耐药结核病治疗指南推荐莫西沙星用于治疗 RR-TB，是治疗耐药结核病的核心药物。

③MDR-TB：WHO 及我国耐药结核病治疗指南推荐莫西沙星用于治疗 MDR-TB，是治疗 MDR-TB 的核心药物。

④XDR-TB：WHO 耐药结核病治疗指南推荐莫西沙星可用于治疗 XDR-TB。

⑤耐药、重症及难治性 TBM：莫西沙星治疗 RR-TBM、MDR-TBM 和 XDR-TBM 的推荐同上。对于重症及难治性 TBM，莫西沙星尤其是高剂量莫西沙星（800mg/d）可提高 TBM 的疗效。

2）超剂量用法：

①成人敏感结核病：初治肺结核：莫西沙星用量为400mg/d，疗程一般为6个月。复治肺结核：莫西沙星用量为400mg/d，疗程一般为8个月。肺外结核病可以适当延长疗程。

②成人RR-TB、MDR-TB及XDR-TB：400～800mg/d，1次/天，口服或静脉滴注，疗程为9～24个月。

③儿童及青少年敏感结核病、RR-TB、MDR-TB及XDR-TB：①儿童及青少年建议的莫西沙星剂量为7.5～10mg/(kg·d)，1次/天，口服。②体重10～17kg的患者，建议的莫西沙星剂量为0.1g，1次/天，口服。③体重18～30kg的患者，建议的莫西沙星剂量为0.2g，1次/天，口服。④初治和复治敏感肺结核疗程分别为6个月或8个月，肺外结核病疗程适当延长。RR-TB、MDR和XDR-TB疗程为9～24个月。

④耐药、重症及难治性TBM：RR-TBM、MDR-TBM、XDR-TBM参照以上推荐。莫西沙星治疗重症及难治性TBM的推荐剂量为：成人建议莫西沙星400～800mg/d，1次/天，口服或静脉滴注，疗程为3～6个月。

需要注意的是，莫西沙星可引起QTc间期延长，因此，与贝达喹啉、德拉马尼、氯法齐明和克拉霉素延长QTc间期的药物联用时，应密切监测心电图的变化。尽管WHO推荐莫西沙星可用于儿童耐药结核病的治疗，但<5岁或体重<10kg的儿童须慎用。妊娠及哺乳期妇女慎用。对喹诺酮类药物过敏者禁用。有精神病史者、癫痫病史者慎用。

（4）氯法齐明：氯法齐明（Clofazimine）是一种吩嗪类化合物，抗菌作用可能通过干扰麻风杆菌的核酸代谢并与其DNA结合，抑制依赖DNA的RNA聚合酶，阻止RNA的合成，从而抑制细菌蛋白的合成，发挥其抗菌作用。主要用于麻风病的治疗。

研究结果显示，氯法齐明不仅对麻风杆菌有杀菌作用，与其他抗分枝杆菌药物联用对*MTB*、溃疡分枝杆菌等亦具有良好的杀菌活性，对耐药*MTB*也有一定的抗菌作用。含氯法齐明方案治疗MDR-TB的疗效较好，且不良反应小，患者均能耐受。WHO在2011年和2014年“耐药结核病治疗指南”中以及我国“耐药结核病化学治疗指南”中将氯法齐明列为第5组疗效不确切药物，但2016年和2018年WHO“耐药结核病治疗指南”将其归为MDR-TB治疗的核心药物，并作为MDR-TB短程治疗方案中的基本药物。

1）超适应证：

①RR-TB：包括RMR-TB和RPR-TB，WHO指南推荐氯法齐明是治疗RR-TB的核心药物。

②MDR-TB：WHO指南推荐氯法齐明为治疗MDR-TB的核心药物。

③XDR-TB：WHO指南推荐，氯法齐明是XDR-TB化疗方案中主要的可选择药物之一。

2）超剂量及用法：

①成人RR-TB、MDR-TB及XDR-TB：a. 降阶梯疗法：氯法齐明初始剂量为200mg/d，8周后减量为100mg/d；总疗程为9～24个月。b. 100～200mg/d，口服；应全疗程给药，总疗程为9～24个月。与食物同服可减少胃部不适并改善吸收。

②儿童RR-TB、MDR-TB及XDR-TB：推荐儿童剂量为1mg/(kg·d)，最大剂量为200mg/d。如果需要较低的剂量，可以隔日给药，不宜将软胶囊打开。儿童接受氯法齐明治疗时应每月检查心电图，观测QTc间期是否延长。应告知儿童及其监护人皮肤颜色的变化，如能耐受，氯法齐明应全疗程给药。

③耐药、重症及难治性 TBM：RR-TBM、MDR-TBM 及 XDR-TBM 参照以上推荐。虽然氯法齐明穿透血-脑屏障的研究数据有限，但仍认为其可用于中枢神经系统感染，治疗重症及难治性 TBM 的推荐剂量为：100~200mg/d，口服，全疗程给药。

需要注意的是，严重肝、肾功能不全及严重胃肠道疾病患者慎用。妊娠妇女避免应用，哺乳期妇女不宜应用。氯法齐明可引起 QTc 间期延长，因此，与贝达喹啉、德拉马尼、莫西沙星和克拉霉素等延长 QTc 间期的药物同时应用时，应密切监测心电图的变化。

（5）阿莫西林/克拉维酸：阿莫西林/克拉维酸（Amoxicillin/Clavulanate）口服制剂由阿莫西林与克拉维酸钾按一定比例配比组成，主要用于治疗多种革兰阳性菌和阴性菌的敏感菌株引起的各种感染。

阿莫西林抗 *MTB* 的作用相对弱，加入 β-内酰胺酶抑制剂后克拉维酸可对抗 *MTB* 所产生的 β-内酰胺酶，体外研究结果证实其对 *MTB* 具有一定的抗菌活性，阿莫西林/克拉维酸与其他抗结核药物如异烟肼、利福平、乙胺丁醇、美罗培南等联用可提高抗 *MTB* 的作用。WHO 在 2011 年和 2014 年"耐药结核病治疗指南"中及我国"耐药结核病化学治疗指南"中将阿莫西林/克拉维酸作为第 5 组疗效不确切药物的之一，用于耐药结核病的治疗，并在 WHO"耐药结核病治疗指南（2016 年更新版）"中保留为 D3 组药物。WHO 认为，阿莫西林/克拉维酸也是耐药结核病治疗中获取 β-内酰胺酶抑制剂的途径，建议可与碳青霉烯类抗生素一起使用，以提高疗效。由于价廉和不良反应较少，常在临床上使用。

1）超适应证：

①RR-TB：包括 RMR-TB 和 RPR-TB，WHO 耐药结核病治疗指南推荐，在治疗耐药结核病的核心药物仍然不能组成有效治疗方案时，可考虑使用阿莫西林/克拉维酸。

②MDR-TB：WHO 耐药结核病治疗指南推荐，在治疗耐药结核病的核心药物仍不能组成有效的治疗方案时，可考虑使用阿莫西林/克拉维酸。

③XDR-TB：WHO 及我国耐药结核病治疗指南推荐，阿莫西林/克拉维酸可用于 XDR-TB 的治疗，但治疗作用可能有限。

2）超疗程及用法：

①成人 RR-TB、MDR-TB 及 XDR-TB：a. 剂量：WHO 建议成人及体重>30kg 的儿童：80mg/（kg·d），或 2 600~3 000mg/d，分 2 次口服，并建议组成方案时与碳青霉烯类抗生素一起使用。b. 口服吸收良好，耐受性好，建议进食前服用。c. 疗程：持续用于强化期和巩固期，疗程为 9~24 个月。

②儿童 RR-TB、MDR-TB 及 XDR-TB：体重>30kg 儿童的剂量同成人。体重<30kg 的儿童：80mg/（kg·d），分 2 次口服。最大剂量为 3 000mg/d。持续用于强化期和巩固期，疗程为 9~24 个月。

需要强调的是，青霉素皮试阳性反应者、对本品及其他青霉素类药物过敏者及传染性单核细胞增多症患者禁用。阿莫西林从肾脏排泄，肾功能减退者应根据血浆肌酐清除率调整剂量。克拉维酸在肝脏内清除，肝损伤时应谨慎使用。妊娠和哺乳期妇女应用较为安全。

（6）亚胺培南-西司他汀：亚胺培南-西司他汀（imipenem-cilastatin）由亚胺培南与西司他汀钠按重量比 1∶1 组合而成。亚胺培南为一种最新型的 β-内酰胺类抗生素，属于亚胺硫霉素类抗生素，其杀菌谱广。由于亚胺培南可快速被远端肾小管的二肽酶降解，故常与二肽酶抑制剂西司他汀混合使用，可使亚胺培南在尿和血浆中能达到具有抗菌作用的浓度。

研究结果显示,亚胺培南-西司他汀对 *MTB* 有一定的抗菌活性,治疗结核病和耐药结核病有一定的临床疗效。WHO 在 2011 年和 2014 年"耐药结核病治疗指南"及我国"耐药结核病化学治疗指南"中将亚胺培南-西司他汀列为第 5 组疗效不确切药物,2016 年 WHO 将其归为治疗 MDR-TB 时可添加的药物。我国缺乏亚胺培南-西司他汀治疗 MDR-TB 或 XDR-TB 临床经验和资料。

1)超适应证:

①RR-TB:包括 RMR-TB 和 RPR-TB,WHO 指南推荐,在 A、B、C 三组药物仍不能组成有效治疗方案时,可考虑使用亚胺培南-西司他汀。

②MDR-TB:WHO 指南推荐,在 A、B、C 三组药物仍不能组成有效治疗方案时,可考虑使用亚胺培南-西司他汀。

③XDR-TB:WHO 指南推荐,在 A、B、C 三组药物仍不能组成有效治疗方案时,可使用亚胺培南-西司他汀。

④耐药、重症及难治性 TBM:亚胺培南-西司他汀脑脊液渗透率高,WHO 指南推荐 RR-TBM、MDR-TBM 和 XDR-TBM 在 A、B、C 三组药物仍不能组成有效治疗方案时,可使用亚胺培南-西司他汀。对于重症及难治性结核性脑膜炎,WHO 也推荐可使用亚胺培南-西司他汀,但在治疗儿童 TBM 时可引起惊厥,而美罗培南很少致惊厥,因此,在儿童 TBM 时常选用美罗培南。

2)超剂量及用法:

①成人 RR-TB、MDR-TB 及 XDR-TB:WHO 指南推荐,亚胺培南成人 1 000mg,1 次/12 小时缓慢静脉滴注,建议同时服用克拉维酸(可用阿莫西林/克拉维酸代替)125mg,1 次/8~12 小时。体重<50kg 的患者建议按 30mg/kg,2 次/天缓慢静脉滴注。也可肌内注射,不超过 1.5g/d,但肌内注射不推荐用于耐药结核病。疗程为 6~8 个月。

②成人耐药、重症及难治性 TBM:RR-TBM、MDR-TBM 及 XDR-TBM 的用法和疗程同上。重症及难治性结核性脑膜炎用法同上,疗程为 1~2 个月。

值得关注的是,本品与其他 β-内酰胺类抗生素有部分交叉过敏反应。在肾功能减退时应根据肌酐清除率调整剂量。目前尚无足够证据支持妊娠期间使用本品,只有考虑在对胎儿益处大于潜在危险的情况下,才能在妊娠期间给药。在人乳中可测出亚胺培南,如确定有必要对哺乳期妇女使用本品时,需停止哺乳。儿童可引起惊厥,应避免使用。长期使用应注意菌群失调等。

(7)美罗培南:美罗培南(美洛培南,meropenem)为碳青霉烯类抗生素,通过抑制细菌细胞壁的合成而产生抗菌作用,是一种强有力的抗菌药物,具有广谱、强效、细菌耐药发生率低的特点。

近年来的研究结果显示,美罗培南对 *MTB* 及耐药 *MTB* 均有一定的抗菌活性。近年来,美罗培南治疗耐药结核病的研究比较活跃,结果表明,含美罗培南方案治疗 MDR-TB 取得较好的临床疗效。WHO 在 2014 年"耐药结核病治疗指南"及我国"耐药结核病化学治疗指南"中将美罗培南列为第 5 组疗效不确切药物,2016 年 WHO 将其归为治疗 MDR-TB 时可添加的药物。

1)超适应证:

①RR-TB:包括 RMR-TB 和 RPR-TB,WHO 推荐,在 A、B、C 三组药物仍不能组成有效治

疗方案时，可考虑使用美罗培南。

②MDR-TB：WHO 推荐，在 A、B、C 三组药物仍不能组成有效治疗方案时，可考虑使用美罗培南。

③XDR-TB：WHO 推荐，在 A、B、C 三组药物仍不能组成有效治疗方案时，可使用美罗培南。

④耐药、重症及难治性 TBM：美罗培南血-脑屏障穿透率高，脑膜有炎症时脑脊液药物浓度提高，中枢神经系统不良反应发生低，WHO 推荐，治疗 RR-TBM、MDR-TBM 和 XDR-TBM 时，如 A、B、C 三组药物仍不能组成有效治疗方案时，可使用美罗培南。重症及难治性 TBM，WHO 也推荐可使用美罗培南，尤其适合于儿童 TBM。

2）超剂量及用法：

①成人 RR-TB、MDR-TB 及 XDR-TB：WHO 指南推荐，成人 1 000mg/次，1 次/8 小时，并建议同时服用克拉维酸钾 125mg（可通过阿莫西林/克拉维酸钾口服制剂获取克拉维酸钾），1 次/8~12 小时；也可调整为 2 000mg/d，2 次/天。需缓慢注射给药，每次需 3~5 分钟以上，静脉滴注需要 15~30 分钟以上。疗程为 6~8 个月。

②儿童 RR-TB、MDR-TB 及 XDR-TB：WHO 指南推荐，儿童给药每次 20~40mg/kg，1 次/8 小时。剂量不超过 2 000mg/d。疗程为 6~8 个月。

③耐药、重症及难治性 TBM：WHO 指南推荐，治疗 RR-TBM、MDR-TBM 及 XDR-TBM 的用法及疗程参照以上推荐。重症及难治性 TBM 用法同上，疗程为 1~2 个月。

需要注意的是，对碳青霉烯类抗生素、青霉素类或其他 β-内酰胺类抗生素过敏感染的患者慎用。肾功能不全者需根据肌酐清除率调整用量。肝功能不全的患者无需调整剂量。长期使用应注意菌群失调等。

［源自：中华医学会结核病学分会，抗结核药物超说明书用法专家共识编写组．抗结核药物超说明书用法专家共识．中华结核和呼吸杂志，2018，41（6）：447-460.］

（刘一典　唐神结）

5. 中国结核病病原学分子诊断专家共识（中华医学会结核病学分会临床检验专业委员会）

结核病是威胁人类健康的重要公共卫生问题，2016 年全球约有 1 040 万新发结核病患者，中国新发结核病患者 89.5 万，伴随着耐多药结核病和广泛耐药结核病患者的日益增多，结核病防控工作面临前所未有的挑战。结核病实验室诊断是发现结核病患者的重要途径，但现有细菌学检测方法存在诸多不足，WHO 于 2013 年将分子生物学诊断阳性患者纳入病原学阳性的范畴。为了更好地理解新版指南的诊断标准，提高结核病诊疗人员对分子生物学诊断技术实验室结果的解读能力，中华医学会结核病学分会临床检验专业委员会组织实验室和临床领域专家对分子生物学诊断技术领域的重要问题进行讨论，并撰写本共识。

本共识一共分为四个部分：①结核病病原学分子生物学诊断技术简介；②结核病病原学分子生物学诊断技术规范及质量控制；③结核分子生物学诊断结果的解读；④展望。

第一部分讲述了分子生物学诊断技术的简介，根据诊断目的的不同，诊断技术主要分为三大类：*MTB* 病原学检测、耐药性诊断以及分枝杆菌菌种鉴定；根据检测原理的不同，主要分为大类：实时荧光定量 PCR 技术、等温（恒温）扩增技术、探针-反向杂交技术、探针-熔解曲线技术、基因测序技术。WHO 通过对诊断技术的评估，近几年推荐使用德国 HAIN 公司生产的线性探针产品及其二代产品、美国赛沛公司生产的 GeneXpert *MTB*/RIF 产品、日本荣研公司生产的 TB-LAMP 产品。"十三五"全国结核病防治规划中明确指出,国内所有地、市级定点医疗机构应具备开展药敏试验、菌种鉴定和结核病分子生物学诊断的能力,东中部地区和西部地区应有 80%和 70%的县(市、区)具备开展结核病分子生物学诊断的能力,国家卫生健康委员会也建议各地要结合实际情况,因地制宜推广新的诊断技术。

第二部分技术规范中,本共识建议了结核病分子生物学检测实验室的总体设计与要求应参考"医疗机构临床基因扩增检验实验室工作导则"和"人间传染的病原微生物名录"进行,而制定基因检测过程中的质量控制流程,可参照"临床实验室定量测定室内质量控制指南",质量控制流程中应有针对核酸检测时防污染的具体措施。关于结核病病原学分子生物学诊断技术质量控制的关键环节,本共识明确了尽量挑取痰标本中的黏稠部分,可以提高阳性检出率,样本处理环节也很重要。目前,使用小玻璃(0.2mm)或氧化锆(0.1mm)的珠子提取痰液中分枝杆菌核酸被认为最有效。同时应避免使用在样品处理和 DNA 提取过程中引入的 DNA 扩增和检测抑制剂,其中等温扩增技术受抑制物的影响较小。胸腔积液、腹水、脑脊液等体液性样本,通过离心富集可以提高检测的敏感度。

第三部分根据不同的耐药结核病分子诊断产品的检测结果,制定了一些原则供临床医生判断,结核病临床基因检验诊断结果的解释应考虑分子生物学检测技术的优势和局限性,具体情况有:*MTB* 复合群未检出、*MTB* 复合群阳性且利福平耐药、*MTB* 复合群阳性、利福平和异烟肼敏感、*MTB* 复合群阳性、利福平敏感、异烟肼耐药、*MTB* 复合群核酸检测与传统细菌学方法的结果不一致时、耐药基因检测与传统药敏试验结果不一致时。本共识还明确了目前检测的靶标主要为 DNA,无法区分病原体的死活,而且经治疗后部分患者体内的 *MTB* 核酸持续存在,故应明确 DNA 检测只能用于结核病的诊断和鉴别诊断,不能作为疗效评估的指标。

第四部分主要为总结和展望。本共识聚焦结核病实验室诊断的重大需求,立足国家最新颁布的结核病诊断标准,利用中华医学会结核病学分会检验专业委员会在临床检验领域中的丰富经验,充分阐述了结核病分子生物学诊断技术发展现状,特别是围绕不同检测手段结果不一致的问题,突出本共识的专业性和实用性,为全国不同层级结核病临床检测实验室更好的应用分子生物学检测技术提供了重要的技术指导。本共识预期结核病分子生物学检测领域在未来的几年内将陆续涌现出多种新型分子生物学检测技术,如二代基因组测序技术及液相芯片等,检验专业委员会也将继续致力于结核病新型诊断技术的应用,将及时对本共识进行补充或修订,以满足临床医生对结核病实验室诊断的需求。

[源自:中华医学会结核病学分会临床检验专业委员会. 结核病病原学分子诊断专家共识. 中华结核与呼吸杂志,2018,41(9):688-695.]

(谭耀驹)

6. 分枝杆菌菌种中文译名原则专家共识(中华医学会结核病学分会、分枝杆菌菌种中文译名原则专家共识编写组)

分枝杆菌属包括结核分枝杆菌复合群、麻风分枝杆菌复合群和非结核分枝杆菌,截至 2017 年底已经报道的分枝杆菌菌种及亚种的数量已达 194 种,但仅有 119 种分枝杆菌有对应的中文名称,其他分枝杆菌因尚无对应的中文译名,因此在国内正式期刊中只能用其拉丁文名称。不仅如此,由于国内缺乏统一的分枝杆菌菌种中文译名原则,因此即使已有中文译名的分枝杆菌也存在译名不规范的情况。为改变分枝杆菌中文、拉丁文名称混用的现状，修订现存不规范的中文菌种译名，并为将来新命名分枝杆菌菌种的中文译名提供方法，中华医学会结核病学分会组织专家共同制定了分枝杆菌菌种中文译名原则，并遵照上述原则对现有分枝杆菌菌种的中文译名进行制定或修订。

本共识一共分为3个部分：①分枝杆菌中文译名原则；②一些特殊情况的说明；③现有分枝杆菌菌种或亚种的中文译名。

第一部分分枝杆菌中文译名原则中，本共识综合国内外细菌命名原则以及国内学者关于细菌中文译名原则的建议，分枝杆菌菌种中文译名宜采取以下原则：①分枝杆菌命名源于人名的细菌中文译名采用直译全名的原则；②分枝杆菌命名源于地名的细菌中文译名采用直译地名的原则；③分枝杆菌命名源于细菌特征的细菌中文译名采用细菌特征意译的原则；④分枝杆菌中文译名需兼顾稳定性、唯一性、同义性和简洁性原则。

第二部分主要介绍了一些特殊情况的说明：①迪氏分枝杆菌、杜氏分枝杆菌和施氏分枝杆菌已经成为约定俗成的菌种名称，根据稳定性原则，名称不变；②"*Mycobacterium gilvum*""*Mycobacterium helvum*"和"*Mycobacterium pallens*"，其词源注解均为"pale yellow"。鉴于"*Mycobacterium gilvum*"在较早的时候已经译为"浅黄分枝杆菌"，名称不变，而"*Mycobacterium helvum*"和"*Mycobacterium pallens*"分别译为"弱黄色分枝杆菌"和"淡黄分枝杆菌"，以做鉴别；③"*Mycobacterium marseillense*"和"*Mycobacterium massiliense*"词源注解分别为马赛城市的现代拉丁名和古希腊/罗马名，鉴于属于脓肿分枝杆菌复合群的"*Mycobacterium massiliense*"的中文译名"马赛分枝杆菌"已广泛应用，名称不变，而属于鸟胞内分枝杆菌复合群的"*Mycobacterium marseillense*"未完全遵循地名译名的原则，而是译为"马萨分枝杆菌"以示区别；④"*Mycobacterium fortuitum*"和"*Mycobacterium szulgai*"在正式出版物中名称存在不一致的情况，根据稳定性原则并通过检索国内数据库了解不同译法的使用频率后，最终确定译名分别选择"偶发分枝杆菌"和"苏尔加分枝杆菌"；⑤"*Mycobacterium chimaera*"按照字面意思译为"嵌合分枝杆菌"，依据其词源解释为"神话动物奇美拉"将其更正为"奇美拉分枝杆菌"；类似情况还见于"*Mycobacterium alvei*"，依据词源将"蜂房分枝杆菌"更正为"河槽分枝杆菌"；⑥更正了一些使用不太广泛，但译名存在明显错误的分枝杆菌中文译名，将"*Mycobacterium bohemicum*"对应的"波希米亚分枝杆菌"更正为"波西米亚分枝杆菌"；"*Mycobacterium doricum*"对应的"安科纳分枝杆菌"更正为"多瑞卡分枝杆菌"；"*Mycobacterium heckeshornense*"对应的"柏林半岛分枝杆菌"更正为"黑克肖分枝杆菌"；"*Mycobacterium saskatchewanense*"对应的"萨斯喀川分枝杆菌"更正为"莎斯喀彻温分枝杆菌"。

第三部分基于上述分枝杆菌中文译名原则并考虑某些特殊情况后，对2017年12月前已有报道的194种/亚种分枝杆菌中文译名进行制定或修订。

本共识制定了分枝杆菌菌种中文译名原则，并遵照上述原则对现有分枝杆菌菌种的中文译名进行制定或修订，并介绍了一些特殊情况的分枝杆菌中文译名的说明。本共识制定的分枝杆菌菌种中文译名原则有利于规范后续新的分枝杆菌的菌种译名。

［源自：中华医学会结核病学分会，分枝杆菌菌种中文译名原则专家共识编写组．分枝杆菌菌种中文译名原则专家共识．中华结核与呼吸杂志，2018，41（7）：522-528.］

（黄海荣　彭鹏）

二、国际部分

1. 2018 全球结核病报告（WHO）

结核病仍然是全球十大死因之一。2017 年,HIV 阴性患者因结核病死亡例数为 130 万例,HIV 阳性患者因结核病死亡例数为 30 万例。2017 年,全球范围内估算有 1 000 万结核病新发病例,其中男性 580 万例,女性 320 万例和儿童 100 万例。2/3 患者来自于以下 8 个国家:印度(27%)、中国(9%)、印度尼西亚(8%)、菲律宾(6%)、巴基斯坦(5%)、尼日利亚(4%)、孟加拉国(4%)和南非(3%)。2017 年全球估算新发利福平耐药结核病(rifampicin-resistant tuberculosis,RR-TB)患者 55. 8 万例(48. 3 万~63. 9 万例),其中 82%为耐多药结核病(multidrug-resistant tuberculosis, MDR-TB);印度(24%)、中国(13%)和俄罗斯(10%)MDR/RR-TB 发病患者近乎占据全球 MDR/RR-TB 总例数一半。在全球范围内,3. 6%的新患者和 17%的复治患者是 MDR/RR-TB。在 MDR-TB 患者中,估算 8. 5%为广泛耐药结核病(extensively drug-resistant tuberculosis,XDR-TB)。据估计,全球 23%的人口(大约 17 亿人)存在潜伏结核感染状态,因此他们一生中存有发展为活动性结核病的风险。

2017 年全球范围内,各国新登记结核病患者 640 万例,仅占全球估算新发 1 000 万新发病例的 64%。2017 年 HIV 阳性患者中报告新发结核病患者 46. 4 万例(占同年估算的 92 万新发病例的 51%),其中 84%接受了抗反转录病毒治疗。2016 年全球结核病治疗成功率为 82%,较 2013 年的 86%和 2015 年的 83%有所下降。

2017 年全球发现和登记报告 MDR/RR-TB 患者约 16 万例。其中,13. 9 万例(87%)采用了包含二线药物的治疗方案,高于 2016 年的 12. 97 万例。耐药结核病的治疗成功率仍然很低,全球平均水平为 55%。为降低在耐药结核病发现和治疗方面的差距,需提高对确诊的结核病患者开展药敏试验;建立更易施行且可持续的治疗管理模式;开发新诊断工具、研发新抗结核药物,验证更为安全有效的治疗方案。2018 年 7 月,WHO 召集独立的专家小组对耐药结核病治疗的最新证据进行了荟萃分析,发布了“关于耐多药和利福平耐药结核病治疗重大变化”通报,随后并将发布 WHO 耐药结核病治疗新指南。

到 2025 年,需要一系列技术上的突破,才能实现全球结核病发病率以 17%的年递降率目标。应优先研发降低结核感染风险的疫苗,使用即时诊断新工具,以及采用更短程且高效的治疗方案。2017 年,有 20 种抗结核新药、若干治疗方案和 12 种候选疫苗在进行临床试验中。

(源自:World Health Organization. Global tuberculosis report 2018. WHO/HTM/TB/2018. 20.)

（唐佩军　唐神结）

2. “关于耐多药和利福平耐药结核病治疗重大变化”权威发布（WHO）

WHO 关于耐多药(multidrug-resistant tuberculosis,MDR-TB)或利福平耐药结核病(rifampicin-resistant tuberculosis,RR-TB)治疗的最新循证医学指南于 2016 年 10 月发布,随后,WHO 又征集新出现的证据并对其进行正式评估,以满足需要。WHO 于 2018 年 7 月 16 日至 20 日召开了指南修订小组会议,采用国际证据推荐分级的评估、制定与评价(grading of recommendations assessment,development and evaluation,GRADE)方法系统评估。本次发布的目的是向 WHO 成员国的结核病规划管理者和其他相关机构通报依据最新证据评估而作出对 MDR-TB 治疗方案的重要调整，同时明确指出为确保 MDR-TB 和 RR-TB 患者能够获得与最新证据相符的、有效且安全的治疗而需立即采取的措施。

（1）数据来源：

1）来自 50 个长程 MDR-TB 方案研究，超过 12 000 例患者的 IPD 数据库资料。

2）来自 WHO 公开征集后 26 个国家的新数据，包括在非洲和亚洲地区使用短程 MDR-TB 方案以及在世界范围内使用贝达喹啉的数据。

3）来自 2017 年 10 月日本大冢制药株式会社发布的德拉马尼Ⅲ期随机对照试验的汇总结果，2018 年 1 月由 WHO 快速审查时进行了初步评估。

4）来自 STREAM 研究第 1 阶段 9 个月短程 MDR-TB 方案随机对照试验的最终汇总结果，该研究于 2017 年 10 月发布中期结果后，并于 2018 年 2 月由 WHO 快速审查时进行了初步评估。

5）来自在儿童中使用贝达喹啉和德拉马尼临床试验的药代动力学和安全性数据，以考虑推荐两药在儿童和青少年中使用。

制定政策建议依据的是最终治疗转归数据。由于替代终点与最终转归结果（如治愈或治疗失败）之间的相关性尚未明确，因此，仅有中期结果（如 6 个月痰培养转阴）的数据，故未予采用。

（2）关键的药物变化：

1）长程 MDR-TB 治疗方案：长程 MDR-TB 治疗方案是指至少由 5 种有效抗结核药物组成的 18～20 个月的治疗方案，可为标准化或个体化。根据有效性与安全性的最新证据，将长程 MDR-TB 方案中使用的抗结核药物按先后顺序重新划分为 3 组：①A 组：首选药物，包括左氧氟沙星或莫西沙星、贝达喹啉和利奈唑胺。②B 组：次选药物，包括氯法齐明、环丝氨酸/特立齐酮。③C 组：A 组和 B 组药物不能组成有效治疗方案时可添加的药物，包括乙胺丁醇、德拉马尼、吡嗪酰胺、亚胺培南-西司他汀、美罗培南、阿米卡星（链霉素）、乙硫异烟胺或丙硫异烟胺、对氨基水杨酸。

鉴于卡那霉素和卷曲霉素在长程 MDR-TB 方案中的使用增加了治疗失败和复发的风险，而不再推荐使用。尽管阿米卡星没有出现类似的结果，但对其安全性的担忧与其他注射剂药物相同。阿莫西林/克拉维酸需与碳青霉烯类药物同时使用。

基于新药物分组设计成人和儿童长程 MDR-TB 方案的总体原则，按分组从上到下的顺序选用药物。除了根据有效性和安全性外，药物的选择还应考虑以下几点：口服药物优先于注射剂、有无药物敏感性试验（drug susceptibility testing，DST）结果、现有 DST 方法的可靠性、群体耐药性水平、患者既往用药史、药物耐受性及潜在药物间的相互作用。

关于如何更好地优化 MDR-TB 治疗的讨论还在进行中，包括基于重新分组设计 MDR-TB 方案所需的最少药物数量，以及在对个别药物出现耐药或不能耐受时，如何最大限度地提高疗效。

关于强化期和巩固期药物的选择、详细的患者选择标准、药物的数量和治疗疗程、成人和儿童用药剂量、广泛耐药结核病（extensively drug resistant tuberculosis，XDR-TB）的治疗、DST 结果的使用都将在新版 WHO 指南发布时揭晓。

2）短程 MDR-TB 治疗方案：短程 MDR-TB 治疗方案是指疗程为 9～12 个月的 MDR/RR-TB 治疗方案，这种方案大部分是标准化方案，其药物组成和疗程可因背景及证据不同而异。

通常的方案组成如下：4～6Km（Am）-Mfx-Pto（Eto）-Cfz-Z-$H^{high\text{-}dose}$-E/5 Mfx-Cfz-Z-E。

STREAM 研究第 1 阶段临床试验结果表明，在符合条件的患者中，接受短程 MDR-TB 方案与接受长程治疗方案的患者（符合以往的 WHO 建议）的治疗成功率相仿。在观察性研究中，与 STREAM 研究第 1 阶段方案类似的短程 MDR-TB 方案与长程 MDR-TB 方案的治疗成功率相仿，并且治疗中断率低。但与长程治疗方案相比，短程治疗方案治疗的失败和复发风险更高，特别是在短程治疗方案中出现了对关键药物耐药时，或当长程治疗方案包括了一种或多种 A 组药物时。目前，对 2016 年推荐的标准短程 MDR-TB 治疗方案进行调整是否能取得相同的疗效尚缺乏证据（如贝达喹啉或利奈唑胺替代注射剂，或左氧氟沙星替代莫西沙星）。

3）MDR-TB 治疗方案的选择：

①随着诊断方法的创新及对耐药产生的分子基础和抗结核药物的药动学及药效学认知的不断加深，MDR-TB 治疗方案的选择越来越个体化。从目前的科学证据评估中可以得出以下结论：a. 全程口服治疗方案对大多数患者来说有效、可行；b. 在开始治疗前，需要排除对所使用的药物耐药（至少对喹诺酮类和注射类），尤其是在短程 MDR-TB 治疗方案实施前；c. 应密切监测患者用药的安全性和对治疗的反应，以及时对那些治疗无效或不能耐受药物的患者调整药物和（或）制定新方案。

②各国规划和相关机构应尽早向即将实施的 WHO 新指南过渡。

③使用长程 MDR-TB 方案效果好且具备监测药物安全性能力的国家规划和相关机构应该做到：a. 尽快评估和调整在治患者的用药方案，而无需等到目前储备的药物（尤其是注射类）用完；b. 在此期间，应告知患者继续使用目前治疗方案的获益和危害，特别是注射剂和乙硫异烟胺/丙硫异烟胺；c. 加强临床、用药安全和微生物学监测，以便在出现治疗无效或药物不能耐受的早期迹象时及时调整为新的长程 MDR-TB 方案。

④对于那些使用标准化短程 MDR-TB 治疗方案效果好且具备监测药物安全性（特别是耳毒性）能力的国家规划和相关机构，应该做到：a. 在短程方案中使用阿米卡星代替卡那霉素，而无需等到卡那霉素用完；b. 在此期间，应告知患者继续使用卡那霉素的获益和危害；c. 加强临床、用药安全和微生物学监测，以便在出现治疗无效、耳毒性或药物不能耐受的早期迹象时及时调整为新的长程 MDR-TB 方案。

⑤对新诊断的患者使用标准短程 MDR-TB 治疗方案前，应尊重患者的选择并根据临床判断除外以下情况：a. 对 MDR-TB 短程方案中任何一种药物耐药或可疑无效（异烟肼耐药除外）；b. 使用过方案中一种或多种二线药物超过 1 个月（除非已经证实对这些二线药物敏感）；c. 对短程 MDR-TB 方案中的任何药物不能耐受或存在药物毒性风险（如药物间的相互作用）；d. 妊娠；e. 血行播散性结核病、脑膜或中枢神经系统结核病或合并 HIV 的肺外结核病。

⑥各国规划及其相关机构在使用调整的短程治疗方案时应该了解，采用任何药物替代短程方案中的药物是否能取得相同的疗效尚缺乏证据（如使用贝达喹啉或其他口服制剂替代注射剂，用左氧氟沙星替代莫西沙星）。

⑦建议各国规划及其相关机构在考虑对标准短程 MDR-TB 方案进行调整时应在具备相关临床研究条件下进行，并遵循以下步骤：a. 准备合适的实施方案，确定入选标准、方案组成、监测计划和其他关键要素；b. 患者纳入前需获得国家伦理审查委员会批准；c. 根据 WHO 推荐的标准进行治疗，包括知情同意，应符合药物临床试验质量管理规范（good clinical practice，GCP）的原则，aDSM 及定期对患者进行监测，以评估方案的有效性。

⑧各国规划及其相关机构在实施改良短程治疗方案前应征求 WHO 的意见。

［源自：World Health Organization. Rapid communication：key changes to treatment of multidrug- and rifampicin-resistant tuberculosis（MDR/RR-TB）. WHO/CDS/TB/2018.18］

（姚岚　唐神结）

3. WHO 耐多药/利福平耐药结核病治疗指南：2018 年更新版（WHO）

耐多药结核病（multidrug resistant-tuberculosis，MDR-TB）/利福平耐药结核病（rifampicin resistant-tuberculosis，RR-TB）较药物敏感性结核病治疗难度大，对实现 WHO 制定的终止结核病策略的目标构成威胁。《WHO 耐多药结核病/利福平耐药结核病治疗指南（2018 年更新版）》是 WHO 向各成员国专业技术人员通报如何提高对 MDR/RR-TB 的治疗与关怀。WHO 组织召开了指南修订小组会议，审阅评估了一系列最新的证据及单病例数据 meta 分析（IPD-MA）数据。前者包括德拉马尼Ⅲ期随机对照试验结果和 MDR-TB 短程方案治疗结果，后者包括来自 40 个国家、53 项研究的 13 104 例患者进行 MDR-TB 长程治疗的数据、来自 15 个国家 2 600 余例患者开展 9～12 个月 MDR-TB 短程治疗的数据和来自在儿童中使用贝达喹啉（Phase Ⅱ TMC207-C211，Phase Ⅰ/Ⅱ IMPAACT P1108）和德拉马尼临床试验（Phase Ⅰ 242-12-245，Phase Ⅰ 242-12-232，Phase Ⅱ 242-07-204，Phase Ⅱ 242-12-233）的药代动力学和安全性数据。指南修订小组对上述证据及数据采用国际证据推荐分级的评估、制定与评价（gradingof recommendations assessment，development and evaluation，GRADE）方法进行了系统评估。

本版指南关于 MDR/RR-TB 的治疗与既往指南中明显的不同主要体现在以下几方面：①设计 MDR-TB 长程治疗方案时不再优先考虑注射剂，并且卡那霉素和卷曲霉素不再推荐使用；②对大多数患者推荐采用全口服药物，强烈推荐在长程治疗方案中使用氟喹诺酮类药物（左氧氟沙星或莫西沙星）、贝达喹啉和利奈唑胺三种药物，并根据获益风险考虑联合其他抗结核药物组成治疗方案。③关于治疗疗程，前 6 个月的方案中需选用至少 4 种可能有效的药物，之后至少为 3 种药物。建议长程治疗方案全疗程时长为 18～20 个月并根据患者治疗效果予以调整；标准 9～12 个月短程治疗方案用于符合条件的患者，但需要每日使用注射剂至少 4 个月。指南同时指出在实施性研究条件下采用贝达喹啉替代注射剂以探索全口服药物标准短程治疗方案的疗效和安全性。④每月进行痰培养检查以监测方案治疗效果，若发现方案失败需及时给予调整治疗。

（1）2018 新版指南与既往指南更新对照：详见附表 1。

附表 1　2018 新版指南与既往指南更新对照表

既往指南（2011—2016 年）	新指南（2018 年）
关于 RR-TB 患者的治疗： 建议对所有 RR-TB 患者，无论儿童或成人，无论其对异烟肼不耐药或耐药情况不详，均推荐使用 MDR-TB 治疗方案，包括 MDR-TB 短程方案；如若不适用，可采用 MDR-TB 长程方案，并加用异烟肼。	【微小改变】 建议对所有 RR-TB 患者，无论儿童或成人，无论其对异烟肼不耐药或耐药情况不详，均推荐使用 MDR-TB 治疗方案，包括加用异烟肼的 MDR-TB 长程方案或标准短程治疗方案。

续表

既往指南（2011—2016 年）	新指南（2018 年）
关于 MDR-TB 长程治疗方案组成： 应对 MDR-TB 患者使用乙硫异烟胺（或丙硫异烟胺）。 应对 MDR-TB 患者使用氟喹诺酮类药物；且应使用新一代的氟喹诺酮类药物。 对于 RR-TB 或 MDR-TB 患者，推荐在强化期使用包含至少 5 种有效的抗结核药物包括吡嗪酰胺和四种二线抗结核药物（A 组选择 1 种，B 组选择 1 种，C 组至少选择 2 种）。如果不能按上述原则选够有效的抗结核药物，则需从 D2 组选择 1 种，其余从 D3 组选择以构成 5 种药物。 对于 RR-TB 或 MDR-TB 患者，推荐使用高剂量异烟肼和（或）乙胺丁醇来进一步增强方案。 对于成人 MDR-TB 患者，贝达喹啉可加至 WHO 推荐的方案中。 对于大于 5 岁的 MDR-TB 患者，德拉马尼可加至 WHO 推荐的方案中。 对于不适用于短程治疗方案的儿童或青少年（6~17 岁）MDR-TB/RR-TB 患者，德拉马尼可加至 WHO 推荐的长程治疗方案中。	【显著改变】 对 MDR /RR-TB 患者使用长程治疗方案时，方案中要包含所有 A 组药物和至少 1 种 B 组药物以确保治疗伊始至少有 4 种可能有效的药物，并且在贝达喹啉停止后至少有 3 种药物继续治疗。如果方案中仅能选用 1~2 种 A 组药物，则 B 组中所有药物均要选入方案；如果使用 A 组和 B 组中的药物仍无法组成有效方案，则需加入 C 组药物。 卡那霉素和卷曲霉素不再用于 MDR- /RR-TB 长程治疗方案中。 MDR/RR-TB 患者长程治疗方案中应包含左氧氟沙星或莫西沙星。 对于 18 岁或 18 岁以上患者，强烈推荐将贝达喹啉应用于 MDR-TB 长程治疗方案中；对于 6~17 岁的青少年患者，也可将贝达喹啉应用于长程治疗方案中。 对于 MDR /RR-TB 患者，强烈推荐将利奈唑胺应用于长程治疗方案中。 对于 MDR /RR-TB 患者，氯法齐明和环丝氨酸或特立齐酮可应用于长程治疗方案中。 乙胺丁醇可应用于长程治疗方案中。 德拉马尼可应用于 3 岁或 3 岁以上的 MDR /RR-TB 患者的长程治疗方案中。 吡嗪酰胺可应用于长程治疗方案中。 亚胺培南-西司他汀或美罗培南可应用于 MDR /RR-TB 的长程治疗方案中。 对于 18 岁以上的 MDR /RR-TB 患者，可选用阿米卡星至长程治疗方案中，前提是患者对该药敏感且确保可对患者采取治疗监测及时发现不良反应。如果阿米卡星不可用，在其他不变情况下，可采用链霉素替代。 乙硫异烟胺或丙硫异烟胺仅在 MDR /RR-TB 患者的长程治疗方案中不能选用贝达喹啉、利奈唑胺、氯法齐明或德拉马尼或没有更好选择组成治疗方案时才予以应用。 对氨基水杨酸也仅在 MDR /RR-TB 患者的长程治疗方案中不能选用贝达喹啉、利奈唑胺、氯法齐明或德拉马尼或没有更好选择组成治疗方案时才予以应用。 强烈推荐在 MDR /RR-TB 患者的长程治疗方案中不选用克拉维酸。

续表

既往指南（2011—2016 年）	新指南（2018 年）
关于 MDR-TB 长程治疗方案的疗程： 对于 MDR-TB 患者的治疗，强化期多为 8 个月，疗程可根据患者的治疗效果进行调整。 对于多数初治 MDR-TB 患者（既往未进行过 MDR-TB 治疗），推荐治疗疗程为 20 个月，疗程可根据患者的治疗效果进行调整。	【关于强化期疗程和总疗程的变化微小；培养阴转后治疗疗程的新建议】 MDR/RR-TB 患者的长程治疗方案中包含阿米卡星或链霉素时，建议强化期疗程为 6~7 个月，可根据患者的治疗效果缩短或延长疗程。 对于 MDR/RR-TB 患者长程治疗方案的总疗程建议为 18~20 个月，可根据患者的治疗效果调整疗程。 对于 MDR/RR-TB 患者的长程治疗方案，建议在痰培养阴转后继续治疗 15~17 个月，可根据患者的治疗效果调整疗程。
关于 MDR-TB 短程治疗方案： 对于既往未使用二线抗结核药物进行过治疗的 RR-TB 或 MDR-TB 患者并且排除或基本不可能对氟喹诺酮类及二线注射剂耐药，推荐使用 9~12 个月短程治疗方案替代长程方案。	【适用条件发生微小改变，但短化治疗方案的重要性发生改变】 对于既往未使用短程治疗方案中所包含的二线抗结核药物进行治疗超过 1 个月或排除对氟喹诺酮类及二线注射剂耐药的 MDR/RR-TB 患者，推荐使用 9~12 个月短程治疗方案替代长程方案。
关于 MDR-TB 治疗时进行抗病毒治疗时机： 对于 HIV 和 MDR-TB 双重感染的患者，无论 CD4 细胞计数如何，均应在使用二线抗结核药物治疗伊始尽早开展抗逆转录病毒治疗。	【保持不变，仍然有效】
关于采用痰涂片和痰培养来监测患者治疗效果： 推荐采用痰涂片联合痰培养而非单独痰涂片来监测 MDR-TB 患者治疗效果。	【在建议的表述中增加监测频率为每月 1 次】 对 MDR/RR-TB 患者采用长程治疗方案时，强烈推荐在痰涂片镜检基础上增加痰培养作为治疗效果监测手段并且监测频率为每月 1 次。
关于外科手术治疗： 对于 RR-TB 或 MDR-TB 患者，推荐在 MDR-TB 治疗同时可选择性进行部分肺叶切除（肺叶切除或楔形切除）。	【保持不变，仍然有效】
关于 MDR-TB 患者治疗管理模式（门诊/住院）： MDR-TB 患者主要采取门诊治疗管理而非住院治疗管理模式。 在 MDR-TB 治疗中推荐采用非中心化的治疗管理模式。	【保持不变，仍然有效】

（2）2018 新版指南的相关建议：

1）关于 MDR-TB 长程治疗方案治疗药物分组：同 WHO 发布的“耐多药和利福平耐药结核病治疗重大变化快速通报”。

2）关于 MDR-TB 长程治疗方案组成的建议

①对 MDR/RR-TB 患者使用长程治疗方案时，方案中要包含所有 A 组药物和至少 1 种

B 组药物以确保治疗伊始至少有 4 种可能有效的药物，并且在贝达喹啉停止后至少有 3 种药物继续治疗。如果方案中仅能选用 1~2 种 A 组药物，则 B 组中所有药物均要选入方案；如果使用 A 组和 B 组中的药物仍无法组成有效方案，则需加入 C 组药物（一定条件下建议，证据质量极低）。

②卡那霉素和卷曲霉素不再用于 MDR-/RR-TB 长程治疗方案中（一定条件下建议，证据质量极低）。

③左氧氟沙星或莫西沙星应加至 MDR/RR-TB 患者长程治疗方案中（强烈建议，证据质量中等）。

④对于 18 岁或以上 MDR-TB 患者，强烈推荐将贝达喹啉应用于长程治疗方案中（强烈建议，证据质量中等）；对于 6~17 岁的青少年患者，也可将贝达喹啉应用于长程治疗方案中（一定条件下建议，证据质量极低）。

⑤利奈唑胺应加至 MDR/RR-TB 患者长程治疗方案中（强烈建议，证据质量中等）。

⑥氯法齐明和环丝氨酸或特利齐酮可加至 MDR/RR-TB 患者长程治疗方案中（一定条件下建议，证据质量极低）。

⑦乙胺丁醇可加至 MDR/RR-TB 患者长程治疗方案中（一定条件下建议，证据质量极低）。

⑧拉马尼可加至 3 岁或 3 岁以上 MDR/RR-TB 患者长程治疗方案中（一定条件下建议，证据质量中等）。

⑨吡嗪酰胺可加至 MDR/RR-TB 患者长程治疗方案中（一定条件下建议，证据质量极低）。

⑩亚胺培南-西司他汀或美罗培南可加至 MDR/RR-TB 患者长程治疗方案中（一定条件下建议，证据质量极低）。

⑪对于 18 岁或 18 岁以上的 MDR /RR-TB 患者，可选用阿米卡星至长程治疗方案中，前提是患者对该药敏感且确保可对患者采取治疗监测及时发现不良反应。如果阿米卡星不可用，在其他不变情况下，可采用链霉素替代（一定条件下建议，证据质量极低）。

⑫乙硫异烟胺或丙硫异烟胺仅在 MDR /RR-TB 患者的长程治疗方案中不能选用贝达喹啉、利奈唑胺、氯法齐明或德拉马尼或没有更好选择组成治疗方案时才予以应用（一定条件下不建议使用，证据质量极低）。

⑬对氨基水杨酸也仅在 MDR /RR-TB 患者的长程治疗方案中不能选用贝达喹啉、利奈唑胺、氯法齐明或德拉马尼或没有更好选择组成治疗方案时才予以应用（一定条件下不建议使用，证据质量极低）。

⑭在 MDR /RR-TB 患者长程治疗方案中不选用克拉维酸（强烈不建议使用，证据质量低）。

3）关于 MDR-TB 长程治疗方案疗程的建议：

①MDR/RR-TB 患者的长程治疗方案中包含阿米卡星或链霉素时，建议强化期疗程为 6~7 个月，可根据患者的治疗效果缩短或延长疗程（一定条件下建议，证据质量极低）。

②对于 MDR/RR-TB 患者长程治疗方案的总疗程建议为 18~20 个月，可根据患者的治疗效果调整疗程（一定条件下建议，证据质量极低）。

③对于 MDR/RR-TB 患者的长程治疗方案，建议在痰培养阴转后继续治疗 15~17 个月，

可根据患者的治疗效果调整疗程(一定条件下建议,证据质量极低)。

4)关于 MDR-TB 标准短程治疗方案使用的建议:对于既往未使用短程治疗方案中所包含的二线抗结核药物进行治疗超过 1 个月或排除对氟喹诺酮类药物及二线注射剂耐药的 MDR/RR-TB 患者,推荐使用 9~12 个月短程治疗方案替代长程方案(一定条件下建议,证据质量低)。指南再次强调,在考虑进行短程治疗方案前,排除对氟喹诺酮类药物和二线注射剂的耐药,此外如果可能,开展吡嗪酰胺的药敏试验和异烟肼耐药的基因型检测也很重要。以下情况不适宜采用 MDR-TB 标准短程治疗方案:①对 MDR-TB 短程方案中任何一种药物耐药或可疑无效(异烟肼耐药除外);②使用过方案中 1 种或多种二线药物超过 1 个月(除非已经证实对这些二线药物敏感);③对短程 MDR-TB 方案中的任何药物不能耐受或存在药物毒性风险(如药物间的相互作用);④妊娠;⑤血行播散性结核病、脑膜或中枢神经系统结核病;⑥合并 HIV 的肺外结核病。

5)关于采用痰培养监测患者治疗效果的建议:对 MDR/RR-TB 患者采用长程治疗方案时,建议在痰涂片镜检基础上增加痰培养作为治疗效果监测手段并且监测频率为每月 1 次(强烈建议,检测准确性证据质量中等)。

(World Health Organization. WHO treatment guidelines for multidrug- and rifampicin-resistant tuberculosis 2018 update:Pre-final text. WHO/CDS/TB/2018. 15.)

(高静韬　王笑春　刘宇红　唐神结)

4. 异烟肼耐药结核病治疗指南(WHO)

目前估算全球约 8%的结核病患者对利福平(rifampicin,R)敏感而对异烟肼(isoniazid,H)耐药,即异烟肼耐药结核病(isoniazid-resistant TB,Hr-TB)。全球范围内,Hr-TB 较耐多药结核病(multi-drug resistant tuberculosis,MDR-TB)疫情更为严峻。相较于药物敏感结核病患者,Hr-TB 患者治疗失败率高(11% vs. 1%)、复发率高(10% vs. 5%)、获得性耐药率高(8% vs. 0. 3%)。

(1)政策建议:

1)对确诊为 R 敏感、H 耐药的结核病患者,建议使用 R、乙胺丁醇(ethambutol,E)、吡嗪酰胺(pyrazinamid,Z)和左氧氟沙星(levofloxacin,Lfx)治疗 6 个月。注:可使用由 HREZ 四药组成的固定剂量复合剂(fixed-dose combination,FDC)(当"REZ"FDC 不可用时),以限制散装药的使用,此时方案则为 HREZ-Lfx。在治疗开始前应明确患者对喹诺酮类药物的敏感性。

2)对确诊为 R 敏感、H 耐药的结核病患者,不建议将链霉素或其他注射剂加入至治疗方案中。

(2)实施指引:

1)使用场景:

①抗结核治疗开始前确诊为 Hr-TB:立即开始(H)REZ-Lfx 方案治疗。若高度怀疑为 Hr-TB(如已确诊 Hr-TB 患者的密切接触者),而其药敏试验(drug-susceptibility testing,DST)结果尚未获悉时,可使用此方案。一旦 DST 最终结果显示对 H 敏感,则停用 Lfx,按照 2HREZ/4HR 方案完成治疗。

②使用 2HREZ/4HR 抗结核治疗后确诊为 Hr-TB:这包括开始时未确诊 Hr-TB 的患者,或一线抗结核药物治疗期间出现 Hr-TB 的患者。在上述情况下,需立即进行(或重复)R 快

速分子药敏试验。一旦排除R耐药,则采用(H)REZ-Lfx方案治疗6个月。关于疗程,必须保证Lfx使用6个月,因而伴随使用的一线抗结核药物的疗程往往超过了6个月。

2)对诊断能力的要求:上述(H)REZ-Lfx方案仅在确诊为H耐药且排除R耐药的患者中使用。最好在治疗开始前检测对喹诺酮类药物的敏感性,如果可能,同时检测对吡嗪酰胺的敏感性。在患者筛选时,推荐采用Xpert *MTB*/RIF和线性探针检测(line probe assays,LPA)等快速分子检测方法。

3)耐药监测:全球范围内,R敏感的结核病患者中喹诺酮类药物耐药患者比例普遍较低。然而,各国应制定适合国情的监测策略。

4)存在其他抗结核药物耐药的情况:需根据患者具体情况制定个体化治疗方案并使用其他二线抗结核药物。目前多耐药结核病有效方案的数据不足。

5)开展治疗监测和患者支持:需对患者开展支持和密切监测,以最大限度地提高其治疗依从性,并能早期发现治疗效果不佳的患者。

6)Hr-TB治疗方案中选用Lfx的原因:首先,与其他喹诺酮类药物相比,Lfx具有更好的安全性,并且是本指南评价研究中最常使用的药物。其次,与莫西沙星相比,Lfx与其他药物(如R、拉米夫定)的相互作用较少。

7)建议在(H)REZ基础上添加Lfx,但以下情况除外:①不能排除R耐药;②确认或怀疑对Lfx耐药;③确认对喹诺酮类药物不耐受;④确认或怀疑存在QT间期延长的风险;⑤可能妊娠或在母乳喂养期间(非绝对禁忌证)。当H耐药确认时间延迟(如2HRZE/4HR方案已使用5个月),则根据患者临床状况和病原学转归情况决定是否立即开始6个月(H)REZ-Lfx方案。

8)不能使用Lfx时的替代方案:若因不能耐受Lfx或出现对Lfx耐药时,可给予患者6(H)REZ替代方案。不建议使用注射剂替代Lfx。同时,现有证据未能显示其他二线抗结核药物对治疗效果的影响。

9)关于H使用剂量的考虑:尚无明确证据表明增加H使用对患者有无裨益。当发生特定的inhA突变时(并且无任何类型katG突变情况下),增加H使用剂量可能有效;因此,可以考虑额外增加H使用剂量,最高至15mg/(kg·d)。katG突变通常导致对H的高度耐药,这时即使给予高剂量H也不太可能有效。

10)关于Lfx给药剂量:推荐按体重计算Lfx给药剂量(通常剂量为750~1 000mg/d)。应避免间歇或分次给药。

11)药物间相互作用:Lfx可能干扰拉米夫定的清除。Lfx可能会影响抗酸药的吸收。没有必要限制与奶制品同时使用。

12)关于疗程延长至6个月以上的考虑:对于空洞性结核病以及治疗3月末或之后痰菌持续阳性(痰培养或痰涂片镜检)的患者可根据其具体情况延长6(H)REZ-Lfx方案至6个月以上。延长疗程可能会增加某些病例发生不良事件的风险。

13)关于成本效益考虑:若使用"HREZ"FDC,6HREZ-Lfx方案药物花费约为2HREZ/4HR方案的3倍。根据本指南来治疗Hr-TB预计不会显著增加治疗花费。

14)治疗依从性:增加对患者支持性措施似乎有助于提高治疗成功率。

15)治疗监测和评估:需在治疗过程中监测临床和实验室指标。若出现对治疗无应答或治疗失败的迹象,应追踪DST结果。为降低获得性耐药风险,应避免对下列患者单独添加一种抗结核药物：治疗2个月末涂片或培养仍然阳性的患者，临床疗效欠佳的患者，以及无近期DST结果的患者。

需采取安全预警以确保快速识别和正确处理任何严重不良事件。强烈建议对高危患者进行每月监测，如病毒性肝炎患者或重度嗜酒者。年长儿童中可使用红绿色辨别来检测有无E的毒性作用（例如球后神经炎）。

（3）对特殊人群使用Hr-TB方案的考虑：尽管数据不足，对儿童患者、HIV感染者、肺外结核病患者，可使用6个月（H）REZ-Lfx方案。

（源自：WHO. WHO treatment guidelines for isoniazid-resistant tuberculosis：Supplement to the WHO treatment guidelines for drug-resistant tuberculosis. WHO/CDS/TB/2018.7）

（付亮　唐神结）

5. 潜伏结核感染：用于规划管理的更新指南（WHO）

潜伏结核感染（latent TB infection，LTBI）是指机体对结核分枝杆菌抗原存在持续免疫应答，但无活动性结核病临床表现的状态。目前没有“金标准”能够直接诊断LTBI。WHO的LTBI指南涵盖如下方面：特定高危人群中向活动性结核病发展的概率，结核病的流行和负担，资源可用性，以及广泛影响公共卫生的可能性。为管理LTBI，WHO曾经给出两份独立的推荐意见，产生了若干指南文件，这为执行工作带来了困难。因此，WHO的几个成员国要求整合关于LTBI管理的指南。

本指南响应了这一要求，进行了更新和整合。这些指南为LTBI管理提供了一套综合的WHO建议，并为国家指南提供了基础和依据。这些指南取代了以前WHO关于HIV感染者、结核病家庭接触者及其他高危人群的LTBI管理政策文件。本指南根据WHO指南审查委员会的要求和推荐程序编写。为更新已有建议并提出新的建议，共进行了七项系统综述。指南编写组（guideline development group，GDG）在拟订推荐和确定其推荐强度时，考虑了证据的质量等级、利害平衡、价值和偏好、公平、费用、可接受性和可执行性等因素。

这些推荐意见根据管理LTBI的流程逻辑性而依次呈现：识别高危人群（感染HIV的成人和儿童、HIV阴性的成人和儿童接触者以及其他HIV阴性的高危人群）；排除活动性结核病；检测LTBI；提供治疗；管理不良事件、治疗依从性和完成治疗；监测和评价。这些推荐意见分类如下：审查委员会先前核准公布且目前仍然有效的“现有推荐”；审查委员会以前核准但重新审核相关证据，经GDG讨论的“更新推荐”；“全新推荐”。共有现存推荐10项，更新推荐7项，全新推荐7项。

总的来说，GDG审查了来自系统综述的证据，详细讨论了每一组高危人群LTBI的流行情况、发展为活动性结核病的风险，并与一般人群进行了对比。GDG采用个体获益必须大于风险的原则，来指导制定LTBI检测和治疗的推荐意见。GDG发现，不论当地的结核病流行情况如何，HIV感染者、与肺结核患者有家庭接触的5岁以下儿童和婴儿都能从LTBI系统测评和治疗中获益。与此相似，不论当地的结核病流行情况如何，HIV阴性的高危人群（如开始抗TNF治疗、接受透析、准备器官或血液移植的患者以及硅肺患者）也能从LTBI系统测评和治疗中获益，因为他们进展为活动性结核病的风险是增高的。

具体推荐意见如下：

（1）识别LTBI检测和治疗的高危人群

1）感染HIV的成人、青少年、儿童和婴儿：结核菌素皮肤试验（TST）结果未知或阳性，而且考虑不太可能患有活动性结核病的感染 HIV 的成人和青少年，应接受结核病预防性治疗，这是艾滋病综合治疗措施的一个组成部分。无论其免疫抑制程度如何，都应遵照执行。正在接受抗反转录病毒治疗（ART）的患者、曾经接受过结核病治疗的患者以及妊娠妇女，亦应接受治疗。（强烈推荐，高质量证据。现有推荐）

如果经调查显示未患结核病，那么接触过结核病病例的、感染艾滋病毒感染的<12 个月的婴儿，应接受 6 个月的异烟肼预防性治疗（IPT）（强烈推荐，中等质量证据。更新推荐）。

感染 HIV、年龄≥12 个月的儿童，经症状筛查被认为不可能患有结核病、并且未接触过结核病病例的，如果他们生活在结核病患病率高的环境中，应该提供 6 个月的 IPT，这是艾滋病综合防治措施的组成部分（强烈推荐，低质量证据。现有推荐）。

所有成功完成结核病治疗的 HIV 感染儿童，均可接受 6 个月异烟肼的延长治疗（条件性推荐，低质量证据。现有推荐）。

2）HIV 阴性的家庭接触者：与菌阳肺结核患者有家庭接触的<5 岁 HIV 阴性的儿童，经恰当的临床评估或遵照国家指南未发现活动性结核病的，应给予结核病预防性治疗（强烈推荐；高质量证据。更新推荐）。

在结核病低流行国家，与菌阳肺结核患者有家庭接触的成人、青少年和儿童应进行 LTBI 系统测评和治疗（强烈建议，中高质量证据。现有推荐）。

在结核病高流行国家，与菌阳肺结核患者有家庭接触者的 5 岁或以上的儿童、青少年和成人，经恰当的临床评估或遵照国家指南未发现活动性结核病的，可考虑进行结核病预防性治疗（条件性推荐，低质量证据。全新推荐）。

3）其他 HIV 阴性的高危人群：开始抗 TNF 治疗、接受透析、准备器官或血液移植的患者以及硅肺患者，应进行 LTBI 系统测评和治疗（强烈推荐，低或极低质量证据。更新推荐）。

在结核病低发病率国家，对囚犯、卫生工作者、来自结核病高负担国家的移民、无家可归者和使用违禁药品者，可考虑进行 LTBI 系统测评和治疗（条件性推荐，低或极低质量证据。现有推荐）。

不建议对糖尿病患者、重度嗜酒者、吸烟者和低体重者进行 LTBI 系统测评，除非涉及上述推荐意见的情况（条件性推荐，极低质量证据。现有推荐）。

（2）排除活动性结核病的方法：应遵照特定临床路径，对 HIV 阳性的成人和青少年进行结核病筛查。无咳嗽、发热、体重减轻或盗汗等症状的人不太可能患有活动性结核病，不论其 ART 状况如何，都应接受预防性治疗（强烈推荐，中等质量证据。更新推荐）。

接受 ART 的 HIV 阳性者可进行胸部 X 线检测，对影像学无异常者可进行预防性治疗（条件性推荐，低质量的证据。全新推荐）。

HIV 阳性的成人和青少年，遵照特定临床路径前来筛查结核病的，或主诉咳嗽、发热、体重下降或盗汗等症状的，则可能患有活动性结核病；应进行结核病和其他相关疾病的评估（强烈推荐，中等质量证据。更新推荐）。

HIV 阳性的婴儿和儿童，如果出现增重不足、发热或咳嗽，或有结核病患者接触史，应进行结核病和相关疾病的评估。如果未发现结核病，无论其年龄大小，应进行预防性治疗（强烈推荐，低质量证据。更新推荐）。

在预防性治疗前，对 HIV 阴性且年龄≥5 岁的家庭接触者和其他高危人群，如果无任何结核病症状且胸片无异常的，可排除活动性结核病（条件性推荐，极低质量证据。全新推荐）。

（3）LTBI 检测：结核菌素皮肤试验（TST）或 γ 干扰素释放试验（IGRA）可用于检测 LTBI（强烈推荐，极低质量证据。全新推荐）。

相较于 LTBI 检测阴性者，LTBI 检测阳性的 HIV 感染者更能受益于预防性治疗。在可行的情况下，可使用 LTBI 检测来识别这些人（强烈推荐，高质量证据。现有推荐）。

对 HIV 感染者或 5 岁以下儿童家庭接触者开始预防性治疗之前，并非必须通过 TST 或 IGRA 检测 LTBI（强烈推荐，中等质量证据。更新推荐）。

（4）LTBI 的治疗：在结核病高流行和低流行的国家，推荐成人和儿童进行 6 个月的异烟肼单药治疗（强烈推荐，高质量证据。现有推荐）。

在结核病高流行国家，对 15 岁以下的儿童和青少年，可用利福平和异烟肼每日用药 3 个月替代 6 个月异烟肼，作为预防性治疗的替代方案（强烈推荐，低质量证据。全新推荐）。

在结核病高流行国家，对成人和儿童，可用利福喷丁和异烟肼每周 1 次用药 3 个月替代 6 个月异烟肼疗法，作为预防性治疗的替代方案（条件性推荐，中等质量证据。全新推荐）。

在结核病低流行国家，可用以下方案替代 6 个月异烟肼疗法：9 个月异烟肼；利福喷丁加异烟肼每周用药 3 个月；3~4 个月异烟肼加利福平；3~4 个月利福平（强烈推荐，中高质量证据。现有推荐）。

在结核病发病率和传播率较高的环境中，感染 HIV 的成人和青少年，如果 TST 未知或阳性且不大可能患有活动性结核病者，无论接受 ART 与否，都应接受至少 36 个月的 IPT。无论其免疫抑制程度、既往结核病治疗史、妊娠情况如何，亦应给予 IPT（条件性推荐，低质量证据。现有推荐）。

（5）耐多药结核病接触者的预防性治疗：对筛选过的、高危的耐多药结核病家庭接触者，在个体化风险评估和合理临床论证后，可考虑给予预防性治疗（条件性推荐，极低质量证据。全新推荐）。

（源自：WHO. Latent TB Infection：Updated and consolidated guidelines for programmatic management. WHO/CDS/TB/2018.4）

（付亮　唐神结）

附录二　2018 年结核病防治大事记

一、国内部分

1. 2018 年 1 月 18 日，“甘孜藏族自治州结核病防治支持项目暨学校图书体育用品捐赠活动”启动仪式在四川省甘孜藏族自治州康定市甘孜州人民医院隆重举。该项目由北京结核病诊疗技术创新联盟、四川省疾病预防控制中心、成都市公共卫生临床医疗中心、首都医科大学附属北京胸科医院、中华医学会结核病学分会、中国疾病预防控制中心结核病防治临床中心共同发起。该项目旨在提高四川省甘孜藏族自治州医疗技术水平特别是结核病防治工作水平，提高甘孜州结核病定点医院诊疗水平，促进甘孜州结核病防治工作分级诊疗及医防合作。

2. 2018 年 1 月 30 日，国家卫生计生委与美国盖茨基金会结核病防治合作项目(以下简称项目)三期国家管理委员会第五次会议在宁夏银川召开。来自委内有关司局、比尔及梅琳达·盖茨基金会、中国疾病预防控制中心等管委会成员单位，以及吉林省、浙江省和宁夏回族自治区的代表等 40 余人参会。会议介绍了 2017 年项目工作进展，审议并通过了 2018 年工作计划。会议肯定了项目取得的阶段性成果，对实施遇到的挑战进行深入讨论，并对下一步工作提出要求。会议指出，2018 年是项目三期的最后一年，各项目省要加快实施进度，助力实现我国“十三五”结核病防治规划目标，并在全球范围打造中国应对结核病的创新模式和最佳实践。

3. 2018 年 2 月 1 日，全国结核病防治工作会议于在京顺利召开。来自全国 31 个省、自治区、直辖市以及新疆建设兵团，全国各计划单列市，全国各分级诊疗试点地(市)卫生计生委疾控处领导、省(市)级疾控机构或结核病防治所(中心)以及各省(市)级结核病定点医疗机构的负责同志与专家 230 余人参会。国家卫生计生委疾控局副局长王斌在开幕式上做重要讲话，她指出 2017 年全国结核病防治工作进展和成效显著：国务院印发“十三五”全国结核病防治规划，各省陆续出台规划并落实实施；继续深化对南疆高疫情地区的防控工作；不断加大了学校结核病的疫情防范力度；全面推开分级诊疗和综合防治试点工作；圆满完成防控相关的基础调查工作；国际交流更加紧密，展示中国实力。在肯定工作进展和成效的同时，王斌局长特别强调了当前全国防治工作存在的“四多四少”问题，并提出七项要求。大会主要内容是对 2017 年全国结核病防治工作进展和 2018 年工作重点进行报告，全面阐释我国结核病疫情现状、防治工作取得的主要进展和重点突破。大会同时邀请专家做了结核病专科医院患者的登记及管理、学校结核病防控工作、涂阴肺结核的诊断评估、耐多药结核病防治 4 个报告，全面揭示问题所在，提出工作建议。江西、广西和内蒙古 3 省综合试点地区的专家分别分享了新诊断技术的推广应用、结核病医防联合体的构建，以及专科医院承担公共卫生职能等方面的经验与体会，为大家推进本省试点工作提供了借鉴。会议期间，同时为 2017 年度百千万志愿者结核病防治知识传播活动的组织保障突出机构、优秀志愿者团队和个人；第九轮全国抗结核药物敏感性熟练度测试综合考评优秀省份，以及第四轮全国结核病分子诊断技术能力验证工作综合考评优秀的省份颁发了荣誉证书。

4. 2018年2月24日，“抗结核新药引入和保护机制项目”（NDIP项目）第一例纳入项目的患者在首都医科大学附属北京胸科医院产生，标志着经过近半个世纪全球结核病新药研发的沉寂和厚积薄发，经过我国结防同仁和合作伙伴多年的期盼及不懈努力，第一个抗结核新药贝达喹啉终于来到中国结核病患者身边。贝达喹啉是全球45年来首个新的抗结核药物，在临床试验和真实世界的数据均显示出对于MDR/XDR患者卓越的治疗价值。

5. 2018年3月24日，由国家卫生健康委员会、湖北省人民政府主办，中国健康教育中心、中国疾病预防控制中心、中国防痨协会、湖北省卫生计生委，湖北广播电视台承办的第23届世界结核病日主题宣传活动在武汉东湖会议中心举行。2018年3月24日是第23个世界防治结核病日，我国防治结核病的主题是“开展终结结核行动，共建共享健康中国”。世界卫生组织结核病/艾滋病亲善大使彭丽媛教授出席活动，为获得“最美防痨人”称号的代表颁奖。结核病防治专家、省级结核病防治机构代表、有关国际组织代表、结核病防治宣传大使等约500人参加了活动。大家欢聚一堂，共叙防痨情、共话防痨业，共为终结结核病的目标，凝共识、出智慧、献力量。

6. 2018年3月25日，为了响应国家防治结核病日主题号召，展示各方合力抗击结核病的承诺，倡导对结核病患者的关爱和支持，共同推进中国结核病防治事业的发展，中国疾病预防控制中心结核病防治临床中心联合中国初级卫生保健基金会、西安杨森制药有限公司在北京举办了“抗击结核，为爱同行”耐多药肺结核新药普惠蓝图暨2018年结核病关爱行动的启动仪式。来自国家卫生健康委员会疾控局、中国疾病预防控制中心结核病防治临床中心、中国初级卫生保健基金会、中国疾病预防控制中心结核病预防控制中心、世界卫生组织、比尔及梅琳达·盖茨基金会、首都医科大学附属北京胸科医院、北京以及县区结核病防治机构、西安杨森制药有限公司以及20余家新闻媒体的共计100余名代表聚焦于此，共同见证耐多药肺结核新药普惠蓝图暨2018年结核病关爱行动的启动。国家卫生健康委员会疾控局王斌副局长亲临活动现场并致辞，她指出我国是结核病高负担国家，其中耐药结核病的控制是结核病控制的重中之重。要实现全球终止结核病流行的目标，控制耐药结核疫情，需要社会各界的共同关注和通力合作，希望能够以“抗结核新药引入和保护机制”项目为抓手，切实促进定点医疗机构诊疗水平的提升，真正建立起规范诊疗、合理用药、密切监管的机制，以项目促工作，使我们服务水平再上一个新的台阶。同时要抓住机遇，借助当前国际社会和我国各界对结核病的高度重视，共同携手战胜所有挑战，为最终实现终结结核病和健康中国的目标不懈努力。

7. 2018年4月11日，中华医学会结核病学分会、北京结核病诊疗技术创新联盟组织的“抗结核药物超说明书使用专家共识研讨会”在北京顺利召开，出席会议的有中华医学会结核病学分会主任委员、首都医科大学附属北京胸科医院副院长李亮，中华医学会结核病学分会候任主任委员、首都医科大学附属北京胸科医院结核病多学科诊疗中心主任唐神结，中华医学会结核病学分会副主任委员谭守勇教授以及参与此次共识撰写工作多位专家，同时会议邀请到中华结核和呼吸杂志编辑部主任李文慧出席会议。此次专家共识的编写旨在促进抗结核药物超说明书用药合理性和安全性，保障患者用药安全，规范超说明书用药行为。

8. 2018年4月26—27日中国防痨协会第32届全国学术大会暨首届中国防痨科技奖颁奖大会，在享有“书藏古今，港通天下”的宁波市隆重举行。参加和出席大会的由来自中国科协和国家卫生健康委员会等领导；世界卫生组织总部、香港防痨心脏及胸病协会、澳门防痨协会、美国疾控中心的专家；全国各级结核病防治、临床、科研院所和企业专家学者约 2000 名。大家欢聚一堂，共叙防痨情、共话防痨业，共为终结结核病的目标，凝共识、出智慧、献力量。与此同时，大会为中国防痨协新成立的分支机构主任委员颁发证书，并对获得首届中国防痨协会科学技术奖的同志进行了颁奖，最后为获得首届全国“最美防痨人”代表进行了颁奖。开幕式后，根据大会要求，将进行了大会学术报告、各专题业分支机构学术报告、各具特色的分论坛和卫星会议等学术活动。活动精彩纷呈，学术内容分富，科技成果丰硕，大家充分享受了两年一度的防痨盛宴，充分领略了中国防痨文化的厚重，充分感受到中国防痨精神的强劲。

9. 2018 年 6 月 13—15 日，由中华医学会、中华医学会结核病学分会主办，山西省太原市第四人民医院承办，首都医科大学附属北京胸科医院、北京结核病诊疗技术创新联盟、中国疾病预防控制中心结核病防治临床中心、世界卫生组织结核病研究和培训合作中心、北京市结核病胸部肿瘤研究所等多家机构共同协办的 2018 年全国结核病学术大会在太原开幕。本次大会是国内结核病学领域规模最大、最权威、学术质量最高的学术会议之一，参会人数超过 2 300 名。大会主题为“新药助力结核病防控”。中华医学会结核病学分会第 17 届委员会主任委员李亮教授，候任主任委员唐神结教授，副主任委员谭守勇、吴琦、杜娟、卢水华教授，第 13~16 届主任委员傅瑜、肖和平、许绍发、高文 4 位教授等参加了会议。中华医学会王大方副秘书长、国家卫健委疾控局夏刚副局长、中国科学院饶子和院士、山西省太原市王爱琴副市长、山西省医学会柴志凯副会长、山西省爱卫会阴彦祥副主任、人民卫生出版社杜贤总编辑等应邀出席了开幕式。

开幕式由中华医学会结核病学分会候任主任委员唐神结教授主持，大会主席李亮主任委员致开幕词，他首先代表结核病学分会向各位领导、专家和朋友的到来表示欢迎，感谢各主办、承办单位以及合作伙伴对本次大会的大力支持。李亮主委表示，在中华医学会的支持下，结核病学分会走过 81 年历程，不断壮大的队伍焕发出勃勃生机。已经成立半年的结核病学分会第 17 届委员会秉承着“传承、创新、发展”的理念，正阔步向前。半年的时间里，分会工作显著，不仅发布了 4 个专家共识，出版了《中国结核病年鉴 2017》，还组织了 60 余次多学科病例讨论会，走近 7 家基层医疗机构开展巡讲，“结核帮”公众号发布 20 期，文章和信息共 131 条；创刊了《医学参考报结核病学频道》，成立了“全国结核病健康宣讲团”，“雏鹰计划”和“扬帆科研基金”支持青年人参加培训和开展临床研究，而大数据、人工智能、远程会诊也将让结核病防治工作充满科技感。国家卫健委疾控局夏刚副局长在开幕式致辞中指出，中国是全球结核病高负担国家，我国政府历来高度重视结核病的防治工作，出台了一系列政策法规，加大了防治投入力度，完善了保障政策。各地积极落实各项防治措施，结核病疫情下降明显。但是我们也在结核病防控领域仍然面临诸多难题，面对困难挑战，我们要抓住历史机遇，以习近平新时代中国特色社会主义思想为指导，紧紧围绕健康中国建设的总体要求，积极响应世界卫生组织提出的 2035 年终止结核病的倡议，加强理论技术上的创新，实现结核病防治工作目标。要努力提高专业素养，提升服务水平；上下联动，落实患者管理，强化以患者为中心的防治管一体服务模式；加强交流合作，扩展科学研究，加快成果转化；弘扬行业正能量，推动行业发展的动力，维护行业利益。坚守责任，不辱使命，共同将结核病防治工作做得更好。中华医学会王大方副秘书长等称赞结核病学分会团结和组织全国结核病防治人员，在我国结核病的防治历史中贡献了重要力量，书写了不可磨灭的篇章。本次大会继承和发扬了“爱国为民、崇尚学术、弘扬医德、竭诚服务”的中华医学会核心价值观，对进一步提高我国结核病的诊疗水平，培养一支综合素质更高的专业医师队伍作出了积极贡献。

6月14日上午大会专题报告有饶子和院士的“蛋白质机器与抗结核新药”，马玙教授的“结核性脑膜炎实验室诊断及进展”，李亮教授的“我国抗结核药研发及使用的思考”，唐神结教授的“国际抗结核新药的研发进展”和张文宏教授的“国际结核病脑膜炎治疗进展”等。李亮教授在报告中指出，虽然我国抗结核治疗也一度面临窘境，但在所有结核人怀揣一个梦想“治疗结核就像治疗感冒”的共同努力下，也和全球结核人一起迎来了抗结核新药和新方案的春天。我国目前已承担StreamⅡ（耐多药结核病患者抗结核药物标准化治疗方案评估Ⅱ期）、RePORT项目（国际多中心前瞻性生物样本库项目）等多项国际多中心项目；还有多个抗结核新药在我国进行临床研究，如PA-824正在进行Ⅰ期临床试验，估计2019年初进行Ⅱ期临床试验研究；德拉马尼于2018年3月2日获国家FDA新药审批，预计2019年初在我国开始临床使用；贝达喹啉于2016年11月获批在我国上市，2018年2月起在我国6家结核病医院使用，至目前纳入91例耐多药肺结核患者，下半年将扩展到其他10家结核病专科医院，为抗结核新药规范、合理地使用建立了一套规范、标准的机制及流程，使新药成为结核病防控的强助力！

6月15日下午的主委论坛中，大会邀请到了5位中华医学会各专业分会的主任委员，就各自相关领域研究进展做了精彩的大会报告，包括中华医学会呼吸病学分会主任委员陈荣昌教授的“肺部感染诊治进展”，中华医学会糖尿病分会前任主任委员翁建平教授的“最新版糖尿病诊疗专家共识解读”，中华医学会热带病及寄生虫病学分会主任委员卢洪洲教授的“国际TB/HIV感染治疗进展”，中华医学会热带病及寄生虫病学分会前任主任委员成军教授的“肝炎防治新进展”，中华医学会结核病学分会候任主任委员唐神结教授的“《抗结核药品超说明书用药专家共识》解读”，以及中华医学会结核病学分会秘书长杜建教授的“全国结核病医院大数据平台建设工作进展”。“他山之石，可以攻玉”，这些报告不仅拓宽了参会代表的视野，借鉴相关临床领域的成功经验，帮助我们全面审视结核病治疗过程中的临床问题，为促进结核病诊疗水平的全面提升提供了重要依据。

大会设2个全体大会，13个专场，1个会前培训班，5个卫星会，32个工作会，共248个发言题目。报告专家既有耄耋之年的学界泰斗，又有初露锋芒的青年才俊，展现了结核分会欣欣向荣、人才辈出的美好局面。会议形式上既有传统的会议报告、交流讨论，也包括辩论赛、手把手示教、MDT讨论、线上直播等。大会收到来稿533篇，其中15篇文章获得优秀论文奖。还评选出15名优秀组织奖、15家优秀合作伙伴奖和1家优秀承办单位奖。大会期间还召开了中华医学会结核病学分会常委会、全体委员大会、党小组会，成立了青年委员会、专家委员会、3个专业学组和13个专业委员会。大会期间，网上直播了13场次学术会议的报告，收看直播的观众总人数达到近2万人次，学术氛围空前高涨。

10. 2018年6月23日，中国防痨协会主办、江苏省防痨协会承办，中国防痨协会理事单位北京祥瑞生物制品有限公司协办的“十三五”全国结核病防治规划及学校结核应急处置学术研讨会在南京召开。本次会议的目的是为了学习和贯彻落实《“十三五”全国结核病防治规划》的策略和措施，结合当前全国结核病防治工作重点问题和重要需求，全国近20个省（市）涵盖结防、教育、临床等领域结防战线的领导、专家270多人齐聚金陵，共襄盛会。此次学术研讨涵盖了疾控领域、临床及教育系统的专家、学者，现场学习热情高涨；专家汇报内容丰富、新颖，满满一天的会议内容在陆伟教授总结中落下帷幕，他指出结核防治要以发现和管理患者为核心，关注重点人群结核筛查，借助国家政策有利之势，发挥领导力、为早日实现“十三五”规划提出的总体目标而努力前行！

11. 2018 年 7 月 3—4 日，由中国疾病预防控制中心结核病防治临床中心主办、黑龙江省传染病防治院承办的抗结核新药引入和保护机制项目第二批试点医院启动暨培训会在哈尔滨市举办。结核病防治临床中心李亮副主任、杨森全球结核病医学事务总监 Chrispin Kambili、黑龙江省传染病防治院院长姜辉、西安杨森政府事务部高级经理王笑春，以及项目第二批 10 家试点医院和第一批 6 家试点医院的项目负责院领导、临床主任、项目负责医生、实验室及药房负责人等约 80 人参加了此次启动和培训会。此次会议主要包括两部分内容，一是对第一批试点医院工作进行阶段性总结，二是为第二批 10 家试点单位开展启动培训。邀请 Chrispin 教授、无国界医生组织的黄媛教授、首都医科大学附属北京胸科医院高孟秋主任和刘宇红主任等项目专家进行授课，主要针对项目实施管理要求、贝达喹啉全球使用现状及疗效评价等内容进行了培训。此外，对第一批试点医院前一阶段工作进行了阶段性总结，与首批 6 家试点医院一起梳理了项目的进展和实施过程中发现的主要问题，并邀请了首批试点医院的优秀专家师资分享了项目实施的经验和亮点，也体现了项目能力建设的初步成果。培训采取分组讨论、现场模拟练习、病例讨论和专家点评等方式增强了培训的有效性和趣味性，现场气氛积极活跃。

12. 2018 年 7 月 18—20 日，第四届“中国耐药结核病论坛”暨 2018 年全国耐药结核病基础、临床和控制进展学习班在四川省成都市隆重召开。本届论坛由首都医科大学附属北京胸科医院、成都公共卫生临床中心、中国疾病预防控制中心结核病防治临床中心、中华医学会结核病学分会、全国结核病医院联盟和北京结核病诊疗技术创新联盟联合主办。本次论坛及学习班吸引了 300 余名来自全国各医疗机构的专家、学者以及学员，就耐药结核病预防与控制、基础与临床方面的国内外进展进行广泛、深入的探讨与交流。本次论坛共有 20 余名国内著名结核病专家进行授课，内容包括耐药结核病多学科诊治、耐药结核病的感染控制、医院信息标准化数据平台建设进展、贝达喹啉国际数据和中国抗结核新药引入和保护机制项目经验等。授课内容全面，涉及国内外热点问题及耐药结核病专业领域的最新进展情况，精彩而生动的讲课，使学员们受益匪浅。

13. 2018 年 7 月 20 日由人民日报社指导，人民网、健康时报主办的第二届国家名医盛典于在人民日报社举行。国家名医盛典以“推举医者榜样，引领尊医舆论，促进人民健康”为主题，联合中华医学会、中国医师协会各专业分会、全国专科实力前五的三甲医院，联合推举发布国之名医系列榜单。榜单共设置有国之大医特别致敬、国之名医卓越建树、国之名医优秀风范、国之名医青年新锐四个荣誉称号。首都医科大学附属北京胸科医院的马玙教授荣获“国之大医·特别致敬”称号，同济大学附属上海市肺科医院肖和平教授、首都医科大学附属北京胸科医院唐神结教授荣获“国之名医·卓越建树”称号，复旦大学附属上海市公共卫生临床中心卢水华教授与首都医科大学附属北京胸科医院的高孟秋教授荣获“国之名医·优秀风范”称号，天津市海河医院的梅早仙主任荣获“国之名医·青年新锐”称号。

14. 2018 年 8 月 16 日，由中华人民共和国商务部主办，国家卫生计生委国际交流与合作中心、中国疾病预防控制中心结核病防治临床中心和首都医科大学附属北京胸科医院共同承办的“2018 年一带一路国家结核病防治官员研修班”在北京顺利举办，学员为来自津巴布韦、朝鲜、冈比亚、南苏丹、印度尼西亚、洪都拉斯、摩尔多瓦、瓦努阿图等 8 个一带一路沿线国家的 20 名从事结核病防治、临床专业人员。培训班邀请国家卫健委疾控局夏刚副局长，中国疾病预防控制中心结核病防治临床中心李亮副主任、张宗德副主任，中国疾病预防控制中心结控中心王黎霞主任等 20 余位结核病远方控制、临床、科研等领域的领导和专家受邀为研修班授课，内容涉及我国结核病防治服务体系、结核病防治策略及其取得的成就和经验、结核病流行病学基础等专业领域。本次研修班的举办是我国“一带一路倡议”在结核病防治领域的积极实践，旨在加强我国与“一带一路”相关国家在卫生领域的交流与合作、分享经验、研讨共同关注的结核病防治领域的热点问题、增进相互了解和友谊。研修班历时 3 个星期，包括 2 个星期的学习、培训、讨论交流，以及 1 个星期的现场考察。系统、专业、前沿、全英文的授课使学员们受益匪浅。

15. 2018 年 9 月 5—6 日，第 4 届中日韩结核病防治论坛在美丽的西子湖畔杭州市组织召开，来自我国 31 个省（市、自治区）和新疆生产建设兵团省级结核病防治机构的结防所长/科长，以及日本、韩国各 5 名结核病防治专家，总共 68 人参会。本届论坛有 16 位中日韩专家发言分享了 20 个学术报告，与会代表围绕“终结结核病”（END TB）战略，就中日韩控制结核病战略和进展、结核病新诊断技术应用、病原学阴性肺结核诊断等及浙江省结核病防治工作经验交流等多个内容进行了报告、交流和探讨。本届论坛为中日韩结核病防治专家提供了一个高起点、大范围、多领域的学术交流平台，大家开阔视野、启迪智慧，对进一步加强彼此间的学术交流与合作起到了有力的促进作用。

16. 2018 年 9 月 12—14 日，洲际结核病前瞻性生物样本库（RePORT）第四届国际会议在美丽的苏州隆重召开。本届会议由美国国立卫生研究院（NIH）/变态反应与传染性疾病研究所（NIAID）/艾滋病署（DAIDS）主办，首都医科大学附属北京胸科医院、北京结核病诊疗技术创新联盟、苏州市第五人民医院共同承办。来自 NIH、家庭健康国际 360、RePORT 国际项目成员国巴西、印度、印度尼西亚、菲律宾、南非和中国的专家和学者共计 100 余人参加了会议，其中国外专家 60 余人。首都医科大学附属北京胸科医院院长、北京结核病诊疗技术创新联盟理事长许绍发教授，首都医科大学附属北京胸科医院副院长、北京结核病诊疗技术创新联盟常务理事长、中华医学会结核病学分会主任委员李亮教授等到会祝贺并致辞。本次会议采取讲座和小组讨论两种形式交叉进行。来自国内外的 20 余名结核病专家学者以及来自 6 个国家的项目成员，共同就结核病流行特点和传播规律、结核病疫苗研发、结核病诊断新进展、结核病临床试验数据管理、如何实现全球终止结核病目标以及大家共同关注的问题和挑战等几个方面开展了交流和讨论。本次会议实现了我国与国际结核病技术与学术的多方面交流，有助于提高我国结核病临床研究与科研水平，使我国结核病研究与国际快速接轨。

17. 2018 年 9 月 13 日，北京结核病诊疗技术创新联盟第四次会员大会在苏州召开，数百名会员单位代表及个人会员出席了本次会议。会议听取了联盟 2018 年工作报告，审议并通过了多项决议及申请。会议由联盟常务副理事长李亮主持。联盟副秘书长逄宇向大会做了创新联盟 2018 年工作报告。他说，在各位会员支持下，联盟前期各项业务得到了稳步推进、落实，不仅在管理制度化、规范化方面做了完善，同时在往年工作基础上联盟进一步拓展了工作思路，加大合作力度，开展多项临床科研方面重要国际合作项目，在人才队伍建设、国内外学术合作交流、大数据平台建设、质控能力提升、科技成果转化等多个方面硕果累累,各项工作取得了新的进展。本次会议表决通过了联盟章程修订及会员会费标准调整方案。同时大会通过了联盟 14 家单位及 51 名个人的入会申请,增选 10 家单位为联盟理事。根据本次大会决议,联盟会员规模将达到 97 名,包括 63 家事业单位会员、34 家企业单位会员以及 594 名个人会员。

18. 2018 年 9 月 13—15 日,第四届“国际结核病论坛”暨“中国结核病临床试验合作中心(CTCTC)国际研讨会”在美丽的苏州市圆满召开。论坛由首都医科大学附属北京胸科医院、北京结核病诊疗技术创新联盟、中国疾病预防控制中心结核病防治临床中心、中华医学会结核病学分会、苏州市第五人民医院、世界卫生组织结核病研究和培训合作中心、全国结核病医院联盟、中国结核病临床试验合作中心、江苏省医学会结核病学分会共同举办。论坛开幕式由论坛共同主席、中华医学会结核病学分会主任委员、首都医科大学附属北京胸科医院副院长李亮主持。国家卫生健康委员会疾病预防控制局夏刚副局长、本次论坛名誉主席首都医科大学附属北京胸科医院院长许绍发教授、本次论坛主席中华医学会结核病学分会候任主任委员、首都医科大学附属北京胸科医院结核病多学科诊疗中心主任唐神结教授、中国防痨协会理事长刘剑君教授、江苏省卫生和计划生育委员会疾病预防控制处单玲英副处长、苏州市卫生和计划生育委员会谭伟良主任、中华结核和呼吸杂志副总编辑李文慧教授、本次论坛名誉主席苏州市第五人民医院院长程军平教授、世界卫生组织驻华代表处技术官员陈仲丹先生、美国国立卫生研究院,过敏和感染性疾病研究所,艾滋病分部主任 Carl Dieffenbach 教授、美国家庭健康国际(FHI 360)国际健康人口和营养部门主任 Otto Nzapf Chabikuli 教授等来自 20 多个国家 30 多名国际学者以及来自国内近 500 名结核病专家参加了开幕式。夏刚副局长、许绍发教授、唐神结教授、刘剑君教授、谭伟良主任、程军平教授、陈仲丹先生、Carl Dieffenbach 教授和 Otto Nzapf Chabikuli 教授等分别在开幕式上致辞。本届“国际结核病论坛”为期两天,论坛主题是“大数据、大平台、大未来”,陈仲丹教授、Rushdy Ahmad 教授、李亮教授、唐神结教授等数十名国内外结核病及相关领域著名专家和学者将围绕结核病防治及相关领域的多个热点问题进行深入的探讨和交流。

19. 2018 年 10 月 8 日中国疾病预防控制中心结核病防治临床中心积极响应世界卫生组织发布的关于耐多药结核病治疗重大变化的快速通报,在京召开了“耐多药结核病治疗专家研讨会”。本次通报在抗结核药物的分组、方案构成、治疗疗程较世界卫生组织以及我国现行治疗指南有较大变化。来自国家卫健委疾控局结防处、WHO 驻华代表处、比尔及梅琳达·盖茨基金会、中国疾病预防控制中心结核病防治临床中心和结核病预防控制中心专家、部分京外结核病防治和临床专家,共计 30 余位专家就我国耐多药结核病临床治疗策略展开交流。

20. 2018 年 11 月 12 日,中国疾病预防控制中心结核病防治临床中心在北京组织召开了儿童潜伏结核感染筛查和预防性干预治疗专家共识研讨会,来自国家卫健委疾控局、中国疾病预防控制中心结控中心、上海市公共卫生临床中心、首都医科大学附属北京儿童医院、四川大学华西第二医院、新疆维吾尔自治区胸科医院、西安市胸科医院、福建省福州肺科医院及首都医科大学附属北京胸科医院的专家及领导共 20 余人参加了此次会议。结核病是严重危害儿童健康的传染性疾病。儿童潜伏结核感染是活动性结核病的潜在来源。为了更好地管理儿童潜伏感染,制定筛查和预防性干预治疗标准,特召开本次会议专题研究儿童潜伏结核感染筛查和预防性干预治疗专家共识等相关事宜。

21. 2018 年 11 月 15 日,由中国疾病预防控制中心结核病防治临床中心、北京结核病诊疗技术创新联盟、首都医科大学附属北京胸科医院、全国结核病医院联盟、全国结核病临床试验合作中心、沈阳市胸科医院等多家单位共同主办的全国结核病院长论坛拉开帷幕,来自全国 31 个省、自治区、直辖市的 300 多位结核病医院院长和结核病防治领域的大咖齐聚沈阳,共同掀起结核病医院发展和结核病防控创新思路的头脑风暴。为期两天的会议内容丰富,除了联盟工作报告、政策解读、医院发展经验分享、国际最新动态交流等精彩报告,更有全国瞩目的首次结核病影像读片的"人机大战"、全国互联网医院集团成立、全国医学影像诊断培训中心成立、体外诊断技术评估临床试验基地、抗结核新药使用和保护扩展项目实施单位等激动人心的环节,高潮迭起,精彩纷呈。

22. 2018 年 12 月 14 日,首都医科大学附属北京胸科医院/中国疾病预防控制中心结核病防治临床中心与北京结核病诊疗技术创新联盟在京举办了抗结核新药使用和保护扩展项目(以下简称"NDIP 扩展项目")第一批实施单位启动暨培训会。首都医科大学附属北京胸科医院副院长、中国疾病预防控制中心结核病防治临床中心李亮副主任、西安杨森制药有限公司陈建副总裁、中国初级卫生保健基金会项目部刘欣主任、杨森全球结核病领域医学事务部总监 Chrispin Kambili 出席了开幕式。NDIP 扩展项目 5 家国家级示范中心专家、入选为该项目第一批实施单位的 19 家医院的院领导、临床、药品管理、患者支持、项目管理及信息管理相关负责人等约 150 人参加了此次启动和培训会,会议邀请 Chrispin 教授、无国界医生组织的黄媛教授、临床中心办公室刘宇红主任、北京胸科医院高孟秋主任等 6 位 NDIP 扩展项目国家级专家进行专题培训,首先从项目实施管理内容和总体要求贝达喹啉全球使用现状与最新进展进行了全局性的讲解。之后从临床、药品管理、患者信息管理系统使用三个层面进行了庖丁解牛式的剖析,并采取 NDIP 管理流程扑克牌进行场景模拟、开通患者管理测试系统进行数据录入练习、分组讨论进行技术及操作层面讲解等形式帮助学员了解和掌握患者纳入、治疗管理、药品发放、不良事件报告等环节的流程和注意事项。此外,本次培训特邀请示范中心的专家分享了项目实施经验和体会。培训结尾更像是真枪实弹的实战演习,来自扩展项目的 6 家代表单位精心准备了病例,与国家级专家共同讨论患者纳入与否及其治疗方案设计,通过专家们剥丝抽茧的剖析,大家对患者纳入的要求和方案制定的原则与考量有了切实的体会。

23. 2018 年 12 月 23 日下午,由中国医学科学院主办的《2018 年度中国医院科技量值(STEM)发布会暨第六届中国医学科学发展论坛》在中国医学科学院礼堂举行。会议发布了 2018 年(2017 年度)"中国医院科技量值(STEM)"。首都医科大学附属北京胸科医院连续三年蝉联结核病领域第一名。

二、国际部分

1. 2018 年 3 月 24 日是第 23 个世界防治结核病日,这一纪念日的标志是罗伯特·科赫博士在 1882 年的这一天宣布发现了结核病致病菌,为该病的诊治开辟了道路。每年 3 月 24 日,全世界开展纪念活动,以提高公众对结核病对健康、社会和经济造成的破坏性后果的认识,并加紧努力,在全球终止结核病流行。今年的主题是"发挥领导力,终结结核病"。该主题重点关注为终止结核病所做的承诺,这不仅涉及政治层面的国家元首和卫生部长,而且也包括各级市长、州长、议员和社区领导人，以及结核病患者、民间社会倡导者、卫生工作者、医生或护士、非政府组织和其他合作伙伴。

2. 2018 年 5 月，世界卫生组织发布了全球十大死亡原因最新排名。在 2016 年全球 5 690万例死亡中，半数以上（54%）由 10 个原因导致。缺血性心脏病和卒中是世界最大的杀手，2016 年共造成 1 520 万例死亡。这两种疾病在过去 15 年中一直是全球的主要死亡原因。2016 年慢性阻塞性肺疾病夺走了 300 万人的生命，而肺癌（连同气管和支气管癌）造成 170 万人死亡。糖尿病在 2016 年导致了 160 万人死亡，而 2000 年时不到 100 万人。痴呆症导致的死亡在 2000—2016 年期间增加了 1 倍以上，在死亡原因中的排名由 2000 年的第 14 名上升为 2016 年的第 5 名。下呼吸道感染仍然是最致命的传染病，2016 年在全世界造成 300 万人死亡。2000—2016 年期间，腹泻病死亡人数减少了近 100 万，但在 2016 年仍然导致 140 万人死亡。同期，结核病死亡人数也同样有所减少，但仍是十大死亡原因之一，死亡人数为 130 万人。艾滋病毒/艾滋病不再是世界十大死因之一，2016 年死亡人数为 100 万人，而 2000 年为 150 万人。

3. 2018 年 7 月，WHO 召集专家小组对近两年来收集的耐药结核病治疗最新证据进行了荟萃分析，发布了《关于耐多药和利福平耐药结核病治疗重大变化》，WHO 在该方案中对用于治疗 MDR/RR-TB 的药物进行了重新分组和优先排序，包括：卡那霉素和卷曲霉素不再用于治疗 MDR/RR-TB 的方案；贝达喹啉和利奈唑胺（与左氧氟沙星或莫西沙星一起）升级并优先用于治疗 MDR/RR-TB 的方案；全新的全口服 MDR/RR-TB 治疗方案毒性更小、更有效，并且减少了住院治疗的需要；在较短的 MDR/RR-TB 方案中，卡那霉素和卷曲霉素应替换为阿米卡星（或在操作研究条件下使用贝达喹啉）。这是世界卫生组织有史以来第一次建议用无注射方案治疗耐多药结核病，该变化对所有耐多药结核病患者具有巨大而重要的意义，其中绝大多数患者将首次从副作用较少的无注射方案中获益。该方案也对国家结核病规划和 MDR-TB 治疗方案调整产生影响，尽管不可能立即实现这些变化，世界卫生组织建议各国立即启动战略性规划制定，支持新的优先方案，以便能够尽快过渡到即将到来的 WHO 新指南。

4. 2018 年 9 月 26 日，联合国在纽约举办了首届防治结核病问题高级别会议，会议的主题是“联合起来终止结核病：积极应对全球结核病流行”，强调需立即采取行动以推进 2030 年之前实现终止结核病流行的目标。世界各国领导人在联大相聚，会议由联大主席埃斯皮诺萨主持，联合国常务副秘书长阿明娜、世界卫生组织总干事谭德塞、来自 120 个国家的有关领导以及 800 多个合作伙伴组织成员，共计 1 000 多人参加了会议。世界卫生组织总干事谭德塞博士说：“今天是与结核病长期抗争的一个里程碑。这次作出了大胆的承诺，保持合作至关重要。世卫组织致力于与每个国家、每个伙伴和每个社区携手实现这个目标”。中国国家主席习近平夫人、世界卫生组织结核病和艾滋病防治亲善大使彭丽媛应邀作为抗击结核病杰出人士代表在会议开幕式上发表视频讲话。会议通过了《关于防治结核病问题的政治宣言》，各国领导人承诺确保到 2022 年底使 4 000 万结核患者获得所需治疗，同时商定为 3 000 万人提供预防性治疗以保护人们免患结核病。会议通过的政治宣言为加快终止结核病的行动制定了路线图。出席这次史无前例的联合国结核病问题高级别会议的国家元首和政府首脑商定，到 2022 年每年为结核病预防和治疗动员 130 亿美元，同时为相关研究活动筹集 20 亿美元。他们承诺采取坚决行动，抵御各类耐药结核病；建立问责制，并将耻辱感等人权问题放在重要位置，后者在世界许多地方的结核病活动中依然屡见不鲜。他们承认目前的进展速度正在使全球终止结核病目标的前景遭遇危险。现如今，结核病仍然是世界上最为致命的传染病：2017 年该病造成 160 万人死亡，其中包括 30 万艾滋病毒感染者。同年，有 1 000 万人染上结核病。第 73 届联大主席 Maria Fernanda Espinosa Garcés 女士表示："根据 2030 年愿景和目标，在本次会议上提出的政治声明为加快终止结核病的行动制定了路线图。很显然，在我们面前仍然存在获胜机会——有机会来拯救数百万人的生命，保护数十亿资源，彰显可持续发展目标的成效，并重申多边主义和联合国系统的效用、效力和必要性。让我们不要错过这一机会"。

5. 2018 年 9 月 26 日，WHO 发布了《2018 年全球结核病报告》，该报告提供了对全球、区域和国家层面结核病疫情及应对该病流行各方面进展的最新评估数据。据 WHO 估算，2017 年全球的结核病潜伏感染人群约为 17 亿人，潜伏感染率为 23%。据估算 2017 年全球新发结核病患者约 1 000 万人，结核病发病率为 133/10 万，其中小于 15 岁的儿童患者和艾滋病病毒感染者分别占新发患者的 10%和 9%；30 个结核病高负担国家的新发患者数占全球的 87.2%；印度(27.4%)、中国(8.9%)、印度尼西亚(8.4%)和菲律宾(5.8%)四国的新发患者约占全球的 50%。中国的估算结核病新发患者数为 88.9 万人，估算结核病发病率为 63/10 万，在 30 个结核病高负担国家中估算结核病发病率排第 28 位。由结核病造成的疾病负担在全球范围、WHO 各大区域及大多数国家均呈下降趋势，结核病全球范围内的发病率年递减率约为 2%，但下降速度尚不足以达到实现终止结核病策略的第一个(2020 年)里程碑目标。全球估算利福平耐药结核病患者数约为 56 万人，其中耐多药结核病约占 82%。在全球 30 个结核病高负担国家中，利福平耐药结核病患者数最多的为印度(13.5 万人，占全球的 24%)。根据估算结核病发病数计算的中国利福平耐药结核病患者数为 7.3 万人(占全球的 13%)；根据已发现的肺结核患者数计算的中国利福平耐药肺结核患者数为 5.8 万人；根据已发现的病原学阳性肺结核患者数计算的中国利福平耐药肺结核患者数为 2.1 万人。全球估算结核病死亡数约为 157 万人，死亡率为 17/10 万，结核病死因顺位由第 9 位变为第 10 位。在全球 30 个结核病高负担国家中，结核病死亡数最高的为印度(41 万)，最低的为纳米比亚(0.8 万)；结核病死亡率最高的为莫桑比克(73/10 万)，最低的为巴西(2.4/10 万)；中国的结核病死亡数为 3.7 万人，结核病死亡率为 2.6/10 万，结核病死亡率排在 30 个高负担国家中的第 29 位。2016 年全球结核病治疗成功率为 82%，较 2013 年的 86%和 2015 年的 83%有所下降，2017 年 HIV 阳性患者中报告新发结核病患者 46.4 万例，其中 84%接受了抗反转录病毒治疗。2017 年全球发现和登记报告 MDR/RR-TB 患者约 16 万例(较 2016 年的 15.3 万例略有增加)，其中 13.9 万例(87%)采用了包含二线药物的治疗方案，高于 2016 年的 12.97 万例，但接受治疗的患者数占 2017 年估算 55.8 万 MDR/RR-TB 患者数的比例仍旧仅为 25%。

6. 2018 年 10 月 24—27 日，第 49 届国际防痨和肺部疾病联合会全球肺部健康大会在荷兰海牙召开，有 4 000 余名参会代表、100 多名记者以及 20 多个国家的部长级代表团参加了大会。本次会议的主题是"宣誓我们的权利：动员社会和政治力量解决结核病问题"，强调实现终止结核病、实现与健康相关的可持续发展目标，需要协调的、以每个人人权为驱动的公共卫生对策。日本 Akishino 公主陛下和荷兰 Margriet 公主陛下出席了本次大会，显示了纽约联合国大会结核病问题高级别会议之后，高层领导人对全球终止结核病战役的关注和巨大影响力。为期四天的大会举办了 308 个不同规模和专题的专场会议，会议报告交流 904 个，壁报讲演 524 个，社区组织主办了超过 40 个场次的会议和活动，内容涵盖了世界卫生组织创新政策支持最终消除结核病的策略、新的结核病诊断工具、肺结核患者的护理和关怀、化疗方案的最新进展、结核病感染控制、实施性研究、数字工具在卫生系统中的应用等。据了解，参加本次大会的中国代表超过 50 名，他们在各个会场通过报告、壁报展示等形式积极参与国际交流，在国际舞台传播中国声音。闭幕式上，荷兰皇家防痨协会执行主席的 Dr. Kitty VanWeezenbeek 隆重宣布 2018 年荷兰皇家防痨学会 Styblo 奖获得者归属中国的王黎霞主任和来自南非的 Dr. Yogan Pillay，感谢他们为本国和全球结核病防治作出的杰出贡献。这是中国结核病防治事业、中国结核人共同的骄傲。闭幕式上还宣布了 2019 年第 50 届 Union 全球肺部健康大会将于 2019 年 10 月 30 日—11 月 2 日在印度海得拉巴召开。

7. 2018 年 12 月 21 日，WHO 正式发布了《耐多药结核病/利福平耐药结核病治疗指南 2018 更新版》，其中关于 MDR/RR-TB 的治疗与既往指南中明显的不同主要体现在以下 4 个方面：①设计 MDR-TB 长程治疗方案时不再优先考虑注射剂，并且卡那霉素和卷曲霉素不再推荐使用。②对大多数患者推荐采用全口服药物，强烈推荐在长程治疗方案中使用喹诺酮类药物（左氧氟沙星或莫西沙星）、贝达喹啉和利奈唑胺三种药物，并根据获益风险考虑联合其他抗结核药物组成治疗方案。③关于治疗疗程，前 6 个月的方案中需选用至少 4 种可能有效的药物，之后至少为 3 种药物。建议长程治疗方案全疗程时长为 18~20 个月并根据患者治疗效果予以调整；标准 9~12 个月短程治疗方案用于符合条件的患者，但需要每日使用注射剂至少 4 个月。指南同时指出，在实施性研究条件下采用贝达喹啉替代注射剂以探索全口服药物标准短程治疗方案的疗效和安全性。④每月进行痰培养检查以监测方案治疗效果，若发现方案失败需及时给予调整治疗。该指南还对 MDR-TB 长程治疗方案设计、疗程、标准短程治疗方案的使用及 MDR-TB 患者治疗监测给出了相应的建议。

（舒薇　张立杰　刘宇红　唐神结）

附录三　中华医学会结核病学分会第 17 届委员会 2018 年工作总结

中华医学会结核病学分会第 17 届委员会自 2017 年 12 月 29 日成立以来，已一年有余，在李亮主委的带领下，不忘初心、牢记使命，取得了令人瞩目的成绩。2018 年，结核病学分会在全体同志的共同努力下，各项工作稳步展开，并顺利完成了全年计划目标，现将 2018 年工作总结如下。

一、党建活动

1. 党小组的成立　2018 年 1 月 16 日正式由中华医学会批复成立了结核病学分会党小组，由主任委员李亮担任组长，副主委吴琦、杜娟、谭守勇担任纪检委员、宣传委员、群工委员，由常委兼秘书长杜建担任组织委员。这也是分会历史首次成立党小组。

2. 党小组活动　6 月 13 日，分会在山西省太原市举办的全国年会期间，召开了第一次党小组会议，听取大家对党建工作的意见。七一前夕，党小组专家对遵义市第四人民医院进行了技术支持，并参观了遵义会议遗址。9 月 26—27 日，分会组织委员党员和青年委员会委员赴西藏自治区第三人民医院、日喀则江孜县人民医院、日喀则藏医院等进行技术帮扶。10 月 13—16 日，利用在江西九江举办培训时间，党小组成员对九江第三医院进行技术帮扶，并组织青年学员参观庐山会议旧址。11 月 6 日，中华医学会第五党支部、第二党支部、结核病学分会党的工作小组，在中华医学会成功举办"两学一做"联学联做活动，学会党支部和专科分会党小组之间的党建结亲活动也是双方党建工作的首次尝试。

二、组织建设

1. 分会换届改选　2018 年上半年完成了委员、学组、专业委员会、青年委员会的换届改选工作，同时增加临床流行病与循证医学专业委员会、病理学专业委员会、结核性脑膜炎专业委员会，使得分会队伍进一步扩大。

2. 常委会会议　2018 年分别于 2 月、4 月、6 月和 9 月在北京、佛山、太原、苏州组织召开了 4 次常委会会议，分别就工作总结与计划、学术大会筹备与总结、审稿、专业委员会建设等主题展开讨论。

3. 完成委员分工　常务委员及委员按照专业自愿选择加入各专业委员会，基础学组委员按照专业选择基础研究专业委员会或临床检验专业委员会，临床学组委员按照专业选择加入各专业委员会。

4. 各省分会建设　2018 年福建省医学会结核病学分会成立，由中华医学会结核病学分会委员王琳担任省医学会结核病学分会主任委员。同时山西省医学会正在筹备成立结核病学分会，预计 2019 年正式成立。截至 2018 年，已有 25 个省、直辖市成立结核病学分会。

三、中西部支持

1. 支持西藏自治区成立专科联盟　2018 年 9 月 24—28 日，分会向西藏自治区第三人民医院提供技术及人员支持，协助成立西藏结核病专科医联体并委派专家前往西藏召开授课与查房等培训交流活动。

2. 青委西部行　2018 年 9 月 25—28 日，在中华医学会结核病学分会李亮主任委员的提议下，由吴琦副主任委员带队，青年委员会组织了"青委西藏行"活动，包括临床、影像、检验、营养等多个领域的 6 名青年委员赴日喀则地区进行结核病技术帮扶活动，先后至江孜县人民医院和日喀则市人民医院感染科开展义诊及交流活动。通过开展本次活动，为深入了解西藏自治区基层医疗单位结核病防治工作开展现状，掌握其结核病诊疗服务能力，采取有效措施加大帮扶力度，提高西藏自治区基层医疗单位结核病防治水平，充分发挥医学会结核病学分会在本领域的专业指导提供重要示范作用。

四、学术出版物

1. 制定结核病相关专家共识　2018 年，中华医学会结核病学分会分别制定了《利奈唑胺抗结核治疗专家共识》《结核病重症加强治疗病房建设与管理专家共识(2018)》《抗结核药物超说明书共识》《抗结核新药贝达喹啉临床应用专家共识》《分枝杆菌菌种中文译名原则专家共识》和《结核病病原学分子诊断专家共识》，并发表在《中华结核和呼吸杂志》。

2. 《中国结核病年鉴（2017）》出版发行　由中华医学会结核病学分会组织编纂，唐神结、李亮、高文、许绍发主编的《中国结核病年鉴(2017)》，经过 1 年多的酝酿筹备、资料搜集、文献整理、综合归纳、编辑审改，于 2018 年 5 月由人民卫生出版社出版发行；同时，《中国结核病年鉴(2018)》正在组稿撰写中，将于 2019 年学术大会前出版。

3. 《结核病名词词典》即将出版　《结核病名词词典》已由全国科学技术名词审定委员会面向全社会预公布，计划 2019 年出版，这将是我国结核病学名词术语标准化和规范化的里程碑。

4. 《医学参考报-结核病学频道》创刊　《医学参考报》是国外最具影响力的医学报纸之一。在 2018 年"世界防治结核病日"之际，"结核病学频道"正式开通，在《医学参考报》增加一个新成员的同时，结核病学科也增加了一个新的对外交流和宣传的平台和窗口。"结核病学频道"由中华医学会结核病学分会李亮主任委员担任主编，候任主任委员唐神结以及副主任委员谭守勇、杜娟、卢水华等担任副主编。首期"结核病学频道"于 2018 年 4 月 12 日成功正式发行，发行量 4 000 份，短短几天就受到广大结核界同行们的关注。截至目前，"结核病学频道"已成功发行 4 期，得到了结核界同行们的一致好评和热议。

5. 《现代结核病护理学》出版发行　由中华医学会结核病学分会组织编纂，礼来耐多药结核病全球合作项目支持，护理专业委员会主任委员王秀华主编，北京协和医学院护理学院、新疆维吾尔自治区胸科医院等众多护理专家共同撰写的《现代结核病护理学》于 2018 年出版发行，该书从整体护理的角度阐述结核病患者护理的最新诊疗和内外科护理进展、感染控制管理、患者的健康教育、心理护理和社会支持等内容。

五、学术与培训活动

1. 中华医学会结核病学分会2018年全国结核病学术大会 2018年6月13—15日，由中华医学会、中华医学会结核病学分会主办，山西省太原市第四人民医院承办，首都医科大学附属北京胸科医院等多家机构共同协办的2018年全国结核病学术大会在山西太原市召开。大会主题为“新药助力结核病防控”。本次大会是国内结核病学领域规模最大、最权威、学术质量最高的学术会议之一，投稿总数达533篇，参会人数超过2 300人。大会主题为“新药助力结核病防控”。中华医学会结核病学分会第17届委员会主任委员李亮教授，候任主任委员唐神结教授，副主任委员谭守勇、吴琦、杜娟、卢水华教授，第13~16届主任委员傅瑜、肖和平、许绍发、高文4位教授等出席了会议。中华医学会王大方副秘书长、国家卫健委疾控局夏刚副局长、中国科学院饶子和院士、山西省太原市王爱琴副市长、山西省医学会柴志凯副会长、山西省爱卫会阴彦祥副主任、人民卫生出版社杜贤总编辑等应邀出席了开幕式。开幕式由中华医学会结核病学分会候任主任委员唐神结教授主持，大会主席李亮主任委员致开幕词。大会设2个全体大会，13个专场，1个会前培训班，5个卫星会，32个工作会，共248个发言题目。报告专家既有耄耋之年的学界泰斗，又有初露锋芒的青年才俊，展现了结核分会欣欣向荣、人才辈出的美好局面。会议形式上既有传统的会议报告、交流讨论，也包括辩论赛、手把手示教、MDT讨论、线上直播等。大会收到来稿533篇，其中15篇文章获得优秀论文奖。同时，还评选出15名优秀组织奖、15家优秀合作伙伴奖和1家优秀承办单位奖。大会期间还召开了中华医学会结核病学分会常务委员会、全体委员大会、党小组会，成立了青年委员会、专家委员会、3个专业学组和13个专业委员会。大会期间，网上直播了13场次学术会议的报告，收看直播的观众总人数达到近2万人次，学术氛围空前高涨。

2. 第四届“中国耐药结核病论坛”暨2018年全国耐药结核病基础、临床和控制进展学习班 2018年7月18—20日，第四届“中国耐药结核病论坛”暨2018年全国耐药结核病基础、临床和控制进展学习班在四川省成都市隆重召开。本届论坛由首都医科大学附属北京胸科医院、成都公共卫生临床中心、中国疾病预防控制中心结核病防治临床中心、中华医学会结核病学分会、全国结核病医院联盟和北京结核病诊疗技术创新联盟联合主办。本次论坛及学习班吸引了300余名来自全国各医疗机构的专家、学者以及学员，就耐药结核病预防与控制、基础与临床方面的国内外进展进行广泛、深入的探讨与交流。本次论坛共有20余名国内著名结核病专家进行授课，内容包括耐药结核病多学科诊治、耐药结核病的感染控制、医院信息标准化数据平台建设进展、贝达喹啉国际数据和中国抗结核新药引入和保护机制项目经验等。授课内容全面，涉及国内外热点问题及耐药结核病专业领域的最新进展情况，精彩而生动的讲课，使学员们受益匪浅。

3. 结核病疑难病例鉴别诊断学习班 2018年8月31日—9月2日，由中华医学会结核病学分会临床流行病与循证医学专业委员会第一届培训班暨结核病疑难病例鉴别诊断学习班在内蒙古赤峰市成功举办，此次培训班强调信息时代结核病的临床研究的重要性，围绕临床研究选题和设计、临床研究方法学以及临床实践中结核病的疑难病例鉴别诊断等进行了系统的培训。

4. 结核病病理学诊断研究进展培训班 2018年9月5—7日，中华医学会病理专业委员会成功举办国家级继续医学教育项目“结核病病理学诊断研究进展培训班”。培训班邀请结核病病理和临床、影像、基础研究领域国内权威的知名专家进行理论授课，针对性地介绍和培训北京胸科医院病理科近几年新开展的结核病免疫组织化学及分子病理诊断新技术。培训班设置病理诊断与鉴别诊断、多学科、新技术介绍推广及病例讨论专场，100 余位参会代表反映收获颇丰。

5. **2018 年全国重症结核病学术会议**　2018 年 9 月 20—21 日，由中华医学会结核病学分会重症专业委员会、深圳市医学会、深圳市第三人民医院联合主办的“2018 年全国重症结核病学术会议”暨 2018 年国家级继续教育项目《重症结核病诊治进展学习班》在深圳举行。国内呼吸危重症、结核领域相关的知名专家齐聚深圳，并就重症结核病防治的新策略、诊疗技术等展开交流、探讨。

6. **2018 年全国结核病护理新进展学习班**　2018 年 9 月 28—29 日，中华医学会护理专业委员会在北京成功主办了国家级继续医学教育项目“2018 年全国结核病护理新进展学习班”，培训班邀请了多位结核病临床、护理、感控、影像等领域的知名专家进行专题报告，吸引了来自全国各地 20 多个省市自治区的百余名护理精英共同参与，会议传播了结核病护理领域的最新理念和知识，进一步提升结核护理人员的理论和实践水平。

7. **结核病检验与临床高峰论坛**　2018 年 10 月 17—20 日，由中华医学会结核病学分会临床检验专业委员会、首都医科大学附属北京胸科医院、山东省胸科医院和广州市胸科医院共同主办的第一届“结核病检验与临床高峰论坛”，在云南省腾冲市成功召开。本次会议邀请报告 22 场，吸引了来自全国 70 多家结核病防治机构和结核病定点医疗机构临床检验工作者、高校科研院所工作者以及从事结核病防控工作专家学者 220 余名代表；除了安排大会报告，本次会议还举办了两场临床与检验专家面对面的主题讨论活动，分别是“如何看待结核病免疫学实验室诊断”和“耐药结核实验室诊断是与非”，参会人员现场向专家进行提问，面对面的探讨和辩论，互动气氛热烈。通过本次会议充分建立了临床医生和检验人员沟通的桥梁，为临床和检验的完美结合，更好惠及结核病患者提供重要的展示和交流平台。此外，为建立全面、专业、权威、客观的第二方评估机制，促进新型体外诊断技术服务结核病临床检测工作，论坛期间还评选了一批北京结核病诊疗技术创新联盟体外诊断技术临床试验的实验基地。

8. **全国结核病基础研究论坛**　2018 年 11 月，由中华医学会基础研究专业委员会和基础学组主办，复旦大学、首都医科大学附属北京胸科医院、河南省疾病预防控制中心、安阳市结核病防治所、中国科学院生物物理研究所联合承办的第一届“全国结核病基础研究论坛”在河南安阳成功举办。本次会议邀请报告 37 场，进行壁报交流 59 份，吸引参会代表 260 多人，集中显示了我国当前结核病基础研究领域的前沿成果，极大激发了本领域青年学者的科研热情和动力，是一场具有重大影响的学术盛宴，受到了参会者的一致好评。

9. **儿童耐药结核病诊断和治疗新进展学习班**　2018 年 11 月 8—11 日，中华医学会结核病学分会儿童结核病专业委员会在广东江门举办了“儿童耐药结核病诊断和治疗新进展学习班”。本届学习班参会人数近 300 人，来自全国 17 个省、市、自治区，覆盖面广，以综合医院儿科/感染科/传染科医师为主，学习班设置了 MDT 病例讨论版块，现场讨论热烈，学术氛围浓厚。

10. **结核病临床试验方法与实践培训班**　2018 年 11 月 11—12 日由中华医学会结核病学分会临床试验专业委员会联合北京结核病诊疗技术创新联盟、中国结核病临床试验合作中心、中国CDC结核病防治临床中心在山东济南举办了结核病临床试验方法与实践培训班，此次培训班为了提高我国结核病定点医疗机构承担或参与国际性或全国性多中心临床试验的能力和水平，培养具备多学科视角和专业技能的结核病专业临床研究者而举办，会议邀请了国内外机构的专家和研究者围绕结核病临床试验最新进展、WHO结核病最新耐药结核病规划指南和临床试验设计、伦理、注册、数据核查和统计分析及实施质量控制等环节进行庖丁解牛式专题讲解。

11. 第一届中华医学会结核病学分会呼吸内镜介入专业委员会2018年学术年会 2018年11月16—18日，中华医学会结核病学分会成立呼吸内镜介入专业委员会主办、西安市胸科医院承办的第一届中华医学会结核病学分会呼吸内镜介入专业委员会2018年学术年会在西安市成功召开，会议主要内容包括肺结核、气管支气管结核的气管镜介入操作培训，气管支气管结核气管镜诊断、治疗、影像学、护理学进展等，同时邀请到了国内著名的介入结核病学与介入呼吸学等相关领域专家就本领域的最新进展进行学术交流，通过学术交流和技术培训的举办，促进了我国在这一领域的规范、普及和提高。

12. 中国结核外科论坛 2018年12月21—23日，由中华医学会结核病学分会胸外科专业委员会主办，山东省胸科医院承办的2018年"中国结核外科论坛"在山东省济南市召开。本次大会是国内结核外科领域规模最大、最权威、学术质量最高的学术会议之一，参会人数超过200人。30余名来自国内外结核病临床、研究领域的专家、学者和同仁共同交流、探讨了结核外科领域的进展、经验和问题。同时，会上对《结核性胸膜炎外科治疗共识》进行了讨论。

六、人才培养

1. 举办"天晴学苑"青年医师培训班 2018年10月11—13日，由中华医学会结核病学分会、北京结核病诊疗技术创新联盟、中国疾病预防控制中心结核病防治临床中心联合江苏正大天晴药业股份有限公司共同打造的品牌培训班"天晴学苑"第三期在江西九江召开，来自全国27家医院的43名临床医生参加本次培训，本期主题旨在加强青年医师科研创新能力，提高结核病临床试验研究能力。

2. 金牌培训基地 在北京协和药厂的支持下，由八家在全国结核病诊疗领域具有领先地位的医院和科室作为结核病诊疗金牌培训基地，分别承担病理、呼吸及危重症、难治结核诊疗、呼吸介入、结核病合并艾滋病、结核病合并糖尿病方向、耐药结核病以及检验8个学科方向的培训任务，为全国结核病防治领域培养学科骨干，为结核病临床与基础研究培养后备人才。2018年2月完成了第二期招生工作，4月—7月各基地已陆续启动了为期3~6个月的培训工作，目前8家基地已完成今年培训工作。2018年11月15日完成对各基地的考核评价，上海市肺科医院获得最佳金牌培训基地称号；北京胸科医院、天津海河医院获得优秀金牌培训基地称号。

七、对外交流与合作

1. 开展协和MDT巡讲活动 和北京协和药厂共同举办的"MDT病例荟萃巡讲"活动于2018年度共开展15期，分别于长春、佛山、长沙、西安、石家庄、太原、青海、上海、南京、西宁、郑州、太原、苏州、哈尔滨、武汉举办并增加网络直播环节。多学科综合治疗近些年一直为各领域关注热点，MDT 活动的开展既让更多其他领域专家了解结核病，也是促进了结核病多学科综合治疗的发展。

2. 举办第四届“国际结核病论坛”暨“中国结核病临床试验合作中心（CTCTC）国际研讨会”　2018 年 9 月 13—15 日，第四届“国际结核病论坛”暨“中国结核病临床试验合作中心（CTCTC）国际研讨会”在美丽的苏州市圆满召开。论坛由首都医科大学附属北京胸科医院、北京结核病诊疗技术创新联盟、中国疾病预防控制中心结核病防治临床中心、中华医学会结核病学分会、苏州市第五人民医院、世界卫生组织结核病研究和培训合作中心、全国结核病医院联盟、中国结核病临床试验合作中心、江苏省医学会结核病学分会共同举办。论坛开幕式由论坛共同主席、中华医学会结核病学分会主任委员、首都医科大学附属北京胸科医院副院长李亮主持。国家卫生健康委员会疾病预防控制局夏刚副局长、本次论坛名誉主席首都医科大学附属北京胸科医院院长许绍发教授、本次论坛主席中华医学会结核病学分会候任主任委员首都医科大学附属北京胸科医院结核病多学科诊疗中心主任唐神结教授、中国防痨协会理事长刘剑君教授、江苏省卫生和计划生育委员会疾病预防控制处单玲英副处长、苏州市卫生和计划生育委员会谭伟良主任、中华结核和呼吸杂志副总编辑李文慧教授、本次论坛名誉主席苏州市第五人民医院院长程军平教授、世界卫生组织驻华代表处技术官员陈仲丹先生、美国国立卫生研究院，过敏和感染性疾病研究所，艾滋病分部主任 Carl Dieffenbach 教授、美国家庭健康国际（FHI 360）国际健康人口和营养部门主任 Otto Nzapf Chabikuli 教授等来自 20 多个国家 30 多名国际学者以及来自国内近 500 名结核病专家参加了开幕式。夏刚副局长、许绍发教授、唐神结教授、刘剑君教授、谭伟良主任、程军平教授、陈仲丹先生、Carl Dieffenbach 教授和 Otto Nzapf Chabikuli 教授等分别在开幕式上致辞。本届“国际结核病论坛”为期两天，论坛主题是“大数据、大平台、大未来”，陈仲丹教授、Rushdy Ahmad 教授、李亮教授、唐神结教授等数十名国内外结核病及相关领域著名专家和学者将围绕结核病防治及相关领域的多个热点问题进行深入的探讨和交流。

3. 2018 年 9 月 12—14 日，洲际结核病前瞻性生物样本库（RePORT）第四届国际会议在苏州召开，来自 NIH、家庭健康国际 360、RePORT 国际项目成员国巴西、印度、印度尼西亚、菲律宾、南非和中国的专家和学者共计 100 余人参加了会议。会上展示了各项目成员国基于样本库项目产出的研究成果，并就推动项目进展和未来数据分享及分析以及共同关注的问题和挑战进行了交流和讨论。

八、健康宣教

1. 复兴巡讲　由中华医学会结核病学分会联合北京结核病诊疗技术创新联盟举办的专家基层巡讲团定期组织全国知名专家进行授课下基层教授经验、答疑解惑，目的为了提高基层结核病定点医疗机构开展结核病临床诊疗和预防控制工作的能力，解决结核病诊疗和防治工作中实际存在的问题，由上海复星长征医学科学有限公司提供支持。根据分会工作计划，2018 年已于 4 月、8 月和 9 月分别在西安、内蒙古和新疆举办三期。

2. 全国结核病健康教育宣讲团的成立　为推进健康中国建设，提高人民健康水平，加强结核病健康教育宣传，中华医学会结核病学分会联合北京结核病诊疗技术创新联盟提出了组建“全国结核病健康教育宣讲团”的倡议。宣讲团口号是“天天 3・24”，将通过有计划、有组织、有系统的社会和教育活动，促使人们自觉地采纳有益于健康的行为和生活方式，消除或减轻影响健康的危险因素，预防疾病，促进健康，提高生活质量。宣讲团于全国结核病学术大会期间召开了启动仪式，首批共成立 18 个省/直辖市宣讲团，纳入 47 家各级医疗机构共 246 名专家。目前北京、江苏、天津、甘肃等地区宣讲团已陆续开展了科普进学校、进社区等活动。

九、科技创新

胸部影像数据库和人工智能读片系统的应用：中华医学会结核病学分会联合北京结核病诊疗技术创新联盟多家联盟成员单位，建设肺结核影像数据库，与第三方合作开发用于临床及科研的肺结核计算机辅助诊断系统。目前 5 000 例胸部 CT 片已经基本收集齐，已完成标记工作以及读片系统的开发，并于 2018 年全国结核病医院院长论坛上进行人机大战，由分会影像专业委员会组织专家参与全程设计实施。这套系统通过在前期获得大量带有标注的医学影像样本，并在其中找到一些关键的要素后，逐渐形成系统自身对医学影像的判断标准，从而达到对医学影像分割、筛查的结果。随着人工智能和医学影像大数据在医学影像领域的逐渐普及和应用，医学影像所面临的准确度和大缺口的问题便可以迎刃而解，两者的融合，将成为医学影像发展的重要方向。

2018 年，中华医学会结核病学分会第 17 届委员会在李亮主委的带领下，在各位委员的共同努力下，不辱使命、不负众望，在党建活动、组织建设、学术会议与培训、指南规范制定、人才队伍建设、健康促进活动、支持西部开发、国际合作与交流、健康教育、科技创新等方面开展了大量的工作，取得了显著的成绩。2019 年，我们第 17 届委员会将继续在李亮主委的领导下，在全体委员的共同努力下，一定会再接再厉，克服困难，取得更大成绩。

中华医学会结核病学分会第 17 届委员会

2019 年 1 月 12 日